Penelope Ody

PRAXISHANDBUCH HEILPFLANZEN

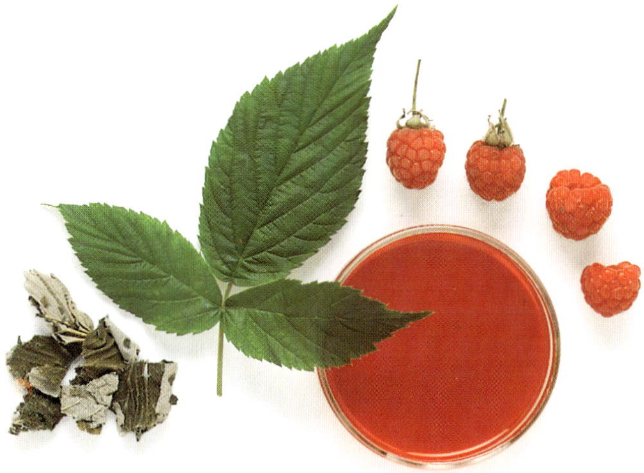

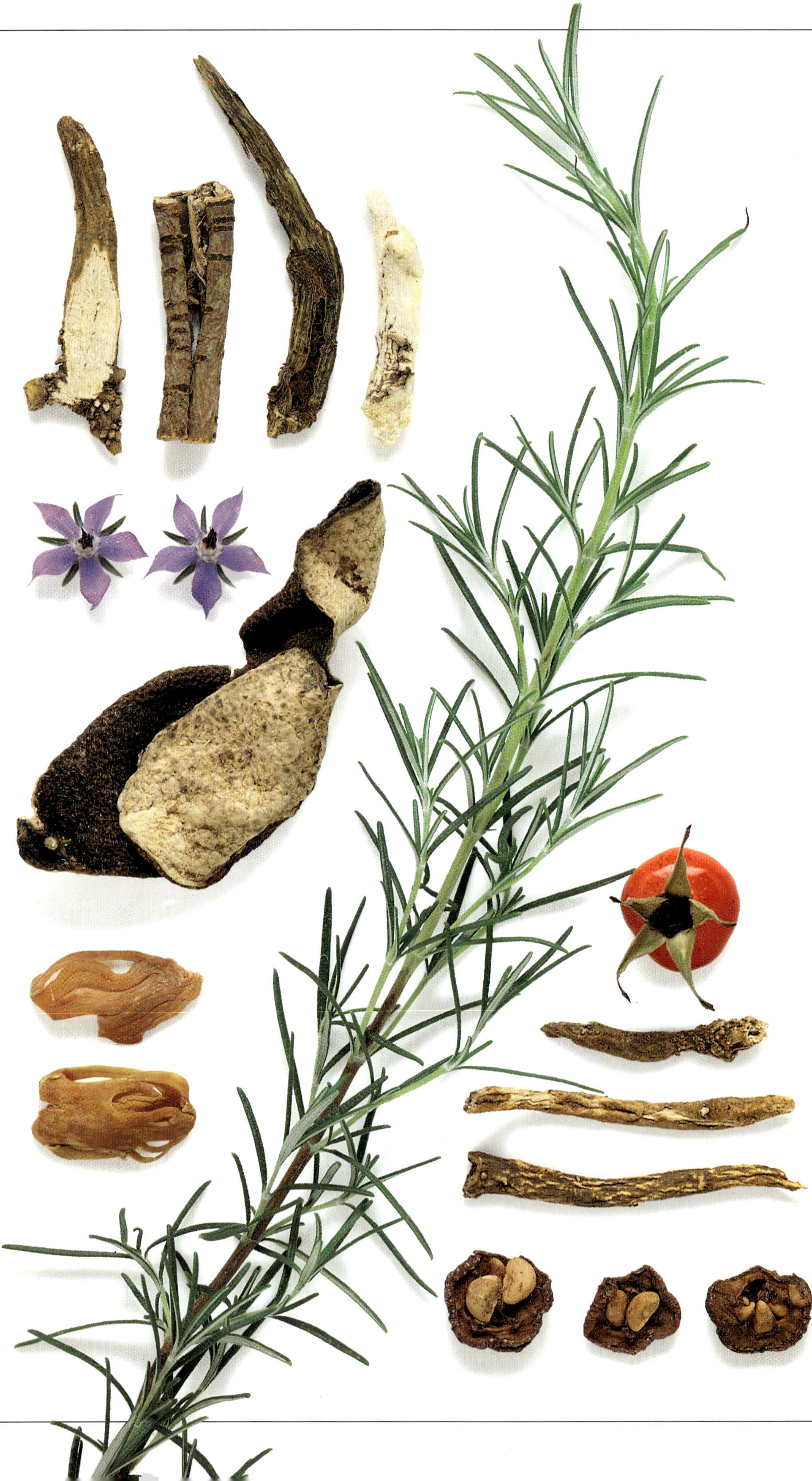

PRAXISHANDBUCH HEILPFLANZEN

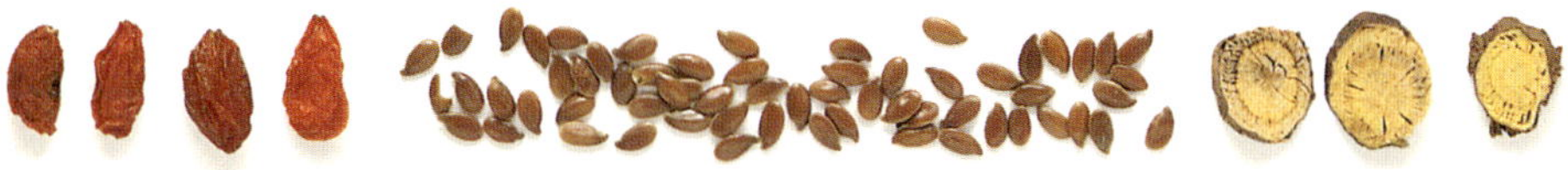

Penelope Ody

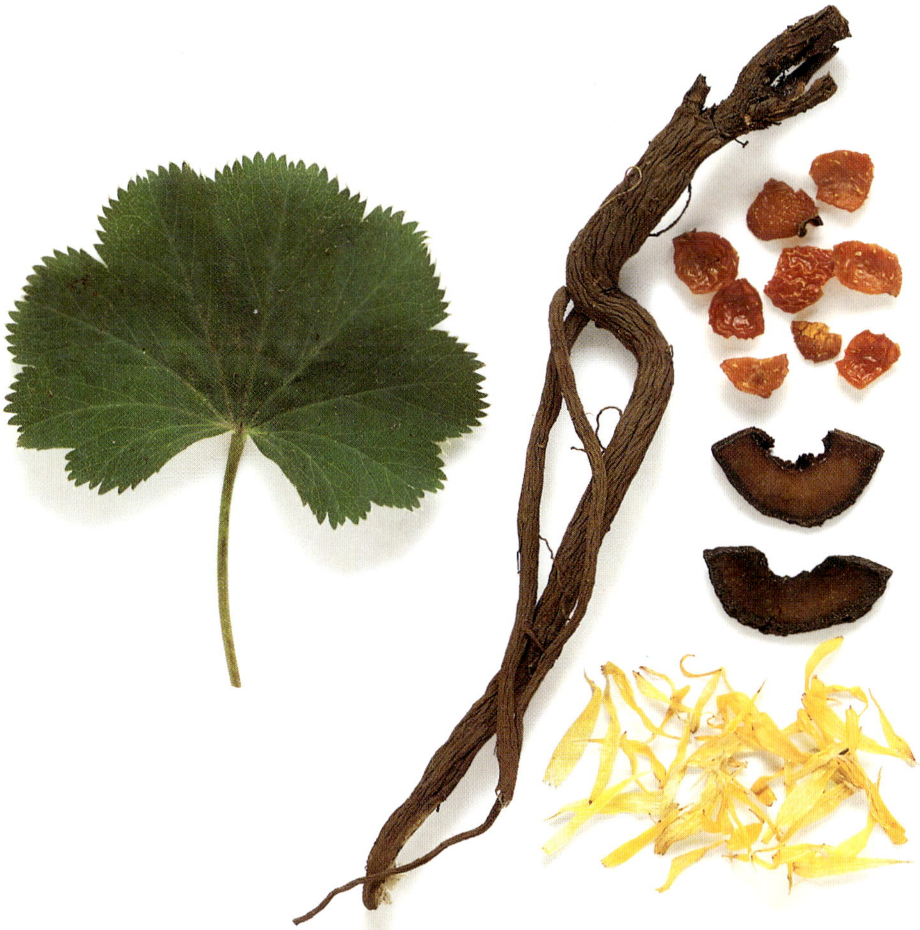

coventgarden

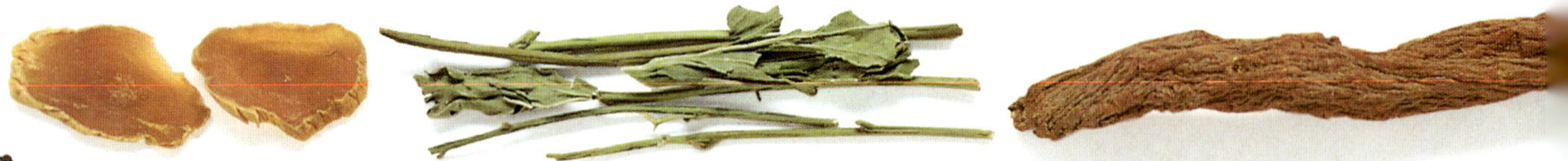

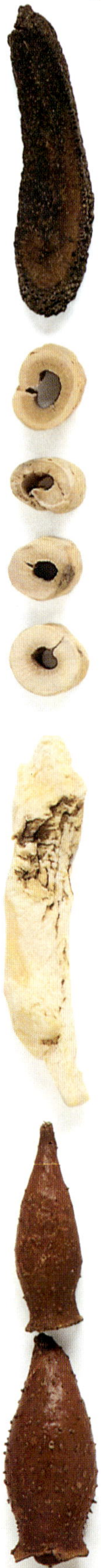

coventgarden
bei Dorling Kindersley

NEUAUSGABE
Projektbetreuung Molly Perham
Bildbetreuung Karen Sawyer
Lektorat Stephanie Farrow
Bildredaktion Dawn Terrey
Cheflektorat Krystyna Mayer
Chefbildlektorat Carole Ash
Herstellungsleitung Sarah Coltman
Herstellung Louise Daly
Register Susan Bosanko
Fotos Steve Gorton

ERSTAUSGABE
Bildbetreuung Tina Hill
Projektbetreuung Tanya Hines
Designassistenz Kate Sarluis
Redaktionsassistenz Blanche Sibbald
Cheflektorat Daphne Razazan
Chefbildlektorat Carole Ash
Herstellung Maryann Rogers
Fotos Steve Gorton

für die deutsche Ausgabe
Programmleitung Monika Schlitzer
Herstellungsleitung Dorothee Whittaker
Projektbetreuung Florian Bucher
Covergestaltung Anna Strommer

Bibliografische Information Der Deutschen Bibliothek
Die Deutsche Bibliothek verzeichnet diese Publikation in der Deutschen Nationalbibliografie;
detaillierte bibliografische Daten sind im Internet über http://dnb.ddb.de abrufbar.

Titel der englischen Originalausgabe:
The Complete Guide: Medicinal Herbal

Übersetzung Gabriele Graf, Susanne Janschitz

ISBN 978-3-8310-9062-4

Printed in China

Besuchen Sie uns im Internet
www.dk.com

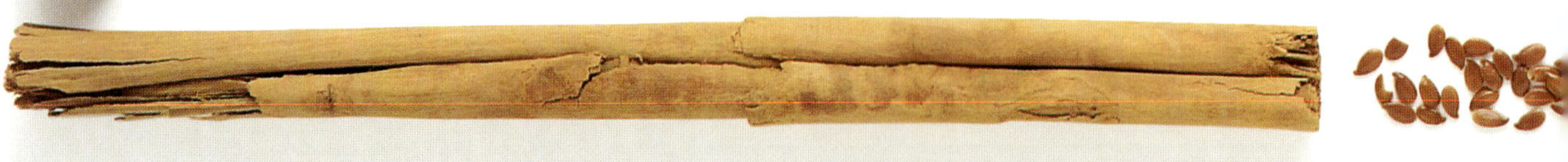

Inhalt

Einführung

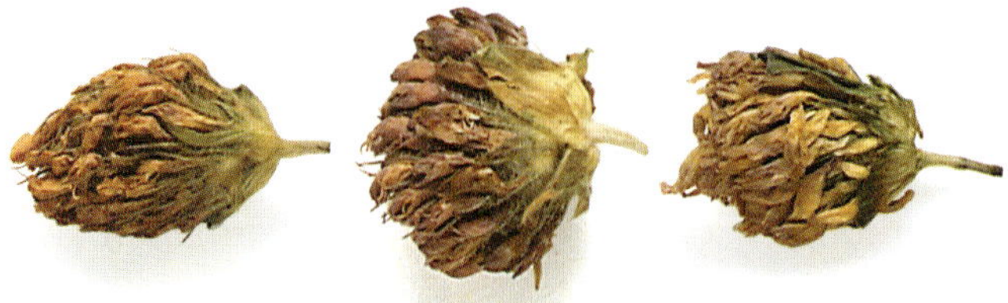

Eines der ältesten Kräuterbücher stammt von dem chinesischen Kaiser Shen Nong: »Die Klassik der Materia medica« – es geht auf das erste oder zweite Jahrhundert v. Chr. zurück und verzeichnet 365 Heilmittel. Die meisten sind auf pflanzlicher Basis hergestellt, während einige aus mineralischen oder tierischen Extrakten bestehen. Der griechische Arzt Dioskorides beschrieb im ersten Jahrhundert n. Chr. rund 400 Kräuter. Heute ist die Liste von Pflanzen mit heilkräftiger Wirkung wesentlich länger: Die chinesische Heilkunde kennt 5800, die indische 2500. In den tropischen Wäldern Afrikas werden mindestens 800 Heilpflanzen regelmäßig gesammelt, 300 finden gegenwärtig in der deutschen Medizin Anwendung. Deutschland ist bisher das einzige westliche Land, in dem es amtlich anerkannte Kräutermonografien gibt. Und dann existieren noch die vielen tausend Heilpflanzen, die nur den Heilkundigen in den abgelegenen Teilen dieser Welt bekannt sind. Wollte man ein wirklich vollständiges Heilpflanzenverzeichnis erstellen, würde dies viele Bände füllen und mehr als ein Leben in Anspruch nehmen. Trotz der verwirrenden Vielzahl von heilkräftigen Pflanzen genügt dem durchschnittlichen westlichen Naturheilkundigen in der Regel eine genaue Kenntnis von 150 bis 200 Pflanzen zur Behandlung der alltäglichen menschlichen Beschwerden.

Zu den Gewächsen, die in der Küche oder Medizin Verwendung finden, gehören nicht nur Pflanzen, die allgemein als Arzneimittel gelten wie Fingerhut und Schlafmohn, sondern auch alltägliche Gewächse wie Knoblauch und Salbei. Die in diesem Buch zusammengestellten Heilpflanzen sind ein repräsentativer Querschnitt wirkungsvoller Pflanzen. Die Bandbreite reicht von exotischen östlichen Kräutern wie Ma huang und Ginseng bis zum ganz gewöhnlichen Apfel und Kohl. Gerade die wichtigen medizinischen Eigenschaften unserer alltäglichen Nahrungsmittel unterschätzen wir häufig sehr.

In den letzen Jahren hat das Interesse an der Pflanzenheilkunde überall stark zugenommen. Seit 1993 die erste Auflage dieses Buches erschien, erhöhte sich die Nachfrage nach Heilmitteln auf pflanzlicher Basis immens. Auch die Schulmedizin setzt zunehmend Präparate aus Heilpflanzen anstelle von pharmazeutischen Mitteln ein. Die steigende Zahl der Mikroorganismen, die gegenüber Antibiotika resistent sind, ist ein zusätzliches Motiv für die wachsende Aufgeschlossenheit gegenüber natürlichen Mitteln, da diesen Organismen mit herkömmlichen Arzneien kaum mehr beizukommen ist.

Die Menschen in der westlichen Welt wechseln mittlerweile auch häufig auf Grund des Risikos unerwünschter Nebenwirkungen von starken pharmazeutischen Arzneien zur sanfteren Kräutermedizin. Ein steigendes Umweltbewusstsein trägt ebenfalls zu dieser Entwicklung bei. In Entwicklungsländern dagegen geht der Trend wieder zur traditionellen Volksmedizin, weil häufig das Geld für importierte Arzneien fehlt.

Wenngleich die therapeutischen Wirkungen vieler Pflanzen noch nicht wissenschaftlich erwiesen sind, erfährt die Forschung täglich mehr über die Wirkungsweisen dieser Gewächse und die Beschaffenheit der Bestandteile, die diesen Pflanzen ihre heilkräftige Wirkung verleihen. Die Wissenschaftler hoffen, dass die Forschung neue Inhaltsstoffe von Pflanzen analysieren kann, die im Kampf gegen Krebs oder Aids Anwendung finden können. Diese Arzneien würden dann die zahllosen weitverbreiteten synthetischen Heilmittel ergänzen, die ursprünglich auch aus Heilpflanzen gewonnen wurden.

Wenn wir jedoch diese Wirkstoffe extrahieren und versuchen, Heilpflanzen, die zur Selbstheilung des Körpers beitragen sollen, in wirkungsstarke Arzneien zur Beseitigung von Symptomen umzuwandeln, dann vergessen wir einen der Grundsätze der traditionellen Heilweisen: nämlich die Ursache von körperlichem Unbehagen und Krankheit zu behandeln und nicht lediglich Auswirkungen. Wir vergessen auch, dass Gesundheitspflege im ursprünglichen Sinn vorbeugende ebenso wie heilende Maßnahmen umfasst. Die Verantwortung für gesundheitliches Wohlbefinden liegt gleichermaßen beim Patienten wie beim Heilkundigen. Der griechische Arzt Hippokrates betonte die Wichtigkeit von frischer Luft, gesunder Ernährung und Bewegung. Die Begründer von Ayurveda, der klassischen indischen Heilkunde, maßen persönlicher Hygiene und vernünftigem Essverhalten eine ebenso große Bedeutung bei wie den Kräuteressenzen selbst. In frühen chinesischen Texten finden wir viele Bemerkungen, die sinngemäß folgendermaßen lauten: »Der gute Arzt bemüht sich, die Gesundheit der Menschen zu bewahren, der weniger gute behandelt die Kranken.«

Die Verwendung einfacher pflanzlicher Arzneien kann uns helfen, wieder Verantwortung für unsere eigene Gesundheit zu übernehmen. Anstatt die Symptome zu beseitigen, wenn sie ernst zu nehmende Formen annehmen, müssen wir mit unserem Körper so vertraut sein, dass wir diese Symptome bereits bei der Entstehung erkennen. Dann kann man die möglichen Gründe – seien sie körperlicher, gefühlsmäßiger oder seelischer Natur – behandeln und Wohlbefinden und Ausgeglichenheit wiederherstellen.

Ich möchte mit diesem Buch nicht nur eine Fülle von detaillierten Informationen über eine begrenzte Anzahl von Pflanzen vermitteln oder Allheilmittel vorstellen, die die Symptome lindern, sondern ich will zeigen, auf welche Weise einige Pflanzen von den traditionellen Heilkundigen vieler Kulturen verwendet wurden. Dabei schlage ich einen therapeutischen Weg vor, der darauf abzielt, den Menschen als Ganzes zu heilen. Für manche Menschen mögen diese Vorschläge wirkungsvolle Lösungen bieten. Für andere mögen sie nur ein Ausgangspunkt sein für eine weitergehende Beschäftigung mit den Heilkräften von Pflanzen.

Penelope Ody

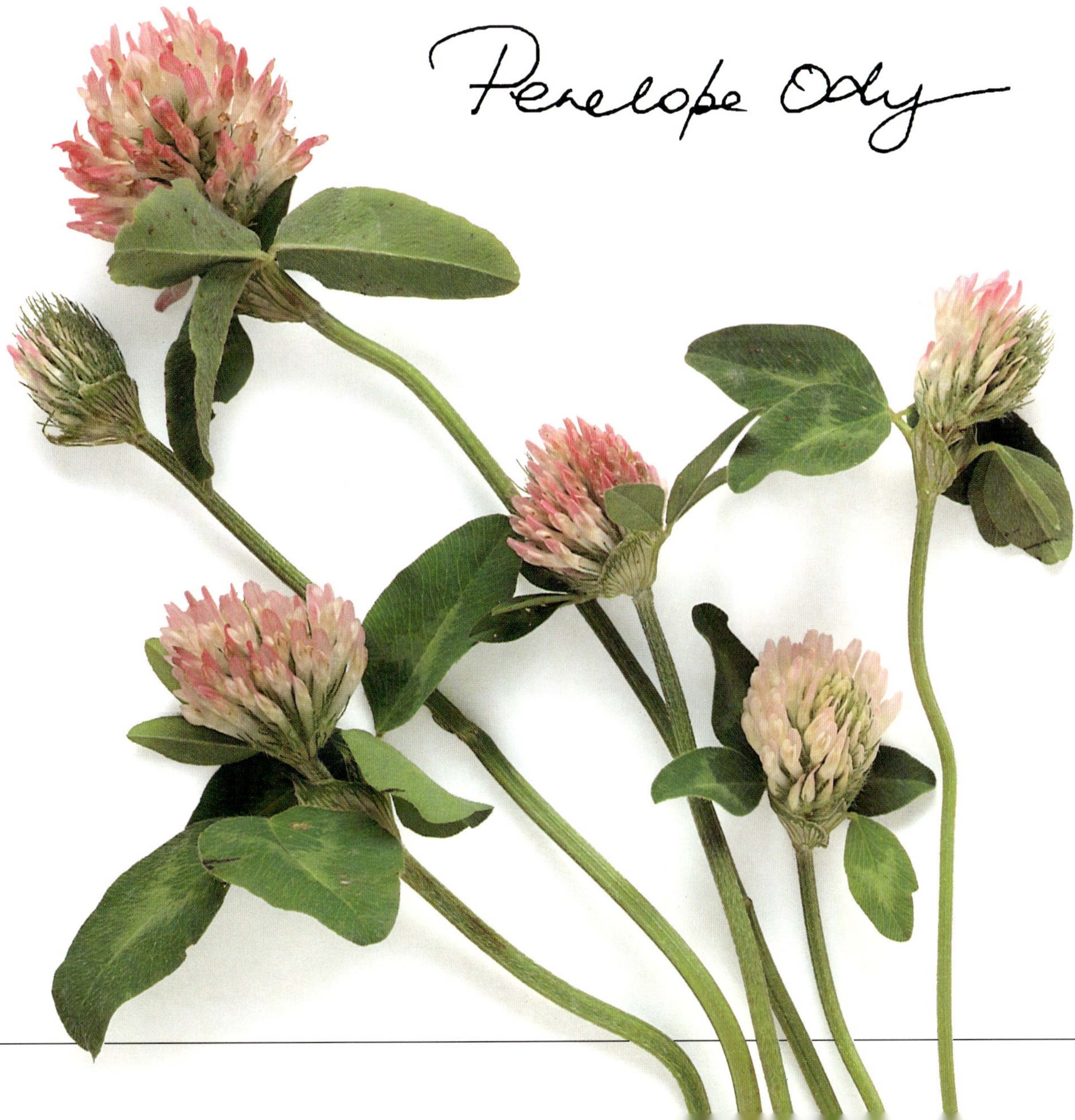

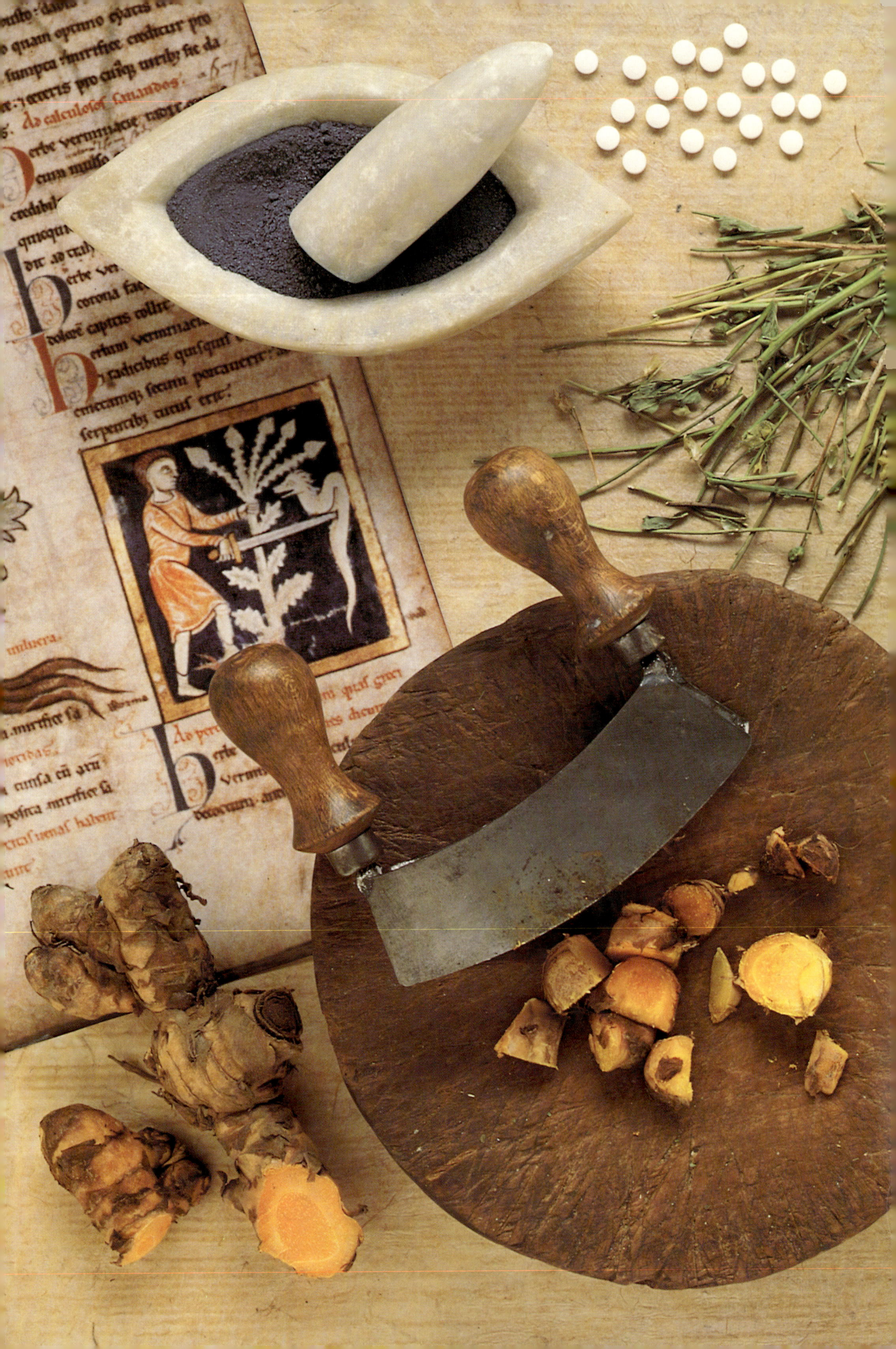

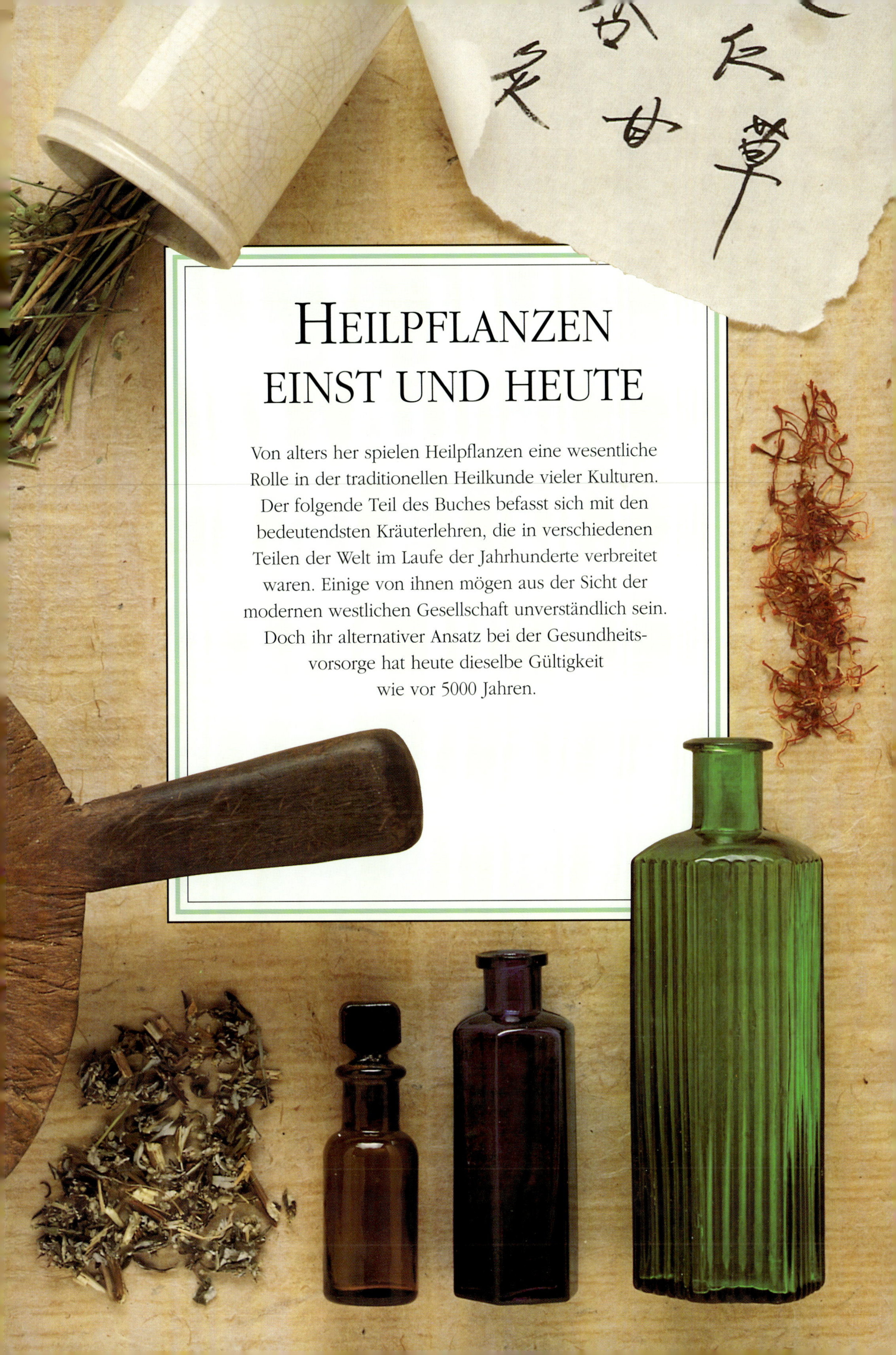

HEILPFLANZEN EINST UND HEUTE

Von alters her spielen Heilpflanzen eine wesentliche Rolle in der traditionellen Heilkunde vieler Kulturen. Der folgende Teil des Buches befasst sich mit den bedeutendsten Kräuterlehren, die in verschiedenen Teilen der Welt im Laufe der Jahrhunderte verbreitet waren. Einige von ihnen mögen aus der Sicht der modernen westlichen Gesellschaft unverständlich sein. Doch ihr alternativer Ansatz bei der Gesundheitsvorsorge hat heute dieselbe Gültigkeit wie vor 5000 Jahren.

Ursprünge der westlichen Kräuterkunde

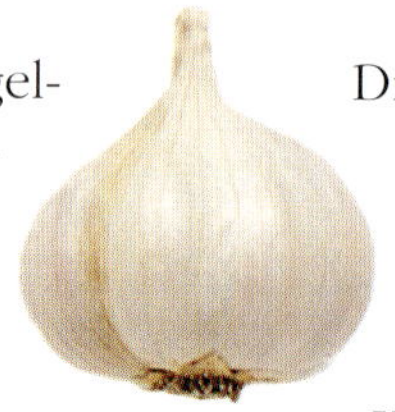

Heute mag Hippokrates als Vater der Medizin gelten. Doch im Europa des Mittelalters nahm Galen, ein Arzt, der im 2. Jahrhundert lebte, noch lange Jahre diesen Platz ein. Er erstellte detaillierte Schriften über die vier »Humores« – Blut, Schleim, schwarze Galle und gelbe Galle – und ordnete die Kräuter nach ihren wesentlichen Eigenschaften als heiß oder kalt, trocken oder feucht. Diese Theorien wurden im 9. Jahrhundert von arabischen Ärzten wie Avicenna noch erweitert. Auch heute bestimmen Galens Theorien noch die »Unani«-Medizin, die in der moslemischen Welt und in Indien praktiziert wird. Galens Klassifizierung der Kräuter etwa als »heiß im dritten Grad« oder »kalt im zweiten Grad« fand bis weit ins 18. Jahrhundert hinein Verwendung.

Uralte Zivilisationen

Kräuter auf Papyrus

Ägyptische Papyrusrollen um 1700 v. Chr. beweisen, dass viele gewöhnliche Kräuter wie Knoblauch oder Wacholder seit etwa 4000 Jahren medizinisch genutzt werden. Zur Zeit von Ramses III. wurde Hanf bei Augenbeschwerden eingesetzt; dieses Mittel wird auch heute noch bei grünem Star verschrieben. Weinende Kinder wurden früher mit Mohnextrakten beruhigt.

Der Beitrag der Griechen

Zur Zeit von Hippokrates (460–377 v. Chr.) hatte die Kräutermedizin Assyriens und Indiens bereits in Europa Eingang gefunden. Östliche Kräuter wie Basilikum und Ingwer gehörten zu den teuersten überhaupt. Die komplexe Theorie der Humores, das sind die wesentlichen Körpersäfte, entwickelte sich ebenfalls zu dieser Zeit. Hippokrates klassifizierte alle Nahrungsmittel und Kräuter nach ihren grundlegenden Eigenschaften – heiß, kalt, trocken oder feucht. Eine gute Gesundheit gründete auf dem Gleichgewicht dieser Eigenschaften sowie auf ausreichender körperlicher Betätigung und viel frischer Luft.

Pedanius Dioskorides schrieb sein klassisches Werk »De materia medica« gegen 60 n. Chr., es sollte 1500 Jahre lang das Standardlehrbuch bleiben. Es heißt, dass Dioskorides der Leibarzt von Markus Antonius und Kleopatra oder – die prosaischere Vermutung – ein Militärarzt zur Zeit von Kaiser Nero war. Viele der

Das griechische Modell

Nach Ansicht der alten Griechen bestand die Welt aus den vier Elementen Erde, Luft, Feuer und Wasser. Diese Elemente hingen mit den Jahreszeiten, den vier grundlegenden Eigenschaften, den vier Körpersäften oder Humores und den vier Temperamenten zusammen. Man nahm an, dass in fast allen Individuen ein »Körpersaft« die Oberhand hatte und sowohl die Persönlichkeit als auch die potenziellen gesundheitlichen Probleme beeinflusste.

▽

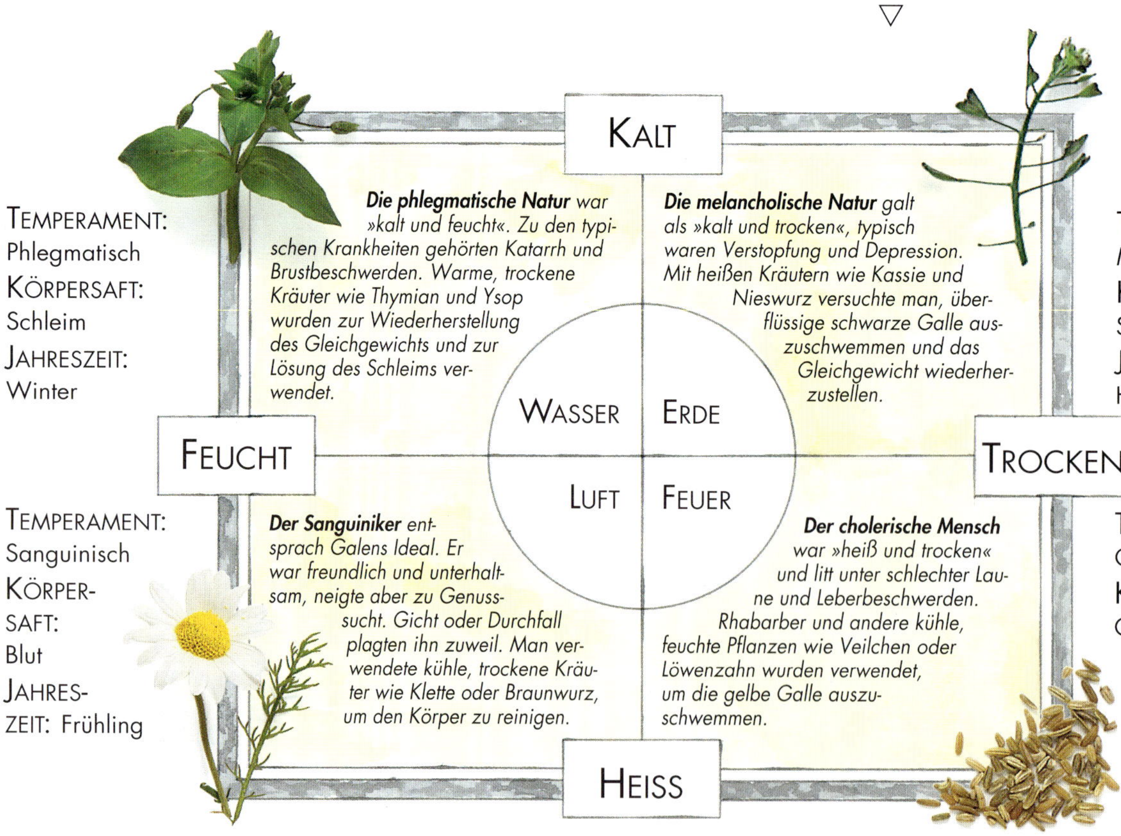

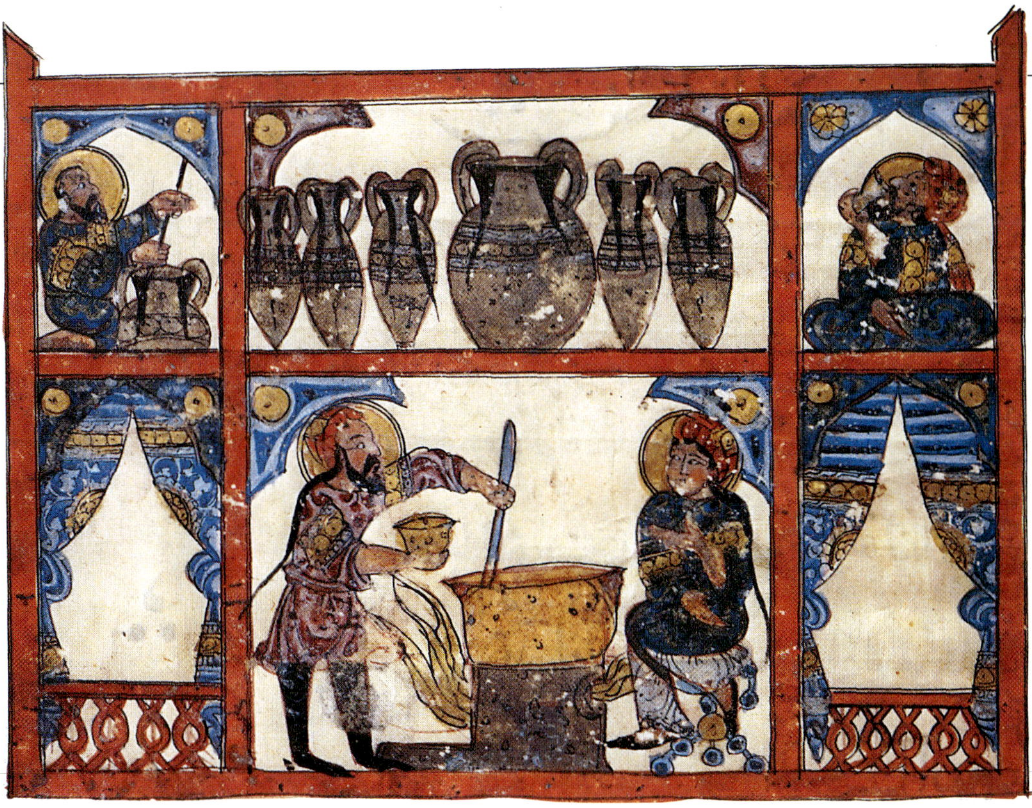

Klassifizierung der Kräuter
Das Kräuterverzeichnis des Dioskorides umfasst etwa 600 Arzneipflanzen. Diese wurden nach ihren typischen Merkmalen – aromatische Kräuter oder solche mit einem »scharfen Charakter« –, ihrem Aussehen oder den verwendeten Teilen – »Wurzeln«, »Kräuter« und »Bodenbäume« (gemeint sind sicherlich Zwergsträucher) unterteilt. In dieser Darstellung des dioskoridischen Kräuterverzeichnisses aus dem 13. Jahrhundert mischt ein islamischer Heilkundiger gerade seine Heilmittel.

von ihm beschriebenen Wirkungsweisen sind uns auch heute bekannt: Petersil wirkt abführend; Fenchel fördert den Milchfluss; Weißer Andorn, gemischt mit Honig, ist Schleim lösend.

Römische Heilmittel

Die medizinischen Theorien Griechenlands erreichten Rom gegen 100 v. Chr. Es änderte sich die Betrachtungsweise, nur mechanische Ursachen wurden anerkannt: Der Körper wurde als Maschine gesehen, die repariert werden muss. Dies stand im Gegensatz zum Grundsatz des Hippokrates, dass die meisten Krankheiten sich selbst heilen sollen. Die Medizin wurde zu einem einträglichen Geschäft mit komplizierten, teuren Kräuterarzneien.

Der in Pergamon in Kleinasien geborene Claudius Galenus (129–199 n. Chr.) war mit diesem Ansatz nicht einverstanden. Galen war Leibarzt von Kaiser Mark Aurel. Er überarbeitete viele der alten Ideen des Hippokrates und entwickelte das Konzept der Humores. Seine Bücher wurden nicht nur in Rom, sondern auch für arabische Ärzte und die Heiler des Mittelalters zu den Standardschriften der Medizin. In der »Unani«-Medizin haben seine Theorien noch heute Gültigkeit.

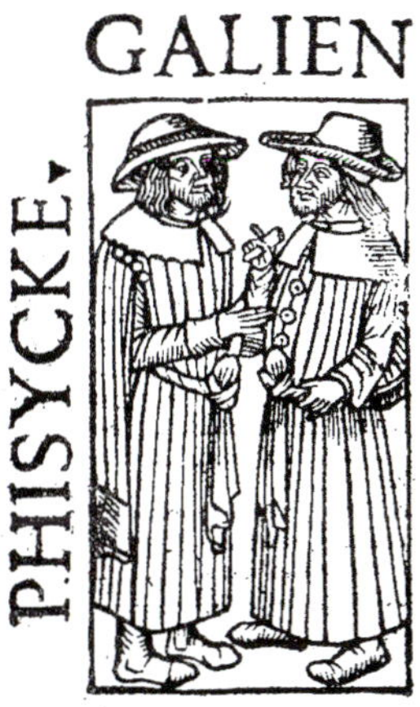

Der »Prynce of Phisycke«
Galens Schriften waren jahrhundertelang von Bedeutung. Holzschnitt aus dem Jahre 1542.

Islamische Einflüsse

Die arabische Welt

Mit dem Fall Roms im 5. Jahrhundert verschob sich das Zentrum der klassischen Wissenschaften nach Osten. Galens Medizin wurde nun in Konstantinopel und Persien studiert. Die Araber entwickelten sich zu begeisterten Anhängern von Galens Theorien und verschmolzen sie mit Volksweisheiten und ägyptischen Kenntnissen. Diese Mischung aus Kräuterkunde, Erfahrung und Tradition wurde von den einfallenden arabischen Armeen dann wieder nach Europa zurückgebracht.

Das wohl wichtigste Werk dieser Zeit war der »Kitab al-Qanun« oder Kanon der Medizin von Avicenna. Dieses Werk stützte sich ganz und gar auf Galens Grundsätze. Im 12. Jahrhundert kam die lateinische Übersetzung dieses Buches zurück in den Westen und wurde zu einem der führenden Lehrbücher der westlichen Heilkunde.

Östliche Gewürze
Die Araber betrieben eifrigen Handel. Sie ergänzten die Heilmittel von Dioskorides und Galen mit exotischen östlichen Kräutern und Gewürzen wie Muskat, Nelken, Safran und Kassie. Hier bietet ein Händler in Kairo seine Waren feil.

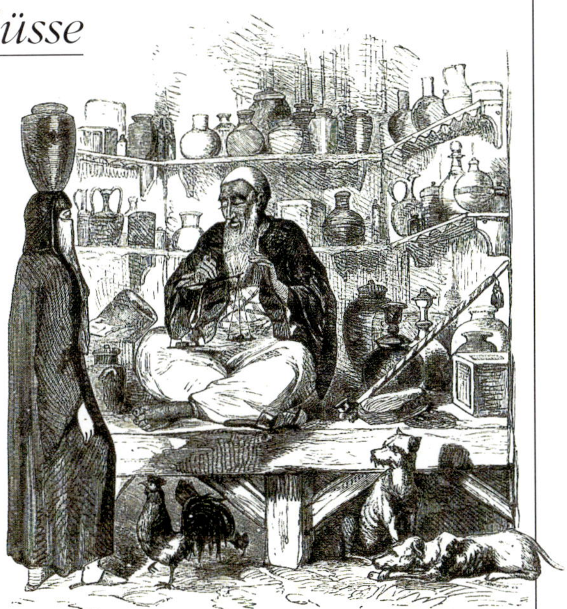

Eine Wissenschaft fürs Leben

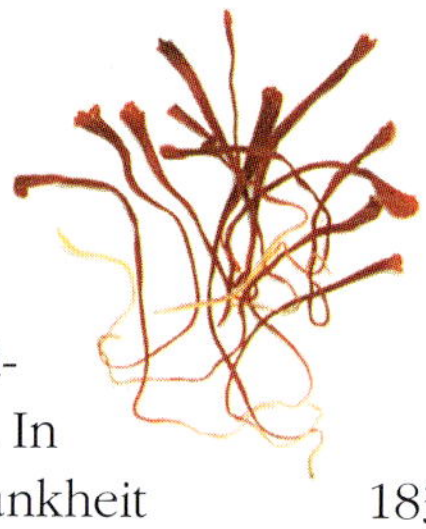

Der Begriff Ayurveda setzt sich aus zwei indischen Wörtern zusammen: »ayur« oder Leben und »veda« oder Wissen. Die ayurvedische Medizin wird somit verstanden als »das Wissen vom Leben« und betont, dass Gesundheit in der Verantwortung des Einzelnen liegt. In der ayurvedischen Medizin betrachtet man Krankheit als Unausgewogenheit und verwendet Kräuter und bestimmte Nahrungsmittel, um das Gleichgewicht wiederherzustellen. Die frühesten ayurvedischen Texte gehen auf die Zeit um 2500 v. Chr. zurück. Die ursprüngliche Heilkunde wurde durch die Kräutertraditionen der verschiedenen Invasoren noch erweitert. 500 v. Chr. fielen die Perser ein und im 16. Jahrhundert die Mogulen. Sie brachten die medizinischen Erkenntnisse Galens und Avicennas (genannt Unani). Dann kamen die Briten, die zwar die ayurvedischen Schulen 1833 schlossen, die alten Weisheiten aber nicht völlig verschütteten. Die tibetische Medizin hat mit Ayurveda viel gemein, ist aber noch wesentlich komplizierter. Sie kennt 15 Untergruppen der Humores und betont die Bedeutung vergangener Leben – »karma« – auf die gegenwärtige Gesundheit.

Die Ausrichtung des Ayurveda

Die Weltsicht

Wie die altgriechische und die traditionelle chinesische Medizin verbindet auch Ayurveda den Mikrokosmos des Einzelnen mit dem Kosmos. Drei Hauptkräfte bilden das Zentrum des Systems: Prana, der Atem des Lebens; Agni, der Geist von Licht oder Feuer; und Soma, der Ausdruck von Harmonie, Einheit und Liebe. Auch gibt es die allumfassenden fünf Elemente Erde, Wasser, Feuer, Luft und Äther (ein nebelhaftes Phänomen, das das All erfüllt, den alten Griechen schon bekannt).

Das Gleichgewicht der Humores

Die fünf Grundelemente werden von Agni, dem Verdauungsfeuer, in drei Humores (Körpersäfte) verwandelt. Diese bestimmen die Gesundheit und das Temperament des Einzelnen und sind Produkte der Verdauung. Wäre die Verdauung perfekt, gäbe es kein humorales Ungleichgewicht. Da sie aber nicht perfekt ist, kommt es zu Unausgewogenheit und Krankheit. Luft und Äther führen zu Vata (Wind), Feuer produziert Pitta (Feuer oder Galle), während Erde und Wasser zusammen zu Kapha (Schleim) führen. Der dominierende Humor bestimmt den Charakter des Individuums. Der Vata-Typ entspricht in etwa Galens Melancholiker, Pitta dem Choleriker und Kapha dem Phlegmatiker. Nahrung, Getränke, sinnliche Befriedigung, Licht, frische Luft und geistige Aktivitäten dienen als »Nahrung« des Verdauungsfeuers und sichern die richtige Mischung der Humores.

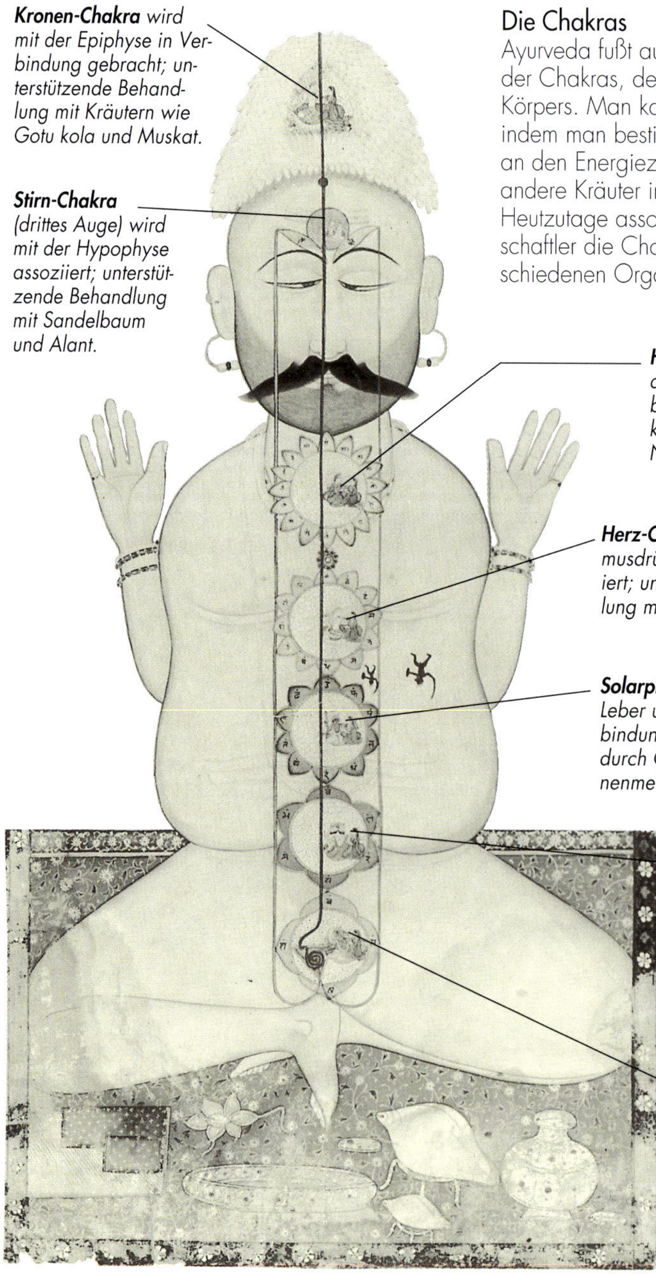

Die Chakras

Ayurveda fußt auf der Stärkung der Chakras, der Energiezentren des Körpers. Man kann diese stimulieren, indem man bestimmte Kräuter direkt an den Energiezentren anbringt oder andere Kräuter innerlich anwendet. Heutzutage assoziieren Wissenschaftler die Chakras mit den verschiedenen Organen und Drüsen.

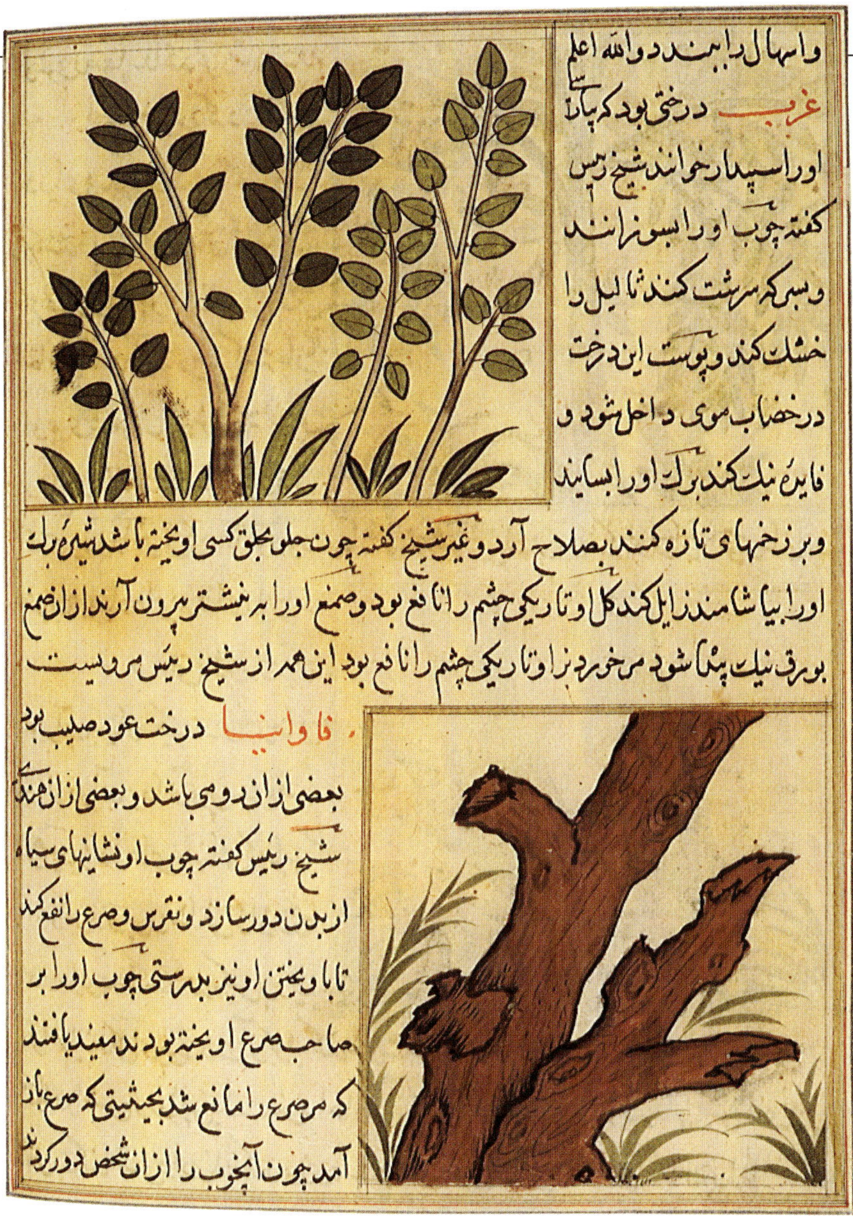

Das indische Kräuterverzeichnis
Im Mogul-Indien waren die ayurvedischen Traditionen weniger geschätzt als die griechischen und arabischen Vorstellungen. Dieses Kräuterbuch ist in persischer Sprache abgefasst.

Ein gesundheitliches Problem, das auf übermäßigen Schleim zurückzuführen ist, wie Katarrh, Ödeme, wird zum Beispiel mit warmer, leichter und trockener Nahrung, einer Fastenkur und der Vermeidung kalter Getränke (sie erhöhen das Kapha) behandelt. Zu den Kräuterarzneien gehören scharfe Gewürze wie Chili, bittere Gewürze wie Aloe, pikante Tonika wie Safran und anregende, reinigende Kräuter wie Gotu kola. Sie alle sollen überflüssiges Wasser oder Schleim austrocknen. In der ayurvedischen Medizin ist der Geschmack von großer Bedeutung: Intensiver, bitterer oder adstringierender Geschmack kann zur Verringerung des Kapha beitragen. Deshalb zieht eine gesunde Ernährung diese Geschmacksrichtungen den süßen, salzigen oder sauren vor. Die Behandlung umfasst auch Massagen mit Kräuterölen wie Eukalyptus und heißem, stark duftendem Weihrauch. Der Patient soll auch helle, leuchtend rote oder gelbe Farben tragen anstatt kalter Blau- und Weißtöne.

Andere Grundsätze

Die ayurvedische Medizin betont ein ganzheitliches Konzept. Sie behandelt den ganzen Menschen mit angemessenen Heilmitteln für Geist, Körper und Seele: Meditation, körperliche Betätigung und Kräuter, ausgrichtet auf einen bestimmten Aspekt des Wesens. Herzbeschwerden werden sowohl als geistiges wie auch als pathologisches Problem betrachtet, da das Herz der Sitz des »atman« oder des göttlichen Selbst ist. Geeignete Heilkräuter sind Arjuna, das als Herztonikum verwendet wird, und ein Massageöl auf der Basis von Sandelholz, das beruhigen, aufheitern und die Lebensfreude wecken soll.
Die Lebenskraft des Körpers (»ojas«, wie das chinesische »qi«) kann durch Kräutertonika wie Ashwagandha, Shatavari oder Guduchi gestärkt werden. Wie das chinesische Wei qi wird auch Ojas mit dem Immunsystem assoziiert. Kräuter, die zu seiner Stärkung dienen, sind meist Mittel zur Stimulierung des Immunsystems.

Tibetische Kräuterkunde

Rituale und Religion

Vor der chinesischen Invasion von 1959 waren die Lamas größtenteils für die Medizin in Tibet zuständig, es bestand eine enge Verbindung zwischen Heilkunde und Religion. Die Medizinstudenten lernten vier umfassende »tantras«. Diese erklärten Ursache und Verlauf einer Krankheit mit Hilfe von »Medizinbäumen«. Die Ärzte setzten Meditation und die »mantras« ein, um die Heilmittel »mit Energie aufzuladen«. Die Ernte der Kräuter wurde auf günstige astrologische Einflüsse abgestimmt.

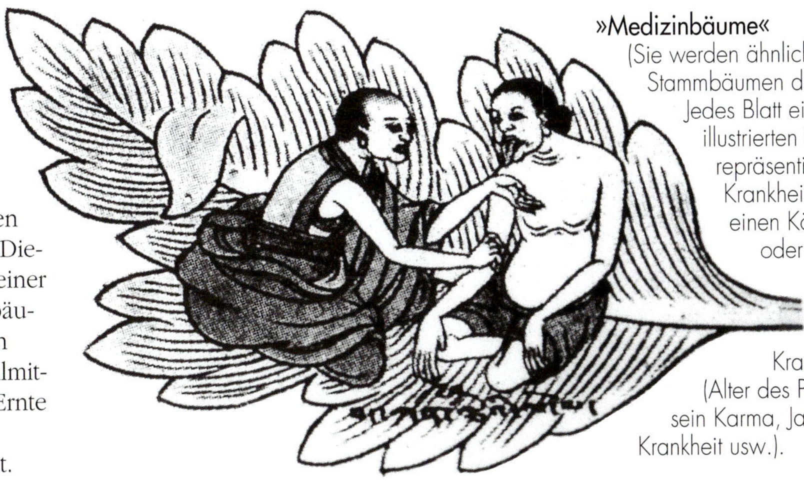

»Medizinbäume«
(Sie werden ähnlich unseren Stammbäumen dargestellt.) Jedes Blatt eines illustrierten Baumes repräsentiert eine Krankheitsursache, einen Körpersaft oder einen Einfluss auf den Verlauf der Krankheit (Alter des Patienten, sein Karma, Jahreszeit der Krankheit usw.).

Chinesische Kräutermedizin

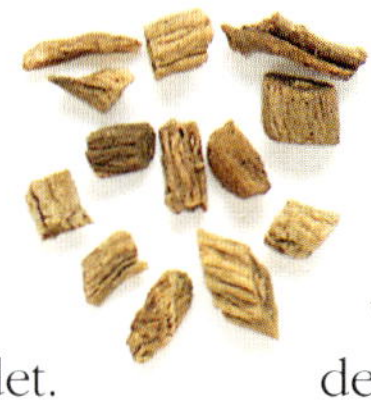

Die traditionelle chinesische Kräutermedizin ist eine alte Heilkunde, die bis 2500 v. Chr. zurückverfolgt werden kann. Die damals entstandenen Schriften werden von den Heilern noch heute studiert und in der Praxis verwendet. Die Grundlagen wurden zwar ergänzt, aber kaum verändert. Die chinesische Medizin versteht Krankheit als Zeichen von Disharmonie im Menschen. Aufgabe des traditionellen chinesischen Heilers ist es daher, Harmonie und Gleichgewicht wiederherzustellen, so dass die natürlichen Heilkräfte des Körpers besser zum Tragen kommen. Kräuter sind wichtige Bestandteile der Behandlung und werden durch andere Therapieformen, zum Beispiel Akupunktur und Massage, noch unterstützt. In den letzten Jahren hat die chinesische Kräuterheilkunde im Westen Fuß gefasst und wird von vielen qualifizierten Heilkundigen angewendet.

Die Grundsätze der chinesischen Medizin

Die Theorie der Elemente

Ebenso wie die frühgriechische Philosophie gründet auch die chinesische Heilkunde auf einer Theorie der Elemente (dieses Modell basiert auf fünf Elementen, während das griechische nur vier kennt). Mit Hilfe dieser Elemente – nämlich Holz, Feuer, Erde, Metall und Wasser – wird die Interaktion zwischen Mensch und Umwelt erklärt. Die fünf Elemente bedingen einander: Holz fördert Feuer, Feuer entwickelt Erde, Erde birgt Metall, Metall lässt Wasser entstehen (Wasser wird verstanden als Kondensation auf einer kalten metallischen Oberfläche), und Wasser führt durch die Förderung des Wachstums zur Entstehung von Holz.

Zu jedem Element gibt es eine Vielzahl von Assoziationen, die von Körperteilen und Gefühlen zu menschlichen Lauten, von Jahreszeiten und Farben zu Geschmacksrichtungen reichen. Alle diese Verbindungen beruhen auf einer einfachen Logik. Holz bezieht sich zum Beispiel auf Frühling und die Farbe Grün; Feuer auf Sommer; und Wasser auf die Nieren. Die Ausgewogenheit der Elemente ist die Voraussetzung für Gesundheit. Wenn ein Element die Oberhand gewinnt, kann dies zu Krankheit führen.

Chinesische Heiler suchen den Grund für eine Krankheit in einem verwandten Element. Leberbeschwerden (Holz) haben ihren Grund möglicherweise in einer Nierenschwäche (Wasser). Eine Magenschwäche (Erde) ist vielleicht auf eine übermäßige Aktivität des Holzes (Leber) zurückzuführen, die auf Grund eines unzureichenden Metalls (Lunge) außer Kontrolle geraten ist.

Die fünf Elemente
Die Elemente schaffen ein Beziehungsgeflecht. Die roten Pfeile in der Abbildung zeigen, wie ein Element das andere beeinflusst. Kräuter können zu diesem Modell in vielerlei Beziehungen stehen. So kann der Geschmack des jeweiligen Krauts einen Hinweis auf das Körperorgan geben, auf das sich die Pflanze auswirkt.

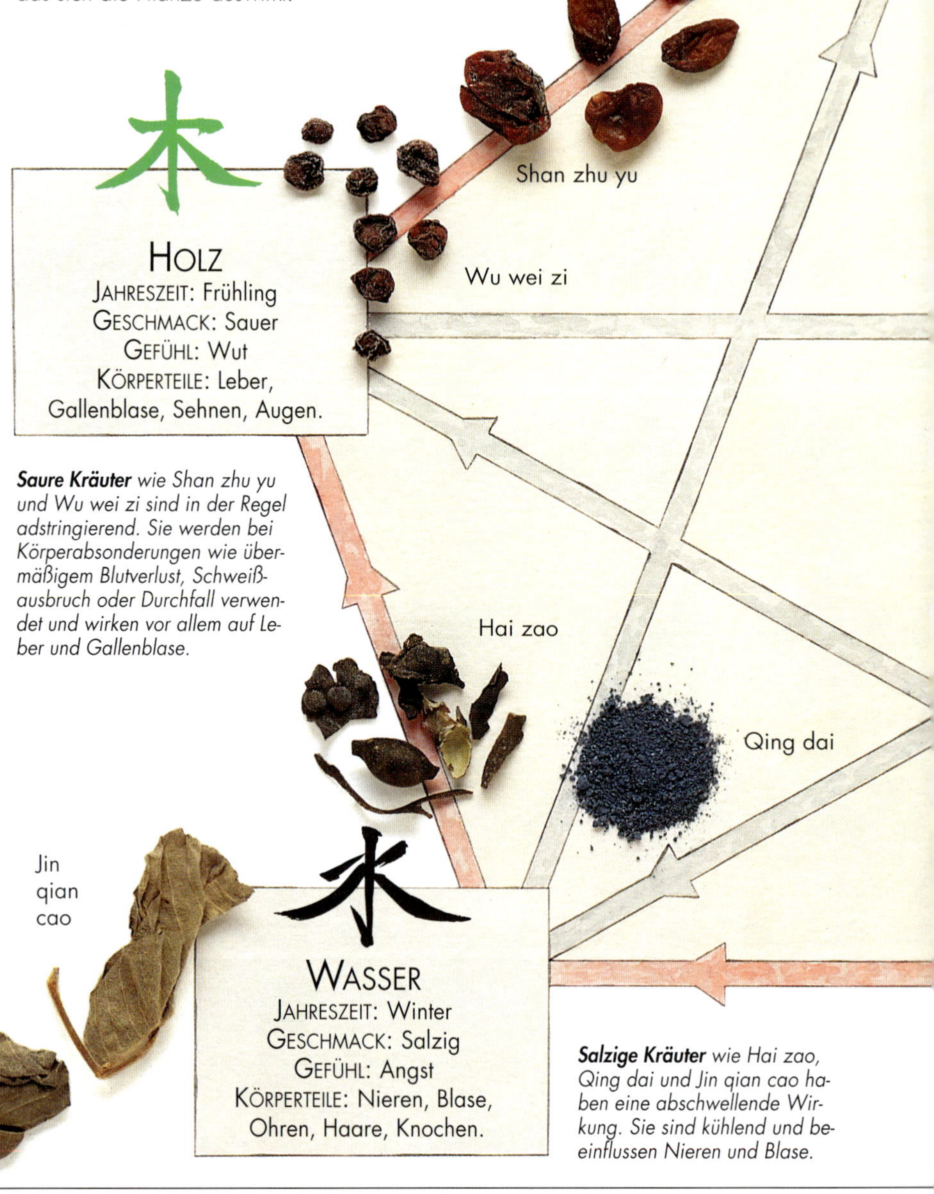

Shan zhu yu
Wu wei zi
HOLZ
JAHRESZEIT: Frühling
GESCHMACK: Sauer
GEFÜHL: Wut
KÖRPERTEILE: Leber, Gallenblase, Sehnen, Augen.
Hai zao
Qing dai
Jin qian cao
WASSER
JAHRESZEIT: Winter
GESCHMACK: Salzig
GEFÜHL: Angst
KÖRPERTEILE: Nieren, Blase, Ohren, Haare, Knochen.

***Saure Kräuter** wie Shan zhu yu und Wu wei zi sind in der Regel adstringierend. Sie werden bei Körperabsonderungen wie übermäßigem Blutverlust, Schweißausbruch oder Durchfall verwendet und wirken vor allem auf Leber und Gallenblase.*

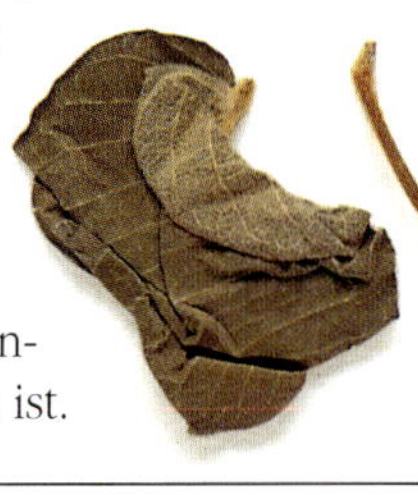

***Salzige Kräuter** wie Hai zao, Qing dai und Jin qian cao haben eine abschwellende Wirkung. Sie sind kühlend und beeinflussen Nieren und Blase.*

Yin, Yang und Qi

Das Grundmodell der fünf Elemente wird von der chinesischen Theorie der Gegensätze – Yin und Yang – ergänzt. Danach besteht jeder Teil des Kosmos aus zwei Polen, die sich gegenseitig die Waage halten. Yin gilt als der weibliche, dunkle und kalte Pol, Yang als das männliche, helle und heiße Gegenstück. Die traditionelle chinesische Medizin glaubt, dass das Gleichgewicht zwischen Yin und Yang für die Gesundheit verantwortlich ist. Viele Krankheiten werden darauf zurückgeführt, dass eines von beiden über das andere dominiert. Verschiedene Körperteile werden ebenfalls mit Yin oder Yang assoziiert: Körpersäfte und Blut sind hauptsächlich Yin, während Qi, die Lebenskraft, eher Yang ist. Man nimmt an, dass Qi in einem Geflecht von Kanälen – den Meridianen – durch den Körper fließt und mit Hilfe von Akupunktur stimuliert werden kann.

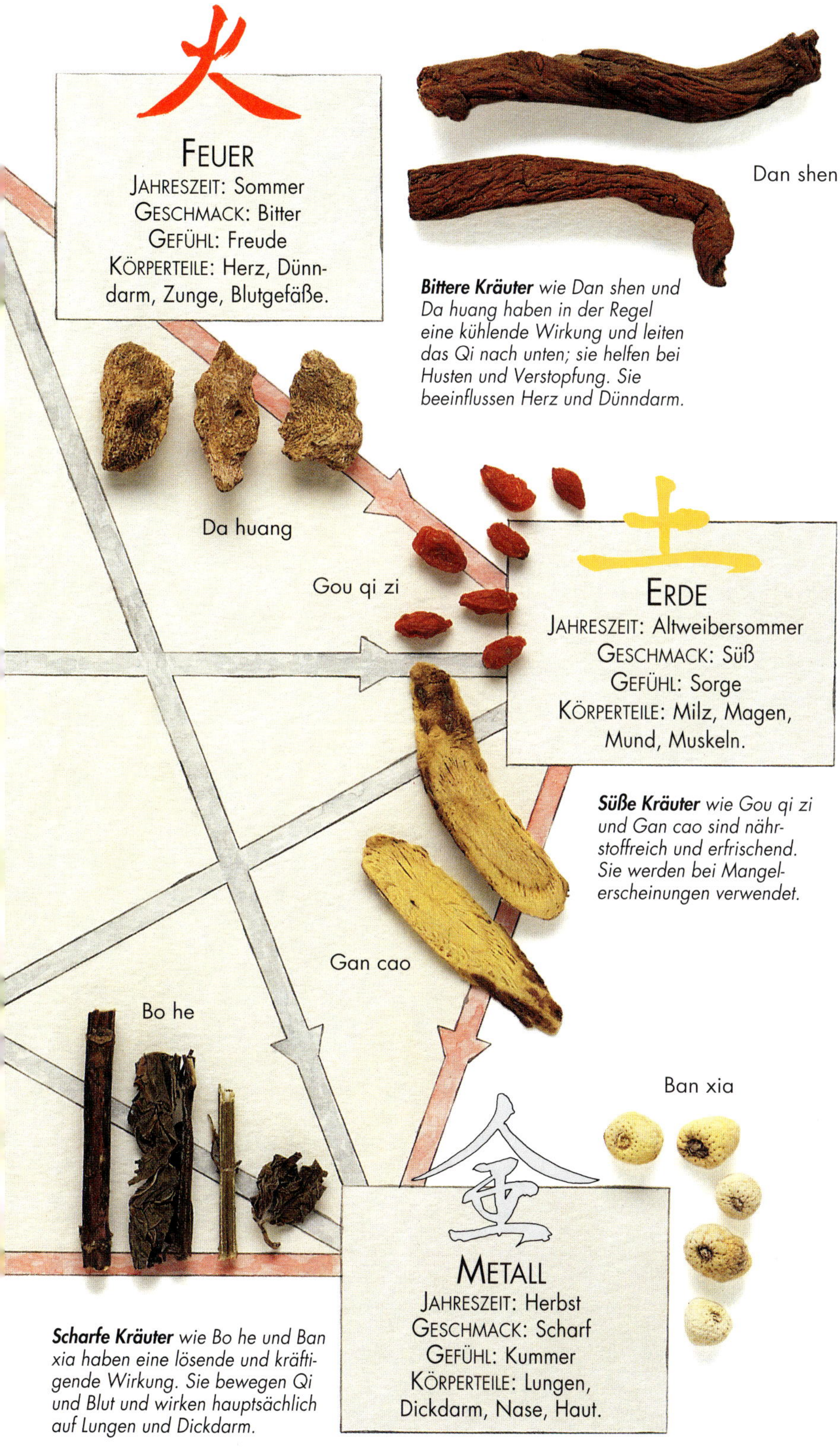

***Bittere Kräuter** wie Dan shen und Da huang haben in der Regel eine kühlende Wirkung und leiten das Qi nach unten; sie helfen bei Husten und Verstopfung. Sie beeinflussen Herz und Dünndarm.*

***Süße Kräuter** wie Gou qi zi und Gan cao sind nährstoffreich und erfrischend. Sie werden bei Mangelerscheinungen verwendet.*

***Scharfe Kräuter** wie Bo he und Ban xia haben eine lösende und kräftigende Wirkung. Sie bewegen Qi und Blut und wirken hauptsächlich auf Lungen und Dickdarm.*

Alte chinesische Heilkunde

Die Ursprünge der chinesischen Kräuterkunde liegen im Dunkeln. Es gibt legendäre Gestalten wie Shen Nong, den »göttlichen Landwirt«, der die Landwirtschaft »erfand« und viele Heilpflanzen entdeckte. Es heißt, dass Shen Nong »den Geschmack unzähliger Kräuter probierte und Wasser aus vielen Quellen und Brunnen trank, damit die Leute wüssten, welche süß und welche bitter schmeckten«. Er soll auch den Genuss von Tee entdeckt haben, als von einem Teestrauch einige Blätter in eine Schale mit kochendem Wasser fielen. Ein wichtiges chinesisches Kräuterverzeichnis aus der Zeit um 200 v. Chr. ist nach Shen Nong benannt.

Der Gelbe Kaiser gilt als der Vater der chinesischen Medizintheorie. Er soll um 2500 v. Chr. gelebt haben. Doch die klassische Schrift, die seinen Namen trägt – »Huang Ti Nei Ching Su Wên« oder »Des Gelben Kaisers Kanon für innere Medizin« –, wird gewöhnlich auf 1000 v. Chr. datiert. Es könnte sich hierbei auch um eine ältere mündliche Überlieferung handeln. Wie auch im Westen war die Medizin zu jener Zeit nicht von Philosophie und Religion zu trennen. Der »Nei Ching« ist ein wichtiger taoistischer Text voller geistiger Weisheiten.

Historisch gesehen gab es in China viele verschiedene medizinische Richtungen und Verfahren, die von fahrenden Ärzten, Dorfheilern und eingeborenen Schamanen praktiziert wurden. Es gab auch taoistische Philosophen-Ärzte, die die klassischen medizinischen Schriften verfassten. An sie wandten sich vorzugsweise die Aristokraten mit ihren Leiden.

Moderne chinesische Medizin

Ab dem 19. Jahrhundert gewannen die Krankenhäuser der westlichen Missionare an Bedeutung und boten eine Alternative zu den alten Verfahren. Die chinesische Medizin überlebte zwar, wurde aber erst in den 60er Jahren zur maßgeblichen Heilkunde des Landes, als Mao Tse-tung fünf Ausbildungsstätten schuf, an denen die traditionelle chinesische Medizin gelehrt wurde.

Bis heute haben sich die alten regionalen Methoden bei den koreanischen, vietnamesischen und japanischen Heilern erhalten. Die klassische Medizin wird auch von den überlebenden chinesischen Heilkundigen praktiziert, von denen viele nach Hongkong, Singapur und San Francisco ausgewandert sind.

Die Praxis der chinesischen Medizin

Erhitzen oder Abkühlen?

Auch die chinesische Medizin kennt fünf Geschmacksrichtungen, die als Heiß oder Kalt beschrieben werden können. Man nimmt an, dass scharfe und süße Geschmäcke eine erhitzende Wirkung haben, während saure, bittere und salzige Geschmäcke als abkühlend gelten. Einige Kräuter vereinigen mehrere verschiedene Geschmacksrichtungen: Der Name Wu wei zi (Schisandrabeere) bedeutet wörtlich »Frucht der fünf Geschmäcke«.

Diese Eigenschaften haben auch einen Einfluss darauf, welchen Körperteil ein bestimmtes Kraut beeinflusst. Erhitzende Kräuter steigen nach oben oder schweben, deshalb wirken sich scharfe und süße Kräuter eher auf die oberen und äußeren Körperteile aus. Abkühlende Kräuter sinken, deshalb üben saure, bittere und salzige Kräuter ihre heilsame Wirkung eher auf die untere Hälfte und das Körperinnere aus. Bei der Behandlung von Arthritis fügen die Chinesen der Mischung oft Qiang huo bei, wenn der Schmerz in den Schultern oder Armen sitzt, während sie Du huo einsetzen, wenn die Hüften oder Knie betroffen sind. Beide Kräuter finden dann Anwendung, wenn der gesamte Körper in Mitleidenschaft gezogen ist.

Scharfe Geschmäcke haben auch eine stimulierende Wirkung, saure verursa-

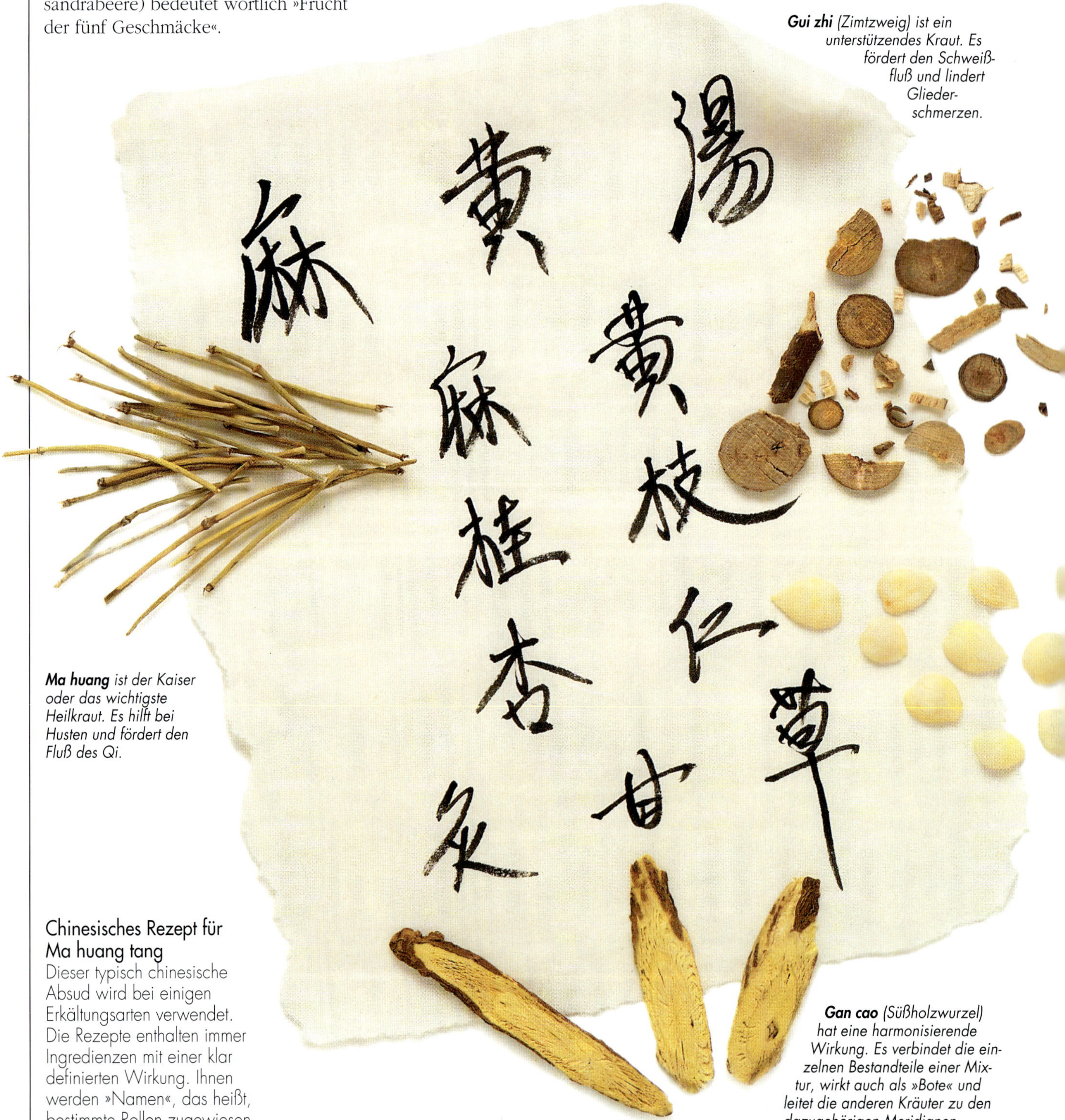

Gui zhi *(Zimtzweig) ist ein unterstützendes Kraut. Es fördert den Schweißfluß und lindert Gliederschmerzen.*

Ma huang *ist der Kaiser oder das wichtigste Heilkraut. Es hilft bei Husten und fördert den Fluß des Qi.*

Chinesisches Rezept für Ma huang tang

Dieser typisch chinesische Absud wird bei einigen Erkältungsarten verwendet. Die Rezepte enthalten immer Ingredienzen mit einer klar definierten Wirkung. Ihnen werden »Namen«, das heißt, bestimmte Rollen zugewiesen.

Gan cao *(Süßholzwurzel) hat eine harmonisierende Wirkung. Es verbindet die einzelnen Bestandteile einer Mixtur, wirkt auch als »Bote« und leitet die anderen Kräuter zu den dazugehörigen Meridianen.*

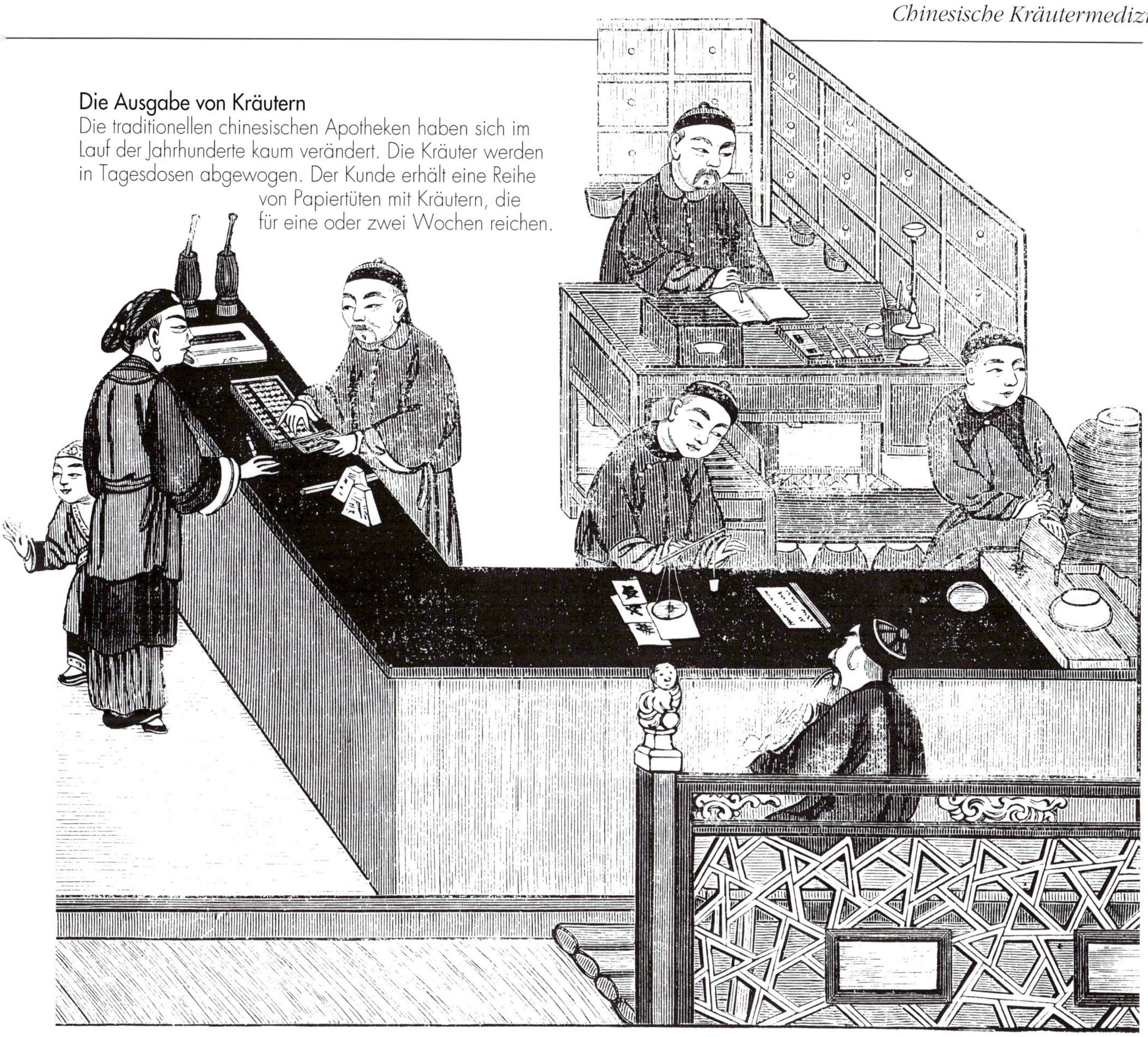

Die Ausgabe von Kräutern
Die traditionellen chinesischen Apotheken haben sich im Lauf der Jahrhunderte kaum verändert. Die Kräuter werden in Tagesdosen abgewogen. Der Kunde erhält eine Reihe von Papiertüten mit Kräutern, die für eine oder zwei Wochen reichen.

chen eine Kontraktion, süße haben einen erfrischenden Effekt und bittere werden dazu verwendet, das Qi nach unten zu verlagern, während ein salziger Geschmack beruhigend wirkt.

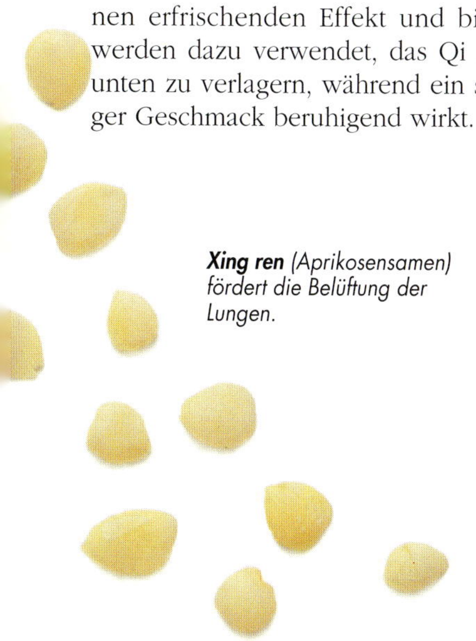

Xing ren *(Aprikosensamen) fördert die Belüftung der Lungen.*

Die Verschreibung von Kräutern

Die Chinesen verschreiben ihre Kräuter meist nach Standardrezepturen (mehrere tausend sind regelmäßig in Gebrauch). Je nach Zustand des Patienten werden sie leicht abgewandelt. Die Mixturen können aus zwei bis zu zwanzig Kräutern bestehen, ihr Zusammenwirken ist ebenso wichtig wie ihre jeweiligen Eigenschaften. Das Ergebnis ist oft ein wirkungsvolles Gebräu, das eine dramatische therapeutische Wirkung haben kann, die mit logischen wissenschaftlichen Erkenntnissen selten erklärbar ist.
Kräuter werden im Allgemeinen in Pillen- oder Pulverform, häufiger aber als Absude ausgegeben. Der Patient kocht diese »Suppe« zu Hause nochmals etwa eine Stunde lang auf. Dafür gibt es besondere irdene Gefäße. Manchmal werden die Kräuter mit Reis gekocht, um so eine breiartige, heilende Mahlzeit zu bereiten.

Kräuter in Kräuterbüchern

In traditionellen chinesischen Kräuterbüchern werden die folgenden Eigenschaften einer Pflanze beschrieben: Geschmack, vorherrschendes Temperament, Organ und Meridiane, die von diesem Kraut angesprochen werden. Manchmal ergeben sich dabei Überschneidungen: Huang lian zum Beispiel hat einen sehr bitteren Geschmack; ist kalt und wird mit dem Herzen assoziiert – Eigenschaften, die direkt zum Modell der fünf Elemente zurückführen. Es wird mit übermäßiger Hitze im Herzen assoziiert und führt nach der traditionellen chinesischen Medizin zu Schlaflosigkeit, Herzklopfen und Hitzewallungen. Bai shao yao ist sauer und wird bei Leberproblemen verschrieben, Geschmack und Wirkungsweise sind also Aspekte des Elementes Holz. Viele nährstoffreiche Pflanzen wie Reis oder Hafer, auch bedeutende Tonika wie Ginseng, werden als süß beschrieben und sind gut für Magen und Milz.

Kräuterkunde im Mittelalter

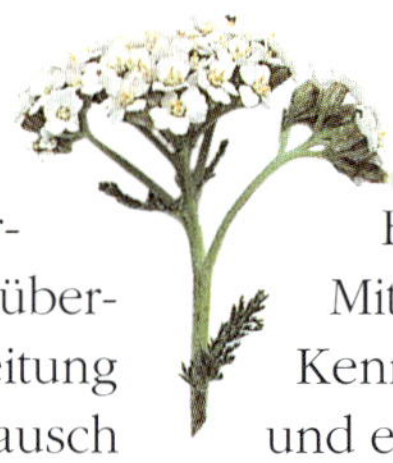

Nach dem Untergang Roms ging die europäische Kräuterheilkunde im frühen Mittelalter nicht vollständig verloren. Die »Barbaren« ergänzten ihre eigenen Kräuterheilpraktiken mit überlieferten römischen Heilmitteln. Mit der Verbreitung des Christentums ging ein beträchtlicher Austausch von Arzneien und erprobten Rezepten einher. Während des Mittelalters spielte die Kirche sowohl bei der Pflege von Kräutergärten als auch bei der Einführung neuer Kräuter eine wichtige Rolle. Mit der Erfindung der Druckerpresse gelangten die Kenntnisse der klassischen Wissenschaft ins Volk und ergänzten die Volksheilkunde und die seit Generationen überlieferten Kräuterrezepturen.

Die Ausweitung der europäischen Kräuterkunde

Die angelsächsischen Kräuterverzeichnisse

Das älteste noch existierende Kräuterverzeichnis Europas, »The Leech Book of Bald«, ist in Mundart abgefasst, geht auf die erste Hälfte des 10. Jahrhunderts zurück und umfasst Heilmittel, die der Patriarch von Jerusalem an König Alfred schickte. Es beschreibt Behandlungsmethoden für Leiden, die durch »fliegende Gifte« oder »Elfenpfeile« verursacht wurden, da man diese Phänomene für eine Vielzahl von akuten und schleppenden Krankheiten verantwortlich machte. Zur Zeit der Sachsen waren Ziest, Eisenkraut, Beifuß, Wegerich und Schafgarbe besonders beliebt. Diese Kräuter wurden für viele innerlich anzuwendende Arzneien eingesetzt, häufiger aber als Amulett getragen, um den bösen Blick abzuwenden. Wenngleich sich die medizinischen Lehrinstitute über ganz Europa ausbreiteten (das berühmteste war im frühen 10. Jahrhundert in Salerno gegründet worden, man lehrte dort die Prinzipien des Hippokrates, nämlich gesunde Ernährung, körperliche Betätigung und frische Luft), lagen Heilkunde und Kräutermedizin doch hauptsächlich in der Hand der Kirche, da alle Klöster Kräutergärten unterhielten und Krankenpflege als Christenpflicht galt. Bei der Heilung waren Gebete ebenso wichtig wie Arzneien, und die Kräuterheilbücher des Mittelalters verbanden oft Beschwörungsformeln mit Aufgüssen. Die Heilung des Patienten fand mit »Gottes Hilfe« statt.

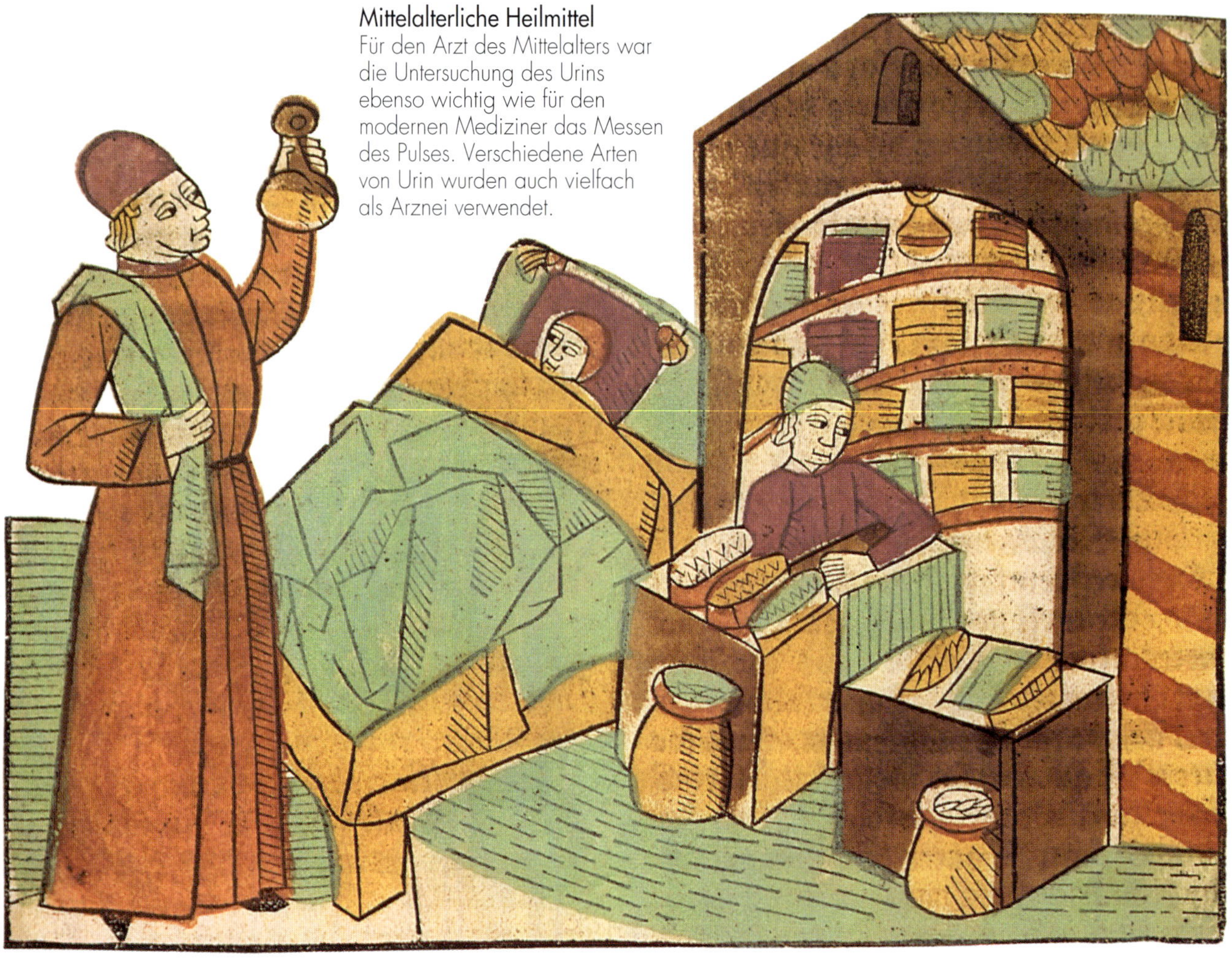

Mittelalterliche Heilmittel
Für den Arzt des Mittelalters war die Untersuchung des Urins ebenso wichtig wie für den modernen Mediziner das Messen des Pulses. Verschiedene Arten von Urin wurden auch vielfach als Arznei verwendet.

Paracelsus

Als sich Wissenschaft und Bildung aus den Klöstern in weltliche Bereiche verlagerten, begann man, wieder mehr Wert auf die Heilpraktiken und Disziplinen, die einst in der Schule von Salerno vermittelt wurden, zu legen. Gegen 1530 revolutionierte Paracelsus (geboren als Philippus Aureolus Theophrastus Bombastus von Hohenheim im Jahre 1493 in der Nähe von Zürich) die europäische Einstellung zur Gesundheitspflege. Er war sowohl Alchemist als auch Arzt und lehrte in deutscher und nicht in lateinischer Sprache. Paracelsus betrachtete Apotheker und Ärzte als betrügerische Verschwörer, die den Leuten das Geld aus der Tasche zogen. Er wandte sich gegen die komplizierten und oft tödlichen Abführ- und Brechmittel, die von diesen verschrieben wurden. Sein Ziel war die Rückkehr zu einer einfacheren Medizin nach der Signaturenlehre.

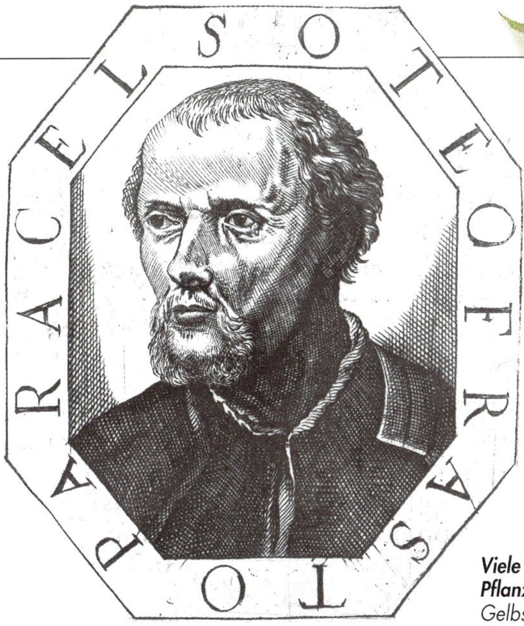

Signaturenlehre

Paracelsus war der Begründer der Signaturenlehre, nach der das äußere Erscheinungsbild einer Pflanze auf die Leiden hinweist, die mit ihrer Hilfe geheilt werden können. Manchmal traf diese Theorie in einem erstaunlichen Maße zu. Ähnliche Auffassungen werden in Afrika noch heute vertreten.

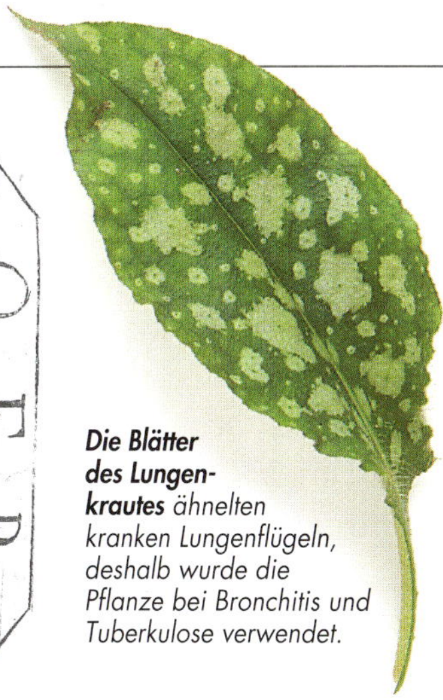

***Die Blätter des Lungenkrautes** ähnelten kranken Lungenflügeln, deshalb wurde die Pflanze bei Bronchitis und Tuberkulose verwendet.*

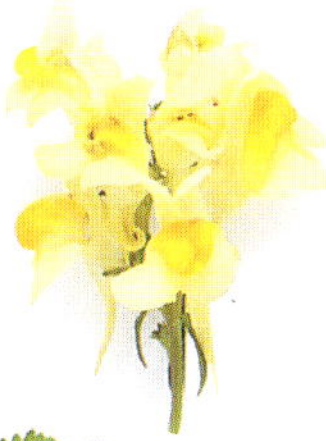

***Viele gelb blühende Pflanzen** wurden mit Gelbsucht in Verbindung gebracht, deshalb setzte man Leinkraut, Schöllkraut und Löwenzahn bei Leberbeschwerden ein.*

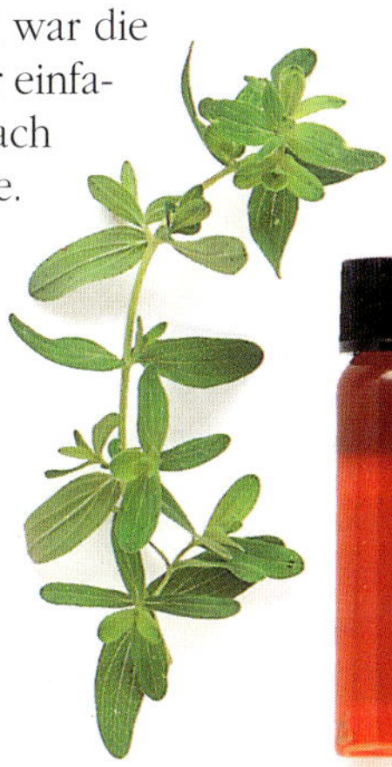

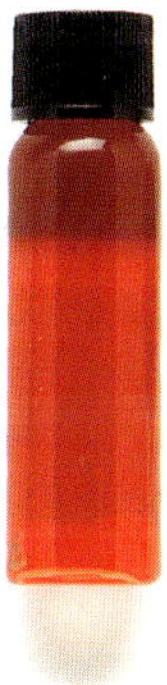

***Die kleinen Öldrüsen** in den Johanniskrautblättern sehen aus wie Löcher. Die Blütenextrakte hingegen sind blutrot – ein Zeichen, dass sie für die Wundversorgung geeignet sind.*

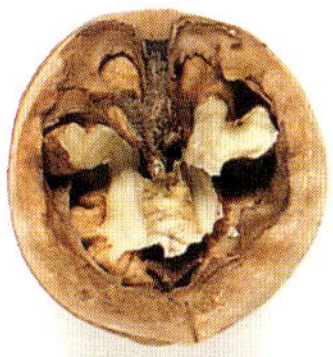

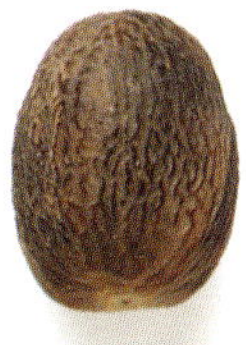

***Walnuss und Muskatnuss** wurden mit dem Gehirn assoziiert, und man glaubte, dass sie zur Stärkung der Hirntätigkeit beitrügen.*

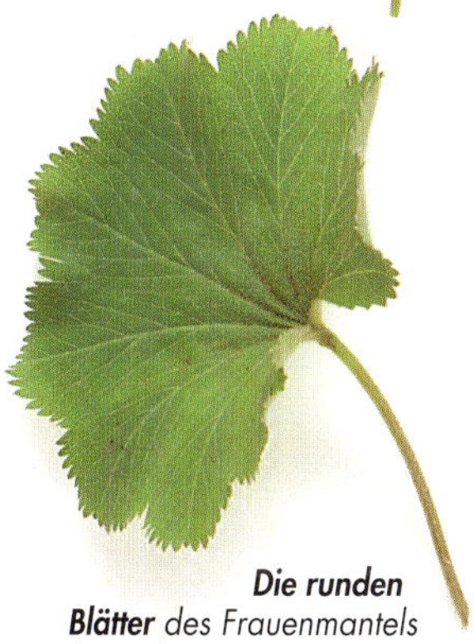

***Die runden Blätter** des Frauenmantels wurden mit der Gebärmutter assoziiert.*

Illustrierte Kräuterbücher

Der »Kräuterkrieg«

Auf Paracelsus folgten Ärzte – wie William Turner –, die in englischer Sprache schrieben, damit »die Apotheker und Kräuterweiber« verstünden, welche Pflanzen die Ärzte in ihren lateinisch verfassten Rezepten eigentlich meinten, und sie nicht »das Leben manch eines unwissenden Menschen in Gefahr brächten«. Nicholas Culpeper (1616–1654) vertrat eine ähnliche Meinung. Er zog sich den Zorn des neu gegründeten ärztlichen Lehrinstituts zu, als er die »Pharmacopoeia« (Arzneibuch) ins Englische übersetzte, damit die einfachen Leute ihre Heilkräuter sammeln konnten, anstatt teures Geld für den Apotheker auszugeben. Der Krieg zwischen Ärzten, Apothekern und »Kräuterweibern« wütete während des gesamten 17. und 18. Jahrhunderts. Allmählich gingen die Arzneien in die Hände von an Universitäten ausgebildeten Ärzten über, während ihre Ausgabe von Apothekern strengstens kontrolliert wurde. Diese bevorzugten teure Geheimmittel, die sich aus vielerlei Ingredienzen zusammensetzten und oft Quecksilber und Antimon enthielten.

Heilmittel aus fernen Ländern

Als die großen Kräuterverzeichnisse von Gerard (1597), Parkinson (1640) und Culpeper (1653) erschienen, führte man viele neue Kräuter aus Ostindien und Nordamerika ein. Pflanzen wie Yucca, Kapuzinerkresse und Muskatnuss tauchten allmählich auch in den Kräuterbüchern auf, oft mit erfindungsreichen Anwendungsformen und ungewöhnlichen therapeutischen Eigenschaften. Schwarzer Tee ist hierfür ein klassisches Beispiel: im 17. Jahrhundert ein Allheilmittel, heute nicht mehr als ein beliebtes Getränk.

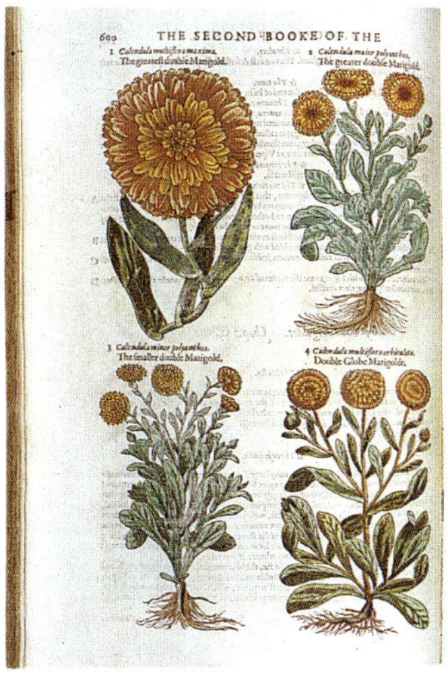

Heilende Ringelblumen

Gerard beschreibt 10 verschiedene Arten von Ringelblumen, darunter auch die gefüllten. Er empfahl, sie zu konservieren, um im Ernstfall ihre vorbeugende Wirkung nutzen zu können.

Nordamerikanische Traditionen

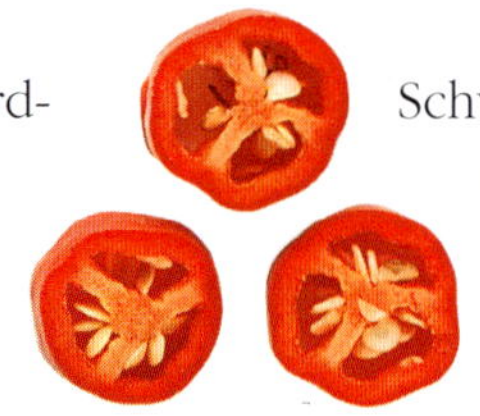

Die ersten europäischen Siedler, die nach Nordamerika kamen, brachten Heilpflanzen mit, die sie von zu Hause kannten: Feldstiefmütterchen und Wegerich, die man auch den »Fuß des weißen Mannes« nannte, da sie überall da angebaut wurden, wo die Weißen sich niederließen. Die Siedler übernahmen einige Heilpraktiken der eingeborenen Bevölkerung und entdeckten auf diese Weise neue Kräuter wie Wasserdost, Purpurfarbenen Sonnenhut, Gelbwurzel und Knollige Schwalbenwurzel. Einige Indianerstämme hatten auch saunaähnliche Schwitzhäuser und nutzten die Heilkraft der Hitze; diese »Technik« wurde von Samuel Thomson (siehe rechts) übernommen. Das Verschmelzen der Traditionen fand seinen Niederschlag in den physiomedizinischen (Sparte der Naturheilkunde) und eklektischen Schulen, deren Lehren später nach Europa gelangten und die dortigen Methoden der Kräuterheiler langfristig beeinflussten.

Rituelle Kräuterheilkunde

Zauber und Medizin

Die Kräuterheilkunde der amerikanischen Ureinwohner war Schamanismus, das heißt, sie kreiste um die Handlungen eines Medizinmannes oder Schamanen. Mit Trommeln und Rasseln sowie durch das Rauchen von Tabakmischungen oder Peyote versetzte sich der Zauberpriester in einen tranceähnlichen Zustand, der seinen Geist auf Reisen gehen ließ, um die Seele des Kranken zu finden, den es zu retten und zu heilen galt. Auch heute noch verwenden die Schamanen in Südamerika Extrakte einer bestimmten Rebe – in Kolumbien heißt sie Yage, in Peru und Ecuador Ayahuasca – zu diesem Zweck. Die sibirischen Medizinmänner verzehrten Fliegenpilze oder Blätterpilze, um solche »Reisen« unternehmen zu können, während sich die europäischen Hexen mit Hilfe von Tollkirsche, Bilsenkraut, Stechapfel oder der Alraune in die Lüfte schwangen.

Die amerikanischen Ureinwohner verwandten bei ihren Ritualen auch ein Medizinrad und schrieben den vier Hauptrichtungen Tiertotems zu. Sie setzten diese mit verschiedenen Persönlichkeitstypen, geistigen Energien, Krankheiten und Pflanzenheilmitteln gleich. Der Süden wurde häufig mit dem Kojoten und den Energien Wachstum und Mitgefühl assoziiert, während der Adler und die Kräfte von Weisheit und Erleuchtung als Symbole des Ostens galten.

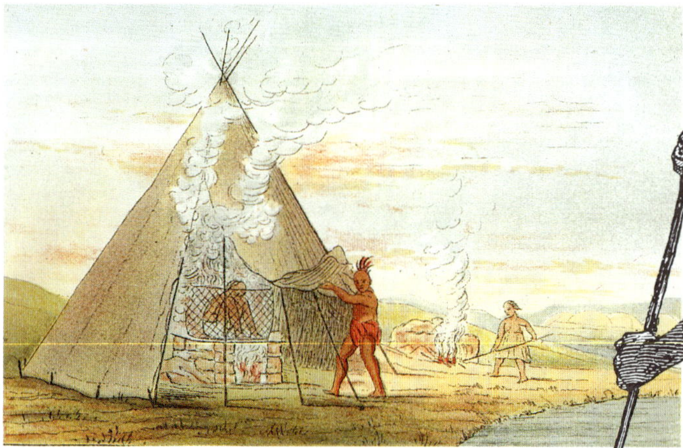

Das Schwitzhaus
In den saunaähnlichen Schwitzhäusern der amerikanischen Ureinwohner versuchte man, den Kranken zum Schwitzen zu bringen, um den Körper von Giften und Bakterien zu befreien.

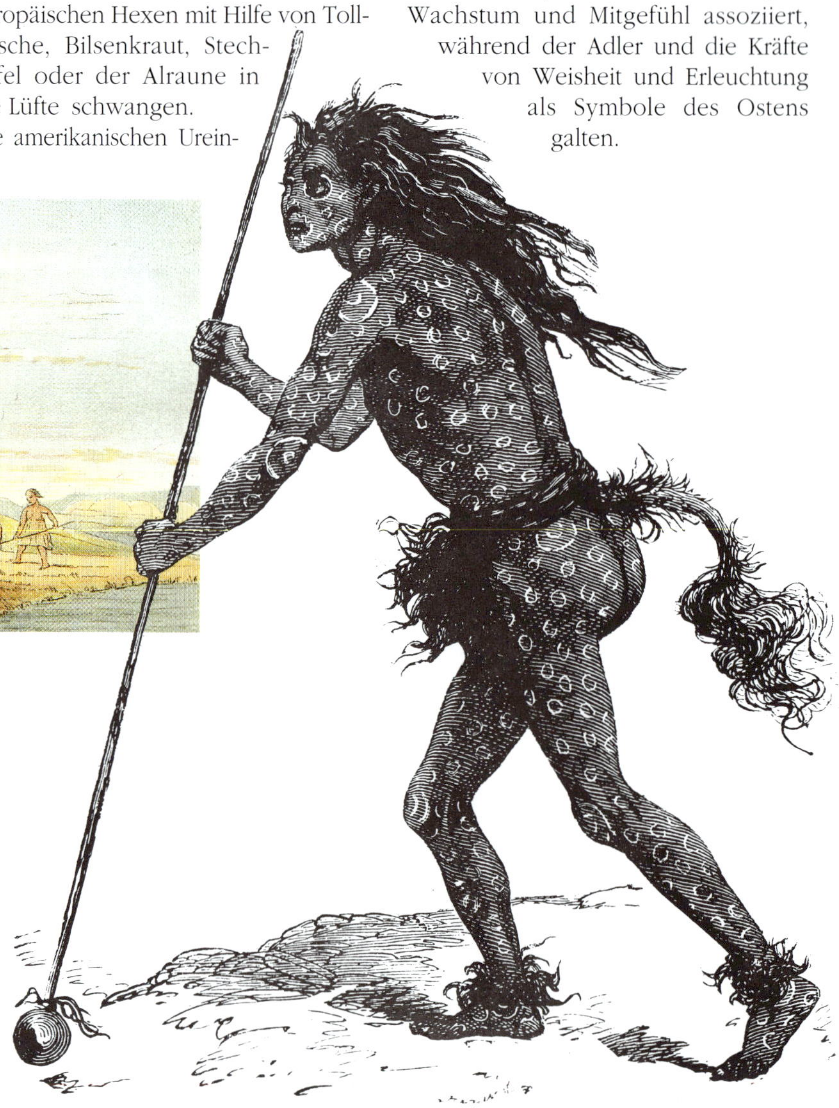

Der Schamane
Der Medizinmann oder Schamane unternahm »Reisen des Geistes« in die symbolischen Richtungen des Medizinrades, um die Seele des Kranken zu finden und sie durch geistige Kräfte zu heilen.

Das Verschmelzen der Heilpraktiken

Physiomedikalismus

Zwischen den ersten Pionieren und den Indianern erfolgte ein reger Austausch ihrer Heilkräuterkenntnisse. Samuel Thomson, Gründer der physiomedizinischen Bewegung, förderte diese Entwicklung. Er wurde 1769 in New Hampshire geboren und erlernte die Kräuterheilkunde als Knabe bei der Witwe Benton, einer »Wurzel- und Kräuterärztin«, die die Fertigkeiten der amerikanischen Ureinwohner mit der traditionellen Rolle des »Kräuterweibleins« verband. Thomson machte Eltern für ihre eigene Gesundheit und die ihrer Kinder verantwortlich. Das von ihm überarbeitete System der botanischen Praxis der Arzneimittel, eine Mischung aus Handbuch und Patentrezepten, fand im Amerika des frühen 19. Jahrhunderts große Verbreitung. Sein Hauptgrundsatz: »Alle Krankheiten werden durch Kälte verursacht«, was angesichts der bitterkalten Winter in Neuengland nicht so falsch gewesen sein mag. Ende 1830 hatte er drei Millionen Anhänger.

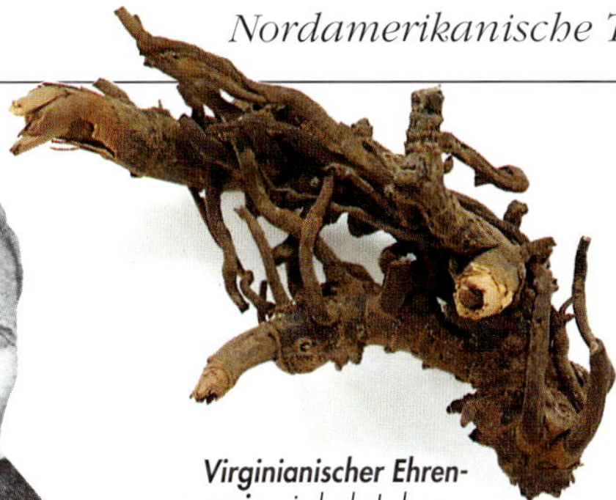

Virginianischer Ehrenpreis *wird als Leberrelaxans verwendet.*

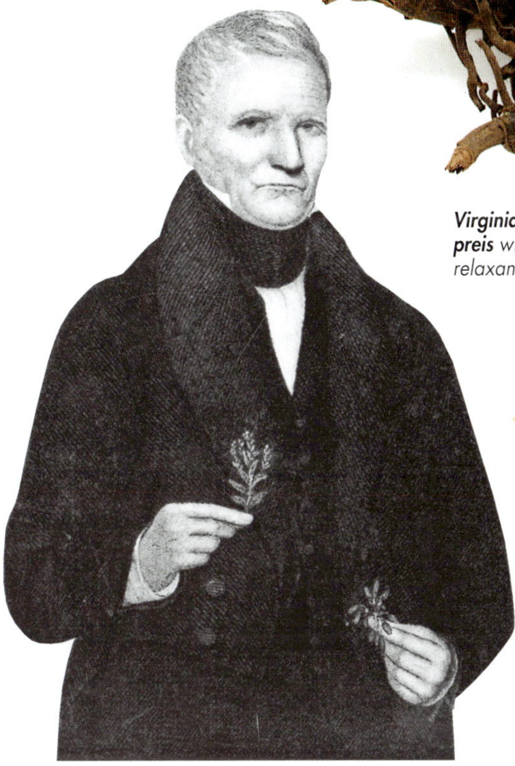

Der Gründer des Physiomedikalismus
Im Alter von etwa zwanzig Jahren begann Samuel Thomson mit der therapeutischen Verwendung von Kräutern und Schwitzhäusern, nachdem seine Mutter bei herkömmlicher Behandlung »innerhalb von neun Wochen dahingerafft worden war«.

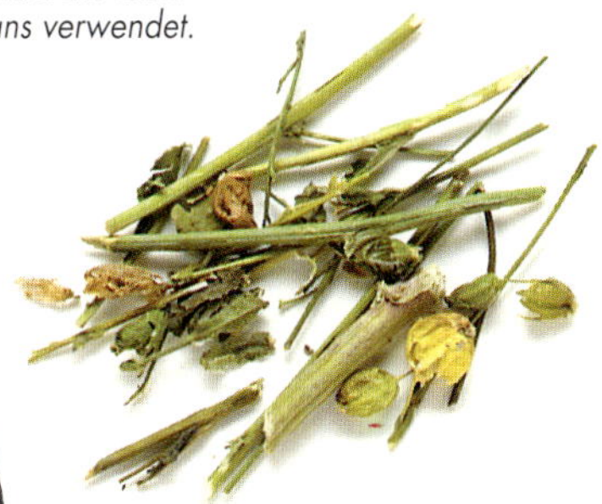

Indianertabak *ist ein wichtiges Entspannungsmittel in der Physiomedizin.*

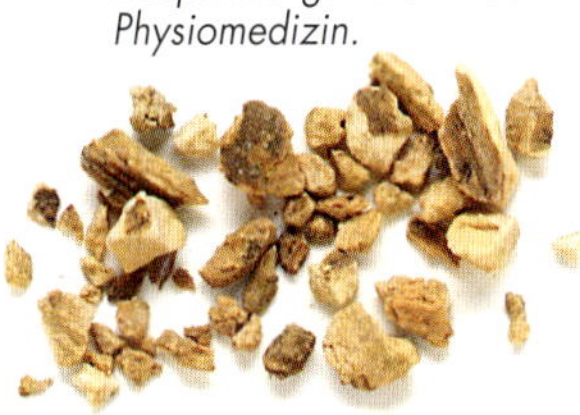

Die Rinde des Virginischen Schneeflockenstrauches *entspannt und stimuliert Leber und Gallenblase.*

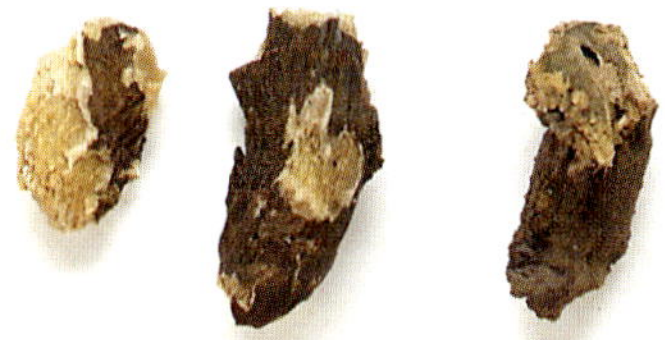

Traubensilberkerze *stimuliert das Nervensystem.*

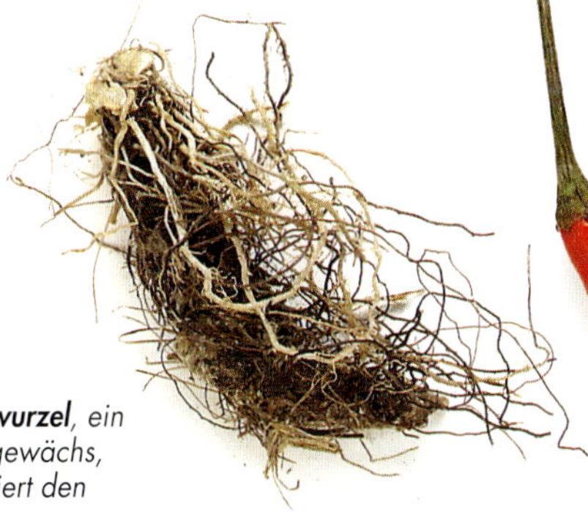

Sternwurzel, *ein Liliengewächs, stimuliert den Uterus.*

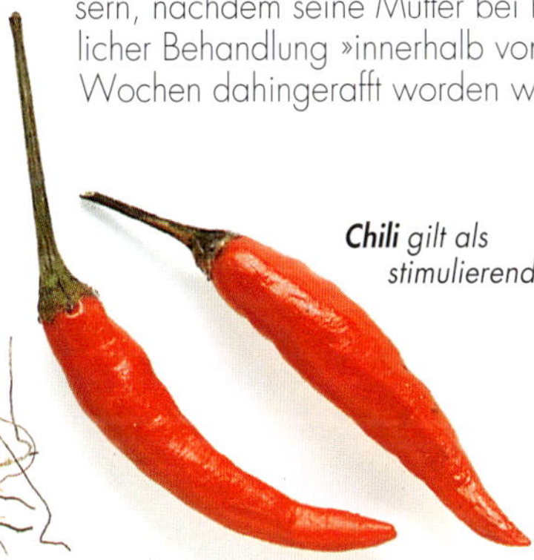

Chili *gilt als stimulierend.*

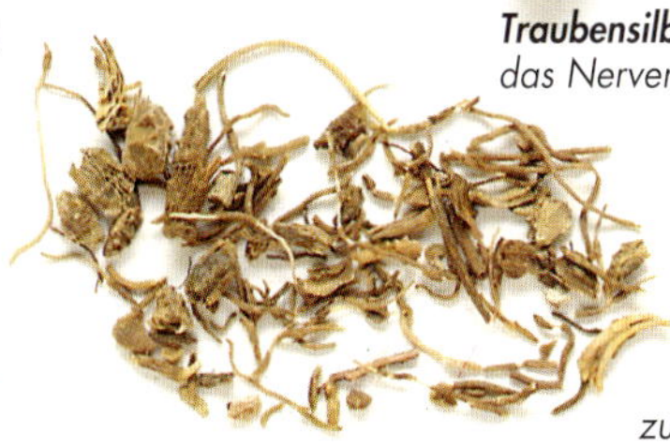

Frauenwurzel *ist ein stimulierendes Relaxans für die Fortpflanzungsorgane der Frau.*

Die Bewahrung des Gleichgewichts

Die physiomedizinischen Vorstellungen gründeten auf der Ansicht, dass die »Lebenskraft« des Körpers gestärkt werden kann, wenn Gewebe und Nerven im Gleichgewicht sind. Die wesentlichen Bestandteile der Therapie waren die Entspannung oder adstringierende Behandlung des Gewebes und die Stimulierung oder Beruhigung der Nerven. Darmreizungen zum Beispiel wurden mit Kamille behandelt, um das Nervensystem und das Gewebe der Verdauungsorgane zu beruhigen. Anschließend setzte man ein adstringierendes Heilmittel ein wie Odermennig oder ein stimulierendes wie Ingwer, um die Lebenskraft und die inneren Körperenergien wieder in Schwung zu bringen.

Eklektizismus

Andere »botanische« Systeme folgten, wie etwa die eklektische Schule des Dr. Wooster Beech um 1830. Wie auch die Anhänger Thomsons verwendeten die Eklektiker Kräuterheilmittel und Heilpraktiken der amerikanischen Ureinwohner. Sie verknüpften diese aber noch mit herkömmlichen Behandlungsformen, wenn es um die Bestimmung einer Krankheit ging. Diese Richtung der Heilkunde stellte eine ernsthafte Konkurrenz zur Schulmedizin dar. Die Rivalität endete erst im Jahre 1907, als die Philanthropen Andrew Carnegie und John D. Rockefeller nach einer Überprüfung der medizinischen Lehrinstitute beschlossen, nur den Einrichtungen der herkömmlichen Medizin finanzielle Unterstützung zu gewähren.

Die Bewegung in Europa

Dr. Albert Isaiah Coffin brachte Thomsons Physiomedikalismus im Jahre 1838 nach Großbritannien. Er entwickelte ein ähnliches System von Patentrezepten und Anleitungen zur Selbstdiagnose. Wooster Beech folgte in den 50er Jahren und predigte seine eklektische Botschaft. Die Bewegung fasste in den Arbeitergebieten des Landes Fuß und war vor allem im Norden bis in die 30er Jahre unseres Jahrhunderts verbreitet. Im Jahre 1864 vereinigten sich mehrere Gruppen zum »Nationalen Verband medizinischer Kräuterexperten«. Dieser Verband besteht heute noch, und zwar unter der Bezeichnung »Nationales Institut medizinischer Heilpraktiker« – der ältesten Organisation von Kräuterheilkundlern in Europa.

Aus Pflanzen werden Pillen

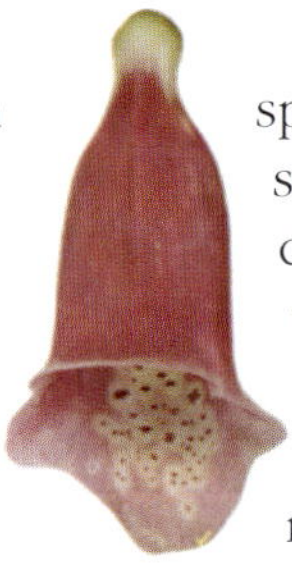

Wenngleich schon seit Jahrtausenden Extrakte, zum Beispiel ätherische Öle, aus verschiedenen Pflanzen isoliert wurden, kombinierte die traditionelle Kräuterheilkunde doch immer verschiedene Kräuter, um auf diese Weise die Wirkungen zu verbessern; denn das Ganze wurde immer höher bewertet als die Einzelteile. Erst im 18. Jahrhundert begann man, die einzelnen Inhaltsstoffe zu bestimmen und sie als Einzeldrogen einzusetzen. Heute kennen wir tausende solcher Arzneistoffe. Ihre Eigenschaften unterscheiden sich beträchtlich von denen ihrer Ursprungspflanzen. Anfangs konnten diese Arzneistoffe nur aus Pflanzenextrakten gewonnen werden. Später bestimmte man ihre chemischen Strukturen, und heute werden die Drogen synthetisch hergestellt. Beim Übergang von unbehandelten Pflanzen zu klinischen Medikamenten hat die moderne Medizin die Fähigkeit verloren, die Kräuter so zu kombinieren, dass ihre Toxizität beeinflusst werden kann. Auch werden keine ganzen Pflanzen mehr verwendet, die ja selbst die Substanzen enthalten, die das Risiko von Nebenwirkungen verringern können.

Kräuter in der modernen Medizin

Das Heilmittel Fingerhut

Nach der traditionellen Heilmethode wollte es dem Arzt William Withering einfach nicht gelingen, die Beschwerden eines Patienten zu lindern, der auf Grund einer Herzkrankheit an schwerer Wassersucht litt. Doch plötzlich begann sich der Patient zu erholen. Seine Verwandten gaben zu, ihm einen nach einem alten Familienrezept gebrauten Kräutersud verabreicht zu haben. 1775 begann Dr. Withering mit den verschiedenen Kräutern, die in diesem Gebräu enthalten waren, zu experimentieren. Er erkannte, daß Fingerhut der wichtigste Bestandteil der Arznei war. 1785 veröffentlichte er sein Werk »Beschreibung des Fingerhuts und einige seiner medizinischen Anwendungen«. Hierin zeigt er 200 Fälle von Wassersucht und Herzversagen auf, die er mit der Pflanze erfolgreich behandelt hatte. Es enthält auch seine Untersuchungen über die Pflanzenteile mit der stärksten Wirkung und Informationen über die beste Erntezeit.

Withering erkannte auch, dass die Fingerhutdosis mit der besten Wirkung sehr nahe bei der Menge liegt, die toxische Nebenwirkungen hervorruft, sodass die Verabreichung größte Sorgfalt erfordert. Eine weitere Analyse folgte, und schließlich wurden die Herzglykoside Digoxin und Digitoxin extrahiert. Sie werden noch heute bei der Behandlung von Herzleiden verwendet.

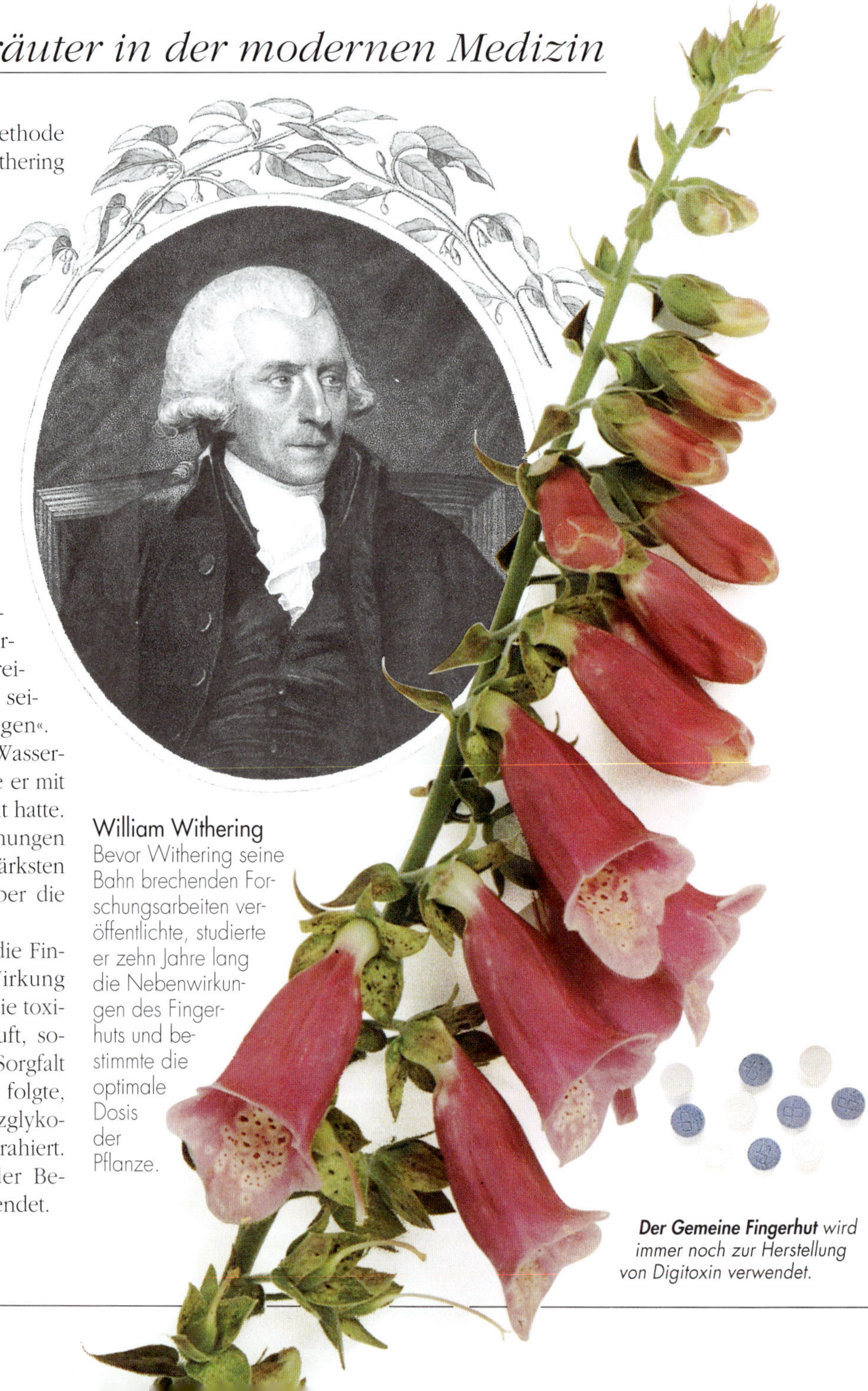

William Withering
Bevor Withering seine Bahn brechenden Forschungsarbeiten veröffentlichte, studierte er zehn Jahre lang die Nebenwirkungen des Fingerhuts und bestimmte die optimale Dosis der Pflanze.

***Der Gemeine Fingerhut** wird immer noch zur Herstellung von Digitoxin verwendet.*

Pflanzliche Drogen

Eine der ersten modernen Drogen, die aus einer Pflanze isoliert wurde, war das Morphin, das von Friedrich Sertürner 1803 in Deutschland entdeckt wurde. Er extrahierte weiße Kristalle aus rohem Schlafmohn. Mit ähnlichen Techniken gewann man bald Aconitin aus dem Eisenhut, Emetin aus der Brechwurz, Atropin aus der Tollkirsche und Chinin aus der Chinarinde. Alle diese Bestandteile gehören zu den Alkaloiden und enthalten extrem potente Wirkstoffe. Bis zu ihrer synthetischen Herstellung wurden sie aus den Pflanzen selbst gewonnen.

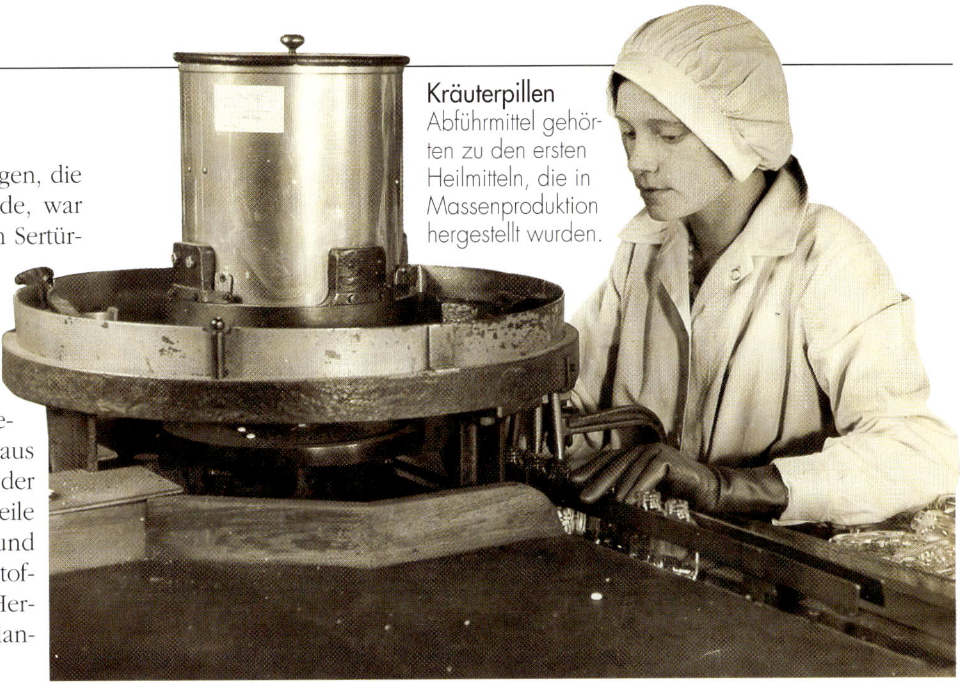

Kräuterpillen
Abführmittel gehörten zu den ersten Heilmitteln, die in Massenproduktion hergestellt wurden.

Synthetische Substanzen

Der Durchbruch erfolgte 1852, als das Salicin, eines der aktiven Bestandteile der Weidenrinde, zum ersten Mal künstlich synthetisiert wurde. Später wurde die Droge etwas abgewandelt, um die Gefahr von Magenreizungen zu verringern. 1899 brachte die Arzneimittelfirma Bayer Acetylsalicylsäure als Aspirin® auf den Markt.

In weniger als 100 Jahren haben sich die Pflanzenextrakte in den Apothekerschränken breit gemacht. Es gibt viele Ephedrin-Arzneien wie etwa Ma huang, ein Mittel, das es sowohl auf Rezept als auch rezeptfrei gibt. Diese helfen vor allem bei Husten, Katarrh, Heuschnupfen und Asthma. Mit Pilocarpin aus den Jaborandi-Blättern behandelt man den grünen Star. Vincristin, aus dem Madagaskar-Immergrün gewonnen, wird bei Leukämie eingesetzt. Strophanthin wird aus dem Kombe-*Strophanthus* gewonnen, der in den afrikanischen Tropen heimisch ist, wo er als Pfeilgift verwendet wird. Strophanthin wird bei schweren Herzleiden verschrieben.

Die »Macht« der Chemie

Extrahierte Drogen sind oft äußerst potent und können Wirkungen erzielen, die man bei der Verwendung der ganzen Pflanze gar nicht kannte. Die Rauwolfiawurzel, *Rauwolfia serpentina*, zum Beispiel, wurde seit Jahrhunderten in der ayurvedischen Medizin bei Schlangenbissen, Angstzuständen, Kopfschmerzen, Fieber und Unterleibsschmerzen eingesetzt. Es heißt, dass Mahatma Gandhi abends ein Glas Rauwolfiawurzeltee trank, um sich zu entspannen. Im Westen galt die Rauwolfiawurzel als potentes Beruhigungsmittel und wurde zur Behandlung von Bluthochdruck verwendet. Man verschrieb diese Droge auch bei Schizophrenie und Psychosen.

1947 extrahierte die Firma CIBA das Alkaloid Reserpin und brachte das Medikament Serpasil® als Heilmittel bei Bluthochdruck auf den Markt. Doch Reserpin hat gefährliche Nebenwirkungen, wie etwa schwere Depression und abnorme Verlangsamung des Herzschlags. In den 60er Jahren wurde diese Arznei in Großbritannien verschreibungspflichtig und darf von Kräuterheilern nicht mehr verwendet werden. In anderen Teilen Europas und in Asien wird die Rauwolfiawurzel jedoch weiterhin als Beruhigungsmittel verwendet.

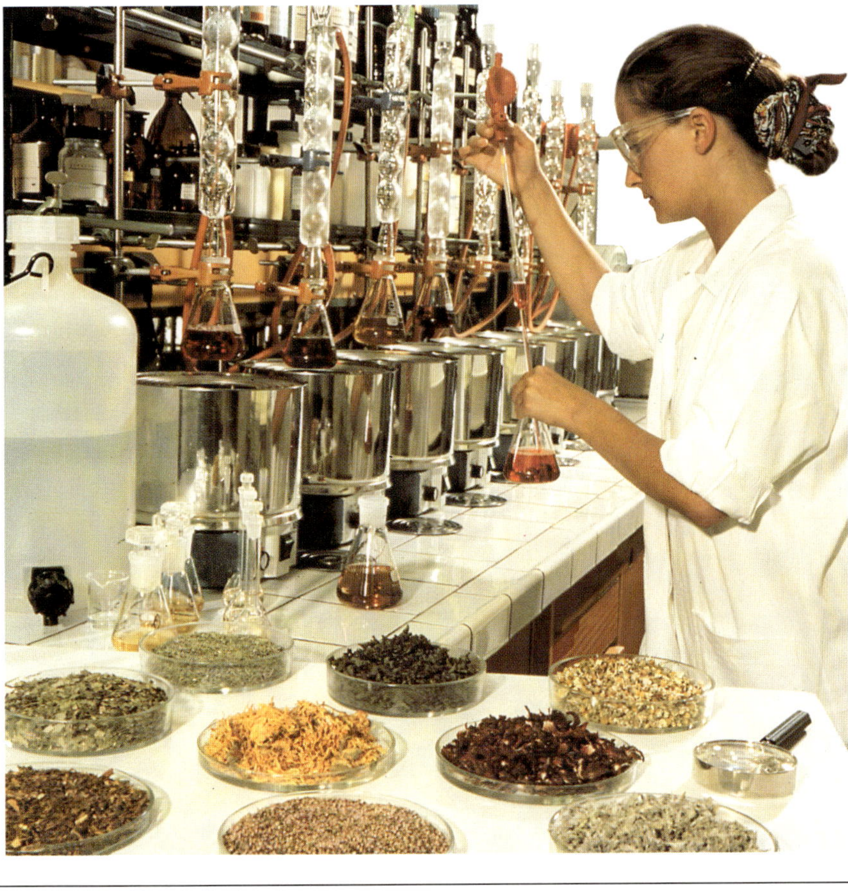

High-Tech-Kräuterkunde
Auf dem europäischen Festland finden Kräuterarzneien in der Medizin häufige Verbreitung. Ihre Herstellung ist ebenso technisiert wie in allen pharmazeutischen Betrieben.

Medizinische »Mahlzeiten«

Die heutige Einteilung von Pflanzen in Kräuter, Gemüse, Obst und sogar »Unkraut« ist eine Erfindung der Neuzeit. Im 17. Jahrhundert betrachtete ein Koch Kohl, Möhren und Gurken genauso als »Küchenkräuter« wie Ringelblume und Majoran. Die aktiven Bestandteile, wie Alkaloide und Saponine, sind nicht auf die Pflanzen beschränkt, die wir heute als Kräuter bezeichnen. Auch Obst und Gemüse können eine therapeutische Wirkung haben, ihr übermäßiger Verzehr kann schädlich sein. Frühere Kulturen haben die Nahrungsmittel nach Temperatur oder Geschmack eingeteilt, was dem Bedürfnis des Körpers nach Ausgewogenheit entspricht. Hippokrates bemerkte, dass Frischobst »mehr Kraft gibt«, da es lebendiger ist, während die tibetische Medizin gefrorene Nahrungsmittel für kälter und Schleim bildender hielt als frische Nahrung.

Ein »Menü« aus der Küche Galens

»An einem guten alten Brauch sollte man jedenfalls festhalten, nämlich dass Fisch zusammen mit Fenchel gekocht wird. Der Grund liegt darin, dass Fenchel den phlegmatischen Humor absorbiert, den der Fisch im Übermaße absondert. So wird eine Reizung des Körpers verhindert. Die meisten sind sich jedoch dieses Grundes gar nicht bewusst.«
Nicholas Culpeper, 1653.

Einteilung der Nahrungsmittel

Hippokrates unterteilte Nahrungsmittel gegen 420 v. Chr. in die Kategorien Heiß, Kalt, Trocken oder Feucht. Galen und andere Wissenschaftler weiteten diese Vorstellungen später zu einem komplexen System aus, bei dem viele Nahrungsmittel gleichzeitig mehreren Kategorien angehörten. Äpfel waren zum Beispiel sowohl kalt als auch feucht.

▽

Therapeutische Nahrungsmittel

Galen und seine Anhänger ordneten nicht nur die »Kräuter« den Kategorien Heiß oder Kalt, Trocken oder Feucht zu; sie verfuhren auch mit anderen Lebensmitteln nach diesem Prinzip: Fleisch ist heiß, Fisch feucht, frische Bohnen und Äpfel sind kalt und feucht, Weizen ist im Allgemeinen heiß und feucht usw. Es herrschte die Meinung, dass sich die Nahrungsaufnahme direkt auf die vier Humores Blut, Schleim, gelbe und schwarze Galle auswirkt. Wenn man zum Beispiel zu viele kalte, feuchte Nahrungsmittel zu sich nimmt, fördert das angeblich den phlegmatischen Humor und führt zu Katarrh. Zu viele heiße, trockene Nahrungsmittel dagegen fördern den cholerischen Humor (gelbe Galle) und führen zu Leber- oder Hautproblemen.

Die Hausfrau des Mittelalters glich den Charakter der verschiedenen Bestandteile automatisch aus und kochte Fisch zusammen mit »heißem und trockenem« Fenchel oder würzte »kalte und feuchte« Bohnen mit Pfeffer. Sie hätte sich gehütet, mitten im Winter Erdbeeren auf den Tisch zu bringen, weil der Genuss einer solch kalten Frucht während der Wintermonate unweigerlich zu einer Verkühlung des Magens führt. Heute haben wir das Gefühl für dieses Gleichgewicht zwischen Nahrungsmitteln und klimatischen Verhältnissen verloren.

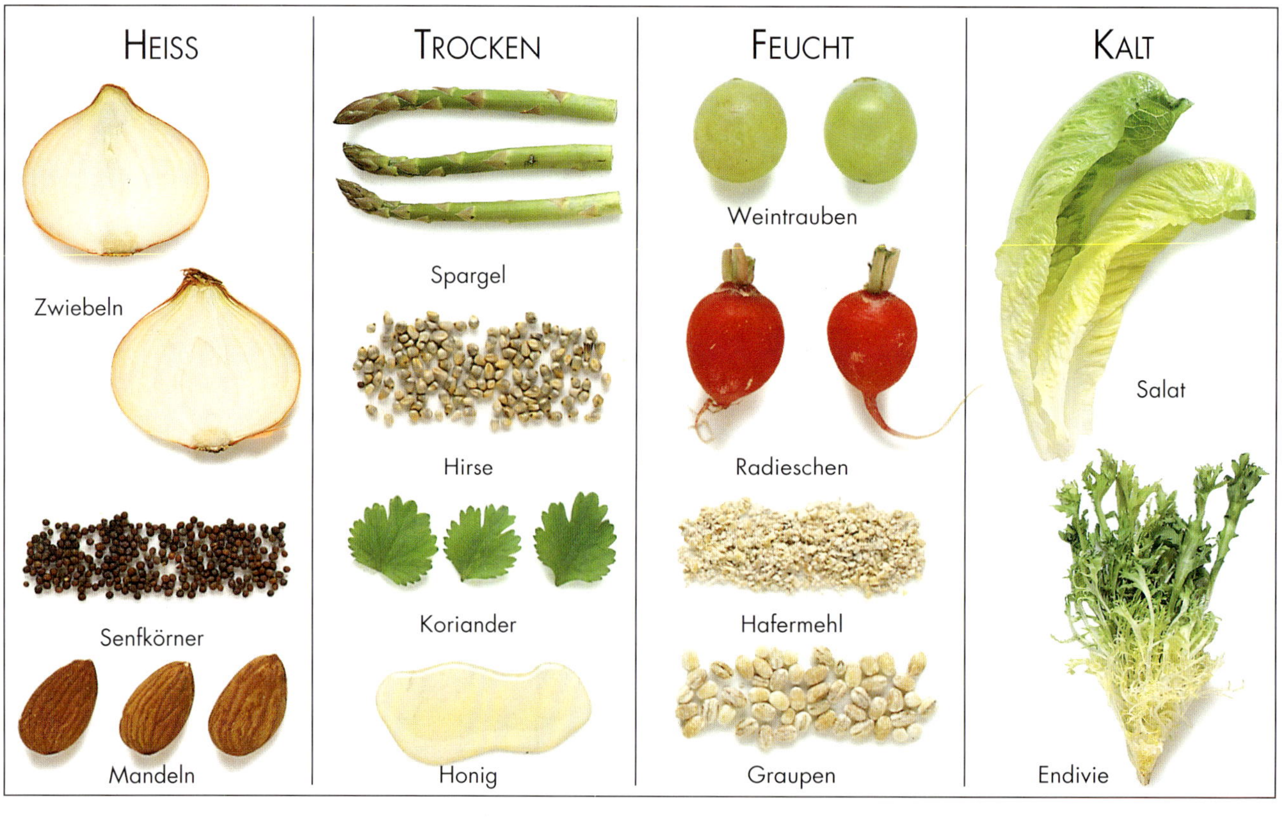
HEISS
Zwiebeln
Senfkörner
Mandeln
TROCKEN
Spargel
Hirse
Koriander
Honig
FEUCHT
Weintrauben
Radieschen
Hafermehl
Graupen
KALT
Salat
Endivie

Der »Geschmack« der Gesundheit

»Alle Lebewesen werden aus Nahrung geboren, leben von Nahrung und werden nach dem Tode wieder zu Nahrung. Nahrung ist der Herr aller Dinge. Deshalb ist sie die Medizin für alle Krankheiten des Körpers.«
Die Upanischaden, etwa 500 v. Chr.

Die sechs Geschmacksrichtungen

Nach der ayurvedischen Lehre können alle Nahrungsmittel und Kräuter in sechs Geschmäcke eingeteilt werden. Unten finden Sie ausgewählte Beispiele für jede dieser Kategorien.
▽

Ausgleich der Geschmäcke

In der ayurvedischen Medizin ist der Geschmack von höchster Wichtigkeit. Nahrungsmittel können sechs verschiedenen Geschmacksrichtungen zugeordnet werden. Diese führen im Körper zu einer Vermehrung oder Verringerung der drei Humores – Kapha (Wasser oder Schleim), Pitta (Feuer oder Galle) und Vata (Luft oder Wind). Die Humores gelten als Abfallprodukte der Verdauung. Einseitige Nahrungsaufnahme führt zu Ungleichgewicht und Krankheit. Eine gesunde Ernährung muß aus einer guten Mischung der sechs Geschmacksrichtungen bestehen, während man im Falle von Krankheit bestimmte Geschmäcke verstärkt zuführen muss, um das Gleichgewicht wiederherzustellen. Die richtige Zusammensetzung der Geschmäcke ist auch wichtig für Wachstum und gesunde Entwicklung. Kindern wird deshalb regelmäßig eine Kräutertablette verabreicht, die alle sechs Geschmäcke enthält.

SÜSS

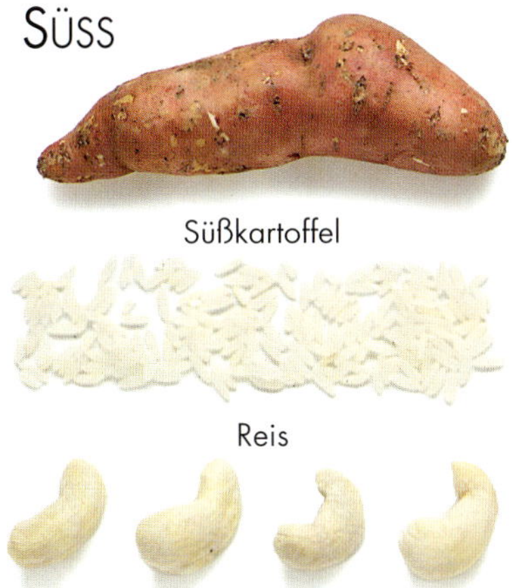

***Süße oder »madhura«-Geschmäcke** fördern die Bildung von Körpersäften, vor allem von Milch und Samenflüssigkeit. Sie verringern Pitta-bezogene Probleme wie Vergiftungserscheinungen. Süße Geschmäcke sollten bei einem Übermaß an Kapha vermieden werden (Erkältungen rheumatische Beschwerden).*

SAUER

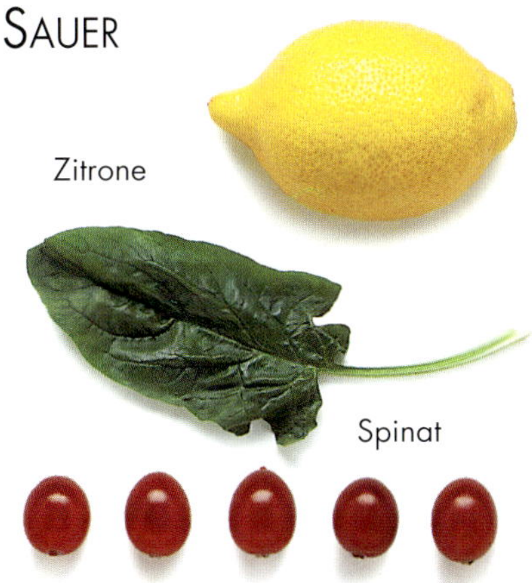

***Der saure oder »amla«-Geschmack** verringert das Vata und erhöht das Kapha und Pitta. Solche Nahrungsmittel stimulieren die Verdauung und werden oft bei Schwäche eingesetzt. Übermäßige Zufuhr führt zu Muskelschwäche und Krankheiten, die auf zu viel Pitta zurückzuführen sind, wie Geschwüre und Leberbeschwerden.*

SALZIG

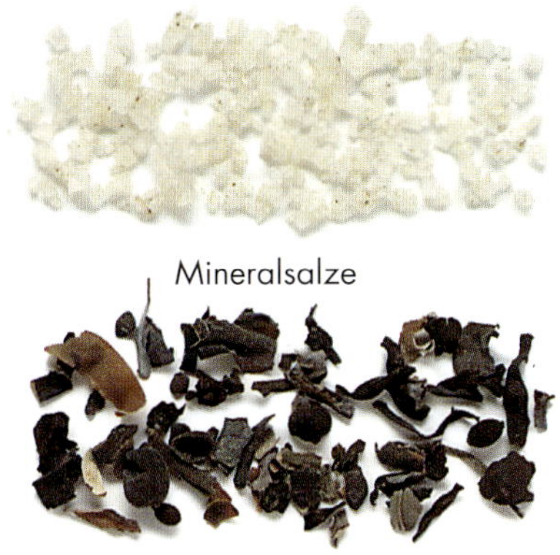

***Salzige oder »lavana«-Geschmäcke** erhöhen das Pitta und Kapha. Sie halten Flüssigkeit im Körper zurück und wirken reinigend, da sie die Toxine binden. Salzige Nahrungsmittel werden zur Schleimlösung verwendet. Ein übermäßiger Verzehr kann zu vorzeitigem Altern, Impotenz und Hautproblemen führen.*

SCHARF

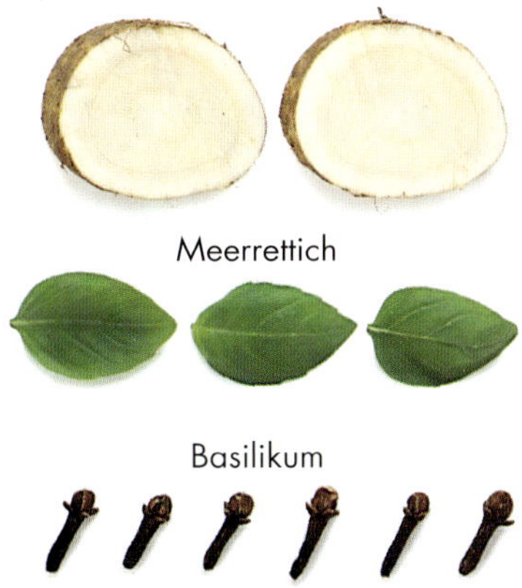

***Scharfe oder »katu«-Geschmäcke** erhöhen das Vata und Pitta und verringern das Kapha. Solche Nahrungsmittel wirken stimulierend und wärmend. Sie werden bei Erkältung, Lethargie und Depression verwendet, auch bei Übergewicht. Übermäßiger Verzehr führt zu Brennen, Durst und nervöser Erschöpfung.*

BITTER

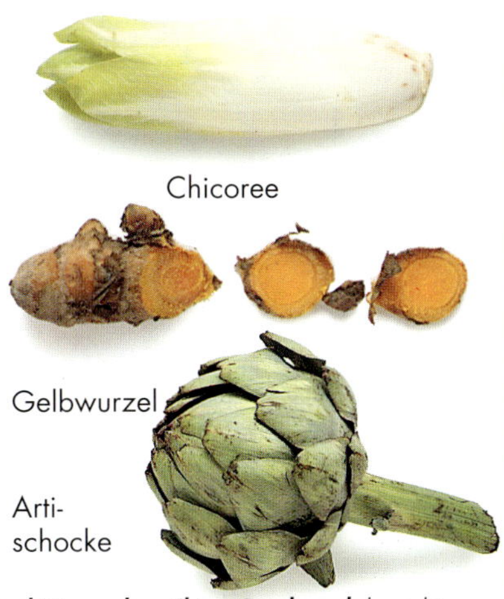

***Der bittere oder »tikta«-Geschmack** besteht aus den Elementen Luft und Äther; er erhöht somit das Vata und verringert das Pitta und Kapha. Bittere Nahrungsmittel stimulieren die Verdauung und absorbieren Schleim, wodurch dem Körper die »Feuergifte« entzogen werden. Hilfreich bei Fieber und Hautkrankheiten.*

ADSTRINGIEREND

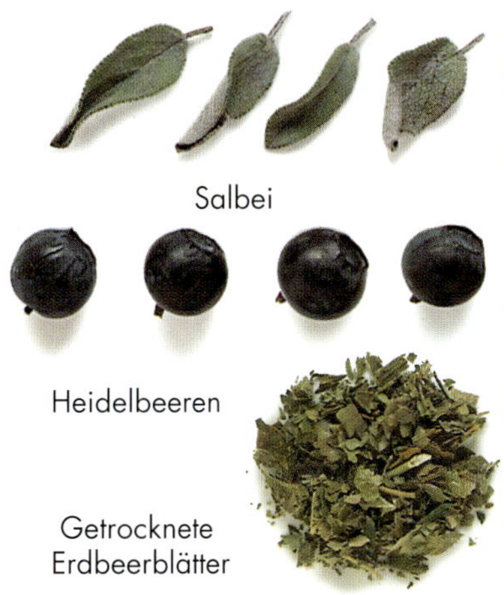

***Adstringierende oder »kasaya«-Geschmäcke** sind leicht, kalt und trocken. Sie erhöhen das Vata und verringern Pitta und Kapha. Adstringierende Heilmittel werden bei Durchfall und starker Menstruation verwendet. Zu viele adstringierende Nahrungsmittel führen zu Austrocknung (Verstopfung und Gliedersteife).*

Das Gleichgewicht von Yin und Yang

»Medizin erst dann einzunehmen, wenn man krank ist, ist so, als grübe man erst dann einen Brunnen, wenn man durstig ist – ist es dann nicht schon zu spät?«
Ch'i Po, etwa 2500 v. Chr.

Die Harmonie der Energien

Die Chinesen verstehen unter einer ausgewogenen Ernährung nicht unbedingt eine, die die richtigen Anteile an Proteinen, Vitaminen, Fetten und Zucker enthält, sondern eine Ernährung, die die Energien des Körpers und damit Yin und Yang im Gleichgewicht hält.
Die Nahrungsmittel werden den fünf Elementen zugeordnet (siehe Seiten 14–15), und zwar den fünf Geschmacksrichtungen – Süß, Scharf, Sauer, Bitter und Salzig – und den fünf Temperaturen – Heiß, Kalt, Warm, Kühl und Neutral. Viele Nahrungsmittel werden ebenso wie die chinesischen Kräuter mit bestimmten Organen und Akupunkturmeridianen assoziiert. Kühle, bittere und salzige Nahrungsmittel haben eher Yin-Eigenschaften, während heiße, süße und scharfe Nahrungsmittel eher nach Yang tendieren. Den meisten Früchten werden starke Yin-Eigenschaften zugeschrieben, ähnlich der Klassifizierung »kühl und feucht« in Galens Medizin.
Ein heißes, trockenes Klima kann sich ungünstig auf das Yin auswirken. Durch den Verzehr von genügend Obst kann diese Energie positiv beeinflusst werden. Wenn ein Tourist aus dem kalten Norden mitten im Winter in die Tropen reist, ist er anfangs ein ziemlicher Yin-Mensch. Angesichts der ungewohnten tropischen Temperaturen wird er im übermäßigen Verzehr von Mangos, Melonen, Papayas und Grapefruit »Kühlung« suchen. Dadurch werden die Yin-Energien überbetont, und das Ergebnis ist Durchfall – ein Leiden, das schon manchen Urlaub vergällt hat.
Wie die Systeme Galens und der ayurvedischen Medizin unterteilen auch die Chinesen die Menschen nach ihrer körperlichen Konstitution in heiße und kalte, trockene und feuchte Typen. Eine »heiße« Person zum Beispiel, die die Fenster öffnet und an einem kalten Herbsttag ein leichtes Hemd trägt, ist oft durstig und neigt zu Furunkeln, Akne, Hitzewallungen und Verstopfung. Solch ein Mensch sollte kalte, bittere Nahrungsmittel (wie etwa Sellerie) zu sich nehmen und scharfe (wie etwa Zwiebeln) meiden, da diese den Körper erhitzen und austrocknen.

Die Temperatur der Nahrungsmittel

Die Chinesen schreiben die Nahrungsmittel den fünf Temperaturen oder Energien zu. So fördern heiße Nahrungsmittel die Hitze im Körper. Sie sind deshalb für »kalte« Individuen geeignet, während sie sich auf »heiße« Menschen ungünstig auswirken können.

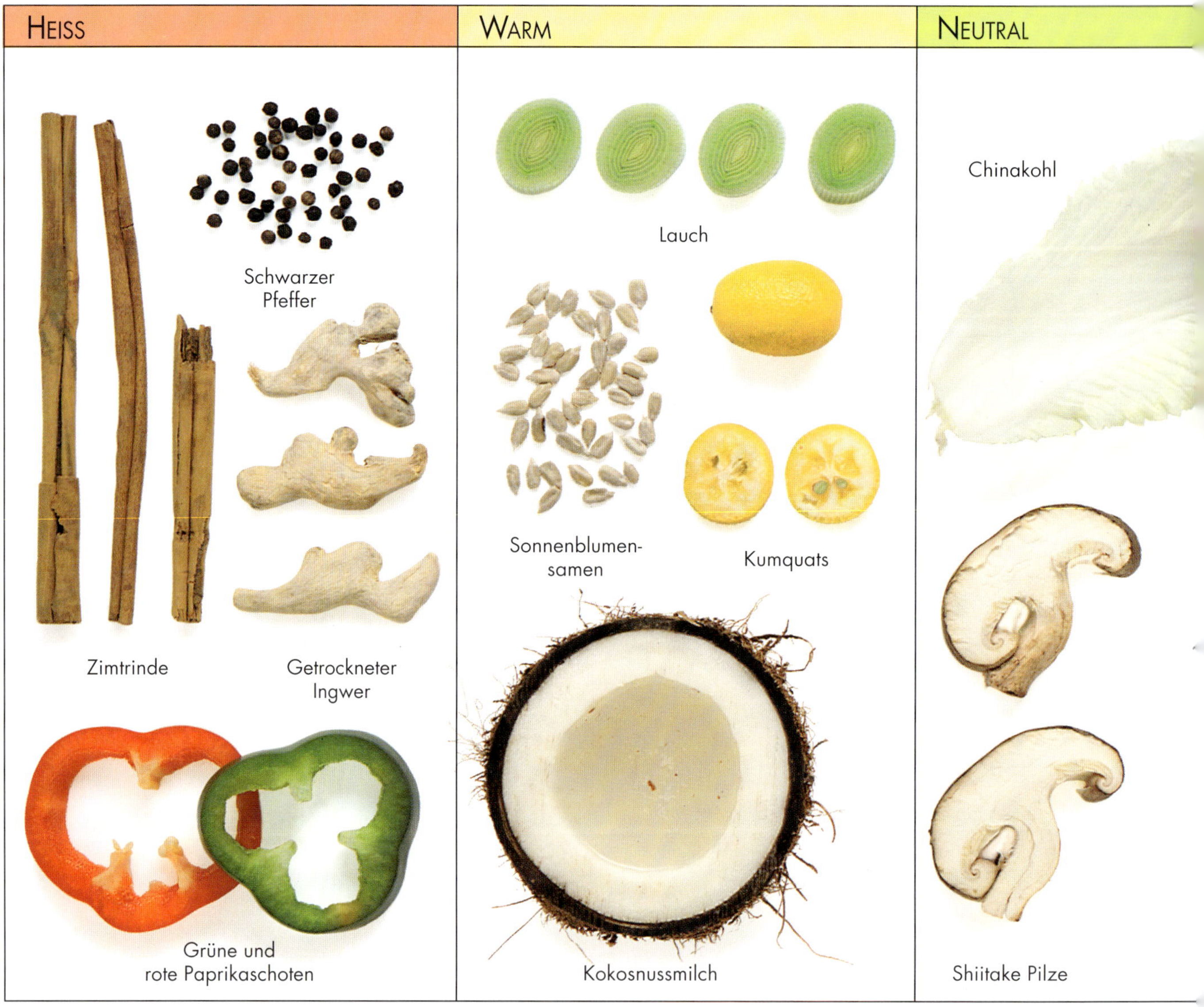

Essen für die Gesundheit

Die Vorstellung von heißen und kalten Nahrungsmitteln hat sich bis heute in der chinesischen Küche erhalten. Überall im Fernen Osten findet man »therapeutische« Restaurants, in denen die Gäste Speisen auswählen können, die ihre jeweiligen Energiebedürfnisse befriedigen. Es werden betont solche Nahrungsmittel verzehrt, die das Gleichgewicht erhalten und Krankheit verhindern. Nahrungsmittel sind nicht an sich »gut« oder »schlecht«. Wichtig ist lediglich ihre Wechselwirkung. Die im Westen üblichen Diäten führen oft zu einem Ungleichgewicht, da ganze Nahrungsmittelkategorien vom Speiseplan gestrichen und dadurch lebenswichtige Energien und Kräfte geschwächt werden. Zu wenig Fleisch ist zum Beispiel den Yang-Energien abträglich, während übermäßiger Fleischkonsum das Yin schwächt.

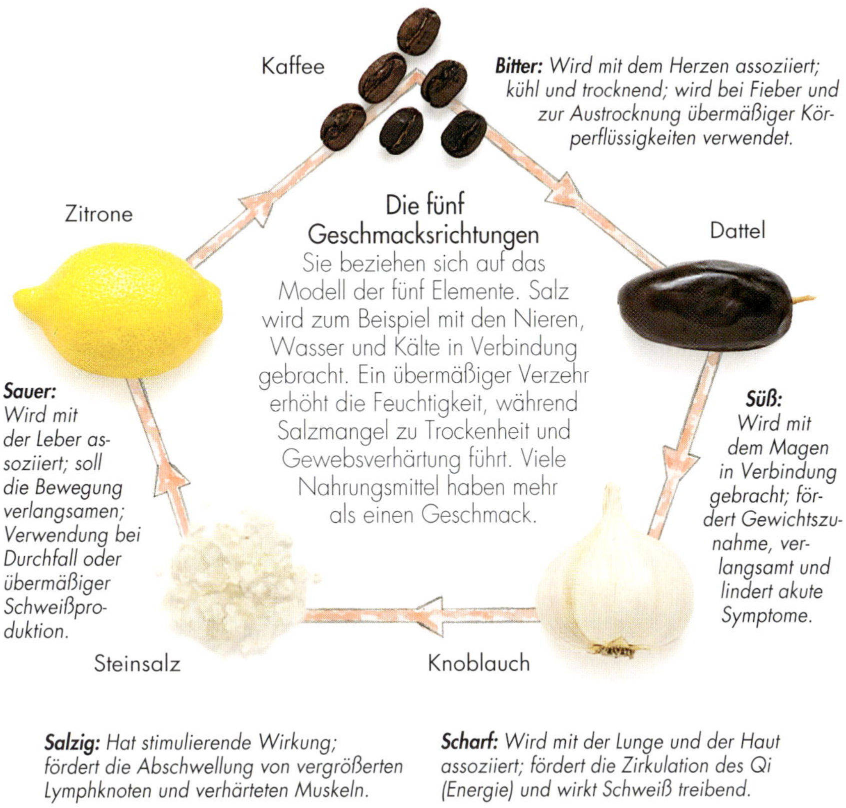

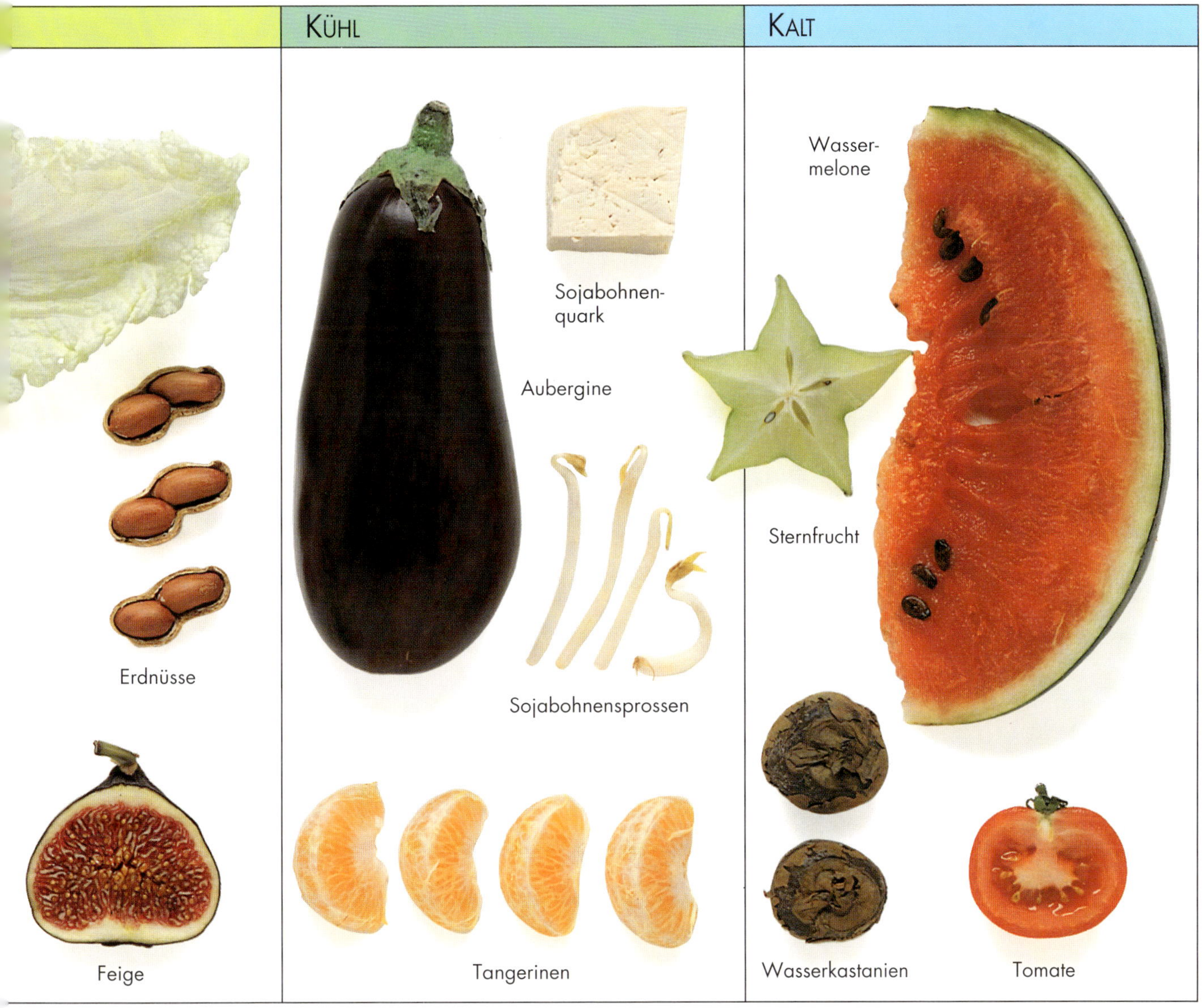

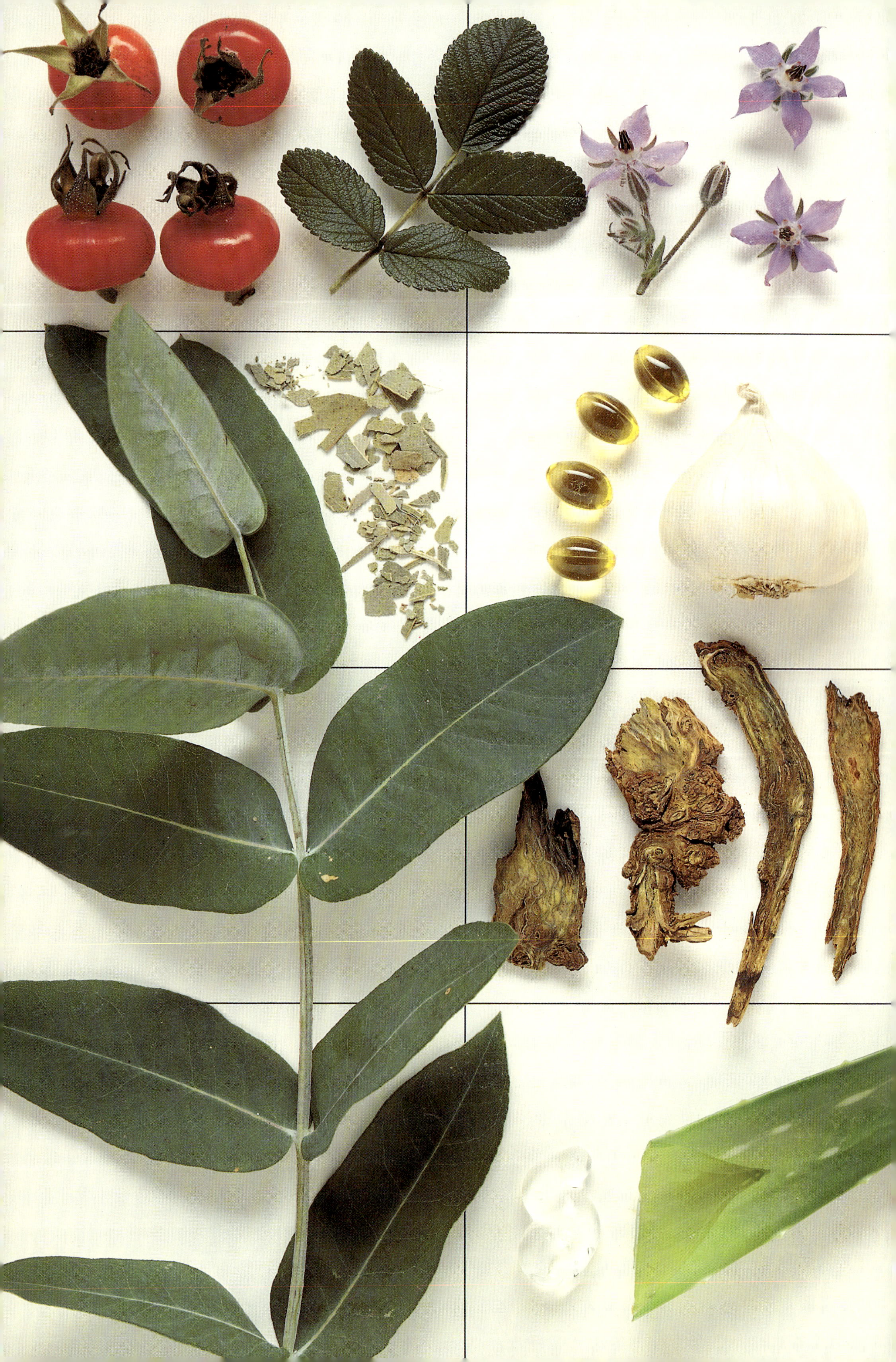

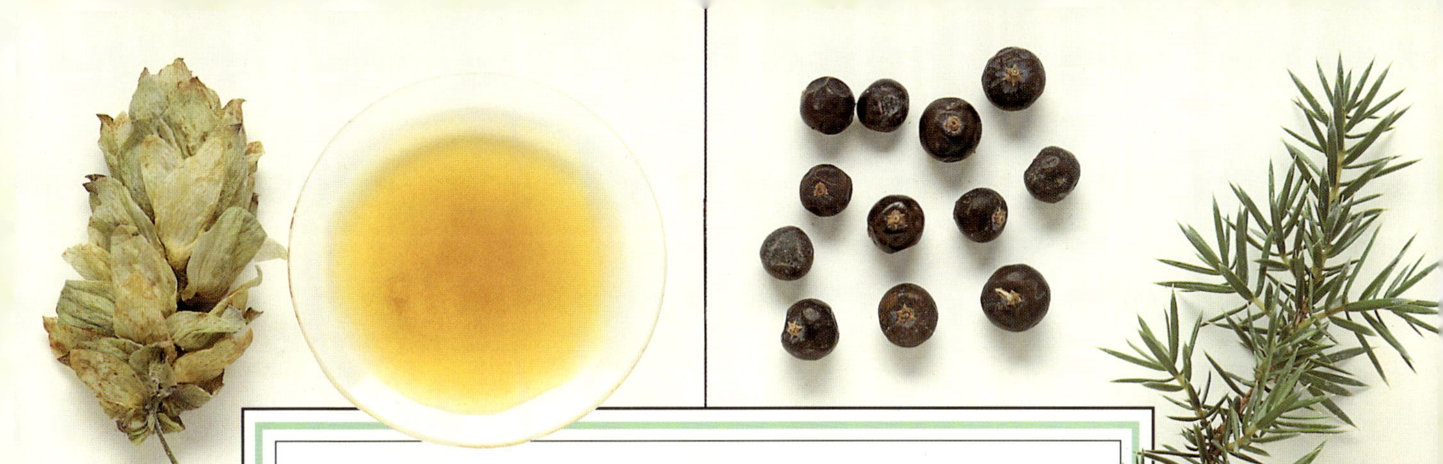

Heilpflanzen von A–Z

Die Pflanzen in diesem Verzeichnis sind eine repräsentative Auswahl aus vielen tausend heilkräftigen Pflanzen. Jede Beschreibung führt die verwendeten Teile, Wirkungsweisen, die wirksamen Bestandteile und Eigenschaften auf, eingeteilt nach einer traditionell westlichen, ayurvedischen (klassisch indischen) oder chinesischen Betrachtung. Bevor Sie die Anwendungsvorschläge befolgen, sollten Sie sich den nach Krankheiten gegliederten »Hausmitteln« (Seiten 160–227) oder dem Kapitel »Andere Heilpflanzen« (Seiten 228–230) zuwenden. Ist nichts anderes erwähnt, handelt es sich um Standardzubereitungen und -dosen (Seiten 152–157). Wenden Sie ätherische Öle innerlich nur auf ausdrückliche Anordnung an.

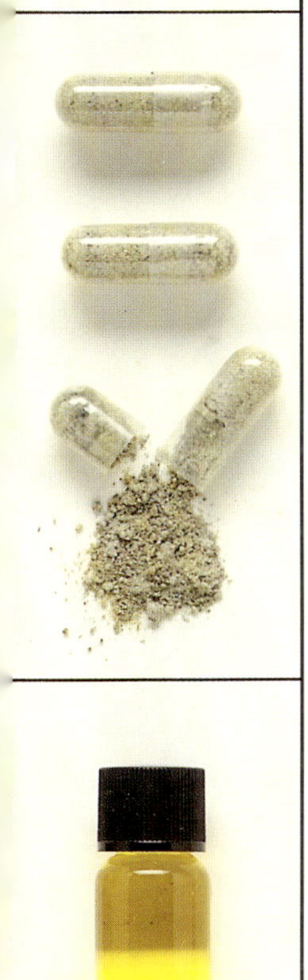

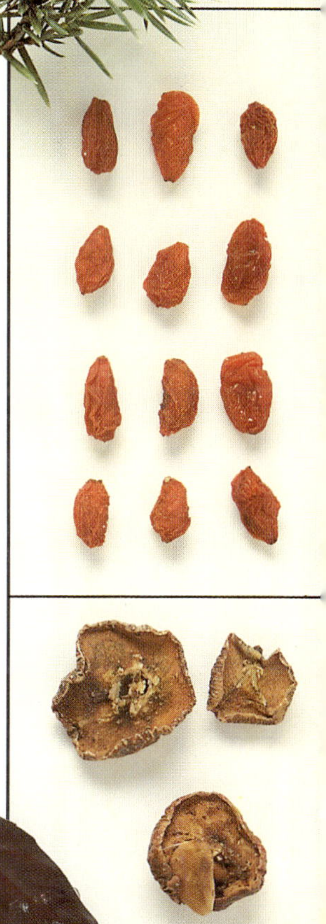

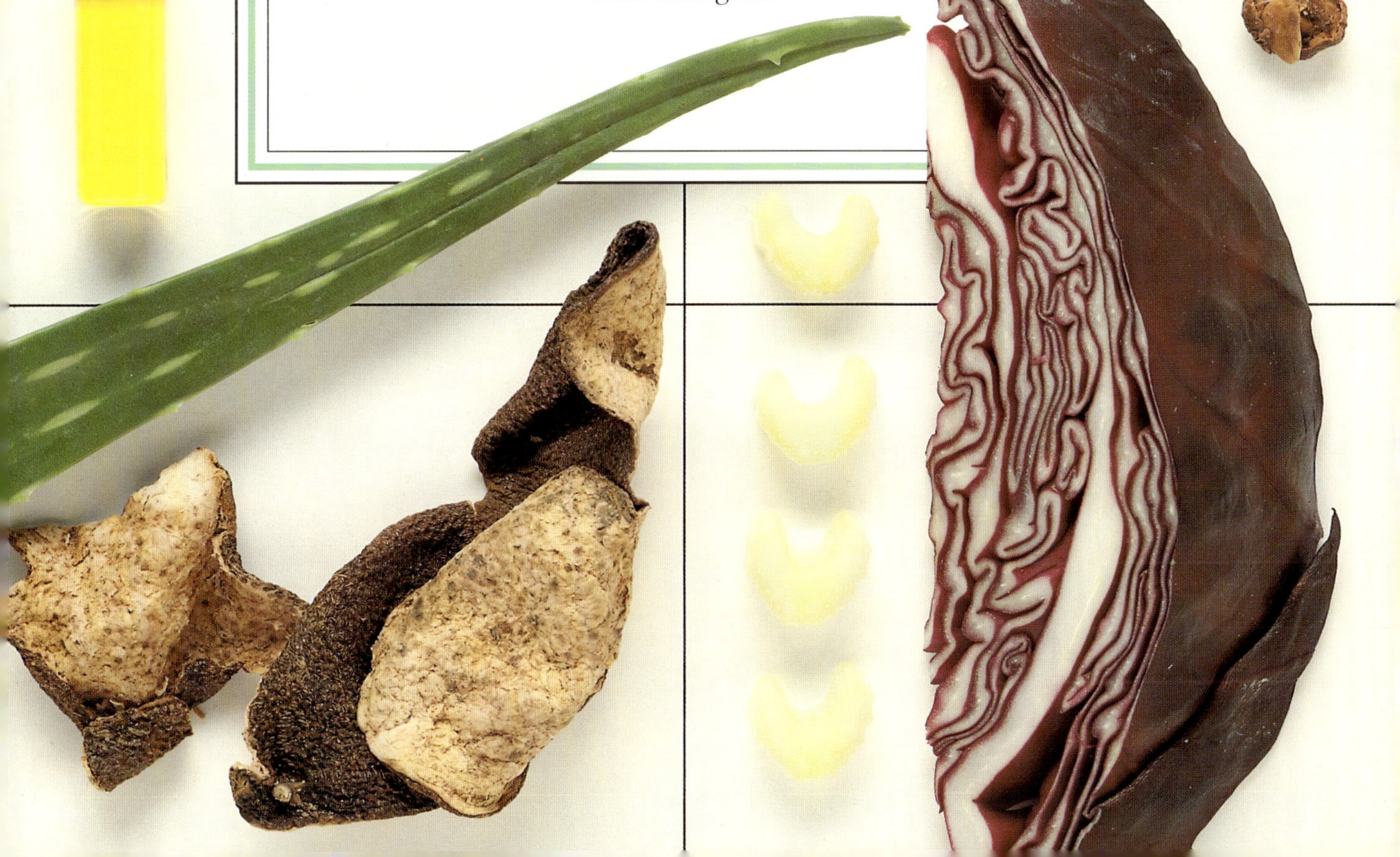

Achillea millefolium

SCHAFGARBE

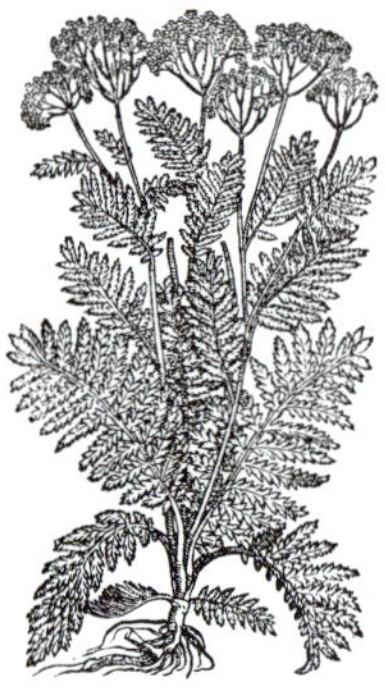

»Es heißt, dass das Kauen der Blätter – insbesondere der grünen – Zahnschmerzen lindert.«
John Gerard, 1597.

Der botanische Name der Pflanze geht auf den griechischen Helden Achilles zurück, denn während des Trojanischen Krieges wurde Schafgarbe häufig zur Wundbehandlung verwendet. Im Volksmund heißt sie »Blutkraut«, was ihre Anwendung als Blut stillendes Mittel in Notfällen bezeugt. Heute wird die Schafgarbe vor allem bei Erkältung und Grippe sowie wegen ihrer heilsamen Wirkung auf den Kreislauf, das Verdauungssystem und die Harnwege eingesetzt. Die Pflanze wächst zwischen anderen Gräsern auf der Wiese.

Eigenschaften
Kühl, trocken, süß, adstringierend; mit leicht bitterem Geschmack.

Bestandteile
Ätherisches Öl (einschl. Chamazulen), Isovaleriansäure, Salicylsäure, Asparagin, Sterine, Flavonoide, Bitterstoffe, Gerbsäure, Cumarine.

Wirkung
Sproßteile: Adstringierend, Schweiß treibend; entspannen die peripheren Blutgefäße; verdauungsfördernd; Zyklus stärkend; Fieber dämpfend.
Ätherisches Öl: Entzündungshemmend, Krampf lösend.

Verwendete Teile

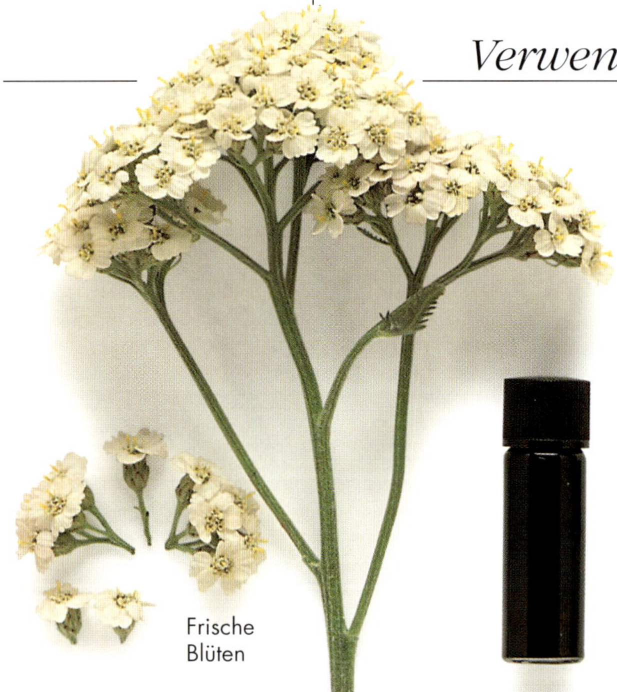

Frische Blüten

Blüten
Reich an Stoffen, die durch Dampf in ihre antiallergischen Bestandteile aufgespalten werden. Verwendung bei verschiedenen allergisch bedingten Katarrhen sowie bei Heuschnupfen. Ernte im Sommer und Herbst.

Ätherisches Öl
Dunkelblaues Öl, wird den Blüten durch Dampfdestillation entzogen. Verwendung als entzündungshemmendes Mittel, für Brustmassagen bei Erkältung und Grippe sowie in Extrakten zur Insektenabwehr.

Blätter
Fördern die Blutgerinnung, bei Nasenbluten frisch verwenden. Einführung in die Nase kann Nasenbluten auslösen. Früher auch bei Migräne eingesetzt. Ernte während der Wachstumsphase.

Frische Blätter

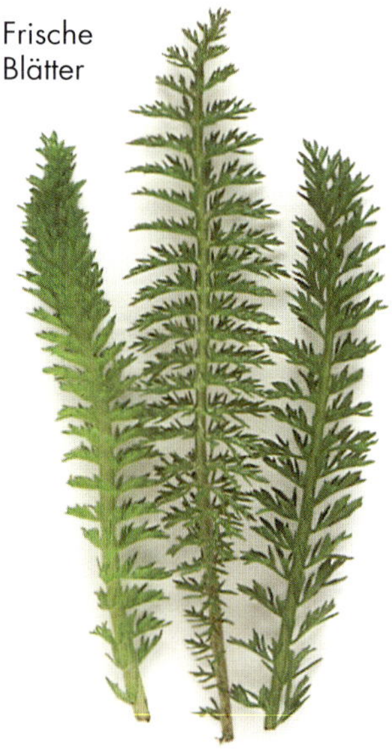

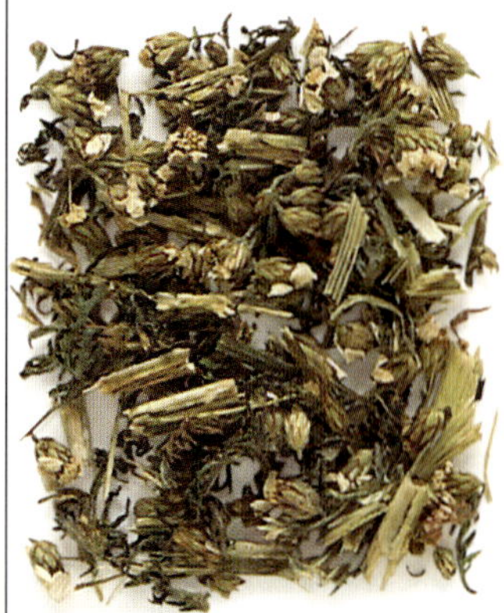

Getrocknete Sprossteile

Sprossteile
Werden bei Katarrh sowie als bitteres Tonikum zur Förderung des Gallenflusses und als Abführmittel verwendet. Wirken als Bluttonikum und fördern die Durchblutung. Bringen auch bei Menstruationsbeschwerden Linderung und wirken bei Fieber Schweiß treibend. Ernte während der Blüte.

Anwendungen

Blüten
Aufguss: Soll bei Katarrh der oberen Atemwege getrunken oder bei Ekzemen äußerlich als Waschlösung angewendet werden.

Inhalation: Bei Heuschnupfen und leichtem Asthma, Verwendung frischer Blüten in kochendem Wasser.

Ätherisches Öl
Massageöl: Bei Gelenkentzündungen mischt man 5–10 Tropfen Schafgarbenöl mit 25 ml von einem Aufguss mit Johanniskrautöl.

Einreiben der Brust: Bei Erkältung im Brustraum und bei Grippe mischt man Schafgarbe mit Eukalyptus-, Pfefferminz-, Ysop- oder Thymianöl und verdünnt insgesamt 20 Tropfen mit 25 ml Mandel- oder Sonnenblumenöl.

Blätter
Frisch: Zur Stillung von Nasenbluten steckt man ein Blatt in das betroffene Nasenloch.

Umschlag: Man verbindet Schnitte und Schürfwunden mit frischen, gewaschenen Blättern.

Sprossteile
Aufguss: Wirkt Fieber dämpfend und als Verdauungstonikum.

Tinktur: Verwendung bei Harnwegsinfekten und Menstruationsbeschwerden; bei Herz- und Kreislaufbeschwerden empfehlenswert.

Kompresse: Man tränkt ein Tuch mit dem Aufguss oder verdünnter Tinktur, um bei Krampfadern Linderung zu schaffen.

WARNUNG

- In seltenen Fällen kann die Schafgarbe ernste allergische Hautreaktionen auslösen. Bei längerer Anwendung kann die Lichtempfindlichkeit der Haut zunehmen.
- Während der Schwangerschaft sollte dieses Kraut nicht in höheren Dosen verwendet werden, da es den Uterus stimuliert.

Agrimonia-Arten

ODERMENNIG

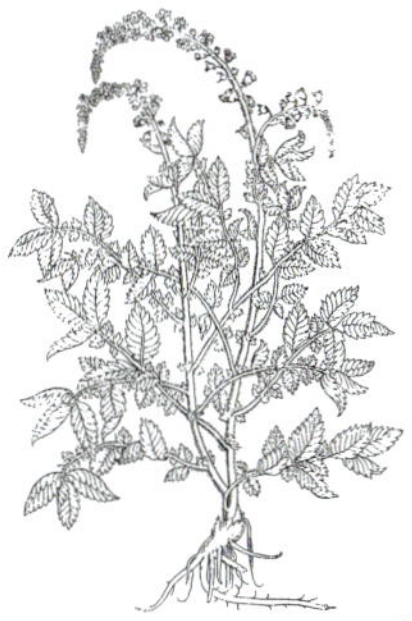

»Liegt sie unter eines Menschen Bett, schläft er wie ein Toter und wacht erst auf, wenn die Pflanze entfernt wird.«
Aus einer medizinischen Schrift des Mittelalters.

Gilt heute als Heilmittel für die Schleimhäute und wird auf Grund seiner adstringierenden Eigenschaften zur Blutstillung eingesetzt. *A. eupatoria* wurde schon von den Sachsen bei Wunden verwendet. Im 15. Jahrhundert war Odermennig Hauptbestandteil der »Arquebusade«, einem Wundwasser, mit dem auf dem Schlachtfeld Schusswunden verarztet wurden. Seine Wirkung basiert auf dem hohen Kieselerdegehalt. Die verwandte *A. pilosa* ist in China unter dem Namen Xian he cao bekannt und findet ähnliche Verwendung.

Eigenschaften
Kühl, austrocknend; bitterer, adstringierender Geschmack.

Bestandteile
Gerbsäure, Kieselerde, ätherisches Öl, Bitterstoffe, Flavonoide, Mineralstoffe, Vitamine B und K.

Wirkung
Adstringierend, abführend; heilt Gewebe; stillt Blutungen; fördert den Gallenfluss; angeblich auch zur Virusbekämpfung geeignet.
A. pilosa: Auch antiparasitär und antibakteriell.

Verwendete Teile

Sprossteile
A. eupatoria
Kühlend und adstringierend; können bei Durchfall, Bronchitis und Harnwegsinfekten eingesetzt werden. Sind entzündungshemmend, befreien von Schleim und Toxinen und beschleunigen die Heilung. Gut bei Hautentzündungen und Geschwüren; wirken Blut stillend bei Schnittwunden. Ernte vor und während der ersten Blüte im Sommer.

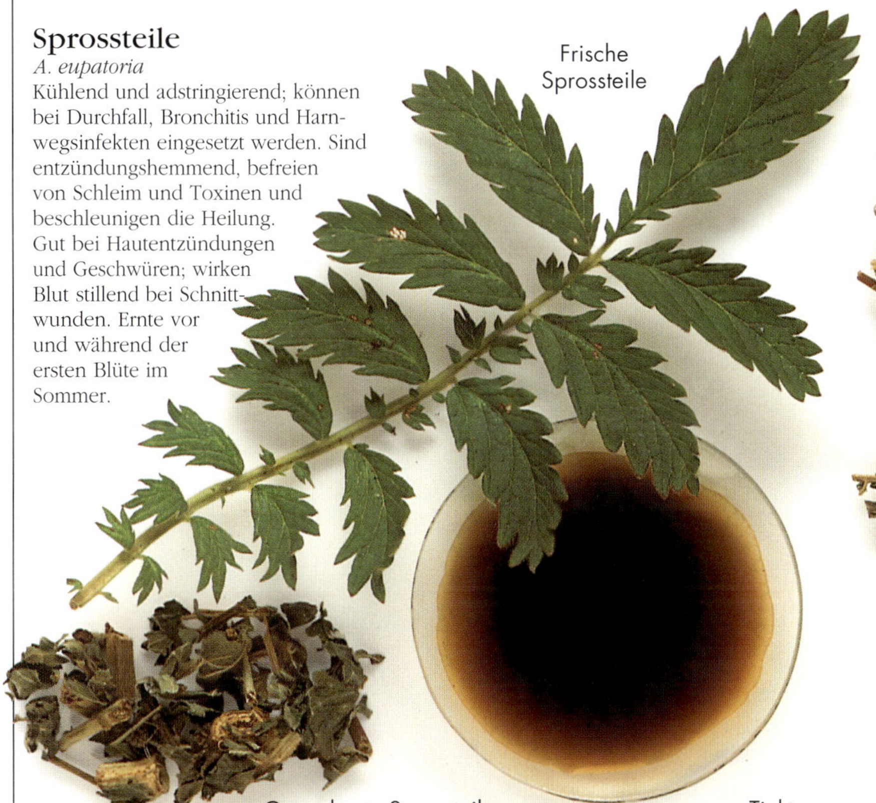

Frische Sprossteile

Getrocknete Sprossteile

Tinktur

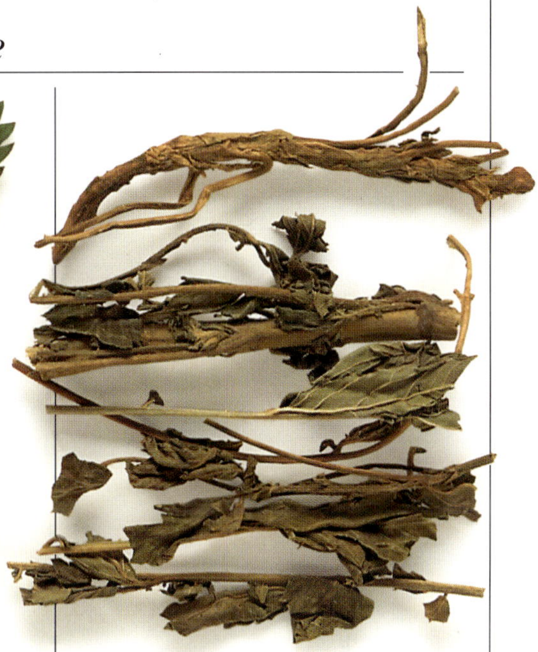

Getrocknete Sprossteile

Sprossteile
A. pilosa
Die chinesische Art stillt Blutungen und wirkt antibakteriell und antiparasitär. Wird verwendet bei *Trichomonas vaginalis*, Bandwurm, Ruhr und Malaria.

Anwendungen

Sprossteile/ Blätter
A. eupatoria

Aufguss: Ein sanftes Heilmittel; ideal bei Durchfall, vor allem für Säuglinge und Kinder. Kann Säuglingen auch über die Muttermilch verabreicht werden.

Tinktur: Wirkungsvoller und stärker austrocknend als der Aufguss. Hilfreich bei übermäßigem Schleim. Verwendung bei Blasenkatarrh, Harnwegsinfekten, Bronchitis und starker Monatsblutung.

Umschlag: Bei Migräne verwendet man einen Umschlag aus den Blättern.

Augenspülung: Bei Bindehautentzündung hilft ein schwacher Aufguss (10g Kräuter auf 500ml Wasser).

Gurgelmittel: Bei Halsschmerzen und Katarrh gurgelt man mit dem Aufguss.

Waschlösung: Man verwendet den Aufguss zur Reinigung von Wunden, Verletzungen, Ekzemen und offenen Beinen.

Sprossteile
A. pilosa

Absud: Wird in China bei starken Uterusblutungen, Blut im Urin, Ruhr und Darmparasiten eingesetzt.

Kompresse: Man tränkt ein Tuch im Absud und behandelt damit Furunkel.

Spülung: Man lässt den Absud abkühlen, gießt ihn durch ein Sieb und verwendet ihn bei *Trichomonas vaginalis*.

WARNUNG

- Da das Kraut adstringierend wirkt, sollte es bei Verstopfung nicht verwendet werden.

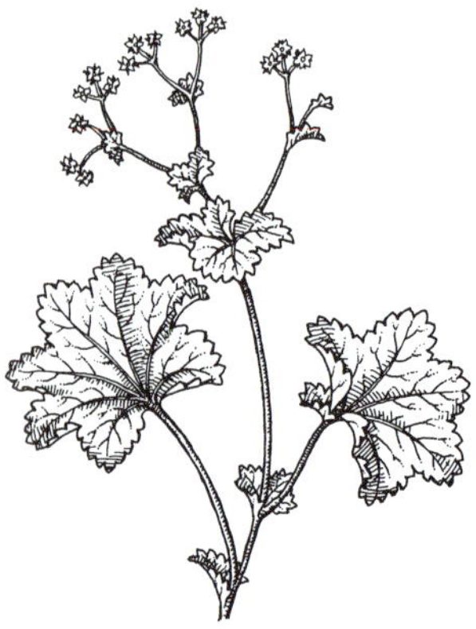

»... *Wundkraut, das höchste Wertschätzung ... genießt und bei allen Wunden äußerliche und innerliche Anwendung findet.*« Nicholas Culpeper, 1653.

Alchemilla vulgaris

FRAUENMANTEL

Der gezackte Blattrand, der an den Umhang der Jungfrau Maria in mittelalterlichen Gemälden erinnert, soll dem Frauenmantel angeblich seinen Namen gegeben haben. Wie so viele Kräuter, bei denen »Frau« oder »Mutter« Teil des Namens ist, hilft auch diese Pflanze bei Frauenleiden, vor allem bei starker Monatsblutung und Vaginalreizungen. Ihre adstringierende Wirkung und der hohe Anteil an Gerbsäuren machte sie im 15. und 16. Jahrhundert zu einem der beliebtesten Heilmittel bei der Wundversorgung auf den Schlachtfeldern.

Eigenschaften
Kühl, trocken; bitter, adstringierender Geschmack.

Bestandteile
Gerbsäure, Salicylsäure, Saponine, Phytosterine, ätherisches Öl, Bitterstoff.

Wirkung
Adstringierend; reguliert den Menstruationszyklus; Verdauungstonikum; entzündungshemmend; wundheilend.

Verwendete Teile

Sprossteile

Adstringierend, helfen bei Gastritis und Durchfall. Bringen bei übermäßig starker Monatsblutung Linderung und werden auch bei Menstruationsschmerz, Zyklusregulierung und Ausfluss verwendet. Haben kühlende Wirkung und helfen bei Entzündungen und Infektionen. Wässrige Auszüge haben sich als stark antioxidativ erwiesen. Ernte während der Blüte im Sommer.

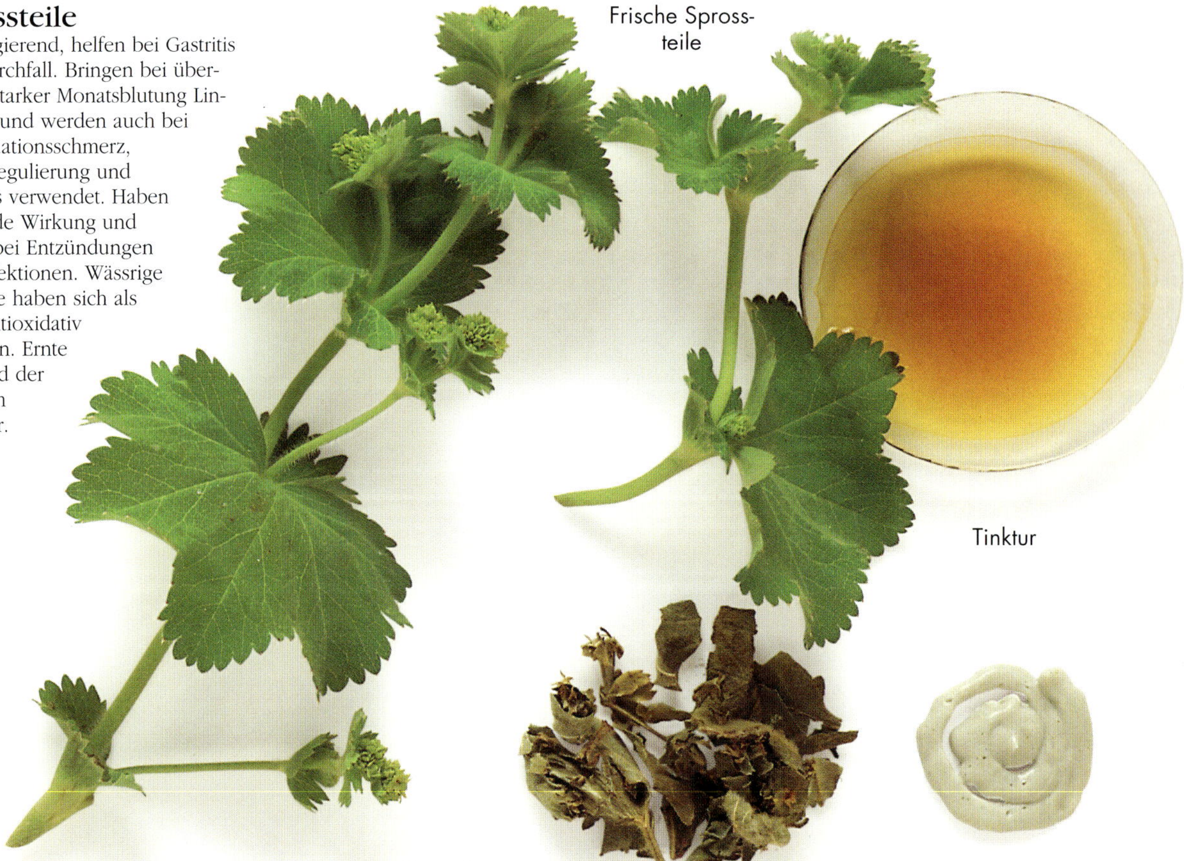

Anwendungen

Sprossteile

Aufguss: Bei Magen-Darm-Katarrh und Durchfall; bei aktuen Symptomen sollte die bis zu fünffache Dosis eingenommen werden.

Tinktur: Bei Menstruationsbeschwerden, unregelmäßiger Monatsblutung und Problemen der Wechseljahre.

Salbe: Zur Linderung von Vaginalreizungen sollte man 50g Salbe mit etwa 20ml Rosenwasser und 15ml des Aufgusses oder der Tinktur vermengen und morgens und abends anwenden.

Waschlösung: Bei nässenden Ekzemen und wunden Stellen verwendet man den Aufguss äußerlich.

Mundspülung/Gurgelmittel: Man verwendet den Aufguss bei Halsschmerzen, Kehlkopfentzündung und Geschwüren im Mund.

Spülung: Man verwendet den Aufguss bei Ausfluss und vaginalem Juckreiz.

Zäpfchen: Verwendung bei Ausfluss und vaginalem Juckreiz. Vermengen Sie 20g Kakaobutter mit 20 Tropfen der Tinktur, um – je nach Größe der Form – 12–16 Zäpfchen zu bilden.

WARNUNG

- Vermeiden Sie dieses Kraut während der Schwangerschaft, da es den Uterus stimuliert.
- Suchen Sie Ihren Arzt auf, falls es zu plötzlichen oder unnormalen Veränderungen der Uterusblutung kommt.

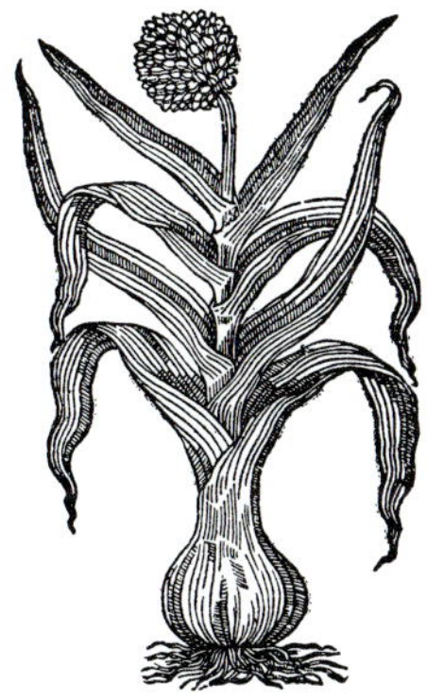

»… bei Menschen, die unter Melancholie leiden, kann er seltsame Visionen hervorrufen. Deshalb sollte er innerlich nur mäßige Anwendung finden.«
Nicholas Culpeper, 1653.

Allium sativum

KNOBLAUCH

Knoblauch wird seit mehr als 5000 Jahren geschätzt. Es ist lange bekannt, dass er den Cholesterinspiegel senkt. Selbst Schulmediziner geben zu, dass Knoblauch bei Herzpatienten die Gefahr eines neuerlichen Anfalls verringert. Er stimuliert auch das Immunsystem und wirkt als Antibiotikum. Sein starker Geruch ist hauptsächlich auf die schwefelhaltigen Bestandteile zurückzuführen, die seine heilkräftige Wirkung ausmachen. Zubereitungen ohne Geruch sind wesentlich weniger wirkungsvoll.

Eigenschaften
Sehr heiß, trocken und scharf.

Bestandteile
Ätherisches Öl mit schwefelhaltigen Bestandteilen (vor allem Allicin, Alliin und Ajoen); Enzyme, B-Vitamine, Mineralstoffe, Flavonoide.

Wirkung
Antibiotisch, Schleim lösend, Schweiß treibend, gerinnungshemmend; senkt Blutdruck, Cholesterin- und Blutzuckerspiegel.

Verwendete Teile

Knoblauchzehen

Werden vielfach bei Infektionskrankheiten, vor allem bei Brustbeschwerden, Verdauungsproblemen und Pilzinfektionen verwendet. Eignen sich auch als Langzeitarznei bei Herz-Kreislauf-Problemen und senken einen übermäßig hohen Cholesterinspiegel im Blut sowie die Gefahr von Arteriosklerose und Thrombosen; erweitern auch die peripheren Blutgefäße und senken so den Blutdruck.
Knoblauch reguliert den Blutzuckerspiegel und eignet sich somit auch zur Behandlung von Alterszucker. Er kann auch zur Krebsvorbeugung beitragen.
Die Zehen wirken ferner bei Hautinfektionen und Akne.
Frisch verwenden.

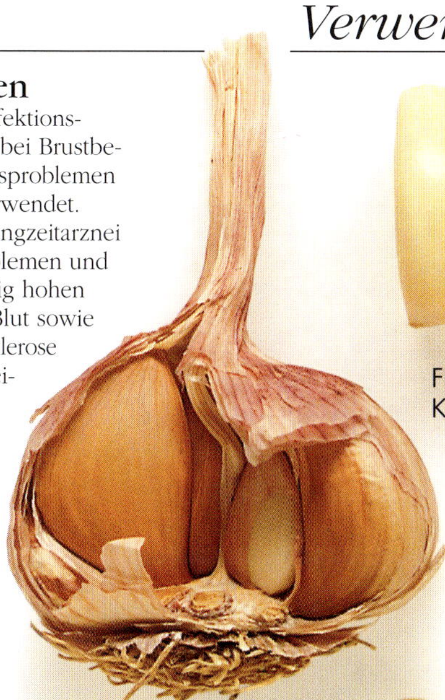

Knolle

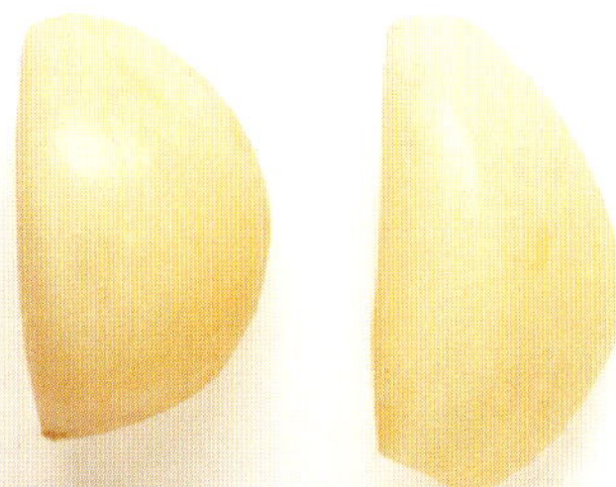

Frische Knoblauchzehen

Zerdrückte Knoblauchzehen

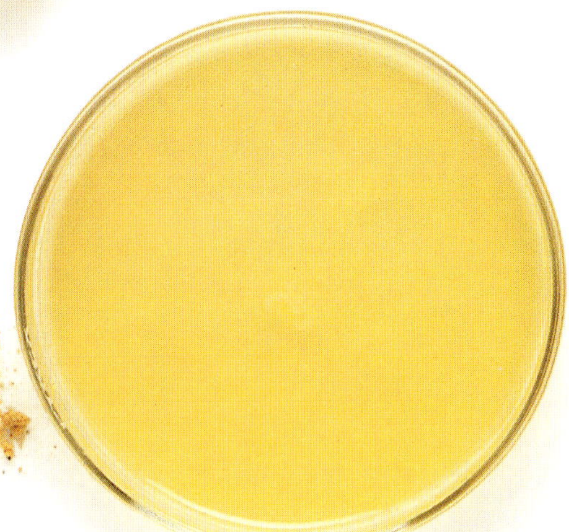

Mazerierte Knoblauchzehen

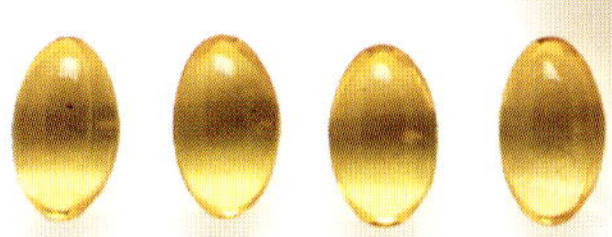

Perlen

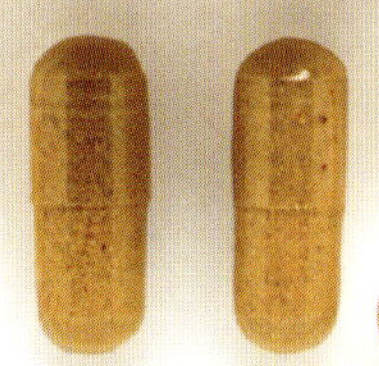

Kapseln

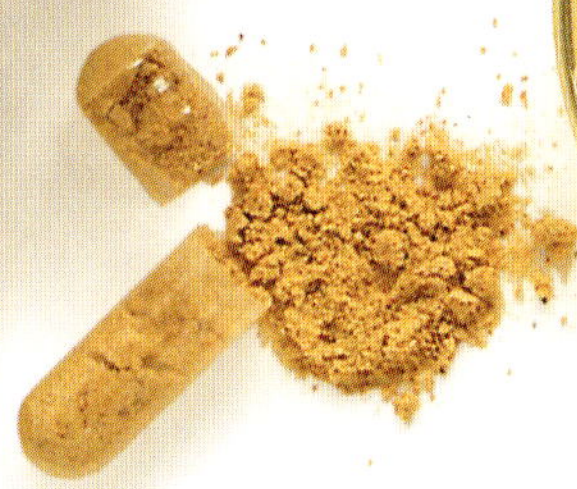

Pulver

Anwendungen

Zehen

Frisch: Man reibt frische Zehen auf Akne oder gepresste auf Warzen oder Hühneraugen. Man gibt die Zehen regelmäßig in Speisen, um gegen Infektionen vorzubeugen, einen überhöhten Cholesterinspiegel zu senken, das Herz-Kreislauf-System zu unterstützen und den Blutzuckerspiegel zu senken. Bei schweren Verdauungsstörungen (Magen-Darm-Katarrh, Ruhr, Würmer) und bei Infektionen isst man gepresste Zehen (bei akuten Symptomen 3–6 täglich).

Saft: Man trinkt den Saft bei Verdauungsstörungen und Infektionen oder zur Behandlung von Arteriosklerose.

Mazerat: Lassen Sie 3–4 Knoblauchzehen über Nacht in Wasser oder Milch ziehen und trinken Sie die Flüssigkeit am nächsten Tag, um Darmparasiten zu bekämpfen.

Kapseln: Knoblauchpulver gibt es in Kapselform. Dies ist eine aromatische Alternative zu den im Handel erhältlichen Perlen. Klinische Untersuchungen haben ergeben, dass täglich 2g Pulver in Kapseln die Häufigkeit von Angina-pectoris-Anfällen verringern können. Die tägliche Einnahme der Kapseln beugt auch Infektionen (Mundfäule) vor.

Perlen: Können als Alternative zu Kapseln verwendet werden. Je stärker sie »deodorisiert« sind, desto weniger wirkungsvoll sind sie.

WARNUNG

- Knoblauch wirkt stark erhitzend, kann zu Magenreizungen führen.
- Die in der Küche verwendeten Mengen können auch von Schwangeren verzehrt werden. Therapeutische Dosen von Knoblauch sollten jedoch während der Schwangerschaft und Stillzeit vermieden werden, da sie zu Verdauungsproblemen wie Sodbrennen führen können. Babys mögen vielfach den Geschmack von Knoblauch in der Muttermilch nicht.
- Frische Petersilie vermindert Knoblauchgeruch im Atem.

Aloe vera

ALOE

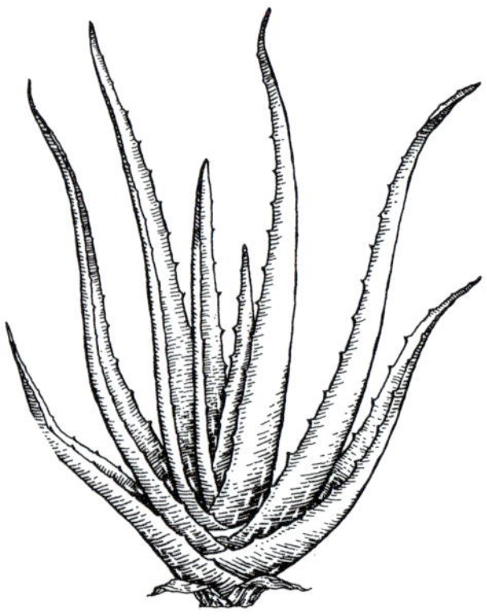

»Es gibt für diese Pflanze viele Anwendungen. … sie ist fast das einzige Abführmittel, das auch den Magen beruhigt …«
Plinius, 77 n. Chr.

Die Aloe kommt aus dem tropischen Afrika, wo man verwandte Arten als Gegengift bei Giftpfeilwunden einsetzte. Römer und Griechen benutzten sie als Wundgel. In einer der zahlreichen Empfehlungen des Plinius heißt es, man solle Blätter auf »Geschwülste an den männlichen Genitalien« reiben. Im Mittelalter war Aloe ein beliebtes Abführmittel. In China fand das Kraut ähnliche Verwendung wie im Westen, wenngleich die Chinesen lediglich den Blattsaft einsetzten. In Indien ist der Blattsaft ein geschätztes kühlendes Tonikum. Aloe kam im 16. Jahrhundert nach Westindien und wird dort häufig angebaut.

Eigenschaften

Blätter: Bitter, heiß, feucht.
Blattsaft: Salzig, bitter, kühl, feucht.

Bestandteile

Anthrachinonglykoside, Harze, Polysaccharide, Sterine, Gelonine, Chromone.

Wirkung

Abführend; fördert den Gallenfluss; heilt Wunden; kühlend, lindernd, Pilz tötend, Blut stillend, beruhigend; treibt Würmer aus, gilt als verjüngend, senkt den Blutzucker- und Cholesterinspiegel.

Verwendete Teile

Blattsaft

Dick und schleimig, eignet sich bei Verbrennungen, Verletzungen und Sonnenbrand, hilft auch bei trockener Haut, Ekzemen im Augenbereich und empfindlicher Gesichtshaut. Kann bei Hautpilzinfektionen verwendet werden. Extrakte helfen bei Geschwüren im Mund. Forschungen legen nahe, dass der Saft auch gegen Brust- und Leberkrebs und HIV wirken könnte. In der ayurvedischen Medizin ein wichtiges Tonikum für übermäßiges Pitta (Feuer).

Blätter

Haben stark abführende Wirkung und eignen sich für chronische, hartnäckige Verstopfung. Fördern Gallenfluss und Verdauung und helfen bei Appetitmangel. Früher strich man Kindern einen Blätterextrakt auf die Finger, um sie vom Nägelbeißen abzuhalten. Die Aloe kann in gemäßigten Klimazonen als Hauspflanze gezogen werden.

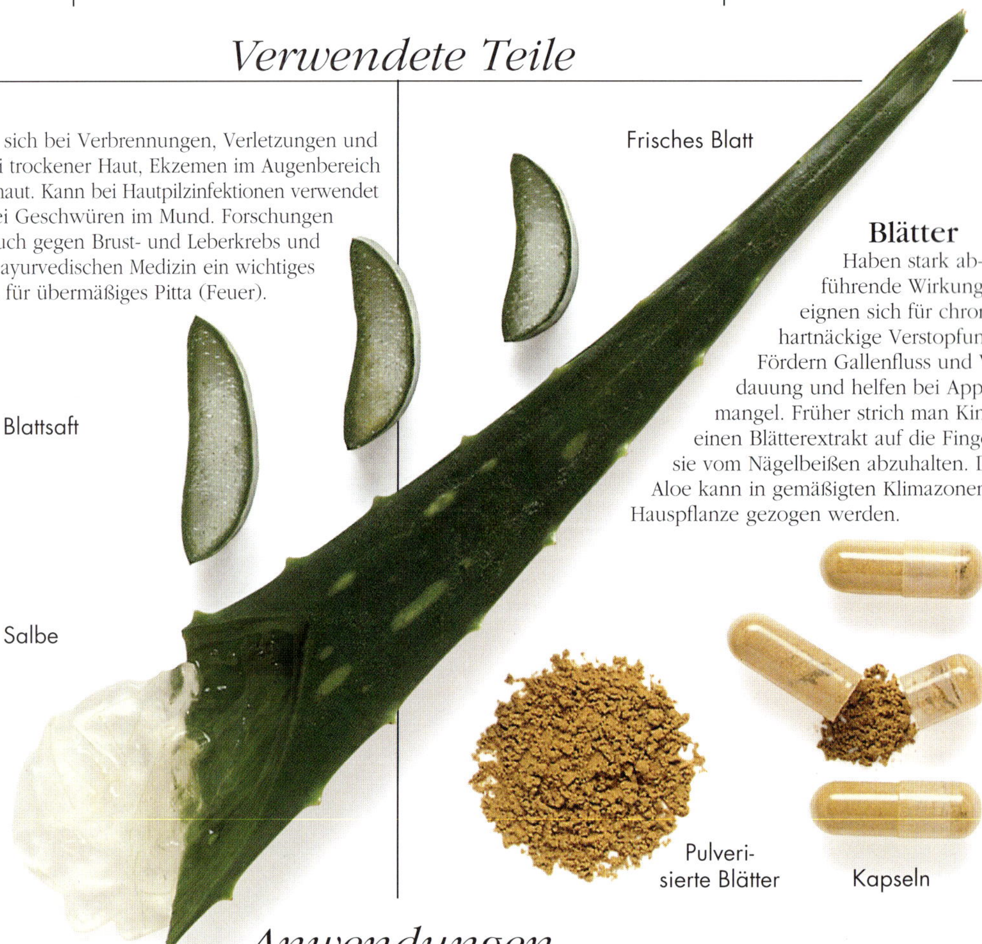

***Der Blattsaft** wird meist frisch oder auch als Salbe für den Langzeitgebrauch verabreicht.*

Anwendungen

Blattsaft

Frisch: Man legt ein gespaltenes Blatt direkt auf Verbrennungen, Verletzungen, trockene Haut, Pilzinfektionen und Insektenstiche. Als Tonikum nimmt man 3-mal täglich 2 Teelöffel mit einem Glas Wasser oder Fruchtsaft ein.

Salbe: Man spaltet mehrere Blätter, um viel Blattsaft zu gewinnen, und verkocht sie zu einer dicken Paste, füllt diese in saubere Behälter, bewahrt sie an einem kühlen Ort auf und verwendet sie wie frische Blätter.

Weintonikum: Vergorener, mit Honig und Gewürzen versetzter Blattsaft ist in Indien als Kumaryasava bekannt. Er wird als Tonikum bei Anämie, Verdauungsstörungen und Leberbeschwerden verwendet.

Inhalation: Bei Bronchialleiden verwendet man den Blattsaft für die Dampfinhalation.

Blätter

Tinktur: Man verwendet 1–3 ml pro Dosis als Appetitanreger oder gegen Verstopfung. Unangenehmer Geschmack.

Pulver: Man verwendet 100–150 mg pro Dosis oder in Kapseln als Abführmittel bei hartnäckiger Verstopfung und zur Förderung des Gallenflusses.

WARNUNG

- Sollte während der Schwangerschaft vermieden werden, da die Anthrachinonglykoside stark abführend wirken.
- Hohe Dosen der Blätter können zu Erbrechen führen.

Alpinia galanga

GALGANT

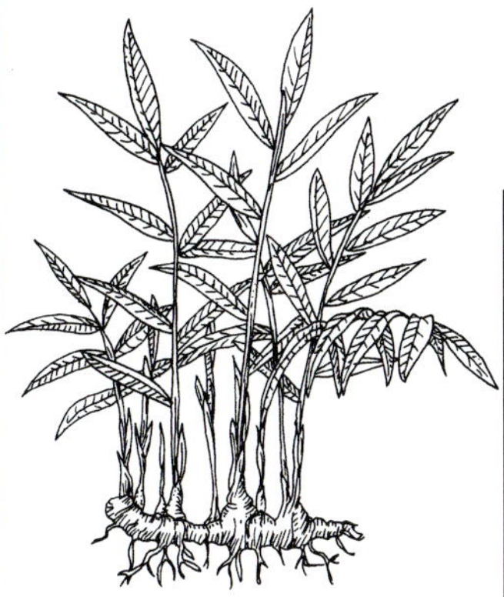

»... wer Herzschmerzen und ein schwaches Herz hat, sollte auf der Stelle ausreichend viel Galgant essen, dann wird es ihm oder ihr wieder gut gehen.«
Hildegard von Bingen, 1098–1179.

Der Große Galgant (*Alpinia galanga*) stammt aus Südostasien und spielt in der chinesischen Medizin und im Ayurveda eine wichtige Rolle. In Indien heißt er Kulanjian und ist ein beliebtes Mittel gegen Bauchschmerzen. Arabische Händler brachten im 9. Jahrhundert die getrockneten Wurzelstöcke des Galgant nach Europa. Hildegard von Bingen behandelte damit zahlreiche Herzbeschwerden. Die verwandte Art *A. officinarum* (Echter Galgant) verwendet man in Indien ebenfalls bei Verdauungsproblemen. In China heißt sie Gao liang jiang.

Eigenschaften
Scharf, heiß, trocken.

Bestandteile
Ätherisches Öl (einschl. Cineol, Eugenol u. Pinene), Sesquiterpenlactone (einschl. Galangol), Flavonoide.

Wirkung
Entblähend, zur Stärkung der Verdauung, Schweiß treibend, beugt Übelkeit vor, hemmt Pilzbefall.

Verwendete Teile

Frischer Wurzelstock
A. galanga
Im mittleren Osten sowie in Thailand verwendet man den frischen Wurzelstock zum Kochen. Wie frischer Ingwer wird er in erwärmenden Absuden bei Schnupfen, fiebriger Erkältung und Reisekrankheit eingesetzt.

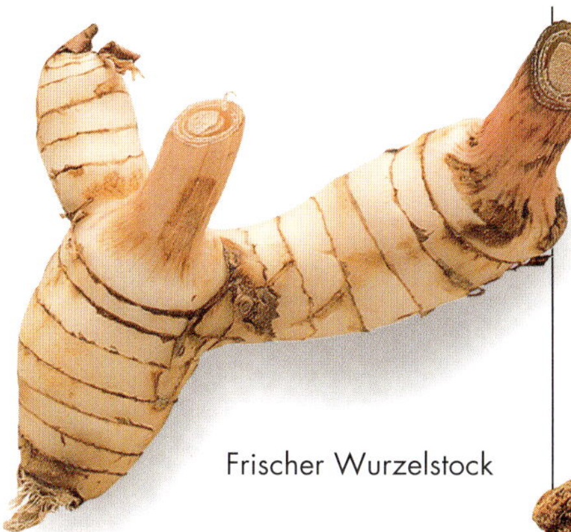

Frischer Wurzelstock

Wurzelstock
A. officinarum
In China setzt man den kleinen Galgant (Gao liang jiang) zur Erwärmung von Magen und Milz sowie gegen Schmerzen und Erkältungen ein. Der frische Wurzelstock ist auch in der Küche verwendbar.

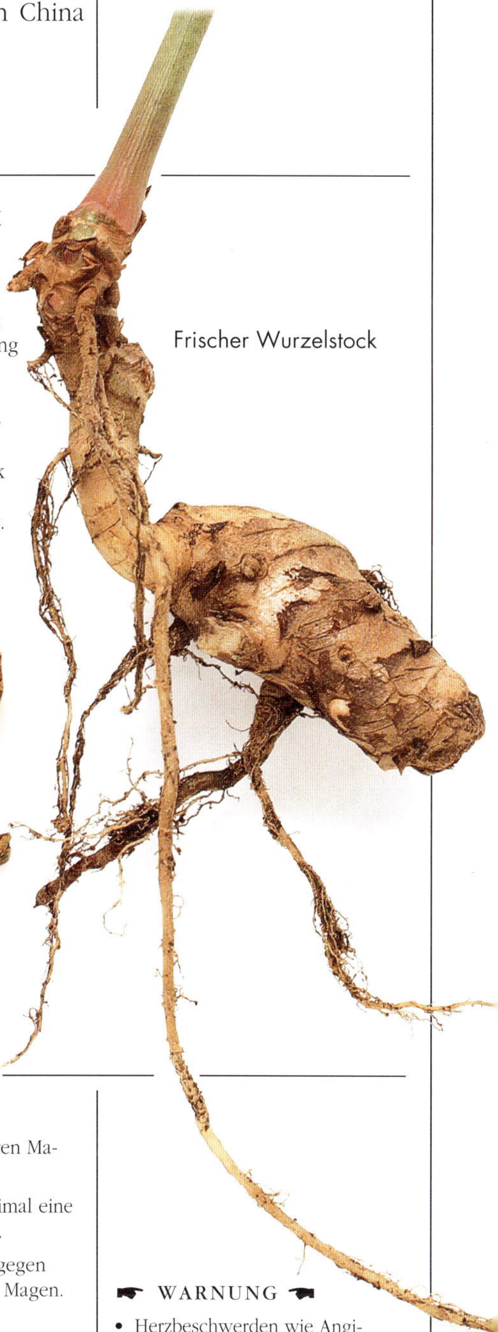

Frischer Wurzelstock

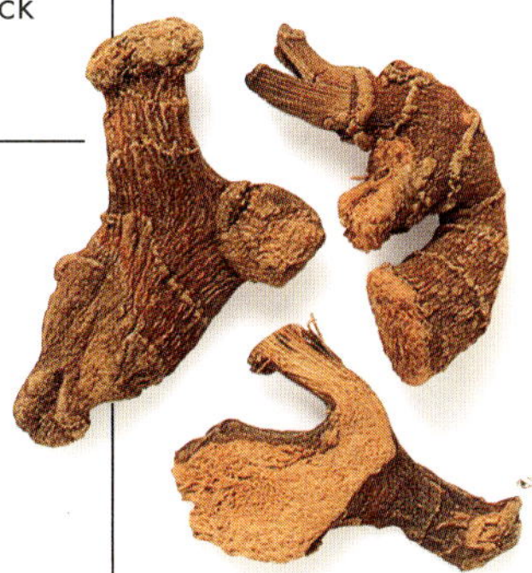

Getrockneter Wurzelstock

Getrockneter Wurzelstock
A. galanga
In Indien gilt er als Heilmittel bei Magen- und Lungenproblemen und als Aphrodisiakum. Deutsche Untersuchungen, die sich an der Hildegard-Medizin orientierten, bestätigen zudem die Wirkung bei Herzschmerzen, Schwindel und Ermüdung und bei chronischen Herzbeschwerden wie Angina pectoris.

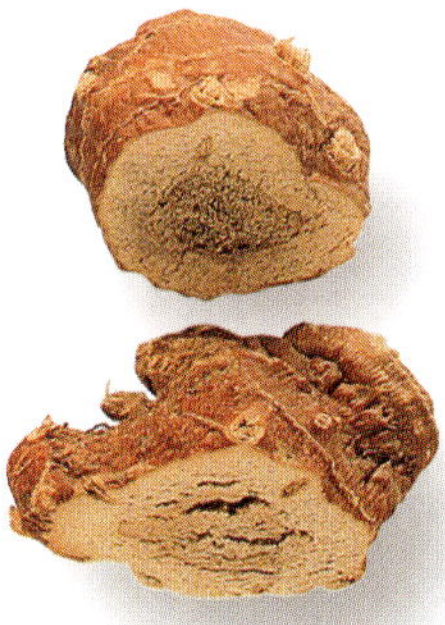

Getrockneter Wurzelstock

Anwendungen

Frischer Wurzelstock
A. galanga
Absud: Bei Erkältungen und leichteren Verdauungsstörungen nimmt man 1–2 Scheiben auf eine Bechertasse.

Getrockneter Wurzelstock
A. galanga
Kapseln: Bei nervösem Magen, Magenkrämpfen, Magenverstimmung und Blähungen nimmt man ein- bis zweimal eine 200-mg-Kapsel ein.

Tinktur: Zur Stärkung von Herz und Kreislauf nimmt man 10 Tropfen pro Dosis ein, bei akuten Anfällen von Angina pectoris, Schwindel oder Herzklopfen gibt man 2–3 Tropfen auf die Zunge.

Getrockneter Wurzelstock
A. officinarum
Absud: Verwendung bei Erkältungen, leichteren Magenbeschwerden und Magenverstimmung.

Kapseln: Vor Reisen nimmt man ein- bis zweimal eine 200-mg-Kapsel zur Bekämpfung der Übelkeit.

Tinktur: Als Dosis nimmt man 2–10 Tropfen gegen Übelkeit, Magenverstimmung und verkühlten Magen.

WARNUNG
- Herzbeschwerden wie Angina pectoris bedürfen einer heilkundigen Behandlung.
- Ohne Absprache mit dem Therapeuten sollten die Kräuterarzneien nicht als Ersatz für verschriebene Medikamente dienen.

Althaea officinalis

EIBISCH

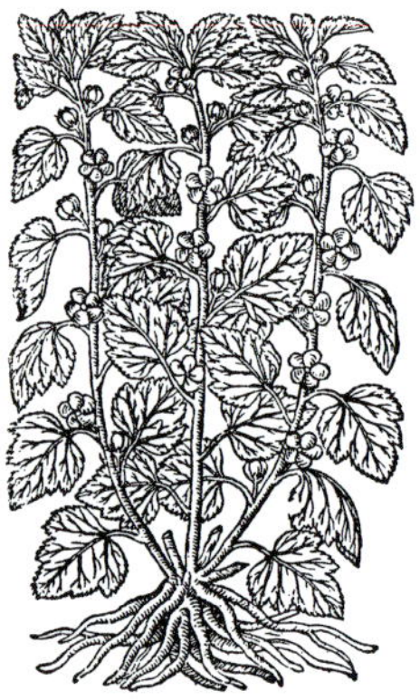

»... wer täglich einen halben Kyathos voll von dem Saft trinkt, wird gegen alle Krankheiten immun sein.«
Plinius, 77 n. Chr.

Der botanische Name kommt von dem griechischen Wort »altho« und bedeutet »heilen«. Die Pflanze findet bereits seit der Zeit der alten Ägypter Verwendung. Die zuckerreiche Wurzel ist sehr schleimig und beruhigt das Gewebe. Die Blätter sind nicht so schleimig wie die Wurzel, werden aber auch als Schleim lösendes Mittel verwendet. Bei Harnwegsleiden wirken die Blätter beruhigend. Sowohl Blätter als auch Wurzeln werden als Gemüse verzehrt. Alle Mitglieder der Malvenfamilie haben ähnliche Eigenschaften. Auch verwandte Pflanzen wie Stockrosen und Gemeine Malven werden gelegentlich als Heilmittel eingesetzt.

Eigenschaften
Kühl, feucht, süß.

Bestandteile
Blüten: Schleim, Flavonoide.
Blätter: Schleim, Flavonoide, Cumarin, Salicyl- und andere Phenolsäuren.
Wurzel: Schleim, Polysaccharide, Asparagin, Gerbsäuren

Wirkung
Blüten: Schleim lösend.
Blätter: Schleim lösend, abführend, lindernd.
Wurzel: Lindernd, Schleim lösend, abführend, wundheilend.

Verwendete Teile

Blüten
Selten im Handel erhältlich, werden meist selbst gezogen und oft zur Herstellung eines Schleim lösenden Hustensaftes verwendet. Man kann auch auf die Blüten der Stockrose ausweichen. Ernte im Sommer.

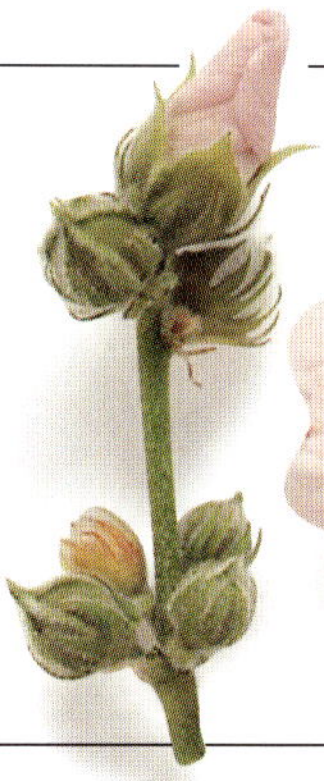

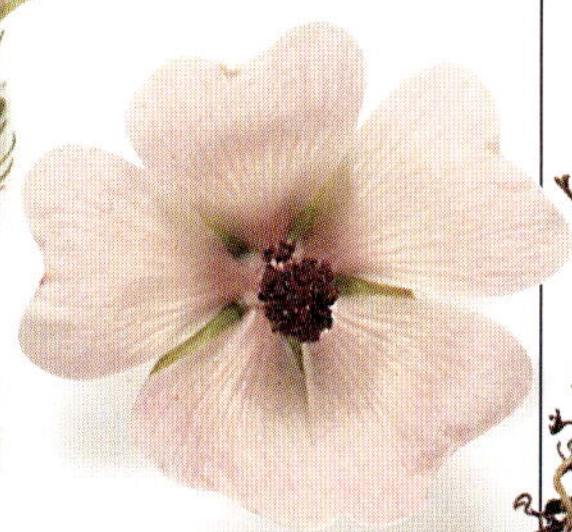

Frische Blüten

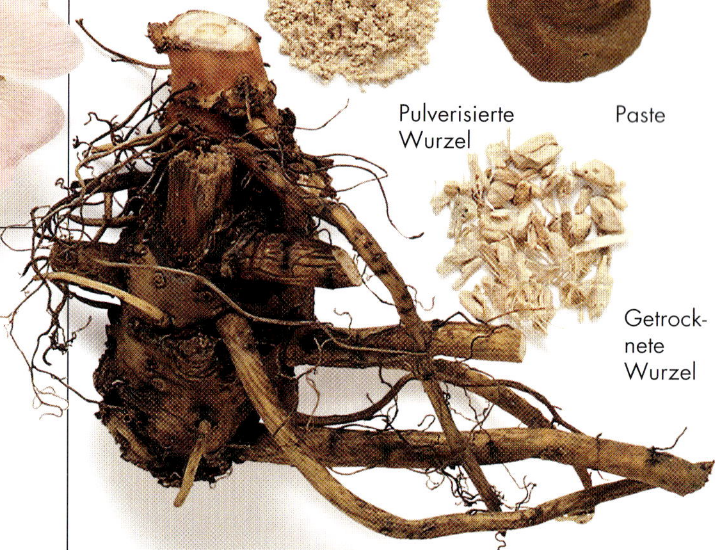

Frische Wurzel

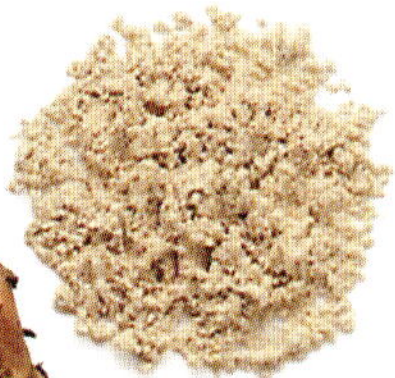

Pulverisierte Wurzel

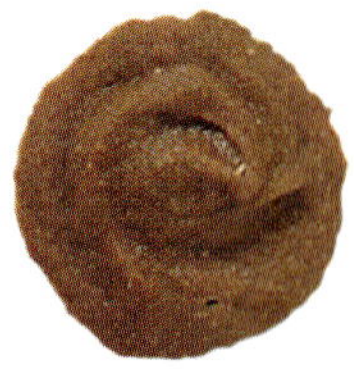

Paste

Getrocknete Wurzel

Blätter
Werden meist zur Beruhigung und Heilung bei Bronchialleiden und Harnwegsbeschwerden – Bronchitis, Reizhusten und Blasenkatarrh – verwendet. Ernte nach der Blüte im Spätsommer.

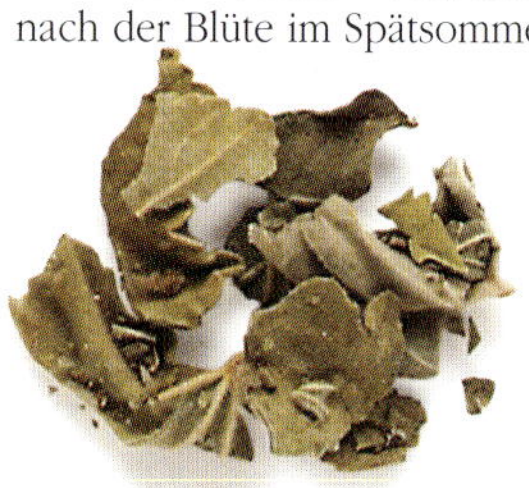

Getrocknetes Blatt

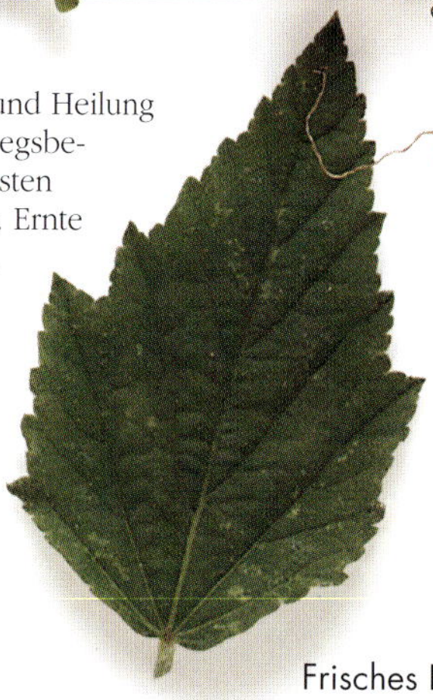

Frisches Blatt

Wurzelstock
Wird äußerlich bei Verletzungen, Brandwunden, Furunkeln und Hautgeschwüren, innerlich bei Schleimhautentzündungen eingesetzt: Gastritis, Ösophagitis, Darmkatarrh, Magengeschwüre; zur Linderung von Harnwegsentzündungen wie Blasenkatarrh. Ernte im Herbst oder Winter.

Anwendungen

Blüten
Sirup: Man stellt aus dem Aufguss einen Sirup her und verwendet ihn als Hustensaft.

Blätter
Aufguss: Bei Bronchial- und Harnwegsbeschwerden.

Wurzel
Absud: Zur Behandlung von Entzündungen wie Ösophagitis und Blasenkatarrh; man gibt 25 g Wurzel auf 1 Liter Wasser und kocht dies auf 750 ml ein. Manchmal empfiehlt sich eine weitere Verdünnung.

Tinktur: Verwendung bei Schleimhautentzündungen im Verdauungstrakt oder in den Harnwegen.

Umschlag: Man verwendet die Wurzel oder eine Paste aus Wurzelpulver und Wasser und behandelt damit Hautentzündungen oder Geschwüre.

Salbe: Für Verletzungen, Hautgeschwüre oder zum Entfernen von Splittern: 50 g wasserfreies Lanolin, 50 g Bienenwachs sowie 300 g weiches Paraffin schmelzen, 100 g pulverisierte Eibischwurzel zufügen und 1 Stunde lang in diesen flüssigen Fetten über einem Wasserbad erhitzen. Nach dem Abkühlen 100 g pulverisierte Ulmenrinde einrühren.

WARNUNG

- Wer die Tinktur bei Verdauungsstörungen oder Harnwegsbeschwerden einsetzt, sollte die Heißwassermethode (siehe Seite 154) verwenden, um den Alkoholgehalt zu verringern.

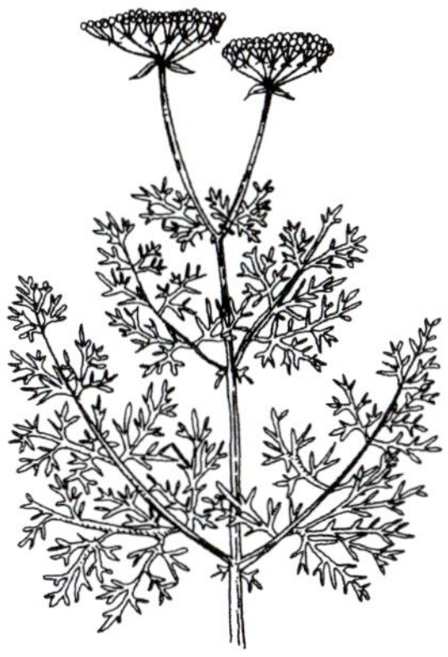

Ammi visnaga

KHELLA

»Der Ammei-Samen in Wein ist gut gegen alle Arten von giftigen Tierbissen und seine Kraft wirkt bei Vergiftungen und der Pest.«
John Gerard, 1597.

Schon im Altertum wurden Khella-Samen in Arabien und dem Mittleren Osten als Krampf lösendes Mittel gegen Koliken und Asthma eingesetzt. Plinius berichtet, dass die Pflanze ähnlich wie Kreuzkümmel verwendet wurde, und Hippokrates nannte sie »königlicher Kumin«, weil er sie für noch wirksamer als Kreuzkümmel hielt. Die Mauren brachten Khella über Nordafrika nach Europa. In Teilen Spaniens war das Kraut ein beliebtes Mittel, um sich damit die Zähne aufzuhellen. Die nah verwandte Art Große Knorpelmöhre (*A. majus*), früher Ammei genannt, wird bei den gleichen Beschwerden eingesetzt.

Eigenschaften
Heiß, trocken, scharf.

Bestandteile
Furanochromone und Cumarine (einschl. Khellin), Borneol, Linalool, Flavonoide, Sterine.

Wirkung
Krampf lösend, entspannend, antiasthmatisch, entwässernd, entspannt die Herzkranzgefäße.

Verwendete Teile

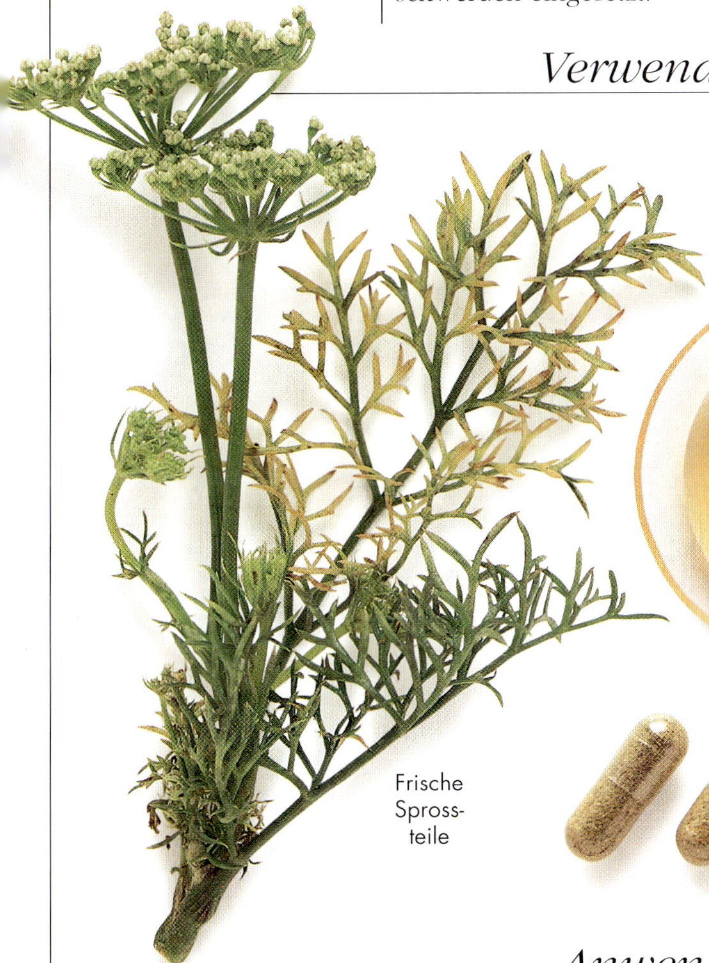

Frische Sprossteile

Samen
A. visnaga
Die enthaltenen Stoffe sind wirksam bei Asthma und zur Regulierung des Herzschlags.

Samen
A. majus
Sie wirken entwässernd und werden gegen Hautkrankheiten wie Vitiligo und Psoriasis eingesetzt.

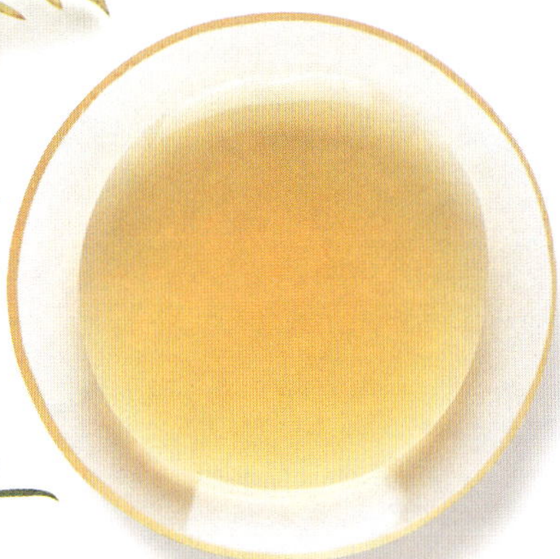

Tinktur

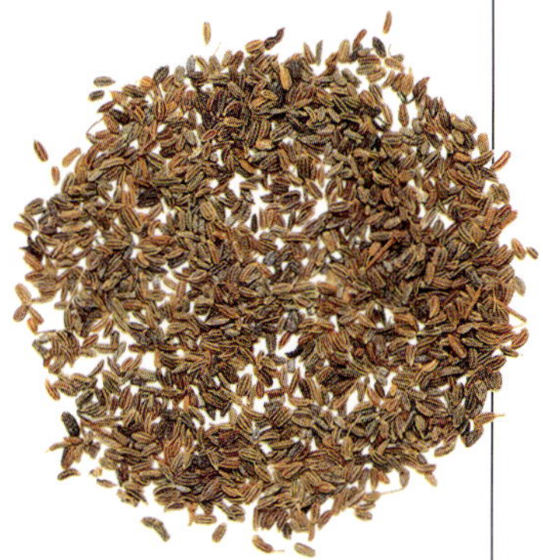

Samen

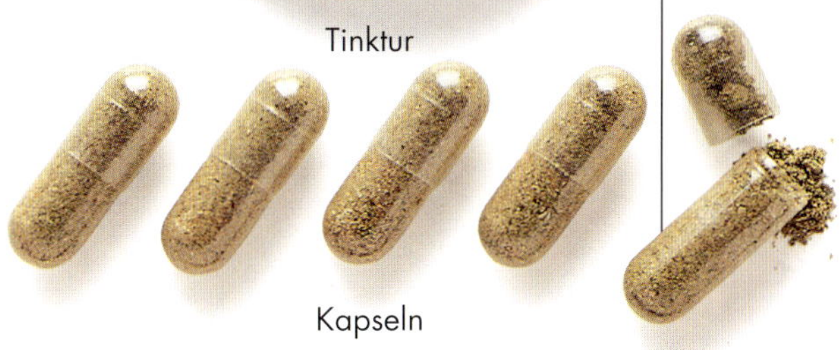

Kapseln

Anwendungen

Samen
A. visnaga

Aufguss: Trinken Sie einen leichten Tee bei Asthma, Krampfhusten und Bronchitis.

Tinktur: Bei Koliken, Blasenkrämpfen und Problemen mit der Gallenblase nimmt man 20 Tropfen pro Einnahme in ein wenig Wasser. Dies kann auch bei Asthma helfen.

Inhalation: Man gibt 1 Teelöffel Samen in kochendes Wasser und inhaliert die Dämpfe bei leichten Asthmaanfällen, Heuschnupfen, Bronchialspasmen und Koliken.

Kapseln: Um die Durchblutung des Herzens bei Angina pectoris zu verbessern und bei leichtem Asthma nimmt man bis zu dreimal täglich eine bis zwei 200-mg-Kapseln ein.

Sirup: Bei Keuchhusten und Bronchitis verwendet man einen Sirup, der aus dem Aufguss hergestellt wurde.

Samen
A. majus

Creme: Tragen Sie sie bei Psoriasis oder Vitiligo regelmäßig auf betroffene Hautpartien auf.

WARNUNG

- In einigen Ländern, z. B. Australien, ist Khella verschreibungspflichtig.
- Überdosierung oder Einnahme über einen längeren Zeitraum können zu Übelkeit und Schlaflosigkeit führen.
- Brechen Sie die Einnahme von Khella sofort ab, wenn sich allergische Reaktionen einstellen.
- Bei Diabetes und Bluthochdruck ist von einer Einnahme abzusehen.

Angelica-Arten

ENGELWURZ

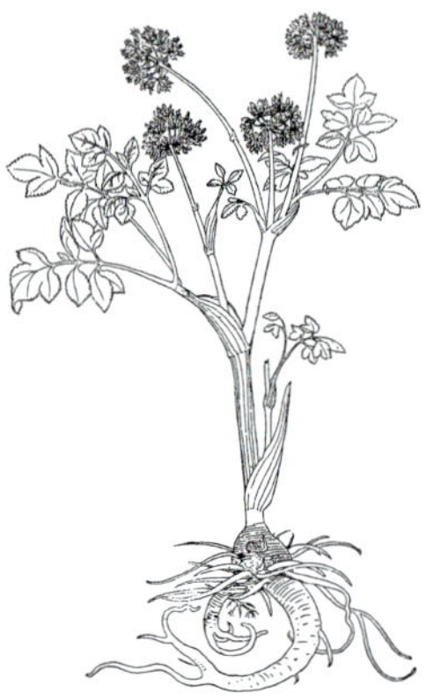

»Ein aus der Wurzel destilliertes Wasser ... lindert alle Schmerzen und Leiden, die von Kälte und Wind verursacht sind ...«
Nicholas Culpeper, 1653.

Der Benediktinerlikör erhält seinen charakteristischen Geschmack von der *A. archangelica*, einer großen zweijährigen Pflanze. Die kandierten Stängel und Wurzeln wurden früher als Tonikum gegen Infektionen und zur Energiesteigerung verwendet. Einige andere Arten finden in der östlichen Medizin Anwendung, wie die *A. polyphorma var. sinensis* (Dang gui), eine der wichtigsten chinesischen Tonikumpflanzen. Sie wird in vielen Patentrezepten als Blut stärkendes Tonikum und zur Regulierung des Menstruationszyklus eingesetzt. Im Westen gibt es viele rezeptfreie Präparate auf der Basis von Dang gui.

Eigenschaften
Süß, scharf, warm, austrocknend.

Bestandteile
Ätherisches Öl, bittere Iridoide, Harz, Cumarine, Valeriansäure, Gerbstoffe, Bergapten; in der chinesischen Art die Vitamine A und B.

Wirkung
A. archangelica: Entblähend, Krampf lösend, Schweiß treibend; lokal entzündungshemmend; Schleim lösend, abführend, Verdauungstonikum, antirheumatisch; stimuliert den Uterus.
A. sinensis: Bluttonikum; stimuliert den Kreislauf; abführend.

Verwendete Teile

Blätter
A. archangelica
Werden vor allem bei Verdauungsstörungen und Bronchialleiden eingesetzt; sie erhitzen den Körper in der Regel weniger und wirken sanfter als die Wurzel. Ernte im Sommer.

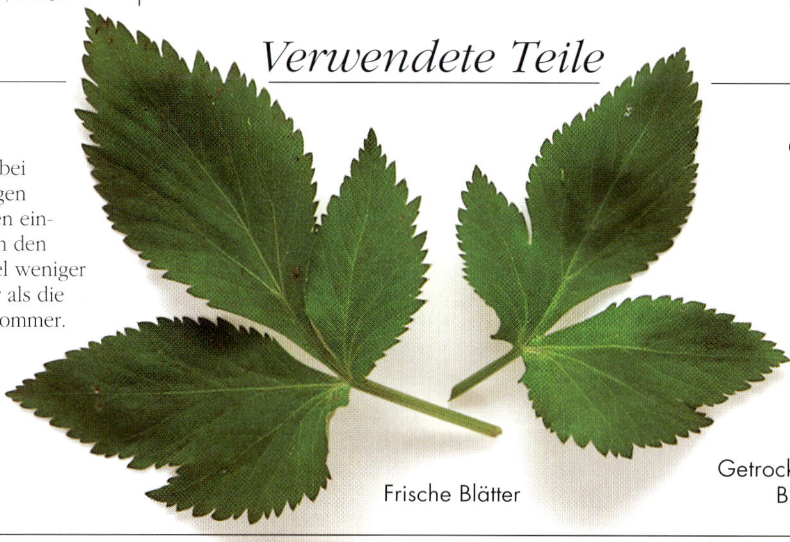

Frische Blätter

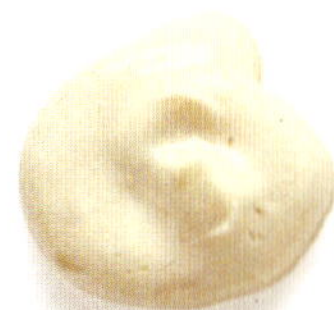

Creme

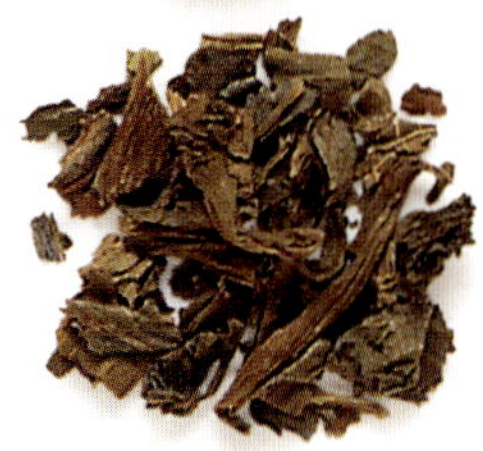

Getrocknete Blätter

Wurzelstock
A. archangelica
Verwendung bei Verdauungs- und Bronchialleiden, zur Stimulation von Appetit und Lebertätigkeit, zur Linderung von Rheumatismus und Arthritis sowie als Schweiß treibendes Mittel bei Erkältung und Grippe. Bei langen Wehen oder bei unvollständiger Plazentalösung auch zur Stimulierung des Uterus. Ernte im Herbst des ersten Jahres.

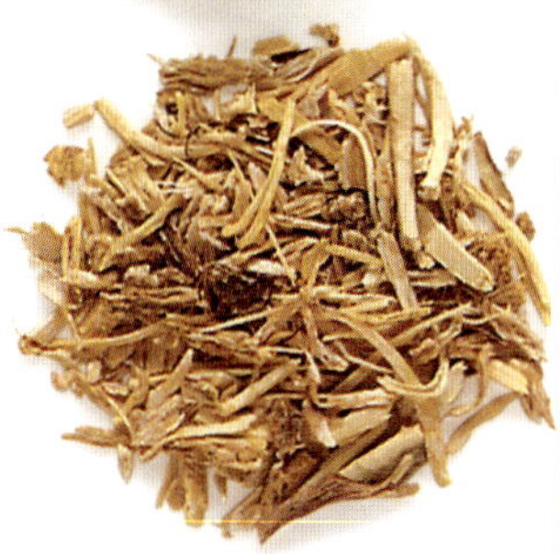

Getrocknete Wurzel

Wurzelstock
A. polyphorma var. sinensis
Die Wurzel, Dang gui, hilft bei Anämie, Menstruationsschmerz oder als allgemeines Tonikum nach der Geburt. Befreit die Leber wenn nötig von Toxinen, wird bei Leberzirrhose eingesetzt, und um bei Verstopfung Erleichterung zu bringen.

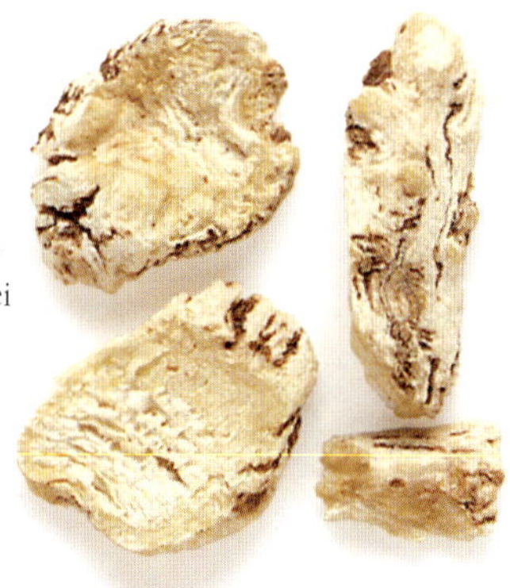

Getrocknete Dang gui

Anwendungen

Blätter
A. archangelica
Aufguss: Einnahme von Standarddosen bei Verdauungsstörungen.

Tinktur: Bei Bronchitis oder Blähungen nimmt man 3-mal täglich bis zu 3ml.

Creme: Zur Anwendung bei Hautreizungen.

Wurzel
A. archangelica
Tinktur: Hilft bei Bronchialkatarrh, Husten, Verdauungsstörungen und wirkt stimulierend auf die Leber.
Kompresse: Man tränkt ein Tuch in der heißen, verdünnten Tinktur oder dem Absud und legt es auf schmerzende rheumatische oder arthritische Gelenke.

Massageöl: Zur Behandlung von arthritischen oder rheumatischen Beschwerden verdünnt man bis zu 10 Tropfen Engelwurzöl mit 25ml Mandel- oder Sonnenblumenöl.

Wurzel
A. sinensis
Absud: Hilft bei Anämie, unregelmäßiger Menstruation, Menstruationsschmerz, eingeschränkter Leberfunktion oder Schwäche nach der Geburt eines Kindes.

WARNUNG

- Während der Schwangerschaft sollte man regelmäßige oder hohe Dosen vermeiden, da die Pflanze den Uterus stimuliert. Dasselbe gilt für Diabetiker (wegen des Zuckergehalts).
- Engelwurz hat eine erhitzende Wirkung und ist bei bestimmten heißen Zuständen kontraindiziert.
- Das Öl kann die Lichtempfindlichkeit erhöhen, deshalb sollte man sich bei äußerlicher Anwendung von Engelwurz nur mäßig der Sonne aussetzen.

Apium graveolens

SELLERIE

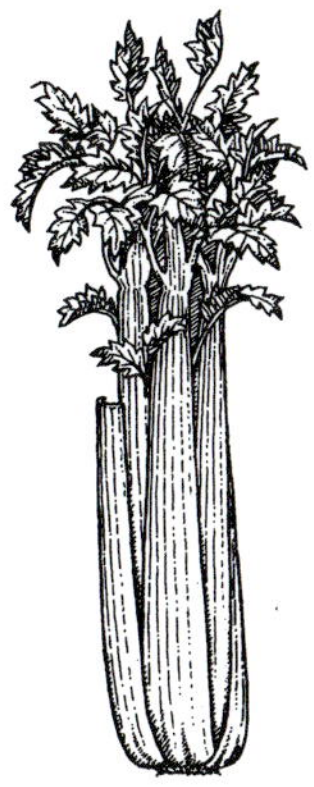

»Die Pflanze gehört zu den Kräutern, die im Frühling verzehrt werden, um das Blut zu süßen und zu reinigen.«
Nicholas Culpeper, 1653.

Sellerie ist nicht nur ein bekanntes und beliebtes Gemüse, sondern auch ein bedeutendes Heilkraut. In der östlichen Medizin gilt er als bittersüß mit feuchtem, kühlem Charakter. Er eignet sich gut als Gegengewicht zu scharfen, würzigen Speisen. Die Pflanze ist nährstoffreich und hat eine belebende und stärkende Wirkung. Früher wurde Sellerie als Winter- und Frühlingsgemüse angebaut. Auf Grund seiner entgiftenden Eigenschaften reinigte er den Körper von den Giften des Winters. In Frankreich wird ein homöopathischer Extrakt aus den Samen häufig bei Urinverhaltung eingesetzt.

Eigenschaften
Leicht kühl, feucht, bittersüß.

Bestandteile
Ätherisches Öl, Glykoside, Furanocumarine, Flavonoide.

Wirkung
Antirheumatisch, Harn treibend, antiseptisch; fördert die Ausscheidung von Harnsäure; hilft bei Blähungen; senkt den Blutdruck.

Verwendete Teile

Samen

Hauptsächlich als Diuretikum eingesetzt, sie entgiften den Körper; besonders geeignet bei Gicht, da sich hier Harnsäurekristalle in den Gelenken ablagern; ebenso bei Arthritis; leicht bitter; verdauungsfördernd. Ernte nach der zweiten Blütesaison der Pflanze.

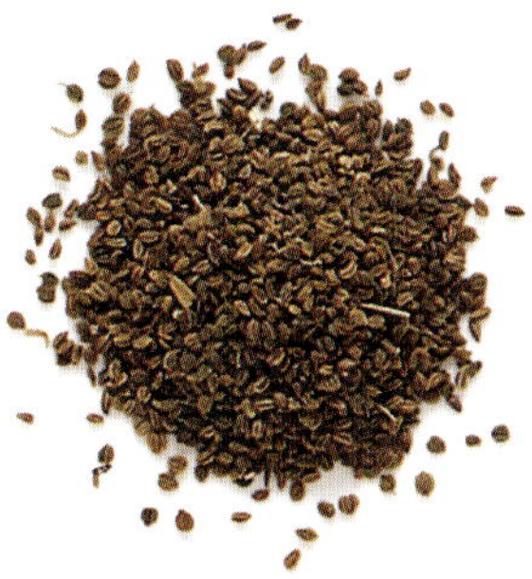

Samen

Ätherisches Öl

Wird aus den Samen destilliert und hat eine starke heilkräftige Wirkung. Bei der Anwendung ist Vorsicht geboten.

Wurzelstock

Wird heute kaum noch verwendet. Auf Grund ihrer Harn treibenden Wirkung wurde die Wurzel für Blasensteine und -grieß verwendet. Sie schmeckt bitter und fördert Verdauung und Lebertätigkeit.

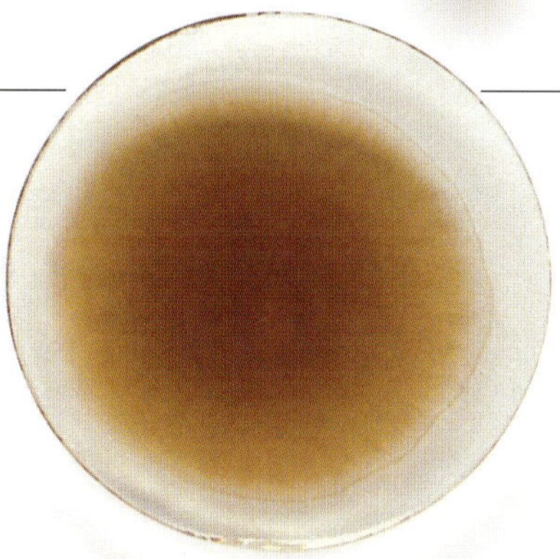

Tinktur

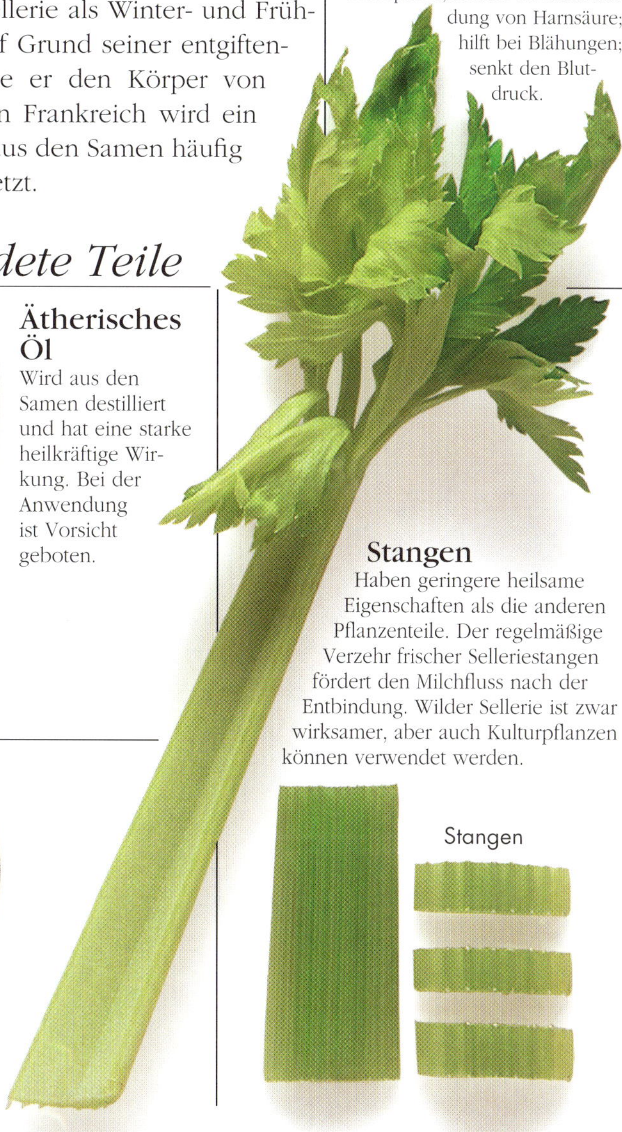

Stangen

Haben geringere heilsame Eigenschaften als die anderen Pflanzenteile. Der regelmäßige Verzehr frischer Selleriestangen fördert den Milchfluss nach der Entbindung. Wilder Sellerie ist zwar wirksamer, aber auch Kulturpflanzen können verwendet werden.

Stangen

Anwendungen

Samen

Aufguss: Bei rheumatischer Arthritis mischt man 2 TL Selleriesamen mit 1 TL Ghajak und gibt dann je ½ TL auf eine Tasse kochendes Wasser.

Ätherisches Öl

Öl: Bei Gichtschmerzen in Füßen oder Zehen gibt man 15 Tropfen Öl in eine Schüssel mit warmem Wasser und badet die Füße.

Massageöl: Zur Massage von schmerzenden Gelenken verdünnt man 5–10 Tropfen Sellerieöl mit 20 ml Mandel- oder Sonnenblumenöl.

Wurzel

Tinktur: Sie fand früher meist Verwendung als Harn treibendes Mittel bei Bluthochdruck und Blasenbeschwerden, als Bestandteil arthritischer Heilmittel und auch zur Förderung der Funktion und Entgiftung der Nieren.

Ganze Pflanze

Saft: Bei Entzündungen der Gelenke oder Harnwege entsaftet man die ganze frische Pflanze (Samen, Wurzel, Stangen und Blätter) und trinkt den Saft. Das Mittel wirkt bei rheumatischer Arthritis, Blasenkatarrh und Harnröhrenentzündung ebenso wie bei körperlicher Schwäche und nervösen Erschöpfungszuständen.

WARNUNG

- Bergapten in den Samen kann die Lichtempfindlichkeit erhöhen. Aus diesem Grund sollte das ätherische Öl bei Sonnenschein nicht äußerlich angewendet werden.
- Während der Schwangerschaft sollten das Öl und hohe Dosen der Samen vermieden werden, da sie die Uterustätigkeit anregen.
- Samen für den Anbau sollten nicht gekauft werden, da sie oft mit Fungiziden behandelt sind.

Arctium lappa

KLETTE

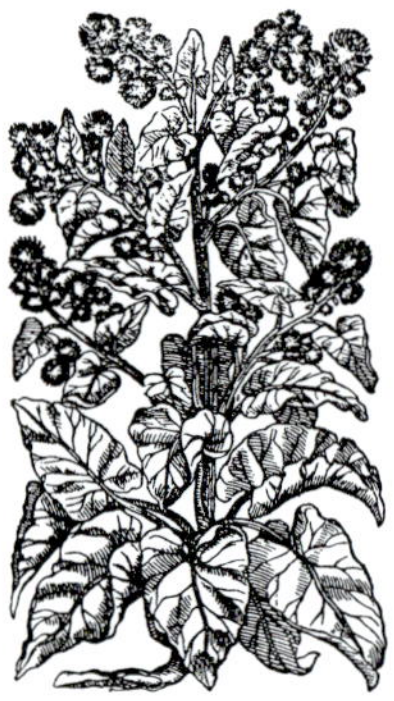

»Das sind nichts als Kletten, Vetter, die man in ausgelassener Festtagsstimmung auf dich wirft.«
William Shakespeare, 1599.

Die Klette wurde häufig wegen ihrer reinigenden Wirkung eingesetzt. Sie hat kleine Widerhaken, mit denen sie an Kleidung haften bleibt. Diese Eigenschaft findet sich in ihrem botanischen Namen: Das griechische Wort »arktos« deutet auf Früchte mit rauer Schale hin; »lappa« heißt »greifen«. Die Klette war einst ein beliebtes Blutreinigungsmittel und wurde mit hausgebrauten Getränken wie Löwenzahn- und Klettenwein vermischt. Diese Mittel galten als verdauungsfördernd. In China werden die Samen – Niu bang zi – zum Vertreiben von »Winden und Hitzewallungen« verwendet. Sie senken auch den Blutzuckerspiegel.

Eigenschaften

Wurzel/Blätter: Kühl, austrocknend, bitter; Wurzel ist süßlich.
Samen: Kalt, scharf, bitter.

Bestandteile

Wurzel/Blätter: Glykoside, Flavonoide, Gerbsäuren, Polyacetylene, Harz, Schleim, Inulin, Alkaloide.
Samen: Essenzielle Fettsäuren, Vitamine A, B_1.

Wirkung

Wurzel/Blätter: Leicht abführend, Harn treibend, Schweiß treibend, antirheumatisch, antibiotisch.
Samen: Entzündungshemmend, senken den Blutzuckerspiegel.

Verwendete Teile

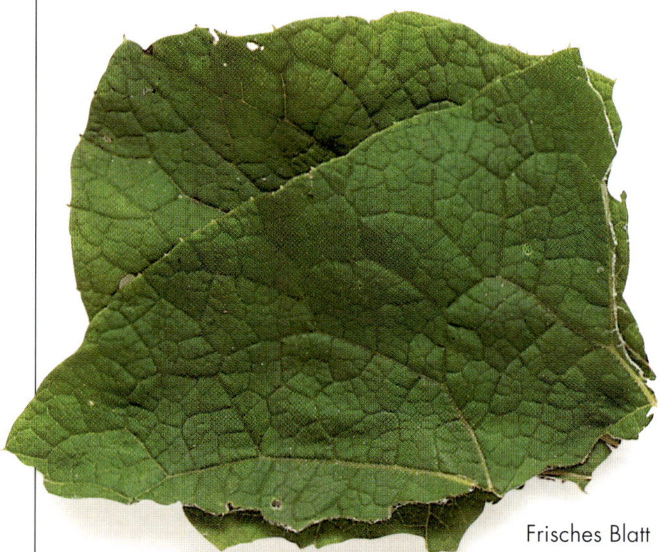

Frisches Blatt

Blätter

Gewöhnlich weniger wirkungsvoll als die Wurzel, können aber auf ähnliche Weise eingesetzt werden. Eignen sich besonders bei Magenproblemen, allgemeinen Verdauungsstörungen und Darmträgheit. Ernte vor oder während der ersten Blüte.

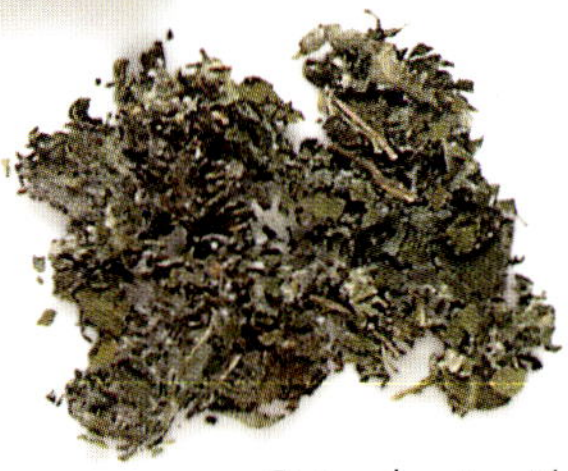

Getrocknetes Blatt

Wurzelstock

Naturheiltherapeuten betrachten sie als den wichtigsten Teil der Klette und verwenden sie als Reinigungs- und Ausscheidungsmittel für durch Toxine verursachte Hautleiden, Darmträgheit oder arthritischen Schmerzen. Äußerliche Anwendung bei wunder Haut und Infektionen. Ernte im Herbst.

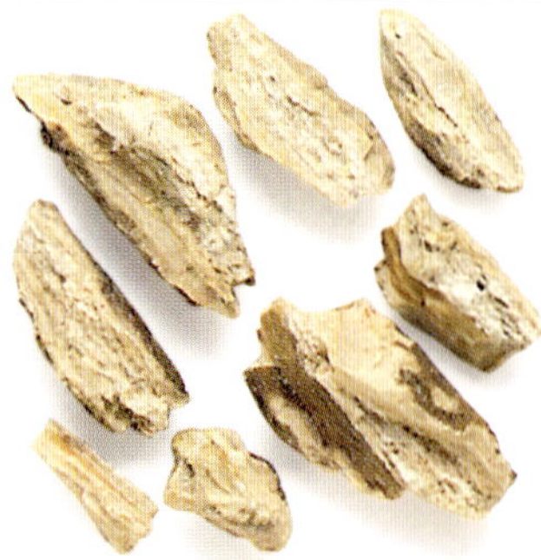

Getrocknete Wurzel

Samen

Die amerikanischen Eklektiker (siehe Seite 21) verwendeten sie bei Hautkrankheiten und als Diuretikum. In China setzt man die Samen bei Erkältung mit Halsschmerzen und schleimlosem Husten ein. Ernte, wenn die Samen im Spätsommer reif sind.

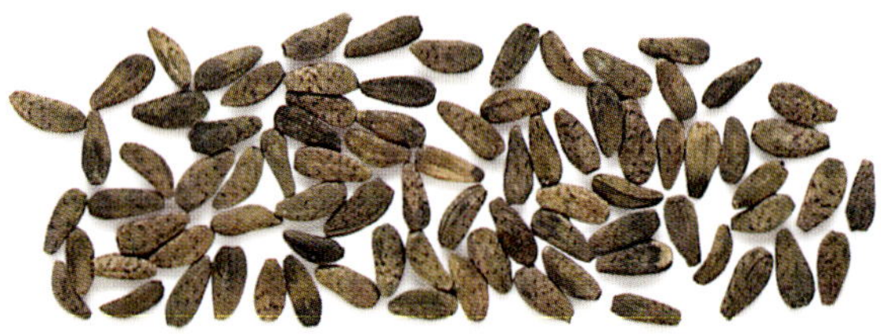

Niu bang zi

Anwendungen

Wurzel

Absud: Verwendung bei Hautleiden, vor allem hartnäckigen Furunkeln, wunden Stellen und trockenen, schuppigen Ekzemen.

Tinktur: Verwendung in Kombination mit antirheumatischen und verdauungsfördernden Kräutern wie Krauser Ampfer zur Entgiftung des Körpers und Förderung der Verdauung; auch bei Blasensteinen und -grieß.

Umschlag: Verwendung bei wunder Haut und Beingeschwüren.

Waschlösung: Man verwendet den Absud bei Akne und Pilzinfektionen der Haut wie Fußpilz und Ringelflechte.

Blätter

Aufguss: Verwendung bei Verdauungsstörungen (1 Glas vor den Mahlzeiten) und zur sanften Verdauungsförderung.

Umschlag: Verwendung bei Schürfwunden und Hautentzündungen, einschließlich Akne.

Ölaufguss: Herstellung als heißer Aufguss (siehe Seite 154) und Verwendung bei offenen Beinen.

Samen

Absud: Verwendung bei fieberhafter Erkältung mit Halsschmerzen und Husten; zusammen mit Feldstiefmütterchen bei offener Haut.

Artemisia absinthium und *A. vulgaris*

WERMUT UND BEIFUSS

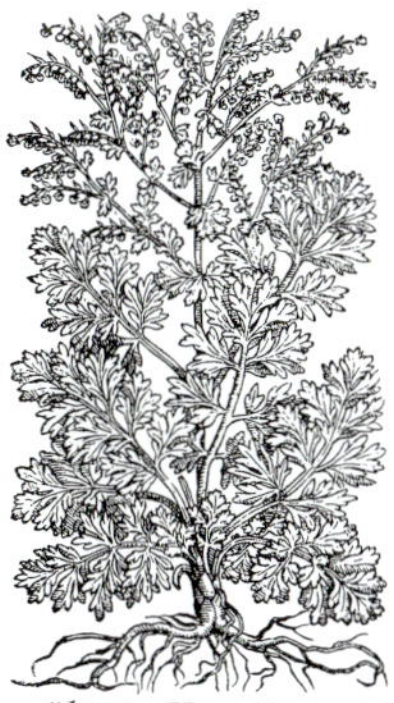

»... das älteste Kraut ... gegen Giftstoffe, gegen fliegende Übel und gegen die gefürchtetsten Leiden...«
Die Lacnunga, 9. Jahrhundert.

Diese beiden verwandten Kräuter werden in der westlichen und östlichen Medizin hoch geschätzt. Bei den Angelsachsen gehörte der Beifuß zu den »neun heiligen Kräutern«, die der Gott Wodan den Menschen geschenkt hatte. Es heißt auch, dass die Römer diese Kräuter am Wegesrand angepflanzt und sich bei langen Fußmärschen Zweiglein in die Sandalen gesteckt hätten, um Fußschmerzen vorzubeugen. Beide Kräuter sind bittere, verdauungsfördernde Heilmittel. Auszüge aus der chinesischen Art Qing hao (*A. annua*) setzt man zunehmend als Malariamittel ein. Man verwendet Wermut auch zum Austreiben parasitärer Würmer.

Eigenschaften
Bitter, scharf, austrocknend, kalt.

Bestandteile
Ätherisches Öl, Bitterstoff, Flavonoide, Gerbsäuren, Kieselerde, antibiotische Polyacetylene, Inulin, Hydroxycumarine.

Wirkung
A. absinthium: Bitteres Verdauungstonikum; stimuliert den Uterus; treibt Würmer aus; fördert den Gallenfluss; entblähend, antiseptisch.
A. vulgaris: Bitteres Verdauungstonikum; stimuliert den Uterus; anregendes Nervenmittel; zur Menstruationsregulierung geeignet; antirheumatisch.

Verwendete Teile

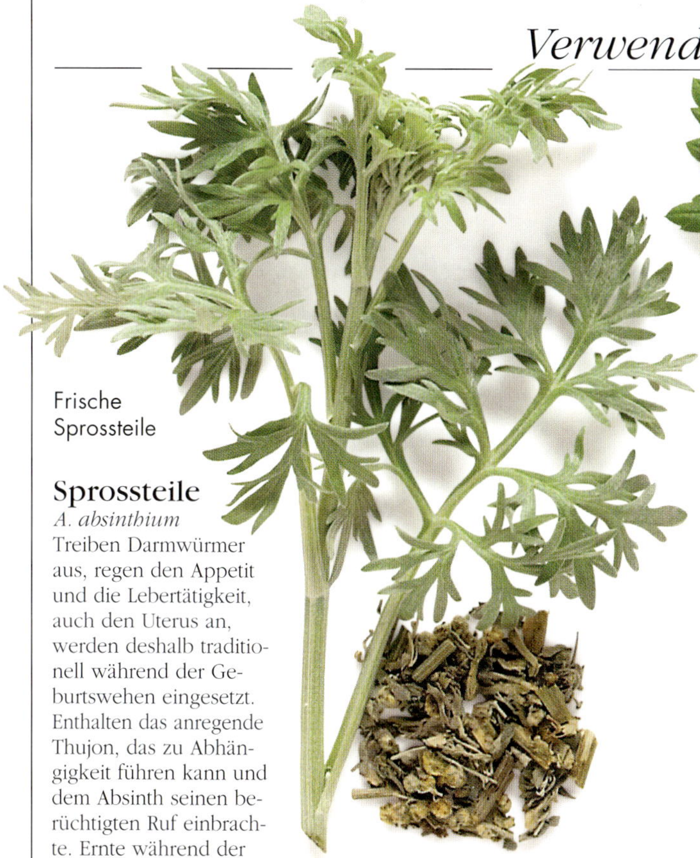

Frische Sprossteile

Getrocknete Sprossteile

Sprossteile
A. absinthium
Treiben Darmwürmer aus, regen den Appetit und die Lebertätigkeit, auch den Uterus an, werden deshalb traditionell während der Geburtswehen eingesetzt. Enthalten das anregende Thujon, das zu Abhängigkeit führen kann und dem Absinth seinen berüchtigten Ruf einbrachte. Ernte während der Blüte im Spätsommer.

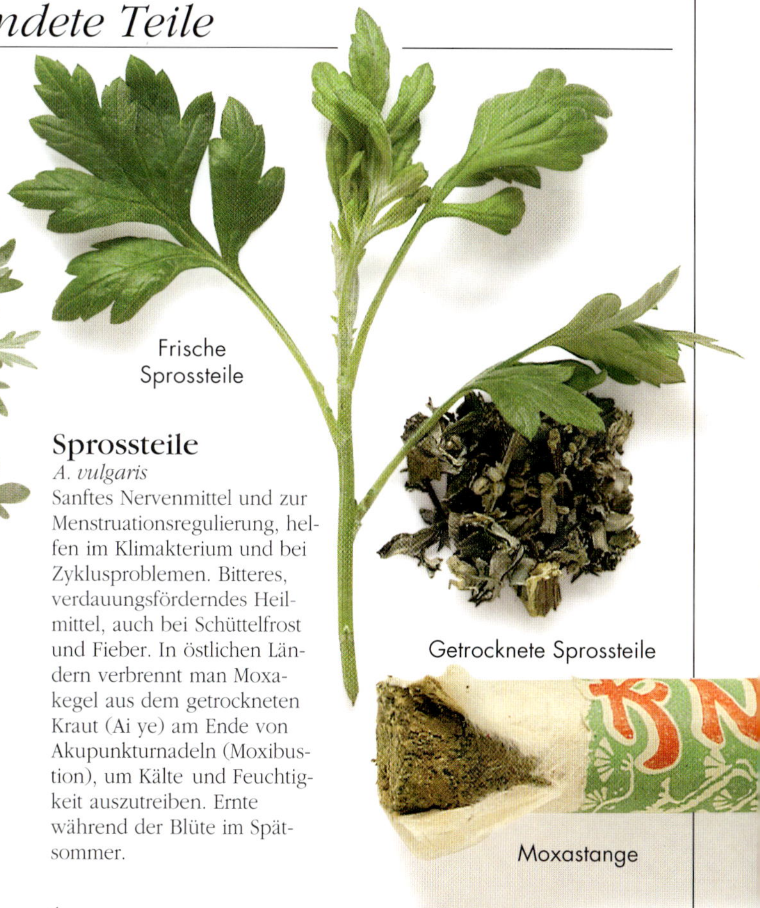

Frische Sprossteile

Getrocknete Sprossteile

Moxastange

Sprossteile
A. vulgaris
Sanftes Nervenmittel und zur Menstruationsregulierung, helfen im Klimakterium und bei Zyklusproblemen. Bitteres, verdauungsförderndes Heilmittel, auch bei Schüttelfrost und Fieber. In östlichen Ländern verbrennt man Moxakegel aus dem getrockneten Kraut (Ai ye) am Ende von Akupunkturnadeln (Moxibustion), um Kälte und Feuchtigkeit auszutreiben. Ernte während der Blüte im Spätsommer.

Anwendungen

Sprossteile
A. absinthium

Aufguss: Bei Darmträgheit, Appetitmangel und Gastritis nimmt man einen schwachen Aufguss (5–10g Kräuter auf 500ml Wasser). Auch verordnet bei Gelbsucht und Hepatitis und zum Austreiben von Darmwürmern.

Tinktur: Verwendung wie beim Aufguss; höchstens 3-ml pro Tag.

Kompresse: Man tränkt ein Tuch im Aufguss, um Schürfwunden und Stiche zu behandeln.

Waschlösung: Äußerliche Anwendung des Aufgusses bei Hautkrankheiten wie Krätze.

Sprossteile
A. vulgaris

Aufguss: Verwendung bei Beschwerden im Klimakterium; auch als Bitterstoff zur Beruhigung des Verdauungstraktes bei Fieberzuständen.

Absud: Man mischt 5g mit der gleichen Menge getrocknetem Ingwer, um bei Menstruationsbeschwerden einen wärmenden Tee zu bereiten.

Tinktur: Bei Periodenschmerz, geringer sowie übermäßig langer Periodenblutung. Stimulierende Behandlung von Leber- und Darmträgheit. Bei der Entbindung Einsatz während langer Wehen und bei unvollständiger Plazentaablösung.

WARNUNG

- Während der Schwangerschaft sollte man beide Kräuter vermeiden, da sie den Uterus stimulieren und zu Fehlbildungen beim Fötus führen können; das gleiche gilt für die Stillzeit, da das Thujon durch die Muttermilch auf das Baby übertragen werden kann.
- Wenn man eine Tinktur aus einer der beiden Pflanzen bei Leber- oder Verdauungsproblemen verwendet, sollte man den Alkoholgehalt mit der Heißwassermethode (siehe Seite 154) verringern.

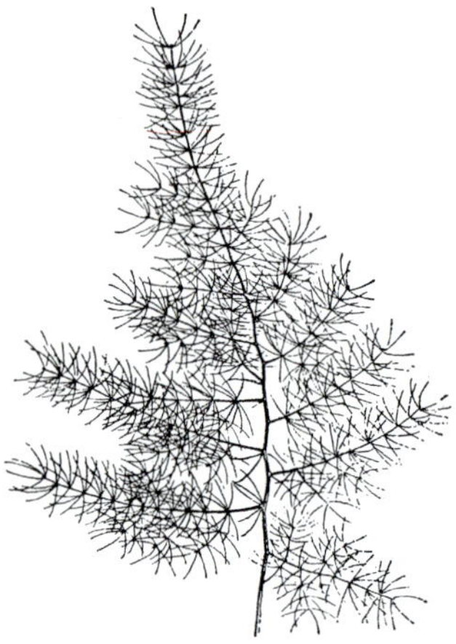

»...*Wenn man jemand mit einer Mischung aus pulverisiertem Spargel ... einreibt, wird er nie von Bienen gestochen, heißt es.*« Plinius, »Naturgeschichte«, 79 n. Chr.

Asparagus-Arten

SPARGEL

Das beliebte Gemüse (*A. officinalis*) wird seit dem Altertum auch als Arznei eingesetzt. Plinius nennt es »eines der magenfreundlichsten Nahrungsmittel« und schreibt: »Es verbessert die Sehkraft, bringt die Verdauung in Schwung, wirkt aphrodisisch, entwässert sehr wirksam und lindert Schmerzen der Lenden und Nieren.« In Indien stellt man aus einer verwandten Art (*A. racemosus*) das Shatavari her, ein wichtiges ayurvedisches Tonikum. Eigentlich bedeutet der Name »die Frau mit den hundert Männern«, denn man sagt dem Spargel nach, er vitalisiere die weiblichen Fortpflanzungsorgane.

Eigenschaften
Bitter, süß, kühl.

Bestandteile
Steroidglykoside (Asparagoside), Bitterstoffe, Flavonoide, Asparagin.

Wirkung
A. officinalis: Entwässernd, regt die Verdauung an, mildes Abführmittel, beruhigend, führt dem Körper Folsäure und Selen zu.
A. racemosus: Tonisierend, antibakteriell, lindert Husten, Auswurf fördernd, wirkt Tumoren entgegen, wirkt lindernd auf die Schleimhäute.

Verwendete Teile

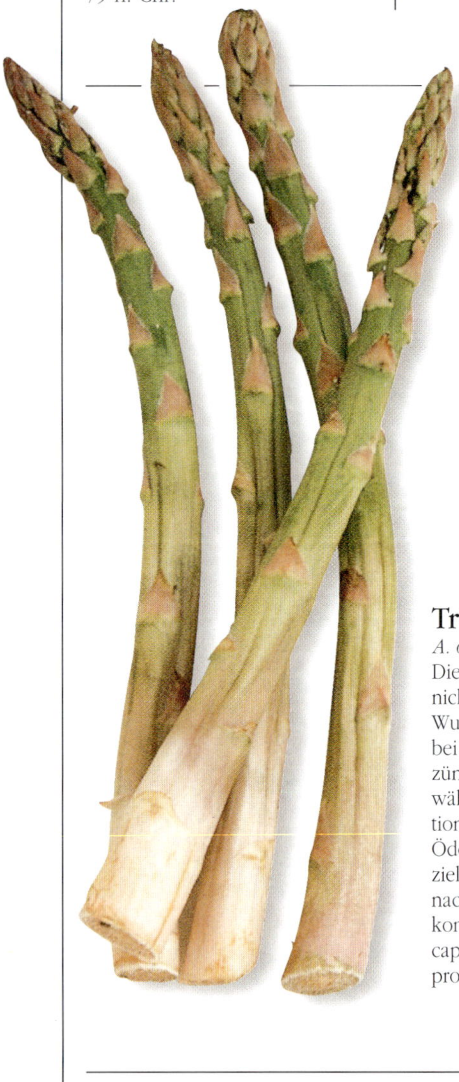

Getrocknete Wurzel

A. racemosus/Shatavari
In der ayurvedischen Heilkunst nimmt man Shatavari bei weiblicher Unfruchtbarkeit, Wechseljahresbeschwerden und nach einer operativen Gebärmutterentfernung.

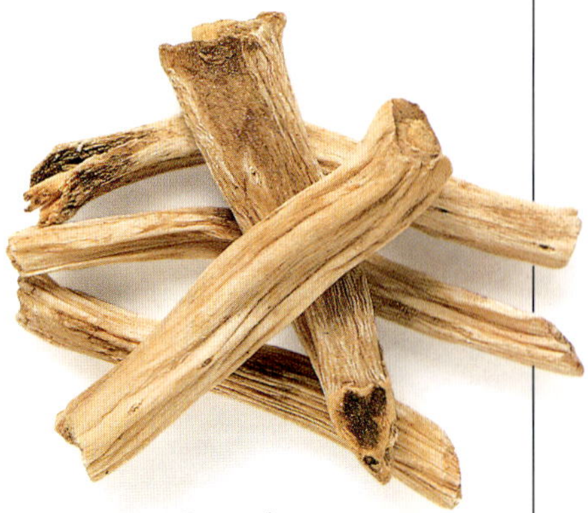

Triebe

A. officinalis
Die Triebe entwässern nicht so gut wie die Wurzel, können aber bei leichter Blasenentzündung, Wasserstau während des Menstruationszyklus und leichten Ödemen helfen. Der spezielle Geruch des Urins nach dem Spargelgenuss kommt von Methylmercaptan, einem Abbauprodukt des Asparagins.

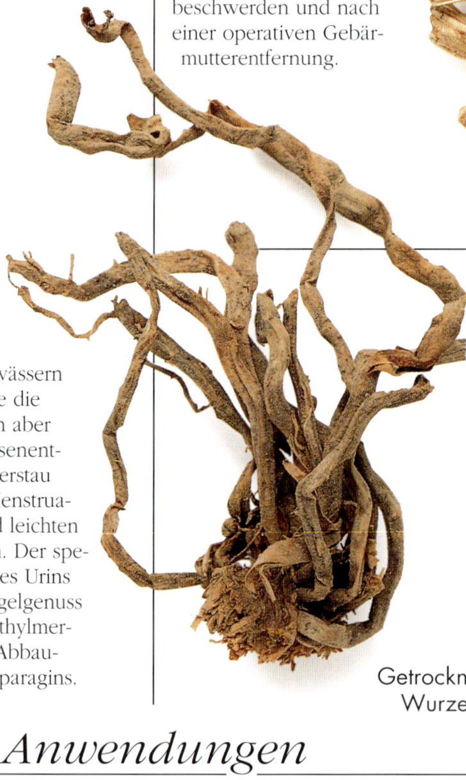

Getrocknete Wurzel

A. racemosus/Tian men dong
In China bezeichnet man sowohl *A. racemosus* wie auch *A. cochinchinensis* als Tian men dong, etwa »üppige Luftpflanze des Winters«. Es stärkt das Yin, hilft bei zu viel Hitze und Symptomen im Zusammenhang mit Nierenenergie-Mangel wie nächtliches Schwitzen und Impotenz, außerdem regt es die Körpersäfte an bei trockenem Hals und Husten und Verstopfung.

Anwendungen

Frische Triebe

A. officinalis
Frische Triebe: Bei Blasenentzündung oder geschwollenen Beinen isst man ein- bis zweimal täglich 3–4 frische Stangen zu den Mahlzeiten.

Getrocknete Wurzel

A. racemosus/Shatavari
Puder: Zur Stärkung der weiblichen Fortpflanzungsorgane nimmt man bis zu 3g täglich in warmer Milch ein.

Tinktur: Steife Gelenke und verkrampfte Muskeln mit einer Mischung aus gleichen Teilen Mandelöl und Tinktur einreiben.

Getrocknete Wurzel

A. racemosus/Tian men dong
Absud: Zusammen mit Ginseng und Shen di huang bei langwierigem Husten und Schwächezuständen nach einer Grippe.

WARNUNG

- Tian men dong nicht anwenden bei Durchfall und Erkältungshusten.

Avena sativa

HAFER

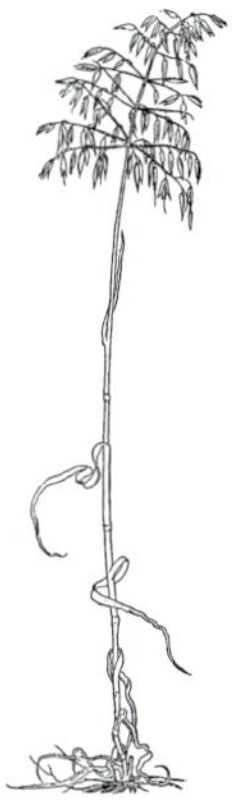

»... der Verzehr von Hafer verjüngt den Körper von innen nach außen.«
Peter Holmes, 1989.

In Nordeuropa ist Hafer ein Grundnahrungsmittel, das sich wegen seiner warmen, süßen Eigenschaften bestens für kalte Klimazonen eignet. Hafermehlbrei (aus gemahlenen Haferkörnern) ist ein nahrhaftes Frühstück. Für medizinische Zwecke wird meist die ganze Pflanze (bekannt unter dem Namen Haferstroh) verwendet. Die Ernte erfolgt, wenn die Körner reif sind. Das Kraut ist ein gutes, stärkendes Nerventonikum, das bei Depressionen und Qi (Energie-) Mangel hilft. Jüngste Untersuchungen haben ergeben, dass Haferkleie – und in einem geringeren Maß auch Hafermehl – zur Senkung eines überhöhten Cholesterinspiegels im Blut beitragen kann.

Eigenschaften
Warm, feucht, süß.

Bestandteile
Saponine, Flavonoide, viele Mineralstoffe, Alkaloide, Steroidbestandteile, Vitamine B, B, D und E, Carotin, Weizenprotein (Gluten), Stärke, Fett.

Wirkung
Haferstroh: Antidepressivum; stärkendes Nerventonikum; Schweiß treibend.
Korn: Antidepressivum; stärkendes Nerventonikum; nährstoffreich.
Haferkleie: Antithrombotisch; senkt den Cholesterinspiegel im Blut.

Verwendete Teile

Haferstroh

Ergibt ein hervorragendes Tonikum für körperliche oder geistige Schwäche, ideal bei Depressionen. Kann bei Schilddrüsenunterfunktion und Östrogenmangel, bei Degenerationskrankheiten wie multipler Sklerose und bei hartnäckigen oder wiederholt auftretenden Erkältungen verwendet werden. Ernte bei Reife des Korns. Die ganze Pflanze wird getrocknet und gehäckselt.

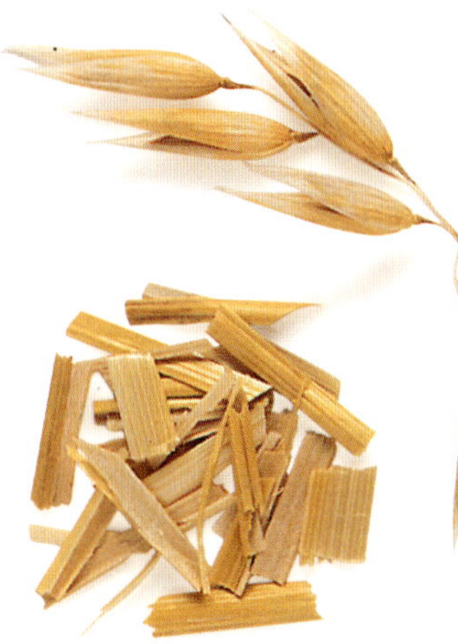

Getrocknetes Haferstroh

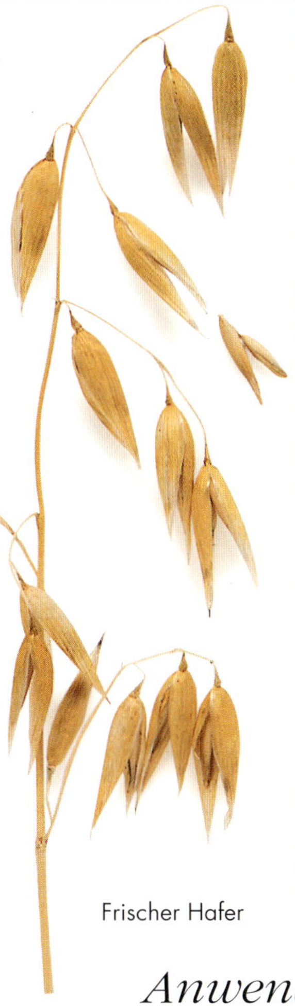

Frischer Hafer

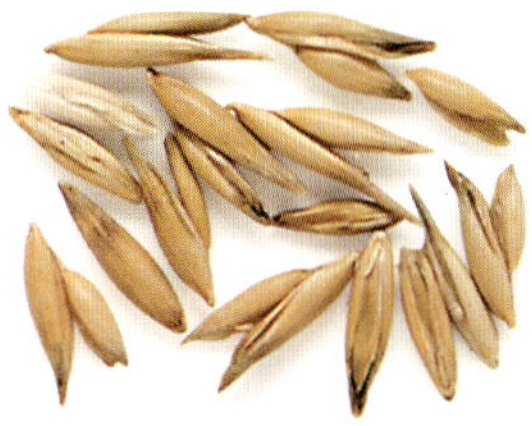

Korn

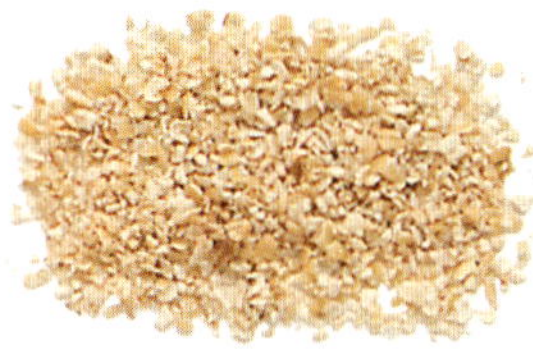

Haferkleie *wird aus den groben Hülsen des Korns hergestellt und eignet sich besonders zur Senkung des Cholesterinspiegels.*

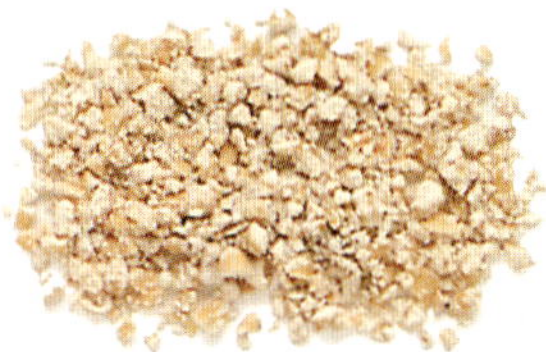

Hafermehl *– die gemahlenen Körner – ist reich an Kieselerde und kann bei Hautproblemen äußerlich angewendet werden.*

Korn

Die Samen haben ähnliche Eigenschaften wie die ganze Pflanze und können bei den gleichen gesundheitlichen Problemen eingesetzt werden. Ernte im Spätsommer, werden zu Haferkleie und Hafermehl vermahlen.

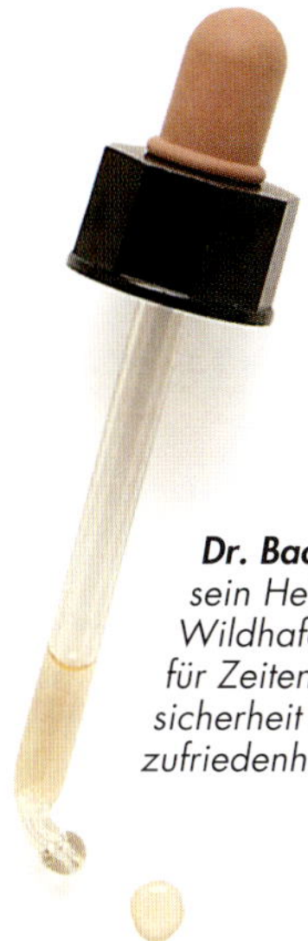

Dr. Bach *empfahl sein Heilmittel aus Wildhaferblüten für Zeiten der Unsicherheit und Unzufriedenheit.*

Anwendungen

Haferstroh

Flüssigextrakt: Bei Schlaflosigkeit, Angstgefühlen und Depressionen nimmt man je 2–3ml. (Die Tinktur kann ähnlich verwendet werden.) Verträgt sich gut mit Eisenkraut. Ist auch eine nährstoffreiche Ergänzung für Schweiß treibende Heilmittel gegen Erkältung und Schüttelfrost.

Absud: Wird aus der ganzen getrockneten Pflanze hergestellt und bei den gleichen Beschwerden eingesetzt wie der flüssige Extrakt.

Waschlösung: Bei Hautleiden verwendet man den Absud zur milden Reinigung.

Korn

Umschlag: Man verwendet einen Hafermehlumschlag für Hautkrankheiten wie Ekzeme, Fieberbläschen und Gürtelrose.

WARNUNG

- Wer empfindlich auf Gluten (Zöliakie) reagiert, sollte den Absud oder die Tinktur etwas stehen lassen und dann nur die klare Flüssigkeit abgießen und verwenden.

Azadirachta indica

NEEM

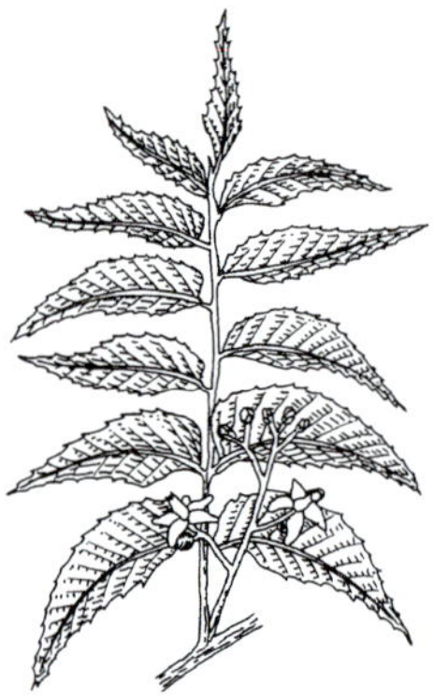

»Es ist ein wirksames Fiebermittel und hilft bei Malaria und anderen Arten von periodisch auftretendem Fieber.«
David Frawley und Vasant Lad, 1986.

In der ayurvedischen Medizin wird Neem oder Niem traditionell zur Abkühlung bei Fieberanfällen eingesetzt, jedoch hat sein Holz auch eine insektizide Wirkung und dient zur Herstellung schädlingsresistenter Möbel. In Teilen Afrikas pflanzt man Hecken aus Neem, damit die Bauern natürliche Insektizide zur Verfügung haben. Aktuelle Studien weisen auf eine spermizide Wirkung hin. Das Samenöl ist ein gebräuchliches Mittel zur Empfängnisverhütung. Weil man aus den harten Samen früher Rosenkränze herstellte, nennt man die Neem-Pflanze manchmal auch noch Perlenbaum.

Eigenschaften
Bitter, scharf, abkühlend.

Bestandteile
Alkaloide, triterpenoide Bitterstoffe, Gerbstoffe, Flavonoide.

Wirkung
Entzündungshemmend, bekämpft Pilzbefall, bitteres Stärkungsmittel, treibt Würmer aus, verhindert Erbrechen, reinigend, Fieber senkend.

Verwendete Teile

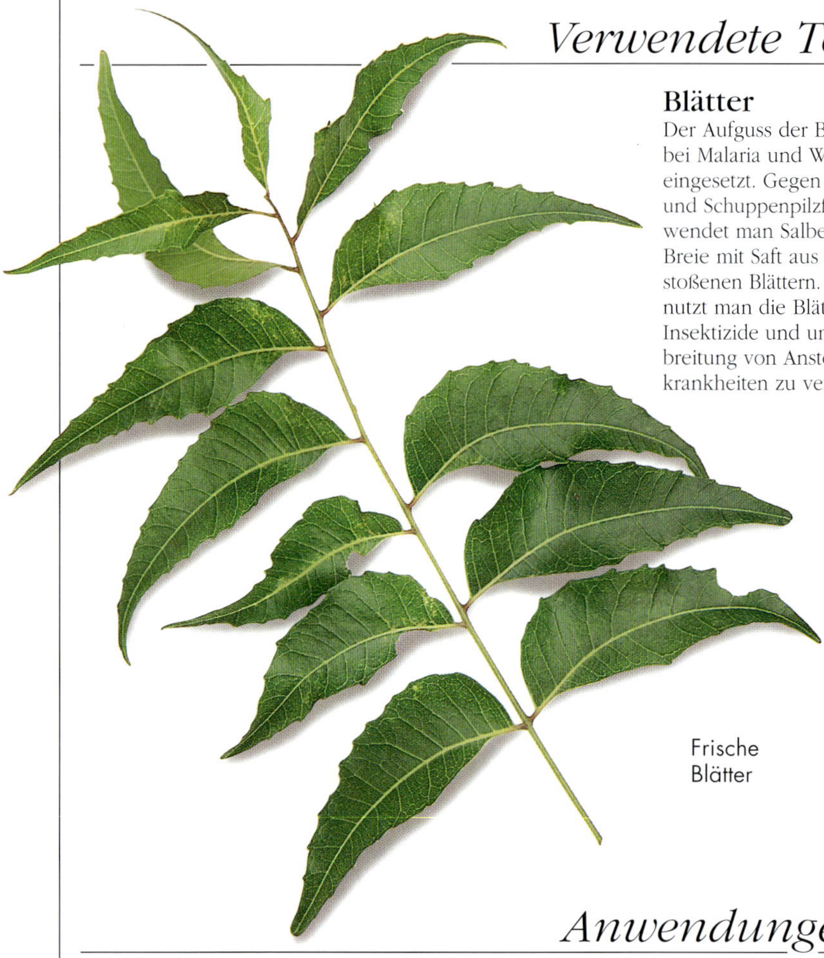

Frische Blätter

Blätter

Der Aufguss der Blätter wird bei Malaria und Wurmbefall eingesetzt. Gegen Ekzeme und Schuppenpilzflechte verwendet man Salben und Breie mit Saft aus den zerstoßenen Blättern. Außerdem nutzt man die Blätter als Insektizide und um die Verbreitung von Ansteckungskrankheiten zu verhindern.

Samen/ Samenöl

Traditionell behandelt man mit dem Samenöl Lepra und mit einem Brei aus zerstoßenen Samen Hämorrhoiden. Moderne Untersuchungen weisen auf eine starke antibakterielle Wirkung hin, was heutzutage in Haarwassern und Insektensprays genutzt wird.

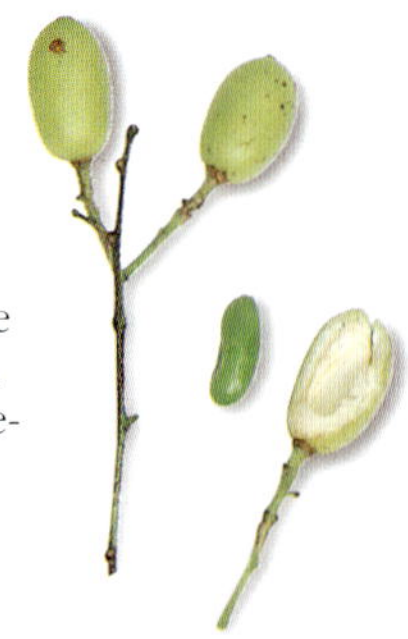

Samen

Rinde und Zweige

Die Rinde wird in Heilmitteln gegen Malaria, Tuberkulose, Diabetes, Tumore, Arthritis und Übergewicht verwendet. Mit angespitzten Zweigen reinigt man die Zähne und kräftigt das Zahnfleisch.

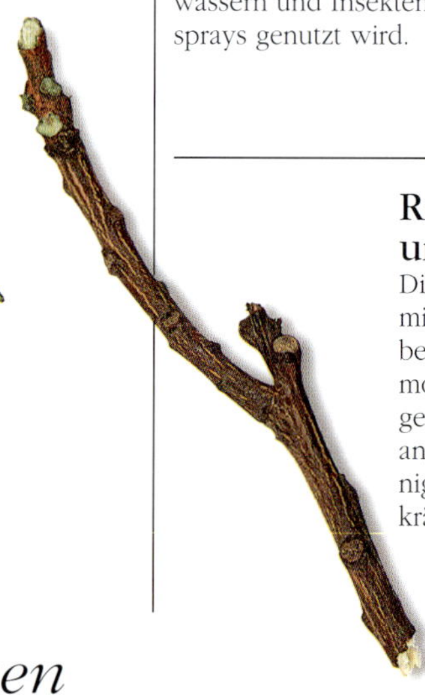

Zweig

Anwendungen

Blätter

Umschlag: Zerquetschen Sie die Blätter, um daraus bei Schuppenpilzflechte oder Ekzemen einen Breiumschlag herzustellen. Alternativ tränkt man eine Kompresse mit einem Aufguss daraus.

Samenöl

Lotion: Bei Schuppenpilzflechte oder Fußpilz mischt man 5–10 Tropfen Öl mit 100ml Hamameliswasser.

Rinde

Waschung: Bei Läuse- oder Krätzmilbenbefall wäscht man die Haut mit einem starken Absud (50 g Rinde auf 750 ml Wasser).

Tinktur: In Kombination mit anderen entzündungshemmenden und reinigenden Kräutern wird sie gegen Arthritis und Rheuma eingesetzt.

Absud: Man verwendet ihn bei fiebrigen Beschwerden.

WARNUNG

- Neem sollte weder Kleinkindern noch älteren Menschen oder Menschen mit geschwächtem Gesundheitszustand verabreicht werden.

Borago officinalis

BORRETSCH

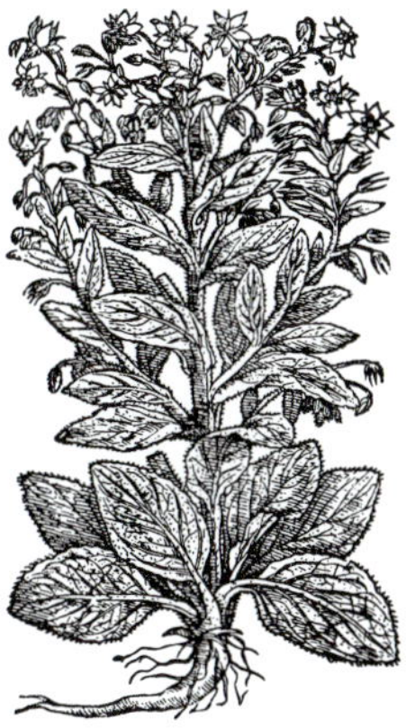

»... gibt dem Hypochonder neue Lebenskraft und muntert den fleißigen Studenten auf.«
John Evelyn, 1699.

Der große Kräuterheilkundler John Gerard zitiert 1597 das alte Sprichwort: »ego borago gaudia semper ago« (Ich, der Borretsch, bringe wieder neuen Mut). Die moderne Forschung hat diesem Spruch einen neuen Aspekt hinzugefügt: Man weiß heute, dass die Pflanze die Nebennierendrüse stimuliert und die Produktion von Adrenalin fördert, das den Körper in belastenden Situationen aktionsfähig macht. Schon im Elisabethanischen Zeitalter mengte man die hübschen blauen Blüten unter den Salat, »um die Seele fröhlich zu stimmen«. Manche Köche haben diesen Brauch heute wieder aufleben lassen.

Eigenschaften
Kalt, feucht, leicht süß.

Bestandteile
Blätter/Blüten: Saponine, Gerbsäuren, Vitamin C, Kalzium, Kalium.
Samen: Essenzielle Fettsäuren (*cis*-Linol- und γ-Linolensäuren).

Wirkung
Blätter/Blüten: Stimulieren die Nebenniere; fördern den Milchfluss; Harn treibend, Fieber dämpfend, antirheumatisch, Schleim lösend.
Samen: Lindern Ekzeme; antirheumatisch; helfen bei Darmreizungen; regulieren den Menstruationszyklus.

Verwendete Teile

Blätter

Fleischig, sehr grob, können bei Stress als Nebennierentonikum eingesetzt werden und helfen bei der Überwindung der Langzeitfolgen einer Steroidtherapie. Auch bei trockenem Husten, zur Stimulierung des Milchflusses und im frühen Fieberstadium von Pleuritis und Keuchhusten. Ernte während der gesamten Wachstumszeit.

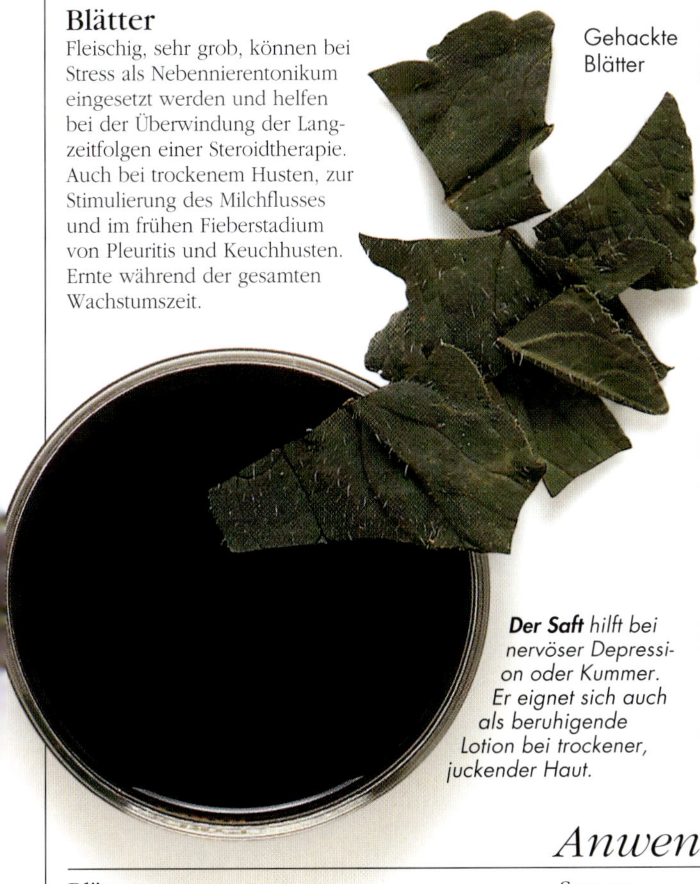

Gehackte Blätter

***Der Saft** hilft bei nervöser Depression oder Kummer. Er eignet sich auch als beruhigende Lotion bei trockener, juckender Haut.*

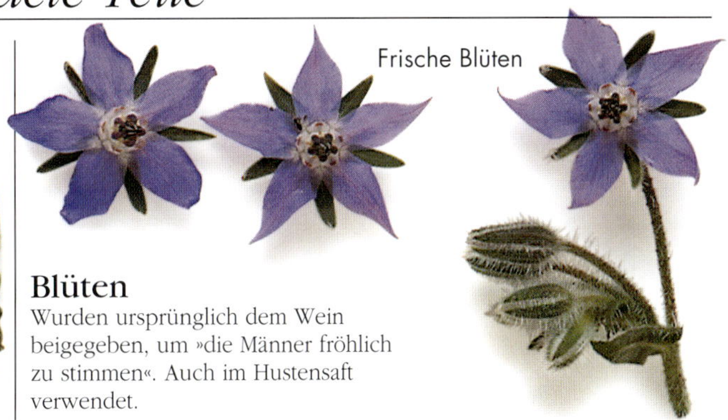

Frische Blüten

Blüten

Wurden ursprünglich dem Wein beigegeben, um »die Männer fröhlich zu stimmen«. Auch im Hustensaft verwendet.

Samen

Das aus den Samen gewonnene Öl wird als Alternative zum Nachtkerzenöl bei Rheuma und Menstruationsbeschwerden verwendet, äußerlich auch bei Ekzemen. Im Handel auch in Kapselform.

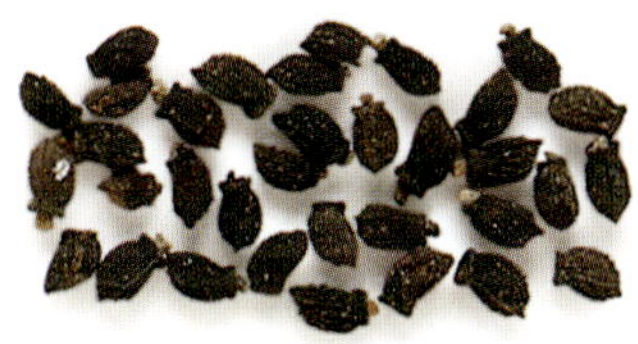

Samen

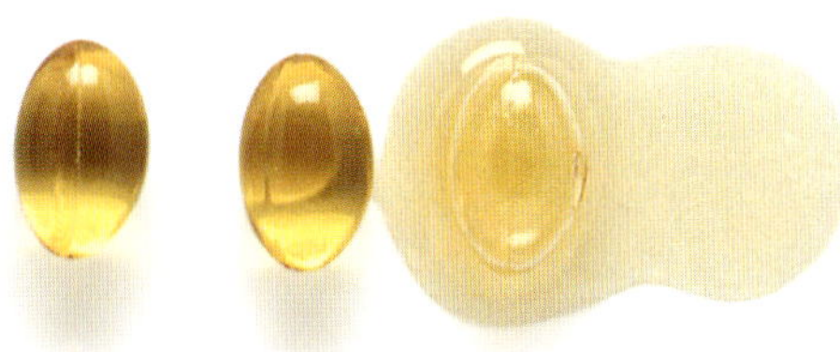

Samenöl und Kapseln

Anwendungen

Blätter

Aufguss: In den Frühstadien bei Lungenleiden oder fieberhafter Erkältung. Stillende Mütter können die Blätter mit Fenchel mischen, um den Milchfluss zu fördern.

Tinktur: Nach einer Steroidtherapie oder bei Stress nimmt man 10 ml 3-mal täglich als ein Tonikum.

Saft: Man presst die frischen Blätter aus und trinkt 3-mal täglich 10 ml davon bei Depression, Kummer oder Angstzuständen.

Lotion: Man verdünnt den Saft mit der gleichen Menge Wasser und verwendet die Lotion bei gereizter, trockener Haut oder nervösem Ausschlag.

Samen

Kapseln: Man nimmt 500 mg Öl in Kapselform bei Ekzemen und rheumatischer Arthritis. Das Öl hilft auch manchmal bei unregelmäßiger Menstruation, Darmreizungen und als Erste Hilfe bei übermäßigem Alkoholgenuss (man nehme 1 g).

Blüten

Sirup: Zur Schleimlösung bei Husten stellt man aus dem Aufguss einen Sirup her. Kann mit Königskerzen- oder Eibischblüten vermischt werden.

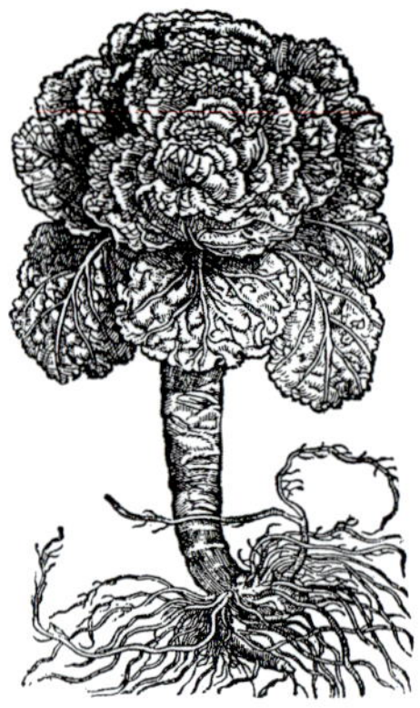

»Die Medizin der armen Leute …«
Dr. Jean Valnet, 1967.

Brassica oleracea

KOHL

Kohl wird in der westlichen Welt mindestens seit 400 v. Chr. angebaut und ist ein wertvolles Heilmittel. Seit Dioskorides wurde die Pflanze bei Verdauungsstörungen, als Gelenktonikum, bei Hautproblemen und Fieber verwendet. Die genusssüchtigen Römer aßen rohen Kohl, um nicht so schnell betrunken zu werden. Im volkstümlichen Gebrauch fand Kohl als Hausmittel seinen Einsatz.

Eigenschaften
Leicht süß, salzig, austrocknend, kühl.

Bestandteile
Mineralstoffe, Vitamine A, B, B, C, Aminosäuren, Fette.

Wirkung
Entzündungshemmend, antibakteriell, antirheumatisch; trägt durch Förderung des Zellwachstums zur Wundheilung bei; fördert die Lebertätigkeit.

Verwendete Teile

Blätter
Äußerlich bei Wunden, Geschwüren, Entzündungen, arthritischen Gelenken und Hautproblemen (vor allem Akne). Innerlich als Hausmittel bei fast allen Leiden einschließlich Verdauungsstörungen und Lungenleiden, Migräne, Wasseransammlung im Körper und anderen Beschwerden. Jüngste klinische Untersuchungen haben ihre Eignung auch bei Magengeschwüren ergeben.

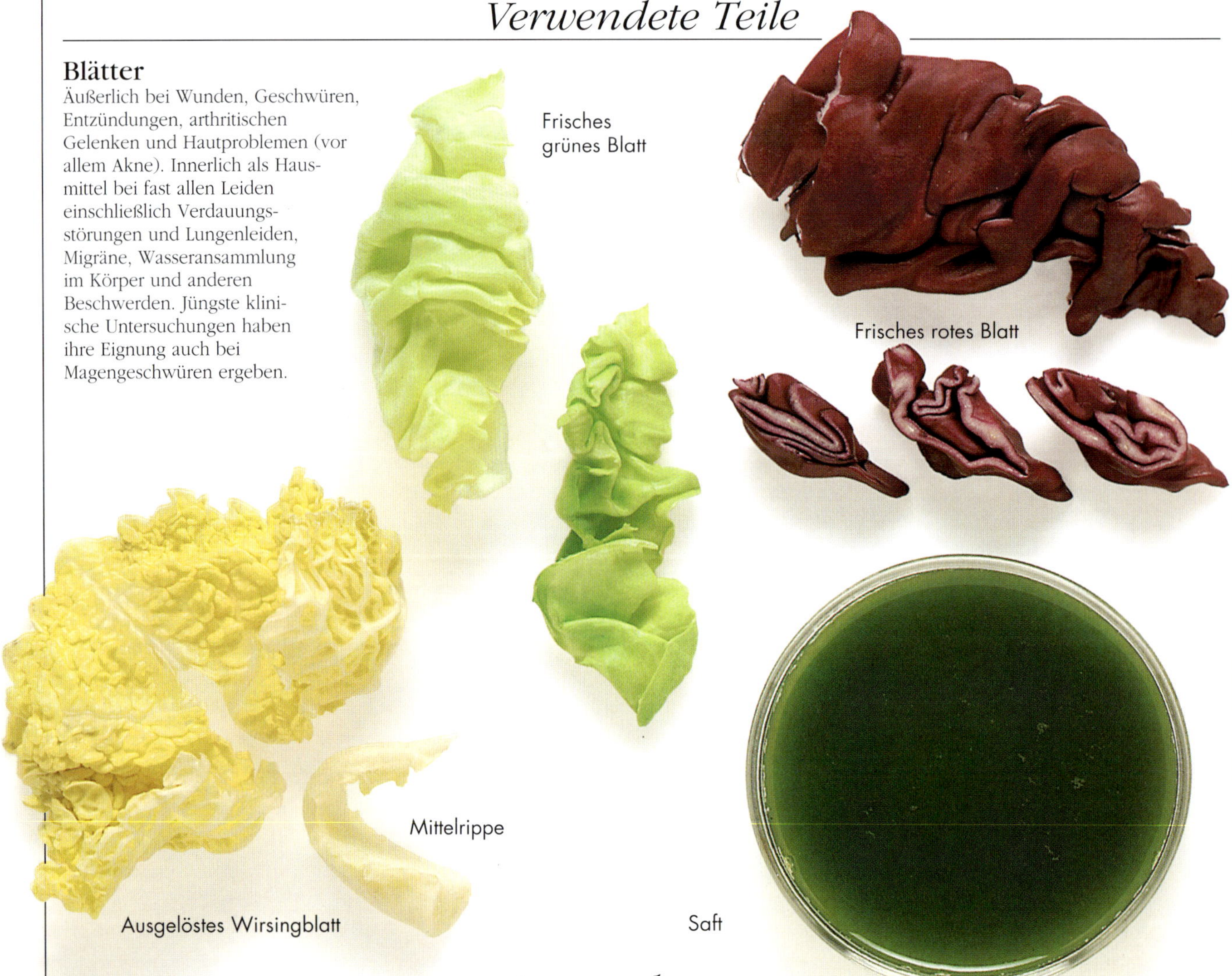

Anwendungen

Blätter
Frisch: Zur direkten Anwendung auf arthritischen oder verstauchten Gelenken, offenen Beinen und Verletzungen. Zuerst entfernt man die Mittelrippe, dann klopft man das Blatt vorsichtig und befestigt es mit einem Verband an der betroffenen Stelle. Man steckt die ausgelösten Blätter in den Büstenhalter, um bei Mastitis und Brustschwellungen Linderung zu schaffen.

Absud: Bei Kolitis kocht man 60g Blätter 1 Stunde lang in 500ml Wasser und trinkt den Absud in weinglasgroßen Dosen.

Lotion: Bei Akne mischt man 250g frische Blätter und 250ml Hamameliswasser in einer Haushaltsmaschine, seiht die Masse ab und mischt 2 Tropfen Zitronenöl bei. Anwendung morgens und abends.

Saft: Empfohlen bei Magen- und Zwölffingerdarmgeschwüren.

Sirup: Man nimmt den aus dem Absud hergestellten Sirup in 10-ml-Dosen bei Husten, Asthma und Bronchitis.

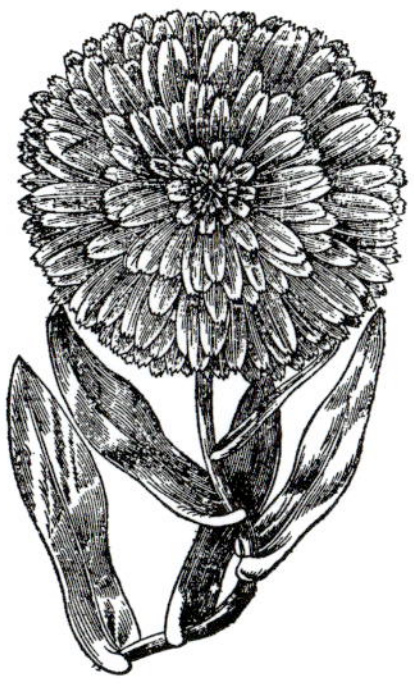

»Manche färben ihr Haar gelb … wenn sie mit der Farbe nicht zufrieden sind …«
William Turner, 1551.

Calendula officinalis

RINGELBLUME

Die goldenen Blüten sind in der Kräuterheilkunde sehr beliebt. In Macers Kräuterverzeichnis aus dem 12. Jahrhundert heißt es, dass der bloße Anblick der Pflanze das Augenlicht verbessert, den Kopf befreit und die Stimmung hebt. Zu Culpepers Zeiten glaubte man, dass die Ringelblume das Herz stärke. Man behandelte mit ihr auch Pocken und Masern. Heute ist das Kraut als homöopathisches Mittel verbreitet.

Eigenschaften
Leicht bitter, scharf, austrocknend, sanft kühlend.

Bestandteile
Saponine, Flavonoide, ätherisches Öl, Bitterstoff, Harz, Steroidanteile.

Wirkung
Adstringierend, antiseptisch, pilztötend, entzündungshemmend, wundheilend; menstruationsregulierend.

Verwendete Teile

Blütenblätter

Werden bei einer Vielzahl von Hautproblemen äußerlich, bei vielen gynäkologischen und fieberhaften Zuständen sowie bei Vergiftungen und zur Förderung der Lebertätigkeit innerlich verabreicht. Forschungen legen nahe, dass sie auch gegen HIV wirken könnten. Ernte von Frühsommer oft bis Spätherbst.

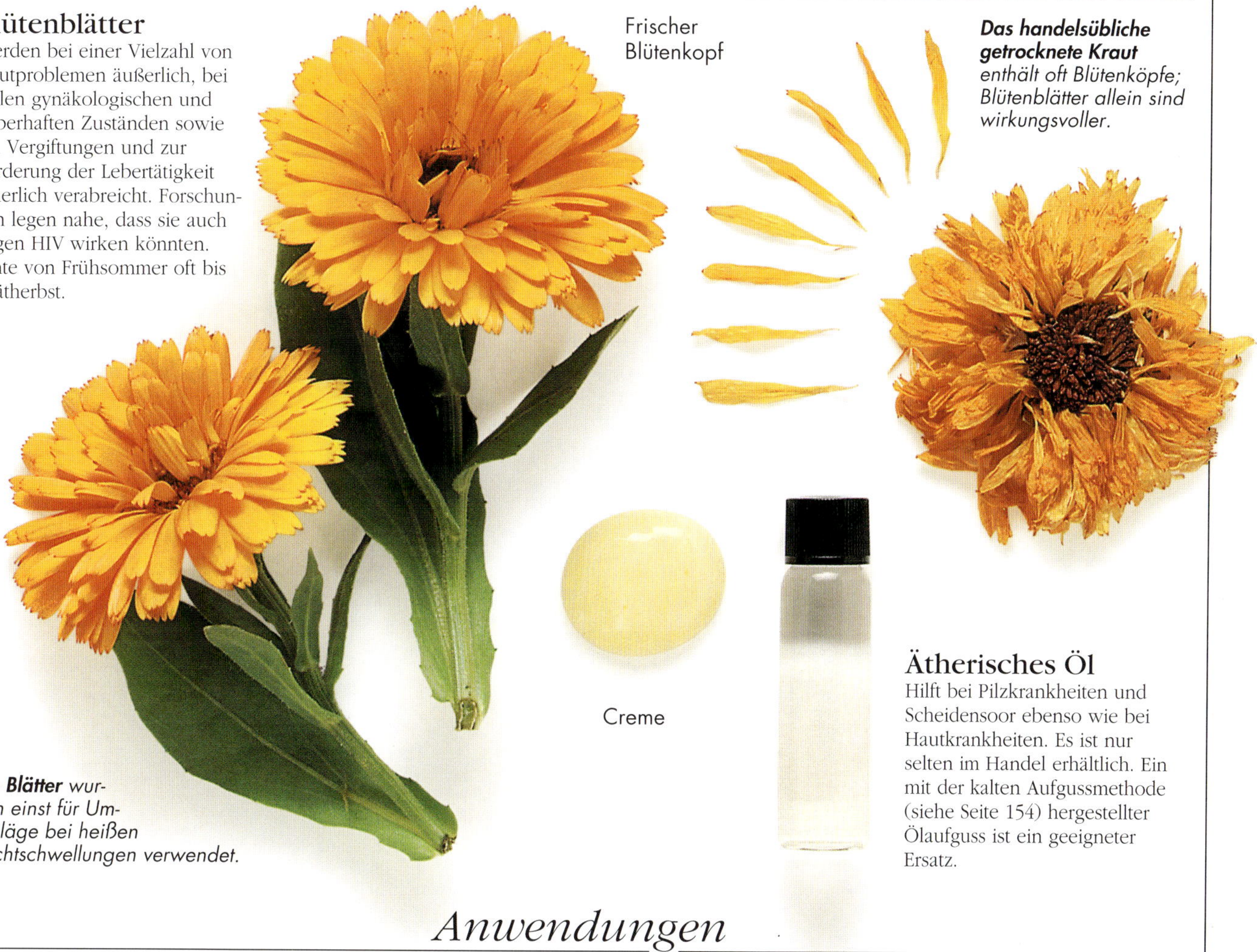

Frischer Blütenkopf

***Das handelsübliche getrocknete Kraut** enthält oft Blütenköpfe; Blütenblätter allein sind wirkungsvoller.*

Creme

***Die Blätter** wurden einst für Umschläge bei heißen Gichtschwellungen verwendet.*

Ätherisches Öl

Hilft bei Pilzkrankheiten und Scheidensoor ebenso wie bei Hautkrankheiten. Es ist nur selten im Handel erhältlich. Ein mit der kalten Aufgussmethode (siehe Seite 154) hergestellter Ölaufguss ist ein geeigneter Ersatz.

Anwendungen

Blütenblätter

Aufguss: Hilft bei Problemen im Klimakterium, Periodenschmerz, Gastritis und Speiseröhrenentzündung.

Tinktur: Findet bei Leber- und Darmträgheit, Menstruationsbeschwerden und vor allem bei unregelmäßiger und schmerzhafter Periodenblutung Anwendung.

Kompresse: Man tränkt ein Tuch im Aufguss und legt es auf langsam heilende Wunden und offene Beine.

Mundspülung: Der Aufguss hilft bei Geschwüren im Mundbereich und bei Zahnfleischerkrankungen.

Creme: Man verwendet die Creme bei entzündeter und trockener Haut, Verletzungen, trockenen Ekzemen, wunden Brustwarzen während der Stillzeit, Verbrennungen und Sonnenbrand.

Aufgussöl: Anwendung bei Frostbeulen, Hämorrhoiden und geplatzten Äderchen.

Ätherisches Öl

Zäpfchen: Bei Pilzbefall der Vagina verwendet man 1–2-mal täglich Zäpfchen mit 2–5 Tropfen Ringelblumen- und Teebaumöl.

Öl: Bei nervösen Angstzuständen und Depressionen gibt man 5–10 Tropfen in das Badewasser.

WARNUNG

- Verwechseln Sie diese Pflanze oder das daraus gewonnene ätherische Öl nicht mit Zubereitungen aus der französischen Ringelblume, *Tagetes patula*, und verwandten Arten. Diese werden bei Warzen sowie als Insektenschutz- und Unkrautvertilgungsmittel verwendet.

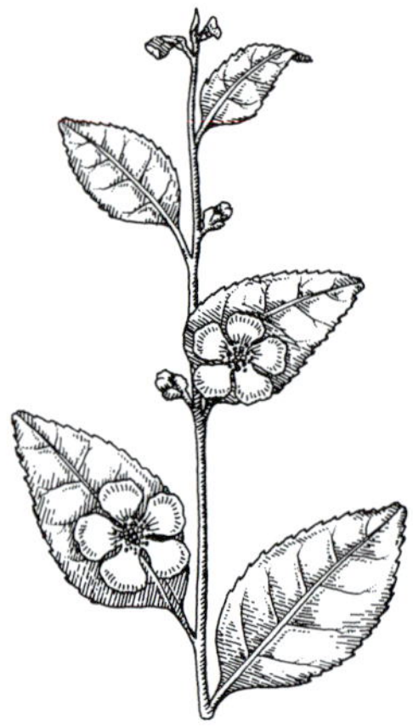

»Lieber drei Tage ohne Essen als einen Tag ohne Tee.«
Altes chinesisches Sprichwort.

Camellia sinensis

TEESTRAUCH

Tee, in China unter dem Namen »cha« bekannt, ist ein so beliebtes Getränk, dass seine Bedeutung als wichtiges Heilkraut fast vergessen wird. Die Chinesen trinken seit etwa 3000 v. Chr. Tee und betrachten ihn als anregendes Getränk sowie als adstringierendes, Schleim lösendes und verdauungsförderndes Mittel. Die drei Teearten – grün, schwarz und Oolong – werden aus den Blättern der gleichen Pflanzenart hergestellt. Wissenschaftler aus dem Fernen Osten haben nachgewiesen, dass einige grüne Teesorten die Gefahr von Magenkrebs verringern.

Eigenschaften
Bittersüß, austrocknend, Grüner Tee und Oolong sind kühlend, Schwarztee ist wärmend.

Bestandteile
Alkaloide (einschl. Koffein und Theobromin), Gerbsäuren (Polyphenole), Catechine, ätherisches Öl, Fluoride (in manchen Arten).

Wirkung
Stimulierend, adstringierend; verhindert Oxidation; antibakteriell, Harn treibend.

Verwendete Teile

Blätter
Die jungen, frischen Blätter und Blattknospen werden getrocknet, dann maschinell zusammengerollt und weiterverarbeitet. Schwarzer Tee wird vollständig fermentiert, Oolong-Tee wird teilfermentiert, und grüner Tee wird gar nicht fermentiert.

Grüner Tee
Ist reich an Fluoriden und verringert die Gefahr von Karies. Hilft auch bei Insektenstichen und wirkt Blut stillend. Es heißt ferner, dass der Tee bei Magen- und Hautkrebs wirksam eingesetzt werden könne und dass er das Immunsystem stärke.

Oolong-Tee
Sorten wie »Pu erh« eignen sich zur Senkung des Cholesterinspiegels nach einer fetten Mahlzeit. Nach japanischen Forschungen verringert er die Gefahr von Bluthochdruck und das Risiko von Arterienerkrankungen.

Schwarzer Tee
Schwarzer Tee ist als gewöhnliches Tagesgetränk in Europa, Indien sowie in Nordamerika weit verbreitet. Er ist reich an Gerbsäuren und wirkt stark adstringierend, so dass er bei Durchfall eine rasche Besserung bringt.

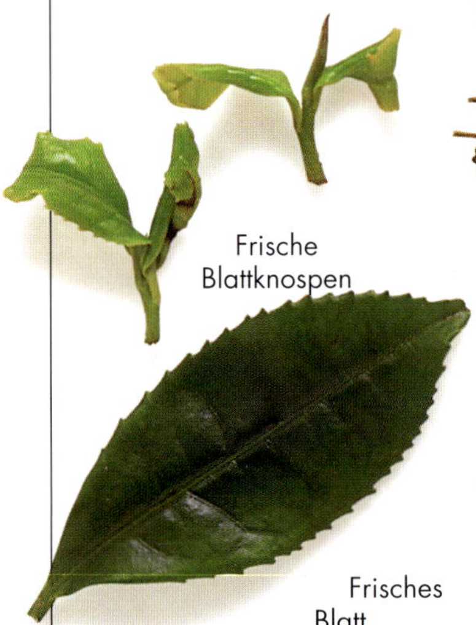

Frische Blattknospen

Frisches Blatt

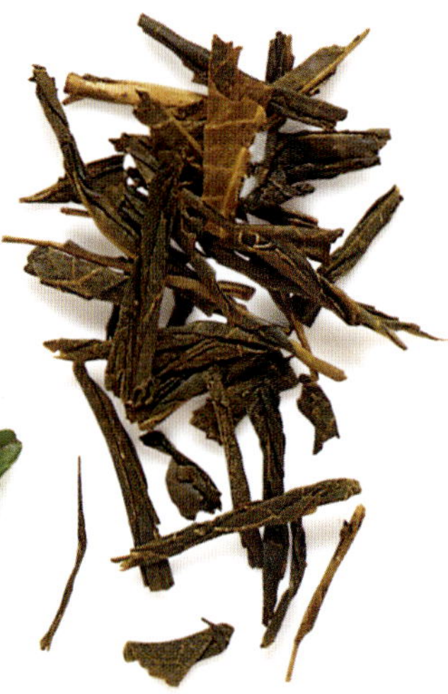

Grüner Tee

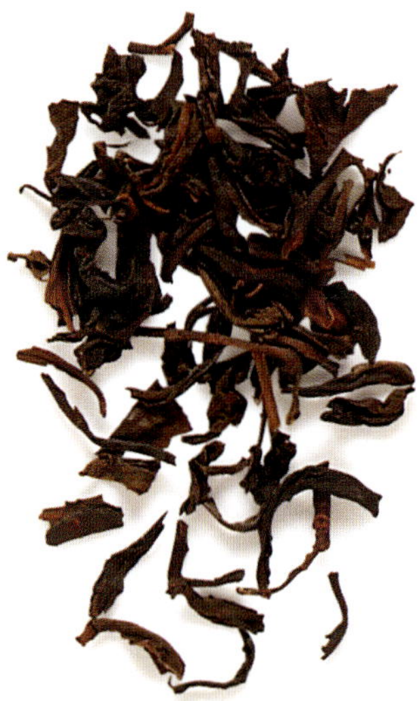

Oolong-Tee

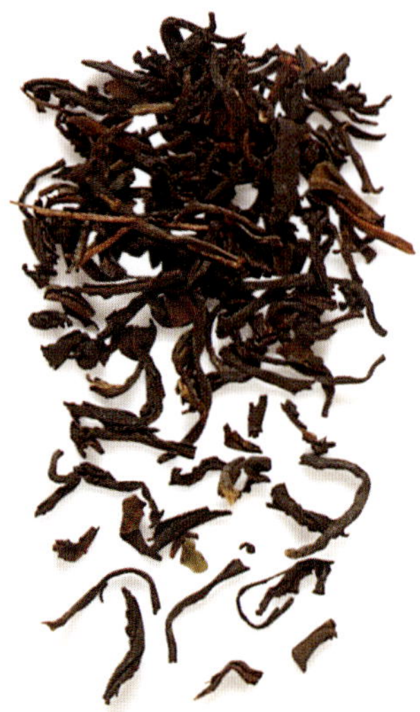

Schwarzer Tee

Anwendungen

Grüner Tee
Aufguss: Man trinkt ihn nach den Mahlzeiten, um Karies zu verhindern.

Umschlag: Man legt feuchte grüne Teeblätter auf Insektenstiche, um Juckreiz und Entzündung zu lindern.

Kompresse: Man tränkt ein Tuch in schwachem grünen Tee und verwendet es zur Ersten Hilfe bei blutenden Schnittverletzungen und Schürfwunden.

Oolong-Tee
Aufguss: Man trinkt ihn nach fetten Mahlzeiten, um den Cholesterinspiegel zu senken und Arterienverengungen vorzubeugen.

Schwarzer Tee
Aufguss: Bei Durchfall, Lebensmittelvergiftung und Ruhr nimmt man einen starken Aufguss aus gewöhnlichem Tee (2 Teelöffel pro Tasse, ohne Milch und Zucker). In Kanton gilt der Aufguss als altes Heilmittel nach übermäßigem Alkoholgenuss.

Umschlag: Auf müde Augen legt man benutzte Teebeutel. Feuchte Teeblätter beruhigen nach Insektenstichen.

Waschlösung: Bei Sonnenbrand verwendet man einen schwachen Aufguss zur kühlenden Reinigung.

WARNUNG

- Menschen mit Herzrhythmusstörungen, Schwangere und stillende Mütter sollten pro Tag nicht mehr als zwei Tassen Tee trinken, da der hohe Alkaloidgehalt zu einer Beschleunigung des Herzschlags führt.
- Menschen mit Magengeschwüren sollten übermäßigen Teegenuss vermeiden, da der bittere Geschmack die Magensäureproduktion anregen kann.

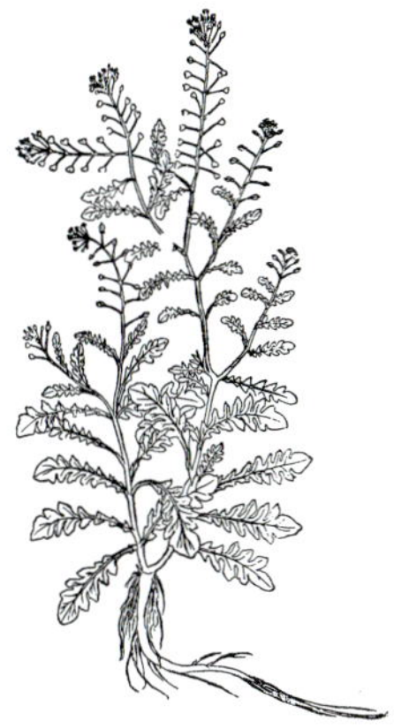

»Nur wenige Pflanzen haben mehr Vorzüge, doch es bleibt unbeachtet.«
Nicholas Culpeper, 1653.

Capsella bursa-pastoris

HIRTENTÄSCHEL

Das Hirtentäschel wird normalerweise eher als Unkraut eingeordnet; doch in der östlichen und westlichen Heilkunde hat es seinen festen Platz. Es verdankt seinen Namen den herzförmigen Samenkapseln, die an die Ledertaschen von Hirten erinnern. Im Volksmund trägt diese Pflanze auch noch den Namen »Mutterherzen«, ein Begriff, der auf ihre Verwendung bei Frauenleiden hinweist. Das Hirtentäschel wird hauptsächlich als Blut stillendes Kraut verwendet. In China glaubt man, dass seine Samen gut für das Augenlicht sind.

Eigenschaften
Süß, trocken, kühl.

Bestandteile
Saponine, Senföl, Flavonoide, Harz, Monoamine, Cholin, Acetylcholin, Sitosterin, Vitamine A, B, C.

Wirkung
Adstringierend, Blut stillend; antiseptisch bei Harnwegsinfekten; fördert den Kreislauf; senkt den Blutdruck.

Verwendete Teile

Sprossteile

In Europa hauptsächlich zur Stillung innerlicher und äußerlicher Blutungen verwendet, wirken auch stimulierend auf den Uterus. Werden in vielen Ländern als Salat verzehrt. Die Chinesen glauben, dass ihr süßer Geschmack schlechte Laune vertreibt. Kann fast ganzjährig frisch gesammelt werden.

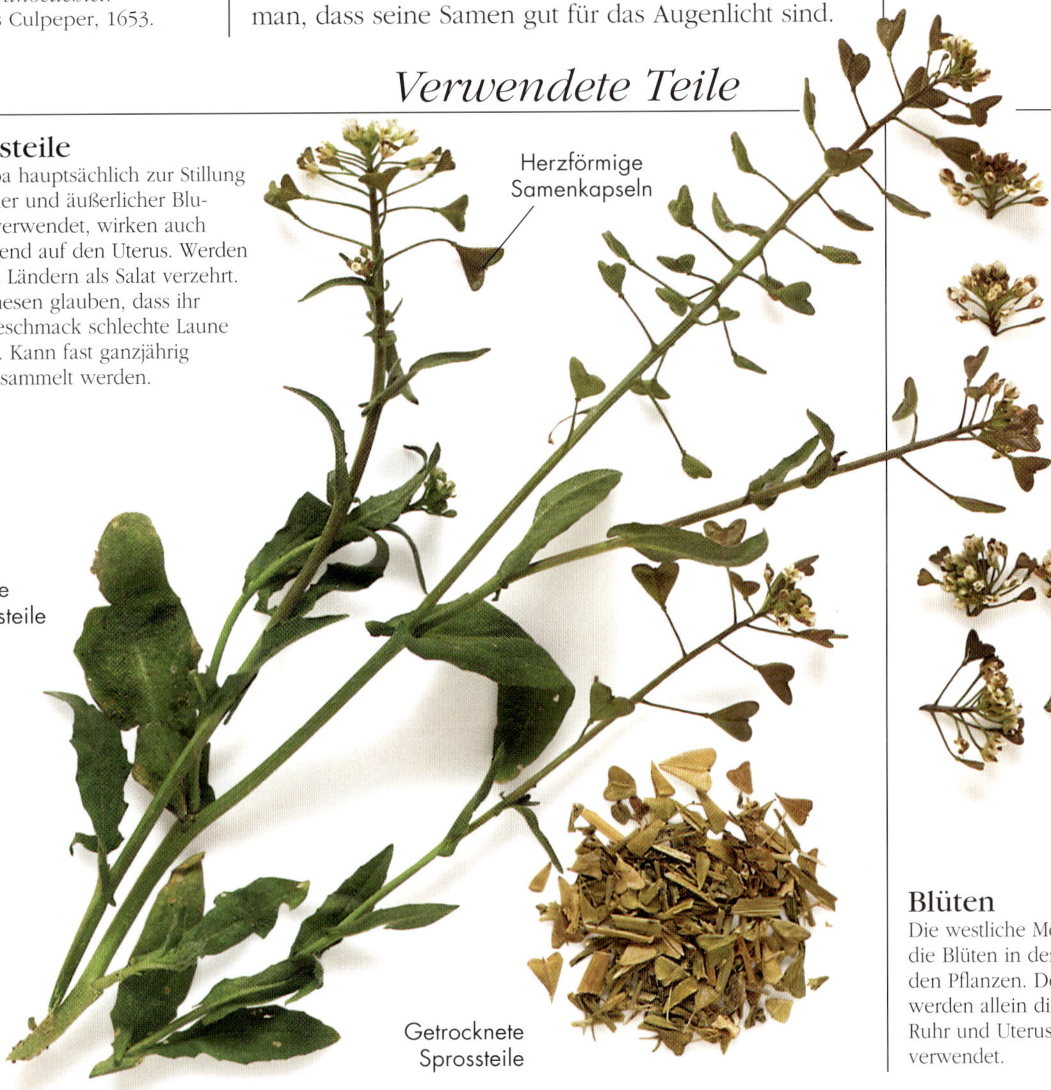

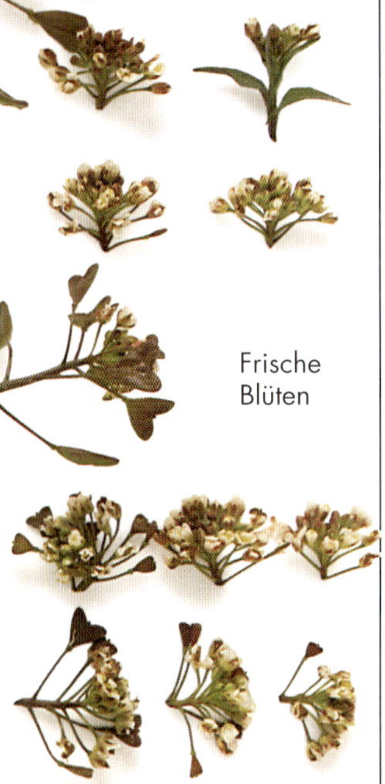

Blüten

Die westliche Medizin trennt die Blüten in der Regel nicht von den Pflanzen. Doch in China werden allein die Blüten bei Ruhr und Uterusblutungen verwendet.

Anwendungen

Sprossteile

Aufguss: Verwendung bei starker Periodenblutung, Blasenkatarrh und chronischem Durchfall. Ein starker Aufguss (doppelte Normalmenge) des frischen oder frisch getrockneten Krautes eignet sich am besten. Während der Wehen stimuliert der Genuss eines heißen Aufgusses die Kontraktionen; nach der Entbindung wirkt er Blut stillend.

Tinktur: Bei starker Periodenblutung, Blasenkatarrh und Durchfall nimmt man 3-mal täglich bis zu 10 ml.

Umschlag: Als Erste Hilfe legt man frische Kräuter auf blutende Wunden.

Kompresse: Man tränkt ein Tuch im Aufguss und legt es auf Schnittwunden. Bei Nasenbluten tränkt man einen kleinen Wattebausch in der Tinktur und führt ihn in das Nasenloch ein.

WARNUNG

- Außer während der Wehen sollte dieses Kraut von Schwangeren gemieden werden, da es die Uteruskontraktionen stimuliert.
- Bei einer plötzlichen Veränderung der Periodenblutung oder bei Blut im Urin sollte man einen Arzt aufsuchen, bevor man zur Selbstbehandlung übergeht.

Capsicum frutescens

CHILI

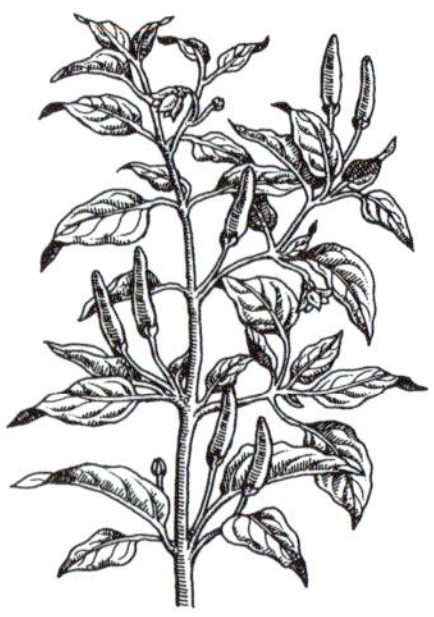

»... in ihm stecken böse Eigenschaften; er ist ein Feind der Leber und anderer Eingeweide ... er tötet Hunde.«
John Gerard, 1597.

Die scharfe rote Chilischote gelangte 1548 aus Indien in den Westen. Gerard beschreibt die Pflanze als »außerordentlich scharf und trocken, und das sogar im vierten Grad«. Er empfiehlt sie für Skrofulose, eine Lymphdrüsentuberkulose mit Hautinfektion, die auch unter dem Namen »Übel der Könige« bekannt war. Die Physiomedikalisten des 19. Jahrhunderts (siehe Seite 21) schätzten Chillies wegen ihrer wärmenden Eigenschaften bei Schüttelfrost, Rheumatismus und Depressionen.

Eigenschaften
Sehr scharf; austrocknend.

Bestandteile
Alkaloide (Capsaicin), Fettsäuren, Flavonoide, Vitamine A, B, C, ätherisches Öl, Zucker, Carotin.

Wirkung
Regt den Kreislauf an; Schweiß treibend; stimuliert die Magensäfte; entblähend, antiseptisch, antibakteriell; anregendes Nerventonikum. Lokal: Hautreizmittel; verstärkt den Blutstrom in ein bestimmtes Gebiet.

Verwendete Teile

Früchte

Hat auf den ganzen Körper eine anregende Wirkung, verstärkt den Blutfluss, regt das Nervensystem an, fördert die Verdauung und stimuliert die Yang-Energien (siehe Seite 15). Schweißtreibend und antibakteriell, daher geeignete Arznei bei Erkältung und Schüttelfrost. Hilft auch bei Halsleiden wie Kehlkopfentzündung und Heiserkeit. Jüngste Untersuchungen lassen vermuten, dass Chili bei Gürtelrose und Migräne Schmerz lindernd wirkt.

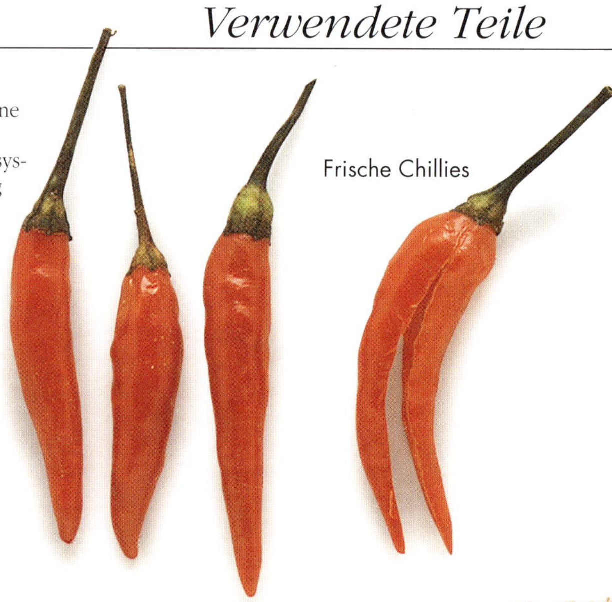

Frische Chillies

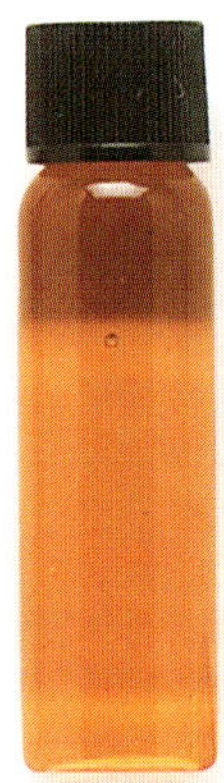

Aufgussöl und Salbe *brennen weniger als die rohe Pflanze. Sie sind deshalb hautfreundlicher.*

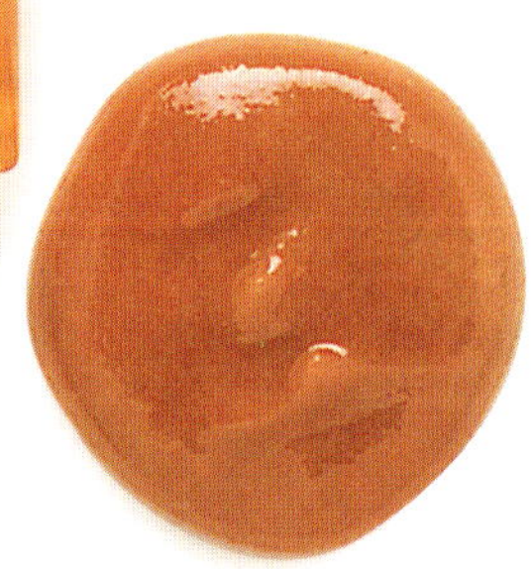

Salbe

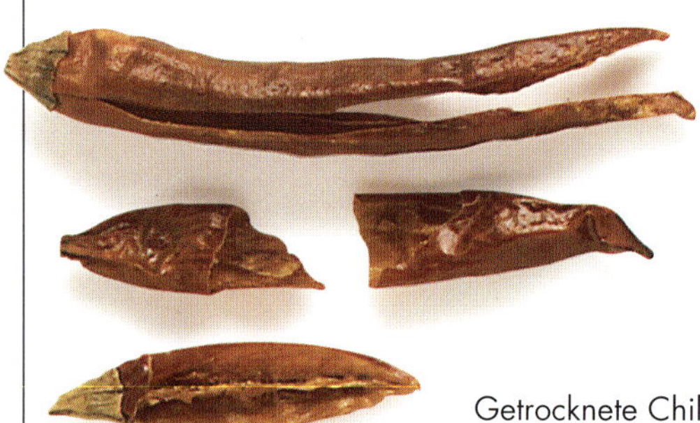

Getrocknete Chillies

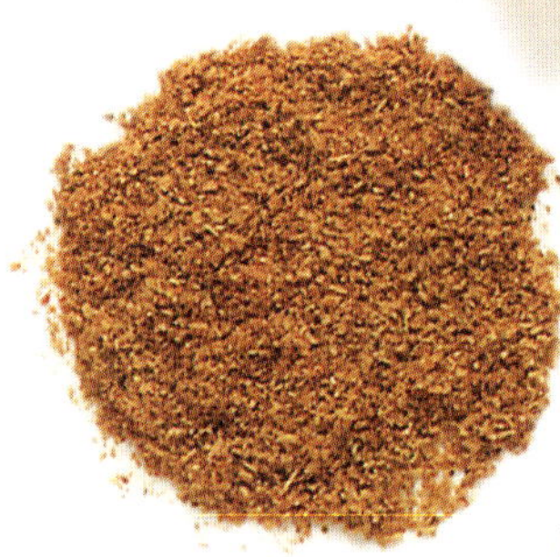

Pulver

Anwendungen

Frucht

Aufguss: Man gibt ½ Teelöffel der Pflanze in eine Tasse mit kochendem Wasser; dann verdünnt man 1 Esslöffel dieses Aufgusses nochmals mit heißem Wasser, bis die Menge einer Tasse entspricht. Diesen Aufguss trinkt man nach Bedarf. Ideal bei Erkältung und Schüttelfrost, kalten Händen und Füßen, Schock und Depression. Zur Stimulierung der Verdauung nimmt man 2–3 Tropfen des unverdünnten Aufgusses.

Tinktur: Man verdünnt 5–10 Tropfen in einer Tasse mit heißem Wasser und trinkt dies zur Anregung des Kreislaufs und als Tonikum.

Kompresse: Man tränkt ein Tuch im Aufguss und verwendet es bei rheumatischen Beschwerden, Verstauchungen und Blutergüssen.

Salbe: Verwendung bei Frostbeulen, solange die Haut nicht aufgerissen ist.

Gurgelmittel: Man verdünnt 5–10 Tropfen der Tinktur in einem halben Wasserglas und gurgelt damit bei Halsschmerzen. Dieses Mittel eignet sich besonders bei geschwächten Menschen.

Aufgussöl: Man gibt 25 g Pulver auf 500 ml Sonnenblumenöl und erhitzt die Mischung 2 Stunden in einem Wasserbad. Dann streicht man einen kleinen Teil auf die Umgebung des offenen Beines (nicht auf das Geschwür selbst), um den Blutstrom von der betroffenen Region abzuleiten.

Massageöl: Man verwendet das Aufgussöl als wärmendes Massageöl bei Rheumatismus, Hexenschuss und Arthritis.

WARNUNG

- Die Samen können giftig wirken und müssen entfernt werden.
- Die vorgegebenen Mengenangaben einhalten. Übermäßiger Verzehr von Chili kann zu Gastroenteritis und Leberschäden führen.
- Während der Schwangerschaft und Stillzeit sollten therapeutische Dosen vermieden werden.
- Lassen Sie die Kompresse nicht zu lange auf der Haut, da sich sonst Blasen bilden können.
- Fassen Sie sich nicht in die Augen und berühren Sie keine offenen Wunden, wenn Sie mit frischen Chillies hantiert haben.

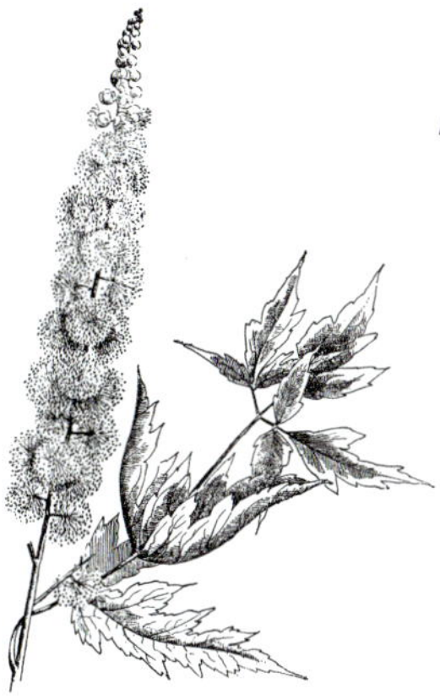

»Ohne Frage eine der wertvollsten unserer einheimischen Medizinpflanzen.«
Dr. A. Clapp, Mitte des 19. Jahrhunderts.

Cimicifuga racemosa

TRAUBENSILBERKERZE

Nordamerikanische Indianer behandelten Rheuma, Gelbfieber, Schlangenbisse, Nierenbeschwerden und Frauenleiden mit der Traubensilberkerze, die sie »Black Cohosh«, »Schlangenwurzel« oder »Wurzel der Squaws« nannten. Die Siedler nahmen es gegen Pocken. Anfang des 19. Jahrhunderts hielt es in der europäischen Kräuterheilkunde Einzug. Mehrere orientalische Arten wie *C. foetida* und *C. dahurica* verwendet die chinesische Medizin in Form von Sheng ma vor allem bei Erkältungen und Masern.

Eigenschaften
Scharf, süß, leicht bitter, kalt.

Bestandteile
Triterpenglykoside, Zimtsäurederivate, Chromone, Isoflavone, Tannine, Salizylsäure.

Wirkung
Krampf lösend, antiarthritisch, entzündungshemmend, antirheumatisch, leichtes Schmerzmittel, Nerven entspannend, beruhigend, menstruationsfördernd, Harn treibend, Husten stillend, senkt den Blutzuckerspiegel und den Blutdruck.

Verwendete Teile

Frische Wurzel

C. racemosa

Die westliche Kräutermedizin setzt sie bei Beschwerden wie dem rheumatischen Formenkreis, Atemwegsbeschwerden, Frauenleiden und Nervosität ein. Aktuelle deutsche Studien bestätigen, dass sie die Wechseljahrsbeschwerden lindert. Man weiß jetzt, dass sie eine starke östrogene Wirkung hat. Kräuterheilkundige haben mit der Wurzel traditionell Fehlgeburten vorgebeugt.

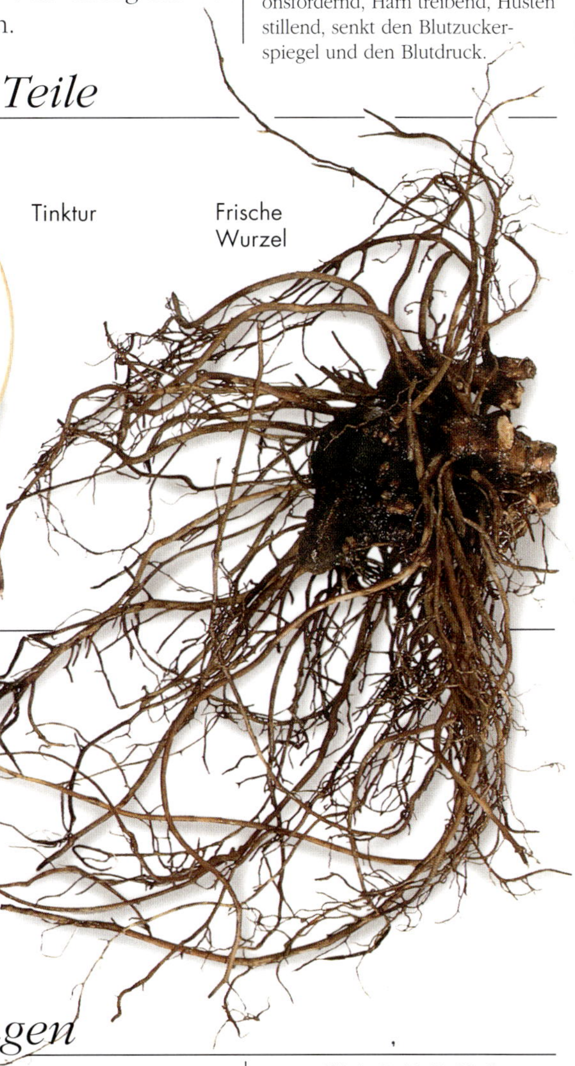

Wurzelstock

C. foetida/C. dahurica

Sheng ma nimmt man in der chinesischen Medizin bei fiebrigen Erkältungen, Masern, Kopfschmerzen und Geschwüren, in niedrigster Dosierung (unter 3 g) auch bei einem Vorfall des Anus oder der Gebärmutter.

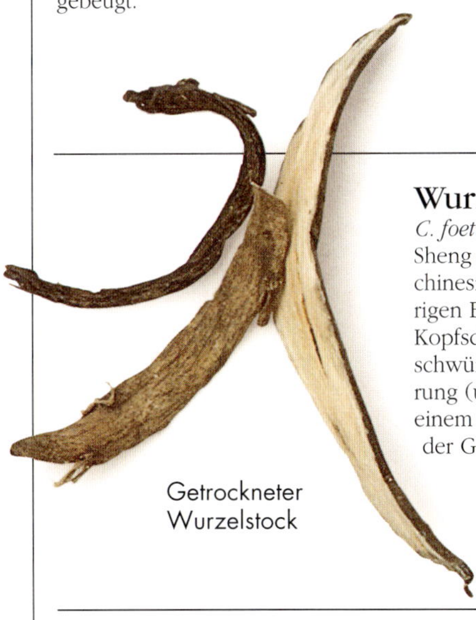

Anwendungen

Frische Wurzel

C. racemosa

Absud: Man nimmt $^1/_2$ Tasse Standardabsud pro Dosis bei Rückenschmerzen, Gesichtsneuralgie, Ischias und Rheumaschmerzen oder kombiniert ihn mit der gleichen Menge Fieberklee und Baldrian.

Tinktur: Bei Hitzewallungen, Nachtschweiß und Stimmungsschwankungen in den Wechseljahren nimmt man pro Gabe 20 Tropfen mit der gleichen Menge Johanniskraut oder zusammen mit antirheumatischen Kräutern bei Schmerzen im unteren Rücken, Arthritis, Ischias und Muskelschmerzen.

Sirup: Zusammen mit Alant und Süßholz hilft er bei Keuchhusten und Bronchitis.

Kapseln: Zwei- bis dreimal täglich nimmt man 200 mg bei Rückenproblemen und Rheuma, eventuell zusammen mit Teufelskralle.

Wurzelstock

C. foetida/C. dahurica

Absud: Zusammen mit roter Pfingstrose (Chi shao yao), Lakritz und Ge gen wird er bei Masern und Frösteln eingesetzt.

Tinktur: Um die Milz- und Magenenergie zu stärken, kombiniert man mit tonisierenden Kräutern wie Huang qi, Ginseng und Bai zhu.

WARNUNG

- Zu hohe Dosierung kann zu Übelkeit und Erbrechen führen.
- Während der Schwangerschaft sollten Sie Traubensilberkerze nicht einsetzen.

Cinnamomum-Arten
ZIMT

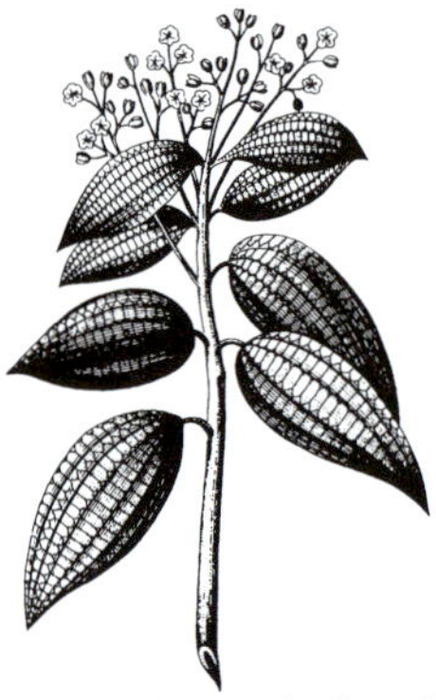

»... kursiert die Geschichte, dass Zimt in den Sümpfen wächst, von einer schrecklichen Fledermausart bewacht; ... erfunden, um die Preise hoch zu treiben.«
Plinius, 77 n. Chr.

Der stark duftende und wärmende Zimt eignet sich für alle möglichen »kalten« Zustände, von gewöhnlicher Erkältung und verkühltem Magen bis zu Arthritis und Rheumatismus. Im Westen verwendet man meist die Rinde von *C. zeylanicum* (Ceylonzimt), die als gerollte Zimtstange im Handel ist. Die Chinesen bevorzugen *C. cassia* (Zimtkassie) und verwenden Rinde (Rou gui) und Zweige (Gui zhi); die Rinde soll für den Rumpf, die Zweige für Finger und Zehen heilsam sein. Wissenschaftliche Untersuchungen betonen die Blutzucker senkenden Eigenschaften, die sich günstig auf Diabetes auswirken.

Eigenschaften
Rinde: Stark duftend, süß, sehr heiß.
Zweige: Stark duftend, süß, weniger heiß.

Bestandteile
Ätherisches Öl, Gerbsäuren, Schleim, Gummi, Zucker, Cumarine.

Wirkung
Rinde und Zweige: Entblähend, Schweiß treibend; wärmendes, verdauungsförderndes Mittel; Krampf lösend, antiseptisch, stärkend; stimuliert den Uterus.
Ätherisches Öl: Stark antibakteriell, Pilz tötend; stimuliert den Uterus.

Verwendete Teile

Rinde
Im Westen nimmt man die inneren Rindenteile vor allem bei Magenverstimmung, Trägheit, Koliken und Durchfall. Man setzt auch alkoholische Auszüge gegen das Bakterium *Helicobacter pylorii* ein, das Magengeschwüre verursachen kann. In China gilt Rou gui als wärmendes Tonikum für die Nieren und als gutes, kräftigendes Heilmittel bei Qi (Energie)- Schwäche der Nieren, zum Beispiel bei Asthma und Problemen während des Klimakteriums. Die inneren Rindenteile sind Schweiß treibend.

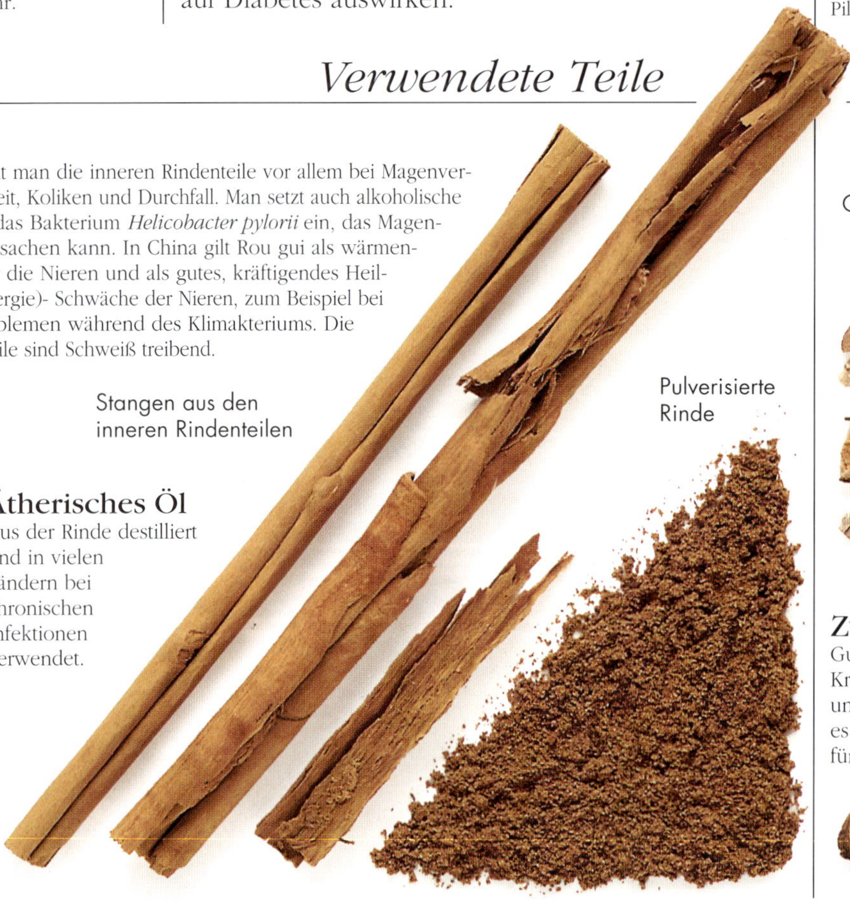

Stangen aus den inneren Rindenteilen

Pulverisierte Rinde

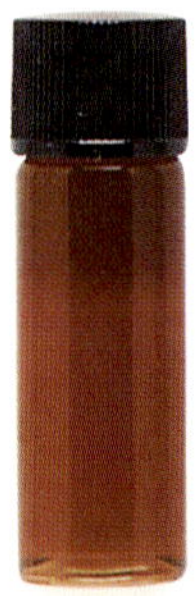

Ätherisches Öl
Aus der Rinde destilliert und in vielen Ländern bei chronischen Infektionen verwendet.

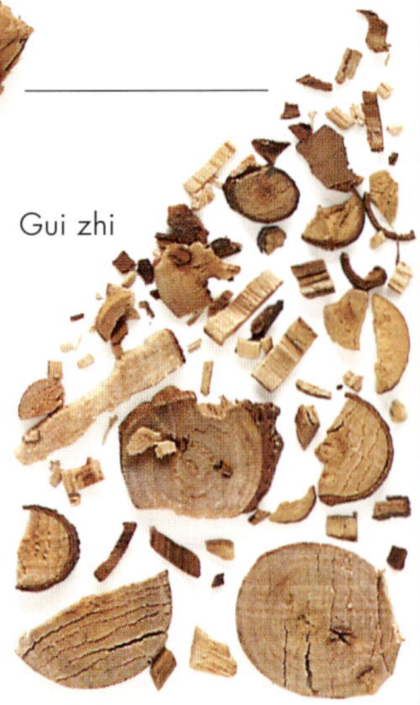

Gui zhi

Zweige
Gui zhi kann zur Anregung des Kreislaufs bei kalten Händen und Füßen verwendet werden; es ist Schweiß treibend und ideal für »kalte« Zustände.

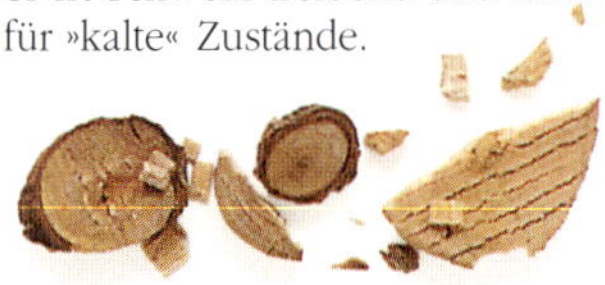

Anwendungen

Rinde
Absud: Verwendung bei chronischem Durchfall oder Leiden, die auf eine Schwäche des Qi (Energie) der Nieren zurückgehen. Auch bei »kalten« Zuständen.

Tinktur: Bei Erkältung und Schüttelfrost verdünnt man bis zu 5 ml in etwas heißem Wasser.

Pulver/Kapseln: Verwendung bei »kalten« Zuständen, die die Nieren und die Verdauung betreffen.

Ätherisches Öl
Inhalation: Man löst 5 Tropfen Öl in kochendem Wasser und inhaliert den Dampf bei Husten und Reizungen der Atemwege.

Massageöl: Man verdünnt 10 Tropfen Zimtöl in 25 ml Mandel- oder Sonnenblumenöl und verwendet es bei Unterleibskoliken, Magenverkühlung und Durchfall.

Zweige
Absud: Verwendung bei Erkältung, Magenverkühlung und zur Anregung des Kreislaufs. Verträgt sich gut mit Ingwer.

Tinktur: Man verdünnt bis zu 5 ml in etwas heißem Wasser und verwendet es als Absud.

Kompresse: Bei Arthritis und Rheuma tränkt man ein Tuch im Absud oder der verdünnten Tinktur zur Schmerzlinderung.

WARNUNG

- Während der Schwangerschaft sollte man therapeutische Dosen, vor allem des ätherischen Öls, vermeiden, da die Pflanze den Uterus stimuliert.
- Bei überhitzten oder fiebrigen Zuständen sollte man das Kraut mit Vorsicht genießen.

Citrus sinensis

ORANGE

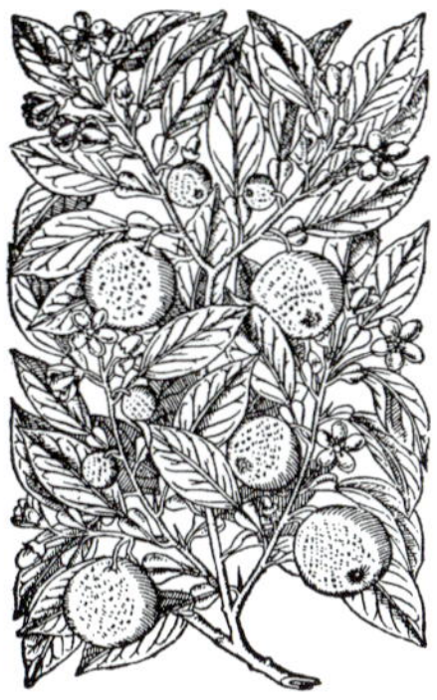

»Die süßen Arten fördern die Sekretion der Bronchien, die sauren die Schleimlösung. Sie stillen den Durst, sind heilsam für den Magen ...«
Li Shi Zen, 16. Jahrhundert.

Die Orange ist eine geschätzte Heilpflanze, die aus China stammt. Bereits im Mittelalter war sie auch bei arabischen Ärzten sehr beliebt. Im 16. Jahrhundert soll eine italienische Prinzessin namens Anna-Marie de Nerola ein Öl aus dem Extrakt der Blüten entdeckt haben, mit dem sie ihre Handschuhe parfümierte. Heute ist das so genannte Neroliöl fast unbezahlbar. Bei den Chinesen erfreuen sich Citrus-Arten als Heilpflanzen immer noch größter Beliebtheit: Die bittere Pomeranze (*C. aurantium*) und die süßeren Tangerinen und Satsumas (*C. reticulata*) finden am meisten Verwendung.

Eigenschaften
C. aurantium: Sauer, bitter, kühl.
C. reticulata: Warm, stark duftend, bitter.

Bestandteile
Ätherisches Öl, Vitamine A, B, C, Flavonoide, Bitterstoffe.

Wirkung
C. aurantium: Entblähend, verdauungsfördernd, Nerven beruhigend; erhöht den Blutdruck; Harn treibend, Schleim lösend, stärkend.
Neroliöl: Beruhigend, stärkend, Krampf lösend; antidepressiv.
C. reticulata: Harn treibend, verdauungsfördernd, Schleim lösend.

Verwendete Teile

Früchte

C. aurantium

In China werden reife und unreife Früchte für Heilzwecke verwendet, die unreife, bittere Orange (Zhi shi) ist wirkungsvoller als die reife (Zhi ke). Die Frucht fördert die Verdauung, hilft bei Verstopfung, bewegt stagnierendes Qi (Energie) und wirkt bei Husten (vor allem bei zähem gelbem Schleim) kühlend und Schleim lösend; beruhigt auch die Nerven und hilft bei Schlaflosigkeit und Schock.

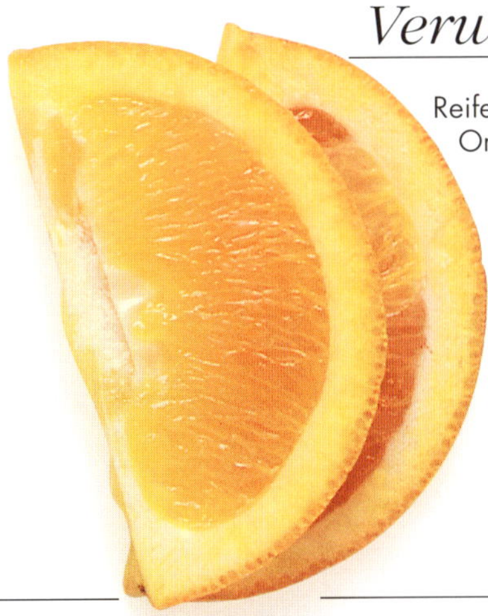

Reife bittere Orange

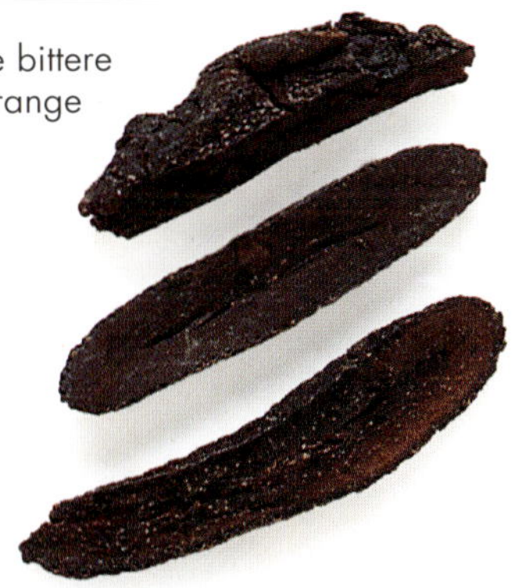

Zhi ke

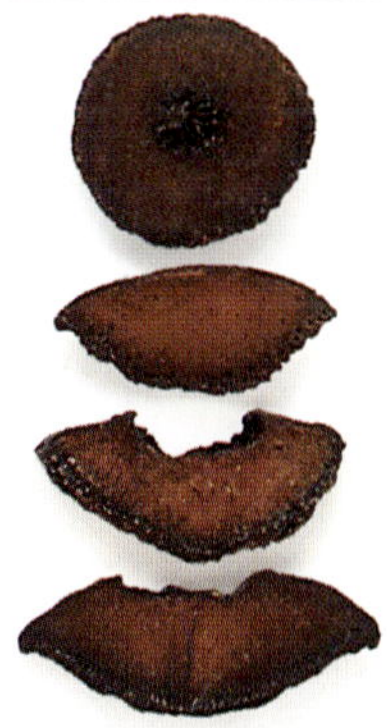

Zhi shi

Neroliöl

C. aurantium

Wird aus den Blüten bitterer Orangen extrahiert, hilft gegen Depressionen und beruhigt. Es kann auch bei chronischem Durchfall, trockener Haut und geplatzten Äderchen eingesetzt werden.

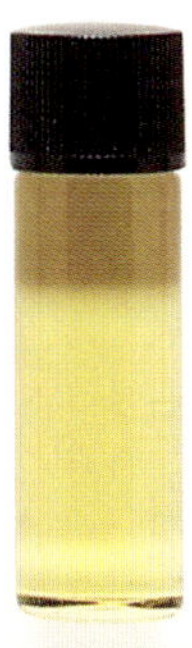

Schale

C. reticulata

Die Chinesen verwenden die grüne Schale (Qing pi) der unreifen und die getrocknete (Chen pi) der reifen Frucht. Beide bringen stagnierendes Qi (Energie) wieder in Bewegung und fördern die Verdauung. Chen pi wirkt auch Schleim lösend bei Husten. Ernte von frischen unreifen oder reifen Früchten und anschließendes Trocknen.

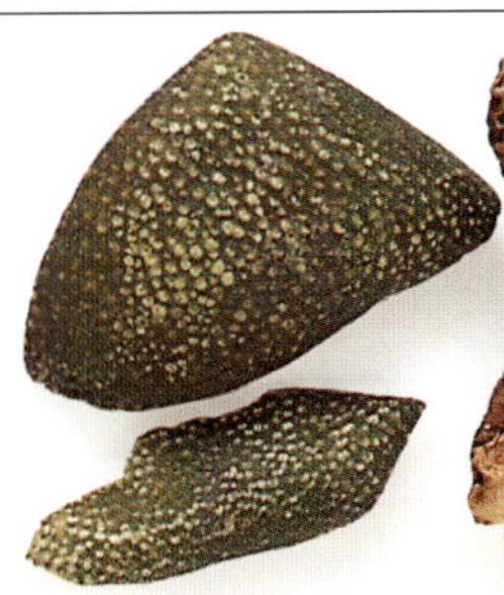

Qing pi

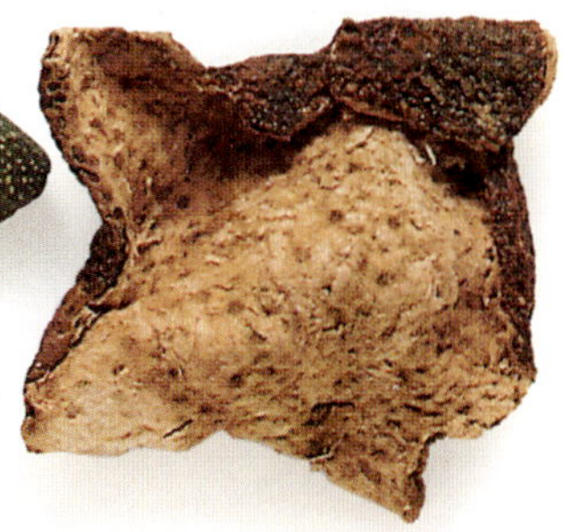

Chen pi

Anwendungen

Frucht

C. aurantium

Absud: Verwendung bei Verdauungsstörungen, Verstopfung und Husten. Bei Menstruationsbeschwerden mit Dang gui mischen.

Tinktur: Bei Angst, Schock und Schlaflosigkeit nimmt man einige Tropfen.

Neroliöl

C. aurantium

Creme: Man mischt 1–2 Tropfen unter die Hautcreme und verwendet sie für alle Hauttypen.

Massageöl: Man mischt 1–2 Tropfen unter 10ml Mandelöl und verwendet es bei nervösen Zuständen und Verdauungsstörungen.

Orangenblütenwasser: Ein Nebenprodukt der Dampfdestillation. Verwendung als Beruhigungsmittel bei Blähungen sowie bei Schock, Angstzuständen und Schlaflosigkeit. Wenn Säuglinge unter Koliken oder Schlaflosigkeit leiden, gibt man 5–10ml Orangenblütenwasser zu ihrer Nahrung.

Schale

C. reticulata

Absud: Man verwendet beide Schalenarten bei Verdauungsschwäche und Blähungen im Unterleib. Bei Husten nimmt man Chen pi.

Sirup: Bei Husten gibt man 2–4ml Sirup aus Chen pi.

WARNUNG

- Wenn Sie Chen pi aus Tangerinen selbst zubereiten wollen, sollten Sie Früchte aus organischem Anbau verwenden, um die Pestizidbelastung möglichst niedrig zu halten.
- Während der Schwangerschaft sollten Sie bittere Orangen mit Vorsicht genießen, da sie Kontraktionen auslösen können.

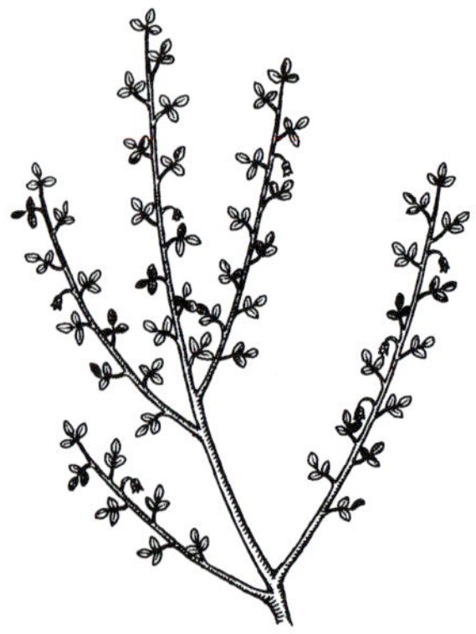

»Es führte zu weit, all die wunderbaren Wirkungen dieser Pflanze auf frische Wunden aufzuführen ...«
John Gerard, 1597.

Commiphora molmol

MYRRE

Mit ihrem ölhaltigen Harz aus den Ästen der buschigen Sträucher, die in Arabien und Somalia wachsen, gilt die Myrre seit Jahrtausenden als einer der Schätze des Orients. Im alten Ägypten verwendeten die Hausfrauen Myrrekügelchen, um Flöhe zu vertreiben. In der Volksheilkunde wurde Myrre zur Behandlung von Muskelschmerzen und für Rheumapflaster eingesetzt. In China ist das Heilmittel unter dem Namen Mo yao bekannt und wird mindestens seit der Tang-Dynastie (600 n. Chr.) zur Wundversorgung und Blutbildung verwendet.

Eigenschaften
Heiß, trocken, herb, bitter.

Bestandteile
Ätherisches Öl, Harz, Gummi.

Wirkung
Pilz tötend, antiseptisch, adstringierend; stärkt das Immunsystem; bitter, Schleim lösend; fördert die Durchblutung; lindert Katarrh. Neueste Forschungen legen nahe, dass Auszüge daraus dazu beitragen könnten, Artheriosklerose vorzubeugen.

Verwendete Teile

Harz

Beim Anschneiden der Äste tritt eine dicke hellgelbe Flüssigkeit aus. Sie trocknet zu einer rotbraunen festen Masse, die aufgelöst in Tinkturen und Ölen Verwendung findet. Das adstringierende Harz wird häufig zur Wundversorgung eingesetzt und eignet sich auch für Halsschmerzen und Mundgeschwüre. Laut Wissenschaft kann es zur Senkung des Cholesterinspiegels beitragen. In China verwendet man es, um Blut »zu bewegen« und schmerzhafte Geschwulste zu lindern.

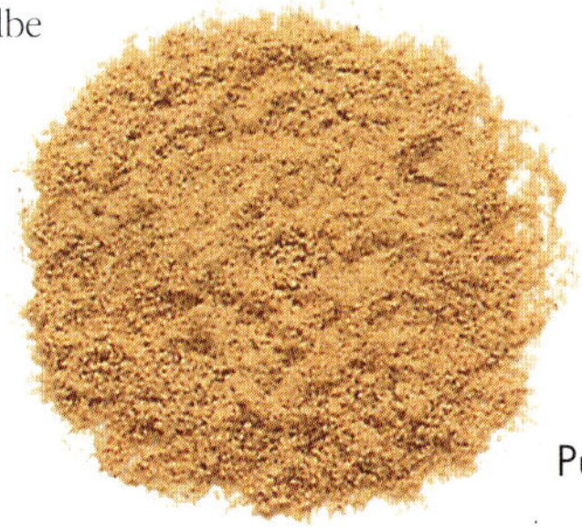

Pulver

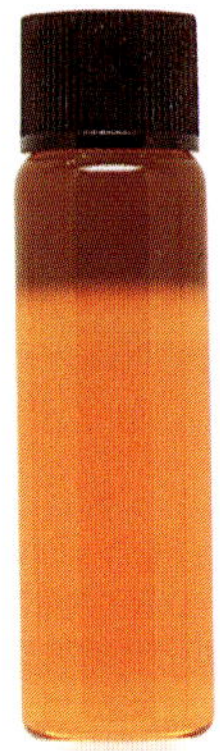

Ätherisches Öl

Myrreöl wird aus dem Harz destilliert und wurde bereits bei den alten Griechen zur Wundversorgung verwendet. Den Eigenschaften nach gilt es allgemein als Yang, aber es wirkt eher entzündungshemmend als erhitzend. Schleim lösend, zum Einreiben der Brust bei Bronchitis und Erkältung mit Katarrh.

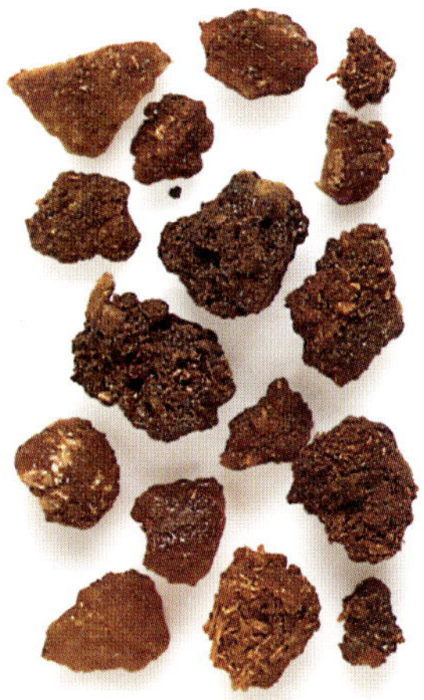

Mo yao

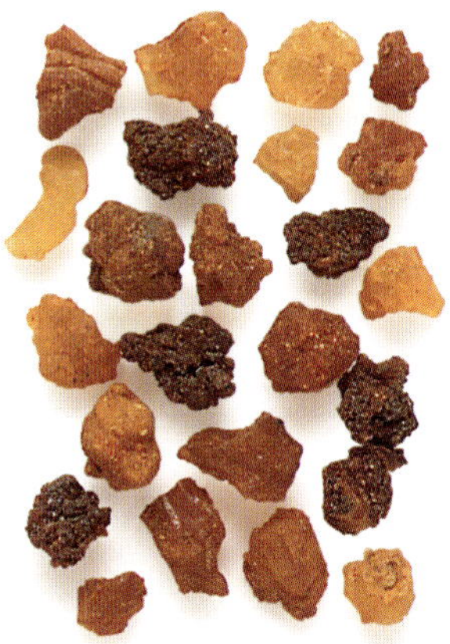

Festes Harz

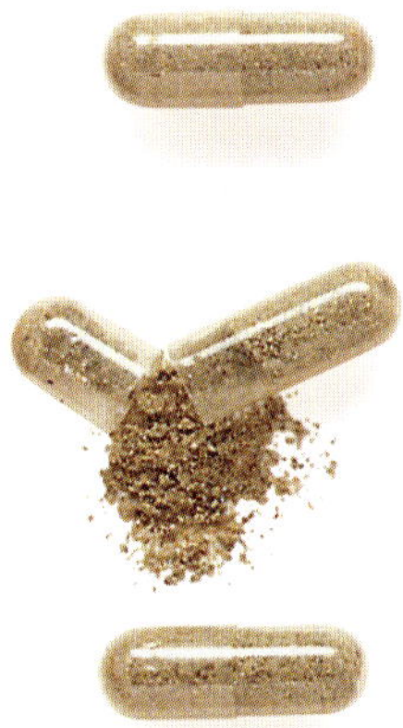

Kapseln

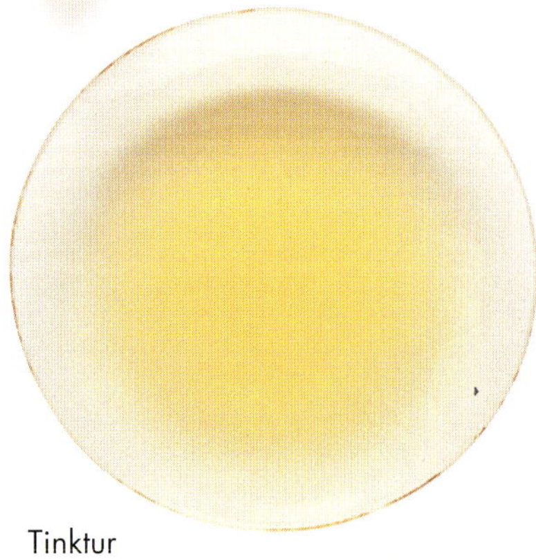

Tinktur

Anwendungen

Harz

Tinktur: Verwendung bei Infektionen und fiebrigen Erkrankungen, von Erkältung im Kopfbereich bis zu Drüsenfieber. Ideal bei Katarrh der oberen Atemwege, kann mit Schleim lösenden Mitteln kombiniert werden. Man nimmt täglich bis zu 5 ml in Gaben zu 20–40 Tropfen verdünnt mit Wasser.

Kapseln: Eine wohlschmeckende Alternative zur Tinktur. Man nimmt bis zu 5-mal täglich eine 200-mg-Kapsel.

Gurgelmittel/Mundwasser: Bei Halsschmerzen und Mundgeschwüren gibt man 1–2ml der Tinktur in ein halbes Wasserglas.

Mundspülung: Bei Halsschmerzen und Mundgeschwüren gibt man 20–40 Tropfen der Tinktur in ein halbes Wasserglas.

Pulver: In China wird Myrre (3–9g) als Analgetikum verwendet, vermahlen mit Färberdistel. Es hilft bei Unterleibsschmerzen, die von eingeschränkter Blutzirkulation herrühren, wie Menstruationsschmerz.

Ätherisches Öl

Öl: Man verdünnt 10 Tropfen mit 25ml Wasser, schüttelt es und trägt es äußerlich auf Wunden und chronische Geschwüre auf oder verwendet es als Hämorrhoidenlotion.

Einreiben der Brust: Bei Bronchitis und Erkältung mit zähem Schleim verwendet man 1ml Öl in 15ml Mandel- oder Sonnenblumenöl.

Zäpfchen: Man vermischt 10 Tropfen Öl mit 30g geschmolzener Kakaobutter und lässt die Masse in einer Form für 24 Zäpfchen fest werden.

WARNUNG

- Sollte von Schwangeren gemieden werden, da Myrre den Uterus stimuliert.

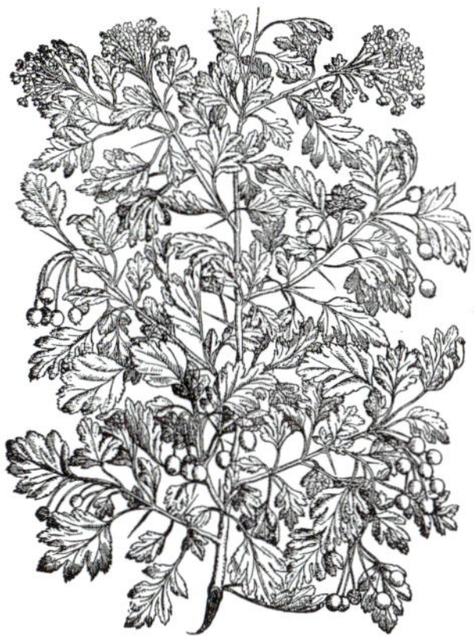

»Crataegus ist schnell zu einem der häufigsten Herzmittel geworden.«
Rudolf Weiss, 1985.

Crataegus-Arten

WEISSDORN

Der Weißdorn wurde schon immer wegen seiner adstringierenden Wirkung geschätzt und bei Durchfall, starker Monatsblutung und als Erste-Hilfe-Mittel zum Entfernen von Splittern verwendet. Im letzten Jahrhundert hat man seine beachtliche tonische Wirkung auf das Herz entdeckt. Heute gehört er zu den beliebtesten Kräutern bei Herzleiden. Im Westen werden hauptsächlich die Arten *C. oxycantha* und *C. monogyna* verwendet. In China werden die Beeren von *C. pinnatifida* zur Anregung von Verdauung und Kreislauf eingesetzt.

Eigenschaften

Blühende Triebspitzen: Kühl; adstringierender Geschmack.
Beeren: Sauer, leicht süß, warm.

Bestandteile

Flavonoidglykoside, Procyanidine, Saponine, Gerbsäuren, Mineralstoffe.

Wirkung

Entspannt die peripheren Blutgefäße; Herztonikum; adstringierend.

Verwendete Teile

Blühende Triebspitzen

C. oxycantha und *C. monogyna*

Die Blüten werden vielfach als Herztonikum verwendet. Ihre genaue Wirkungsweise wird noch untersucht, aber sie scheinen die Koronardurchblutung zu fördern, was die Gefahr von Angina-pectoris-Anfällen verringert; leicht Blutdruck senkend. Bei starken Herzrhythmusstörungen spritzt man hohe Dosen. Ernte im Frühsommer.

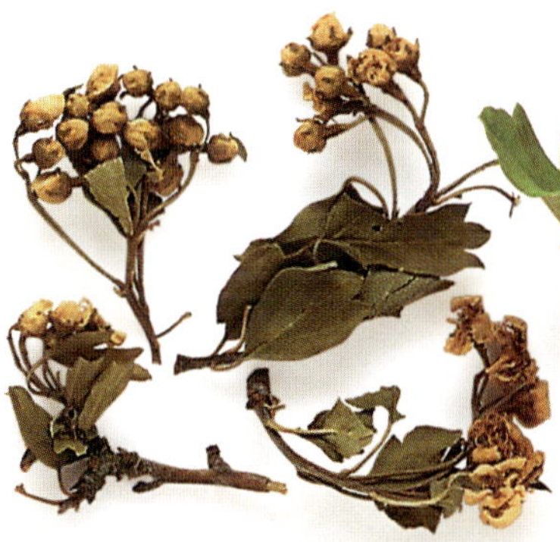

Getrocknete blühende Triebspitzen

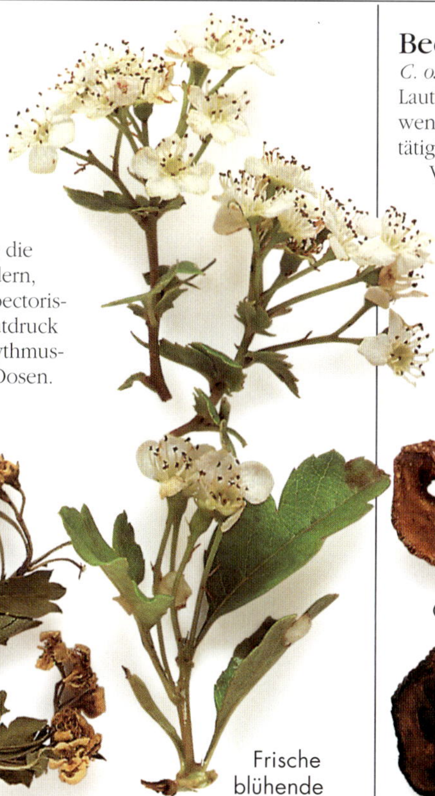

Frische blühende Triebspitzen

Beeren

C. oxycantha und *C. monogyna*

Laut Forschung enthalten die Beeren weniger Bestandteile, die die Herztätigkeit beeinflussen, als die Blüten. Von Naturheiltherapeuten werden dennoch beide verschrieben. Die Beeren helfen auch bei Durchfall. Ernte der reifen Beeren im Spätsommer oder Frühherbst.

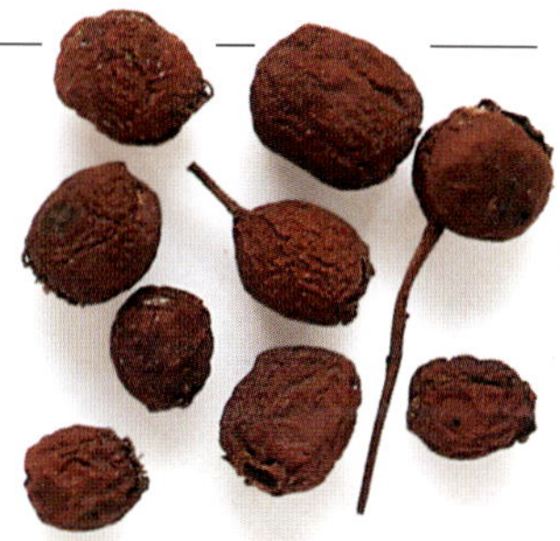

Getrocknete Beeren

Beeren

C. pinnatifida

In China heißen die Beeren Shan zha und werden vor allem bei Symptomen einer »Nahrungsträgheit« verwendet. Dazu gehören Schwellungen im Unterleib, Verdauungsschwäche und Blähungen. Man glaubt, dass die Beeren das Blut »bewegen« und Trägheit, vor allem nach der Geburt eines Kindes, überwinden. Teilweise verkohlte Beeren helfen bei Durchfall.

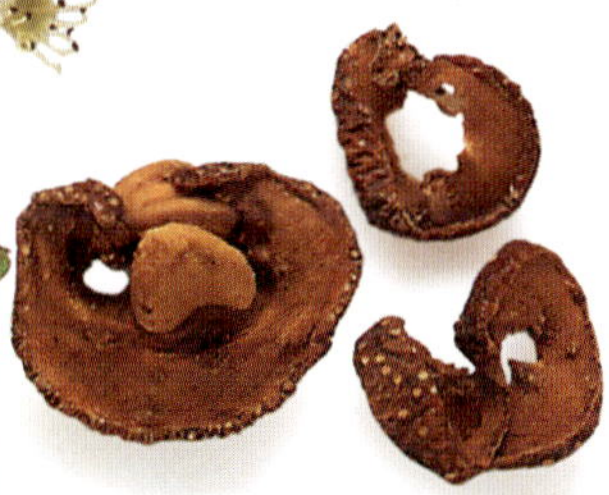

Getrocknete Shan zha

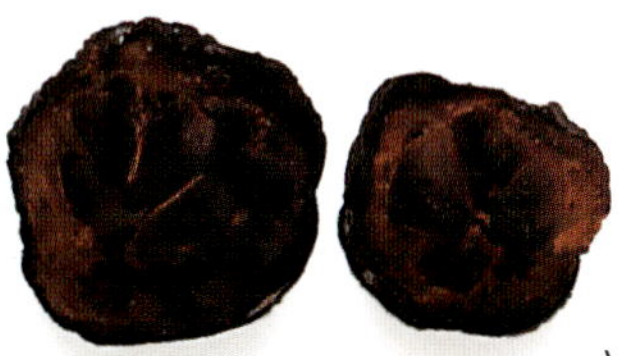

Verkohlte Shan zha

Anwendungen

Blühende Triebspitzen

C. oxycantha/C. monogyna

Aufguss: Verwendung bei schlechter Durchblutung und als Herztonikum; in Kombination mit Schafgarbe oder Ju hua bei Bluthochdruck.

Tinktur: Wird zusammen mit anderen Herzkräutern bei Angina pectoris, Bluthochdruck und ähnlichen Leiden verschrieben.

Beeren

C. oxycantha/C. monogyna

Absud: Man verwendet 30g Beeren auf 500ml Wasser und lässt die Mischung lediglich 15 Minuten sieden. Verwendung bei Durchfall oder zusammen mit Ju hua und Gou qi zi bei Bluthochdruck.

Saft: Man verwendet den Saft frischer Beeren als Herztonikum; auch bei Durchfall, Verdauungsschwäche oder als allgemeines Verdauungstonikum.

Beeren

C. pinnatifida

Absud: Bei Schwellungen im Unterleib verwendet man 10–20g auf 500ml Wasser zusammen mit Zhi ke; bei Menstruationsschmerz oder Beschwerden nach der Entbindung zusammen mit Dang shen und Dang gui.

Kapseln: Man verwendet die pulverisierten Beeren mit San-qi-Pulver bei Unterleibsschmerzen auf Grund mangelnder Durchblutung und bei Angina-pectoris-Schmerzen.

Dendranthema x grandiflorum

JU HUA

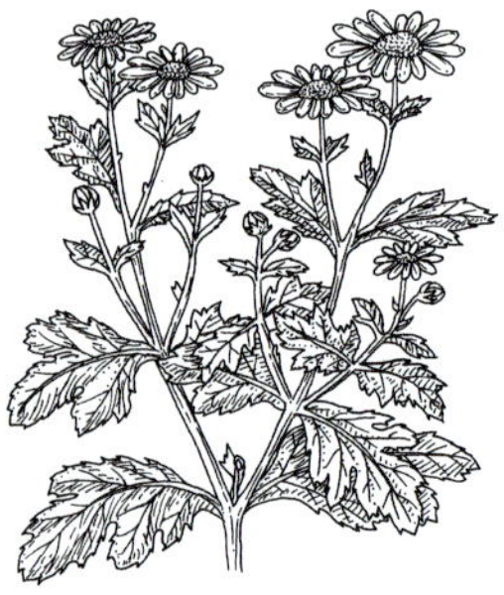

»Es wirkt vor allem bei Schwindel, Kopfschmerz und wenn sich die Augen anfühlen, als ob sie aus den Höhlen quellen würden«.
Ben Cao Jing, »Sheng Nong«, ca. 2500 v. Chr.

Die chinesischen Medizin verwendet Ju hua, also Chrysanthemenblüten, bereits seit der Zeit von Kaiser Shen Nong (um 2500 v. Chr.) in Zusammenhang mit Leber- und Augenbeschwerden. Die Blätter fanden um das Jahr 500 n. Chr. Eingang in die Medizin. Wurzel und Stängel sind Bestandteil der Volksmedizin. In China trinkt man das Kraut in Form von Chrysanthemenwein zur Stärkung und als Tee zur Abkühlung. Nach Europa kamen die Chrysanthemen im 17. Jahrhundert, es dauerte aber noch weitere 100 Jahre, bis sie sich als Blühpflanzen in den Gärten etabliert hatten.

Eigenschaften
Blüten: scharf, süß, bitter, kühl.
Blätter: heiß, feucht, neutral.

Bestandteile
Ätherisches Öl (einschl. Kampfer, Carvon und Borneol), Alkaloide (einschl. Stachydrin), Adenin, Sesquiterpenlactone, Flavonoide.

Wirkung
Abkühlend, antientzündlich, antimikrobiell, Fieber senkend, Schweiß treibend, antiseptisch, Blutdruck senkend, erweitert die Herzkranzgefäße und regt den Blutfluss an.

Verwendete Teile

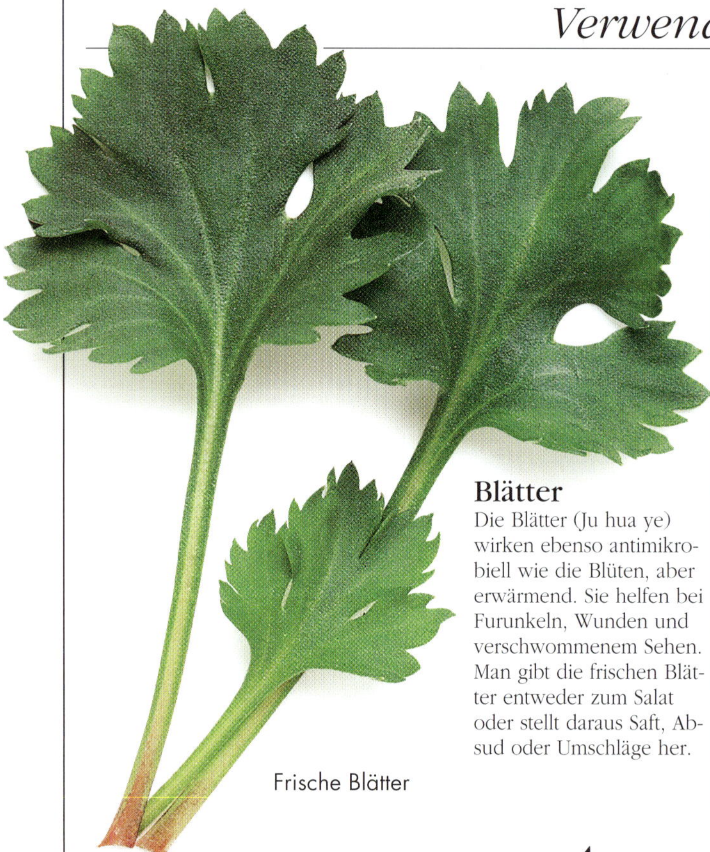

Frische Blätter

Blätter

Die Blätter (Ju hua ye) wirken ebenso antimikrobiell wie die Blüten, aber erwärmend. Sie helfen bei Furunkeln, Wunden und verschwommenem Sehen. Man gibt die frischen Blätter entweder zum Salat oder stellt daraus Saft, Absud oder Umschläge her.

Blütenköpfe

In China dämpft man sie vor dem Trocknen, damit sie nicht so bitter sind. Sie beruhigen und kühlen die Leber, entgiften, beruhigen gereizte Augen und entblähen bzw. kühlen den Körper ab. Die Forschung belegt, dass Ju hua erhöhten Blutdruck, der mit Kopfschmerz und Schwindel einhergeht, senken kann. Es kann auch Angina-pectoris-Schmerzen lindern, indem es die Koronararterien entspannt.

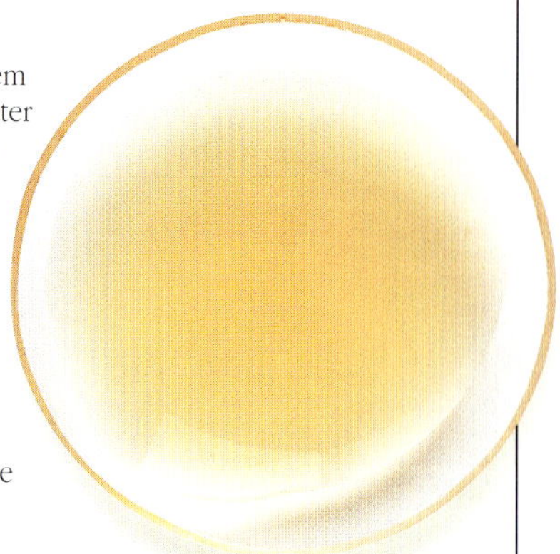

Tinktur

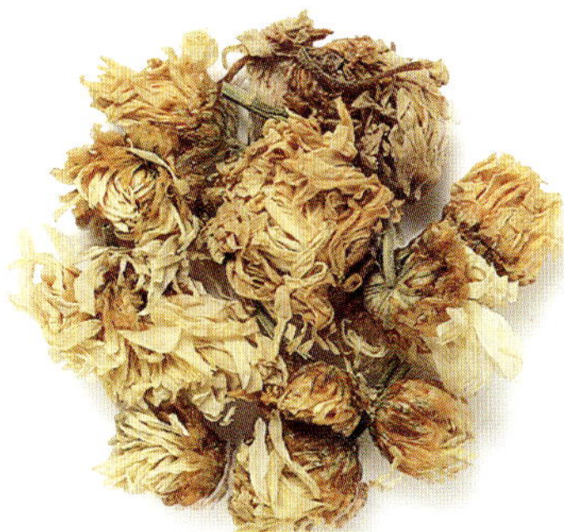

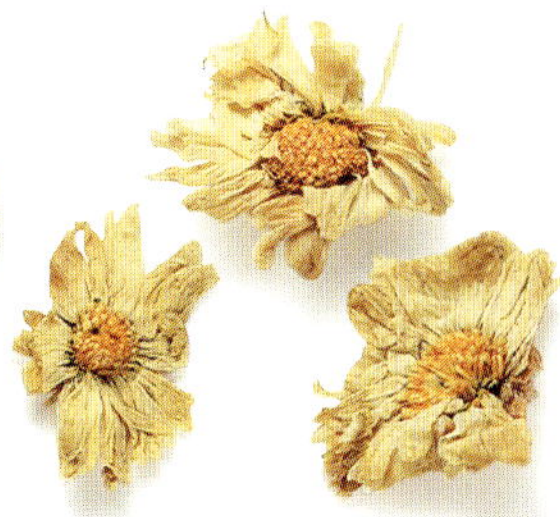

Getrocknete Blütenköpfe

Anwendungen

Blätter

Umschlag: Nehmen Sie zerquetschte frische Blätter, in etwas warmem Wasser oder Alkohol eingeweicht, bei Furunkeln, Akne und Hautverletzungen.

Absud: Ein Absud aus getrockneten Blättern lindert die Beschwerden bei Vertigo und Schwindel.

Blütenköpfe

Aufguss: Zur Beruhigung überanstrengter Augen und gegen Kopfschmerzen bei Überarbeitung, Stress, Reizbarkeit und nervöser Anspannung trinkt man ihn tassenweise.

Tinktur: Man nimmt bis zu 50 Tropfen pro Gabe bei Gereiztheit und Kopfschmerzen.

Absud: Ein Standardabsud mit der gleichen Menge Jin yin hua wirkt gegen erhöhten Blutdruck. Gegen Erkältungen und Husten kombiniert man mit Maulbeerblättern, Minze und Aprikosensamen.

Pulver: Bei Vertigo nimmt man $^1/_2$ Teelöffel in einem kleinen Glas Reiswein ein.

Umschlag: Einige Blüten von einem Aufguss, in Mull gewickelt, lindern als Augenauflage Beschwerden wie Bindehautentzündung, Überanstrengung und Reizung der Augen.

WARNUNG

- Bei Durchfall oder Schwäche nicht anwenden.
- Ju hua darf nicht mit den Chrysanthemen aus dem Blumenladen verwechselt werden.

Dioscorea-Arten

YAMSWURZEL

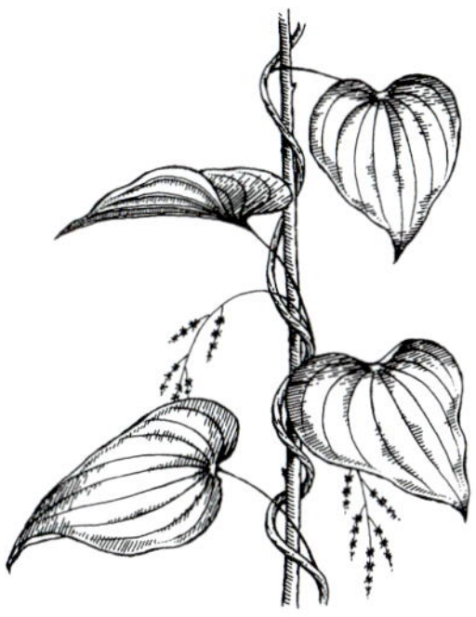

»... die wilde Yamswurzel enthält Diosgenin, einen Vorläufer in der Synthese von Progesteron.«
Rudolf Weiss, 1985.

Die wilde Mexikanische Yamswurzel (*D. villosa*) wurde zur Herstellung der Antibabypille verwendet, als Hormone noch nicht synthetisch hergestellt werden konnten. Die Pflanze enthält hormonelle Substanzen, die dem Progesteron sehr ähnlich sind. Die Yamswurzel entspannt auch die glatte Muskulatur, daher ihr zweiter Name: Kolikwurzel. Viele andere Yamswurzelarten werden als Ausgangssubstanz bei der Herstellung von Hydrokortisonen für herkömmliche Ekzemsalben verwendet. Einige verwandte Arten sind in China beliebt: *D. hypoglauca* wird für Harnwegsleiden eingesetzt; mit *D. opposita* behandelt man Milz- und Magenbeschwerden.

Eigenschaften
Neutral, allgemein austrocknend, bitter oder süß (*D. opposita*).

Bestandteile
Alkaloide, Steroidsaponine, Gerbsäuren, Phytosterine, Stärke.

Wirkung
D. villosa: Entspannt die glatte Muskulatur; Krampf lösend; fördert den Gallen- und Hormonfluss; entzündungshemmend, Schweiß treibend.
D. opposita: Schleiml ösend, verdauungsfördernd; Nierentonikum.
D. hypoglauca: Antibakteriell, entzündungshemmend.

Verwendete Teile

Wurzelstock
D. villosa
Wichtiges Muskelrelaxans, wird wegen der Krampf lösenden Eigenschaften bei Koliken und akuten Rheumaanfällen verwendet.

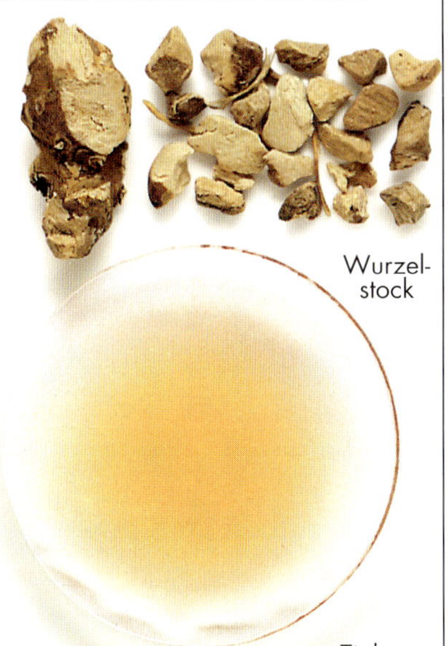

Wurzelstock

Tinktur

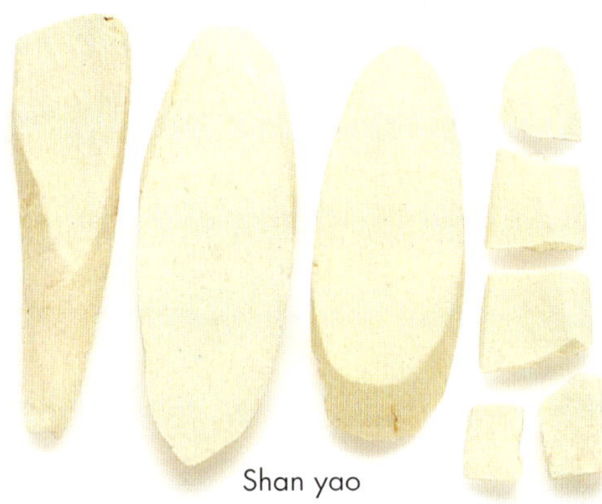

Shan yao

Wurzelstock
D. opposita
Die chinesische Yamswurzel, Shan yao, ist in der chinesischen Heilkunde ein wichtiges belebendes Mittel. Sie wirkt besonders auf Nieren, Lunge und Magen und ist auch in Heilmitteln für Asthma, Klimakteriumsbeschwerden, Harnwegsinfekte und gestörte Nierenfunktion enthalten.

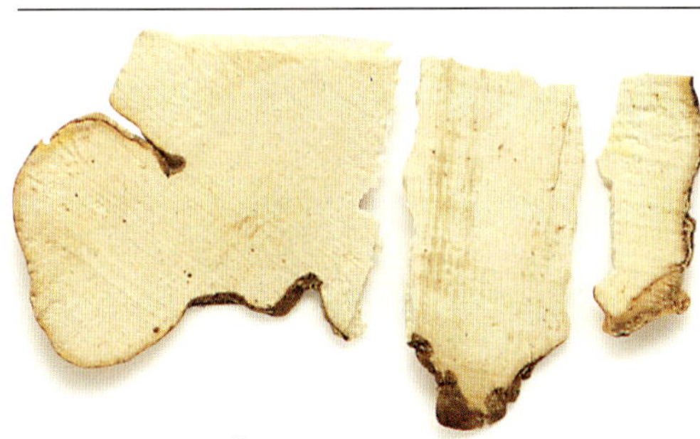

Bei xie

Wurzelstock
D. hypoglauca
In China wird Bei xie (siebenlappige Yamswurzel) vor allem bei Harnwegsinfekten wie Blasenkatarrh verwendet. Antibakteriell und entzündungshemmend, deshalb auch bei rheumatischer Arthritis geeignet. Extrakte aus Bei xie werden bei der Herstellung der Antibabypille eingesetzt.

Anwendungen

Wurzelstock
D. villosa
Absud: Verwendung bei kolikartigen Schmerzen in Zusammenhang mit Darmbeschwerden oder Divertikulose. Kann auch bei Menstruationsschmerz und während der Wehen eingesetzt werden. Bei arthritischen Schmerzen gemeinsam mit Weidenrinde zubereiten.

Tinktur: Während der Wehen oder bei Schmerzen nach der Entbindung nimmt man nach Bedarf 5–10 Tropfen. Kann mit arthritischen Heilmitteln wie Selleriesamen, Engelwurz, Mädesüß, Fieberklee oder Weide bei akuter rheumatischer Arthritis verwendet werden.

Wurzelstock
D. opposita
Absud: Bei Klimakteriumssymptomen, die auf einen Yin-Mangel in den Nieren zurückzuführen sind, kombiniert man den Absud mit Kräutern wie Shu di huang, Shan zhu yu, Fu ling, Gou qi zi und Süßholz.

Tinktur: Verwendung bei asthmatischem Husten.

Wurzelstock
D. hypoglauca
Absud: Verwendung mit Huai niu xi bei rheumatischen Schmerzen.

Tinktur: Bei Harnwegsinfekten nimmt man täglich bis zu 10 ml.

WARNUNG

- Während der Schwangerschaft sollten größere Mengen der *D. villosa* nur unter ärztlicher Aufsicht eingenommen werden. Kann während der Wehen Verwendung finden.

Echinacea-Arten
SONNENHUT

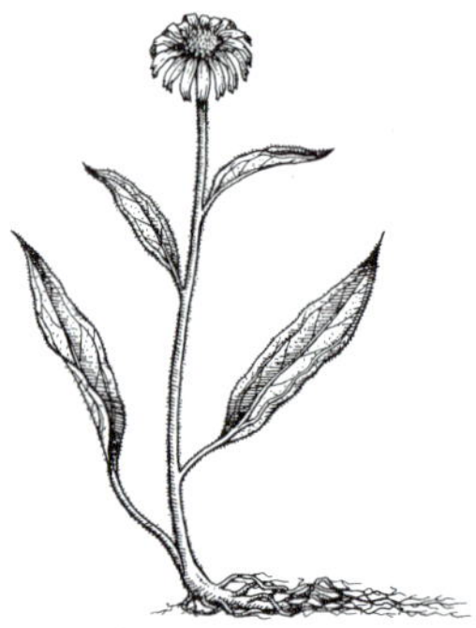

»Sie hat sich als wirkungsvoll erwiesen, wenn es gilt, die Abwehrkräfte des Körpers bei allen möglichen Infektionskrankheiten zu stärken ...«
Rudolf Weiss, 1985.

Die Ureinwohner Amerikas verwendeten *E. purpurea*, den Purpurfarbenen Sonnenhut, zur Behandlung von Schlangenbissen, Fieber und schlecht heilenden Verletzungen. Die ersten Siedler übernahmen die Pflanze bald als Hausmittel bei Erkältung und Grippe. Auch die Eklektiker des 19. Jahrhunderts (siehe Seite 21) schätzten ihre Wirkung. In den letzten fünfzig Jahren ist sie auf Grund ihrer Virus bekämpfenden, Pilz tötenden, antibakteriellen Eigenschaften weltweit bekannt geworden und wird heute auch in der Aids-Therapie eingesetzt. Heilkundler halten *E. angustifolia*, den Schmalblättrigen Sonnenhut, für wirkungsvoller als die kultivierte Art.

Eigenschaften
Kühl, austrocknend, stark duftend.

Bestandteile
Ätherisches Öl, Glykoside, Amide, antibiotische Polyacetylene, Inulin.

Wirkung
Antibiotisch; stärkt das Immunsystem; antiallergisch; Lymphtonikum.

Verwendete Teile

Wurzelstock
Als Tinktur oder Puder für fast alle Arten von Infektionen und Entzündungen, hilft vor allem bei chronischen Niereninfektionen sowie bei Katarrh, Erkältung und Atemwegsinfekten. Ernte nach der Blüte. Die Wurzel wird gewaschen, gehackt und getrocknet.

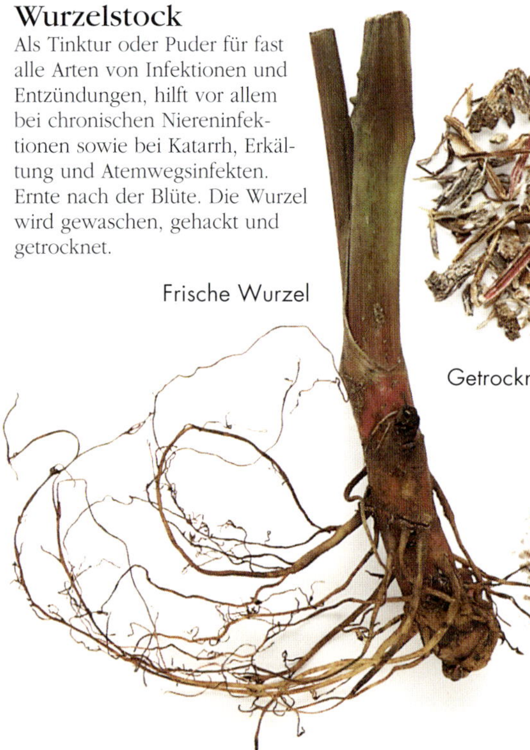

Frische Wurzel

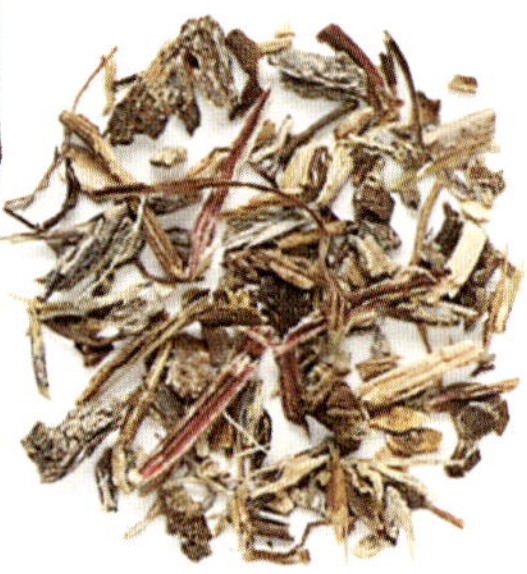

Getrocknete Wurzel

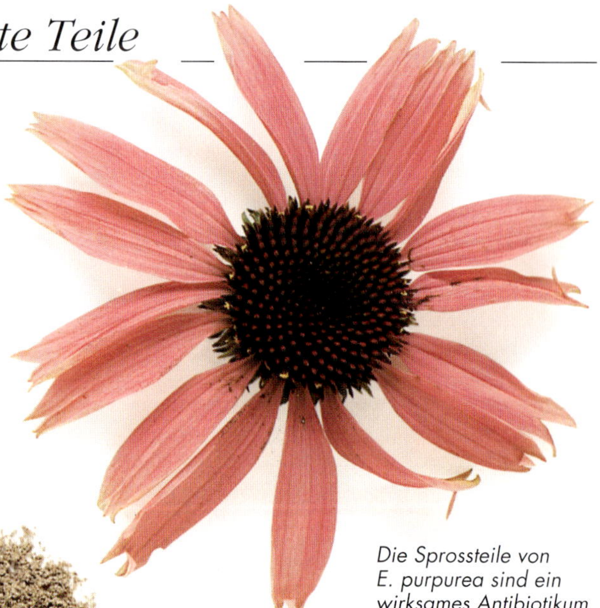

Die Sprossteile von E. purpurea sind ein wirksames Antibiotikum.

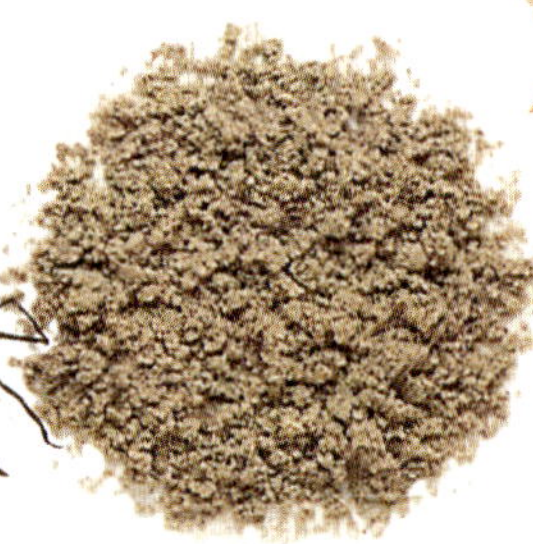

Pulver

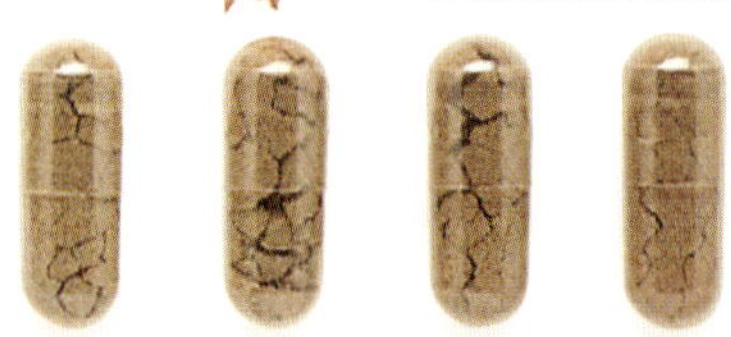

Kapseln

Anwendungen

Wurzel
Absud: Bei akuten Infektionen nimmt man alle 1–2 Stunden 10 ml.

Tinktur: Man nimmt im akuten Anfangsstadium von Grippe, Erkältung und Harnwegsinfekt alle 2–3 Stunden 2–5 ml. Bei chronischen Leiden wird die Standarddosis verabreicht und mit anderen geeigneten Kräutern wie Bukko und Quecke (bei Niereninfektion) oder Kletten-Labkraut (bei Drüsenfieber) gemischt. Kann in 10-ml-Dosen auch bei Lebensmittelvergiftung oder Schlangenbissen eingesetzt werden.

Waschlösung: Man verwendet den Absud oder die verdünnte Tinktur bei infizierten Wunden. Häufiges Baden der betroffenen Partie ist hilfreich.

Gurgelmittel: Bei Halsschmerzen gibt man 10 ml der Tinktur in ein Glas mit warmem Wasser.

Pulver: Verwendung als Puder bei infizierten Hautstellen wie Furunkeln (zusammen mit Eibisch) oder bei nässenden Ekzemen.

Kapseln: Im Anfangsstadium akuter Infektionen (Erkältung, Grippe, Nieren- oder Harnwegsinfektionen) nimmt man 3-mal täglich drei 200-mg-Kapseln.

WARNUNG

- Hohe Dosen können gelegentlich zu Übelkeit und Schwindelgefühlen führen.

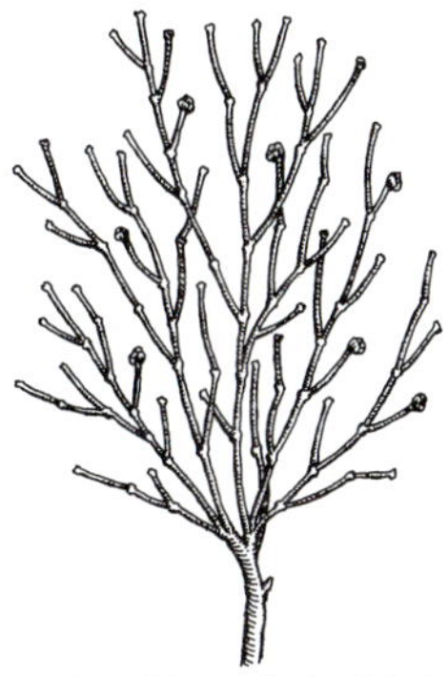

»Als weiser Mann habe ich Soma genossen, den süßen Trank, der Kraft gibt und die unsterbliche Macht und Freiheit der Götter verleiht.«
Die »Rig Veda«, ca. 1000 v. Chr.

Ephedra sinica

MEERTRÄUBCHEN

In China heißt die Pflanze Ma huang und wird dort seit mindestens 5000 Jahren bei Asthma verwendet. Das extrahierte Alkaloid Ephedrin wurde von chinesischen Wissenschaftlern erstmals 1924 bestimmt. Zwei Jahre später stellte der pharmazeutische Betrieb Merck eine synthetische Version her, die immer noch zur Behandlung von Asthma eingesetzt wird. Die indische Art, *E. gerardiana*, soll Hauptbestandteil von Soma sein, einem wirkungsvollen Tonikum und Jungbrunnen.

Eigenschaften
Zweige: Stark duftend, bitter, warm.
Wurzel: Stark duftend, neutral.

Bestandteile
Alkaloide (einschl. Ephedrin), Saponine, ätherisches Öl.

Wirkung
Zweige: Krampf lösend, Fieber senkend, Schweiß treibend, Harn treibend; antibakteriell; wirkt auf den Blutdruck.
Wurzel: Schweiß hemmend.

Verwendete Teile

Zweige

Lindern Bronchialkrämpfe bei Asthma und scheinen auch antiallergische Eigenschaften bei der Behandlung von Heuschnupfen und Nesselfieber zu besitzen. In China werden sie bei Erkältung verwendet, die mit Schüttelfrost, Kopfschmerzen, Gliederschmerzen und Husten einhergeht. Auch bei Nierenschwäche geeignet.

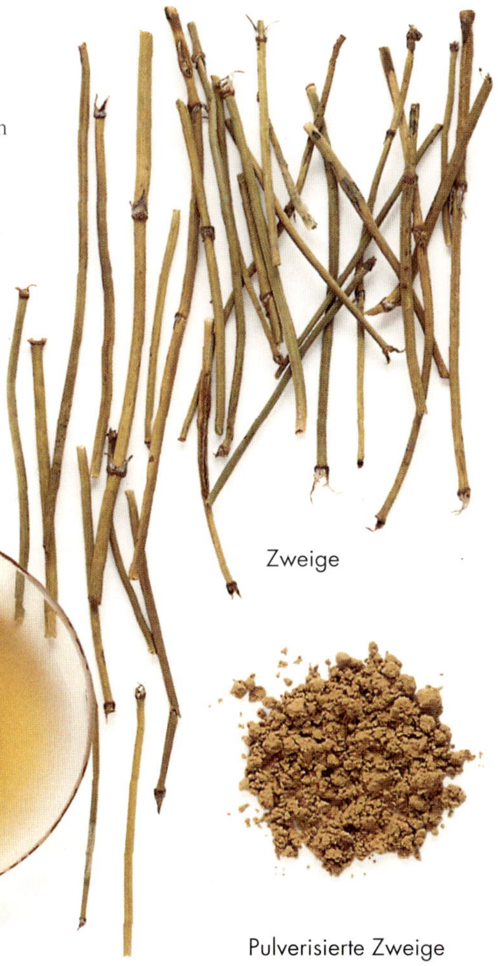

Zweige

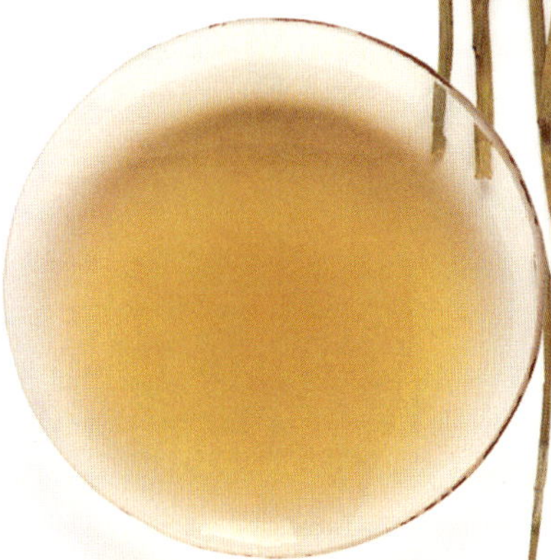

Tinktur

Pulverisierte Zweige

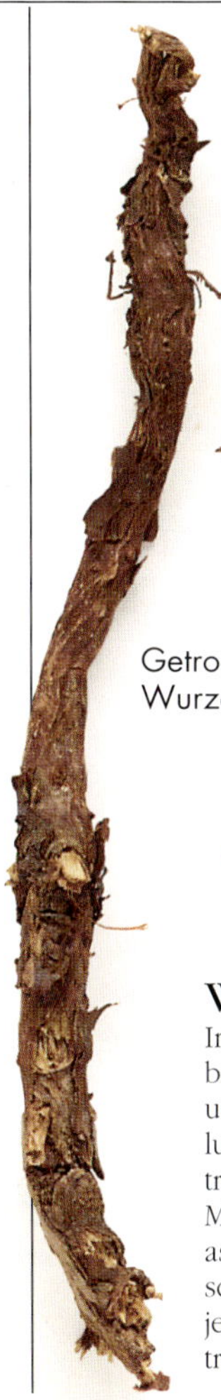

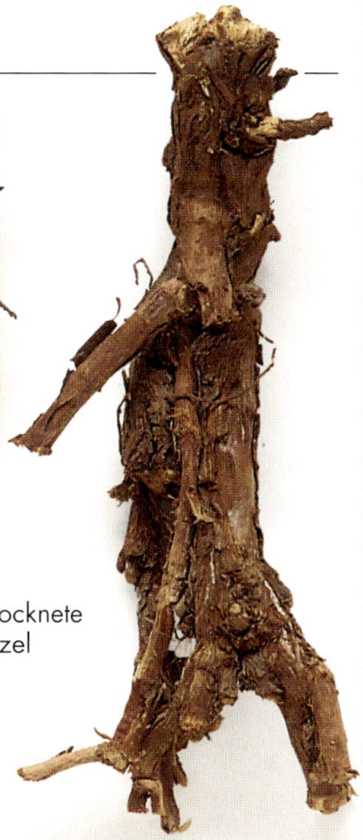

Getrocknete Wurzel

Wurzelstock

In China als Ma huang gen bekannt, wird bei Nachtschweiß und allgemein bei Hitzewallungen verwendet, die in der traditionellen chinesischen Medizin mit einem Yin-Mangel assoziiert werden. Diese Eigenschaft steht im Gegensatz zu jener der Zweige, die Schweiß treibend wirken.

Anwendungen

Zweige

Tinktur: Verwendung bei Asthma, Heuschnupfen und schwerem Schüttelfrost. In Verbindung mit Schlüsselblumenwurzel und Thymiantinkturen Einsatz bei Bronchialasthma, Emphysem, Keuchhusten und anderen Erkrankungen im Brustraum. Die Dosierung beträgt 20–30 mg 3–4-mal täglich.

Wurzel

Absud: Die Chinesen verwenden den Absud, wenn eine Yin- oder Qi (Energie)-Schwäche zu unkontrollierten Schweißausbrüchen führt.

WARNUNG

- Darf Patienten, die MAO-Hemmer als Antidepressiva einnehmen, nicht verabreicht werden.
- Sollte bei schweren Fällen von grünem Star, Bluthochdruck und Koronarthrombose vermieden werden. Nicht mit anderen Anregungsmitteln kombinieren.

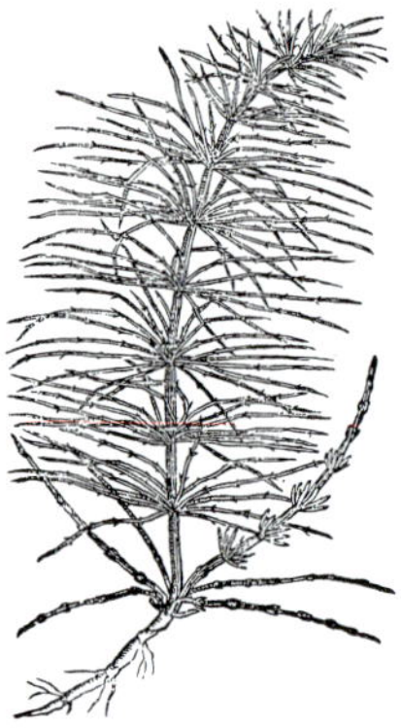

»Seine Wirkung ist so wundervoll, dass eine einzige Berührung der Wundblutung Einhalt gebietet.«
Plinius, 77 n. Chr.

Equisetum-Arten

SCHACHTELHALM

Der Schachtelhalm ist ein prähistorisches botanisches Relikt und eng mit den Bäumen verwandt, die vor 270 Millionen Jahren auf der Erde wuchsen und Quelle unserer modernen Kohlenflöze sind. Seine spröden, gegliederten Halme enthalten heilsame Kieselerde. Schon die alten Griechen verwendeten den Schachtelhalm zur Wundbehandlung. Heute wird er als Unkraut betrachtet. Die Chinesen verwenden *E. hyemale* oder Mu zei. *E. arvense* ist der Ackerschachtelhalm.

Eigenschaften
Kalt, trocken, leicht bitter.

Bestandteile
Kieselerde, Alkaloide (einschl. Nikotin), Saponine, Flavonoide, Mineralstoffe (Kalium, Mangan, Magnesium), Phytosterine, Gerbsäuren.

Wirkung
Adstringierend, Blut stillend, Harn treibend, entzündungshemmend, Gewebe heilend.

Verwendete Teile

Sprossteile

E. arvense
Die adstringierenden, heilsamen Halme hemmen den Blutfluss bei Wunden, Nasenbluten und starker Periodenblutung. Wirken stark Harn treibend bei Harnwegs- und Prostataleiden, beruhigen die Schleimhäute der Harnwege, helfen bei Bettnässen und Hautproblemen. Ein anderes wichtiges Einsatzgebiet sind schwerwiegende Schäden bei Lungenkrankheiten. Ernte während der gesamten Wachstumszeit.

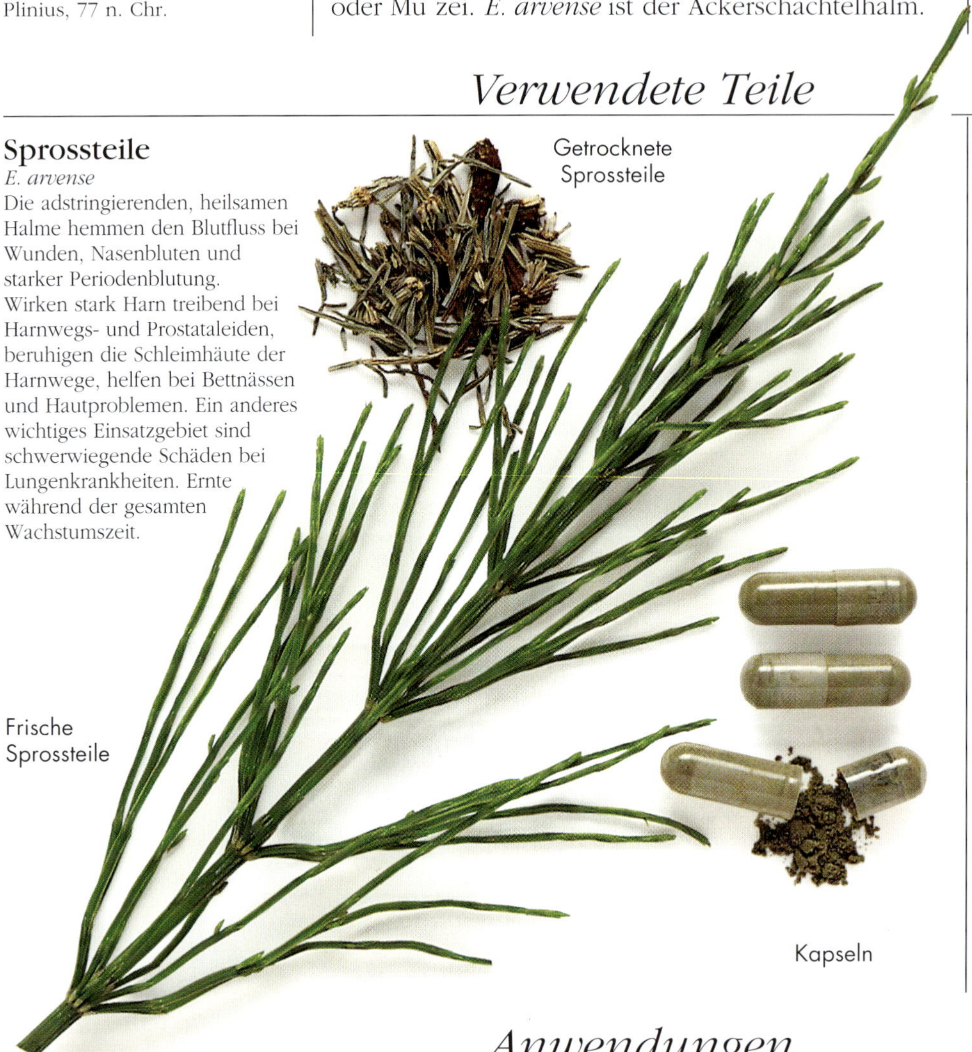

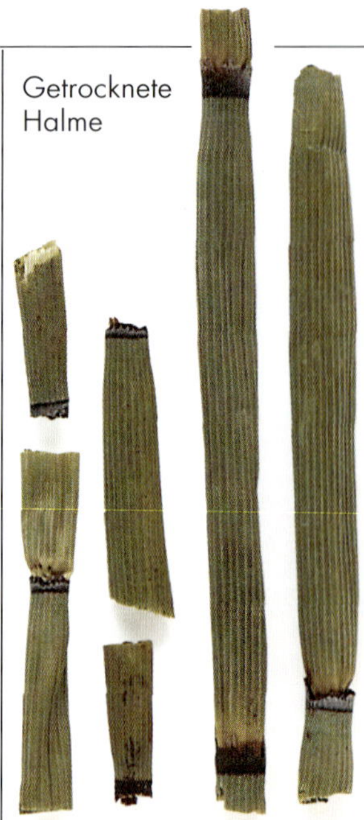

Sprossteile

E. hiemale
In China vor allem zur Eindämmung von Fieber und als Heilmittel bei Augenentzündungen wie Bindehautentzündung und Hornhauterkrankungen verwendet.

Anwendungen

Sprossteile

E. arvense
Absud: Verwendung bei starker Periodenblutung und Hautleiden wie Akne oder Ekzem: Die Sprossteile mindestens 3 Stunden köcheln, um die wichtigsten Wirkstoffe freizusetzen. Verwendung bei Magengeschwüren, Harnwegsinfekten sowie Prostata- und Lungenleiden.

Umschlag: Man verarbeitet das Pulver zu einer Paste und verwendet diese bei Beingeschwüren, Verletzungen, wunden Stellen und Frostbeulen.

Mundspülung/Gurgelmittel: Man verdünnt den Absud und verwendet ihn bei Mund-, Zahnfleisch- und Halsentzündungen.

Saft: Im Halmsaft entfaltet sich die heilsame Wirkung des Schachtelhalms am besten. Bei Harnwegsleiden nimmt man 3-mal täglich 5–10 ml. Bei Nasenbluten tränkt man einen Wattebausch in etwas Saft und führt ihn in das Nasenloch ein. Wird auch bei langwierigen Lungenleiden empfohlen.

Kapseln: Manchmal ist es einfacher, das Schachtelhalmpulver in Kapselform statt den Saft oder Absud einzunehmen. Verwendung bei den gleichen Leiden (ausgenommen Nasenbluten).

WARNUNG

- Bei Blut im Urin und bei plötzlicher vehementer Verstärkung der Menstruationsblutung sollte ein Arzt konsultiert werden.

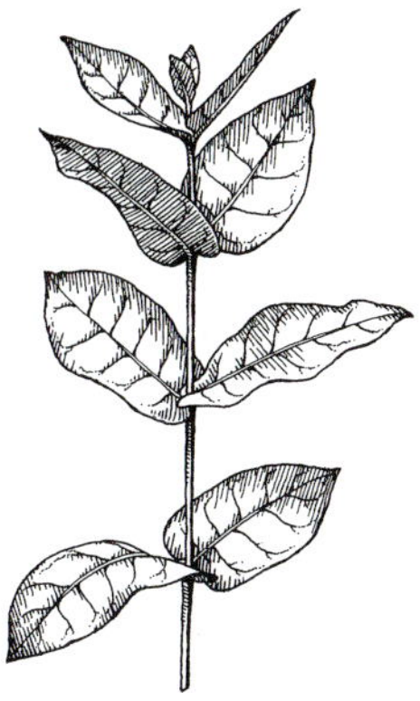

»Vater versorgte alle möglichen Wunden mit Eukalyptusblättern, wie die Schwarzen es ihn gelehrt hatten.«
May Gilmore, zitiert in Bill Wannans »Volksmedizin«.

Eucalyptus globulus

EUKALYPTUS

Eukalyptus, das traditionelle Fiebermittel der Aborigines (australische Ureinwohner), wurde im 19. Jahrhundert vom Direktor der Botanischen Gärten von Melbourne in den Westen gebracht und verbreitete sich in Südeuropa und Nordamerika. Die Eigenschaften der Öle der verschiedenen Arten unterscheiden sich geringfügig, doch alle wirken stark antiseptisch. Russische Untersuchungen lassen vermuten, dass einige Arten Grippeviren bekämpfen, andere helfen bei Malaria oder wirken Bakterien entgegen.

Eigenschaften
Kühl, feucht, stark duftend, bitter.

Bestandteile
Ätherisches Öl, Gerbsäuren, Aldehyde, Bitterharz.

Wirkung
Antiseptisch, Krampf lösend, anregend, Fieber dämpfend, Schleim lösend; senkt den Blutzuckerspiegel; treibt Würmer aus.

Verwendete Teile

Blätter

Die Aborigines verwendeten die Blätter als Umschlag für alle möglichen Verletzungen und Entzündungen, die verschiedenen Absude auch innerlich. Heute nimmt man sie bei Katarrh als Pillen, Kapseln oder auch als Aufguss.

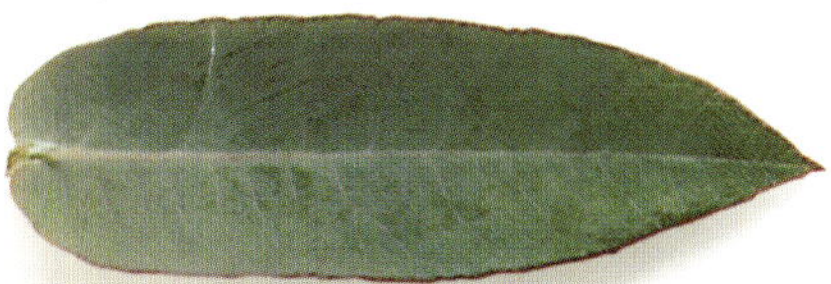

Frische Blätter

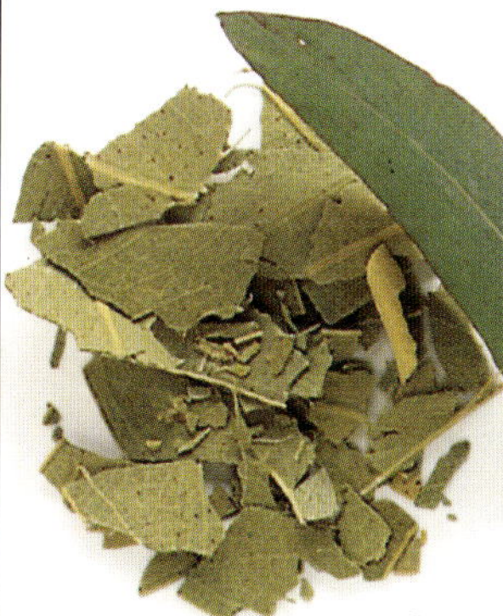

Getrocknete Blätter

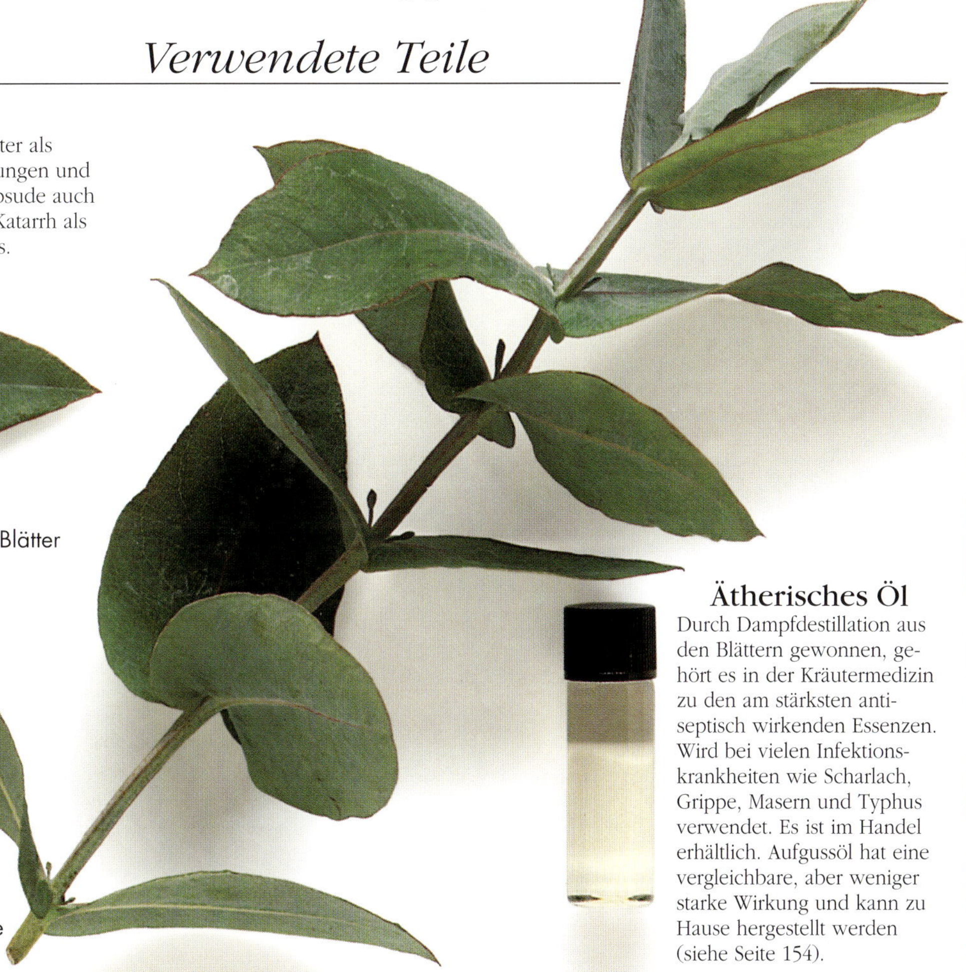

Ätherisches Öl

Durch Dampfdestillation aus den Blättern gewonnen, gehört es in der Kräutermedizin zu den am stärksten antiseptisch wirkenden Essenzen. Wird bei vielen Infektionskrankheiten wie Scharlach, Grippe, Masern und Typhus verwendet. Es ist im Handel erhältlich. Aufgussöl hat eine vergleichbare, aber weniger starke Wirkung und kann zu Hause hergestellt werden (siehe Seite 154).

Anwendungen

Blätter

Inhalation: Pulverisierte Blätter zur Behandlung von Atemwegsinfekten und Bronchitis sind in Kapseln mit 200–250g erhältlich.

Ätherisches Öl

Kompresse: Man tränkt ein Tuch in 2ml Öl, das in 100ml Wasser aufgelöst wurde, und legt es auf Entzündungen, schmerzende Gelenke, Verbrennungen.

Gurgelmittel: Man vermischt 5 Tropfen Öl mit einem Glas Wasser und gurgelt damit bei Halsschmerzen.

Einreiben der Brust: Bei Erkältungen, Bronchitis, Asthma und Grippe verdünnt man 0,5–2ml Öl mit 25ml Mandelöl.

Inhalation: Bei Infektionen im Brustraum gibt man 10 Tropfen Öl in etwas heißes Wasser und inhaliert den Dampf.

Öl: Zur Behandlung von Lippenherpes mischt man 2 Tropfen Öl mit 10ml Sonnenblumenöl oder einer Salbenzubereitung.

Massageöl: Bei rheumatischen oder arthritischen Schmerzen mischt man 10–20 Tropfen Eukalyptusöl zusammen mit 10–20 Tropfen Rosmarinöl in 20ml Aufgussöl von Blasentang oder Mandelöl.

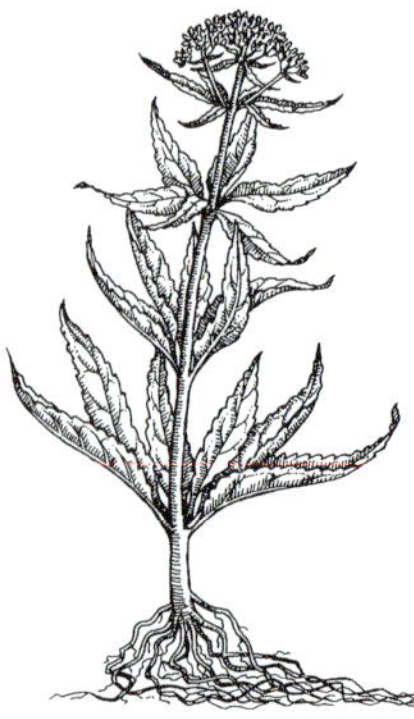

»*Bei Husten zermahlt man Wasserdost in einem Mörser, vermengt den Saft mit kochender Milch und siebt das Gebräu vor Verwendung ab.*«
Heilmittel der Ärzte von Myddfai, Wales, 13. Jahrhundert.

Eupatorium-Arten

WASSERDOST

Die Art *E. purpureum*, bei den amerikanischen Ureinwohnern sehr beliebt, war auch als »Joe-Pye-Kraut« bekannt, nach einem Medizinmann aus Neuengland, der das Kraut zur Typhusbehandlung einsetzte. Die Art *E. perfoliatum* wurde in ähnlicher Weise für »Wasserdostfieber« verwendet. Es ist ein wirksames antivirales Grippemittel. Eine verwandte europäische Art, der Gemeine Wasserdost (*E. cannabium*), wird wieder vielfach eingesetzt, da er das Immunsystem stärkt und die Widerstandskraft gegen Virusinfektionen fördert.

Eigenschaften
Bitter, stark duftend, austrocknend.

Bestandteile
Gerbsäuren, Bitterstoff, Flavonoide, Laktone.

Wirkung
E. cannabium: Fieber senkend, Harn treibend; verhindert Skorbut; abführend, stärkend; fördert den Gallenfluss; Schleim lösend, Schweiß treibend, antirheumatisch.
E. purpureum: Harn treibend, antirheumatisch, menstruationsfördernd.

Verwendete Teile

Sprossteile

E. cannabium
Gelten als Heilmittel bei fieberhaften Erkältungen und werden äußerlich bei faulenden Wunden angebracht. Bei jüngsten Forschungen hat man das Eupatoriopicrin entdeckt, das angeblich der Tumorbildung entgegenwirkt. Ernte während der Blüte im Herbst.

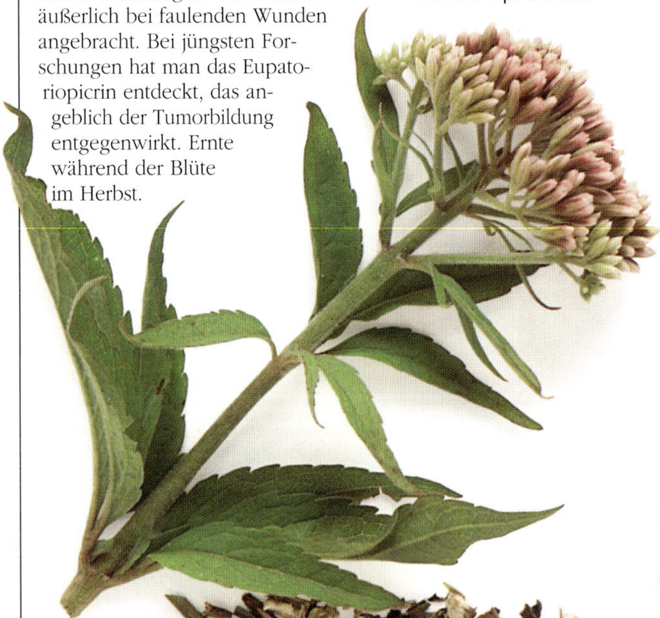

Frische Sprossteile

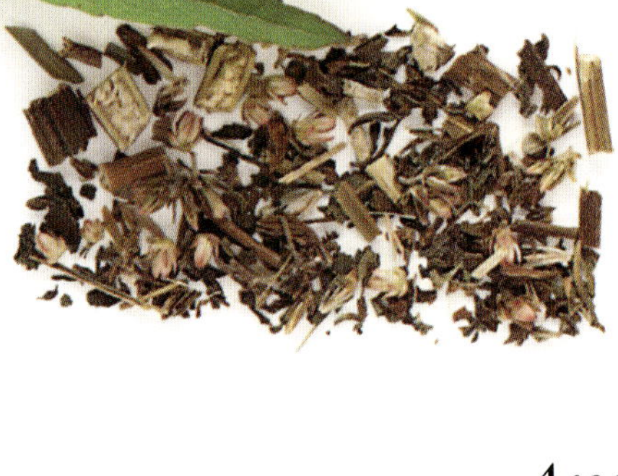

Getrocknete Sprossteile

Wurzelstock

E. purpureum
Die Hauptwirkung liegt in der diuretischen Eigenschaft, mit deren Hilfe Harnsteine ausgeschwemmt werden. Wird auch bei Prostataleiden, manchen Periodenschmerzen und in der Geburtshilfe eingesetzt. Ernte im Herbst.

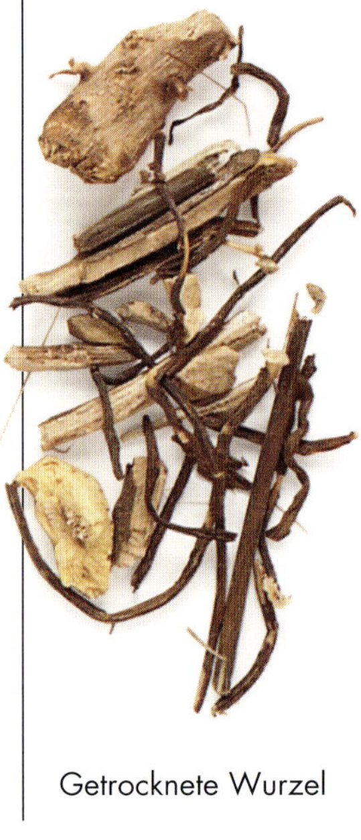

Getrocknete Wurzel

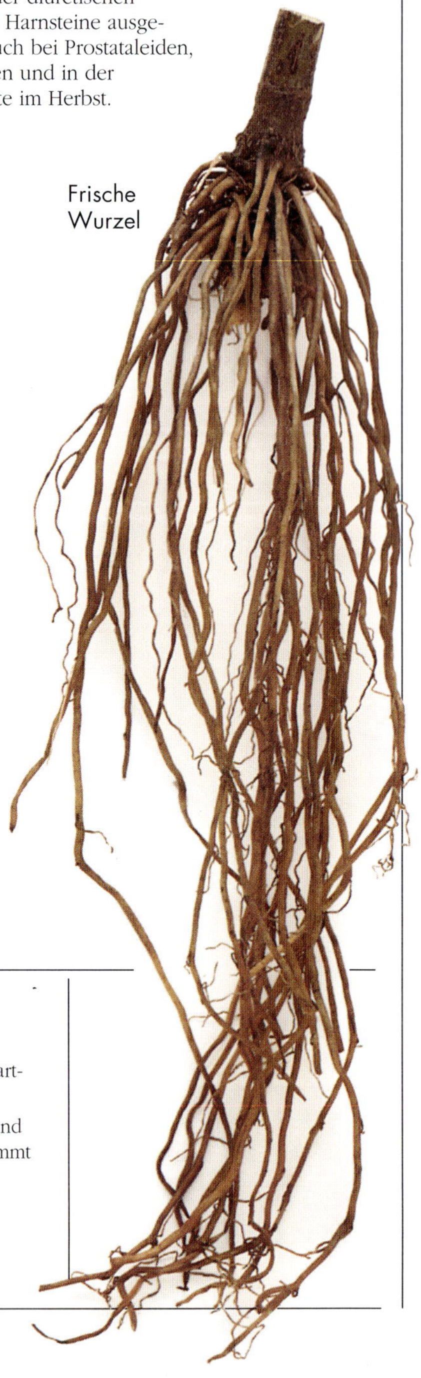

Frische Wurzel

Anwendungen

Sprossteile

E. cannabium

Aufguss: Wird bei rheumatischen Beschwerden und Arthritis getrunken. Ein stärkerer Aufguss hat bei eingeschränkter Leberfunktion und einigen Arten von Verstopfung eine abführende Wirkung.

Tinktur: Bei fieberhafter Erkältung und Grippe nimmt man bei Bedarf 5 Tropfen. Bei Katarrh mischt man die Tinktur mit anderen Kräutern wie Holunderblüten oder Gundermann.

Wurzel

E. purpureum

Absud: Verwendung bei Periodenschmerz und während der Wehen. Wirkt auch reinigend bei hartnäckigen Harnwegsinfekten.

Tinktur: Bei Harnwegsleiden wie Blasenkatarrh und Harngrieß sowie infektiös bedingtem Ausfluss nimmt man 3-mal täglich 2–3ml. Bei Prostataleiden mit Weißer Taubnessel mischen.

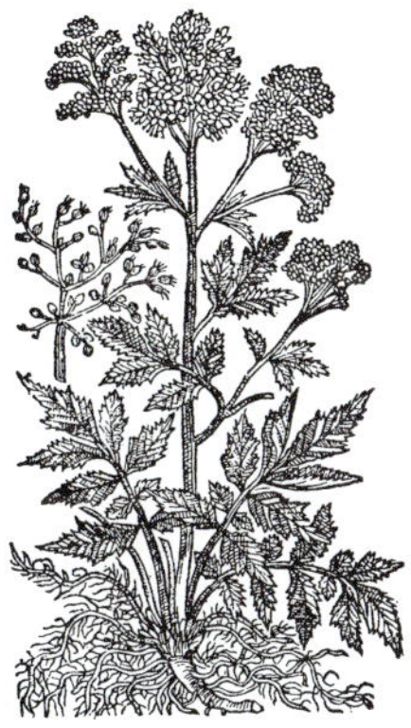

»... die Blüten in Wein gekocht und getrunken, befreit die Pflanze von Anfällen des Viertagefiebers...«
John Gerard, 1597.

Filipendula ulmaria

MÄDESÜSS

Mädesüß war einst ein beliebtes »Streukraut«. Es wurde aber auch bei Fieber und Schmerzen eingesetzt. Entzündungshemmende Stoffe namens Salicylate wurden gegen 1830 zum ersten Mal aus der Pflanze extrahiert. Etwa 60 Jahre später stellte die Arzneimittelfirma Bayer eine ähnliche Substanz, nämlich Acetylsalicylsäure (ASS), künstlich her und nannte diese neue »Wunderarznei« nach dem alten botanischen Namen, *Spiraea ulmaria*, Aspirin®.

Eigenschaften
Kalt; adstringierender Geschmack; sowohl feucht als auch austrocknend.

Bestandteile
Salicylate, Flavonoide, Gerbsäuren, ätherisches Öl, Zitronensäure, Schleim.

Wirkung
Entzündungshemmend, antirheumatisch; beruhigendes Verdauungsmittel; Harn und Schweiß treibend.

Verwendete Teile

Sprossteile

Kühlend, lindern Entzündungen, senken Fieber, schützen den Verdauungstrakt und unterstützen die Wirkung von Salicylsäure. Langfristig kann Aspirin® zu Magengeschwüren und -blutungen führen. Mädesüß verursacht keine derartigen Nebenwirkungen, ist eine sanfte Arznei bei Übersäuerung und einigen Arten von Durchfall. Ernte während der Blüte im Sommer.

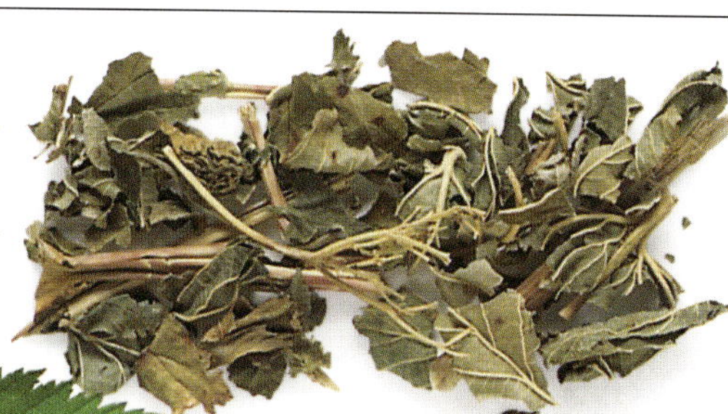

Getrocknete Sprossteile

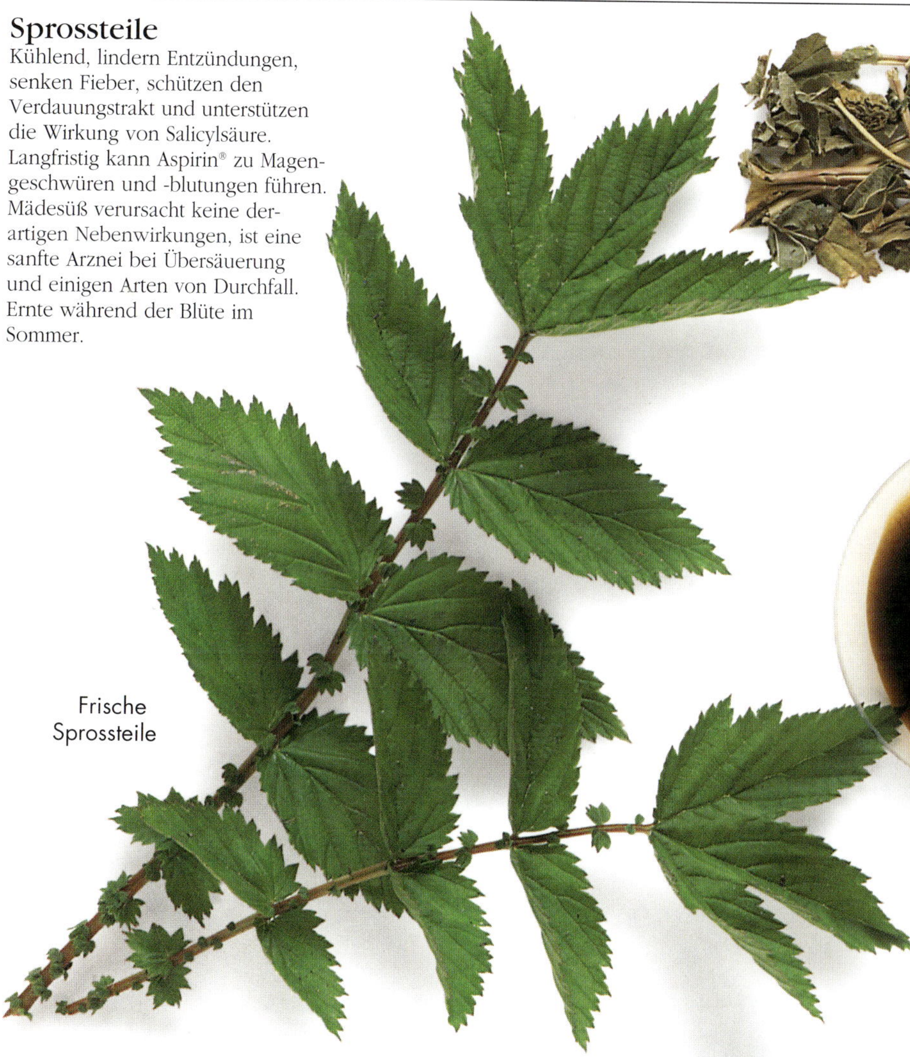

Frische Sprossteile

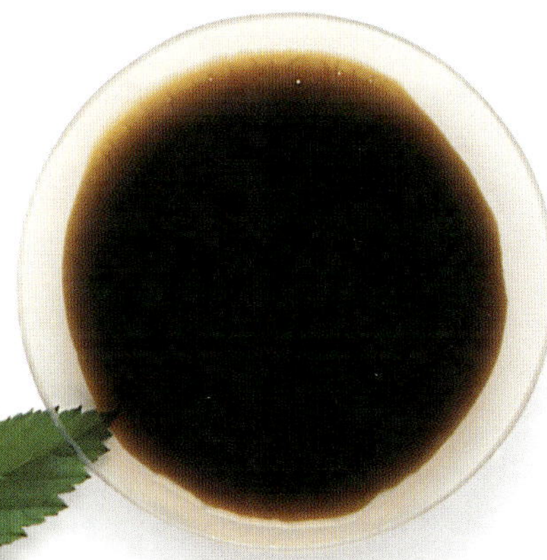

Tinktur

Anwendungen

Sprossteile

Aufguss: Verwendung bei fieberhafter Erkältung und rheumatischen Schmerzen. Wirkt auch beruhigend bei kindlichen Magenverstimmungen.

Tinktur: Hat im Allgemeinen eine stärkere Wirkung als der Aufguss. Verwendung zusammen mit Heilmitteln für Magengeschwüre oder Übersäuerung (z. B. Süßholz). Hilft zusammen mit Engelwurz oder Weide bei Arthritis.

Kompresse: Man tränkt ein Tuch mit der verdünnten Tinktur und legt die Kompresse auf schmerzende arthritische oder rheumatische Gelenke. Auch zur Behandlung von Neuralgien geeignet.

Augenspülung: Den Aufguss abkühlen lassen und abseihen. Verwendung bei Bindehautentzündungen oder anderen Augenleiden.

WARNUNG

- Bei Salicylatempfindlichkeit sollte das Kraut vermieden werden.
- Wer die Tinktur bei Magengeschwüren oder Übersäuerung einsetzt, sollte die Heißwassermethode (siehe Seite 154) zur Verringerung des Alkoholgehaltes verwenden.

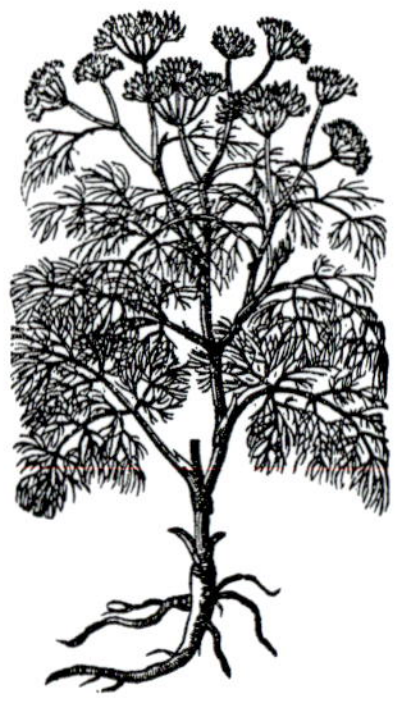

»… Samen, Blätter und Wurzel unseres Gartenfenchels werden vielfach von dicken Menschen in Form von Getränken und Brühen genossen …«
William Coles, 1650.

Foeniculum officinale
FENCHEL

Die Römer glaubten, dass Schlangen den Saft der Pflanze aussaugten, um ihre Sehfähigkeit zu steigern. Plinius empfahl das Kraut bei »Trübung des Augenlichtes«. Fenchel wurde auch schon früh zur Unterstützung der Gewichtsabnahme eingesetzt. Sein griechischer Namen »marathron« ist angeblich von einem Verb mit der Bedeutung »dünn werden« abgeleitet. Im Mittelalter kaute man das Kraut, um Magengeräusche während der Predigt in der Kirche zu unterdrücken.

Eigenschaften
Wärmend, trocken, duftend, süß.

Bestandteile
Ätherisches Öl (einschl. Estragol, Anethol), essenzielle Fettsäuren, Flavonoide (einschl. Rutin), Vitamine, Mineralstoffe.

Wirkung
Entblähend, Kreislauf anregend, entzündungshemmend; fördert den Milchfluss; sanft Schleim lösend; Harn treibend.

Verwendete Teile

Samen
Wirken beruhigend auf die Verdauung und fördern den Milchfluss während der Stillzeit. Wird der Aufguss von stillenden Müttern genossen, lindert er Koliken auch bei den Säuglingen. In der chinesischen Heilkunde gelten die Samen (Hui xiang) als Tonikum für Milz und Nieren und werden auch bei Problemen der Harnwege und der Fortpflanzungsorgane verwendet. Ernte bei Reife im Herbst.

Ätherisches Öl
Aus den Samen gewonnen, wird vor allem bei Verdauungsproblemen sowie als mildes, Schleim lösendes Mittel bei Husten und Atemwegsleiden verwendet.

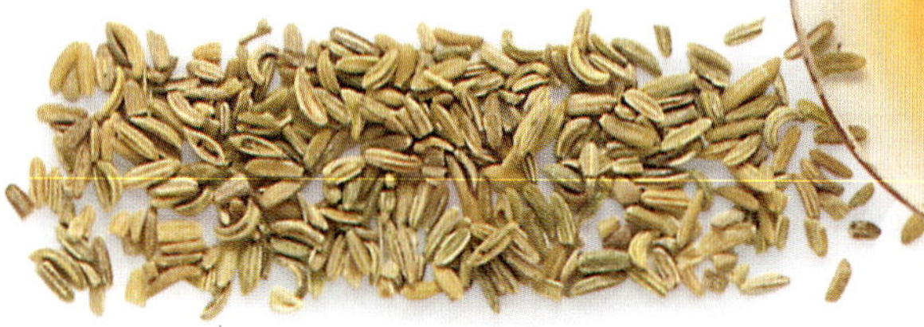

Samen

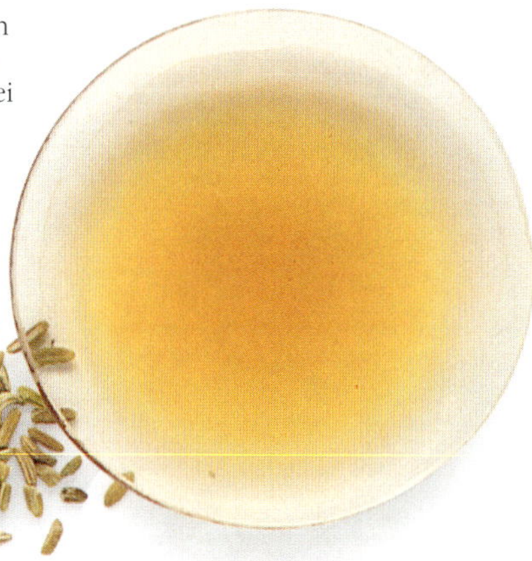

Tinktur

Wurzelstock
Ist weniger wirkungsvoll als die Samen, wurde aber früher auf ähnliche Weise verwendet. Wird heute meist bei Harnwegsleiden eingesetzt. Ernte im Spätherbst.

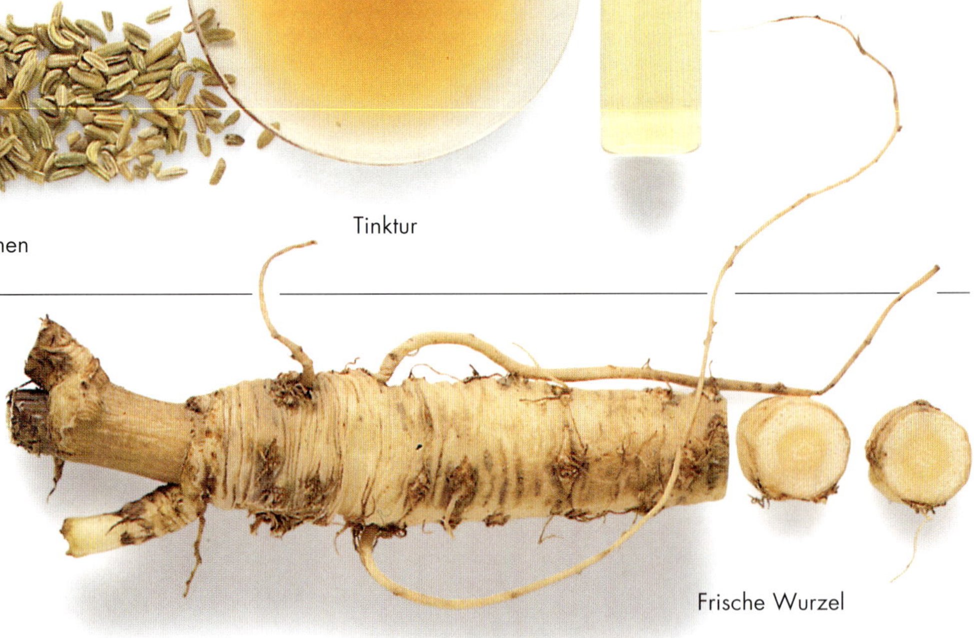

Frische Wurzel

Anwendungen

Samen
Aufguss: Ein nützliches, wohlschmeckendes Heilmittel: Bei Blähungen, Verdauungsschwäche, Koliken und anderen Darmverstimmungen trinkt man den Aufguss nach den Mahlzeiten. Kann auch von stillenden Müttern verwendet werden, um den Milchfluss zu fördern oder Koliken des Säuglings zu lindern.

Absud: Wird in der chinesischen Heilkunde bei Unterleibsschmerzen, Koliken und Magenverkühlung eingesetzt.

Tinktur: Verwendung bei Verdauungsstörungen. Zusammen mit Abführmitteln wie der Rhabarberwurzel oder der Kassie zur Behandlung von Bauchgrimmen.

Mundspülung/Gurgelmittel: Man verwendet die Infusion bei Zahnfleischleiden, lockeren Zähnen, Kehlkopfentzündung und Halsschmerzen.

Ätherisches Öl
Einreiben der Brust: Man löst 25 Tropfen Thymian-, Eukalyptus- und Fenchelöl in 25 ml Sonnenblumen- oder Mandelöl, bei Beschwerden im Brustraum.

Wurzel
Absud: Verwendung bei Harnwegsleiden wie Grieß oder bei Problemen, die auf einen zu hohen Harnsäuregehalt zurückzuführen sind.

WARNUNG

- Fenchel stimuliert den Uterus, deshalb sollten hohe Dosen während der Schwangerschaft vermieden werden. Kleine Mengen, die in der Küche Verwendung finden, sind gefahrlos.

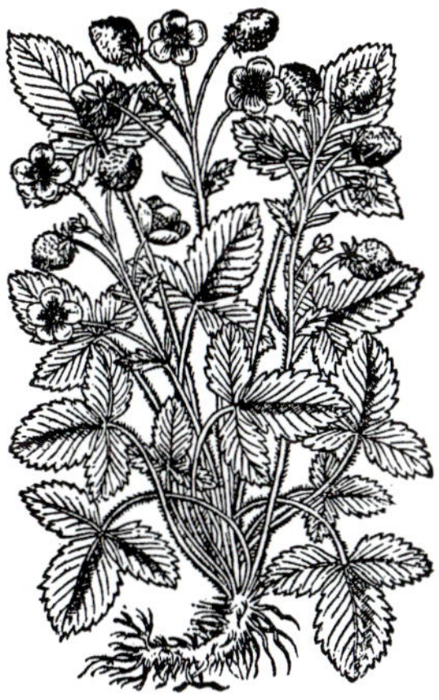

»... das aus den Beeren destillierte Wasser ist gut für die Leidenschaften des Herzens, die von Verwirrung herrühren.« John Parkinson, 1640.

Fragaria vesca

WALDERDBEERE

Früchte, Blätter und Wurzeln der Walderdbeere wurden schon in der Vergangenheit für Heilzwecke verwendet. Die Wurzel war einst ein beliebtes Hausmittel gegen Durchfall, und die Stängel wurden bei Verletzungen verwendet. Die Beeren galten als kühlend; schon Gerard meinte, dass sie »Durst stillen, Magenhitze und Leberentzündungen kühlen«. Die Menschen glaubten auch, dass sie, wenn im Winter »auf kalten Magen« verzehrt, zu einer Vermehrung des phlegmatischen Humors und damit zu Verdauungsstörungen führten.

Eigenschaften
Kühl, feucht, süß und sauer.

Bestandteile
Gerbsäuren, Schleim, Zucker, Fruchtsäuren, Salicylate, Mineralstoffe, Vitamine B, C, E.

Wirkung
Adstringierend, wundheilend, Harn treibend, abführend; Lebertonikum; reinigend.

Verwendete Teile

Blätter

Sie wirken sanft adstringierend bei Durchfall und Verdauungsstörungen und als reinigendes Diuretikum bei Rheuma, Gicht und Arthritis. Man sammelt die Blätter der Wildpflanze oder der kultivierten Walderdbeerarten während der Wachstumszeit. Verwendung frisch oder getrocknet.

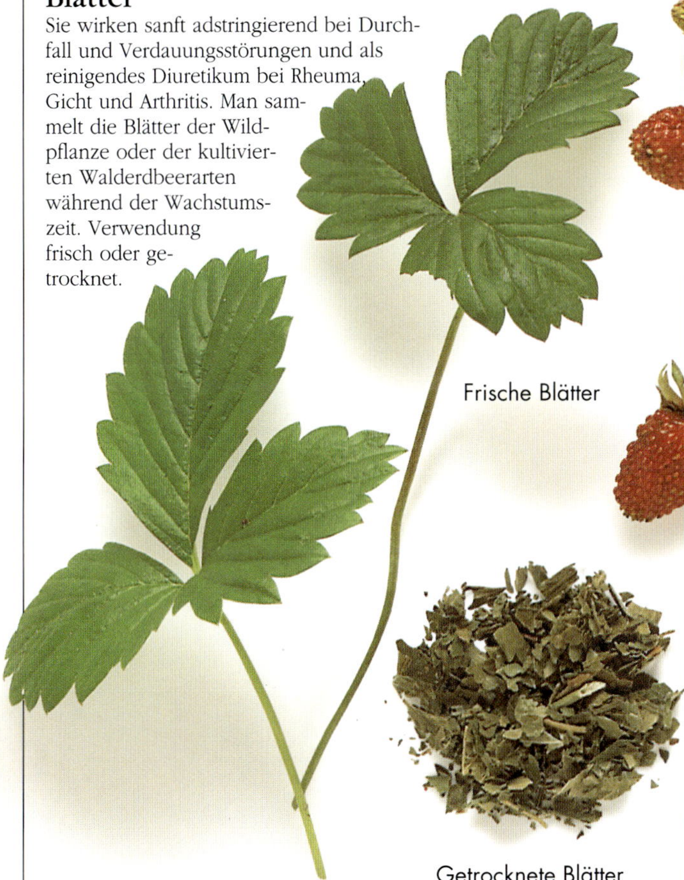

Frische Blätter

Getrocknete Blätter

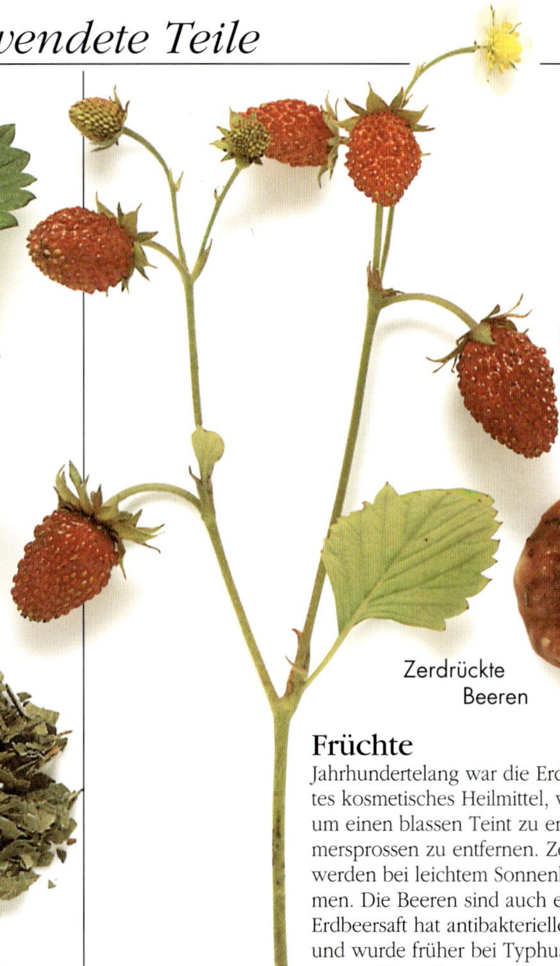

Frische Beeren

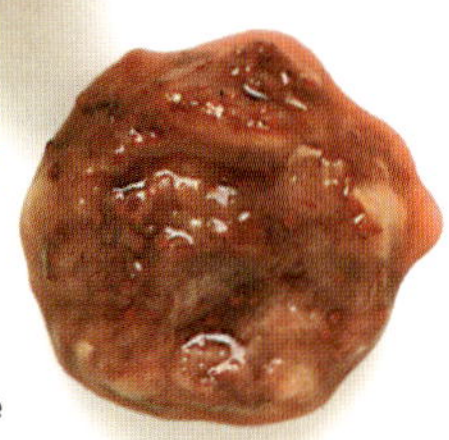

Zerdrückte Beeren

Früchte

Jahrhundertelang war die Erdbeere ein beliebtes kosmetisches Heilmittel, wurde verwendet, um einen blassen Teint zu erzielen und Sommersprossen zu entfernen. Zerdrückte Beeren werden bei leichtem Sonnenbrand genommen. Die Beeren sind auch ein Lebertonikum. Erdbeersaft hat antibakterielle Eigenschaften und wurde früher bei Typhusepidemien eingesetzt. Ernte der reifen Frucht im Sommer.

Anwendungen

Blätter

Aufguss: Verwendung bei Durchfall, Magenentzündungen und -infektionen sowie bei Gelbsucht. Auch als Appetitanreger geeignet. Zusammen mit Mädesüß oder Johanniskraut bei leichten arthritischen Beschwerden oder zusammen mit Selleriesamen bei Gicht.

Frucht

Frisch: Man isst Erdbeeren bei Gastritis oder als Lebertonikum. Sie unterstützen die Rekonvaleszenz nach Hepatitis und eignen sich auch bei fieberhafter Erkältung. Erdbeeren haben eine kühlende Wirkung und verursachen keine Gärvorgänge im Magen.

Umschlag: Man legt zerdrückte Erdbeeren auf Sonnenbrand oder andere Hautentzündungen.

Weintonikum: Man tränkt die Erdbeeren in Wein und stellt so ein traditionelles Heilmittel her, das »den Geist belebt und das Herz fröhlich stimmt«.

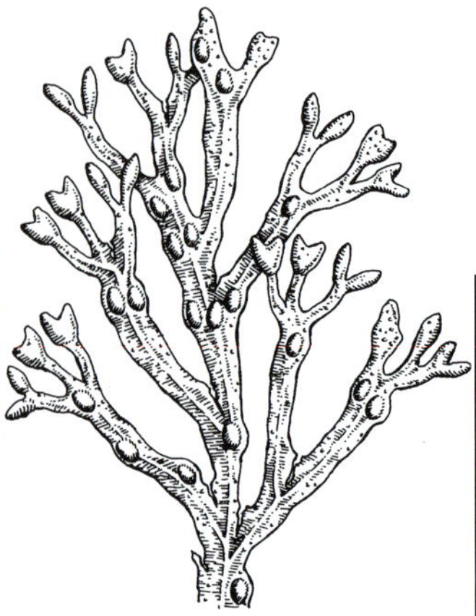

»*... ergab, dass man kranke Pferde mit Seetang kurieren konnte, während sich der Zustand der Pferde, die Hafer fraßen, nicht verbesserte.*«
Maud Grieve, 1931.

Fucus vesiculosis

BLASENTANG

Verschiedene Arten dieser Braunalge werden für Heilzwecke genutzt. Im 18. Jahrhundert gewann man Jod durch Destillation der langen bandartigen Thalli, über 50 Jahre war Blasentang die Hauptquelle für Jod. Er wurde vielfach bei der Kropfbehandlung eingesetzt, da diese Schilddrüsenschwellung auf Jodmangel beruht. Gegen 1860 nutzte man ihn wegen seiner stimulierenden Wirkung auf die Schilddrüse zur Therapie von Fettsucht, denn er beschleunigt den Stoffwechsel. Seit dieser Zeit ist der Blasentang Bestandteil vieler Schlankheitsmittel.

Eigenschaften
Salzig, kühl, feucht.

Bestandteile
Schleim, Jod und andere Mineralstoffe, Mannitol, ätherisches Öl.

Wirkung
Stimuliert den Stoffwechsel; nährstoffreich; Schilddrüsentonikum; antirheumatisch, entzündungshemmend.

Verwendete Teile

Thalli

Regen den Stoffwechsel sanft an und helfen bei Schwäche und während der Rekonvaleszenz. Innerlich verabreicht und örtlich angewandt, wirken sie auch antirheumatisch. Blasentang ist jodreich, Jodmangel in der Nahrung kann zu einer Schilddrüsenunterfunktion führen. Gesunde, lebende Thalli aus dem Meer fischen, nicht am Strand sammeln.

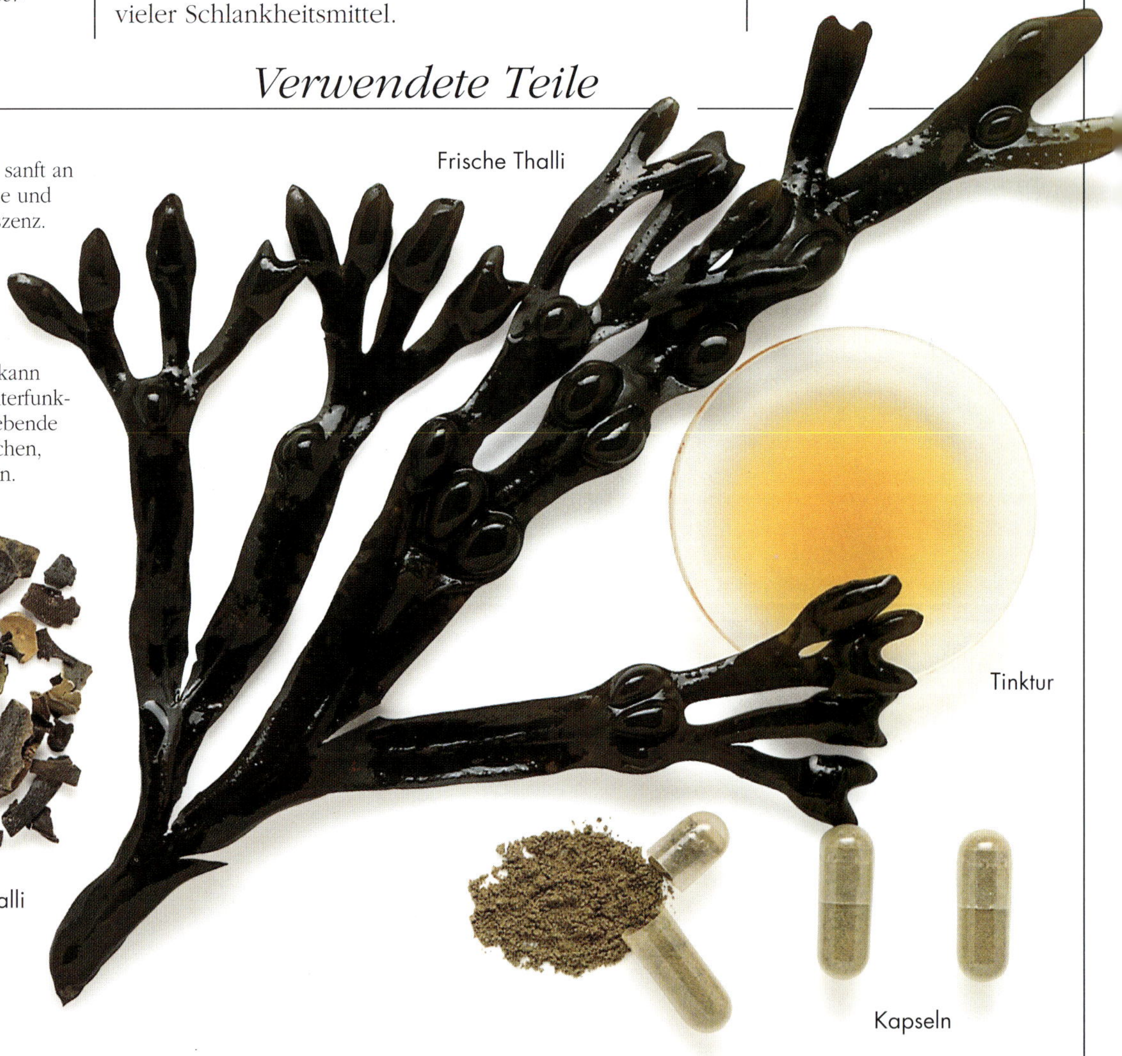

Frische Thalli

Tinktur

Kapseln

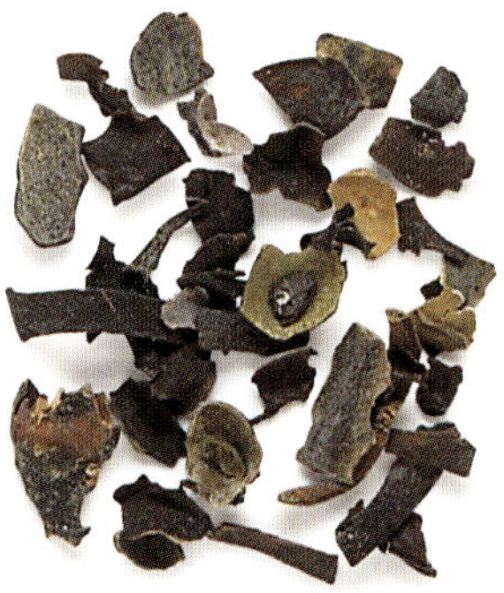

Getrocknete Thalli

Anwendungen

Thalli

Tinktur: Verwendung bei Schilddrüsenunterfunktion zur sanften Anregung des Stoffwechsels oder bei rheumatischen Beschwerden.

Aufguss: Verwendung wie bei der Tinktur. Kann als Teil einer Abmagerungskur verwendet werden, vor allem, wenn das Übergewicht auf Stoffwechselträgheit zurückzuführen ist. Jedoch keine leichte Methode zur Gewichtsreduktion.

Tabletten/Kapseln: Zur Anregung des Stoffwechsels nimmt man täglich 3–6 Kapseln. Hilft auch bei Übergewicht auf Grund einer Schilddrüsenunterfunktion.

Aufgussöl: Man weicht 500 g getrockneten Blasentang über Nacht in 500 ml Sonnenblumenöl ein, erhitzt die Masse 2 Stunden lang in einem Wasserbad und gießt sie ab. Man verwendet das Öl äußerlich bei arthritischen Gelenkschmerzen und Rheumatismus.

WARNUNG

- Wie viele Meereslebewesen ist auch der Blasentang von Schwermetallbelastung bedroht. Sammeln Sie die Pflanze nicht in Gegenden, wo die Konzentration von Kadmium und Quecksilber bekanntermaßen hoch ist.

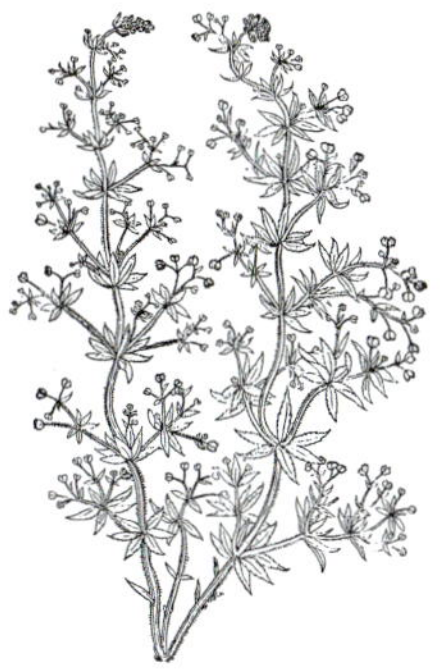

»... eine Suppe aus Kletten-Labkraut ..., um schlank zu bleiben und eine Gewichtszunahme zu verhindern.«
John Gerard, 1597.

Galium aparine

KLETTEN-LABKRAUT

Das Kletten-Labkraut oder Gänsegras, durch die Jahrhunderte in der Volksmedizin begehrt, ist ein schnell wachsendes Unkraut, das sich mit seinen langen, klebrigen Stängeln über Hecken und Gartenanpflanzungen ausbreitet. Aus den im Frühjahr erscheinenden Trieben kann man ein hervorragendes Reinigungstonikum zubereiten, das in Mitteleuropa und auf dem Balkan weite Verbreitung gefunden hat.

Eigenschaften
Kalt, leicht trocken, salzig.

Bestandteile
Cumarine, Gerbsäuren, Glykoside, Zitronensäure.

Wirkung
Harn treibend; reinigt die Lymphe; leicht adstringierend.

Verwendete Teile

Sprossteile

Werden am besten frisch verarbeitet und als wirkungsvolles Diuretikum und zur Lymphreinigung eingesetzt, schaffen bei geschwollenen oder vergrößerten Lymphdrüsen Abhilfe. Gelten auch als Blut reinigend und werden bei Hautproblemen und anderen Leiden eingesetzt, bei denen der Körper Gifte nicht selbsttätig ausscheidet. Auch als Gemüse geeignet: wie Spinat dünsten. Ernte von Frühling bis Herbst.

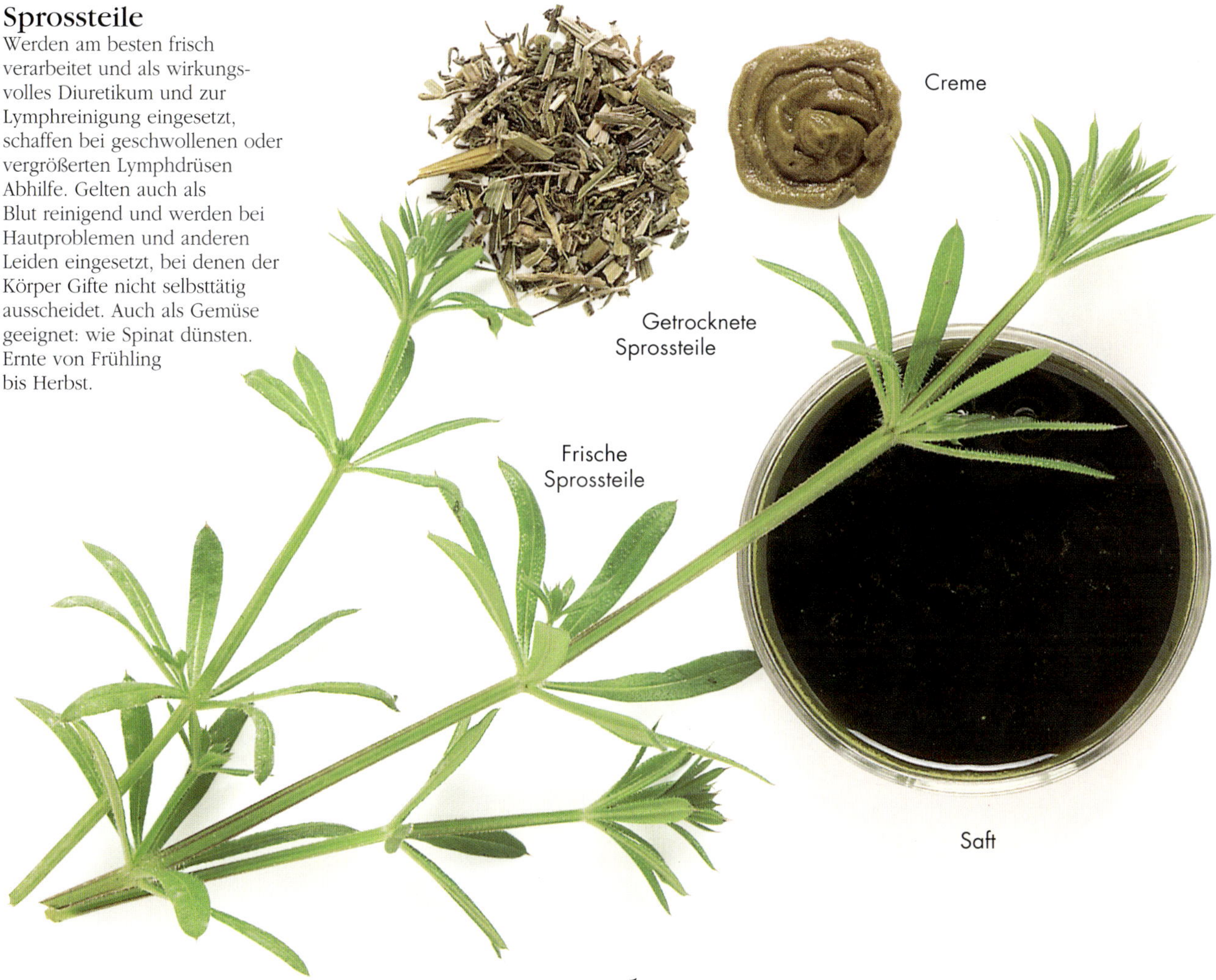

Anwendungen

Sprossteile

Saft: Man entsaftet die frische Pflanze, um ein wirkungsvolles Diuretikum und Lymphreinigungsmittel für Leiden wie Drüsenfieber, Mandelentzündung oder Prostatabeschwerden herzustellen.

Aufguss: Im Allgemeinen weniger stark als der Saft. Verwendung bei Harnwegsbeschwerden wie Blasenkatarrh und Harngrieß; auch als kühlendes Getränk bei Fieber.

Tinktur: Anwendungsbereich wie beim Aufguss. Kann auch mit anderen lymphatischen oder entgiftenden Kräutern zubereitet werden, wie etwa mit getrockneter Kermesbeere oder Lian qiao.

Kompresse: Man tränkt ein Tuch im Aufguss und verwendet die Kompresse bei Verbrennungen, Schürfwunden, Geschwüren und anderen Hautentzündungen.

Creme: Regelmäßige Verwendung bei Psoriasis (Schuppenflechte).

Haarspülung: Man verwendet den Aufguss bei Schuppen oder anderen Kopfhautleiden.

Gentiana-Arten
ENZIAN

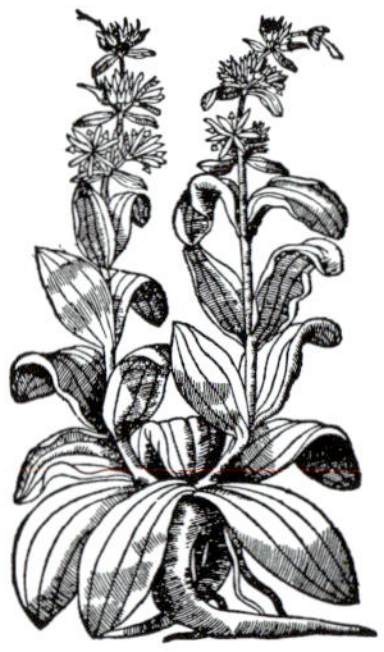

»Er soll angeblich für Menschen mit Leberbeschwerden oder Magenleiden gut sein.«
John Gerard, 1597.

Dieses Kraut verdankt seinen Namen angeblich einem König von Illyrien, der seine Fieber senkende Eigenschaft entdeckte. Im Mittelalter war der Enzian Bestandteil eines alchemistischen Gebräus namens »theriac«, einem Allheilmittel nach streng geheimem Rezept. Im Westen wird *G. lutea* verwendet, während die Chinesen die dort heimischen Arten *G. macrophylla* (Qin jiao) oder *G. scabra* (Long dan cao) einsetzen.

Eigenschaften
Sehr bitter, kalt, adstringierend, austrocknend.

Bestandteile
Bittere Glykoside, Alkaloide, Flavonoide.

Wirkung
Bitter, stärkend, Appetit anregend; fördert die Sekretion von Magensäften; entzündungshemmend.

Verwendete Teile

Wurzelstock
G. lutea
Stark bitteres Mittel zur Verdauungsförderung, hilft bei Zuständen, die mit Appetitmangel und Darmträgheit einhergehen. Wird auch bei Fieber eingesetzt, wirkt kühlend auf den Körper und bringt die Verdauungsvorgänge bereits im Magen in Schwung, so dass weitere gesundheitliche Probleme vermieden werden. Ernte im Spätsommer und Herbst.

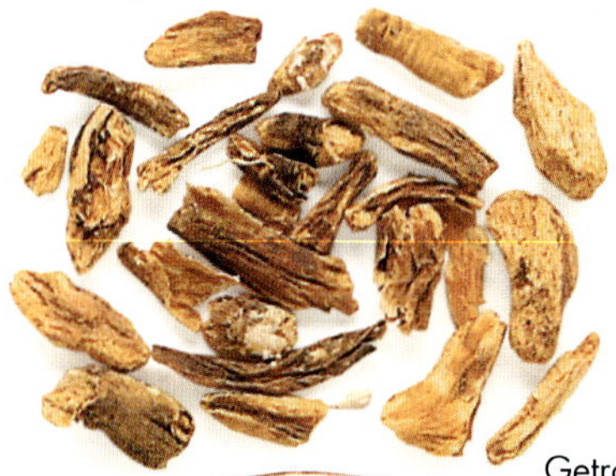

Getrocknete Wurzel

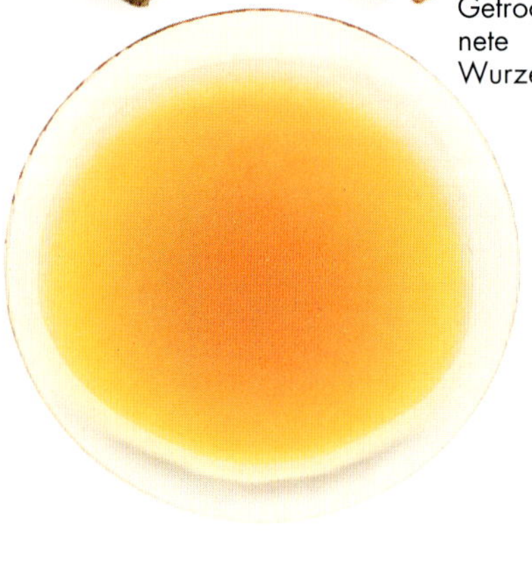

Tinktur

Wurzelstock
G. macrophylla und *G. scabra*
Bitteres Heilmittel bei Verdauungsproblemen und Fieber. Chinesische Heilkundige verwenden es, um die Patienten von »Hitze und Feuchtigkeit« zu befreien, und setzen es bei Bluthochdruck ein, der von Leberhitze begleitet wird, sowie bei Harnwegsinfekten und rheumatischen Beschwerden.

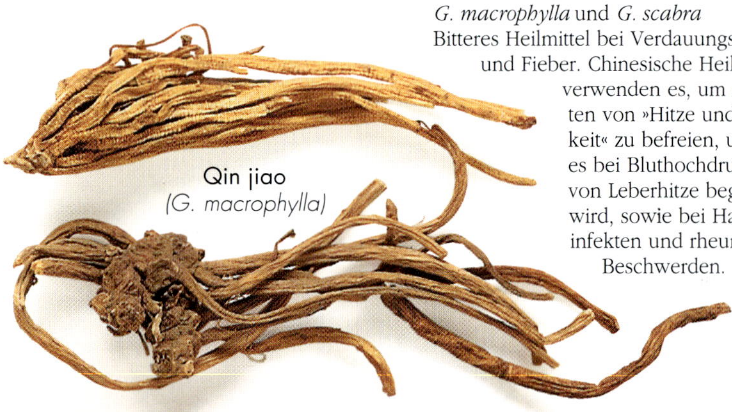

Qin jiao
(G. macrophylla)

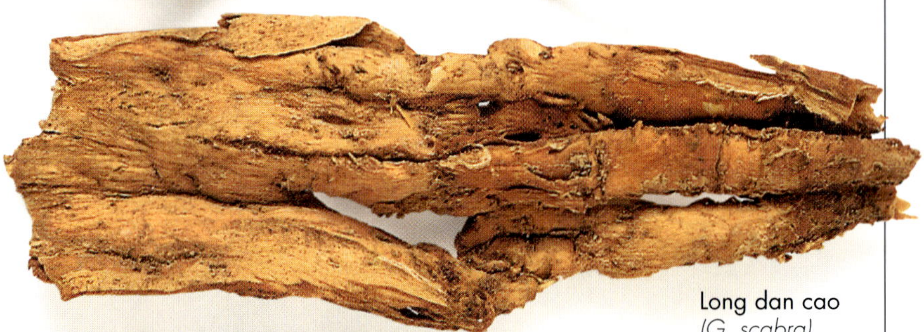

Long dan cao
(G. scabra)

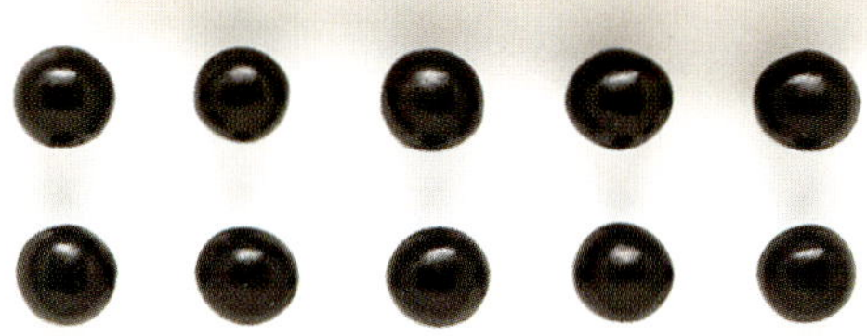

***Long dan xie gan wan** ist ein chinesisches Heilmittel, das Leber und Gallenblase von Hitze befreit. Mögliche Symptome sind entzündete Augen, Kopfschmerzen und Verstopfung.*

Anwendungen

Wurzel
G. lutea

Aufguss: Man verwendet 10g auf 500ml Wasser, kocht diese Mischung 20 Minuten und trinkt den Aufguss bei Völlegefühl und Magenschmerzen.

Tinktur: Man nimmt 3-mal täglich bis zu 2ml zur Verdauungsförderung oder in Tropfendosis, um den Heißhunger auf Süßigkeiten zu stillen. Eignet sich bei Leberleiden einschließlich Hepatitis, Gallenblasenentzündung und Gelbsucht.

Wurzel
G. macrophylla

Absud: Verwendung in Kombination mit anderen Mitteln wie Du huo und Zimt bei rheumatischen Schmerzen, Fieber und allergischen Entzündungen.

Wurzel
G. scabra

Absud: Verwendung in Kombination mit anderen Mitteln wie Chai hu, Zhi zi und Huang qin bei Leberleiden, Bluthochdruck und Harnwegsinfekten.

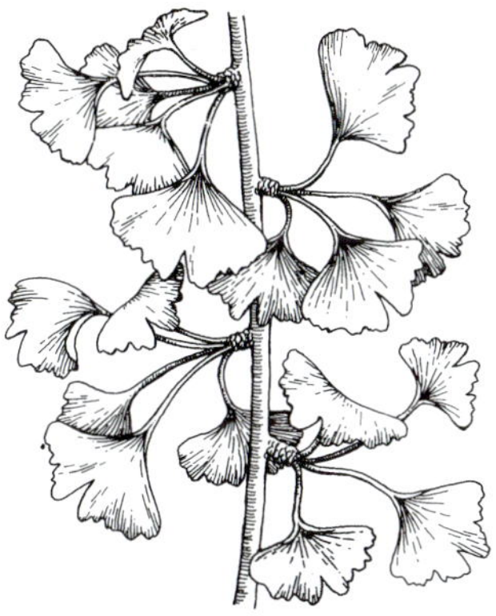

»Man berichtet von beträchtlicher Besserung bei Geisteskrankheiten, Gemütsveränderung, Gedächtnislücken und schneller Ermüdung ...«
Rudolf Weiss, 1985.

Ginkgo biloba

GINKGOBAUM

Seine Art reicht etwa 200 Millionen Jahre zurück, doch ist die Wildform seit Jahrhunderten ausgestorben. Einzig im Fernen Osten hat der Ginkgo in Tempelgärten überlebt. Der Laub abwerfende Baum mit männlichen und weiblichen Formen wurde 1730 nach Europa gebracht und war als Zierbaum sehr beliebt. Seit den 80er Jahren dieses Jahrhunderts ist das medizinische Interesse an ihm sprunghaft gestiegen, als nämlich die positive Wirkung auf das Kreislaufsystem (Mikrozirkulation) erkannt wurde.

Eigenschaften
Süß, bitter, adstringierend, neutral.

Bestandteile
Blätter: Flavonglykoside (einschl. Ginkgolid), Bioflavone, Sitosterin, Laktone, Anthocyanin.
Samen: Fettsäuren, Mineralstoffe, Bioflavone.

Wirkung
Blätter: Entspannen die Blutgefäße; Kreislaufmittel, antientzündlich
Samen: Adstringierend, Pilz tötend, antibakteriell.

Verwendete Teile

Blätter

Werden erst seit den 80er Jahren dieses Jahrhunderts in der Kräuterheilkunde zur Behandlung von Kreislauferkrankungen eingesetzt; eignen sich besonders zur besseren Blutversorgung des Gehirns. Untersuchungen haben ergeben, dass Ginkgolid auch bei Herzrhythmusstörungen wirkt. Die Blätter werden auch bei Krampfadern, Hämorrhoiden und Beingeschwüren verwendet. Neueste Studien lassen erwarten, dass sie auch die Demenz bei der Alzheimer-Krankheit verringern helfen.

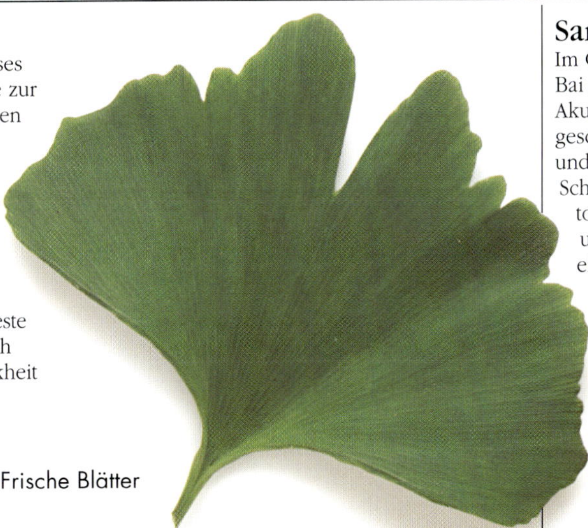

Frische Blätter

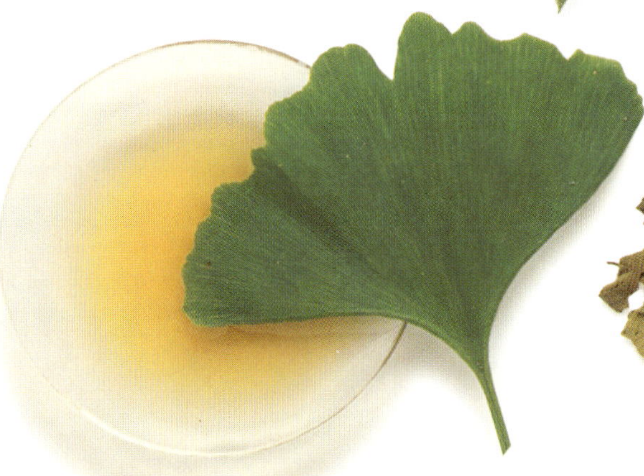

Tinktur

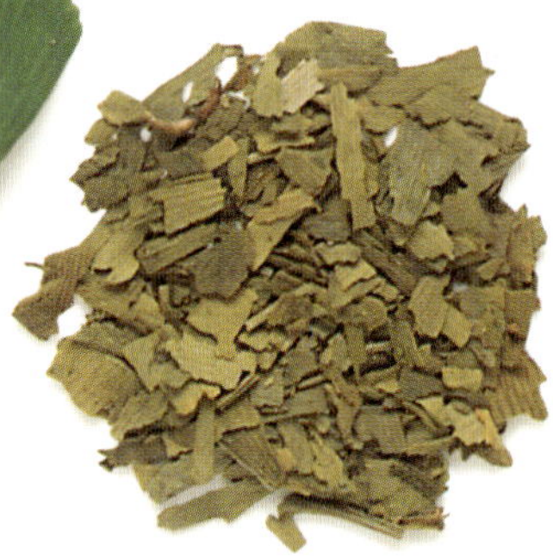

Getrocknete Blätter

Samen

Im China werden die Samen mit dem Namen Bai gou wegen ihrer Wirkung auf die Akupunkturmeridiane von Lunge und Niere geschätzt. Man verwendet sie bei Asthma und tief sitzendem Husten mit dickem Schleim. Auf die Harnwege wirken sie tonisch, so dass man sie bei Inkontinenz und übermäßiger Harnausscheidung einsetzen kann.

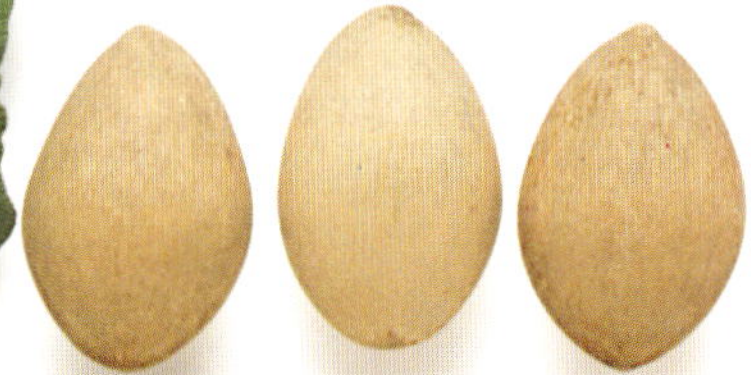

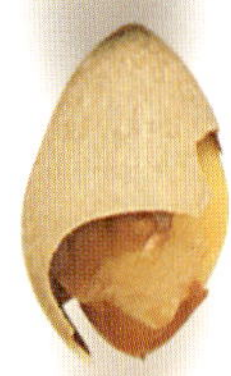

***Die Samen**, Bai gou, sind nur an der weiblichen Pflanze zu finden.*

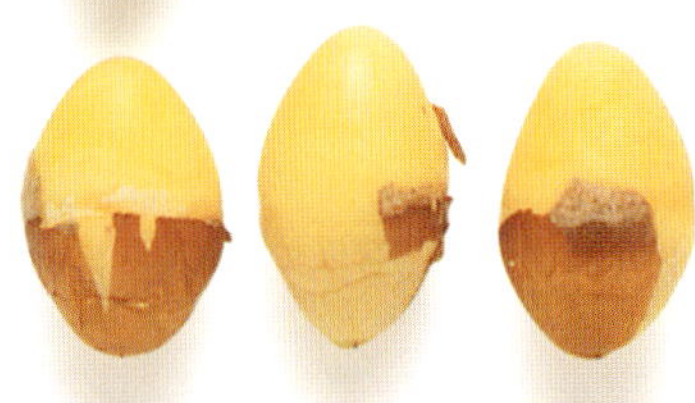

Anwendungen

Blätter

Flüssigextrakt: In Europa ist ein Extrakt aus den frischen Blättern zur Behandlung von Zerebralarteriosklerose bei älteren Menschen und von peripheren Durchblutungsstörungen auf dem Markt.

Tinktur: In Kombination mit anderen Herz-Kreislauf-Mitteln (z. B. Immergrünkraut und Lindenblüte) bei Durchblutungsstörungen; zusammen mit Steinklee bei Venenleiden.

Aufguss: Man gibt 50 g getrocknete Blätter auf 500 ml Wasser und nimmt den Aufguss bei Arteriosklerose und Krampfadern. Verwendung als Waschlösung bei offenen Beinen oder Hämorrhoiden.

Samen

Absud: In Kombination mit Kräutern wie Wolfsmilch, Echtem Alant oder Maulbeerblättern bei Asthma, schlimmem oder hartnäckigem Husten: 3–4 Samen reichen für 3 Dosen.

WARNUNG

- Überschreiten Sie die angegebene Samendosis nicht, da dies zu Hautkrankheiten und Kopfschmerzen führen kann.
- Fälle von Kontaktdermatitis mit dem Fruchtfleisch (wird nicht als Heilmittel verwendet) sind bekannt. Bei langfristiger Anwendung überhöhter Dosen kann es zu verzögerter Blutgerinnung und spontanen Blutungen kommen.

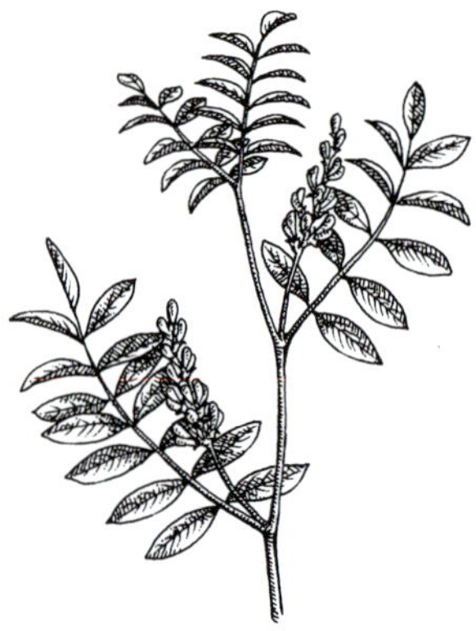

Glycyrrhiza-Arten

SÜSSHOLZ

»... wenn man es im Mund behält, wirkt es Durst stillend ...«
Theophrastus von Lesbos, etwa 310 v. Chr.

Das Süßholz wird mindestens seit 500 v. Chr. für Heilzwecke verwendet. In offiziellen Arzneibüchern ist es immer noch als »Droge« bei Magengeschwüren aufgeführt. *G. glabra* stammt aus dem Mittelmeerraum und dem Mittleren Osten, in Europa wird es etwa seit dem 16. Jahrhundert angebaut. In China verwendet man *G. uralensis* oder Gan cao. Es gilt als »großer Entgifter«, der die Toxine aus dem Körper treibt. Es ist ein wichtiges Tonikum und wird oft »Großvater der Kräuter« genannt.

Eigenschaften
Sehr süß, neutral, feucht.

Bestandteile
Saponine, Glykoside (einschl. Glycyrrhizin), östrogenartige Substanzen, Cumarine, Flavonoide, Sterine, Cholin, Asparagin, ätherisches Öl.

Wirkung
Entzündungshemmend, antiarthritisch; anregendes Tonikum für die Nebennierenrinde; beruhigt die Magenschleimhaut; kühlend, Schleim lösend.

Verwendete Teile

Wurzelstock

G. glabra

Enthält Glycyrrhizin, das fünfzigmal süßer ist als Sukrose und die Hormonproduktion fördert (z.B. Hydrokortison). So erklärt sich die entzündungshemmende Wirkung und die Bedeutung bei der Anregung der Nebennierenrindentätigkeit nach Steroidtherapie. Die Wurzel kann Magengeschwüre heilen und wirkt Schleim lösend. Ernte im Herbst.

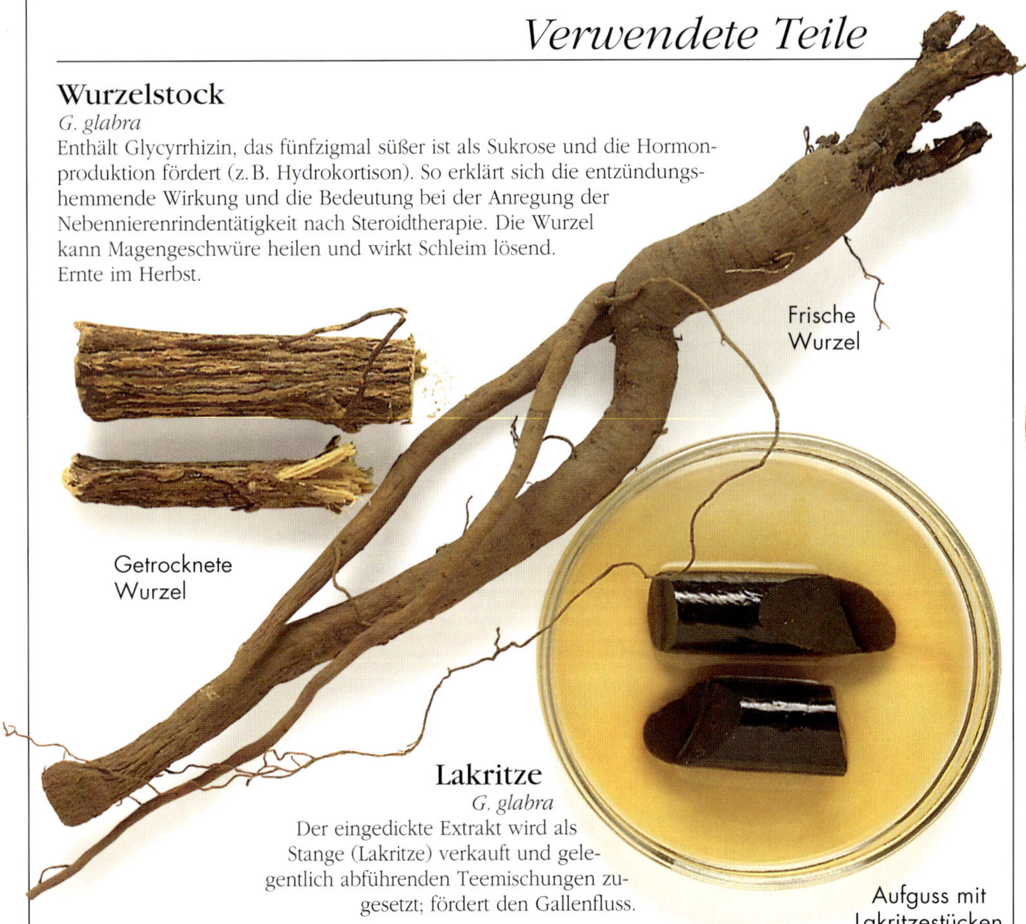

Getrocknete Wurzel

Frische Wurzel

Aufguss mit Lakritzestücken

Lakritze

G. glabra

Der eingedickte Extrakt wird als Stange (Lakritze) verkauft und gelegentlich abführenden Teemischungen zugesetzt; fördert den Gallenfluss.

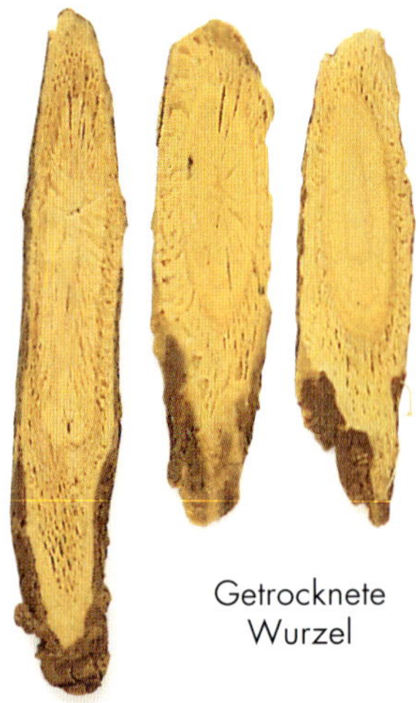

Getrocknete Wurzel

Wurzelstock

G. uralensis

Ein Energietonikum, vor allem für Milz und Magen. Ist in China Bestandteil vieler Kräuterrezepturen und dient der Ausgewogenheit der Präparate. Wird auch bei asthmatischem Husten, als Krampf lösendes Mittel, bei Magengeschwüren und zur Kühlung »heißer« Zustände verwendet. Die getrocknete Wurzel kann wie ein Gummibonbon gekaut werden.

Anwendungen

Wurzel

G. glabra

Tinktur: Verwendung als entzündungshemmendes Mittel bei Arthritis oder Allergien, als verdauungsförderndes Heilmittel sowie bei Lungenleiden. Wird bei Magenentzündung und zur Förderung der Nebennierenwundentätigkeit nach einer Steroidtherapie verschrieben. Überlagert den Geschmack anderer Medikamente.

Absud: Zur Behandlung von Magenübersäuerung bei Geschwüren.

Sirup: Man stellt aus dem Absud einen Sirup her und verwendet ihn als Schleim lösendes Beruhigungsmittel bei Asthma und Bronchitis.

Flüssigkextrakt: Man löst die Lakritze langsam in Wasser auf. So entsteht ein starker Extrakt, der als Absud, Tinktur oder Sirup verwendet werden kann.

Wurzel

G. uralensis

Absud: In Verbindung mit Ginseng als tägliches Tonikum.

Weintonikum: Man weicht ein Wurzelstück einige Wochen in Rotwein oder Weißwein ein und trinkt kleine Mengen davon nach den Mahlzeiten.

WARNUNG

- Bei Bluthochdruck sollte Süßholz vermieden werden, da es angeblich Wasser im Körper zurückhält.
- Süßholz sollte von Menschen gemieden werden, die Arzneimittel auf Digoxinbasis einnehmen.
- Es wurde ein Zusammenhang zwischen übermäßigem Konsum lakritzhaltiger Süßigkeiten und Bluthochdruck und überhöhten Kaliumwerten im Blut festgestellt.

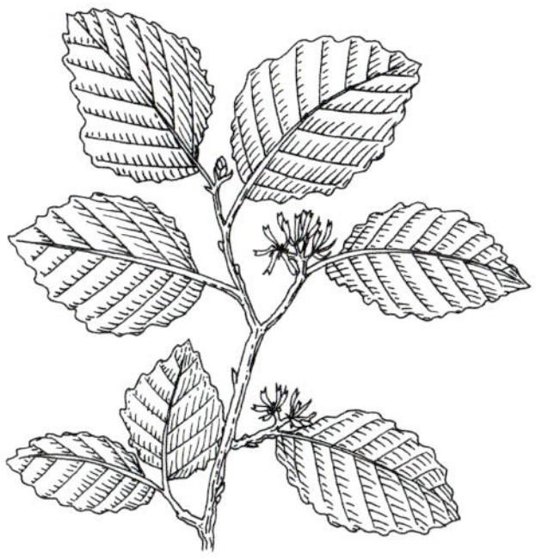

Hamamelis virginianum
ZAUBERNUSS

Die Heilkräfte der virginischen Zaubernuss wurden von indianischen Völkern Nordamerikas hoch geschätzt: Die Menominees rieben sich einen Absud daraus auf ihre Beine, um diese bei körperlicher Anstrengung geschmeidig zu halten, während die Potawatomis die Zweige als Zusatz zu Schwitzbädern nahmen, um Muskelschmerzen zu lindern. Die Siedler übernahmen das Kraut von den Indianern. Das Destillat (Hamameliswasser) ist heute sehr verbreitet und auch als Notfallmedizin im Haushalt bekannt.

»... ein Geistlicher der anglikanischen Kirche ... bezeugte die Heilung von Blindheit, die durch einen Schlag entstand, nachdem die Dämpfe aus einem Rindenaufguss dieses Busches durch einen Schlauch auf die betroffene Stelle geleitet worden waren.«
Dr. Cadwallader Colden, 1744.

Eigenschaften
Kühl, trocken, bitter, scharf.

Bestandteile
Gerbstoffe, Flavonoide (einschl. Kämpferol und Quercetin), Saponine, Bitterstoffe, ätherisches Öl mit Eugenol und Safrol, Cholin, Gallussäure.

Wirkung
Adstringierend, stillt innerliche und äußerliche Blutungen, entzündungshemmend.

Verwendete Teile

Rinde
Aus ihr macht man Tinkturen, Salben und Auszüge für den Handel, die – wie auch die Extrakte aus Blättern und Zweigen – vor allem zur Blutstillung, Beruhigung von gereizter Haut und bei Krampfadern und Hämorrhoiden eingesetzt werden.

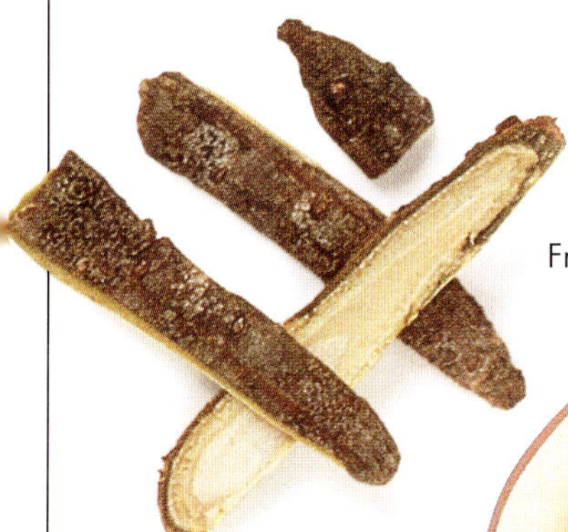

Frische Rinde

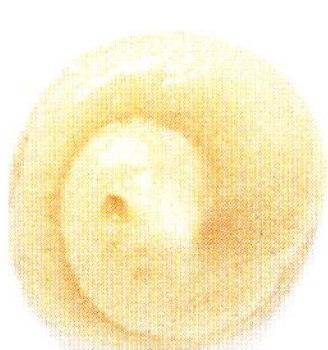

Creme

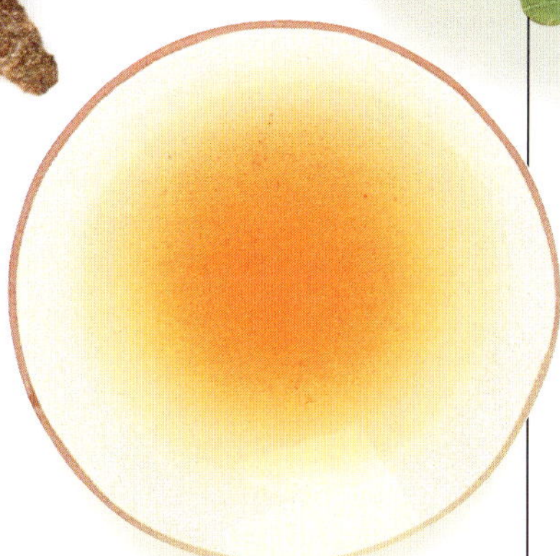

Tinktur

Blätter und Zweige
Die Blätter wirken nicht so adstringierend wie die Rinde und kommen eher in Salben, als Tee oder als Pulver in Kapseln gegen Krampfadern auf den Markt. Für Hamameliswasser werden Zweige und Blätter über Dampfextraktion ausgezogen.

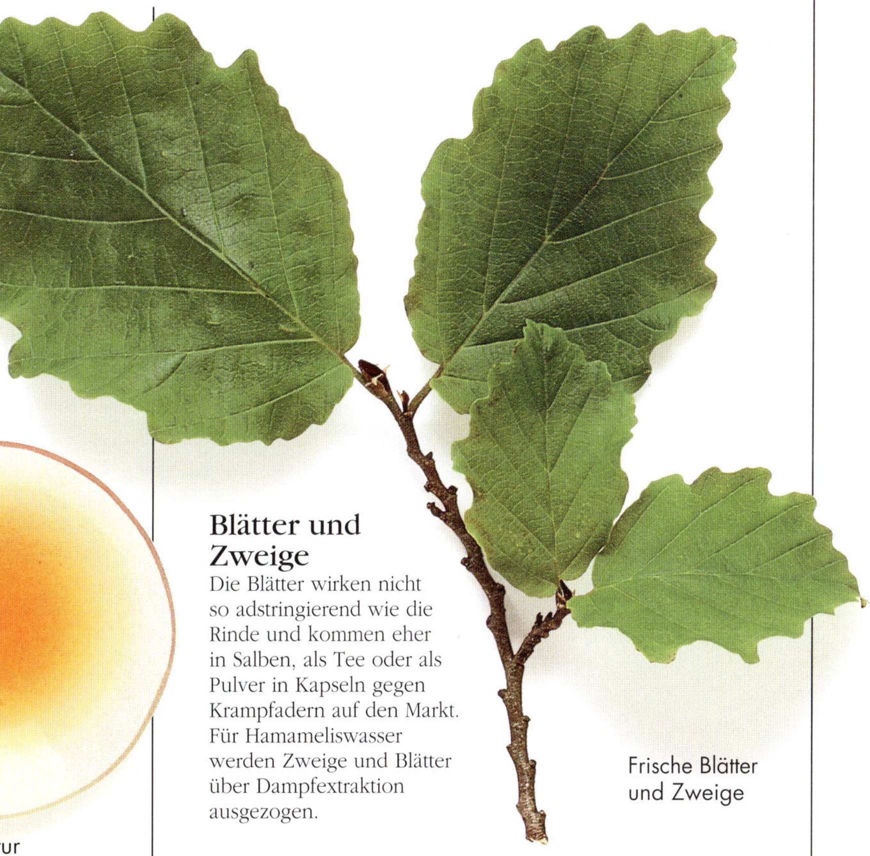

Frische Blätter und Zweige

Anwendungen

Rinde
Tinktur: Verdünnt ersetzt sie Hamameliswasser beim äußerlichen Gebrauch.

Salbe/Creme: Sie hilft bei kleineren Schnitt- und Schürfwunden, blauen Flecken, Hämorrhoiden und juckenden Krampfadern.

Blätter
Aufguss: Man trinkt einen Standardaufguss bei Durchfall oder blutenden Hämorrhoiden. Täglich 1 Tasse kann die Gefäßwände stärken.

Augenauflage: Bei überanstrengten Augen tränkt man einen Wattebausch mit dem Aufguss oder mit Hamameliswasser.

Destillat (Hamameliswasser): Als Waschung auf Schnitt- und Schürfwunden auftragen oder einen getränkten Wattebausch bei Nasenbluten in die Nase stecken.

Mundspülung/Gurgelmittel: Der Tee hilft bei Halsweh, Geschwüren im Mund, Mandelentzündung, Halsentzündung und lockerem Zahnfleisch und Zahnfleischbluten.

Waschung: In dem Aufguss badet man Krampfadern, Blutergüsse, Schürfwunden, gereizte Hautstellen mit Ausschlag und Stellen mit schwachen Kapillargefäßen.

Zweige
Absud: Er wird wie der Tee aus den Blättern angewendet.

Harpagophytum procumbens

TEUFELSKRALLE

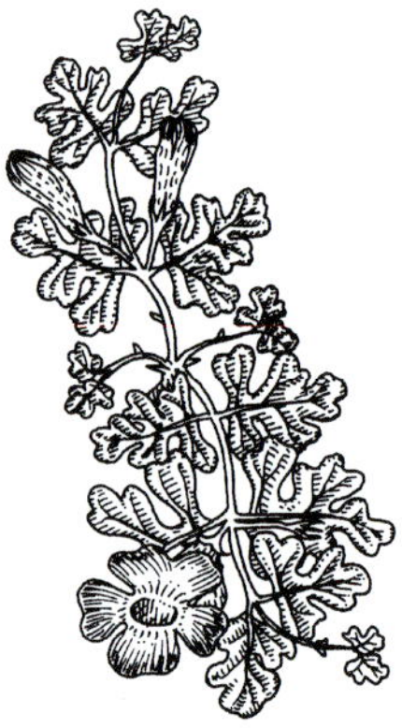

»Die Pflanze scheint besonders älteren Patienten mit rheumatischen Beschwerden, Übergewicht und zu hohen Blutfettwerten zu helfen.«
Rudolf Weiss, 1988.

Die Teufelskralle wuchs ursprünglich in der Kalahari-Wüste in Südafrika und wurde im Westen erst bekannt, als einem burischen Bauern auffiel, dass die einheimischen Buschmänner die Wurzeln sammelten und damit Rheuma und Verdauungsbeschwerden behandelten. Die Pflanze wurde zur Untersuchung nach Deutschland geschickt. Seit Ende der fünfziger Jahre sind ihre antientzündlichen und antirheumatischen Eigenschaften anerkannt. Der Name Teufelskralle stammt von der charakteristischen Form der krallenförmigen Früchte, die im Herbst wachsen.

Eigenschaften
Bitter, adstringierend, abkühlend.

Bestandteile
Iridoidglykoside (einschl. Harpagid, Harpagosid und Procumbid), Phenole, Stärke, Flavonoide (einschl. Kämpferol und Luteolin), Phytosterine.

Wirkung
Antientzündlich, antirheumatisch, Schmerz stillend, beruhigend, Harn treibend, verdauungsfördernd.

Verwendete Teile

Wurzelknolle

In der Heilkunde verwendet man eher die Wurzelknolle als die ganze Wurzel, obwohl einige Präparate im Handel sie kombinieren. Das vermindert jedoch die Wirksamkeit. Forscher fanden heraus, dass eine Einnahmedauer von wenigstens sechs Wochen die Beweglichkeit arthritischer Gelenke verbessert und Schwellungen zurückgehen lässt. Teufelskralle kann als bitteres Heilmittel die Verdauung bei Leber- und Gallenproblemen anregen.

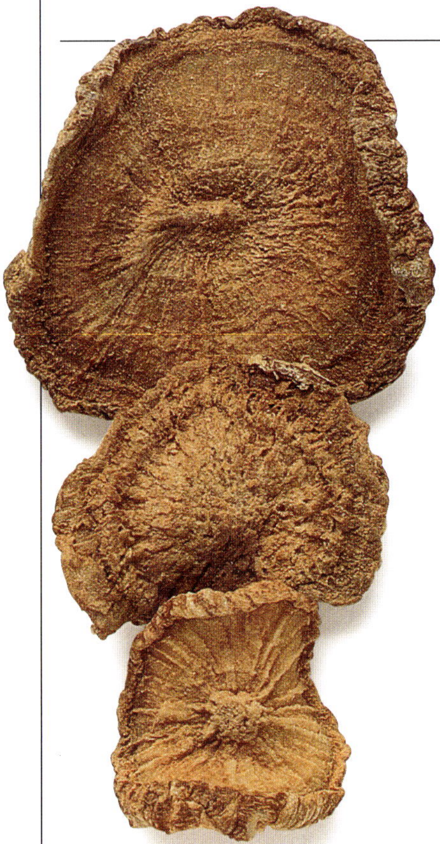

Scheiben getrockneter Wurzelknolle

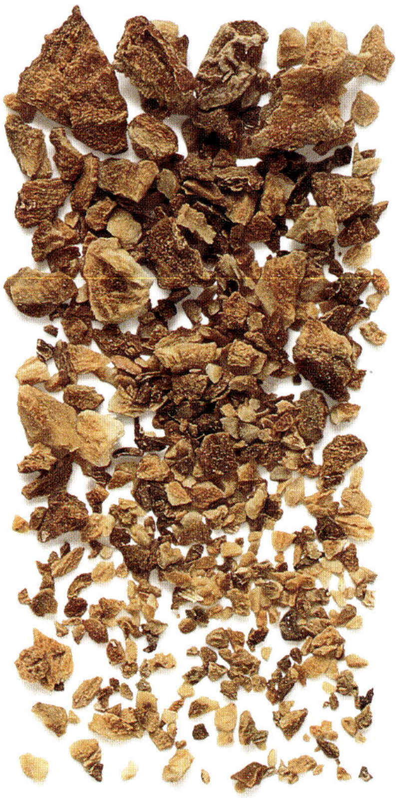

Zerkleinerte getrocknete Wurzelknolle

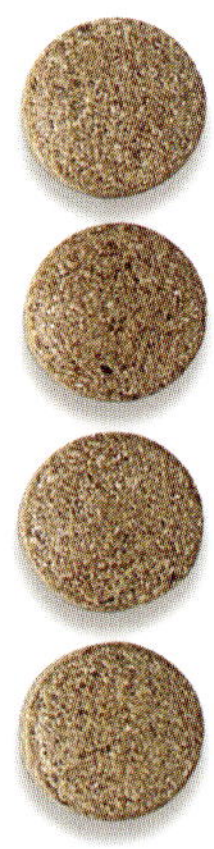

Tabletten

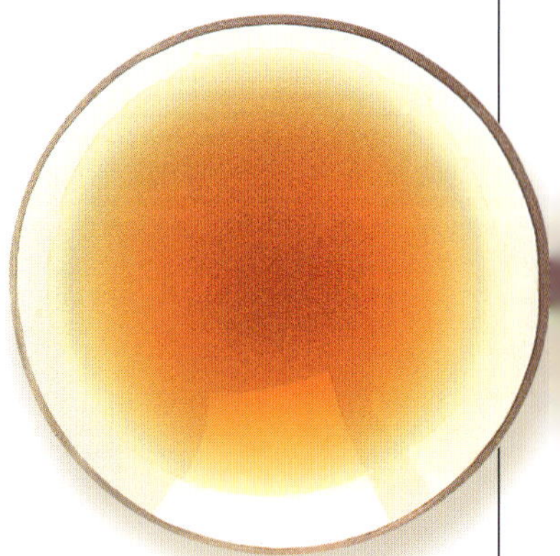

Absud

Anwendungen

Wurzelknolle

Absud: Bei Leberstau, Appetitlosigkeit und leichten Beschwerden der Gallenblase trinkt man vor den Mahlzeiten eine Tasse, um die Verdauung anzuregen.

Tinktur: Nehmen Sie mindestens sechs Wochen lang 20–30 Tropfen pro Gabe bei Arthritis oder Rheumaschmerzen.

Waschung: Gereizte und entzündete Krampfadern und Hämorrhoiden wäscht man mit dem Absud.

Creme: Drei- bis viermal täglich auftragen bei Arthritis und Rheumaschmerzen, für eine stärkere Wirkung einige Tropfen Rosmarinöl hinzufügen. Auch bei Verstauchungen und überanstrengten Gelenken und Muskeln.

Tabletten: Man nimmt 600 mg bis zu dreimal täglich als Erhaltungsdosis bei chronischen arthritischen und rheumatischen Schmerzen. Bei aufflackernden Symptomen auf 800 mg erhöhen.

Pulver: Um die Heilung zu fördern, kann man offene Wunden damit bestäuben.

WARNUNG

- Während der Schwangerschaft sollte Teufelskralle nicht verwendet werde, denn es heißt, dass das Kraut den Uterus stimuliert.
- Nicht anwenden bei Magen- oder Zwölffingerdarmgeschwüren.

Humulus lupulus

GEMEINER HOPFEN

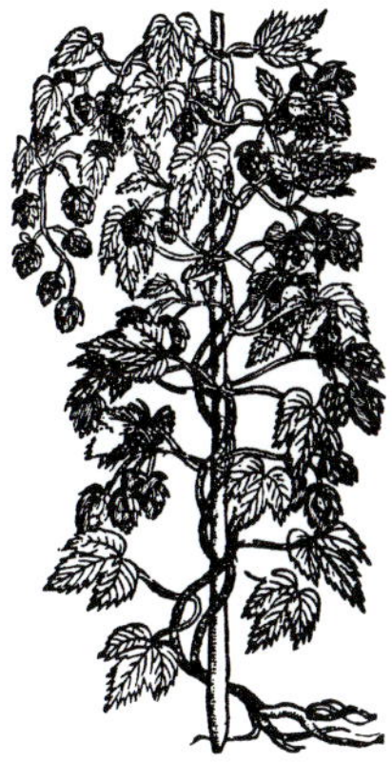

»Hopfen ... macht das Getränk haltbar, aber man bezahlt den Genuss mit Krankheiten und einer verkürzten Lebensdauer.« John Evelyn, 1670.

Hopfen wird in Europa schon seit dem 11. Jahrhundert in der Braukunst verwendet. Anfangs ging man davon aus, dass Hopfen den melancholischen Humor anregt. Gerard meinte, dass zu viel Hopfen im Bier »schlecht für den Kopf« sei. Man glaubte aber, dass Hopfen von einem Übermaß an cholerischen und sanguinischen Humores befreie. Bier galt als ein »gesünderes Getränk für das körperliche Wohlbefinden« als das traditionelle englische Ale (ohne Hopfen). Hopfen enthält einen hohen Anteil Östrogen, als Folge davon kann übermäßiger Biergenuss bei Männern zu Libidoverlust führen.

Eigenschaften
Kalt, trocken, bitter, leicht scharf.

Bestandteile
Ätherisches Öl, Valeriansäure, östrogenhaltige Substanzen, Gerbsäuren, Bitterstoff, Flavonoide.

Wirkung
Beruhigend; Anaphrodisiakum für Männer; Stärkungsmittel für das Nervensystem; bitteres Heilmittel zur Verdauungsförderung; Harn treibend; östrogene Wirkung.

Verwendete Teile

Zapfen

Die Blüten der weiblichen Pflanze, als Zapfen bekannt, werden für Heilzwecke verwendet. Da die Wirkstoffe oxidieren, ändern sich die Eigenschaften der Pflanzen mit zunehmendem Alter beträchtlich. Bei Schlaflosigkeit verwendet man am besten frische Zapfen. Wer zu diesem Zweck getrocknete Zapfen in ein Kissen steckt, muss sie nach einigen Monaten auswechseln, da alte, trockene Zapfen häufig anregend wirken.

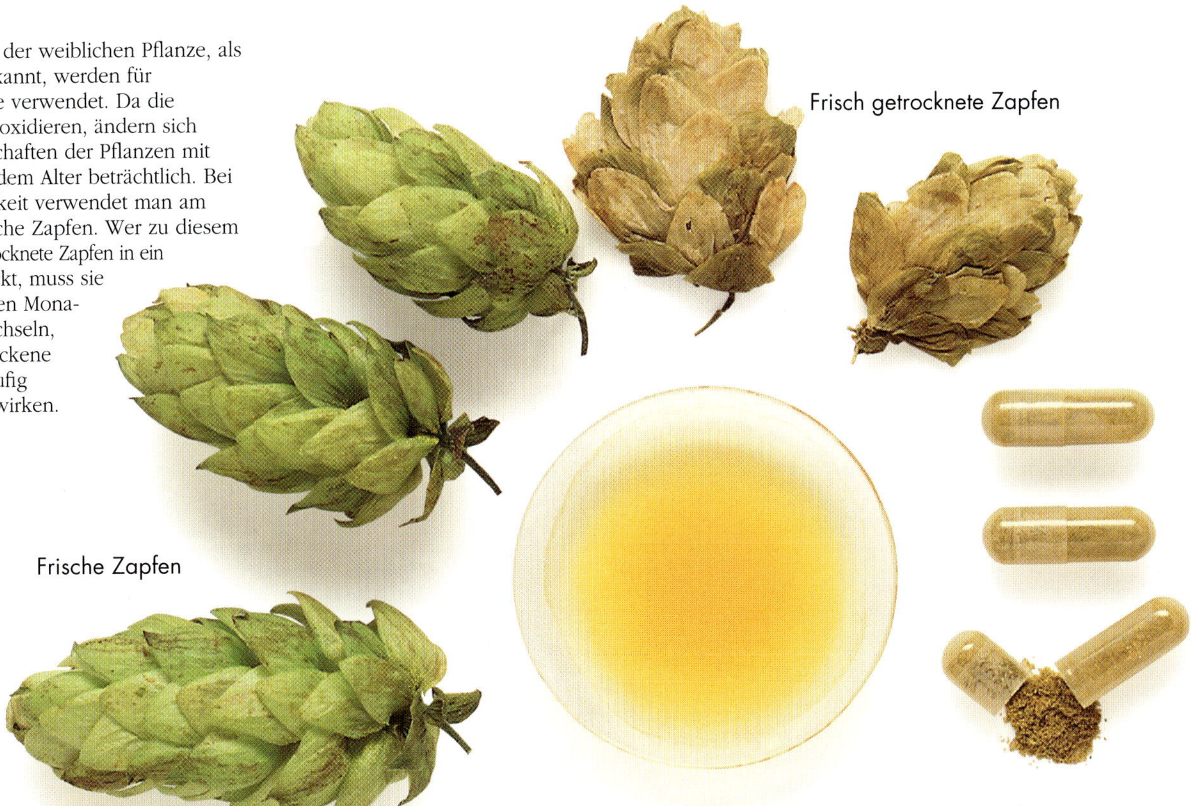

Anwendungen

Zapfen

Aufguss: Bei Schlaflosigkeit gibt man 2 Teelöffel frische Hopfenzapfen in eine Tasse mit kochendem Wasser und lässt sie 5 Minuten ziehen. Man kann auch frisch getrocknete oder gefriergetrocknete Zapfen verwenden.

Tinktur: Bei Nervosität und Angst nimmt man 3-mal täglich bis zu 2 ml als Beruhigungsmittel. Bei Darmbeschwerden vermischt man Hopfen mit anderen Verdauungskräutern wie Eibisch, Wegerich, Kamille oder Pfefferminze. Bei nervösem Magen verabreicht man 1,5 ml auf ein Stück Würfelzucker. Wird auch bei manchen Sexualproblemen wie vorzeitigem Samenerguss verschrieben.

Kompresse: Man tränkt ein Tuch im Aufguss oder in der verdünnten Tinktur und legt es auf Krampfadern.

Waschlösung: Bei chronischen Geschwüren, Hautrissen und Verletzungen verwendet man einen Aufguss aus frischen oder frisch getrockneten Hopfenzapfen.

Kapseln: Im Handel erhältlich; zur Appetitanregung nimmt man 2 Kapseln vor den Mahlzeiten. Nicht länger als einige Tage einnehmen.

WARNUNG

- Hopfen hat auf die höheren Nervenzentren eine leicht dämpfende Wirkung und sollte bei Depression vermieden werden. Die angegebenen Dosen sollten nicht überschritten werden.
- Während ihrer Wachstumszeit kann die Pflanze Kontaktdermatitis auslösen.
- Die östrogene Wirkung kann den Menstruationszyklus bei Frauen, die in Hopfenfeldern arbeiten, durcheinander bringen.

Hydrastis canadensis

GELBWURZEL

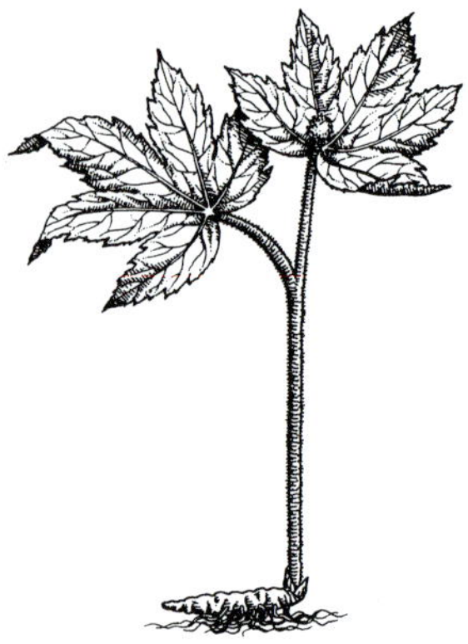

»Es heißt, dass die Cherokee ihn [Krebs] mit einer Pflanze heilen, die man für Hydrastis canadensis hält.«
Benjamin Smith Barton, 1798.

Die Gelbwurzel ist ein traditionelles Heilkraut der amerikanischen Ureinwohner und wurde von den europäischen Siedlern übernommen. Die Cherokee verwendeten das Kraut bei Verdauungsstörungen, lokalen Entzündungen und als Appetitanreger. Die Irokesen dagegen setzten die Pflanze bei Keuchhusten, Leberleiden, Fieber und Herzbeschwerden ein. Die Gelbwurzel gelangte 1760 nach Europa. Während des 19. Jahrhunderts war sie bei den Anhängern der Theorie Thomsons und bei den Eklektikern sehr beliebt (siehe Seite 20–21). In den Arzneibüchern der Vereinigten Staaten (Pharmacopoeia) war sie bis 1926 aufgeführt.

Eigenschaften
Bitter, adstringierend, trocken, hauptsächlich kalt.

Bestandteile
Alkaloide, ätherisches Öl, Harz.

Wirkung
Adstringierend; stärkend; regt Verdauung und Gallenfluss an; hilft bei Katarrh; abführend; heilt die Magenschleimhaut; erhöht den Blutdruck.

Verwendete Teile

Wurzelstock

Ein hervorragend trocknendes, antikatarrhalisches Heilmittel bei Magenleiden, Beschwerden der oberen Atemwege und der Vaginalschleimhäute. Eignet sich bei schleimiger Kolitis, Nasenentzündungen und Ohreninfektionen, hilft auch bei gynäkologischen Beschwerden, lindert Probleme der Wechseljahre sowie Menstruationsschmerz und prämenstruelles Syndrom. Wird meist als Stärkungsmittel verschrieben. Ernte im Herbst.

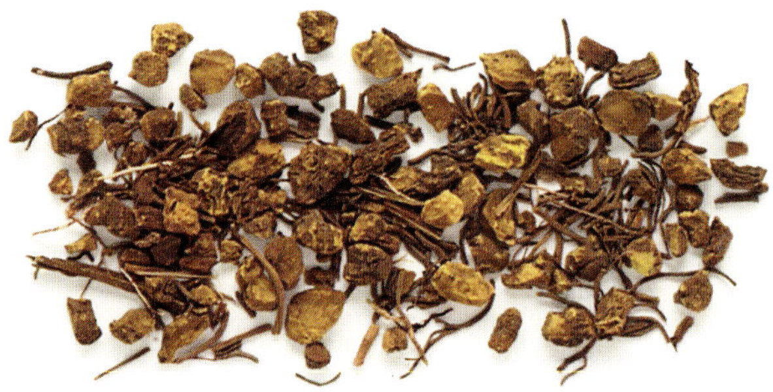

Getrockneter Wurzelstock

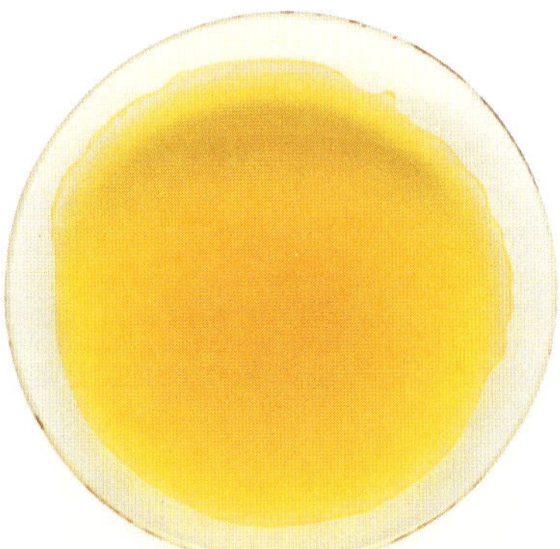

Tinktur

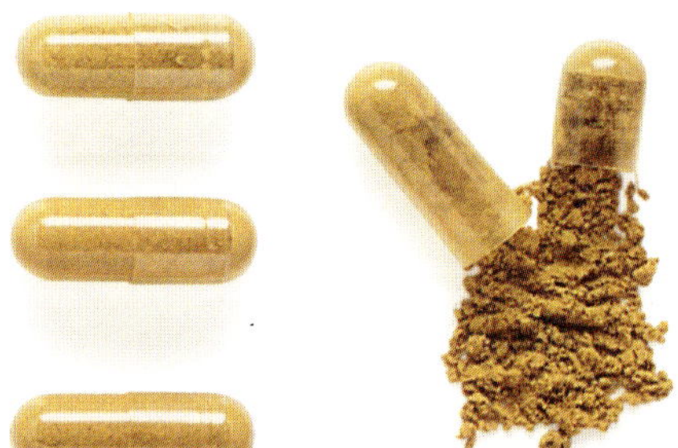

Kapseln

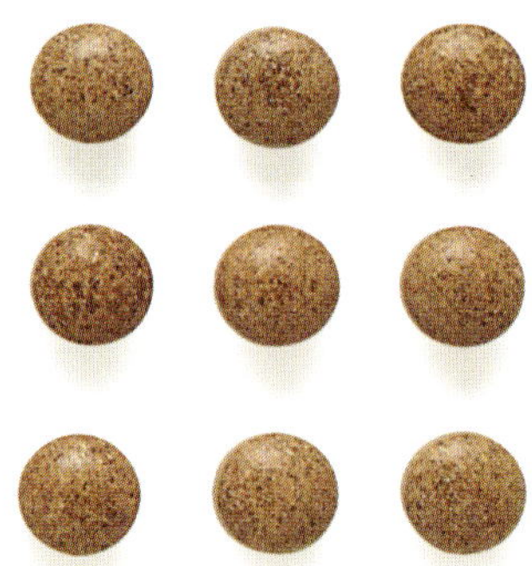

Tabletten

Anwendungen

Wurzelstock

Tinktur: Bei katarrhalischen Beschwerden (Schnupfen, schleimige Kolitis, Gastroenteritis und Ausfluss) nimmt man 3-mal täglich 0,5–2 ml (höhere Dosen wirken abführend). Eignet sich auch als Lebertonikum bei Darmträgheit und Verdauungsproblemen, die mit einer Überempfindlichkeit gegenüber Nahrungsmitteln und übermäßigem Alkoholgenuss zusammenhängen. Auch bei prämenstruellem Syndrom sowie bei starker Periodenblutung.

Waschlösung: Bei Hautreizungen, Ekzemen und Masern stellt man aus 5 ml Tinktur und 100 ml Wasser eine Waschlösung her.

Mundspülung/Gurgelmittel: Bei Geschwüren im Mundraum, Zahnfleischleiden, Halsschmerzen und katarrhalischen Beschwerden gibt man 2–3 ml der Tinktur in ein Glas mit warmem Wasser.

Spülung: Man verwendet die verdünnte Tinktur (2–3 ml in Wasser) bei Ausfluss und Infektionen, auch bei Mundfäule. Bei vaginalem Juckreiz gibt man 5 ml der Tinktur in 100 ml Rosenwasser.

Kapseln: Bei Katarrh und bei Magen- oder Atemwegsinfektionen nimmt man 3-mal täglich eine 200-mg-Kapsel. In Kombination mit dem Beerenpulver des Mönchspfeffers hilft die Arznei auch bei menstruellen Hitzewallungen und Schweißausbrüchen. Zusammen mit Augentrost zur Behandlung von Heuschnupfen.

Ohrentropfen: Zur Behandlung von katarrhalischen Verstopfungen und einem »Pfropf im Ohr« verwendet man 10 ml der Tinktur auf 100 ml Wasser.

Tabletten: Einige im Handel erhältliche Tabletten können auch bei Verdauungsproblemen verwendet werden.

WARNUNG

- Die Gelbwurzel stimuliert den Uterus und sollte während der Schwangerschaft gemieden werden.
- Das Kraut erhöht den Blutdruck und sollte Hypertonikern nicht verordnet werden.
- Verwenden Sie die Ohrentropfen nicht, wenn die Gefahr einer Trommelfellperforation besteht.
- Der Verzehr der frischen Pflanze kann zu Schleimhautgeschwüren führen.
- Die Gelbwurzel ist eine gefährdete Wildpflanze; kaufen Sie nur noch Präparate aus Kulturen oder ersetzen Sie sie bei Verdauungsbeschwerden durch Berberis.

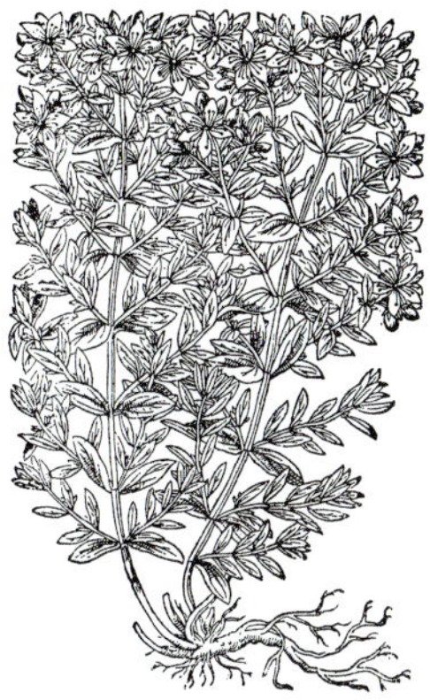

»Bei Frostbeulen kocht man die Wurzeln des Tutsan, gießt das Gebräu über Quark, vermengt dies mit altem Fett und verwendet es als Pflaster ...«
Heilmittel der Ärzte von Myddfai, Wales, 13. Jahrhundert.

Hypericum perforatum

JOHANNISKRAUT

Seinen Namen verdankt es dem Johanniterorden von Jerusalem, dessen Ritter das Kraut während der Kreuzzüge zur Wundversorgung auf den Schlachtfeldern verwendeten. Es soll auch böse Geister vertreiben, deshalb wurde Geisteskranken oft der Aufguss aufgezwungen. Wegen ihrer gelben Farbe wird die Pflanze mit dem cholerischen Humor assoziiert und bei Gelbsucht und Hysterie eingesetzt. Alte Kräuterverzeichnisse nennen »tutsan« (*H. androsaemum*), abgeleitet vom französischen »toutsain« (Allheilmittel), das man ebenfalls bei Verletzungen und Entzündungen verwendete.

Eigenschaften
Bittersüß, kühl, austrocknend.

Bestandteile
Glykoside, Flavonoide (einschl. Rutin), ätherisches Öl, Gerbsäuren, Harze.

Wirkung
Adstringierend, analgetisch, antidepressiv, antiviral,entzündungshemmend, beruhigend; ein stärkendes Tonikum für das Nervensystem.

Verwendete Teile

Sprossteile

Innerlich angewendet, verbessern sie Stimmung und Seele. Als Antidepressivum anerkannt, ebenso wirksam wie konventionelle Medikamente, sind sie auch ein Nerventonikum, das sich bei Angst und Reizbarkeit, besonders in den Wechseljahren, eignet. Auch bei chronischen nervösen Erschöpfungszuständen und zur Virenbekämpfung. Man hat sie bei der Behandlung von HIV und AIDS eingesetzt. Sie lindern Nervenschmerzen (Ischias, Neuralgien). Ernte im Sommer.

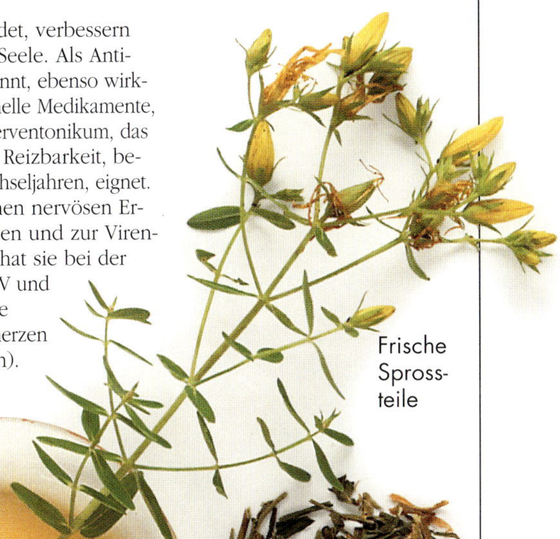

Frische Sprossteile

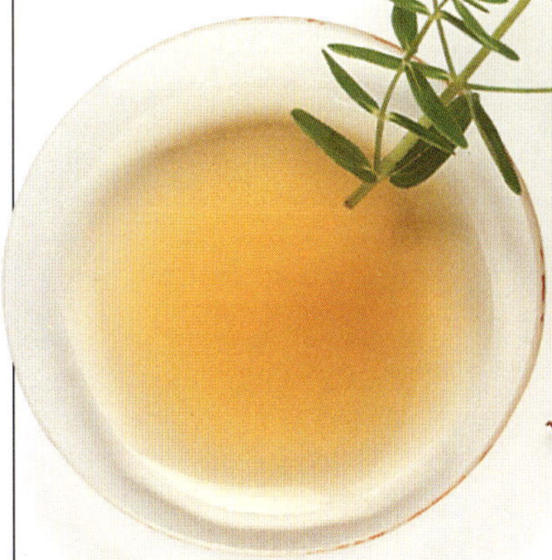

Tinktur

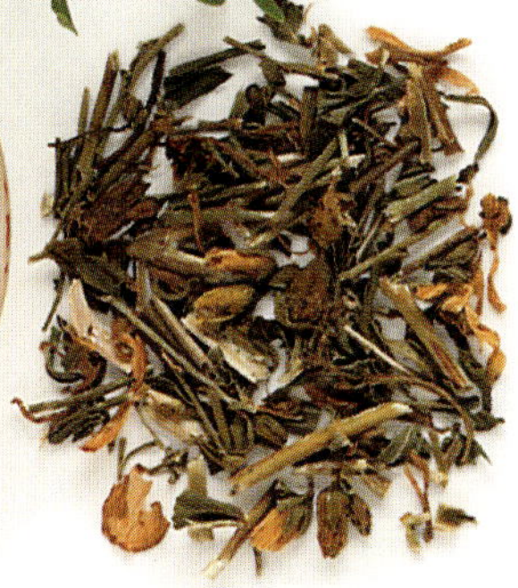

Getrocknete Sprossteile

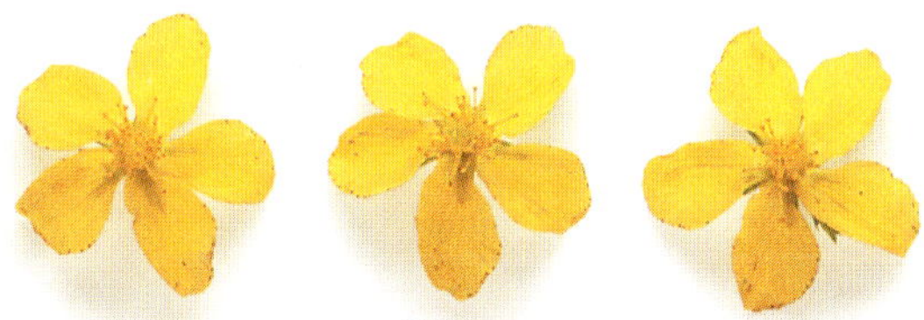

Blüten

Blühende Triebspitzen

Johannisöl, ein blutrotes Aufgussöl: Die Blüten in kalt gepresstem Distel-, Walnuss- oder Sonnenblumenöl einweichen und einige Wochen in der Sonne stehen lassen. Man verwendet das Öl lokal bei Verbrennungen, Entzündungen (der Haut, Muskeln und des Bindegewebes) sowie bei Neuralgien. Ernte im Hochsommer.

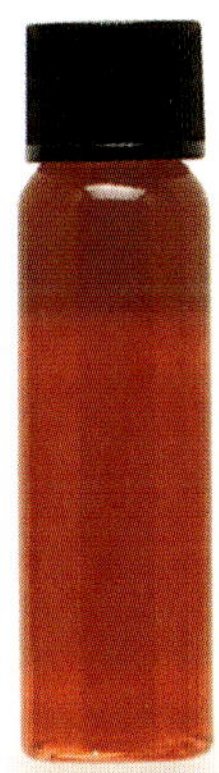

Aufgussöl

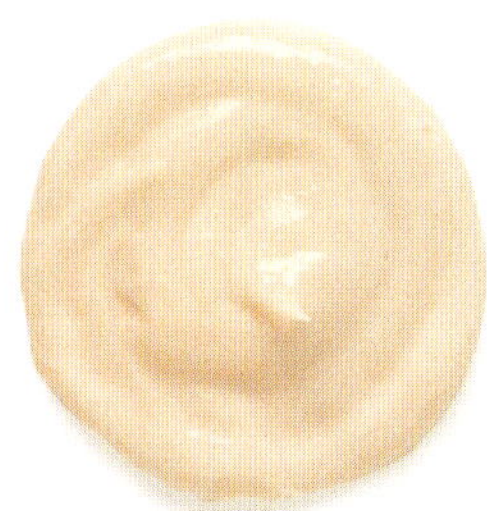

Creme

Anwendungen

Sprossteile

Aufguss: Verwendung bei Depressionen, Angst, Nervosität, Reizbarkeit oder Gefühlserregung, vor allem in Zusammenhang mit den Wechseljahren oder dem prämenstruellen Syndrom sowie zusammen mit Holunderblüten bei Erkältungen und Infektionen.

Tinktur: Bei langwieriger nervöser Spannung, die zu Erschöpfung und Depression führt, nimmt man die Tinktur mindestens 2 Monate.

Waschlösung: Man verwendet den Aufguss zum Baden von Verletzungen, wunden Hautstellen und Prellungen.

Blühende Triebspitzen

Creme: Verwendung bei örtlichen Nervenschmerzen wie Ischias, Verstauchungen und Krämpfen sowie zur Verringerung der Brustschwellung während der Stillzeit. Kann bei Abschürfungen, wunden Hautstellen und Geschwüren auch antiseptisch und Blut stillend eingesetzt werden.

Aufgussöl: Verwendung bei Verbrennungen, Muskel- oder Gelenkentzündungen (z. B. Tennisarm), Neuralgien und Ischias. Bei Verbrennungen fügt man einige Tropfen Lavendelöl, bei Gelenkentzündungen einige Tropfen Schafgarbenöl hinzu.

WARNUNG

- Das Kraut kann Dermatitis verursachen, wenn man die Arznei innerlich anwendet und die Haut dann der Sonne aussetzt. Kontaktdermatitis kann durch Beschneiden oder Sammeln der Pflanze bei feuchtem, aber sonnigem Wetter verursacht werden.
- In seltenen Fällen wurden grauer Star und Überempfindlichkeit der Nerven einer langfristigen übermäßigen Verwendung von Johanniskraut zugeschrieben. Es soll auch die Lichtempfindlichkeit erhöhen.

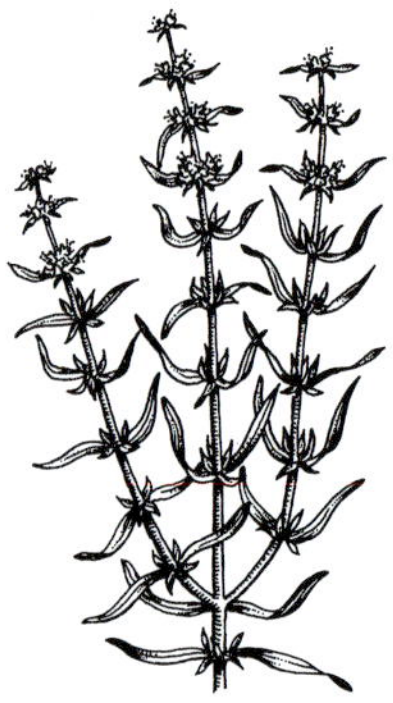

»Der Atem des Ysop vertreibt die Winde aus den Ohren, hält man ihn über die Ohrmuschel.«
William Turner, 1562.

Hyssopus officinalis

YSOP

Ysop wurde von Hippokrates bei Brustfellentzündung verschrieben. Dioskorides empfahl Ysop zusammen mit Gartenraute bei Asthma und Katarrh. Der Name kommt von dem griechischen Wort »azob« oder »heiliges Kraut«, wiewohl der »hyssopus« in der Bibel wahrscheinlich eine regionale Majoranvariante war. Ysop gehört zu den wichtigeren der 130 aromatisierenden Kräuter des berühmten französischen Chartreuse-Likörs.

Eigenschaften
Bitter, scharf, trocken, leicht wärmend.

Bestandteile
Ätherisches Öl, Flavonoide, Gerbsäuren, Bitterstoffe (Marrubin).

Wirkung
Schleim lösend, entblähend; entlastet die peripheren Blutgefäße; Schweiß treibend; antikatarrhalisch; lokal entzündungshemmend; bekämpft Viren (*Herpes simplex*), Krampf lösend.

Verwendete Teile

Sprossteile
Werden hauptsächlich zur Schleimlösung bei Bronchitis, Erkältung im Brustraum und Asthma eingesetzt, lindern aber auch Blähungen, Bauchgrimmen und wurden einst zusammen mit Feigen bei Verstopfung verabreicht. Bei Erkältung und Grippe wirken sie Schweiß treibend. Ernte während der Blüte im Sommer.

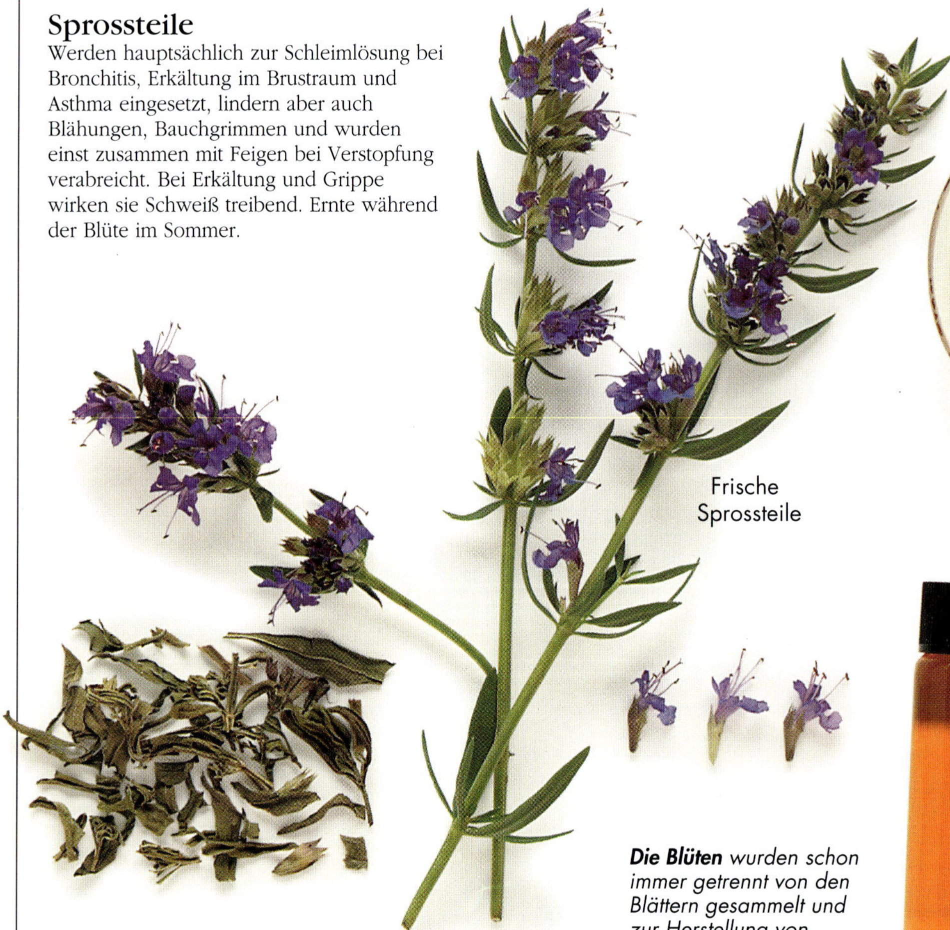

Frische Sprossteile

Getrocknete Sprossteile

***Die Blüten** wurden schon immer getrennt von den Blättern gesammelt und zur Herstellung von Hustensaft verwendet.*

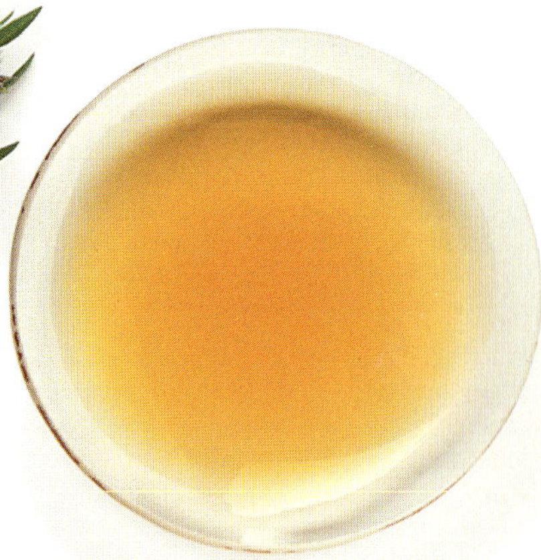

Tinktur

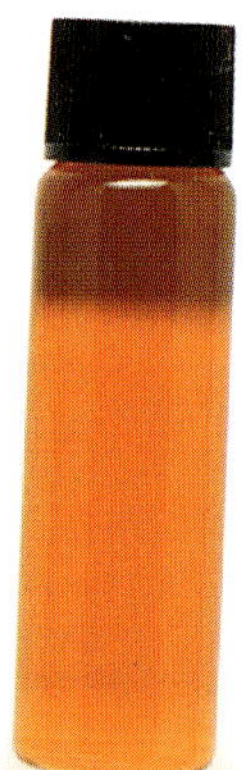

Ätherisches Öl
Steigert die Aufmerksamkeit und dient als aufheiterndes, leicht entspannendes Nerventonikum. Gut bei nervöser Erschöpfung, die auf Überarbeitung und Angstzustände zurückzuführen ist, oder bei Depression. Auch Kummer und Schuldgefühle werden mit dem Öl erfolgreich behandelt.

Anwendungen

Sprossteile
Aufguss: Wird im Frühstadium von Erkältung und Grippe heiß getrunken. Kann auch bei Magenverstimmung und nervösem Magenleiden verabreicht werden.

Tinktur: Verwendung bei Bronchitis und hartnäckigem Husten zusammen mit anderen Schleim lösenden Kräutern wie Süßholz, Alant und Anis.

Sirup: Bei Husten nimmt man einen Sirup, zubereitet aus dem Aufguss von Sprossteilen oder Blüten. Bei hartnäckigem Husten und Lungenschwäche eine Mischung mit den Blüten der Königskerze oder Süßholz.

Ätherisches Öl
Einreiben der Brust: Bei Bronchitis oder Erkältung im Brustraum verdünnt man 10 Tropfen Ysopöl mit 20 ml Mandel- oder Sonnenblumenöl. Kann auch gut mit Thymian und Eukalyptus versetzt werden.

Öl: Bei nervöser Erschöpfung, Melancholie und Trauer gibt man 5–10 Tropfen ins Badewasser.

WARNUNG

- Das ätherische Öl enthält das Keton Pinocamphen, das in hohen Dosen zu Krämpfen führen kann. Überschreiten Sie daher die vorgeschriebene Dosis aus diesem Grund nicht.

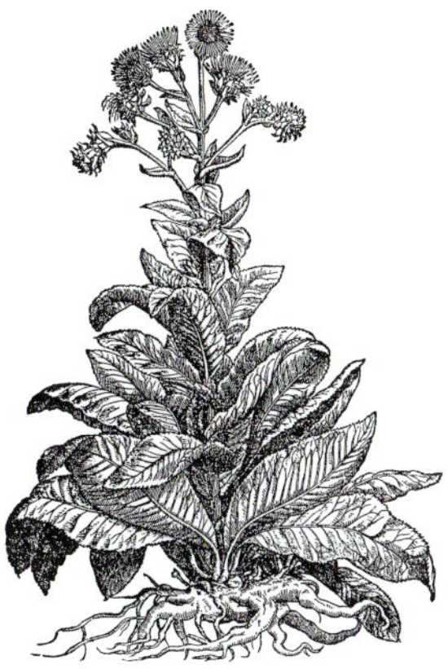

»Inula campana reddit praecordia sana (Alant erhält den Geist gesund).«
Altes lateinisches Sprichwort.

Inula-Arten

ECHTER ALANT

Der Echte Alant (*I. helenium*) gehörte bei den Griechen und Römern zu den wichtigsten Kräutern. Er galt als Allheilmittel bei so verschiedenartigen Leiden wie Wassersucht, Magenverstimmung, Menstruationsbeschwerden und Ischias. Die Angelsachsen verwendeten das Kraut als Tonikum bei Hautkrankheiten und Lepra. Im 19. Jahrhundert wurde es bei Hautkrankheiten, Neuralgien, Leberschäden und Husten eingesetzt. Heute findet die Pflanze fast nur noch bei Beschwerden der Atemwege Verwendung. In China wird *I. japonica* genutzt.

Eigenschaften

I. helenium: Bitter und leicht süß, warm, trocken.

I. japonica: Salzig, warm.

Bestandteile

Schleim, Bitterstoff, ätherisches Öl (einschl. Azulene), Inulin, Sterine, möglicherweise Alkaloide.

Wirkung

Stärkend; Schleim lösend, Schweiß treibend, antibakteriell, Pilz tötend, antiparasitär, verdauungsfördernd; Immunstimulans.

Verwendete Teile

Wurzelstock

I. helenium

Ein hervorragendes Tonikum, vor allem bei Schwäche nach Grippe oder Bronchitis. Löst hartnäckigen Schleim, hilft bei Husten und Verschleimung (vor allem bei Kindern). Enthält Inulin, das bei Diabetes als Zuckerersatz dient. Ernte im Herbst. Die Wurzel muss vor dem Trocknen gewaschen und in kleine Stücke gehackt werden.

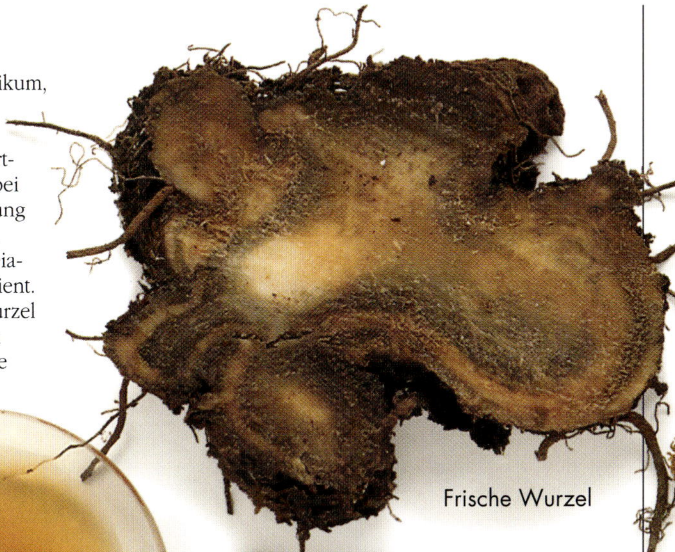

Frische Wurzel

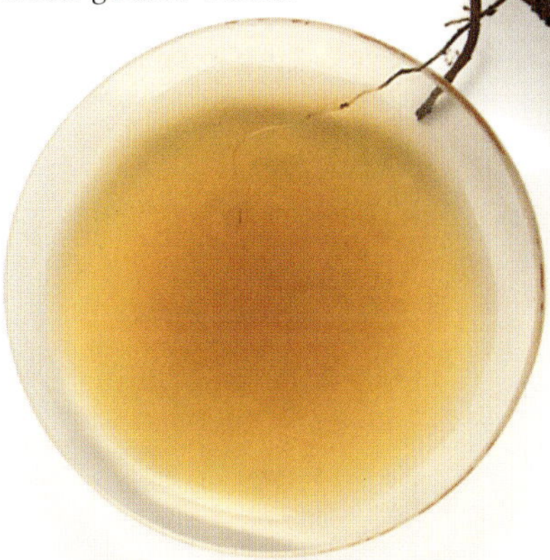

Tinktur

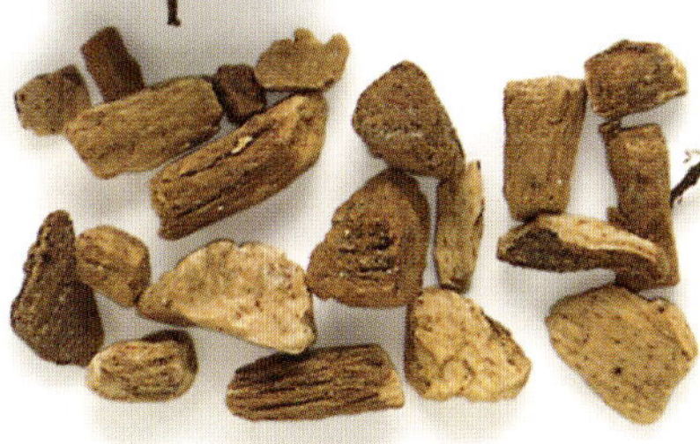

Getrocknete Wurzel

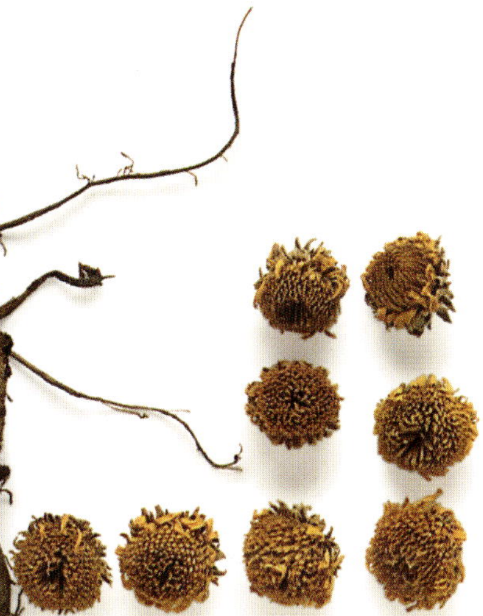

Xuan fu hua

Blüten

I. japonica

In China empfiehlt man die Blüten, Xuan fu hua, bei Asthma und Bronchitis mit übermäßiger Schleimbildung sowie bei Erbrechen und Säurerückfluss. Chinesische Forscher haben leichte antibakterielle Eigenschaften sowie eine stimulierende Wirkung auf Nervensystem, Verdauung und Nebennierenrinde nachgewiesen.

Anwendungen

Wurzel

I. helenium

Absud: Verwendung bei Bronchitis, Asthma, Katarrh der oberen Atemwege und zur Linderung von Heuschnupfen. Regelmäßige Einnahme als Tonikum oder bei langwierigen chronischen Atemwegsleiden. Wirkt auch verdauungsfördernd und stimuliert die Leber.

Tinktur: Einsatz als Tonikum bei Schwäche und bei chronischen Atemwegsbeschwerden.

Waschlösung: Man verwendet den Absud oder die verdünnte Tinktur bei Ekzemen, Ausschlag und offenen Beinen.

Sirup: Bei Husten nimmt man einen aus dem Absud hergestellten Sirup.

Blüten

I. japonica

Absud: Verwendung bei Übelkeit, Erbrechen oder Husten mit starker Schleimbildung. Man kann 10g Blüten zusammen mit 10g frischer Ingwerwurzel, 10ml Ban xia und 5ml Süßholzwurzel geben bei übermäßiger Schleimbildung im Magen mit Übelkeit, Unterleibsschwellung, Blähungen und Erbrechen von Schleim.

Sirup: Man verwendet den aus dem Aufguss hergestellten Sirup bei Husten in 10–20ml-Dosen.

WARNUNG

- Alant kann allergische Hautreaktionen auslösen.

Jasminum-Arten
JASMIN

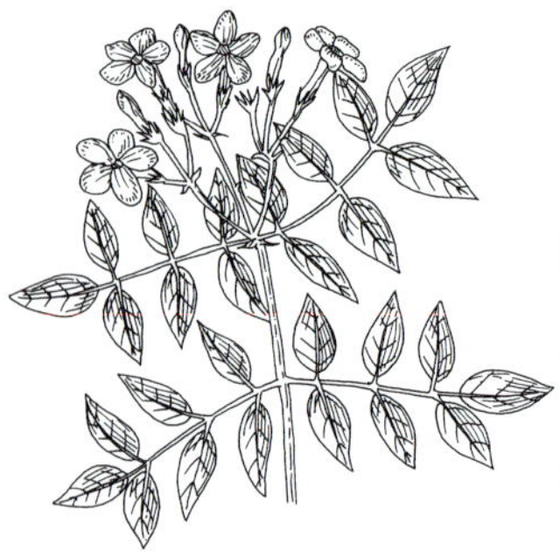

»Jasmin … wärmt den Schoß und erleichtert die Geburt … er beseitigt Krankheiten des Uterus und hilft bei Kolik des Gehirns.« Nicholas Culpeper, 1653.

Die hocharomatische Kletterpflanze Gemeiner Jasmin (*J. officinale*) erreichte in Europa im 16. Jahrhundert schnell große Beliebtheit bei französischen Parfümeuren. Das aromatische Öl entzieht man der Pflanze, indem man die Blüten mit Wachs zusammen zwischen Glasplatten schichtet. Die nah verwandte Art Königsjasmin oder Jati (*J. grandiflorum*) gilt im Ayurveda als Stärkungs- und inneres Reinigungsmittel. Jasmintee, der in China populär ist, parfümiert man mit arabischem Jasmin (*J. sambac*).

Eigenschaften
Bitter, scharf, adstringierend, kühlend.

Bestandteile
Alkaloide (einschl. Jasminin), ätherisches Öl mit Linalool, Salicylsäure.

Wirkung
Blüten: aphrodisisch, adstringierend, bitter, Nerven entspannend, beruhigend, leicht Schmerz stillend, regt die Milchproduktion an.
Öl: antidepressiv, antiseptisch, Krampf lösend, aphrodisisch, regt den Milchfluss an, beruhigend, stärkt den Uterus.

Verwendete Teile

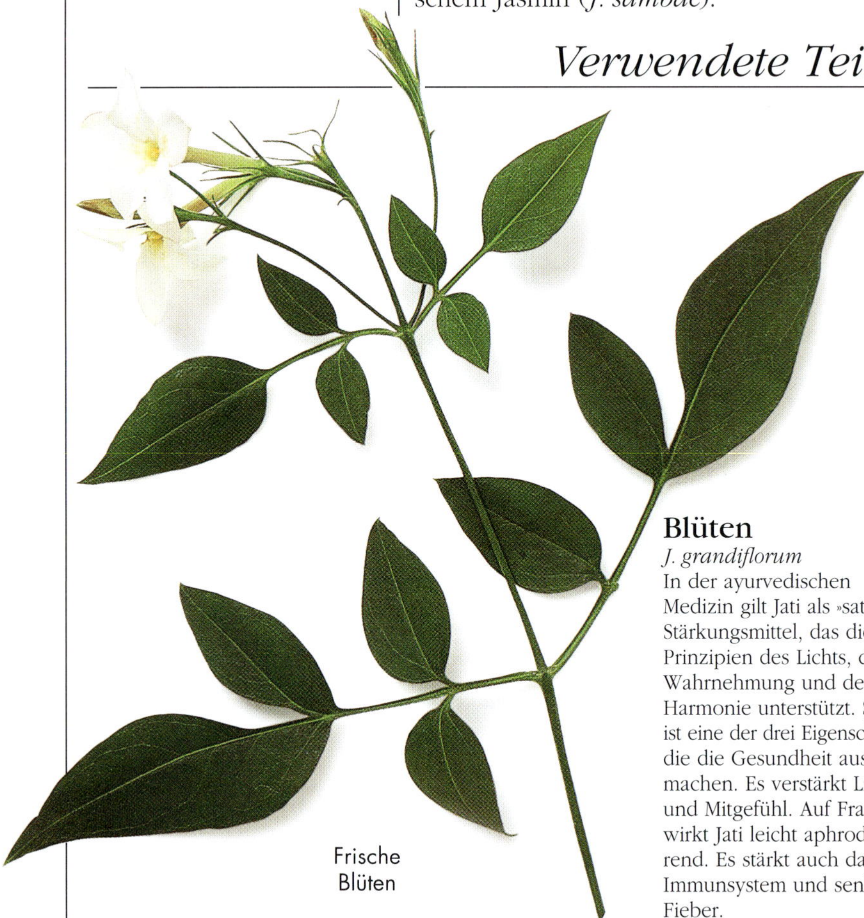

Frische Blüten

Blüten
J. grandiflorum
In der ayurvedischen Medizin gilt Jati als »sattviges« Stärkungsmittel, das die Prinzipien des Lichts, der Wahrnehmung und der Harmonie unterstützt. Sattva ist eine der drei Eigenschaften, die die Gesundheit ausmachen. Es verstärkt Liebe und Mitgefühl. Auf Frauen wirkt Jati leicht aphrodisierend. Es stärkt auch das Immunsystem und senkt Fieber.

Blüten/ Jasmintee
J. sambac
Mindestens seit dem Jahr 300 aromatisieren die Chinesen Tee mit arabischem Jasmin. Man ließ die Blüten, die man Mo li nannte, während der Trocknung bei grünem Tee liegen, damit er das Aroma aufnahm. Heute mischt man die Blütenblätter unter den Tee.

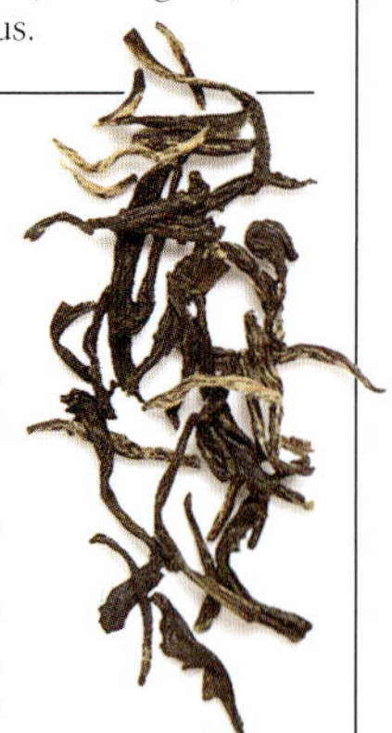

Getrocknete Blüten

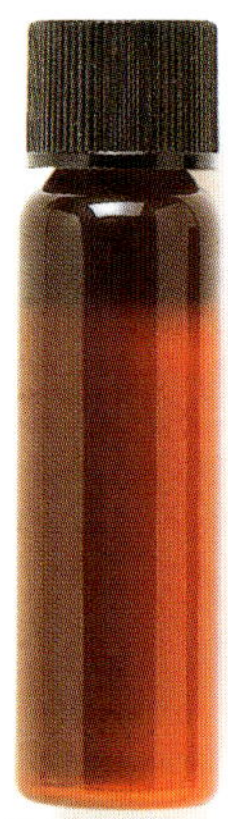

Ätherisches Öl

Ätherisches Öl
J. officinale
Jasminöl ist teuer und wird oft mit synthetischen Stoffen verfälscht. Für therapeutische Zwecke sollte nur das reine Öl genommen werden. Die Aromatherapie setzt es ein in Massagemitteln zur Einreibung bei Periodenschmerzen, Depressionen, Impotenz und Frigidität sowie bei Geburten zur Erleichterung der Entbindung und der Wehen. Auch in Einreibungen für die Brust bei Husten und Atembeschwerden.

Anwendungen

Blüten
J. grandiflorum
Aufguss: Bei Infektionen, Fieber oder Harnwegsinfekten. Zusammen mit Zitronenmelisse als Beruhigungstee nach einem stressigen Tag.

Waschung: Um Schnitt- und Schürfwunden zu reinigen und die Blutung zu stillen, trägt man den Aufguss auf.

Kompresse: Tränken Sie sie in abgekühltem Aufguss oder verdünnter Tinktur und legen Sie sie auf die Stirn bei Hitzschlag oder Sonnenstich, Kopfschmerzen oder Aufgeregtheit.

Blüten/Jasmintee
J. sambac
Aufguss: Traditionell wird er als beruhigendes und wärmendes Mittel bei Durchfall eingesetzt.

Ätherisches Öl
J. officinale
Massageöl: Zur Behandlung von Angstzuständen, Schlaflosigkeit oder Depressionen fügt man dem Mittel zur Einreibung 1–2 Tropfen hinzu. Die gleiche Menge in 1 Teelöffel süßes Mandelöl nimmt man zur gegenseitigen Massage vor dem Liebesspiel bei Impotenz und Frigidität.

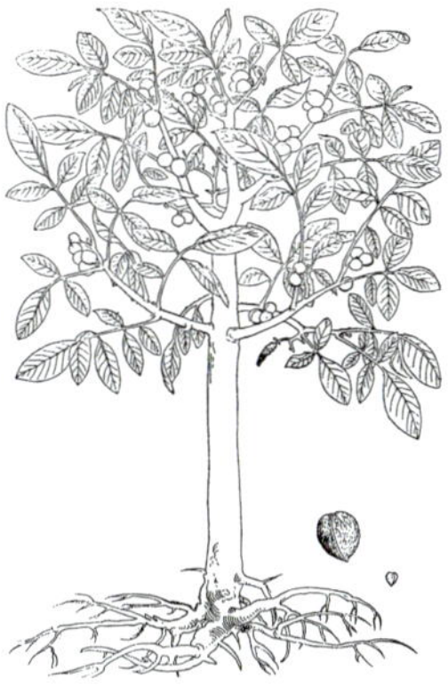

»Das Öl der Walnuß macht Hände und Gesicht weich und entfernt ... blaue Flecken von Prellungen.«
John Gerard, 1597.

Juglans regia

WALNUSSBAUM

In der Legende heißt es, dass die Götter sich auf ihren irdischen Reisen von Walnüssen ernährten. Daher kommt auch der Name »Juglans« oder »Jovis glans« (Jupiternuss). In Europa wurde der Baum bereits von den Römern wegen seiner Nüsse gezüchtet. Aus diesen lässt sich ein wichtiges Öl gewinnen, das essenzielle Fettsäuren wie α-Linolensäure enthält. Diese Fettsäuren sind für eine gesunde Zellfunktion und Entwicklung von Prostaglandin unabdingbar. Die Butternuss (*J. cinerea*) aus dem östlichen Nordamerika hat eine abführende Wirkung.

Eigenschaften
Bitter, adstringierend, hauptsächlich warm, austrocknend; die frische Fruchtschale wirkt kühlend.

Bestandteile
Quinone, Öle, Gerbsäuren; die Nüsse enthalten essenzielle Fettsäuren.

Wirkung
J. regia: Adstringierend; Krampf lösend; die Fruchtschale wirkt entzündungshemmend; wirkt gegen Krebs, senkt den Cholesterinspiegel.
J. cinerea: Abführend, adstringierend; fördert den Gallenfluss.

Verwendete Teile

Blätter
J. regia
In Europa sind die Walnussblätter ein beliebtes Hausmittel zur Behandlung von Ekzemen und entzündeten Augenlidern bei Kindern. Jüngste Forschungen brachten Hinweise auf Pilz tötende Eigenschaften und antiseptische Wirkungen. Die Blätter werden auch bei Darmwürmern und als Verdauungstonikum eingesetzt. Ernte während der gesamten Wachstumszeit.

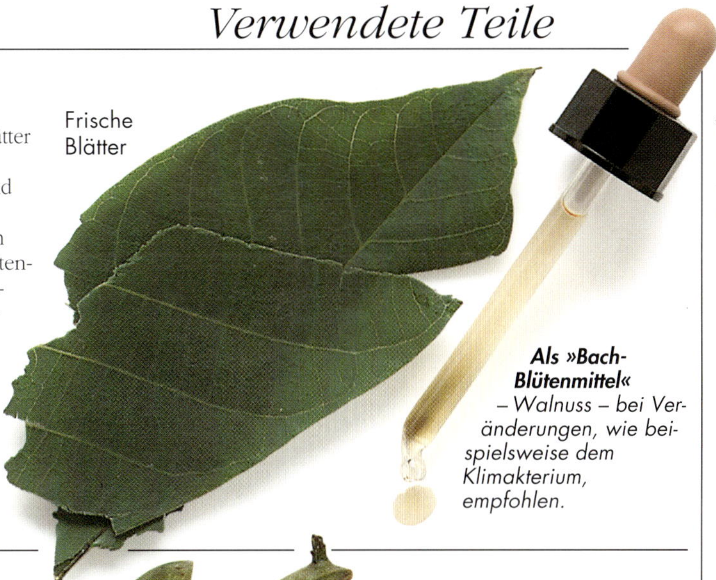

Frische Blätter

Als »Bach-Blütenmittel« *– Walnuss – bei Veränderungen, wie beispielsweise dem Klimakterium, empfohlen.*

Innere Rindenschicht
J. cinerea
Gehört zu den wenigen wirksamen Abführmitteln während der Schwangerschaft. Ernte im Frühsommer.

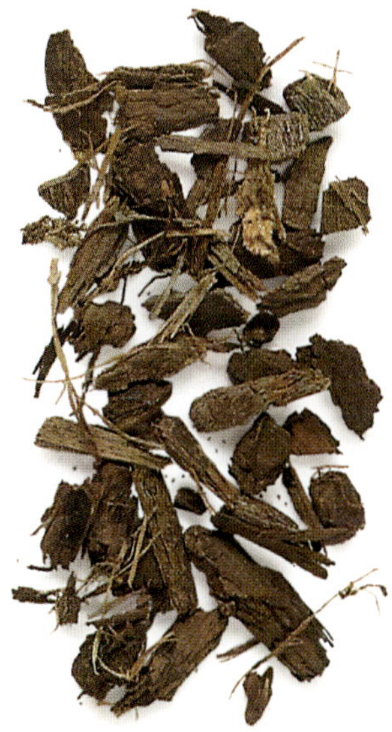

Getrocknete innere Rindenschicht

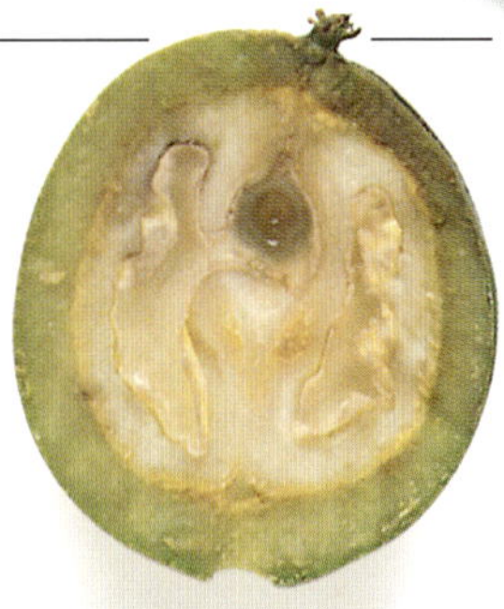

Frucht

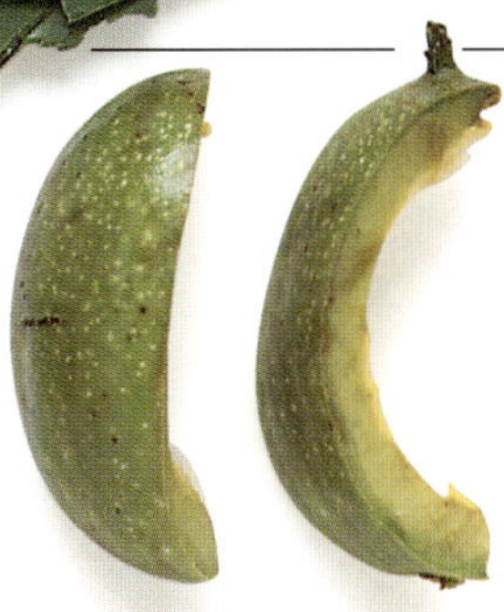

Frische Fruchtschale

Früchte
J. regia
Die fleischige grüne Fruchtschale, die die Nuss anfangs umgibt, ist reich an Fruchtsäuren und Mineralstoffen. Nüsse senken den Blut-Cholesterinspiegel und das Risiko einer Herzerkrankung. Ernte im Spätsommer. Das extrahierte Nussöl enthält essenzielle Fettsäuren, die für viele Körperfunktionen lebenswichtig sind.

Anwendungen

Blätter
J. regia
Aufguss: Verwendung bei Hautproblemen und Augenentzündungen sowie als Verdauungstonikum bei Appetitmangel.

Waschlösung: Man nimmt den Aufguss bei Ekzemen, Verletzungen und Schürfwunden.

Augenspülung: Bei Bindehautentzündung und entzündeten Lidern nimmt man entweder den gut durchgeseihten Aufguss oder 5 Tropfen Tinktur mit Wasser zum Baden der Augen.

Fruchtschale
J. regia
Aufguss: Verwendung bei chronischem Durchfall oder als Tonikum bei Anämie. Als Spülung bei Haarausfall.

Nuss
J. regia
Öl: Man nimmt täglich 2 Teelöffel nicht raffiniertes Walnussöl als Nahrungsergänzung bei Menstruationsbeschwerden und bei trockenen, schuppigen Ekzemen.

Innere Rindenschicht
J. cinerea
Absud: Verwendung bei Verstopfung, Darmträgheit, zur Stimulation der Lebertätigkeit und bei Hautkrankheiten.

Tinktur: Bei den unter Absud genannten Leiden kann man auch täglich 5 ml Tinktur einnehmen.

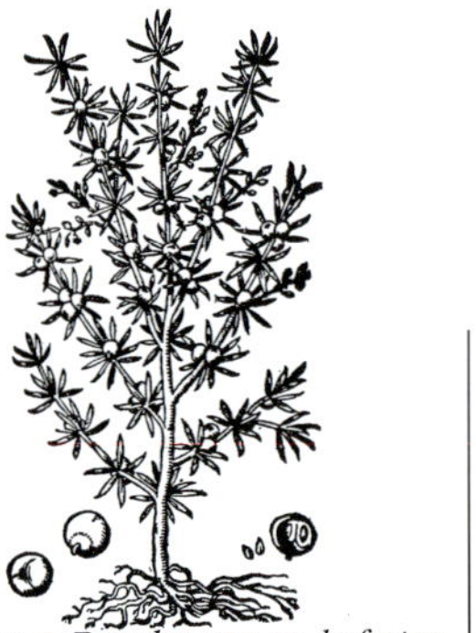

»Um vom Bandwurm zu befreien, gibt man 5 Teile Wacholderbeeren auf 5 Teile Weißöl und nimmt das Gemisch innerhalb eines Tages.«
Ägypten, etwa 1550 v. Chr.

Juniperus communis

WACHOLDER

Wacholder wurde lange schon mit Reinigungsriten verbunden und während der Purifikation in den Tempeln verbrannt. Auf ägyptischen Papyrusrollen hat man einige Heilrezepte entdeckt, die auf die Zeit um 1550 v. Chr. zurückgehen. In der mitteleuropäischen Volksmedizin galt das aus den Beeren gewonnene Öl als Allheilmittel bei Typhus, Cholera, Ruhr, Bandwurm und anderen Leiden, die mit Armut einhergingen.

Eigenschaften
Scharf, leicht bittersüß, heiß, trocken.

Bestandteile
Ätherisches Öl, Flavonoide, Zucker, Glykoside, Gerbsäuren, Vitamin C.

Wirkung
Antiseptisch bei Harnwegsleiden; Harn treibend, entblähend; Verdauungstonikum; stimuliert den Uterus; antirheumatisch.

Verwendete Teile

Beeren

Die reifen, blauen Beeren hauptsächlich bei Harnwegsinfekten und zum Ausschwemmen von Harnsäureablagerungen bei Arthritis und Gicht; lindern Koliken und Blähungen, fördern die Verdauung und die Uteruskontraktionen während der Wehen. Man sammelt die lilablauen Beeren, wenn sie sich von Grün nach Lilablau verfärbt haben; dies kann bis zu zwei Jahre dauern.

Ätherisches Öl

Durch Dampfdestillation aus den reifen Beeren gewonnen, ist es ein beliebtes Heilmittel zur äußerlichen Anwendungen bei Arthritis und Muskelschmerz. Innerlich verabreicht, fördert das Öl die Nierentätigkeit und somit die Ausschwemmung von Giftstoffen; antibakterielle Wirkung.

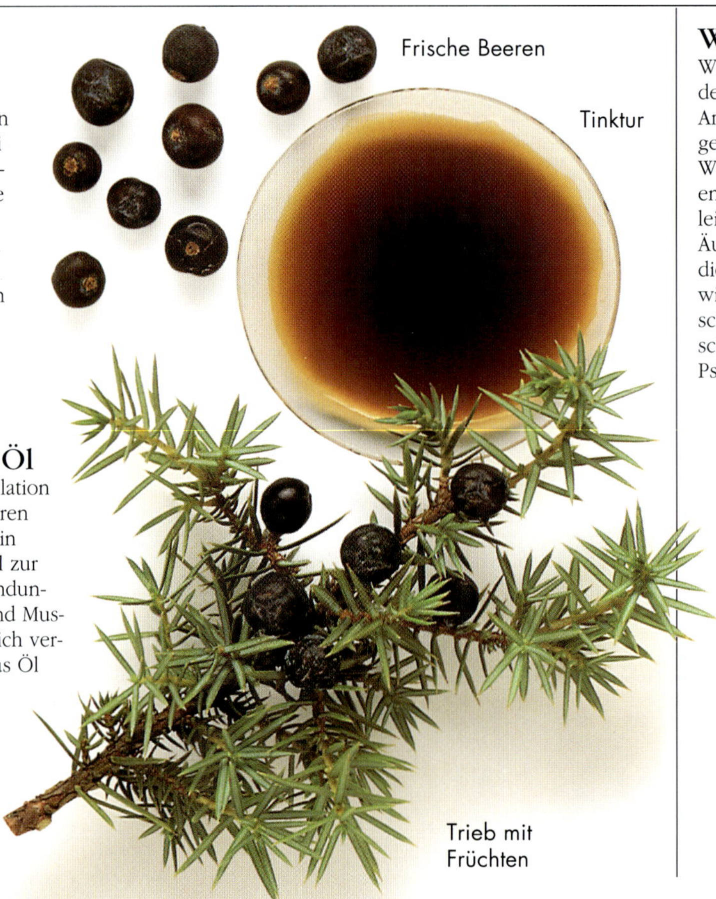

Wacholderholzöl

Wird durch Trockendestillation des Kernholzes verschiedener Arten von Wacholderbäumen gewonnen. Es ist auch als Wacholder-Teeröl bekannt, enthält Phenol und hat eine leicht desinfizierende Wirkung. Äußerlich angewandt, reizt es die Haut in keiner Weise und wird hauptsächlich bei chronischen Hautkrankheiten wie schuppigem Ekzem oder Psoriasis eingesetzt.

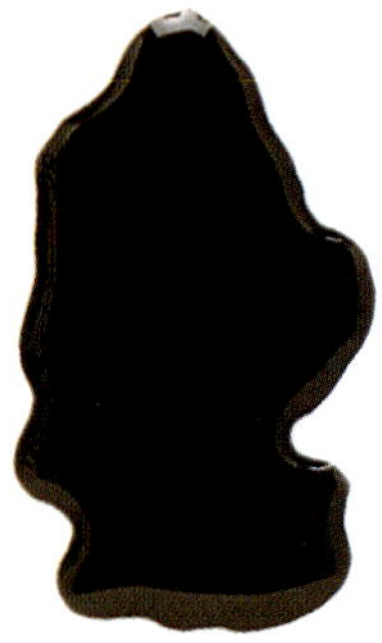

Wacholderholzöl

Anwendungen

Beeren

Aufguss: Bei Magenverstimmung oder -verkühlung sowie bei Periodenschmerz trinkt man einen schwachen Aufguss (15g Beeren auf 500ml Wasser).

Tinktur: Bei Harnwegsinfekten wie Blasenkatarrh und zur Verdauungsförderung nimmt man 3-mal täglich 2ml.

Ätherisches Öl

Lotion: Bei fettiger Haut und Akne gibt man 5 Tropfen Öl auf je 25ml Rosenwasser und 25ml Zaubernuss.

Einreiben der Brust: Bei hartnäckigem Husten verdünnt man 10 Tropfen Wacholderöl und 10 Tropfen Thymianöl mit 20ml Mandelöl und massiert damit die Brust.

Öl: Bei Arthritis, Gicht und Muskelschmerz gibt man 5 Tropfen ins Badewasser.

Massageöl: Zur Massage arthritischer Gelenke verdünnt man 10 Tropfen Wacholderöl mit 5ml Mandelöl.

Wacholderholzöl

Salbe: Man gibt 10 Tropfen zu 20ml geschmolzener Salbenbasis. Nach dem Abkühlen trägt man die Salbe auf chronische, schuppige Ekzeme und Psoriasis auf.

Haarspülung: Bei Psoriasis der Kopfhaut mischt man 10 Tropfen mit 500ml heißem Wasser. Man lässt die Spülung mindestens 15 Minuten lang im Haar und wäscht sie dann gründlich aus.

WARNUNG

- Während der Schwangerschaft sollte Wacholder gemieden werden, da es den Uterus stimuliert. Kann während der Wehen eingesetzt werden.
- Bei Langzeitanwendung kann Wacholder zu Nierenreizungen führen. Aus diesem Grund sollte Wacholder nicht länger als sechs Wochen ununterbrochen innerlich verabreicht werden. Bei bestehendem Nierenschaden sollte man von einer Verordnung absehen.

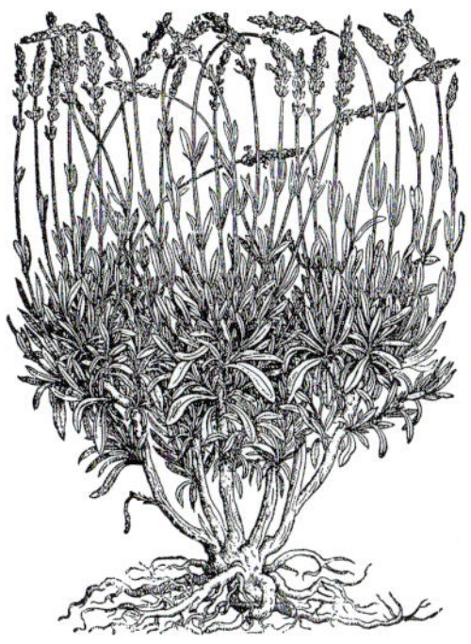

Lavandula-Arten

LAVENDEL

»... hilft besonders bei allen Kümmernissen und Schmerzen von Kopf und Gehirn.«
John Parkinson, 1640.

Von alters her gehört Lavendel zu den beliebtesten Heilkräutern. Sein Name stammt vom lateinischen »lavare« (waschen). In der arabischen Medizin wird Lavendel als Schleim lösendes und entkrampfendes Mittel verwendet, während er in der europäischen Volksmedizin zur Wundversorgung und zum Austreiben von Würmern bei Kindern eingesetzt wird. Heilwirkung haben *L. angustifolia*, *L. spica* und der südeuropäische *L. stoechas*.

Eigenschaften
Bitter, trocken, kühlend.

Bestandteile
Ätherisches Öl, Gerbsäuren, Cumarine, Flavonoide, Triterpene.

Wirkung
Entspannend, Krampf lösend, Kreislauftonikum, Nerventonikum, antibakteriell, analgetisch, entblähend; fördert den Gallenfluss; antiseptisch.

Verwendete Teile

Blüten

L. angustifolia
Weniger wirkungsvoll als das ätherische Öl, eignen sich aber bei nervöser Erschöpfung, Kopfschmerzen, Koliken und Verdauungsstörungen. Ernte gegen Ende der Blütezeit, wenn sie schon anfangen, zu verwelken. Man trocknet sie in kleinen Sträußchen, die man mit Papiertüten umhüllt, um die abfallenden Blütchen aufzufangen.

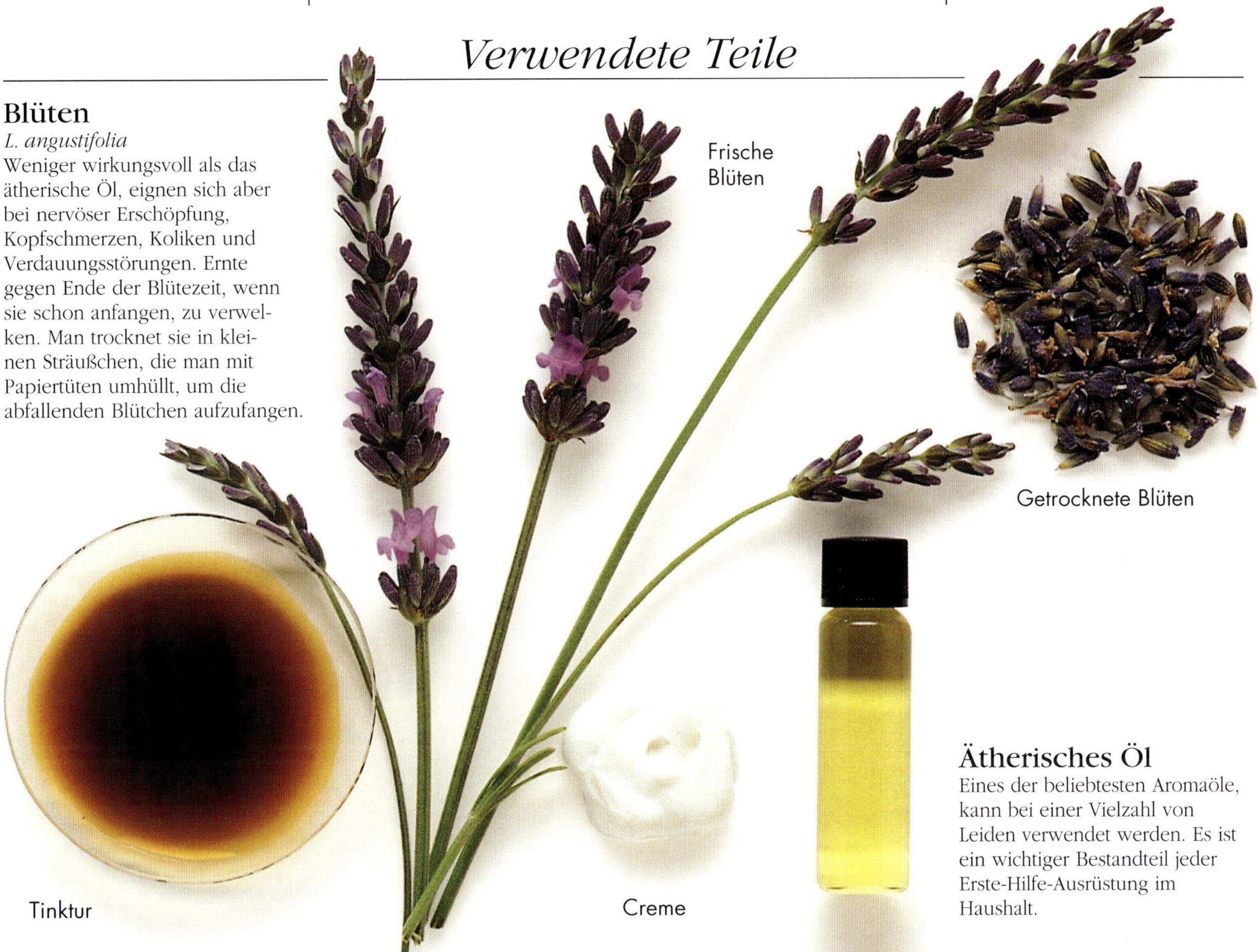

Ätherisches Öl

Eines der beliebtesten Aromaöle, kann bei einer Vielzahl von Leiden verwendet werden. Es ist ein wichtiger Bestandteil jeder Erste-Hilfe-Ausrüstung im Haushalt.

Anwendungen

Blüten

Aufguss: Verwendung bei nervöser Erschöpfung, Spannungskopfschmerz und während der Wehen; auch bei Koliken und Verdauungsstörungen. Säuglingen, die an Koliken leiden, reizbar oder aufgeregt sind, verabreicht man einen schwachen Aufguss (25% der normalen Stärke).

Tinktur: Bei Kopfschmerzen und Depression nimmt man 2-mal täglich bis zu 5ml.

Mundspülung: Verwendung bei Mundgeruch.

Ätherisches Öl

Creme: Bei Ekzemen gibt man einige Tropfen auf Kamillencreme.

Lotion: Bei Sonnenbrand oder Verbrennungen mischt man einige Tropfen mit etwas Wasser.

Einreiben der Brust: Bei Asthma und Bronchialkrämpfen gibt man 1ml Öl und 5 Tropfen Kamillenöl auf 10ml neutrales Öl.

Haarspülung: Bei Läusen verdünnt man 5–10 Tropfen des Öls mit etwas Wasser. Zur Beseitigung der Nissen gibt man einige Tropfen des unverdünnten Öls auf einen feinen Kamm.

Massageöl: Man verdünnt 1ml Lavendelöl mit 25ml neutralem Öl und verwendet die Lösung zur Massage schmerzender Muskeln. Bei Spannungskopfschmerz und im Frühstadium von Migräne massiert man die Schläfen und den Nacken mit einer Mischung aus 10 Tropfen Lavendelöl und 25ml neutralem Öl.

Öl: Unverdünnte Anwendung bei Insektenstichen. Bei Hitzschlag verdünnt man 10 Tropfen Öl mit 25ml neutralem Öl.

WARNUNG

- Während der Schwangerschaft sollten hohe Dosen vermieden werden, da Lavendel den Uterus stimuliert.

Leonurus-Arten

HERZGESPANN

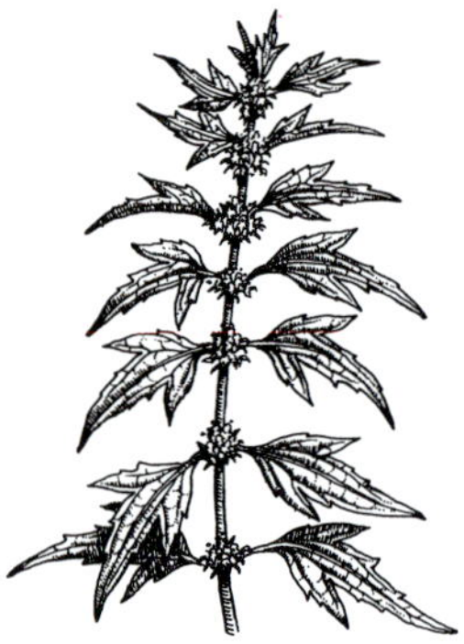

»Es gibt kein besseres Kraut, wenn es gilt, die Schleier der Melancholie vom Herzen zu heben, es zu stärken und das Gemüt fröhlich und munter zu stimmen.«
Nicholas Culpeper, 1653.

Das Echte Herzgespann (*L. cardiaca*) war bereits zur Zeit der Römer ein wichtiges Heilkraut. Der Name »leonurus« kommt aus dem Griechischen, bedeutet Löwenschwanz und bezieht sich auf die zottige Form der Blätter. Sein volkstümlicher Name verweist auf die medizinische Anwendung bei denen, die sich nach Gerards Worten »in einem fortgeschrittenen Stadium der Schwangerschaft befinden«. Frühe Kräuterbücher empfehlen die Pflanze auch bei »bösartiger Speritis«. Kräuterkundige Chinesen verwenden die verwandte Art, *L. sibiricus*, vor allem bei Menstruationsbeschwerden.

Eigenschaften
Scharf, bitter, austrocknend, kühl.

Bestandteile
Alkaloide (einschl. Stachydrin), bittere Glykoside, ätherisches Öl, Gerbsäuren, Vitamin A.

Wirkung
Stimuliert den Uterus; entspannend, Herztonikum, entblähend.

Verwendete Teile

Sprossteile

L.cardiaca/L. sibiricus
Eignen sich als Tonikum und zur Behandlung von Herzleiden, vor allem bei Herzklopfen mit Angst- und nervösen Spannungszuständen. Die Alkaloide fördern und erleichtern Uteruskontraktionen und helfen somit bei Periodenschmerz und während der Wehen. Das Kraut stimuliert auch den Menstruationsfluss. In China wird *L. heterophyllus* (Yi mu cao) auch bei Ekzemen und wunden Stellen verwendet. Ernte im Sommer.

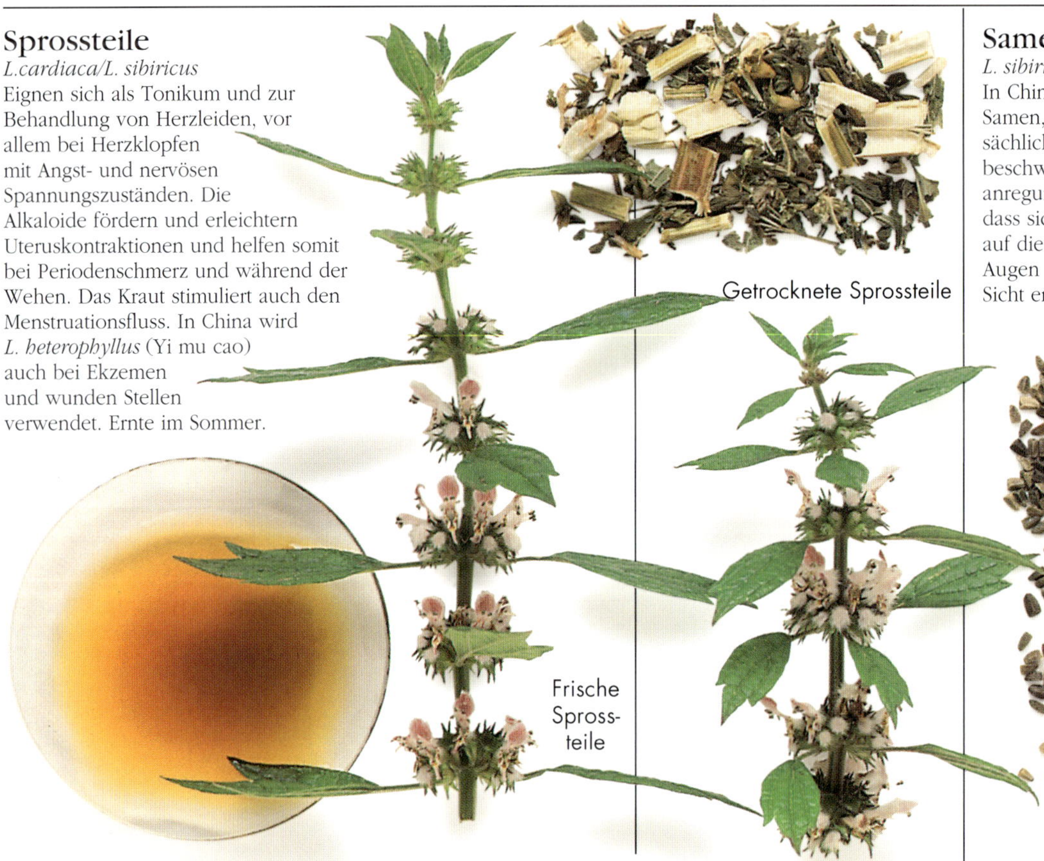

Getrocknete Sprossteile

Frische Sprossteile

Tinktur

Samen

L. sibiricus
In China verwendet man die Samen, Chong wei zi, hauptsächlich bei Menstruationsbeschwerden und zur Kreislaufanregung. Die Chinesen glauben, dass sich die Samen besonders auf die Leber und damit auf die Augen auswirken und so »die Sicht erhellen«.

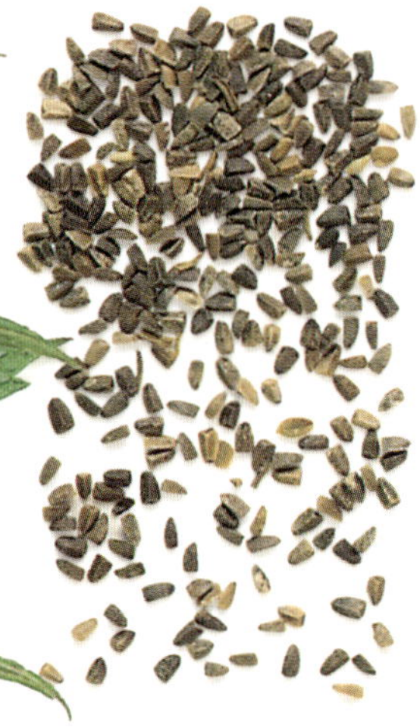

Chong wei zi

Anwendungen

Sprossteile

L. cardiaca/L. sibiricus

Aufguss: Verwendung als Tonikum bei Beschwerden in den Wechseljahren, Angst und Herzschwäche sowie bei Periodenschmerz. Während der Wehen trinkt man den Aufguss mit 2–3 Nelken. Nach der Entbindung trägt der Aufguss zur Wiederherstellung des Uterus bei und verringert die Gefahr von nachgeburtlichen Blutungen.

Sirup: Der Aufguss wird zu Sirup verarbeitet, um den Geschmack zu übertönen. Gleicher Anwendungsbereich wie beim Aufguss.

Tinktur: Gleicher Anwendungsbereich wie beim Aufguss. Wird zusammen mit Kräutern wie Maiglöckchen und Weißdorn auch als Herztonikum verwendet.

Spülung: Man verwendet den Aufguss oder die verdünnte Tinktur bei Vaginalinfektionen und Ausfluss.

Samen

L. heterophyllus

Absud: Verwendung bei Menstruationsbeschwerden.

Augenspülung: Bei Bindehautentzündung und müden oder entzündeten Augen verwendet man einen schwachen Absud.

WARNUNG

- Das Kraut stimuliert den Uterus und sollte während der Schwangerschaft gemieden werden. Einsatz während der Wehen möglich.
- Bei Herzleiden sollte der Rat eines Arztes eingeholt werden.

Ligusticum-Arten

LIEBSTÖCKEL-ARTEN

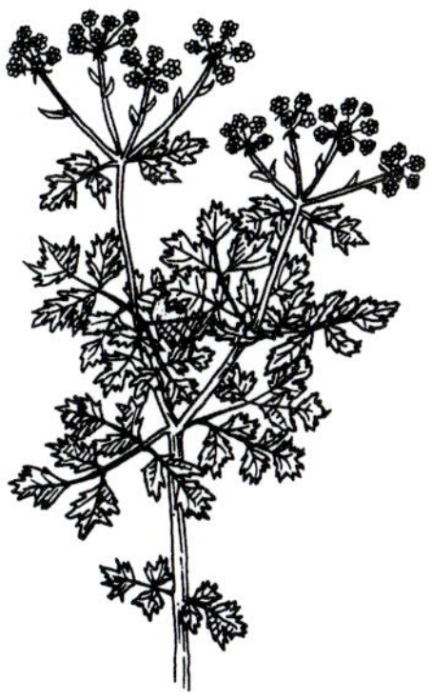

»Gao ben ... vertreibt Kopfschmerz, fördert das Muskel- und Hautwachstum und verschönert die Gesichtsfarbe.«
Ben Cao Jing, »Shen Nong«, ca. 2500 v. Chr.

Die Colorado-Hustenwurzel oder Oshá (*L. porterii*) wird als modisches Allheilmittel und Immunstimulans in Nordamerika sowohl gegen Erkältung und Husten wie auch bei Verdauungsstörungen und Menstruationsbeschwerden eingesetzt. Sie stammt aus den Rocky Mountains und war für die Indianer eine heilige Pflanze, die sie als Räuchermittel gegen böse Geister verwendeten. In China sind mehrere verwandte Arten gebräuchlich: Gao ben (*L. sinense*) zur Schmerzbekämpfung und Chuan xiong (*L. wallichii*) bei Menstruations- und Herzbeschwerden.

Eigenschaften
Scharf, warm, trocken.

Bestandteile
Ätherisches Öl, Glykoside, Säure, Bitterstoffe.

Wirkung
L. porterii: entblähend, Schweißbildung fördernd, Auswurf fördernd, anregend.
L. sinense: gegen Pilzbefall, Schmerz stillend, Krampf lösend.
L. wallichii: antibakteriell, bei niedrigem Blutdruck, beruhigend, Uterus stimulierend.

Verwendete Teile

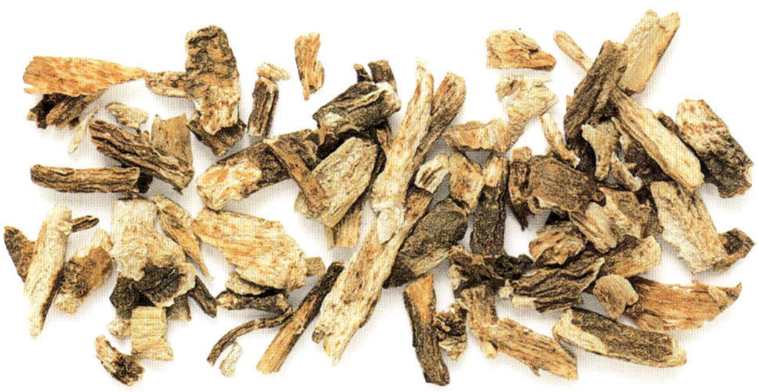

Getrocknete Wurzel

Wurzel

L. porterii
Die Colorado-Hustenwurzel ist ein wärmendes, scharfes Kraut, das zum Schwitzen bringt. Sie regt den Kreislauf und die Nieren an, verbessert die Verdauung und lindert Zahnschmerz, Bronchitis und Krämpfe. Man bekommt sie in den USA und Europa als Präparat.

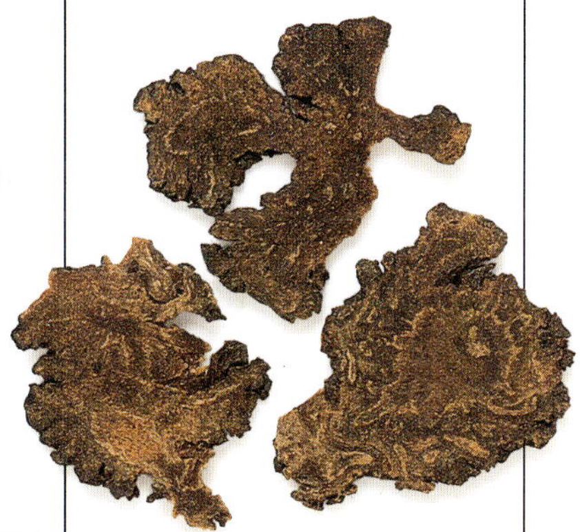

Getrockneter Wurzelstock

Wurzel und Wurzelstock

L. sinense
Die volkstümliche Kräuterheilkunde in China verwendet Gao ben, auch Chinesisches Liebstöckel genannt, bei Menstruationsbeschwerden und zur Stärkung nach Geburten, hauptsächlich aber bei Frösteln und gegen Schmerzen. Man nimmt es bei verschiedenen Arten von Kopfschmerz, Migräne, Gelenkschmerzen, Zahnweh und Arthritis und Symptomen, die in China zu Krankheitsbildern gehören, welche durch Wind, Kälte oder Feuchtheit hervorgerufen werden.

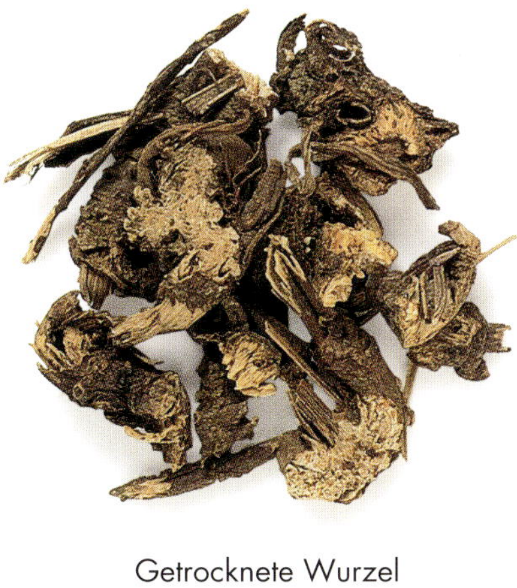

Getrocknete Wurzel

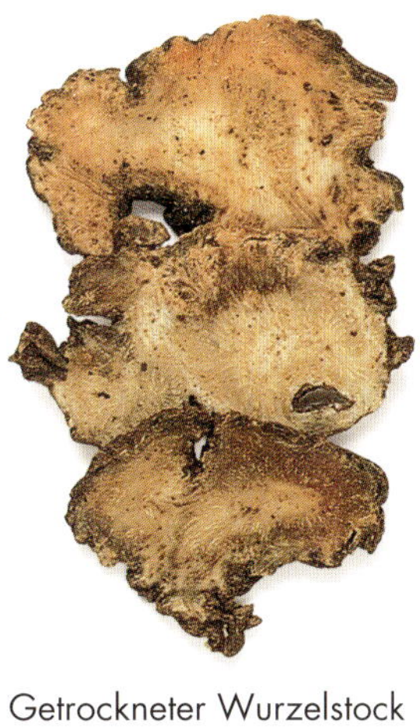

Getrockneter Wurzelstock

Wurzelstock

L. wallichii
Das Szechuan-Liebstöckel Chuan xiong wurde in China seit dem 14. Jahrhundert als belebendes Blut-Heilmittel für Menstruations- und Herzbeschwerden und als Mittel gegen Kopfschmerzen. Man kombiniert es bei unregelmäßiger Periode und Blutarmut oft mit Dang gui, Bai shao yao und Shu di huang. Es ist in mehreren Medikamenten gegen Krankheiten der Herzkranzgefäße enthalten.

Anwendungen

Wurzel

L. porterii
Mazerat: Man lässt die Wurzel über Nacht einweichen, um daraus Husten- und Erkältungssirup herzustellen. Bei Periodenschmerzen, Verdauungsstörungen und Verkühlung 1 Tasse des erwärmten Mazerats.

Tinktur: Pro Gabe nimmt man 20–30 Tropfen in wenig Wasser ein (für die gleichen Beschwerden wie das Mazerat).

Wurzel

L. sinense
Absud: Bei Erkältungen und Verkühlung mit Kopf- und Muskelschmerzen.

Tinktur: Pro Gabe 10–20 Tropfen bei Kopf- und Zahnschmerzen und steifem Hals. Bei Zahnschmerzen tränkt man einen Wattebausch mit verdünnter Tinktur und legt ihn auf das Zahnfleisch.

Wurzelstock

L. wallichii
Absud: Zusammen mit Dang gui, Bai shao yao und Shu di huang bei Blutarmut und niedrigem Blutdruck.

Pillen: »Ba Zhen Tang« enthält Chuan xiong in Kombination mit anderen Kräutern. Gegen Anämie und unregelmäßige Menstruation.

WARNUNG

- Während der Schwangerschaft und bei starker Menstruationsblutung sollten die Colorado-Hustenwurzel und Chuan xiong nicht angewendet werden.
- Gao ben und Chuan xiong sollten außerdem nicht bei Yin-Mangel oder überschüssiger Hitze genommen werden.

Linum-Arten

LEIN

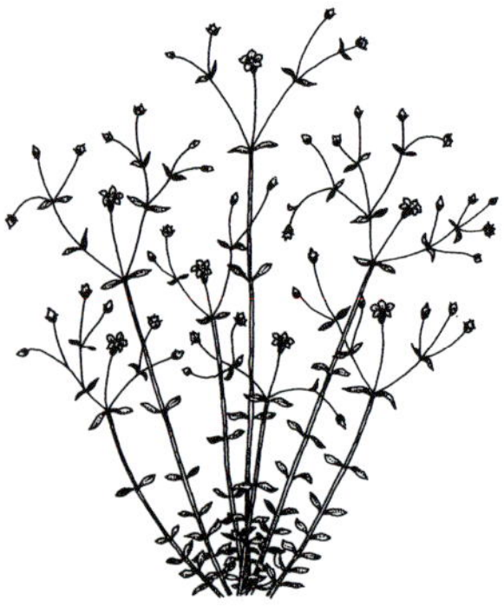

»Wo die Leinsamen regelmäßiger Bestandteil der Ernährung sind, erfreuen sich die Menschen einer besseren Gesundheit.«
Mahatma Gandhi.

L. usitatissimum, der Rohstoff für die Leinenfaser, wird bereits seit 5000 v. Chr. angebaut. Heute wird Lein auch wegen seines Öles kultiviert. Schon die Griechen waren sich der heilkräftigen Wirkung der Samen oder Leinsamen bewusst: Hippokrates empfahl sie bei Schleimhautentzündungen. Im 8. Jahrhundert erließ Karl der Große in Frankreich ein Gesetz, das den Genuss der Samen befahl, um die Gesundheit seiner Untertanen sicherzustellen. Die verwandte Art *L. catharticum* war einst ein beliebtes Abführmittel, findet jedoch heute kaum mehr Verwendung.

Eigenschaften
Feucht, warm, süß; das Öl wirkt austrocknend.

Bestandteile
Schleim, cyanogene Glykoside, Bitterstoff; Leinsamenöl: essenzielle Fettsäuren; Vitamine A, B, D, E; Mineralstoffe, Aminosäuren.

Wirkung
L. usitatissimum: Lindernd; bekämpft Husten; antiseptisch, entzündungshemmend, abführend.
L. catharticum: Abführend, antirheumatisch, Harn treibend.

Verwendete Teile

Leinsamen

L. usitatissimum

Die reifen Samen werden zur Entspannung und Schleimlösung, als ballaststoffreiches Abführmittel sowie für Umschläge eingesetzt, sie helfen auch bei Gastritis und Halsschmerzen. Leinsamenöl enthält cis-Linol und α-Linolensäure, die für die Herstellung der wichtigen hormonähnlichen Prostaglandine von größter Bedeutung sind. Ernte bei Reife.

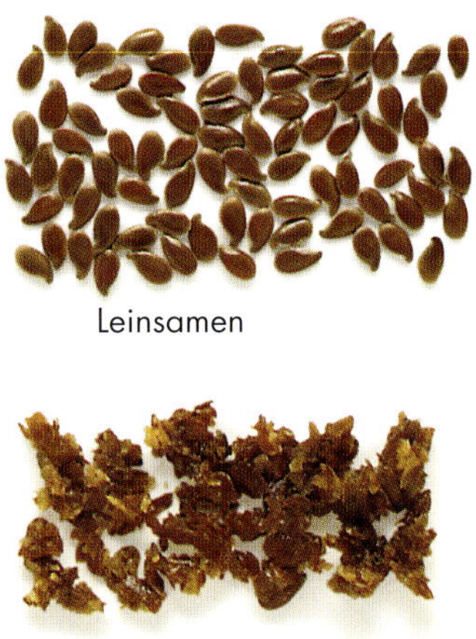

Leinsamen

Zerdrückte Samen

***Leinsamenöl** ist eine wichtige Quelle für essenzielle Fettsäuren, die den Aufbau von Fettablagerungen im Gewebe verhindern.*

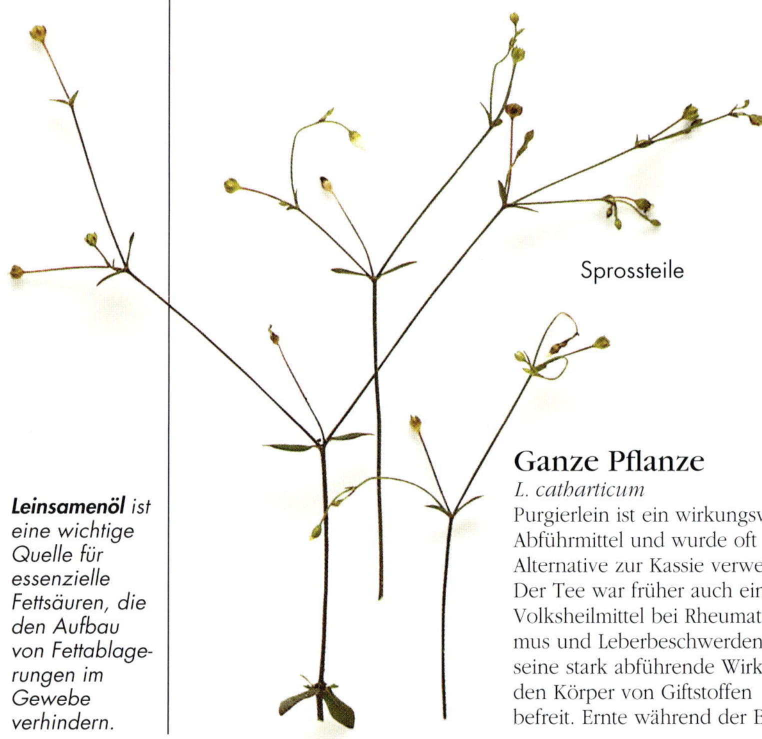

Sprossteile

Ganze Pflanze

L. catharticum

Purgierlein ist ein wirkungsvolles Abführmittel und wurde oft als Alternative zur Kassie verwendet. Der Tee war früher auch ein Volksheilmittel bei Rheumatismus und Leberbeschwerden, da seine stark abführende Wirkung den Körper von Giftstoffen befreit. Ernte während der Blüte.

Anwendungen

Leinsamen

L. usitatissimum

Samen: Bei Verstopfung isst man 1–2 Esslöffel Samen und trinkt anschließend 1–2 Gläser Wasser. Wer die Samen in einer Schüssel quellen lässt, erhält ein sanftes, ballaststoffreiches Abführmittel. Die Samen können mit Müsli, Brei oder Honig und Quark gemischt und als Frühstück verzehrt werden. Es ist wichtig, gleichzeitig große Mengen Flüssigkeit aufzunehmen.

Aufguss: Verwendung bei Husten und Halsschmerzen. Kann mit Honig und Zitronensaft abgeschmeckt werden.

Umschlag: Man zerdrückt die Samen und legt sie auf Furunkel, Abszesse und Geschwüre. Lokale Anwendung bei Pleuritisschmerz (Brustfellentzündung).

Eingeweichte Leinsamen: Man lässt die Samen in Wasser quellen, bis ein dicker Schleim entsteht. Diesen verwendet man bei Schleimhautentzündungen wie Gastritis und Entzündungen im Rachenbereich.

Öl: Die essenziellen Fettsäuren des Öles helfen bei Ekzemen, Menstruationsbeschwerden, rheumatischer Arthritis und Arteriosklerose. Man gibt 2 Teelöffel des frisch gepressten Öles oder 1–2 Teelöffel der frisch zerdrückten Samen jeden Tag zur Nahrung.

Ganze Pflanze

L. catharticum

Aufguss: Man nimmt das frische Kraut bei Verstopfung, Leberträgheit und rheumatischen Schmerzen.

WARNUNG

- Leinsamenöl ist nicht lange haltbar. Aus diesem Grund sollte es, soweit möglich, frisch zubereitet werden. Verwenden Sie das Leinsamenöl, das für Künstlerfarben im Handel angeboten wird, nicht innerlich.
- Die Samen enthalten Spuren von Blausäure, die in großen Mengen giftig ist. Wenngleich keine Fälle bekannt sind, in denen es zu einer Blausäurevergiftung nach Leinsamenverzehr kam, sollte die angegebene Dosis doch nicht überschritten werden.

Lonicera-Arten
GEISSBLATT

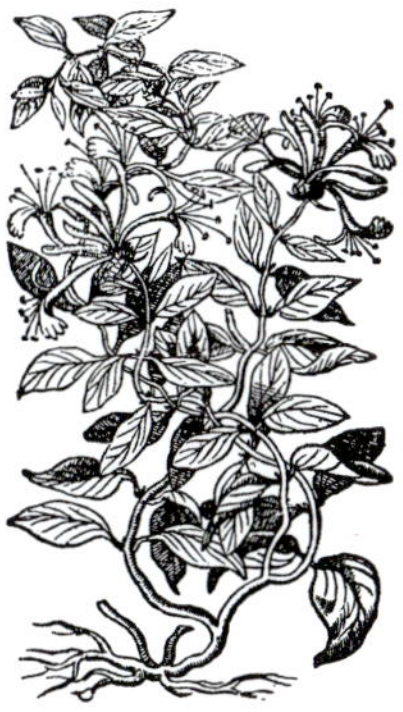

»Dies ist das beste Heilmittel bei Asthma, das ich kenne ...«
Nicholas Culpeper, 1653.

Das Waldgeißblatt (*L. periclymenum*) wurde häufig bei Asthma, Harnwegsinfekten und Entbindungen verwendet. Plinius empfahl in Wein eingelegtes Geißblatt bei Milzleiden. Heute wird hauptsächlich das Chinesische Geißblatt (*L. japonica* oder Jin yin) für Heilzwecke eingesetzt. Es wurde zum ersten Mal im »Tang Ben Cao« aus dem Jahr 659 n. Chr. aufgeführt und gehört zu den wichtigsten chinesischen Kräutern, um den Körper von Hitze und Giften zu befreien.

Eigenschaften
Süß, kalt.

Bestandteile
Gerbsäure, Flavonoide, Schleim, Zucker; die europäischen Arten enthalten angeblich Salicylsäure.

Wirkung
L. periclymenum: Harn treibend, entkrampfend, Schleim lösend, abführend; fördert Erbrechen.
L. japonica: Antibakteriell; senkt den Blutdruck; entzündungshemmend; Krampf lösend.

Verwendete Teile

Blüten
L. periclymenum
Wurden früher häufig zu einem Sirup verarbeitet und als Schleim lösendes Mittel bei schlimmem Husten und Asthma sowie als Abführmittel verabreicht. Auch heute werden die Blüten noch bei Husten verwendet. Ernte im Sommer.

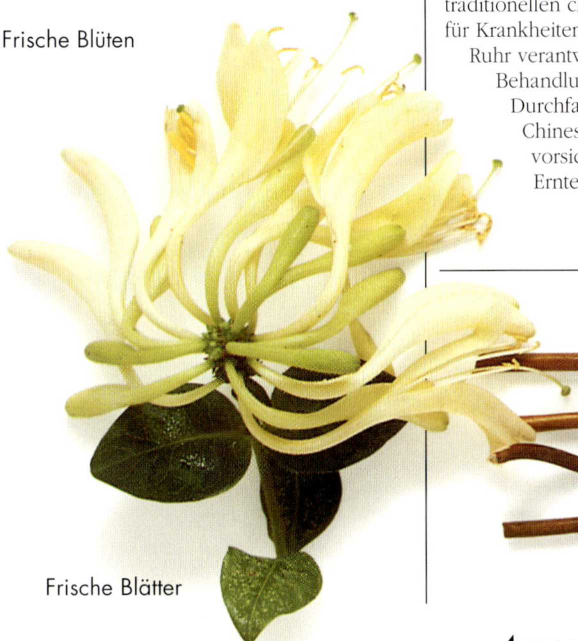

Frische Blüten

Frische Blätter

Blütenknospen
L. japonica
Sind als Jin yin hua bekannt und werden häufig bei Fieber verwendet, vor allem, wenn dieses auf »Sommerhitze« zurückzuführen ist. Sie reinigen von Toxinen oder »Feuergiften«, die nach der traditionellen chinesischen Heilkunde für Krankheiten wie Furunkel und Ruhr verantwortlich sind. Zur Behandlung mancher Arten von Durchfall erwärmen die Chinesen die Knospen vorsichtig in einer Pfanne. Ernte im Sommer.

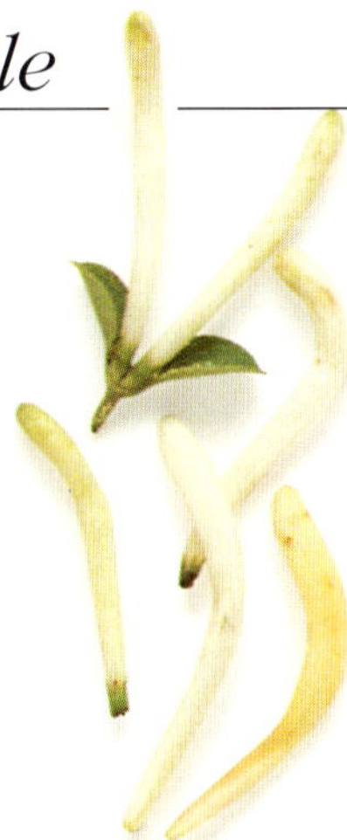

Frische Knospen

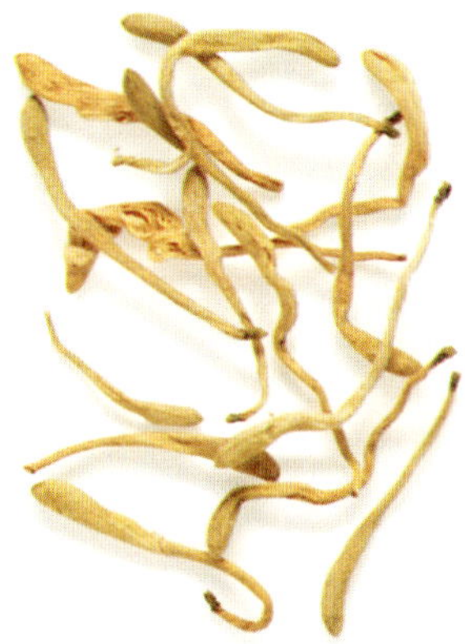

Getrocknete Knospen

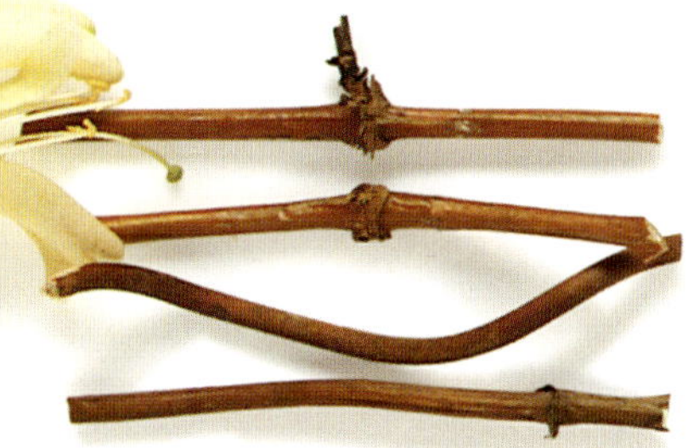

Frische Stängel

Stängel
L. japonica
Die Stängel und Zweige, Jin yin teng und Ren dong teng, werden verwendet, um durch verstärkte Zirkulation von Qi (Energie) die Hitze von den Akupunkturmeridianen zu entfernen. Auch zur Behandlung von fieberhaften Erkältungen und Ruhr sowie zusammen mit anderen Kräutern als kühlendes Heilmittel in den akuten Stadien von rheumatischer Arthritis geeignet.

Anwendungen

Blüten
L. periclymenum
Aufguss: Bei Husten und leichtem Asthma Verwendung in Kombination mit anderen Schleim lösenden Kräutern wie Schlüsselblume, Alant oder Maulbeere.

Sirup: Bei Husten (aus dem Aufguss hergestellt). Kann mit anderen Schleim lösenden Blüten wie Königskerze oder Eibisch vermischt werden.

Blütenknospen
L. japonica
Absud: Verwendung im Frühstadium einer fieberhaften Erkältung mit Kopfschmerzen, Durst und Halsschmerzen. Man gibt 10–15g auf 600ml Wasser. Bei hohem Fieber fügt man Huang lian und Huang qin hinzu.

Tinktur: Verwendung bei Durchfall und Gastroenteritis durch Lebensmittelvergiftung.

Stängel
L. japonica
Absud: Man gibt 15–30g auf 600ml Wasser und verwendet den Absud wie den Blütenknospenabsud, vor allem bei Gliederschmerzen, wie sie bei Grippe häufig sind. In Verbindung mit anderen kühlenden Kräutern wie Shi hu bei Entzündungen (z.B. rheumatischer Arthritis).

WARNUNG

- Verwenden Sie keine Geißblattbeeren, sie sind giftig.
- Wer die Tinktur bei Magenverstimmung einsetzt, sollte den Alkoholgehalt nach der Heißwassermethode (siehe Seite 154) verringern.

Lycopersicum esculentum

TOMATE

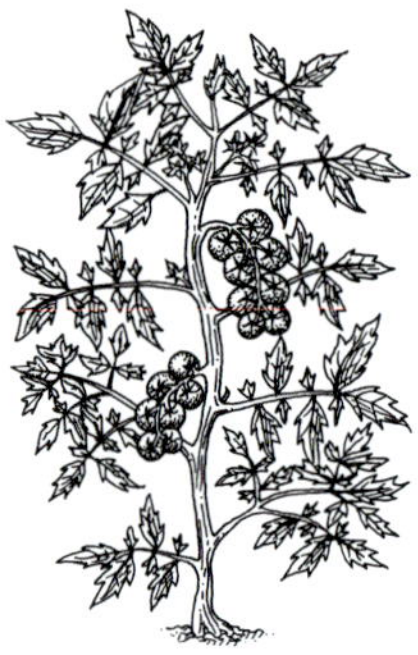

»In heißen Gegenden aßen sie die Liebesäpfel gekocht und zubereitet mit Pfeffer, Salz und Öl, aber sie sind nicht sehr nahrhaft ...«
John Gerard, 1597.

Im 15. Jahrhundert brachten spanische Eroberer die Tomate von Peru nach Eurpoa. Die ersten Tomaten wurden hier auf Grund ihrer Farbe unter dem italienischen Namen »pomodoro«, goldene Äpfel, bekannt. Daraus wurde im 16. Jahrhundert auf dem Weg durch Frankreich »pommes d'amour«, Liebesäpfel. So hießen sie früher in England, in Österreich sagt man noch heute Paradeiser. Ursprünglich hielt man die Früchte für giftig, weil die Blüten der Pflanze einem tödlichen Nachtschattengewächs ähneln.

Eigenschaften
Kalt, sauer, süß

Bestandteile
Vitamine A, B_1, B_2, B_6, C, E, Folsäure, Apfelsäure, Zitronensäure, Bioflavonoide (einschl. Rutin), Kalzium, Magnesium, Phosphor.

Wirkung
Gegen Vitamin-C-Mangel, antimikrobiell, Harn treibend, leicht abführend, verdauungsfördernd, vermindert eine Übersäuerung des Blutes.

Verwendete Teile

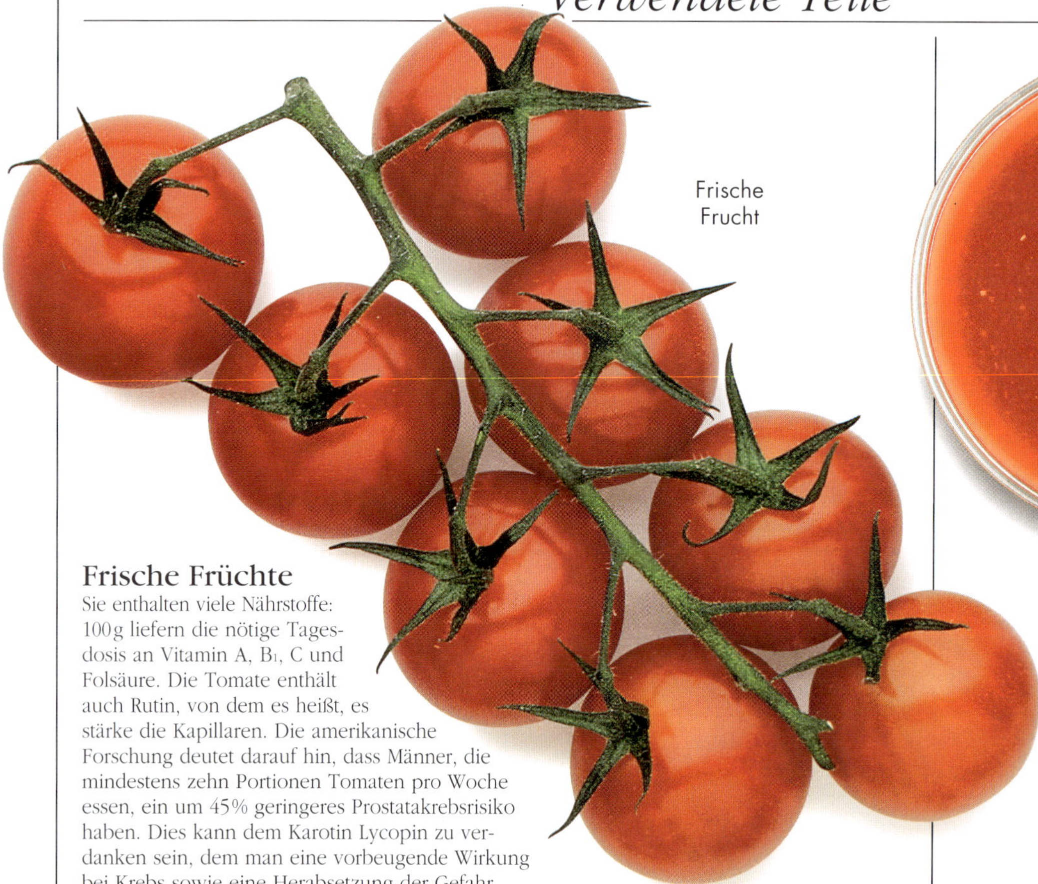

Frische Frucht

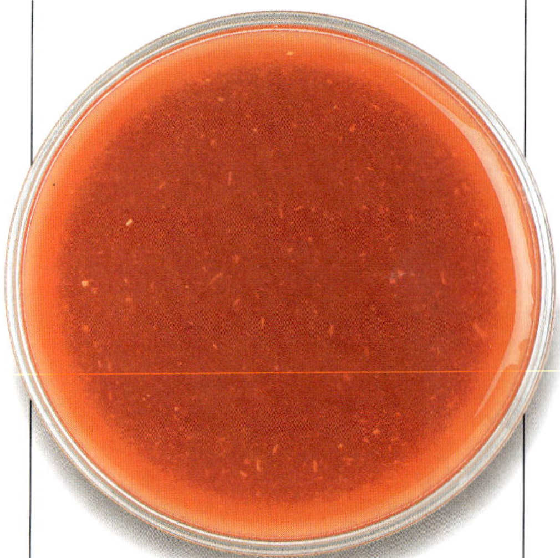

Saft

Frische Früchte

Sie enthalten viele Nährstoffe: 100g liefern die nötige Tagesdosis an Vitamin A, B_1, C und Folsäure. Die Tomate enthält auch Rutin, von dem es heißt, es stärke die Kapillaren. Die amerikanische Forschung deutet darauf hin, dass Männer, die mindestens zehn Portionen Tomaten pro Woche essen, ein um 45% geringeres Prostatakrebsrisiko haben. Dies kann dem Karotin Lycopin zu verdanken sein, dem man eine vorbeugende Wirkung bei Krebs sowie eine Herabsetzung der Gefahr einer Herzerkrankung zuschreibt – um 50%, wie eine Studie besagt.

Saft

Tomatensaft, vor dem Essen getrunken, ist ein guter Aperitif, um den Appetit anzuregen. Tomaten regen auch die Verdauung an, besonders die Bauchspeicheldrüse. Bei Schwäche und in der Rekonvaleszenz ist der Saft ein ideales Stärkungsmittel. Man kann daraus auch ein wirksames Mittel gegen Akne herstellen.

Anwendungen

Frische Frucht

Frische Frucht: Zur Linderung von Arthritis, Rheuma und Gicht isst man sie roh. Tomaten sind frei von Oxalsäure und helfen dem Organismus, Harnsäure und Gifte auszuscheiden.

Gekochte Frucht: Um Prostatakrebs und Herzerkrankungen vorzubeugen, isst man Tomaten täglich in Saucen, Schmorgerichten und Eintöpfen. Lycopen, das wichtigste Karotin in Tomaten, ist aus gekochten Früchten leichter vom Körper aufzunehmen.

Saft

Saft: Trinken Sie täglich 3 Gläser Tomatensaft als Stärkungsmittel zur Wiederherstellung bei Schwäche und während der Genesung oder ein Glas vor den Mahlzeiten, um die Verdauung anzuregen.

Lotion: Zur Vorbeugung bei Akne stellt man eine Lotion aus 100ml Tomatensaft und 50 ml Wodka oder anderen hochprozentigen Spirituosen her und schüttelt sie gründlich.

Malus sylvestris

APFEL

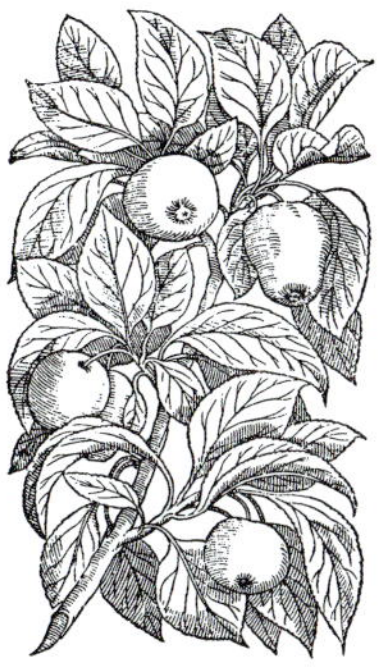

»Der Sirup hilft bei Ohnmacht, bei Herzklopfen und bei Melancholie.«
Nicholas Culpeper, 1653.

Trotz des Sprichwortes »Ein Apfel am Tag hält den Arzt fern« werden seine heilkräftigen Eigenschaften häufig vergessen. Äpfel wurden bereits von den Römern gezüchtet, reife Äpfel als Abführmittel, unreife zur Behandlung von Durchfall verabreicht. Nach der Lehre Galens (siehe Seite 24) sind die meisten Apfelsorten kühl und feucht. Saft und Aufguss wurden bei Fieber und Augenentzündungen verschrieben. Forschungen belegen, dass Äpfel den Cholesterinspiegel im Blut senken können.

Eigenschaften
Reife Frucht: Kühl, feucht, allgemein süß.
Unreife Frucht und einige Zuchtsorten: Kühl, feucht, sauer.

Bestandteile
Zucker, Fruchtsäuren, Pektin, Vitamine A, B, C, Mineralstoffe.

Wirkung
Tonikum; stimuliert Verdauung und Leber; diuretisch, antirheumatisch, abführend, antiseptisch.

Verwendete Teile

Rohe Früchte
Äpfel reinigen den Körper, vor allem, wenn sie am Morgen verzehrt werden, abends haben sie eher abführende Wirkung. Man hat sie auch schon seit jeher für Umschläge bei Hautentzündungen verwendet.

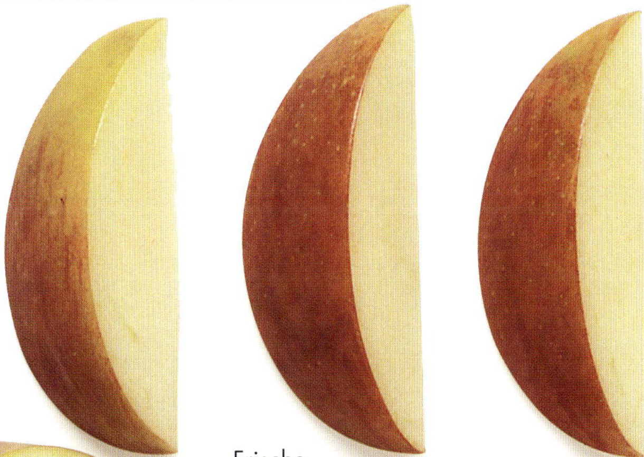

Frische Apfelstücke

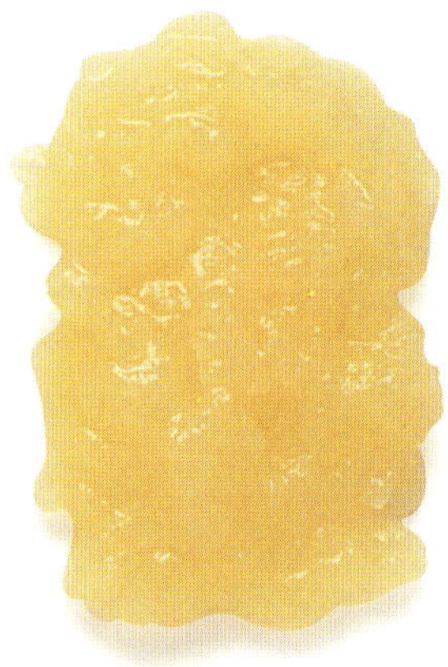

Gedämpfter Apfel

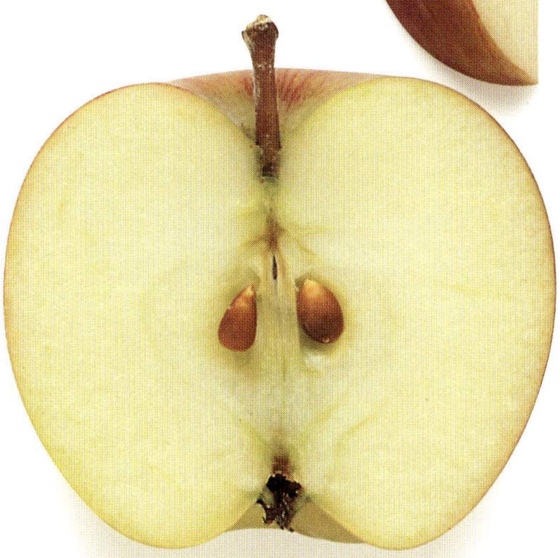

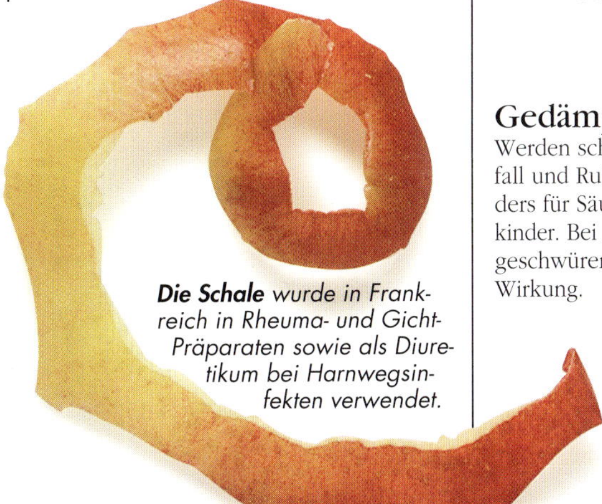

***Die Schale** wurde in Frankreich in Rheuma- und Gicht-Präparaten sowie als Diuretikum bei Harnwegsinfekten verwendet.*

Gedämpfte Früchte
Werden schon lange bei Durchfall und Ruhr eingesetzt, besonders für Säuglinge und Kleinkinder. Bei Magen- und Dickdarmgeschwüren von lindernder Wirkung.

Anwendungen

Rohe Frucht
Frisch: Man isst reife Äpfel bei Verstopfung, die auf einen überhitzten Magen zurückzuführen ist. Saure Äpfel isst man als Diuretikum bei Blasenkatarrh und anderen Harnwegsinfekten. Äpfel sind reich an Mineralstoffen und Vitaminen und somit hilfreich bei Anämie und Schwäche.

Aufguss: Man genießt einen Aufguss aus frischen, rohen Früchten als wärmendes Getränk bei rheumatischen Schmerzen und Darmkoliken sowie als kühlendes Heilmittel bei fieberhaften Erkältungen.

Saft: Man verwendet den unverdünnten Saft oder eine Mischung aus Saft und Olivenöl als Hausmittel bei Schnitt- und Schürfwunden.

Gedämpfte Frucht
Frisch: Verwendung bei Durchfall, Gastroenteritis und Darminfektionen.

Umschlag: Anwendung bei Hautinfektionen wie Krätze.

WARNUNG
- Äpfel sind eine »kühle« Frucht. Übermäßiger Verzehr und Genuss bei Magenverkühlung können zu Magenverstimmung und Blähungen führen.

Matricaria chamomilla

KAMILLE

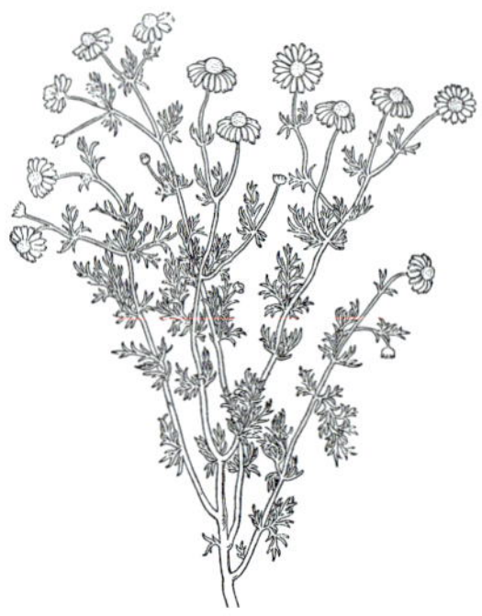

»Kamille ... ist der Gesundheit des Menschen sehr zuträglich ... und hilft auch gegen Müdigkeit ...«
William Turner, 1551.

Die alten Griechen nannten die Kamille auf Grund ihres Geruchs »geriebener Apfel«. Den Angelsachsen galt »maythen« als eines der neun heiligen Kräuter, die Gott Wodan den Menschen geschenkt hat. Neben der echten Kamille wird auch noch die römische Kamille (*Chamaemelum nobile*) therapeutisch eingesetzt. Sie hat die gleichen Eigenschaften und Anwendungsgebiete. Der Name *Matricaria* bezieht sich auf die Verwendung der Kamille in der Frauenheilkunde.

Eigenschaften
Bitter, hauptsächlich warm, feucht.

Bestandteile
Ätherisches Öl (einschl. Azulene), Flavonoide (einschl. Rutin), Valeriansäure, Cumarine, Gerbsäuren, Salicylate, cyanogene Glykoside.

Wirkung
Entzündungshemmend, Krampf lösend, bitter, beruhigend; verhindert Erbrechen.

Verwendete Teile

Blüten

Eine einzige selbst getrocknete Blüte enthält mehr Aroma als eine ganze im Handel erhältliche Tüte. Die Kräuterheiler des Mittelalters züchteten doppelblütige Sorten, um den Ertrag zu erhöhen. Ernte während des ganzen Sommers; schnelles Trocknen der Blüten bewahrt das stark duftende Aroma über Monate.

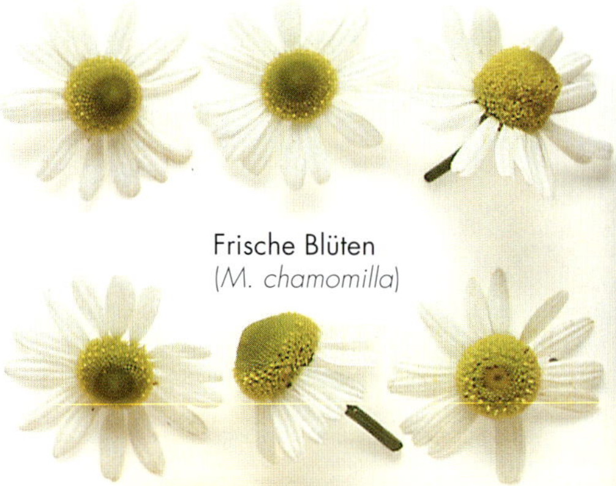

Frische Blüten
(*M. chamomilla*)

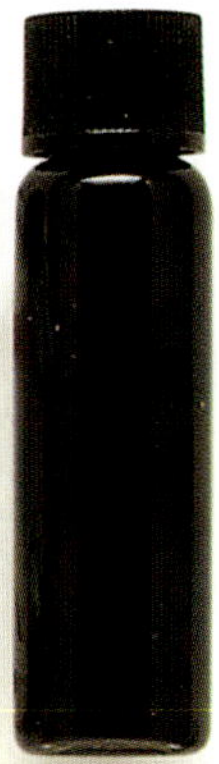

Ätherisches Öl

Seit dem Mittelalter aus frischen Blüten destilliert und bei einer Vielzahl verschiedener Krankheiten wie Ekzemen und Asthma eingesetzt. Echtes Kamillenöl ist sehr teuer und hat eine tiefblaue Farbe, die von den enthaltenen Azulenen herrührt.

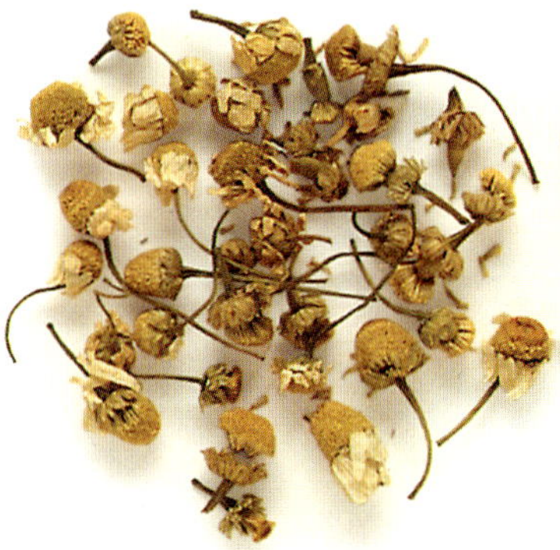

Getrocknete Blüten

Salbe

Homöopathische *Kamillentabletten oder eine verdünnte Tinktur lindern bei Säuglingen die Schmerzen beim Zahnen und bei Koliken. Sie helfen bei schmerzhafter Periodenblutung und während der Wehen.*

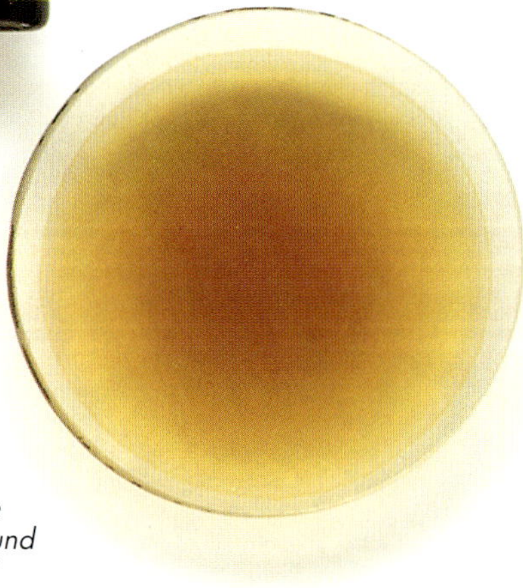

Tinktur

Anwendungen

Blüten

Aufguss: Verwendung bei Darmbeschwerden, Appetitmangel und Verdauungsstörungen. Bei Schlaflosigkeit, Angstzuständen und Stress trinkt man am Abend eine Tasse. Man gießt 200–400 ml des Aufgusses durch ein Sieb und gibt die Flüssigkeit in das Badewasser eines Säuglings, um das Einschlafen zu erleichtern.

Tinktur: Verwendung bei Darmbeschwerden, Schlaflosigkeit, Spannungsgefühlen.

Salbe: Bei Insektenstichen, Verletzungen, juckenden Ekzemen und Reizungen an Anus und Vulva.

Mundspülung: Verwendung des Aufgusses bei Entzündungen im Mund.

Augenspülung: Man gibt 5–10 Tropfen der Tinktur in warmes Wasser und verwendet die Lösung bei Bindehautentzündung und müden Augen.

Inhalation: Man gibt 2 Teelöffel in eine Schale mit kochendem Wasser und inhaliert die Lösung bei Schnupfen, Heuschnupfen, Asthma und Bronchitis.

Ätherisches Öl

Lotion: Bei Ekzemen gibt man 5 Tropfen Kamillenöl auf 50 ml Hamameliswasser.

Inhalation: Bei schlimmem Schnupfen, Asthma und (unter ärztlicher Aufsicht) Keuchhusten gibt man 2–3 Tropfen in eine Untertasse mit warmem Wasser, die man während der Nacht im Zimmer lässt.

WARNUNG

- Erhöhen Sie die festgelegte Dosis nicht und vermeiden Sie das Öl während der Schwangerschaft, da es den Uterus stimuliert.
- Kamille kann Kontaktdermatitis auslösen, vor allem beim Sonnenbad auf feuchten Kamillenwiesen.

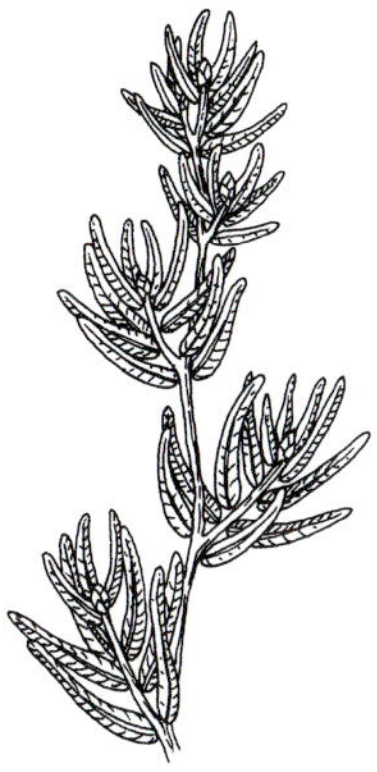

»Das beste Antiseptikum, das die Menschheit kennt.«
»Australian Medical Journal«, August 1930.

Melaleuca alternifolia

TEEBAUM

Bei den Aborigines war Teebaum ursprünglich ein Mittel gegen Erkältung, zur Wundbehandlung und bei allgemeinem Unwohlsein. Im Zweiten Weltkrieg gehörte er zur Verbandsausrüstung der australischen Truppen. In den zwanziger Jahren untersuchte man die Pflanze in Europa. Französische Forscher wiesen seine antibiotische Wirkung nach: Das ätherische Öl wirkt noch stärker als Karbolsäure. Nach der Entstehung einer florierenden Teebaum-Industrie sind heute viele verfälschte Öle im Handel.

Eigenschaften
Warm, scharf.

Bestandteile
Terpinen-4-ol, Cineol, Pinen, Cymen, Terpinene und weitere Mono- und Sesquiterpene.

Wirkung
Antibakteriell, gegen Pilzbefall, antiseptisch, antiviral, Schweißbildung anregend, Auswurf fördernd.

Verwendete Teile

Creme

Creme

Im Handel erhältlich; sie ist ideal als Hausmittel und als Erste Hilfe bei kleineren Schnitt- und Schürfwunden und wunden Hautstellen.

Ätherisches Öl

Ätherisches Öl

Echtes Teebaumöl ist eines der wenigen Öle, die die Schleimhäute nicht reizen und pur auf die Haut aufgetragen werden können. Dennoch ist es besser, das Öl zunächst zu verdünnen, da viele Öle gepanscht sind. Das Öl wirkt antibakteriell, antimykotisch, antiviral und stärkt das Immunsystem. Es hilft bei einer ganzen Reihe von Infektionen.

Getrocknete Blätter

Weil ihre Blätter einen so geschmackvollen Tee ergaben, taufte der Botaniker Joseph Banks die Pflanze Teebaum. Die Aborigines behandelten damit Erkältungen, Fieber und Unwohlsein, also solche Krankheiten, die von Mikroorganismen verursacht werden.

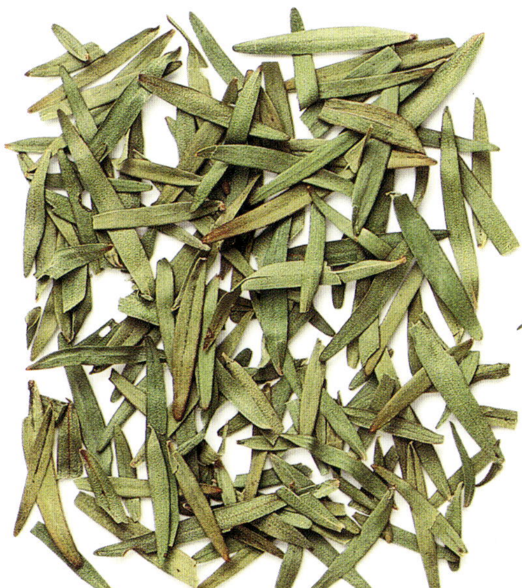

Getrocknete Blätter

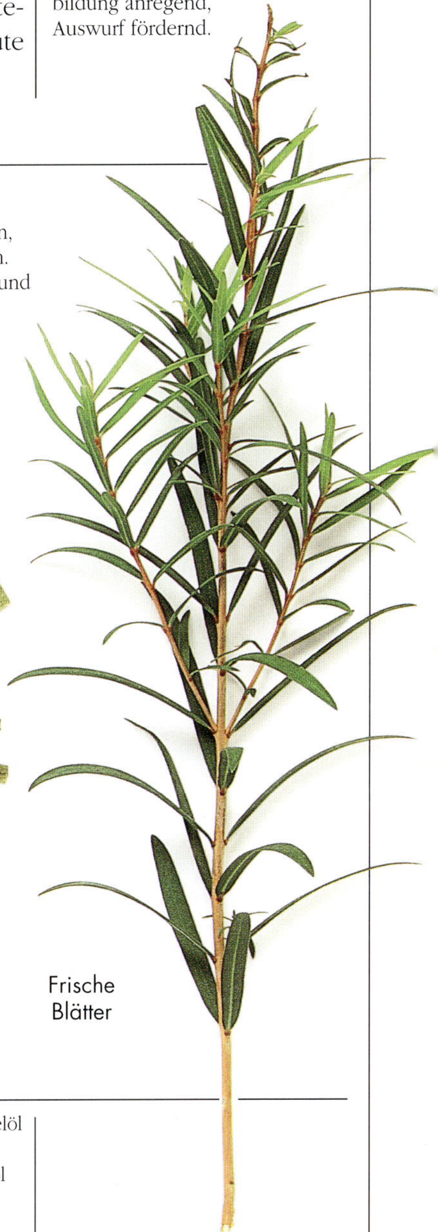

Frische Blätter

Anwendungen

Ätherisches Öl

Öl: Warzen behandelt man zwei- bis dreimal täglich mit 1 Tropfen pures Teebaumöl. Bei Reizung verdünnt man mit der gleichen Menge Mandelöl. Bei Abszessen in der Mundhöhle kann man es pur ins Zahlfleisch einmassieren.

Pessar: Geben Sie 2–3 Tropfen Teebaumöl auf 1 Teelöffel Kakaobutter zur Herstellung von Pessaren gegen vaginalen Pilzbefall.

Haarspülung: Nach dem Waschen nimmt man 5 ml Öl in 250 ml warmem Wasser zur Spülung gegen Kopfläuse und Nissen. Oder man gibt einige Tropfen Öl auf einen feinen Kamm und kämmt das Haar abends damit aus.

Lotion: 1 Tropfen Teebaumöl auf 10 Tropfen Mandelöl bei Bläschenausschlag. Auf Aknepusteln trägt man mehrmals täglich eine Mischung aus 5 ml Teebaumöl und je 20 ml Hamamelis- und Rosenwasser auf.

Creme: Bei Fußpilz, Scherpilzflechte, Schnitt- und Schürfwunden, Insektenstichen und anderen Hautproblemen trägt man Teebaumcreme auf.

Getrocknete Blätter

Aufguss: Auf 500 ml Wasser nimmt man 10 g Blätter, auf 1 Tasse 1/2 Teelöffel Blätter bei Erkältung, Drüsenfieber, Blasenentzündung und Harnwegsinfekten.

Melissa officinalis

ZITRONENMELISSE

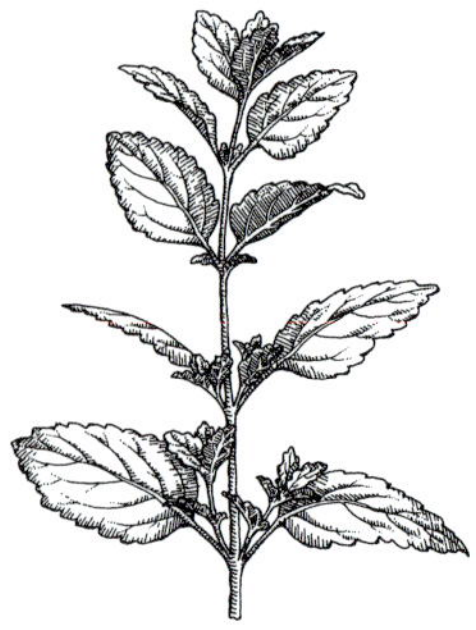

»Melisse ist ein Wundermittel für das Gehirn. Sie stärkt das Gedächtnis und vertreibt Melancholie.«
John Evelyn, 1679.

Melisse und Bienen werden seit alters her in einem Atemzug genannt. *Melissa* (griechisch) heißt »Honigbiene«, und Zitronenmelisse hat die gleichen heilenden und tonischen Eigenschaften wie Honig und Nektar. Gerard meinte, dass das Kraut »das Herz tröstet und alle Traurigkeit wegbläst«. Im Mittelalter galt es als »Elixier ewiger Jugend«. Der Alchemist Paracelsus stellte das Präparat *primum ens melissae* her, von dem man noch im 18. Jahrhundert glaubte, dass es »die Jugend zurückbringt«.

Eigenschaften
Kalt, trocken, sauer, leicht bitter.

Bestandteile
Ätherisches Öl (einschl. Zitronellaöl), Polyphenole, Gerbsäuren, Bitterstoff, Flavonoide, Rosmarinsäure.

Wirkung
Beruhigend, antidepressiv, verdauungsfördernd; entspannt die peripheren Blutgefäße; Schweiß treibend; entspannendes Stärkungsmittel für das Nervensystem; bekämpft Viren bei *Herpes simplex*, antibakteriell, Krampf lösend.

Verwendete Teile

Blätter

Helfen bei Depression und Spannung, auch entblähend und deshalb gut für Menschen, die unter Verdauungsstörungen auf Grund von Sorgen oder Ängsten leiden. Zitronenmelisse wirkt kühlend, und so eignen sich die Blätter bei fieberhafter Erkältung. Im Sommer kann man aus den frischen Blättern einen belebenden Tee zubereiten. Zur Linderung von Bläschenausschlag innerlich wie äußerlich anwenden.
Äußerlich hilft das Kraut bei wunden Stellen oder schmerzhaften Schwellungen. Ernte vor der Blüte.

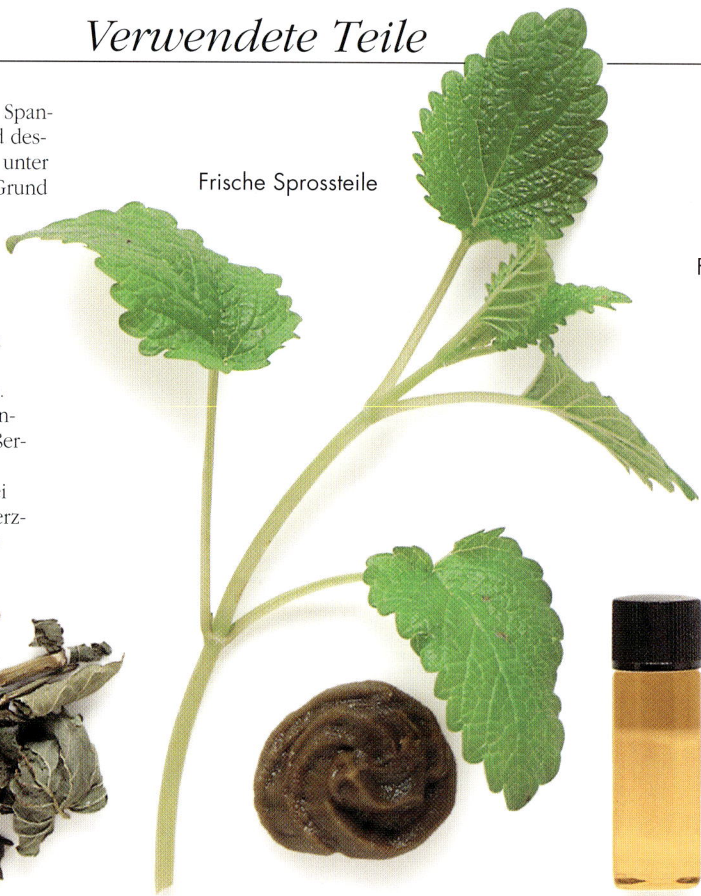

Frische Sprossteile

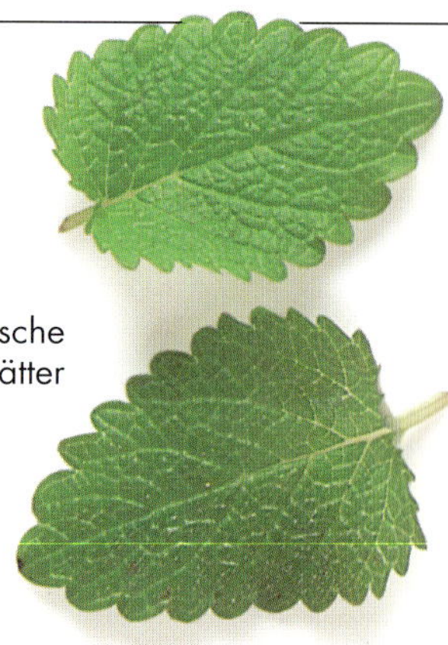

Frische Blätter

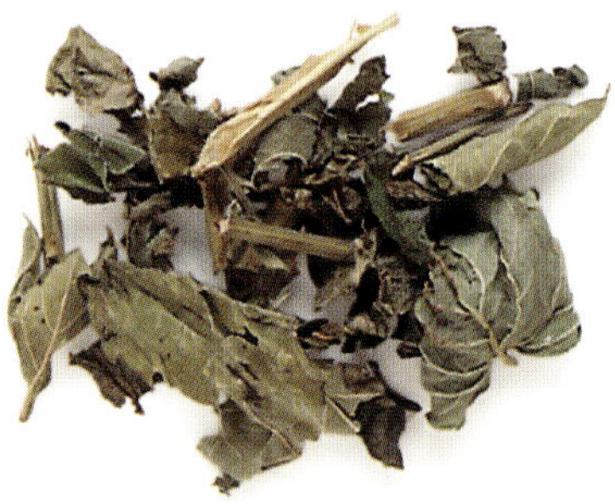

Getrocknete Blätter

Salbe

Ätherisches Öl

Hat die gleichen Eigenschaften wie die Blätter, ist aber wesentlich wirkungsvoller: Schon einige Tropfen helfen hervorragend bei Depression und Schock; verdünnt bei Bläschenausschlag. Das reine ätherische Öl ist im Handel nur selten erhältlich. Es wird oft mit Zitronen- oder Zitronengrasöl »gepanscht«.

Anwendungen

Blätter

Aufguss: Verwendung bei Depression, nervöser Erschöpfung, Verdauungsstörungen, Übelkeit und im Frühstadium von Erkältung und Grippe. Sollte möglichst aus frischen Blättern hergestellt werden.

Tinktur: Hat eine stärkere, wenngleich ähnliche Wirkung wie der Aufguss. Sollte möglichst aus frischen Blättern hergestellt werden. Kleine Dosen (5–10 Tropfen) sind meistens am wirkungsvollsten.

Kompresse: Man tränkt ein Tuch im Aufguss und legt es auf schmerzhafte Schwellungen (z. B. bei Gicht).

Salbe: Verwendung bei Wunden, Bläschenausschlag, Insektenstichen oder zur Abwehr von Insekten.

Aufgussöl: Man verwendet das Aufgussöl wie die Salbe oder als sanftes Massageöl bei Depression, Anspannung, Asthma und Bronchitis.

Ätherisches Öl

Salbe: Man mischt 5 ml Öl mit 100 g Salbenbasis bei Insektenstichen oder zur Abwehr von Insekten.

Massageöl: Man verdünnt 5–10 Tropfen Öl mit 20 ml Mandel- oder Olivenöl und setzt es bei Spannungsgefühlen oder Brustleiden ein.

Mentha-Arten

MINZE

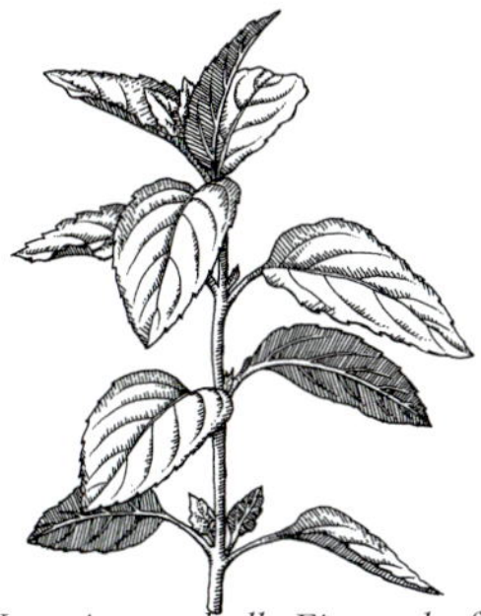

»Wenn jemand alle Eigenschaften der Minze nennen kann, dann weiß er auch, wie viele Fische im Indischen Ozean schwimmen.«
Wilafried von Strabo,
12. Jahrhundert.

Es gibt wohl mindestens dreißig Minzearten. Bis zum 17. Jahrhundert wurden alle Arten mehr oder weniger für dieselben Leiden verwendet – mit nur geringen Unterschieden bei einzelnen Arten. Heute zieht man in der westlichen Heilkunde die Pfefferminze (*M. x piperita*) vor. Die Chinesen verwenden die Ackerminze (*M. arvensis*), auch als Bo he bekannt. Gartenminze ist meist Krauseminze (*M. spicata*). Sie ist weniger stark als Pfefferminze, kann ähnlich verwendet werden und eignet sich besonders für Kinder.

Eigenschaften
Scharf, trocken, allgemein kühlend.

Bestandteile
Ätherisches Öl (hauptsächlich Menthol), Gerbsäuren, Flavonoide, Tocopherole, Cholin, Bitterstoff.

Wirkung
Krampf lösend, Verdauungstonikum; verhindert Erbrechen; entblähend; entspannt die peripheren Blutgefäße; Schweiß treibend, aber auch innerlich kühlend; fördert den Gallenfluss; analgetisch.

Verwendete Teile

Sprossteile
M. x piperita
Entspannen die Muskeln des Verdauungstraktes und fördern den Gallenfluss, eignen sich deshalb bei Verdauungsstörungen, Blähungen, Koliken und ähnlichen Beschwerden. Lindern Übelkeit und helfen bei Reisekrankheit. Bei Fieber und Grippe wirken sie Schweiß treibend. Ernte kurz vor der Blüte.

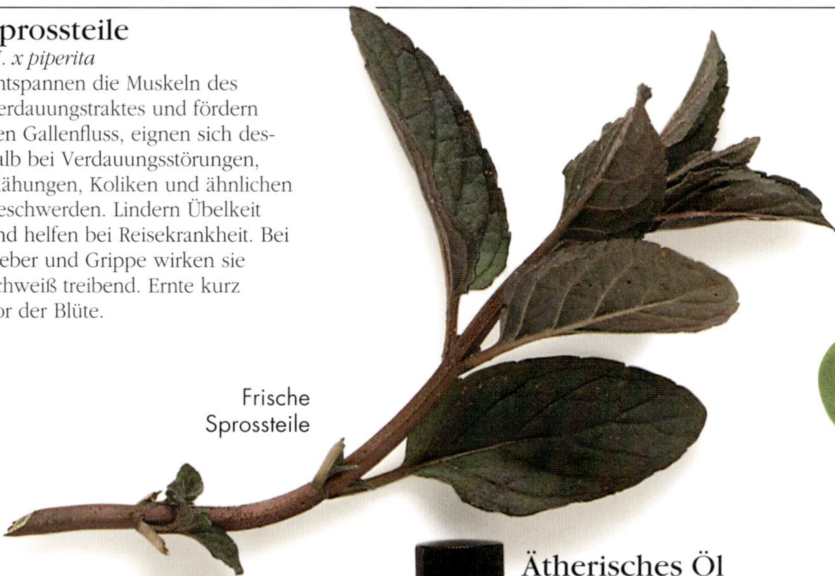

Frische Sprossteile

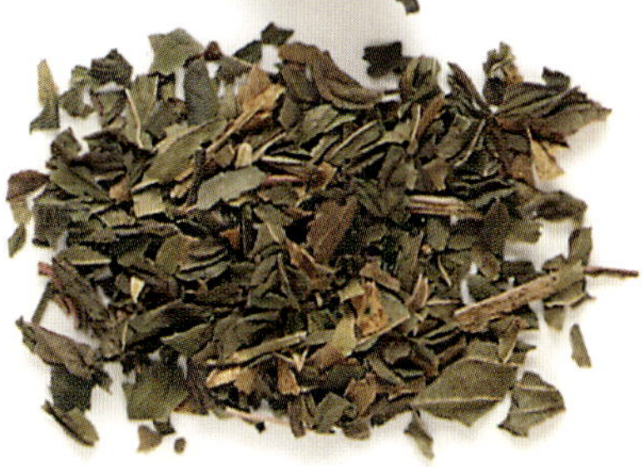

Getrocknete Sprossteile

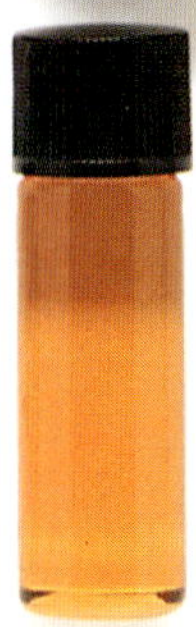

Ätherisches Öl
M. x piperita
Pfefferminzöl enthält große Mengen Menthol. Wirkt in relativ hohen Dosen analgetisch und beruhigend. Seine kühlenden Eigenschaften nutzen bei Hautleiden, Fieber, Kopfschmerzen und Migräne wegen Überhitzung. Seine antibakteriellen Eigenschaften bekämpfen Infektionen. Als Inhalat wirkt es befreiend bei verstopfter Nase.

Sprossteile
M. arvensis
Kühlendes Heilmittel bei Erkältungen im Kopfbereich, Grippe und einigen Arten von Kopf-, Halsschmerzen und Augenentzündungen. Ihre Leber stimulierenden Eigenschaften werden zusammen mit anderen Heilmitteln bei Verdauungsstörungen oder verminderter Leber-Qi (Energie) verordnet.

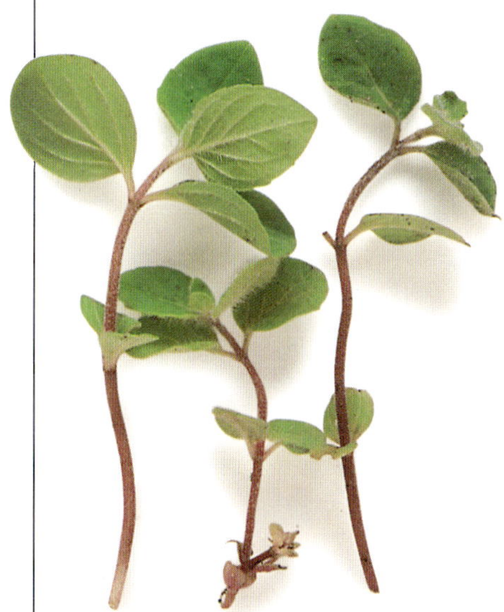

Frische Sprossteile

Anwendungen

Sprossteile
M. arvensis

Aufguss: Verwendung bei Übelkeit, Reisekrankheit, Verdauungsstörung, Blähungen, Koliken, Fieber und Migräne.

Tinktur: Gleiche Verwendung wie Aufguss.

Kompresse: Man tränkt ein Tuch mit dem Aufguss und legt es bei Rheuma und Neuralgien zur Kühlung auf entzündete Gelenke.

Inhalation: Man gibt einige frische Blätter in kochendes Wasser und inhaliert den Dampf, um besser durchatmen zu können.

Ätherisches Öl
M. x piperita

Waschlösung: Bei Hautreizungen, Juckreiz, Verbrennungen, Entzündungen, Krätze und Hautpilz sowie zur Abwehr von Mücken gibt man 2–3 Tropfen des Öls in 10 ml Wasser.

Inhalation: Man gibt 2–3 Tropfen des Öles in eine Untertasse mit Wasser und lässt diese nachts im Zimmer stehen. Befreit die Nase.

Massageöl: Bei Kopfschmerzen, Fieber, Periodenschmerz oder zur Förderung des Milchflusses beim Stillen verdünnt man 5–10 Tropfen mit 25 ml Mandel- oder Sonnenblumenöl.

WARNUNG

- Die Langzeitverwendung des ätherischen Öls als Inhalat sollte vermieden werden.
- Minze kann die Schleimhäute reizen und sollte Kindern nicht länger als eine Woche ohne Unterbrechung verabreicht werden. Säuglingen darf keine Art von Minze direkt gegeben werden.
- Pfefferminze kann den Milchfluss hemmen. Deshalb sollte sie während des Stillens mit Vorsicht genossen oder durch Krauseminze ersetzt werden.

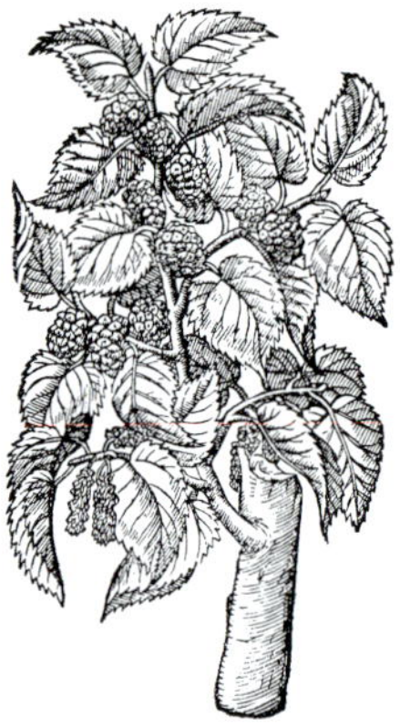

»Maulbeeren, zusammen mit Fleisch verzehrt, durchlaufen rasch die Gedärme und schaffen Platz für weiteres Fleisch.«
John Gerard, 1597.

Morus-Arten

MAULBEERBAUM

Im 16. Jahrhundert wurden die Beeren, Rinde und Blätter des Schwarzen Maulbeerbaums (*M. nigra*) für Heilzwecke genutzt: die Beeren bei Entzündungen und zur Blutstillung, die Rinde bei Zahnschmerzen, die Blätter bei »Schlangenbissen« und als Gegenmittel bei Akonitvergiftung. Aus der europäischen Heilkunde verschwunden, wird jedoch der Weiße Maulbeerbaum (*M. alba*) in China noch häufig bei Husten, Erkältung und Bluthochdruck sowie als Yin-Tonikum genutzt.

Eigenschaften
Hauptsächlich süß, kalt; Blätter auch bitter; Äste bitter und neutral.

Bestandteile
Flavonoide, Cumarin, Gerbsäuren, Zucker; Beeren Vitamine A, B_1, B_2, C.

Wirkung
Beeren: Stärkend, abführend.
Blätter: Antibakteriell, Schweiß treibend, Schleim lösend.
Äste: Antirheumatisch.
Wurzelrinde: Beruhigend, diuretisch, Schleim lösend; senkt den Blutdruck.

Verwendete Teile

Beeren

M. alba und *M. nigra*
In China werden die Weißen Maulbeeren, Sang shen, als Yin-Tonikum zur Stärkung des Blutes und des »Lebens« verwendet, auch als sanftes Abführmittel bei Verstopfung. In Europa galt die Schwarze Maulbeere ebenfalls als Tonikum und wurde bei Schwäche verabreicht. Ernte bei Reife.

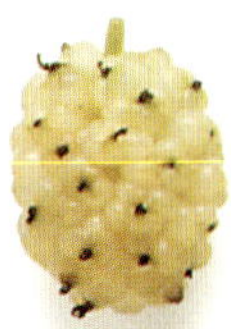

Frische Weiße Maulbeere

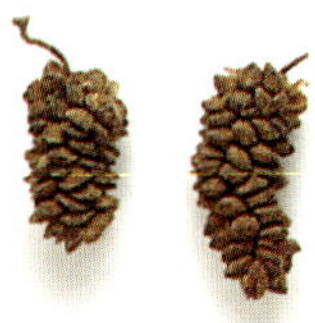

Getrocknete Weiße Maulbeere

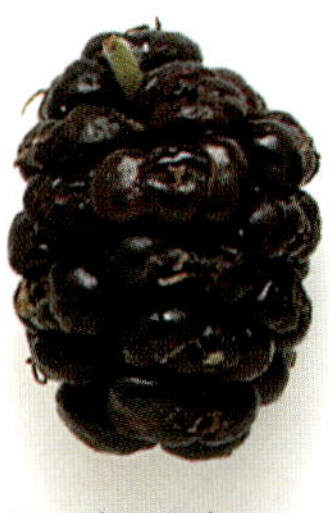

Frische Schwarze Maulbeere

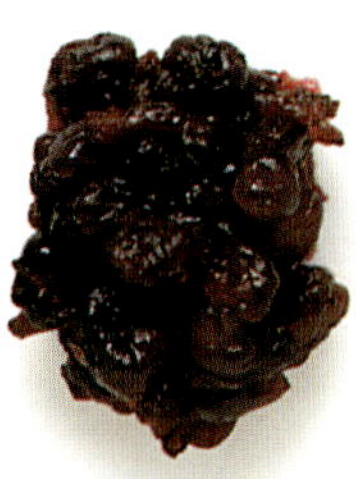

Zerdrückte Schwarze Maulbeere

Blätter

M. alba und *M. nigra*
In China werden die Weißen Maulbeerblätter, Sang ye, allgemein bei Erkältung mit Fieber, Kopf- und Halsschmerzen, überhitztem Leberkanal, der zu Augenentzündungen und Reizbarkeit führen kann, und zur Abkühlung des Blutes verwendet. In Europa verwendet man die Schwarzen Maulbeerblätter in letzter Zeit zur Stimulierung der Insulinproduktion bei Diabetes. Ernte im Sommer.

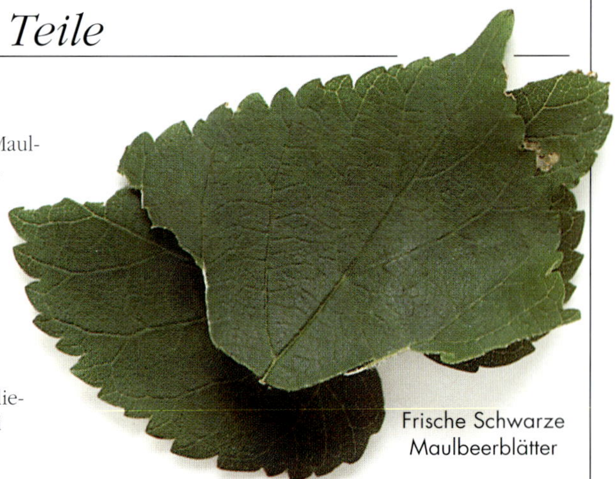

Frische Schwarze Maulbeerblätter

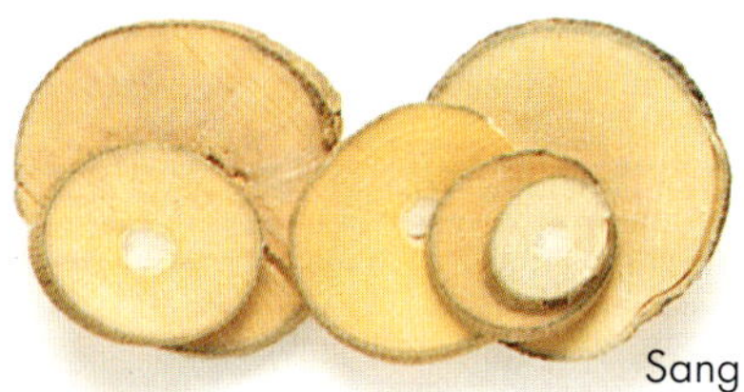

Sang zhi

Äste und Zweige

M. alba
Sang zhi hat analgetische Wirkung und senkt den Blutdruck, wurde früher bei rheumatischen Beschwerden eingesetzt. In China wird es meist bei Schmerzen im Oberkörper angewendet.

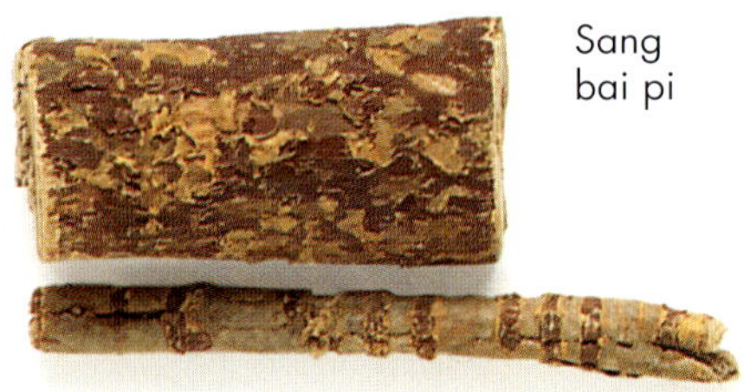

Sang bai pi

Wurzelrinde

M. alba
Sang bai pi eignet sich zur Schleimlösung bei Husten, der mit »heißen« Zuständen (meist mit charakteristischem zähen, gelben Schleim) einhergeht. Hilft auch bei Asthma und wirkt beruhigend.

Anwendungen

Beeren

M. alba/M. nigra
Tinktur: Verwendung als Tonikum zur Stärkung des Blutes und des Yin. Kombination mit Wu wei zi, He shou wu oder einfach Verzehr der frischen Früchte.

Mundspülung/Gurgelwasser: Man zerdrückt die frischen Beeren und verwendet den Saft bei Mundgeschwüren und Halsschmerzen.

Blätter

M. alba/M. nigra
Aufguss: Verwendung bei Erkältung und Verkühlung; kann auch mit Holunderblüte und Minze kombiniert werden.

Absud: Verwendung bei Erkältung.

Sirup: Bei Husten verwendet man einen Sirup, der aus dem Absud hergestellt wird.

Zweige

M. alba
Absud: Verwendung bei rheumatischen Schmerzen im Oberkörper. Kombination mit Kräutern wie Sibirischem Ginseng, Fang feng, Gui zhi oder Qin jiao.

Wurzelrinde

M. alba
Absud: Verwendung bei »heißen« Zuständen, die die Lunge betreffen (z. B. Asthma), oder als Diuretikum bei Ödemen (Kombination mit Fu ling, Chen pi und Bukko).

WARNUNG

- Bei Durchfall sollte ein übermäßiger Verzehr der Früchte vermieden werden.
- Wenn die Lunge geschwächt oder »kalt« ist, sollten Blätter und Wurzelrinde gemieden werden. Falls Zweifel bestehen, empfiehlt sich ärztlicher Rat.

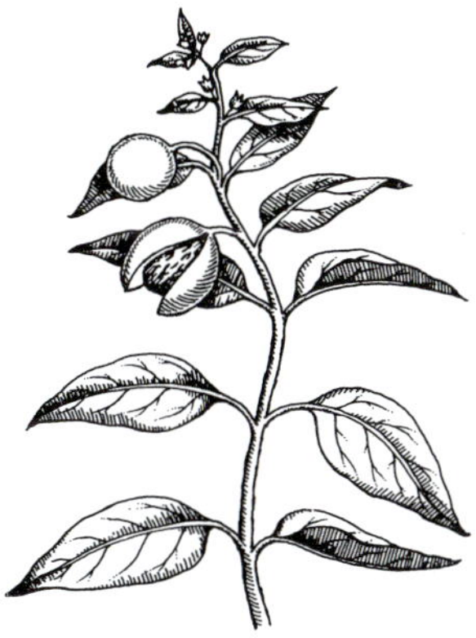

»... in großen Mengen verzehrt, steigt sie zu Kopf und zeigt sogar eine hypnotische Wirkung ...«
Dr. E. Sibley, 1821.

Myristica fragrans

MUSKATNUSSBAUM

Die Muskatnuss wurde gegen 1512 von portugiesischen Seefahren zum ersten Mal von den Bandainseln nach Europa gebracht. Sie galt als Allheilmittel und wurde vielfach als Tonikum verabreicht. Bald erkannte man ihre halluzinogene Wirkung, da Muskatnussesser »wie im Delirium« schienen. Irrtümlicherweise wurde sie auch für Abtreibungen eingesetzt und als Heilmittel für die Pest. In China heißt sie Rou dou kou und wird schon seit dem 7. Jahrhundert bei Magenbeschwerden verordnet.

Eigenschaften
Scharf, warm.

Bestandteile
Ätherisches Öl (einschl. Borneol, Eugenol).

Wirkung
Entblähend, verdauungsfördernd, entkrampfend; verhindert Erbrechen; fördert den Appetit; entzündungshemmend.

Verwendete Teile

Samen (»Nüsse«)

Heute meist als Verdauungsmittel bei Übelkeit, Erbrechen, Verdauungsschwäche sowie bei Durchfall nach einer Nahrungsmittelvergiftung eingesetzt. Versuche haben Erfolg bei Morbus Crohn ergeben. Die Chinesen nehmen Rou dou kou, um den Magen zu erwärmen und den Qi (Energie)-Fluss zu regulieren. Wird auch beim klassischen Morgendurchfall eingesetzt, der beim Aufstehen eintritt und auf eine Qi-Schwäche zurückgeführt wird.

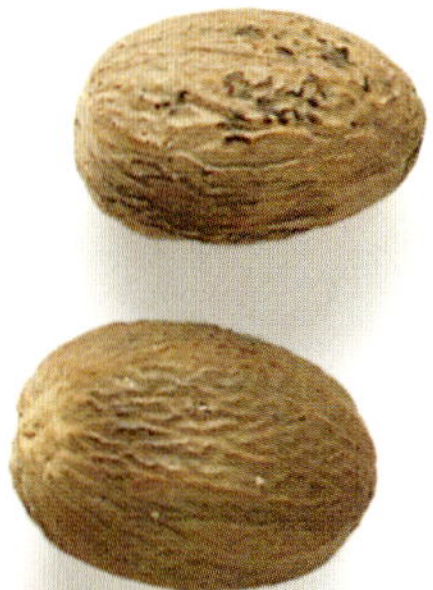

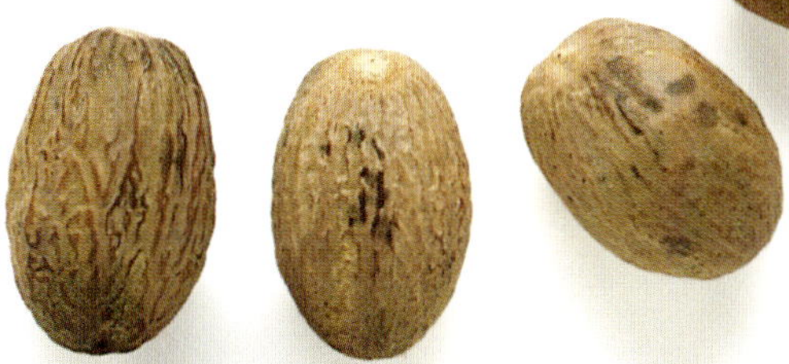

Samen (»Nüsse«)

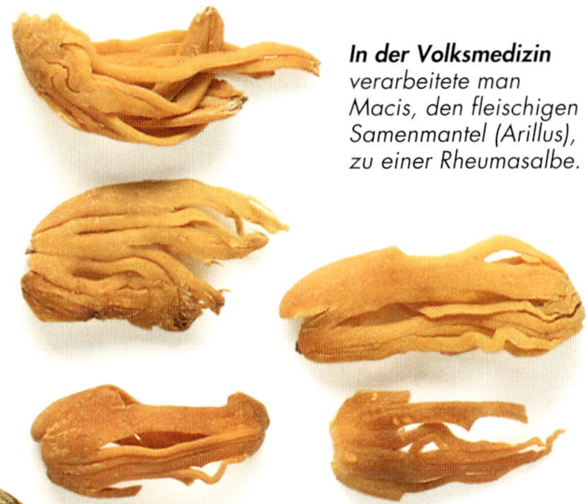

***In der Volksmedizin** verarbeitete man Macis, den fleischigen Samenmantel (Arillus), zu einer Rheumasalbe.*

Macis (Muskatblüte)

Ätherisches Öl

Wird äußerlich bei rheumatischen Schmerzen und wie Nelkenöl zur Notfallbehandlung bei dumpfen Zahnschmerzen angewandt. In Frankreich vermischt man einige Tropfen mit Honig und setzt das Mittel bei Verdauungsstörungen und Mundgeruch ein.

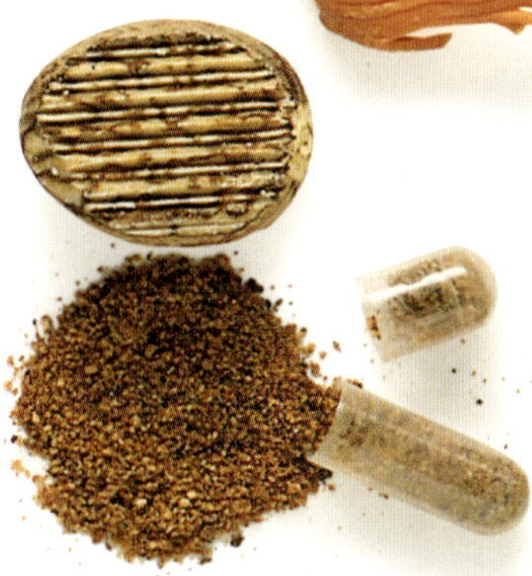

Geriebene Muskatnuss

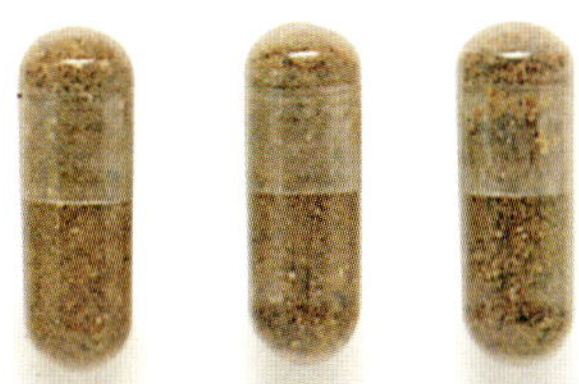

Kapseln

Anwendungen

Ätherisches Öl

Öl: Man gibt 1–2 Tropfen auf einen Wattebausch und legt ihn auf das Zahnfleisch, das einen schmerzenden Zahn umgibt. Dann sucht man einen Zahnarzt auf. Bei Übelkeit, Gastroenteritis, chronischem Durchfall und Verdauungsstörungen gibt man 3–5 Tropfen auf ein Stück Würfelzucker oder auf einen Teelöffel Honig.

Massageöl: Man verdünnt 10 Tropfen mit 10 ml Mandelöl und verwendet es zur Massage bei Muskelschmerzen, die durch Rheuma oder Überanstrengung bedingt sind. Kann auch mit dem ätherischen Öl von Thymian oder Rosmarin vermischt werden. Zur Vorbereitung auf die Entbindung massiert man den Unterleib während der letzten drei Wochen täglich mit einer Mischung aus 5 Tropfen Muskatöl, höchstens 5 Tropfen Salbeiöl und 25 ml Mandelöl.

Samen

Absud: Man siedet 5 g mit 2 g Ingwer, 2 g Süßholz, 5 g Wu wei zi, 5 g Wu zhu yu und 10 g Bu gu zhi in 600 ml Wasser (drei Dosen) und nimmt 3-mal täglich eine Dosis bei Morgendurchfall und chronischer Kolitis.

Kapseln: Man nimmt 1–2-mal eine 200-mg-Kapsel bei Übelkeit, Verdauungsschwäche, Magenverstimmung und chronischem Durchfall.

WARNUNG

- Hohe Dosen (7,5 g oder mehr in einer einzigen Dosis) sind gefährlich und führen zu Krämpfen und Herzklopfen.

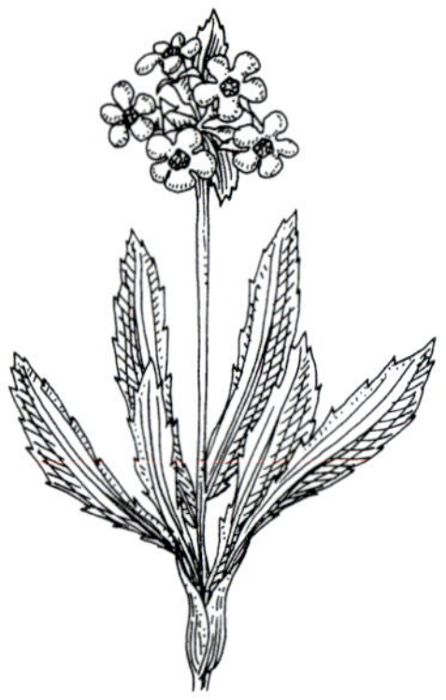

Nardostachys jatamansii

INDISCHE NARDE

»... da kam ein Weib, die hatte ein Glas mit ungefälschtem und köstlichem Nardenwasser, und sie zerbrach das Glas und goss es auf sein Haupt.«
Markus 14, 3, Die Bibel.

Seit biblischer Zeit ist die Indische Narde hoch geschätzt. Sie war auch das Mittel, mit dem Jesus zum letzten Abendmahl gesalbt wurde. Die Großmogulen nahmen sie als Verjüngungsmittel, in Indien heißt sie Jatamansi. Mit ihrem Verwandten, dem Baldrian (siehe Seite 133), hat sie die beruhigenden Eigenschaften gemeinsam. Die Indische Narde ist eine gefährdete Art. Der Handel mit den wilden Pflanzen ist streng beschränkt und bedarf einer Genehmigung.

Eigenschaften
Süß, bitter, adstringierend.

Bestandteile
Ätherisches Öl mit Borneol-Acetaten.

Wirkung
Antimykotisch, antibakteriell, Nerven beruhigend, entblähend, abführend, Krampf lösend, Harn treibend.

Verwendete Teile

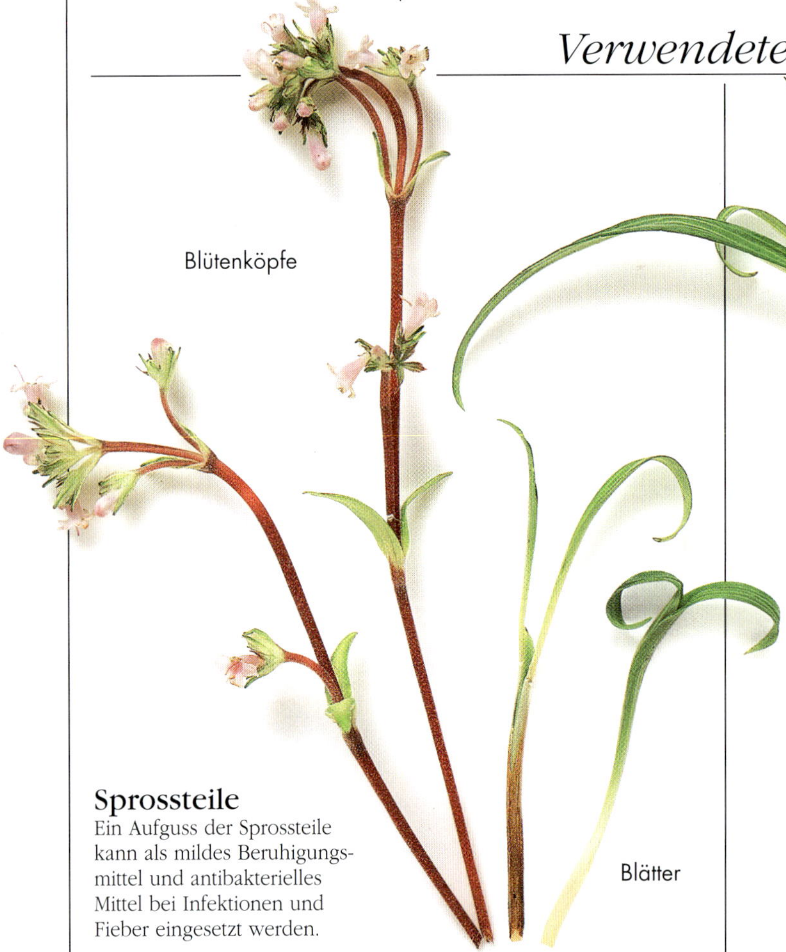

Sprossteile
Ein Aufguss der Sprossteile kann als mildes Beruhigungsmittel und antibakterielles Mittel bei Infektionen und Fieber eingesetzt werden.

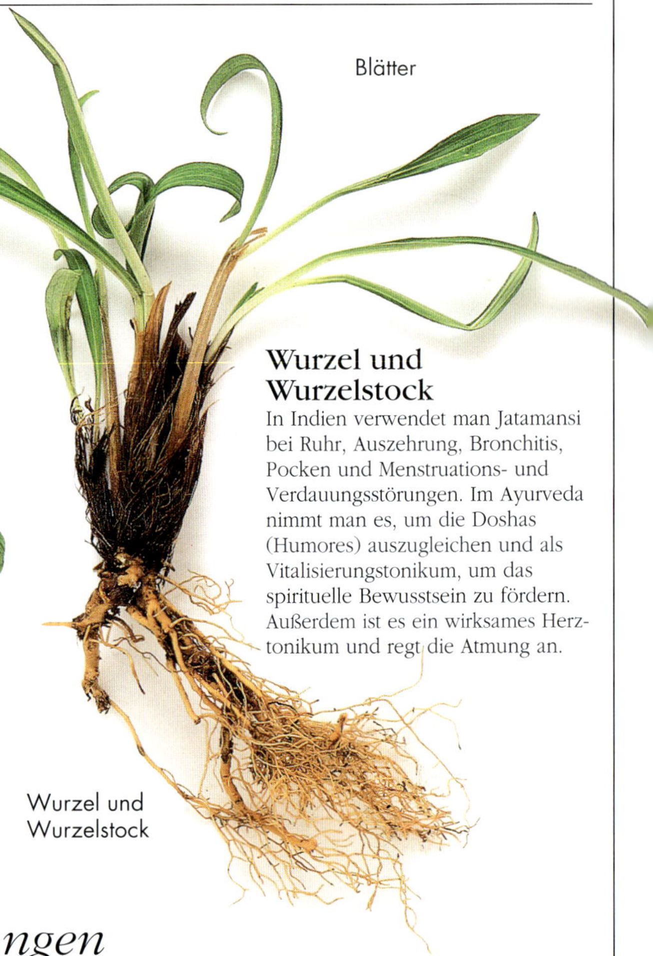

Wurzel und Wurzelstock
In Indien verwendet man Jatamansi bei Ruhr, Auszehrung, Bronchitis, Pocken und Menstruations- und Verdauungsstörungen. Im Ayurveda nimmt man es, um die Doshas (Humores) auszugleichen und als Vitalisierungstonikum, um das spirituelle Bewusstsein zu fördern. Außerdem ist es ein wirksames Herztonikum und regt die Atmung an.

Anwendungen

Sprossteile
Aufguss: Nach einem stressigen Tag trinkt man 1 Tasse als wohltuenden Beruhigungstee.

Waschung: Mit dem Aufguss behandelt man Schnitt- und Schürfwunden und Stellen, die von Hautpilz befallen sind.

Wurzel und Wurzelstock
Absud: Für ein Tonikum zur Wiederherstellung bei nervösen Spannungszuständen kocht man 1 Teelöffel der getrockneten Wurzel mit 1 Tasse Milch.

Sirup: 1–2 Teelöffel davon bei Husten, der aus dem Brustraum kommt, und Bronchitis.

Mazerat: Man mazeriert wie bei Baldrian (siehe Seite 133) und nimmt das Mazerat als Stärkungs- und Beruhigungsmittel.

Tinktur: Bis zu 40 Tropfen als Alternative zu Baldrian wirken beruhigend. Oder man kombiniert mit Gotu kola zur Stärkung der Verdauung und Energetisierung.

Absud: Ein Standardabsud hilft bei Verstopfung, Appetitmangel und träger Verdauung. Geben Sie zu jeder Tase noch eine Prise Zimt oder kombinieren Sie den Absud mit der gleichen Menge Gotu-kola-Aufguss.

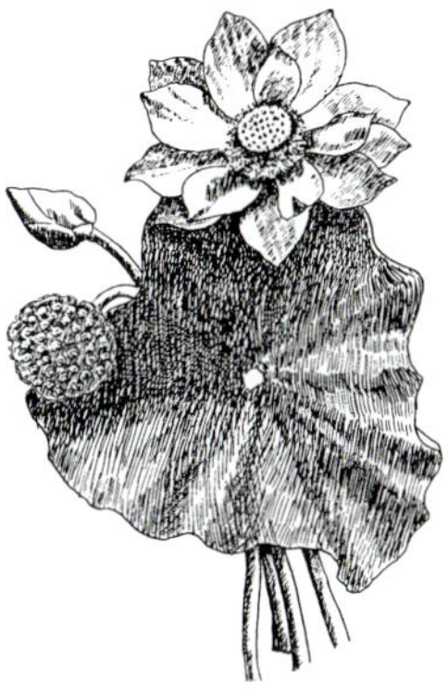

»Am Anfang gab es die Wasser. Die Materie entstand. Die Sonne erglühte. Und langsam öffnete sich eine Lotosknospe und hielt auf seiner goldenen Fruchthülle das Universum.«
Indischer Schöpfungsmythos.

Nelumbo nucifera

LOTOS

Der Lotos oder Padma ist Indiens heiligste Pflanze. Seine sich öffnenden Blütenblätter symbolisieren das Erwachen der spirituellen Bewusstheit. Im Osten gilt diese Pflanze genau wie die Rose im Westen als machtvolles Symbol der Liebe und des Mitgefühls. Die chinesische Medizin setzt fast alle Pflanzenteile für eine Reihe von Erkrankungen ein. Die Knoten des Wurzelstocks (Ou jie) nimmt man, um Blutungen zu stoppen, während Wurzel und Wurzelstock in Indien ein Verjüngungsmittel sind.

Eigenschaften
Die meisten Teile sind abkühlend/neutral, süß, adstringierend.

Bestandteile
Knoten des Wurzelstocks: Asparagin, Tannin, Vitamin C.
Samen: Kohlenhydrate, Kalzium, Phosphor, Eisen, Proteine.
Staubgefäße: Flavonoide, Alkaloide, Glykoside.
Blätter: Alkaloide, Flavonoide, Oxalsäure, Apfelsäure, Tannin.

Wirkung
Aphrodisisch, adstringierend, Blut stillend, stärkend, Nervenmittel.

Verwendete Teile

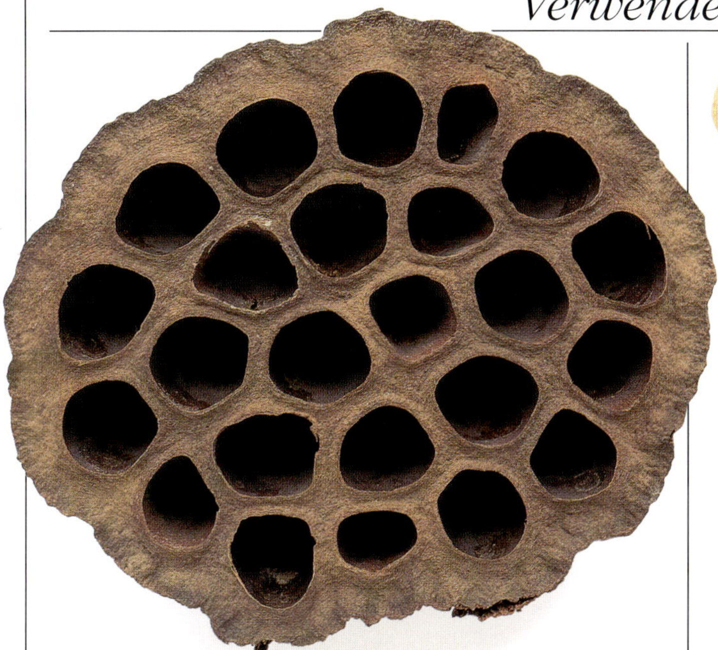

Samengefäß/Blütenstiel

Samengefäß/Blütenstiel
Der Blütenstiel (Lian fang) wird in China eingesetzt, um dickes Blut zum Fließen zu bringen und um bei Magengeschwüren, zu starker Periode, Blut im Stuhl oder nach einer Geburt die innere Blutung zu stillen.

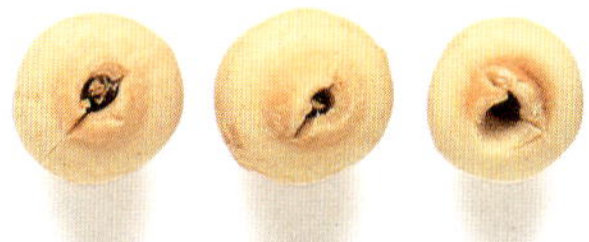

Samen

Samen
In China nimmt man die Samen (Lian zi) zur Stärkung der Milz und des Magens, zur Appetitanregung und bei Durchfall. Sie stärken auch die Nieren und beruhigen bei Schlaflosigkeit und Herzklopfen.

Blätter/Blattstiele
Vor allem als Abkühlungsmittel bei Fieber, das mit sommerlicher Hitze zusammenhängt, setzt die chinesische Medizin die Blätter (He ye) und Blattstiele (Lian geng) ein, aber auch als Milztonikum bei Schwäche in Zusammenhang mit Durchfall.

Blatt und Blattstiel

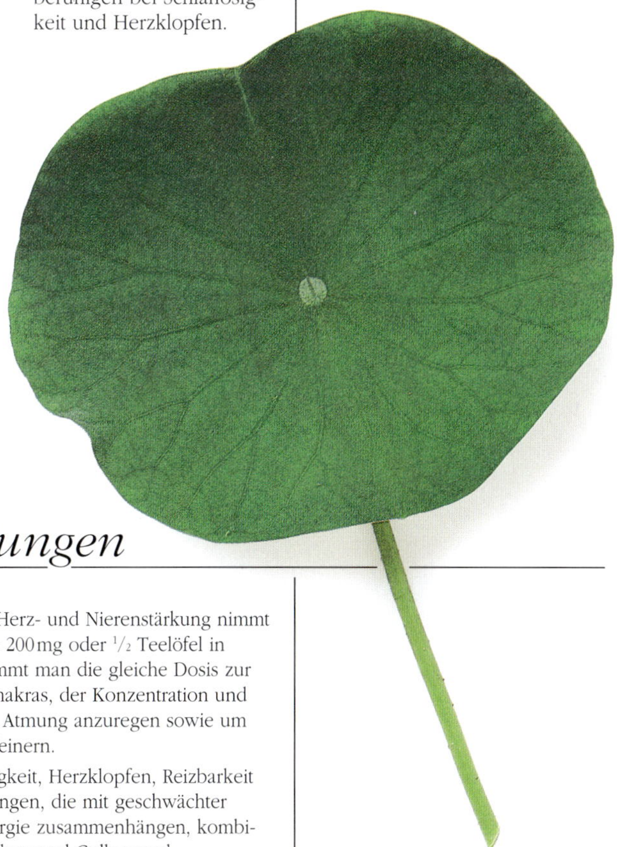

Anwendungen

Samengefäß/Blütenstiel
Aufguss: Zusammen mit Herzgespann bei starken oder unregelmäßigen Periodenblutungen.

Blätter/Blattstiele
Aufguss: Bei sommerlicher Erkältung und Fieber trinkt man dreimal täglich 1 Tasse.

Knoten der Wurzelknolle
Auszug: Zusammen mit Alant und Shang di huang bei Bronchitis und fest sitzendem Husten mit blutigem Schleim. Wenn die Symptome über 24 Stunden andauern, muss medizinische Hilfe in Anspruch genommen werden.

Samen
Pulver/Kapseln: Zur Herz- und Nierenstärkung nimmt man 1–2 Kapseln mit 200 mg oder $^1/_2$ Teelöfel in Wasser. In Indien nimmt man die gleiche Dosis zur Stärkung des Herz-Chakras, der Konzentration und Hingabe und um die Atmung anzuregen sowie um das Sprechen zu verfeinern.

Absud: Bei Schlaflosigkeit, Herzklopfen, Reizbarkeit und Ausleitungsstörungen, die mit geschwächter Nieren- und Herzenergie zusammenhängen, kombiniert man mit Dang shen und Gelbwurzel.

WARNUNG
- Lotos nicht bei Verstopfung anwenden.

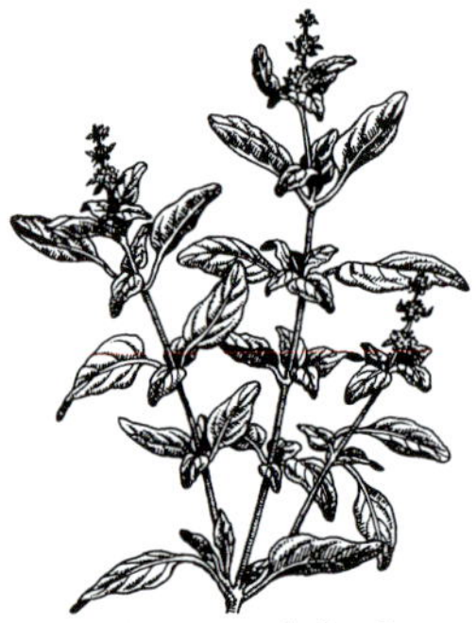

»Dieses Kraut und die Gartenraute wachsen nie nebeneinander ... und wir wissen, dass die Gartenraute sich mit keinerlei Gift verträgt.«
Nicholas Culpeper, 1653.

Ocimum basilicum

BASILIKUM

Über die heilkräftige Wirkung des Süßen Basilikums (*O. basilicum*) – aus Indien stammend, aber schon früh nach Europa eingeführt – gibt es unterschiedliche Ansichten, und daher auch verschiedene Anwendungsbereiche. Einige Kulturen assoziieren das Kraut mit Hass und Missgeschick; anderen gilt es als Unterpfand der Liebe. Plinius empfahl es – eingelegt in Essig – als Riechlösung bei Ohnmachten. Im Ayurveda kennt man den Heiligen Balisikum (*O. sanctum*) als Tulsi. Sein Saft ist ein wichtiges Stärkungsmittel.

Eigenschaften
Süß, scharf, leicht bitter, sehr warm, trocken.

Bestandteile
Ätherisches Öl (einschl. Estragol), Gerbsäuren, Basilikumkampfer.

Wirkung
Antidepressivum; antiseptisch; fördert die Nebennierenrindentätigkeit; verhindert Erbrechen; tonisch, entblähend, Fieber senkend, Schleim lösend; lindert Juckreiz. Blutzuckerspiegel und Blutdruck senkend.

Verwendete Teile

Blätter
Insektenstiche soll man mit den Blättern einreiben. Auch als wärmendes und belebendes Tonikum bei nervöser Erschöpfung und bei allen kalten Zuständen. Ernte vor der Blüte.

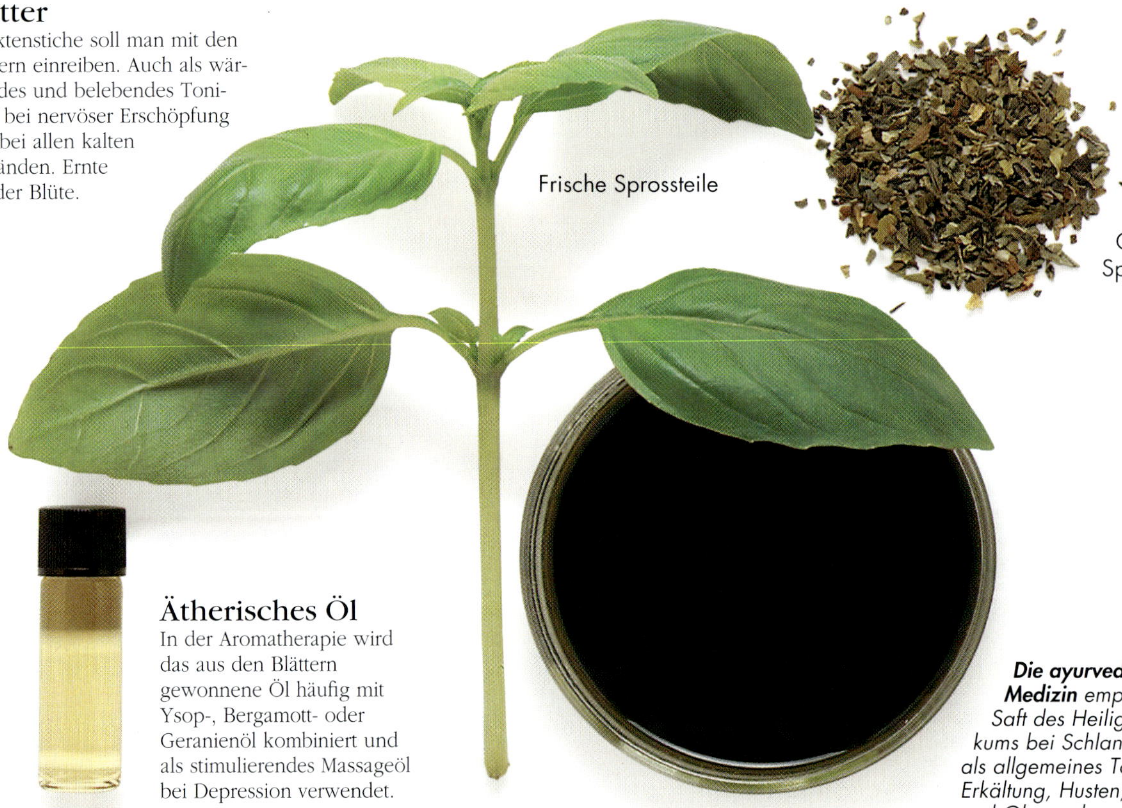

Ätherisches Öl
In der Aromatherapie wird das aus den Blättern gewonnene Öl häufig mit Ysop-, Bergamott- oder Geranienöl kombiniert und als stimulierendes Massageöl bei Depression verwendet.

Die ayurvedische Medizin *empfiehlt den Saft des Heiligen Basilikums bei Schlangenbissen, als allgemeines Tonikum, bei Erkältung, Husten, Hautleiden und Ohrenschmerzen.*

Anwendungen

Blätter

Frisch: Man reibt die Blätter auf Insektenstiche, um Juckreiz und Entzündung zu lindern.

Aufguss: Man mischt Basilikum mit Herzgespann und trinkt dies sofort nach der Entbindung, um eine vollständige Plazentalösung zu sichern.

Tinktur: In Kombination mit Ziest und Helmkraut bei nervösen Zuständen oder mit Alant und Ysop bei Husten und Bronchitis.

Waschlösung: Man mischt den Saft mit der gleichen Menge Honig und verwendet die Lösung bei Ringelflechte und juckender Haut.

Saft: Mischung mit einem Absud aus Zimt und Nelken zur Verwendung bei Erkältungen.

Sirup: Bei Husten mischt man den Saft mit der gleichen Menge Honig.

Inhalation: Man gießt kochendes Wasser über die Blätter und inhaliert den Dampf bei Erkältung im Kopfbereich.

Ätherisches Öl

Öl: Bei nervöser Erschöpfung, Abgespanntheit, Melancholie oder Angst gibt man 5–10 Tropfen ins Badewasser.

Einreiben der Brust: Bei Asthma oder Bronchitis verdünnt man 5 Tropfen Basilikumöl mit 10 ml Mandel- oder Sonnenblumenöl.

Massageöl: Man verwendet das verdünnte Öl bei nervöser Schwäche; es dient auch als Insektenschutz.

WARNUNG

- Während der Schwangerschaft sollte das ätherische Öl weder äußerlich noch innerlich angewendet werden.

Paeonia-Arten

PFINGSTROSE

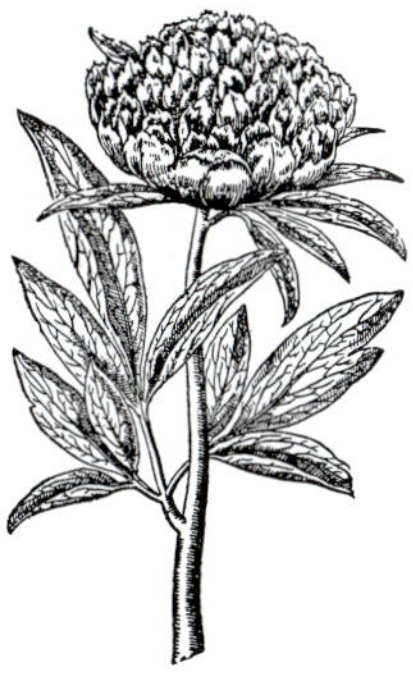

»Diese Pflanze hält die boshaften Traumbilder fern, die die Faune im Schlaf über uns herabsenken.«
Plinius, 77 n. Chr.

Wenngleich die Pfingstrose im Westen heute eher als Zierpflanze gilt, sieht sie doch auf eine lange Geschichte als Heilkraut zurück. Man verwendete sie früher zur Behandlung von nervösen Zuständen und sogar bei Epilepsie. In der chinesischen Medizin wird sie heute noch geschätzt. Man verwendet zwei Arten: die rot blühende und die weiß blühende *P. lactiflora* oder Chinesische Päonie und die *P. suffruticosa* oder Strauchpäonie. Der Name stammt angeblich von Paeos, einem Arzt im Trojanischen Krieg.

Eigenschaften
P. lactiflora: Sauer, bitter, kalt.
P. suffruticosa: Schärfer.

Bestandteile
Alkaloide, ätherisches Öl, Benzoesäure, Asparagin.

Wirkung
P. lactiflora: Antibakteriell, Krampf lösend, entzündungshemmend, senkt den Blutdruck.
P. suffruticosa: Antibakteriell; stimuliert den Kreislauf; senkt den Blutdruck; entzündungshemmend.

Verwendete Teile

Wurzelstock

P. lactiflora (rot)
In China als Chi shao yao bekannt. Man nimmt an, dass sie das Blut kühlt, Blutstauungen löst und Schmerzen lindert. In jüngster Vergangenheit wurde sie in Kombination mit anderen chinesischen Kräutern erfolgreich zur Behandlung von Ekzemen bei Kindern eingesetzt.

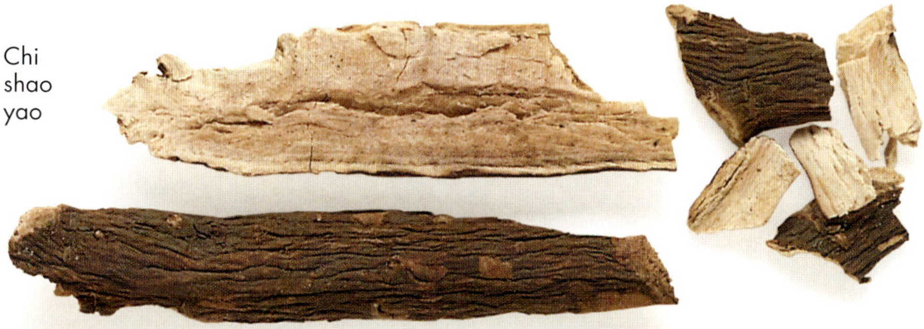

Chi shao yao

Wurzelstock

P. lactiflora (weiß)
Hat eine deutlichere Wirkung auf die Leber als die der roten Pfingstrose, sie beruhigt die Lebertätigkeit und verbessert ihre Funktion. In der chinesischen Medizin gilt Bai shao yao als Nährstofflieferant für das Blut und weniger als kühlendes Heilmittel. Wird als Frauentonikum auch bei Menstruationsbeschwerden eingesetzt.

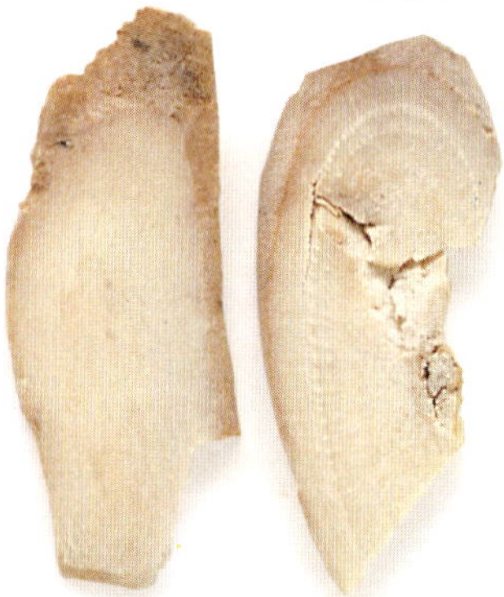

Bai shao yao

Wurzelrinde

P. suffruticosa
In China glaubt man, dass die Wurzelrinde der Strauchpäonie, Mu dan pi, das Blut kühlt. Sie wurde auch bei einem Projekt zur Ekzembehandlung bei Kindern eingesetzt. Ihre antibakteriellen Eigenschaften sind zudem bei Furunkeln und Abszessen hilfreich.

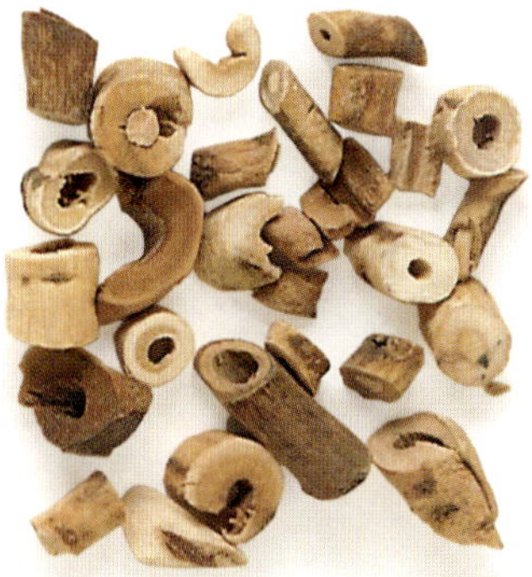

Mu dan pi

Anwendungen

Wurzel

P. lactiflora (rot)
Absud: Man gibt 45 g in 600 ml Wasser (reicht für drei Dosen) und nimmt den Absud bei Zuständen, die auf Blutüberhitzung (einschließlich einiger Arten von Ekzemen, Hautentzündungen, Nasenbluten und Wundschmerz) zurückzuführen sind. Am wirksamsten in Kombination mit anderen Kräutern wie Mu dan pi und Fang feng.

Wurzel

P. lactiflora (weiß)
Absud: Verwendung bei Leberleiden und einigen Menstruationsbeschwerden. Als regelmäßiges Tonikum eignet es sich bestens für Frauen und verschönt angeblich die Haut. Man siedet 20 g Bai shao yao mit 5 g Süßholzwurzel 15 Minuten in 500 ml Wasser und trinkt täglich zwei mit dem Tonikum gefüllte Weingläser.

Wurzelrinde

P. suffruticosa
Absud: Man gibt 30 g zusammen mit anderen Kräutern wie Shen di huang in 600 ml Wasser (reicht für drei Dosen). Verwendung bei fiebrigen Zuständen mit Nasenbluten. Man kann auch Heilmittel zur Behandlung heißer, trockener Ekzeme hinzufügen. In Kombination mit Shu di huang, Shan zhu yu, Fu ling, Ze xie und Shan yao bei Leberleiden.

WARNUNG

- Nicht während der Schwangerschaft anwenden.

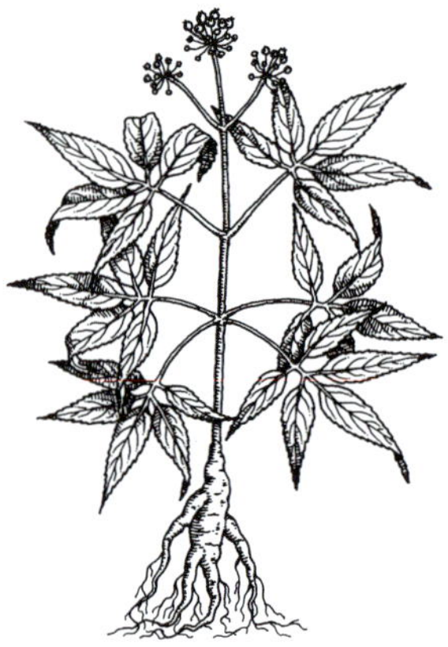

»Bei den Chinesen ist dies die Arznei par excellence, die Anwendung findet, wenn alle anderen Heilmittel versagen ...«
G. Stuart, 1911.

Panax-Arten
GINSENG

Ginseng (*P. pseudoginseng*) wird in China seit mehr als 5000 Jahren gebraucht und war auch den arabischen Ärzten des 9. Jahrhunderts bereits bekannt. Schon Marco Polo berichtete von dieser Wunderarznei. Eine Delegation des Königs von Siam übergab Ludwig XIV. eine Wurzel des Gintz-aen als Geschenk. Seit dieser Zeit wurde Ginseng von wohlhabenden Europäern bei Erschöpfung und Schwäche verwendet. Im 18. Jahrhundert wurde die Pflanze auch in Amerika populär, dort gehört *P. quinquefolius* zu den heimischen Kräutern.

Eigenschaften
Alle Arten: Süß, leicht bitter.
P. ginseng/P. notoginseng: Warm.
P. quinquefolius: Kühl.

Bestandteile
Steroidglykoside, Saponine, ätherisches Öl, Vitamin D, Acetylenbestandteile, Sterine.

Wirkung
Stärkend, anregend; senkt den Blutzucker- und Cholesterinspiegel; stimuliert das Immunsystem; verbessert die Anpassung an Stress.

Verwendete Teile

Wurzelstock
P. ginseng
Der Koreanische oder Chinesische Ginseng, Ren shen, gehört zu den am höchsten geschätzten und teuersten Kräutern. Er ist ein Yang-Tonikum, das das Qi (Energie) – vor allem in Milz und Lunge – erneuert. Die moderne Wissenschaft hat Steroidbestandteile nachgewiesen, die den menschlichen Sexualhormonen ähnlich sind. Ren shen stärkt auch das Immunsystem und hilft bei Erschöpfung.

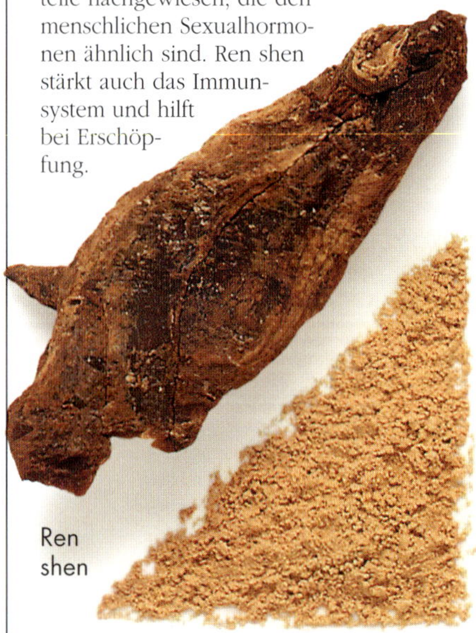

Wurzelstock
P. quinquefolius
Der Amerikanische Ginseng, Xi yang shen, ist ein Yin-Tonikum. Wird in China bei Fieber und bei Erschöpfung verwendet. Hilft auch bei Husten, der auf Lungenschwäche zurückzuführen ist.

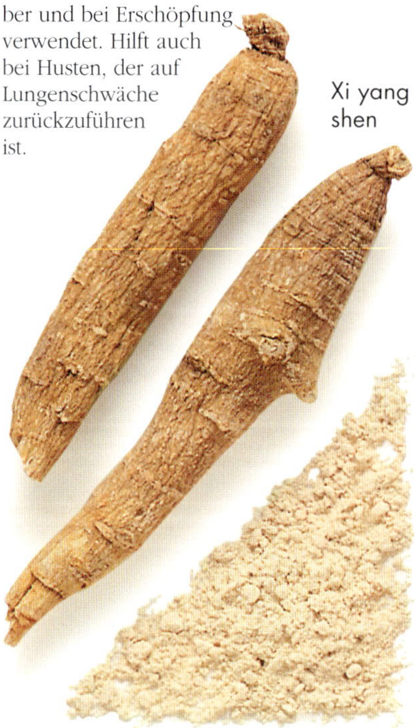

Wurzelstock
P. pseudo-ginseng
Heißt in China San qi oder Tienchi und wird als Analgetikum und zur inneren und äußeren Blutstillung eingesetzt. Ergänzend bei Erkrankungen der Herzkranzgefäße und Angina. San qi wurde während des Vietnamkrieges von den Vietcong häufig zur Behandlung von Schusswunden verwendet.

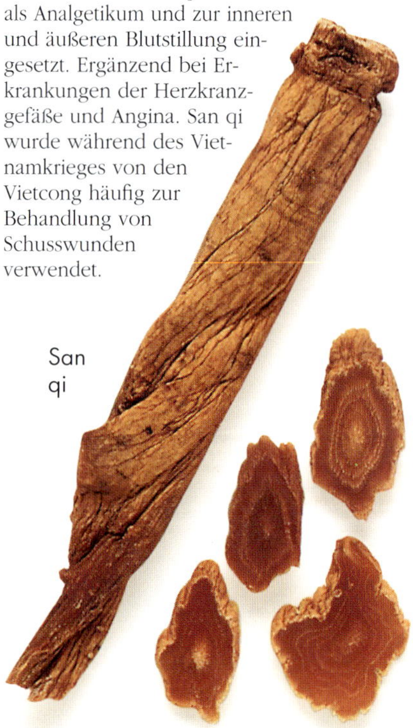

Anwendungen

Wurzel
P. ginseng
ANMERKUNG: Es ist meist am besten, *P. ginseng* im Herbst einen Monat lang einzunehmen, um den Körper für den Winter zu stärken. Wer *P. ginseng* regelmäßig anwendet, sollte alle zwei Monate eine Pause von mindestens 2–3 Wochen einlegen.

Absud: Man nimmt 3–10 g in 500 ml Wasser als allgemeines Yang-Tonikum.

Tinktur: Verwendung bei Durchfall auf Grund von Verdauungsschwäche. Bei Asthma und chronischem Husten Kombination mit Walnuss und Ingwer.

Pulver: Verwendung in Kapsel- oder Tablettenform in 500-mg/-4 g-Dosen als Tonikum.

Wurzel
P. quinquefolius
Tinktur: Verwendung als Tonikum oder in Verbindung mit anderen Kräutern wie Alant und Maulbeerrinde bei chronischem Husten und Lungenschwäche.

Pulver: Verwendung in Kapsel- oder Tablettenform in 1–2-g-Dosen bei einem Yin-Mangel.

Wurzel
P. pseudo-ginseng
Pulver: Verwendung in Kapsel- oder Tablettenform in 1–2-g-Dosen bei Verletzung, Blutung oder Schmerz. In Verbindung mit Rotulme bei Schmerzen auf Grund von Magengeschwüren.

WARNUNG
- Während der Schwangerschaft sollte man *P. pseudo-ginseng* meiden. Die Pflanze kann negative Auswirkungen auf den Fötus haben.
- Wenngleich *P. ginseng* allgemein als risikolos gilt, können sich doch Nebenwirkungen manifestieren. Während der Schwangerschaft und bei Bluthochdruck sollten hohe Dosen oder langfristige Einnahme vermieden werden.
- Bei Einnahme von *P. ginseng* sollten auf andere anregende Genussmittel wie Tee, Kaffee oder Cola verzichtet werden.

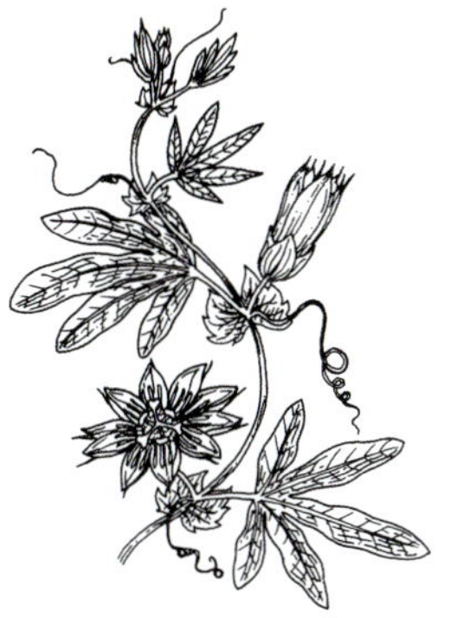

»Die Mayas nutzten die zerquetschte Pflanze als Umschlag bei Schwellungen und als Absud innerlich bei Scherpilzflechte ... der Pflanzensaft wurde bei Augenschmerzen aufgetragen.«
Vigil Vogel, »American Indian Medicine«, 1970.

Passiflora incarnata

PASSIONSBLUME

Den Namen bekam die Passionsblume von der christlichen Symbolik, die man in ihren Blüten fand: drei Narbenstängel, die für die Nägel am Kreuz stehen, fünf Staubbeutel für die fünf Wunden von Christus, ein Strahlenkranz für die Dornenkrone und zehn Kelchblätter für die Apostel bei der Kreuzigung. Das Kraut stammt ursprünglich aus Nordamerika. 1605 wurde es als Geschenk für Papst Paul V. nach Europa geschickt, wo es im 19. Jahrhundert bei Epilepsie, später bei Schlaflosigkeit eingesetzt wurde.

Eigenschaften
Abkühlend, bitter.

Bestandteile
Flavonoide (einschl. Rutin), Glykoside, Alkaloide.

Wirkung
Schmerz stillend, Krampf lösend, bitter, abkühlend, Blutdruck senkend, beruhigend, Herz stärkend, entspannt die Gefäße.

Verwendete Teile

Sprossteile

Der Stamm der Humas in Louisiana verwendete sie traditionell zur Verbesserung des Blutes. Die Mayas setzten sie bei Schwellungen und Scherpilzflechte ein. Heute nimmt man sie vor allem zur Beruhigung und als Schmerzmittel, bei zu hohem Blutdruck und als Homöopathikum bei nervösen Schlafstörungen. Trotz ihrer Wirksamkeit ist die Passionsblume so sanft, dass sie auch bei kindlicher Hyperaktivität und Unruhe zum Einsatz kommt. Sie lindert den Tremor älterer Patienten, das Zittern in Verbindung mit Parkinsonismus und kann dazu beitragen, die Schwindelgefühle bei der Ménière-Krankheit zu lindern.

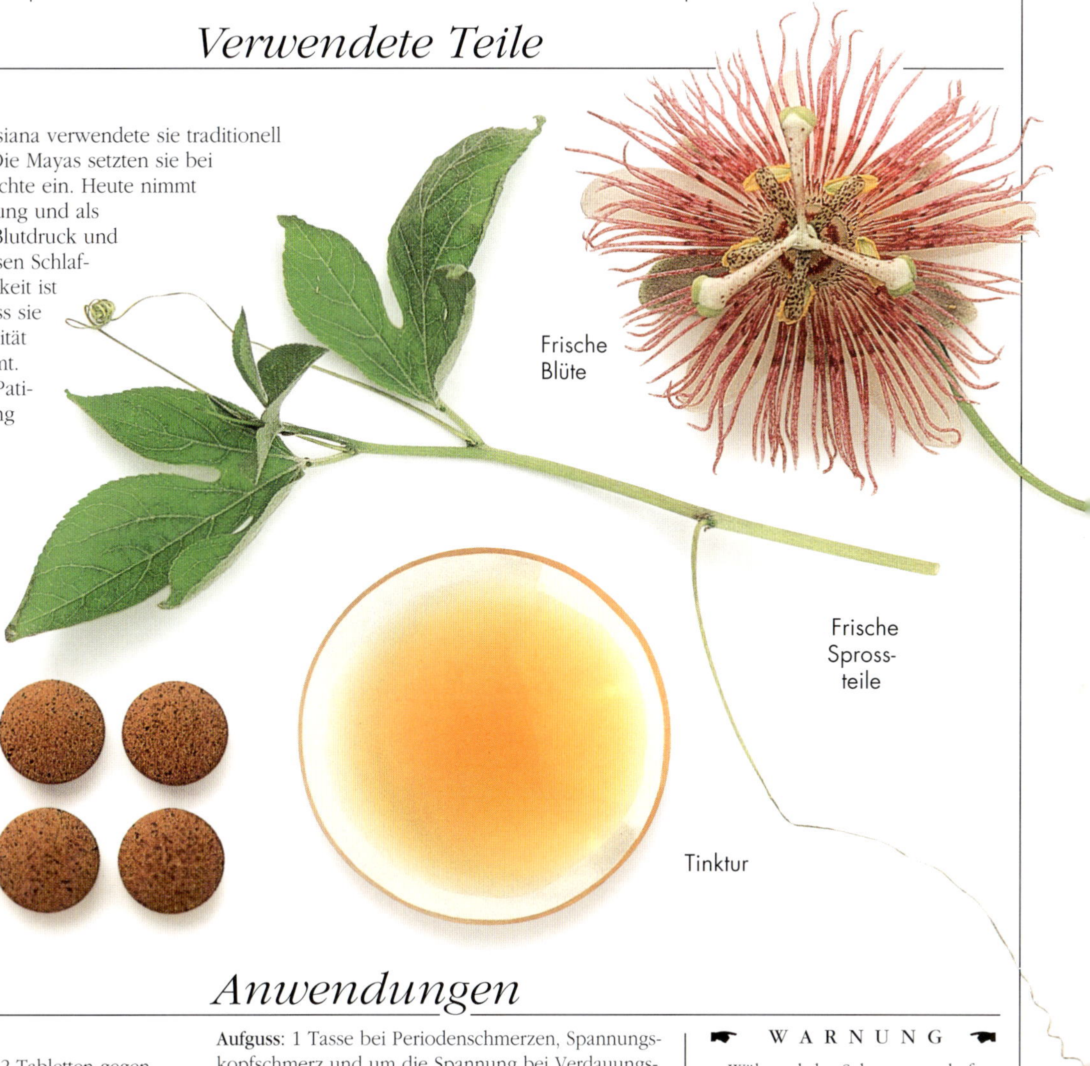

Tabletten

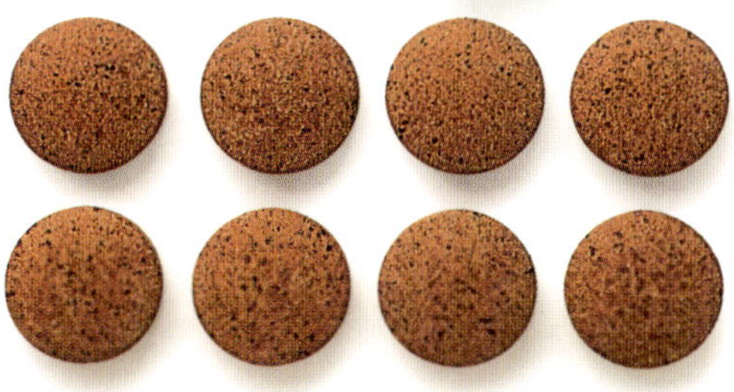

Anwendungen

Sprossteile

Tabletten: Man nimmt abends 1–2 Tabletten gegen Schlaflosigkeit oder tagsüber gegen nervöse Anspannung. Zu hohe Dosierung kann allerdings schläfrig machen.

Tinktur: Mit den gleichen Mengen Baldrian und Hopfen gegen Schlaflosigkeit und nervöse Anspannung oder hohen Blutdruck, der durch Stress verursacht wird. Dreimal täglich 50 Tropfen in Wasser.

Tinktur: Bis zu 4 ml dreimal täglich bei Tremor und Vertigo oder um die Schmerzen bei Gürtelrose und Zahnproblemen zu lindern.

Pulver/Kapseln: Gegen Angst- und Spannungszustände sowie nervösen Kopfschmerz nimmt man 1–2 200-mg-Kapseln oder ½ Teelöffel Pulver.

Aufguss: 1 Tasse bei Periodenschmerzen, Spannungskopfschmerz und um die Spannung bei Verdauungsstörungen (Reizkolon) oder unregelmäßigem Herzschlag zu lösen. Hyperaktiven Kindern gibt man ½ Tasse Standardaufguss, verdünnt mit der gleichen Menge Wasser.

Aufguss: Bei Periodenschmerzen kombiniert man auch mit der gleichen Menge Himbeerblätter.

WARNUNG

- Während der Schwangerschaft sollte die Passionsblume nur in niedrigen Dosen verwendet werden.
- Das Kraut kann zu Schläfrigkeit führen.

Phyllostachys nigra

BAMBUS

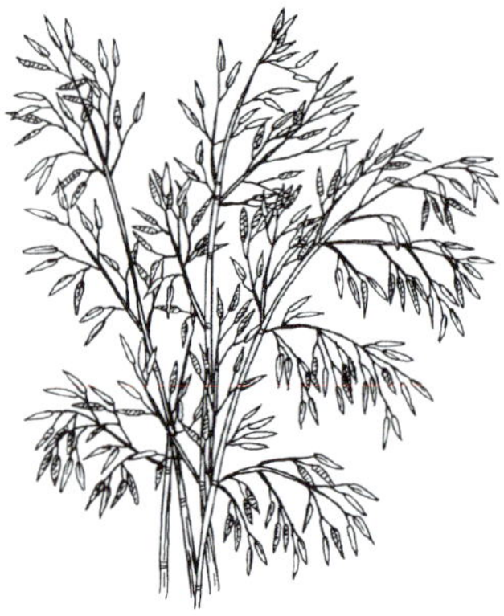

»Der Palast erhob sich, stark wie die Wurzeln eines Bambusgebüschs.«
Chinesisches Sprichwort.

Bambus ist für Asien ein wichtiger Wirtschaftsfaktor, man stellt daraus vom Baugerüst bis zu Musikinstrumenten alles her. Extrakte aus der Pflanze setzen die chinesische und ayurvedische Medizin vor allem als abkühlendes Lungenheilmittel bei Husten und Blutstagnation und als vitalisierendes Stärkungsmittel nach chronischer Krankheit ein. Die Extrakte können einen hohen Siliciumgehalt aufweisen, weshalb westliche Anbieter sie bei Knochen- und Gelenkproblemen sowie zur Osteoporosevorbeugung empfehlen.

Eigenschaften
Süß, kühl.

Bestandteile
Zellulose, Zucker, Triterpene, Kieselsäure (Silicium).

Wirkung
Krampf lösend, antimikrobiell, Auswurf fördernd, tonisierend, Blut stillend.

Verwendete Teile

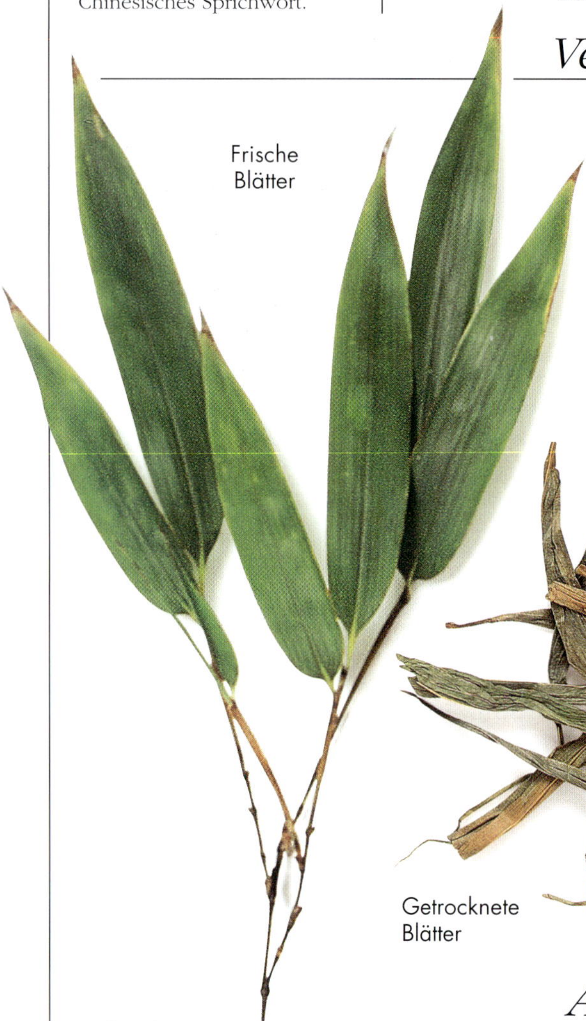

Frische Blätter

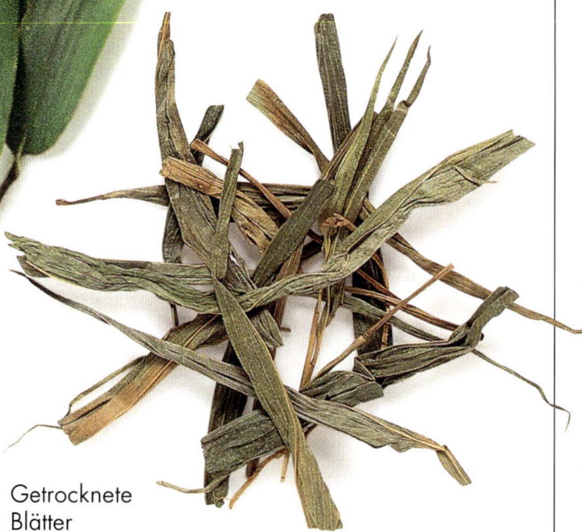

Getrocknete Blätter

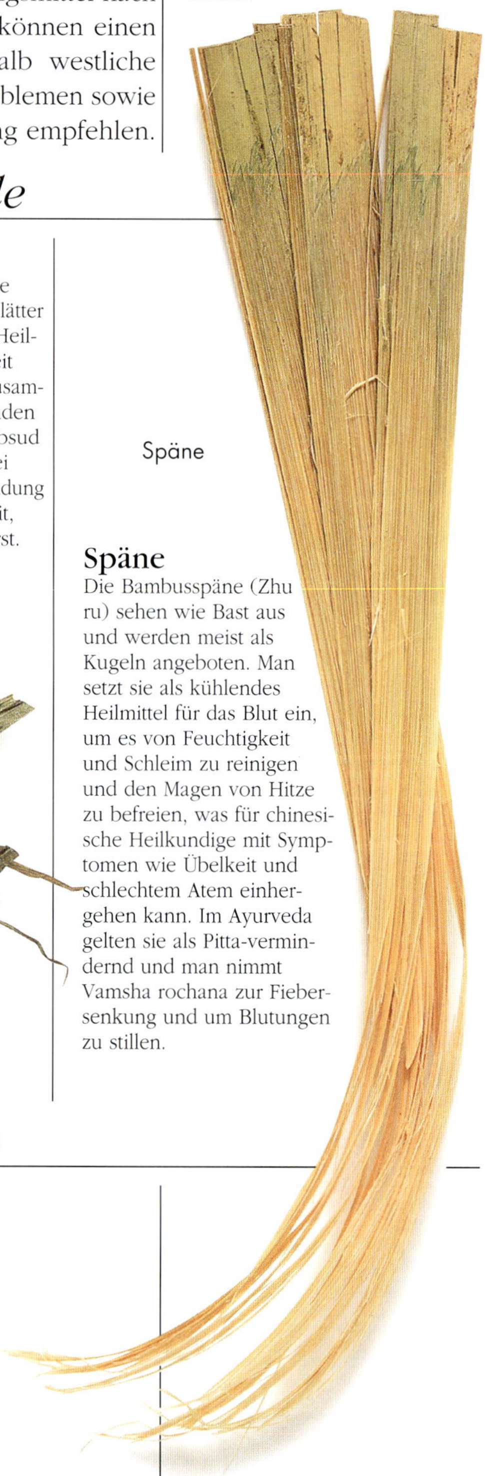

Späne

Blätter

Vor allem die chinesische Medizin verwendet die Blätter (Zhu ye) als kühlendes Heilmittel bei Fieber, Übelkeit und Nasenbluten oder zusammen mit anderen kühlenden Mitteln im klassischen Absud Zhu Ye Shi Gao Tang bei Hitze im Magen in Verbindung mit Sonnenstich, Übelkeit, Appetitlosigkeit und Durst.

Späne

Die Bambusspäne (Zhu ru) sehen wie Bast aus und werden meist als Kugeln angeboten. Man setzt sie als kühlendes Heilmittel für das Blut ein, um es von Feuchtigkeit und Schleim zu reinigen und den Magen von Hitze zu befreien, was für chinesische Heilkundige mit Symptomen wie Übelkeit und schlechtem Atem einhergehen kann. Im Ayurveda gelten sie als Pitta-vermindernd und man nimmt Vamsha rochana zur Fiebersenkung und um Blutungen zu stillen.

Anwendungen

Blätter

Aufguss: Bei fiebriger Erkältung oder Übelkeit trinkt man 1 Tasse.

Späne

Absud: Mit der gleichen Menge Alant zur Stärkung nach einer Grippe oder mit einer Prise Ingwer bei fest sitzendem Husten. In der ayurvedischen Medizin stellt man den Absud oft mit Milch statt mit Wasser her.

Tinktur: Um die Nerven zu beruhigen, nimmt man 20–40 Tropfen ein.

Pulver: 250mg bis zu 1g (bis zu 1 Teelöffel) pro Gabe zur Stärkung der Lungen nach einer Grippe oder zehrenden Funktionsstörungen.

WARNUNG

- Bei Durchfall oder Erkältungshusten sollte man Bambus nicht anwenden.

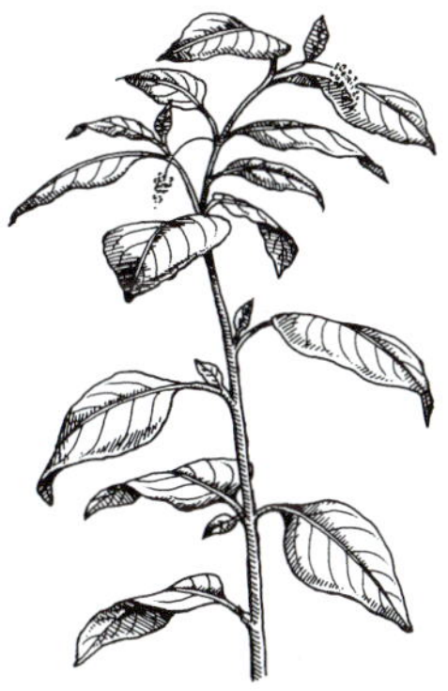

Phytolacca americana

KERMESBEERE

»... sie wird zur Behandlung von Syphilis, Rheuma und chronischen Ausschlägen verwendet. Die Beeren werden bei den gleichen Leiden verordnet.«
R. Eglesfield Griffiths, 1859.

Die amerikanischen Ureinwohner nannten die Kermesbeere »pocon« und verwendeten sie hauptsächlich als Brechmittel und äußerlich bei Hautkrankheiten. Die Indianer in Delaware nahmen das Kraut zur Stimulierung der Herztätigkeit, und in Virginia galt es als starkes Abführmittel. In den Appalachen werden die Beeren angeblich noch heute bei Arthritis eingesetzt, was umso erstaunlicher ist, als die frische Pflanze hochgiftig ist. Im 19. Jahrhundert gelangte sie nach Europa, wo sie seither zur Reinigung der Lymphe eingesetzt wird.

Eigenschaften
Scharf, austrocknend, leicht kalt.

Bestandteile
Saponine, Gerbsäuren, Alkaloide, Bitterstoff, Zucker.

Wirkung
Antirheumatisch, stimulierend, antikatarrhalisch, abführend; führt zu Erbrechen; antiparasitär; stimuliert das Immunsystem und die Lymphe; leicht analgetisch.

Verwendete Teile

Getrocknete Wurzel

Wird heute zur Reinigung der Lymphe, vor allem bei Drüsenfieber und Mandelentzündung, verwendet, hilft aber auch bei Brustdrüsenentzündung und ergänzt Rheumamittel. Wird äußerlich gelegentlich bei Hautinfektionen wie Krätze oder durch Trichophytone (Pilze) eingesetzt. Kann als Umschlag auch bei Geschwüren, Hämorrhoiden und entzündeten Gelenken verabreicht werden.

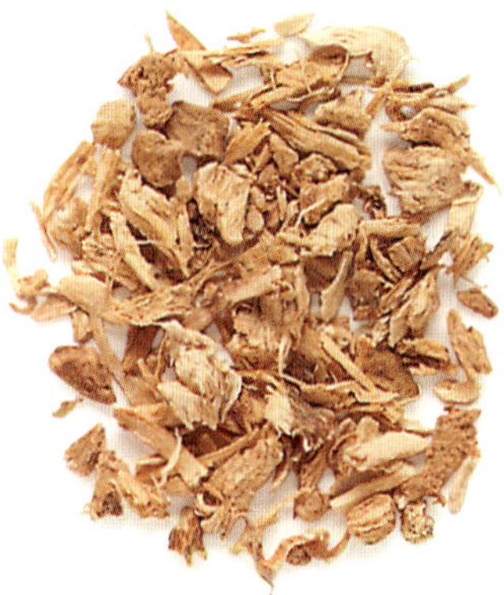

Getrocknete Wurzel

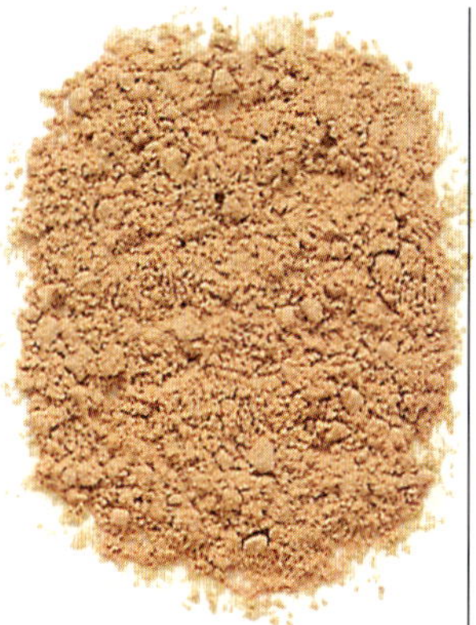

Pulverisierte Wurzel

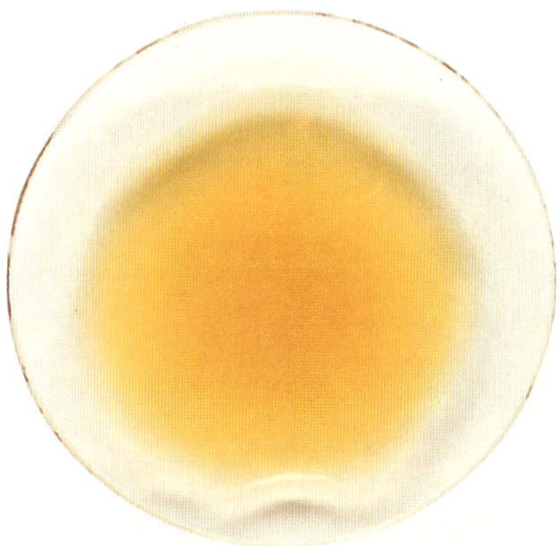

Tinktur

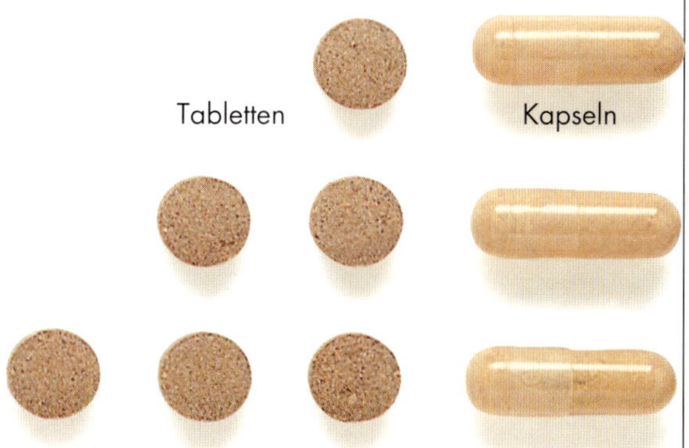

Tabletten

Kapseln

Beeren

Gelten allgemein als »milder« als die Wurzel. Frische und getrocknete Beeren sind giftig. Früher wurden sie bei Hautleiden äußerlich und bei Rheuma in Form von Umschlägen verabreicht; der Saft bei Geschwüren und Tumoren, er ist aber wenig wirkungsvoll.

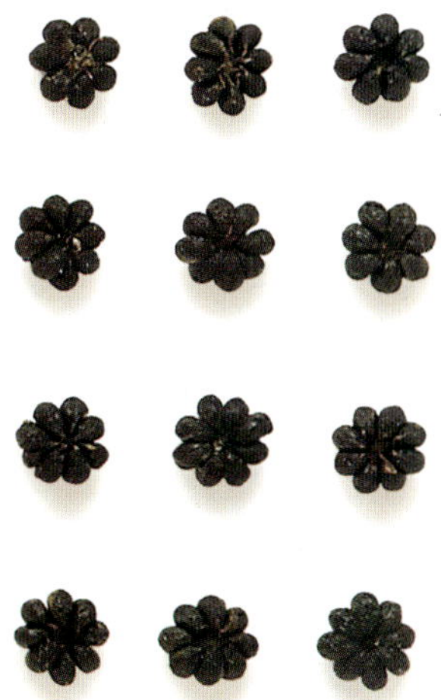

Getrocknete Beeren

Anwendungen

Getrocknete Wurzel

Tinktur: Bei akutem Lymphstau und Infektionen wie Brustdrüsen-, Mandelentzündung, Skrofulose und Drüsenfieber verwendet man eine Höchstdosis von 1 ml (20 Tropfen). Kombination mit wildem Indigo, Sonnenhut oder Labkraut. Zur Ergänzung anderer Kräutermittel bei Rheuma und rheumatischer Arthritis. Kann auch Heilmitteln beigefügt werden, die die Leber stimulieren, sowie Arzneien zur Behandlung von Magengeschwüren.

Umschlag: Verwendung bei entzündeten Gelenken, bei offenen Beinen, Hämorrhoiden und Brustdrüsenentzündung.

Lotion: Verwendung der verdünnten Tinktur oder des in Wasser aufgelösten Pulvers bei Lymphdrüsenschwellung.

Pulver: Bei Lymphstörungen wie Brustdrüsen- oder Mandelentzündung sowie bei Rheuma wendet man kleine Dosen (50–250 mg) innerlich an. Man verabreicht das Pulver auch als Puder bei Pilzerkrankungen der Haut, trockenem Ekzem, Psoriasis und Krätze.

Creme: Zusammen mit einer kleinen Menge Ingwer bei Mastitis (Brustdrüsenentzündung) und anderen Drüsenentzündungen

WARNUNG

- Alle Teile der frischen Pflanze sind giftig und können zu Erbrechen führen. Nicht im Garten anpflanzen, wenn kleine Kinder im Haushalt leben.
- Die getrockneten Beeren sind giftig. In großen Dosen genossen, ist die Wurzel ein äußerst starkes Brech- und Abführmittel. Die angegebene Dosis einhalten.
- Während der Schwangerschaft sollte die Kermesbeere gemieden werden, da sie zu Fehlbildungen beim Fötus führen kann.

Piper-Arten

PFEFFER

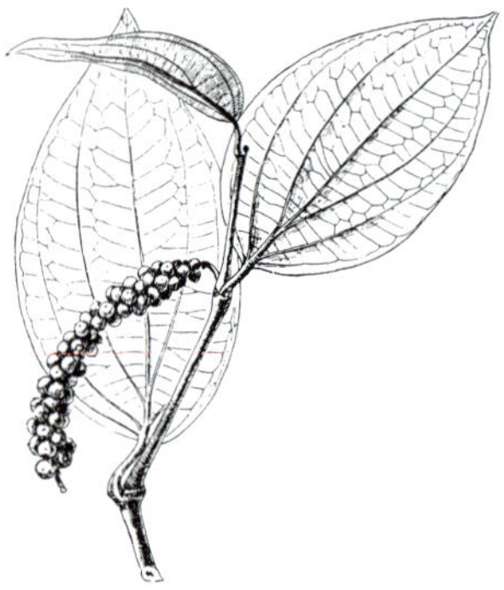

»Eine karge Kost erhielt sie gesund durchaus und heißer Pfeffertrunk machte Krankheit den Garaus.«
John Dryden.

Unter den vielen Pfefferarten, die in der Heilkunde eingesetzt werden, sind der weit verbreitete schwarze Pfeffer (*P. nigrum*) und der lange Pfeffer (*P. longum*), der in Indien Pippali und in China Bi pa heißt. Sie stammen aus Indonesien, wurden aber schon früh nach Europa importiert. Plinius zählt viele Krankheiten auf, die mit Pfeffer kuriert wurden. Die Mystikerin Hildegard von Bingen setzte Pfeffer in einem Heilmittel ein, um die Leber zu stärken und die Lungen zu reinigen.

Eigenschaften
Scharf, heiß.

Bestandteile
Alkaloide (einschl. Piperin), Terpene, Bisabolen, Proteine, Mineralien.

Wirkung
Antiseptisch, antibakteriell, entblähend, verdauungsfördernd, Kreislauf anregend, regt den Blutzufluss in ein bestimmtes Gebiet an.

Verwendete Teile

Früchte
P. nigrum
Schwarzer Pfeffer ist ein wirkungsvolles wärmendes Anregungsmittel für den Verdauungstrakt. Es ist bekannt, dass er den Blähungen, die durch kalte, feuchte Gemüse wie Bohnen entstehen, entgegenwirkt. In China heißt er Hu jiao und wird als wärmendes Mittel bei verkühltem Magen eingesetzt.

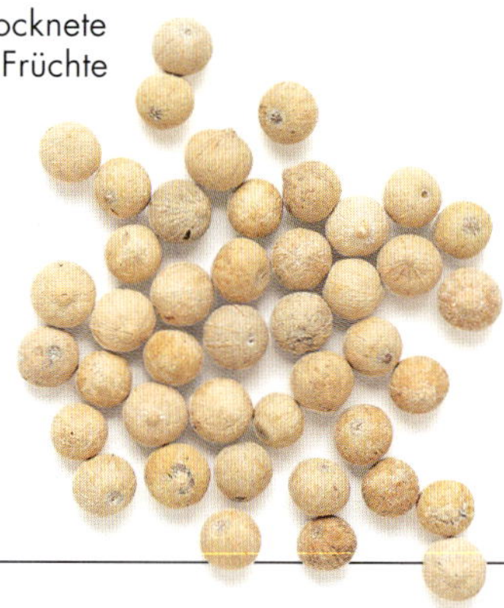

Getrocknete reife Früchte

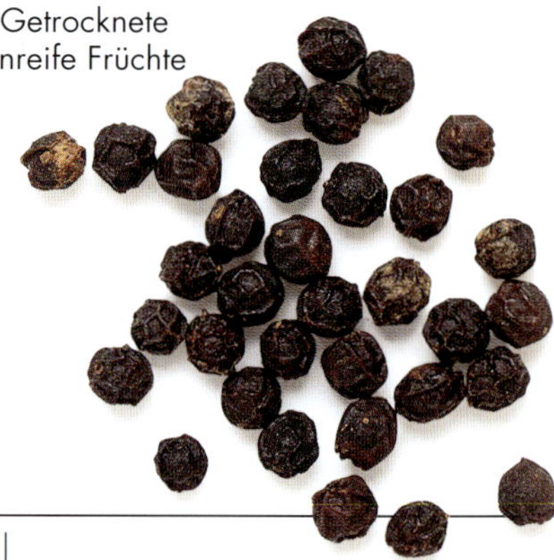

Getrocknete unreife Früchte

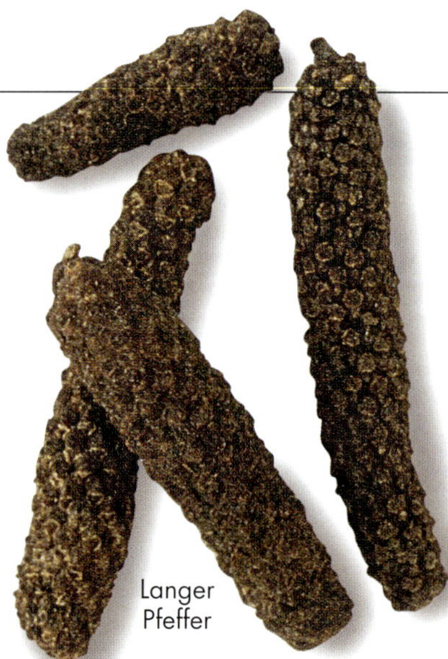

Langer Pfeffer

Früchte
P. longum
Pippali gilt als Aphrodisiakum und wird im Ayurveda verwendet, um Pitta zu stärken und Kapha und Vata auszugleichen. Man nimmt es auch für Beschwerden, die von Bronchitis, Laryngitis, Husten, Erkältung, Magenverstimmung oder einem aufgeblähten Bauch herrühren. In China setzt man diesen Pfeffer bei Kälte und Unwohlsein im Bauch ein und glaubt, dass er das aufsteigende Qi umkehrt und so Übelkeit und Sodbrennen entgegenwirkt sowie bei Kopf- und Bauchschmerzen und Problemen mit den Nasennebenhöhlen die Schmerzen stillt.

Ätherisches Öl

Ätherisches Öl
P. nigrum
Dieses Öl verwendet die Aromatherapie bei Massagen gegen Schmerzen, Husten, Verkühlung und Verdauungsstörungen. Es sollte maßvoll eingesetzt werden. Bei Muskelschmerzen kann man es mit Rosmarinöl, bei Atemwegsproblemen mit Sandelholz kombinieren.

Anwendungen

Früchte
P. nigrum
Absud: Bei Übelkeit, Erbrechen, Durchfall und aufgeblähtem Bauch nach Verkühlung 10 Körner mit einer Scheibe Galgant kochen.

Früchte
P. longum
Aufguss: Als Stärkungsmittel bei chronischen Atemwegsbeschwerden. Im Ayurveda kocht man 3 Schoten mit 1 Tasse Milch.

Absud: Man kocht 3 Schoten mit 1 Scheibe Galgant und trinkt eine Tasse bei verkühltem Magen und Durchfall.

Pulver: Mischen Sie zermahlenen schwarzen und langen Pfeffer mit Ingwerpuder und verwenden Sie beim Kochen eine Prise davon, um die Verdauung anzuregen. Bei Zahnweh reibt man eine Prise Pfeffer auf die schmerzende Stelle.

Ätherisches Öl
P. nigrum
Einreibung: Rheumaschmerzen und Gliederschmerzen bei Erkältungen massiert man mit 10 Tropfen Pfefferöl in 20ml Chili-Aufgussöl (siehe Seite 50).

Creme: Sofern die Haut unverletzt ist, mischt man bei Frostbeulen 20g Arnikacreme mit 10 Tropfen Pfefferöl.

Piper methysticum

KAVA-KAVA

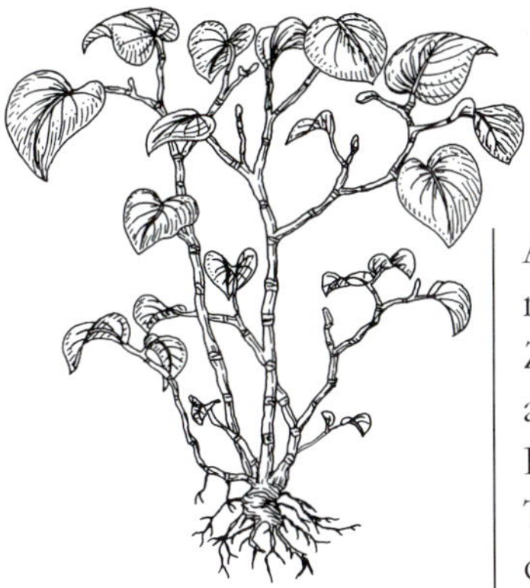

»Esst Kava, damit die Kraft des Geistes zunimmt.«
Hawaiisches Sprichwort.

Auf den Südseeinseln hat Rauschpfeffer eine große rituelle Bedeutung – das Kraut wird bei religiösen Zeremonien verwendet, hoch geschätzten Gästen angeboten und als Heilmittel bei einer Reihe von Beschwerden empfohlen. Man hält die traditionellen Tränke, die aus einem Wurzelauszug hergestellt werden, bei Ritualen für einen Beruhigungstrunk, der die geistige Wachheit fördert. In den letzten Jahren wurde Kava-Kava sehr kommerzialisiert. In Nordamerika hält man es für ein Allheilmittel.

Eigenschaften
Scharf, bitter, warm.

Bestandteile
Harz mit Kawalactonen, Glykoside, Piperidin-Alkaloide.

Wirkung
Schmerzmittel, Krampf lösend, antiseptisch, beruhigend, Harn treibend, Stärkungsmittel, antiseptische Wirkung im Urinaltrakt, Schlaf fördernd.

Verwendete Teile

Stumpf

In Polynesien wird der unterirdische Stumpf der Pflanze durch Kauen und Einweichen aufbereitet. Er ist wirkungsvoll bei Rheumaschmerzen, Verdauungsstörungen, Übergewicht, Asthma und Infektionen im Brustraum und wird als Umschlag bei Hautkrankheiten eingesetzt. Der Stumpf ist bis 60 cm, die Wurzeln werden bis 3 m lang.

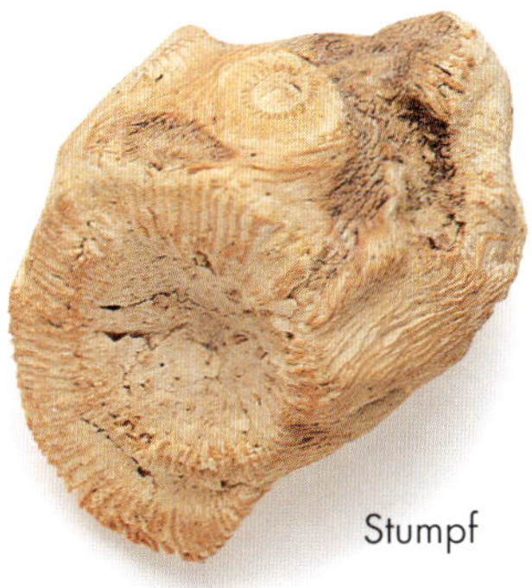

Stumpf

Blätter

Auf einigen Südseeinseln werden die Blätter als Räuchermittel bei Infektionskrankheiten verbrannt. Früher setzte man sie vaginal ein, um einen Schwangerschaftsabbruch herbeizuführen.

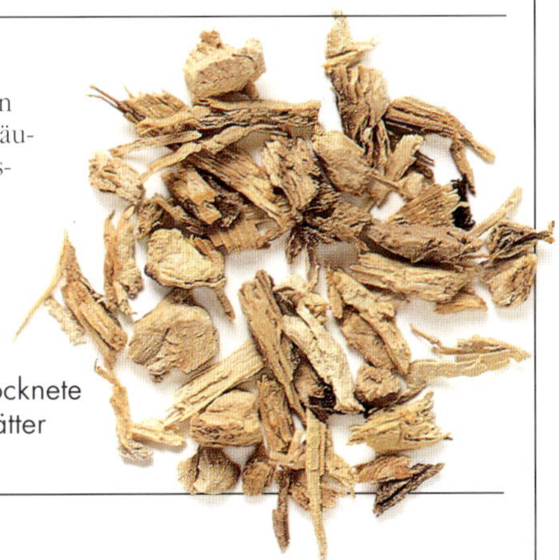

Getrocknete Blätter

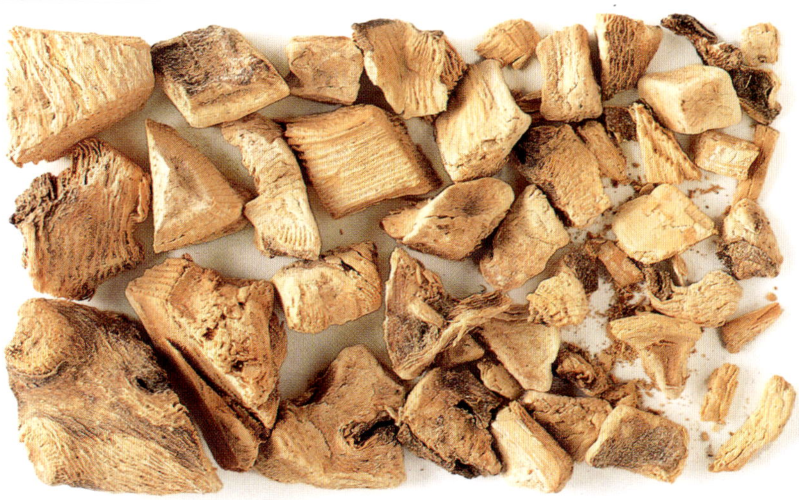

Getrocknete Wurzel

Wurzelstock

Er ist der gebräuchlichste Pflanzenteil. Früher wurden die getrockneten Wurzeln von jungen Mädchen zu Brei gekaut und durch den Speichel fermentiert, dann mit Wasser aufgegossen, abgeseiht und in Kokosnussschalen serviert. Heute werden sie mechanisch zermahlen. Einen Extrakt der Wurzel nimmt man bei Urogenital-Infekten, Menstruationsbeschwerden, Kopfschmerzen, Schwäche, Erkältung, Verkühlung, Brustschmerzen und Stärkungsmittel. Ernte nach 3–4 Jahren.

Anwendungen

Wurzel

Tinktur: Bei Schmerzen tropfenweise auf die Zunge geben (einige Tropfen).

Aufguss: Man trinkt eine Tasse zur Beruhigung, bei Anspannung oder Schlaflosigkeit, bei Rheuma und Entzündung des Urinaltrakts. Regelmäßig angewendet hilft er bei Schwäche und zur Regeneration. Hohe Dosen könne euphorisieren, aber zu große Mengen machen schläfrig und benommen.

Kapseln: Bei Schmerzen, Stress und Anspannung oder um die Infektanfälligkeit zu senken.

Mundspülung: Man nimmt den Aufguss zum Spülen und Gurgeln bei Zahn- und Zahnfleischproblemen.

Waschung: Schnitt- und Schürfwunden badet man zur Desinfizierung im Aufguss.

Stumpf

Umschlag: Wurzel oder Stumpf werden zerquetscht, eingeweicht und dann auf Hautentzündungen und eitrige Wunden aufgetragen.

Saft: Nehmen Sie 5–10 ml pro Gabe bei chronischen Atemwegsbeschwerden.

WARNUNG

- Während der Schwangerschaft sollte Kava-Kava gemieden werden.
- Verwenden Sie es nicht länger als einen Monat ohne Unterbrechung.

Plantago-Arten

WEGERICH

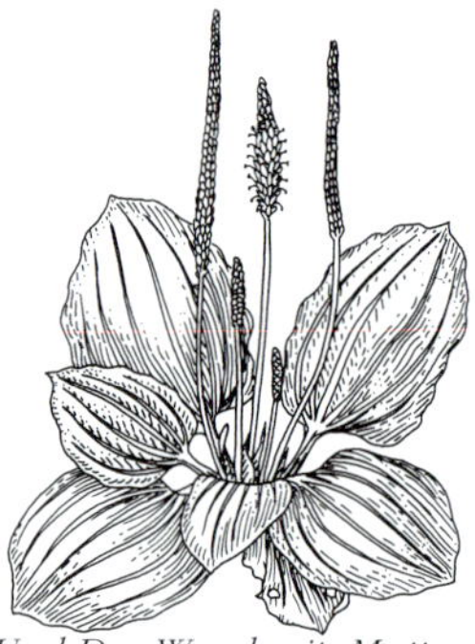

»Und Du, Wegebreit, Mutter aller Kräuter, bist nach Osten hin offen und im Innern von großer Heilkraft.«
Die »Lacnunga«, 9. Jahrhundert.

Die Angelsachsen nannten den Gemeinen Wegerich (*P. major*) Wegebreit und betrachteten ihn als wichtiges Heilkraut. Plinius vertrat sogar die Ansicht, dass man den Wegerich nur in eine Schale mit einigen Stücken Fleisch geben müsse, und die Pflanze würde die Teile zu einem Ganzen verbinden. Gemeiner Wegerich wird noch immer als Adstringens zur Stillung innerer und äußerlicher Blutungen eingesetzt. Spitzwegerich (*P. lanceolata*) dagegen verwendet man eher zur Behandlung von Katarrhen.

Eigenschaften
Leicht süß, salzig und bitter; kühl; hauptsächlich austrocknend.

Bestandteile
Blätter: Schleim, Glykoside, Gerbsäuren, Mineralstoffe.
Samen: Schleim, Öle, Protein, Stärke.

Wirkung
Blätter: Entspannendes Mittel zur Schleimlösung; beruhigt die Schleimhäute; antikatarrhalisch, Krampf lösend; lokal heilend.
Samen: Lindernd, abführend.

Verwendete Teile

Blätter

P. major und *P. lanceolata*
Beruhigen bei Harnwegsinfektionen oder -reizungen und lindern trockenen Husten. Äußerlich angewandt, beschleunigen sie die Heilung von Wunden und Verletzungen. Die Blätter des Spitzwegerichs sind antikatarrhalisch und helfen bei allergischem Schnupfen, die des Breitenwegerichs hingegen eignen sich eher bei Magenentzündungen. Ernte während des ganzen Jahres.

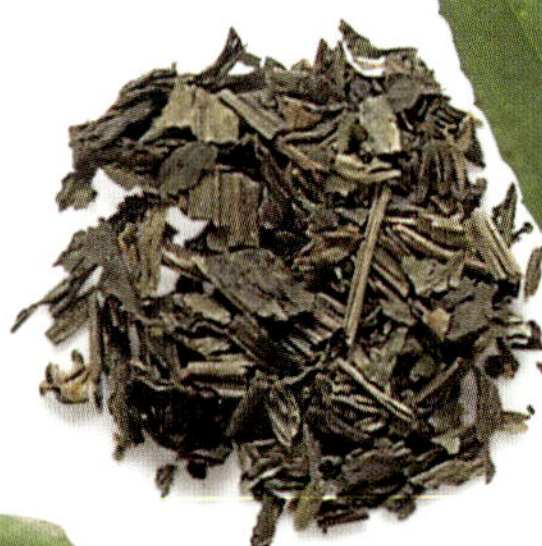

Getrocknete Blätter
(*P. lanceolata*)

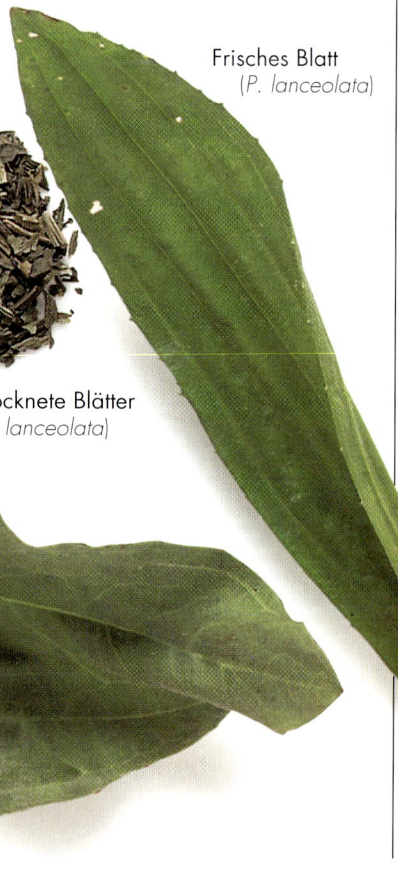

Frisches Blatt
(*P. lanceolata*)

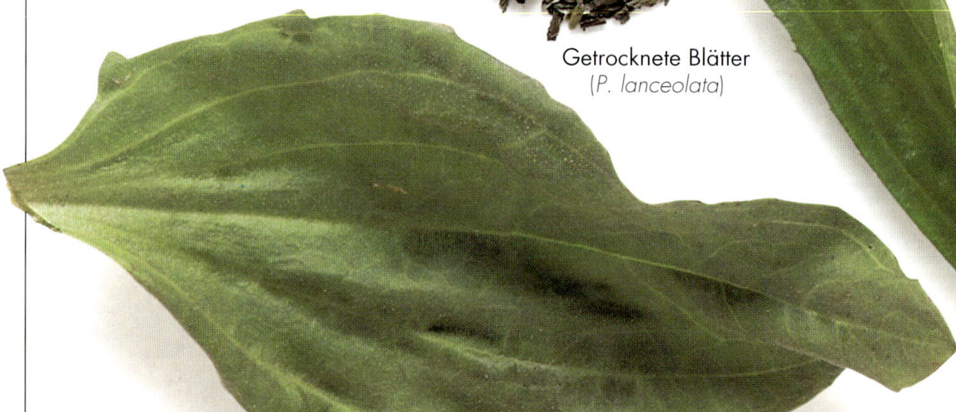

Frisches Blatt
(*P. major*)

Samen

P. psyllium und *P. ovata*
Die Samen des schwarzen *P. psyllium* (Psyllium- oder Flohsamen) und die des rosa *P. ovata* (Isphagula) eignen sich als ballaststoffreiche Abführmittel und heilen Wunden und Hautinfektionen. Einige registrierte Abführmittel auf Ballaststoffbasis verwenden die Samen. Ernte bei Reife.

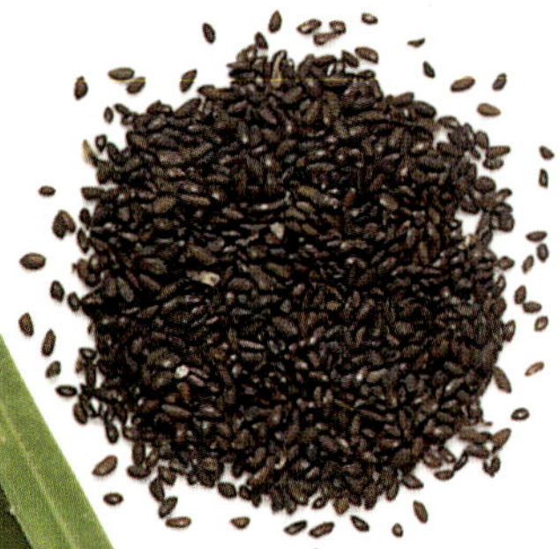

Samen
(*P. psyllium*)

Anwendungen

Blätter

P. major/P. lanceolata

Saft: Man presst die frischen Blätter aus. Bei entzündeten Schleimhäuten (z.B. Blasenkatarrh, Durchfall und Lungeninfekten) nimmt man 3-mal täglich 10 ml.

Tinktur (*P. lanceolata*): Wenn möglich, Herstellung aus frischen Blättern. Hilft bei katarrhalischen Zuständen wie allergischem Schnupfen oder wenn eine adstringierende Wirkung beabsichtigt ist.

Umschlag: Man legt frische Blätter auf Bienenstiche und langsam heilende Wunden.

Salbe (*P. major*): Verwendung bei Wunden, Verbrennungen und Hämorrhoiden.

Waschlösung: Verwendung des Saftes bei Entzündungen, Wunden und Verletzungen.

Gurgelmittel: Man verwendet den verdünnten Saft bei Halsschmerzen, Mund- oder Zahnfleischentzündungen.

Sirup: Bei Husten, vor allem, wenn der Hals wund oder entzündet ist, verwendet man einen aus dem Saft hergestellten Sirup.

Samen

(P. psyllium/P. ovata)

Aufguss: Bei Verstopfung gießt man eine Tasse kochendes Wasser über 1 Teelöffel Samen. Nach Abkühlung trinkt man den Aufguss abends.

Primula-Arten

PRIMELN

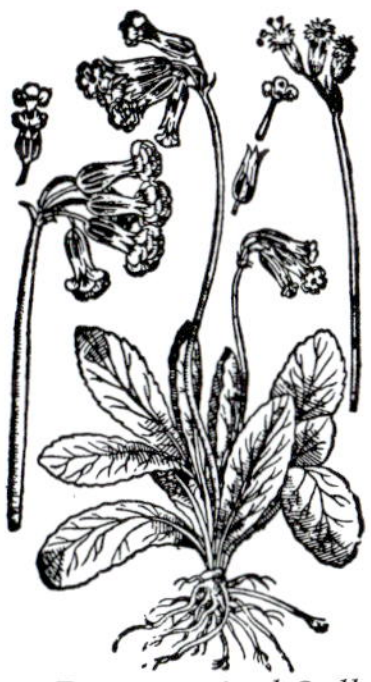

»… den Damen sind Salbe und destilliertes Wasser [der Schlüsselblume] als Schönheitsmittel wohlbekannt.«
Nicholas Culpeper, 1653.

Die Schlüsselblume (*P. veris*) heißt im Englischen »Cowslip«, was vom angelsächsischen »cu-sloppe« kommt und an die Zeiten erinnert, als die Blumen noch auf den Viehweiden blühten. Angesichts der heutigen Seltenheit von Schlüsselblumen werden die Kissenprimeln (*P. vulgaris*) schon lange als Ersatz betrachtet, beide Pflanzen gelten als austauschbar. Die Wurzeln sind reich an Saponinen, Reizstoffen mit Schleim lösenden Eigenschaften. Sie sind auch eine reiche Salicylquelle, eine Substanz, die ähnlich wirkt wie Aspirin®.

Eigenschaften
Süß, trocken, leicht warm.

Bestandteile
Blüten: Ätherisches Öl, Glykoside, Bitterstoffe.
Wurzel: Saponine, Glykoside, Salicylate, ätherisches Öl, Gerbsäure, Flavonoide, Zucker, Kieselsäure.

Wirkung
Blüten: Beruhigendes Nervenmittel.
Wurzel: Stimulierendes Mittel zur Schleimlösung; Krampf lösend, entzündungshemmend, adstringierend.

Verwendete Teile

Blüten

Enthalten keine Salicylate, deshalb unterscheiden sich ihre Eigenschaften von denen der Wurzeln. Die Blütenblätter wirken beruhigend und eignen sich für Zustände höchster Aufregung, die Gerard »Raserei« nannte. Sie wirken auch adstringierend und Schweiß treibend und können bei fieberhafter Erkältung mit Kopfschmerz und verstopfter Nase eingesetzt werden. Ernte im Frühling.

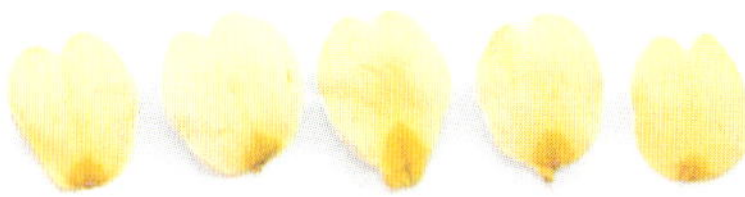

Frische Primelblütenblätter

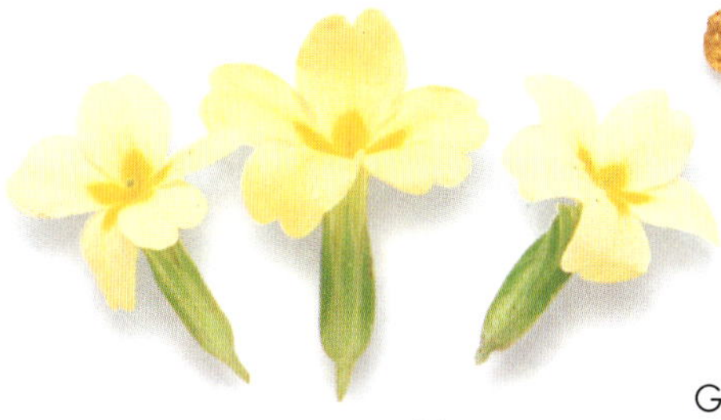

Frische Primelblüten

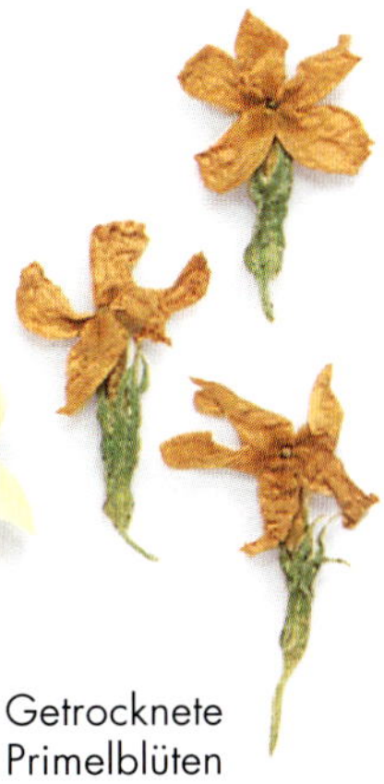

Getrocknete Primelblüten

Wurzelstock

War in Europa einst ein beliebtes Arthritismittel, wird heute meist bei Husten und chronischer Bronchitis eingesetzt. Stimuliert und wärmt die Lunge und hilft besonders bei zähem weißen Schleim, der auf einen »kalten« Zustand schließen lässt. Im Herbst Ernte der Wurzeln von gut eingewachsenen Pflanzen.

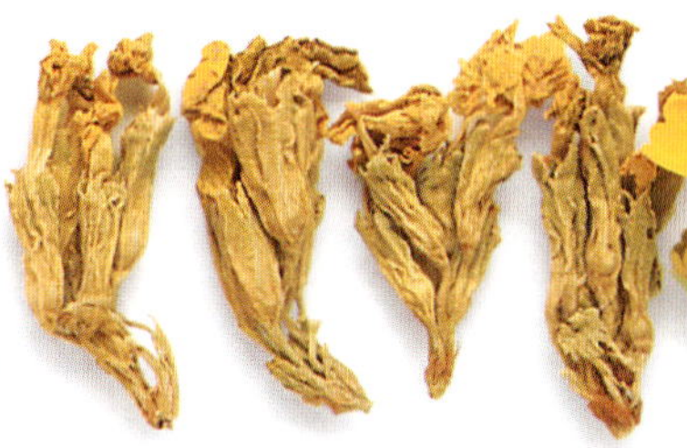

Getrocknete Schlüssenblumenblüten

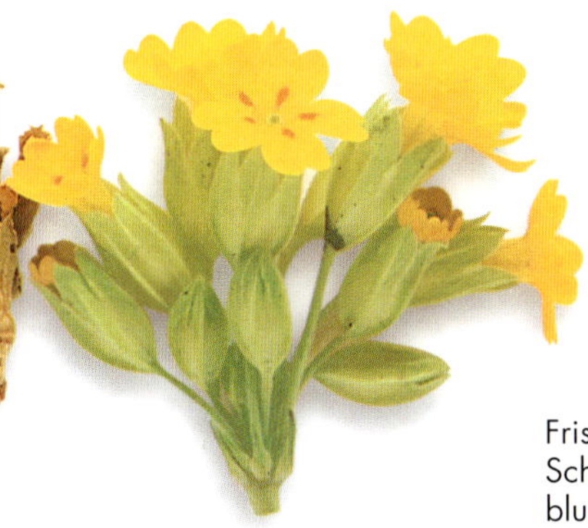

Frische Schlüsselblumen

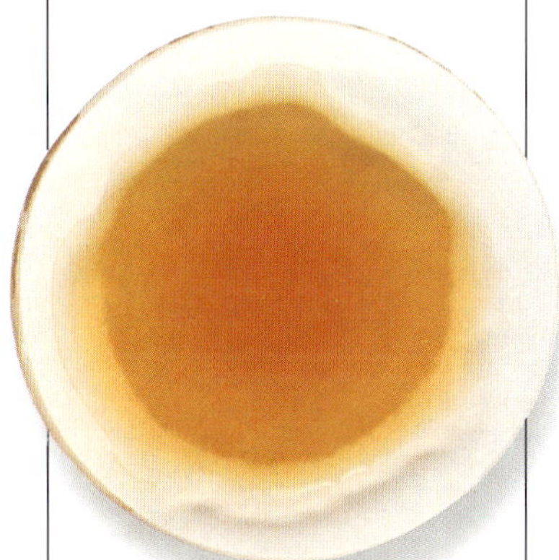

Tinktur

Anwendungen

Blüten

Aufguss: Man trinkt ihn bei Kopfschmerzen, fieberhafter Erkältung oder Kopfgrippe und Katarrh.

Tinktur: Bei Schlaflosigkeit, Angst und Aufregung nimmt man 5–10 Tropfen.

Kompresse: Man tränkt ein Tuch mit dem heißen Aufguss und legt es auf Gesichts- und Trigeminusneuralgien.

Salbe: Verwendung bei Sonnenbrand und Hautunreinheiten.

Ätherisches Öl: Bei Schlaflosigkeit gibt man abends 5–10 Tropfen ins Badewasser.

Massageöl: Man verdünnt 5–10 Tropfen Öl mit 25 ml Mandel- oder Sonnenblumenöl. Verwendung bei Nervenschmerzen. Bei Migräne auch zur Massage der Schläfen.

Wurzel

Absud: Verwendung zur Schleimlösung bei hartnäckigem Husten und vor allem bei chronischer Bronchitis. Hilft auch bei Arthritis und Rheuma.

Tinktur: Man nimmt eine Standarddosis bei den gleichen Leiden wie beim Absud.

Kompresse: Man tränkt ein Tuch im Absud und legt es auf schmerzende arthritische Gelenke.

WARNUNG

- Bei Aspirinempfindlichkeit sollte die Wurzel gemieden werden.
- Während der Schwangerschaft sollten hohe Dosen beider Pflanzen vermieden werden, da sie den Uterus stimulieren.

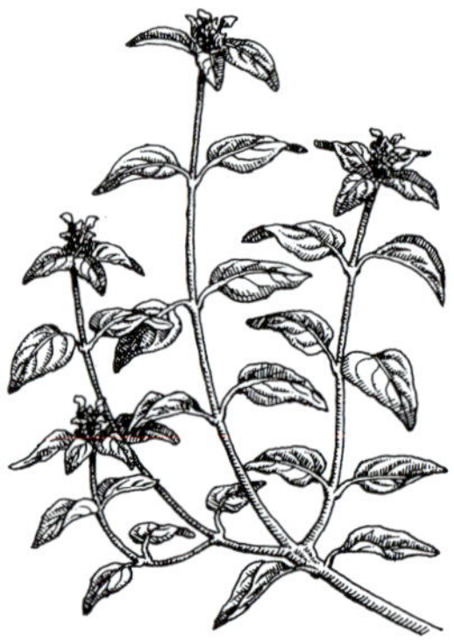

»... sie hilft bei den gleichen Leiden wie der Günsel, und nirgendwo auf der Welt hat man je zwei bessere Wundkräuter gefunden.«
John Gerard, 1597.

Prunella vulgaris
BRAUNELLE

Braunelle wird in Europa vielfach zur Blutstillung verwendet. Früher war man der Ansicht, dass die Blütenstände dem Hals ähneln. Gemäß der Signaturenlehre (siehe Seite 19), nach der Pflanzen auf die Körperteile heilend wirken, denen sie in ihrer äußeren Erscheinungsform ähneln, wurde Braunelle vielfach für Mund- und Halsentzündungen verwendet. In der chinesischen Medizin setzt man die Blütenstände ein. Sie sind unter dem Namen Xia ku cao bekannt, was so viel heißt wie »trockenes Sommerkraut«.

Eigenschaften
Leicht bitter, scharf, kalt, austrocknend.

Bestandteile
Flavonoide (einschl. Rutin), Vitamine A, B, C, K, Fettsäuren, ätherisches Öl, Bitterstoff.

Wirkung
Sprossteile: Antibakteriell; senken den Blutdruck; Harn treibend, adstringierend; zur Wundheilung.
Blütenstände: Stimulieren die Leber; antibakteriell, kühlend.

Verwendete Teile

Sprossteile
Westliche Kräuterheilkundige setzen die Blätter und die jungen Triebe zur Blutstillung und in Umschlägen auf saubere Schnittwunden als Erste-Hilfe-Mittel ein. Culpeper hielt sie bei »grünen« (frischen) Wunden für geeignet, die Wundränder zu schließen, was zu der Zeit, als man Wunden noch nicht nähen konnte, von großer Bedeutung war. Ernte vor der Blüte.

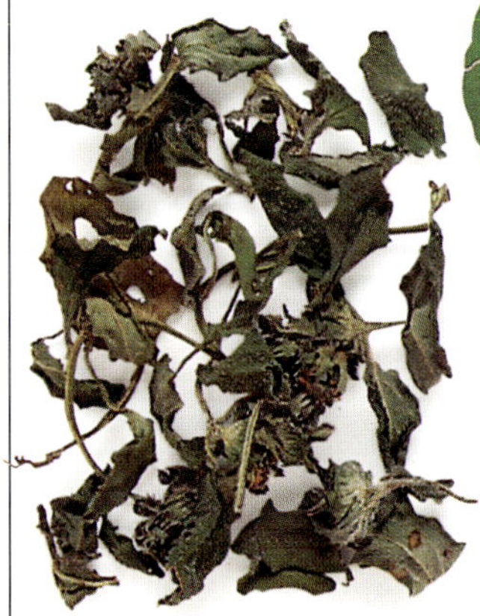

Getrocknete Sprossteile

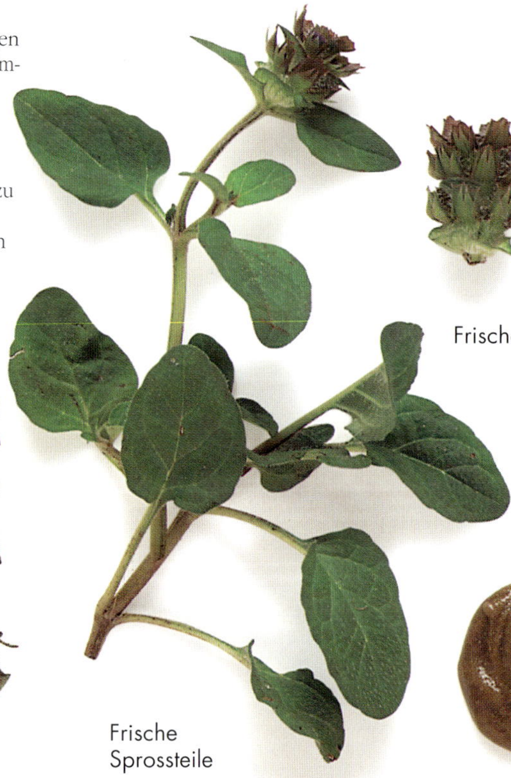

Frische Sprossteile

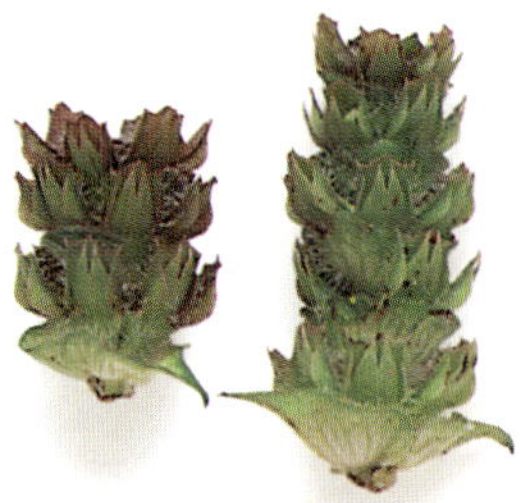

Frische Blütenstände

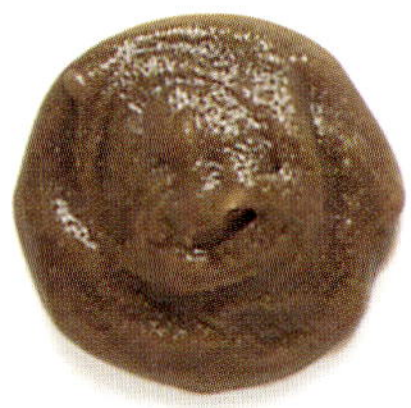

Salbe

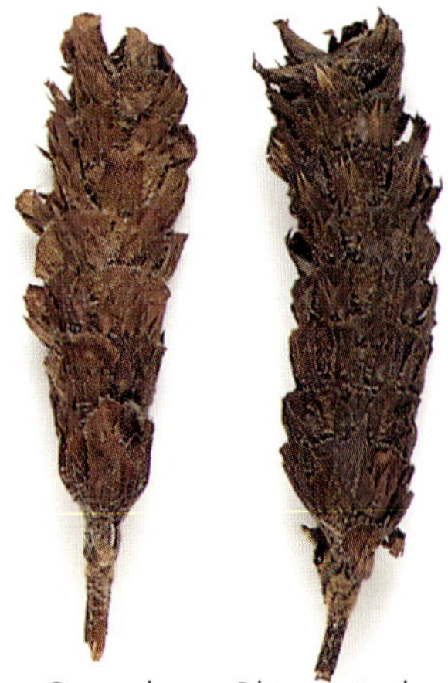

Getrocknete Blütenstände

Blütenstände
In China hält man Xia ku cao für ein Heilmittel der Leber und Gallenblase. Es soll bei Überhitzung kühlen und die Augen beruhigen – Zustände, die in der traditionellen chinesischen Heilkunde mit der Leber in Verbindung gebracht werden. Der umgangssprachliche Name Gung-ho kommt von dem chinesischen Wort für »Leberfeuer«, Gan Hao.

Anwendungen

Sprossteile
Tinktur: Verwendung bei allen möglichen Blutungen einschließlich heftiger Periodenblutung und Blut im Urin.

Aufguss: In abgekühltem Zustand gleicher Anwendungsbereich wie die Tinktur. Eignet sich auch als adstringierendes, bitteres Kraut bei Durchfall und als Frühjahrstonikum.

Umschlag: Man legt die frischen Blätter auf saubere Wunden.

Salbe: Verwendung bei blutenden Hämorrhoiden.

Augenspülung: Bei heißen, müden Augen und bei Bindehautentzündung verwendet man einen schwachen und gut abgeseihten Aufguss.

Mundspülung/Gurgelmittel: Bei Zahnfleischbluten, Entzündungen im Mundraum und bei Halsschmerzen verwendet man einen schwachen Aufguss oder die verdünnte Tinktur.

Blütenstände
Absud: In China Verwendung zur Beruhigung von »Leberfeuer«, das sich in Reizbarkeit und Wut, übermäßiger Erregung, hohem Blutdruck, Kopfschmerzen, Hyperaktivität bei Kindern oder Augenleiden manifestiert. Oft in Kombination mit Ju hua (chinesische Chrysanthemenblüten).

WARNUNG

- Bei anormaler Uterusblutung oder bei Blut im Urin sollte ein Arzt konsultiert werden.

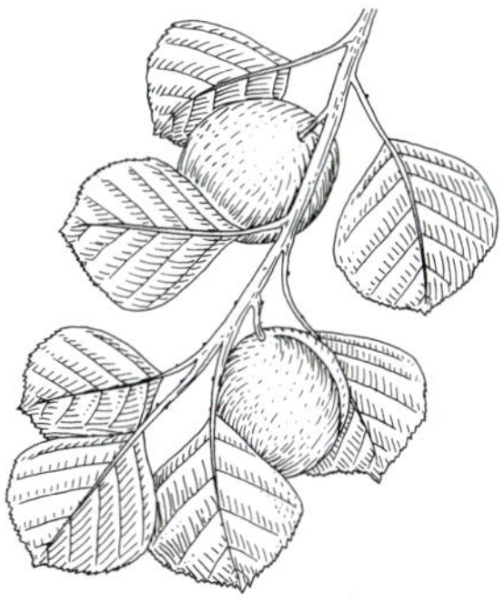

»*Tao hua [Pfirsichblüte] beendet den Andrang bösartiger Dämonen und sorgt für eine schöne Hautfarbe. Tao xiao [reifer Pfirsich] vernichtet hunderte Geister und übernatürliche Dinge.*«
Ben Cao Jing, »Shen Nong«, ca. 2500 v. Chr.

Prunus-Arten
STEINOBST

Die Kräutermedizin verwendet verschiedene Arten der Gattung, darunter die Chinesischen Pflaumen und Kirschen (*P. mume und P. japonica*), wilde Aprikosen (*P. armeniaca*), Pfirsiche (*P. persica*) und Wildkirschen (*P. serotina*). Die chemischen Substanzen darin werden im Körper aufgespalten in kleine Mengen Zyanid-ähnlicher Verbindungen, die das Verdauungssystem, die Atemwege und das Nervensystem anregen. Man hat Samen, Stiele, Früchte, Rinde und Blüten der Pflanzen therapeutisch eingesetzt.

Eigenschaften
P. armeniaca: bitter, warm, toxisch.
P. japonica: scharf, süß, bitter, neutral.
P. mume: sauer, warm.
P. persica: süß, bitter, neutral.
P. serotina: scharf, adstringierend, warm, toxisch.

Bestandteile
Amygdalin, Amygdalase, Prunase, Salicylate, Pflanzensterole, Vitamin C, Fruchtsäuren, Zucker.

Wirkung
Auswurf fördernd, adstringierend, antibakteriell, Schmerz stillend, Harn treibend, antientzündlich.

Verwendete Teile

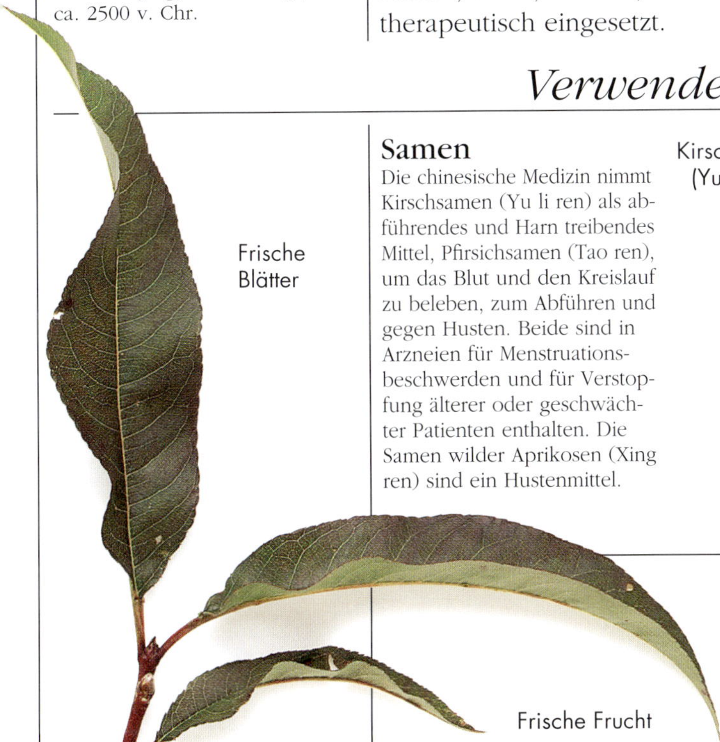

Samen

Die chinesische Medizin nimmt Kirschsamen (Yu li ren) als abführendes und Harn treibendes Mittel, Pfirsichsamen (Tao ren), um das Blut und den Kreislauf zu beleben, zum Abführen und gegen Husten. Beide sind in Arzneien für Menstruationsbeschwerden und für Verstopfung älterer oder geschwächter Patienten enthalten. Die Samen wilder Aprikosen (Xing ren) sind ein Hustenmittel.

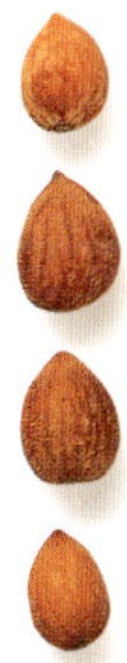

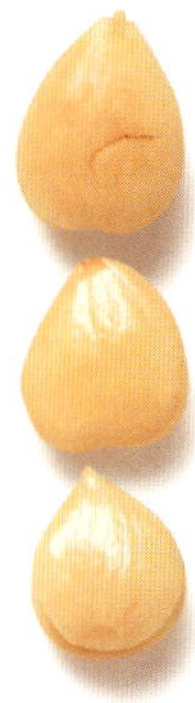

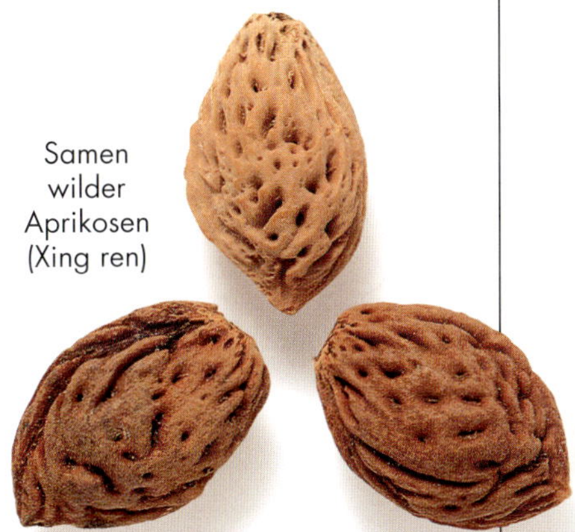

Rinde

P. serotina
In der anglo-amerikanischen Kräuterheilkunde ist die Rinde der Wildkirsche eine der gebräuchlichsten Hustenarzneien.

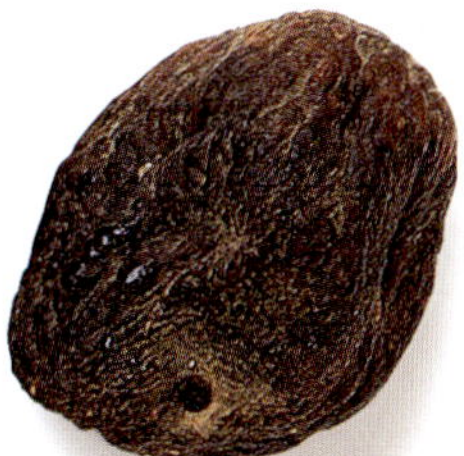

Blätter

P. persica
Gegen morgendliche Übelkeit ist Pfirsichblättertee ein bewährtes Heilmittel.

Früchte

P. armeniaca
Die Frucht enthält viel Eisen und ist im Westen Bestandteil von Stärkungsmitteln bei Anämie und Schwäche.

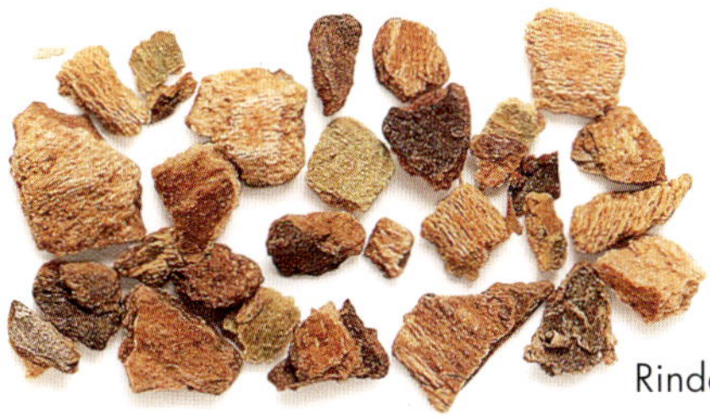

Anwendungen

Samen

P. armeniaca
Tinktur: Gegen trockenen Husten bei fiebrigen Erkältungen helfen 10 Tropfen in 1 Teelöffel Maulbeerblättertinktur.

Samen

P. persica
Absud: Zusammen mit Rhabarberwurzel, Süßholzwurzel, Zimtzweigen (Gui zhi) und Dang gui bei Menstruationsbeschwerden.

Samen

P. japonica
Absud: Als mildes Abführmittel bei leichter Verstopfung.

Frucht

P. armeniaca
Tonikum: 250g Aprikosen mit 500ml Wasser 8–12 Stunden lang köcheln lassen, dann die Steine entfernen und das Fruchtfleisch pürieren. Mit 500ml Rotwein und 100ml Dang-gui-Tinktur gründlich vermischen. Man nimmt bei Blutarmut auf Grund von Eisenmangel zweimal täglich 10ml.

Rinde

P. serotina
Absud: Pro Tasse 1/2 Teelöffel getrocknete Rinde; pro Dosis 1/2 Tasse, bis zu 3 Tassen täglich.

WARNUNG

- Alle Prunus-Arten können in hohen Dosen auf Grund der enthaltenen Zyanid-ähnlichen Verbindungen giftig wirken und sollten maßvoll angewendet werden.
- Größere Mengen können auch schläfrig machen.
- Die Rinde der Wildkirsche sollte bei Husten mit viel Schleim nicht eingesetzt werden, denn sie wirkt eher unterdrückend als Schleim lösend und Auswurf fördernd.

Pueraria lobata

KUDZU

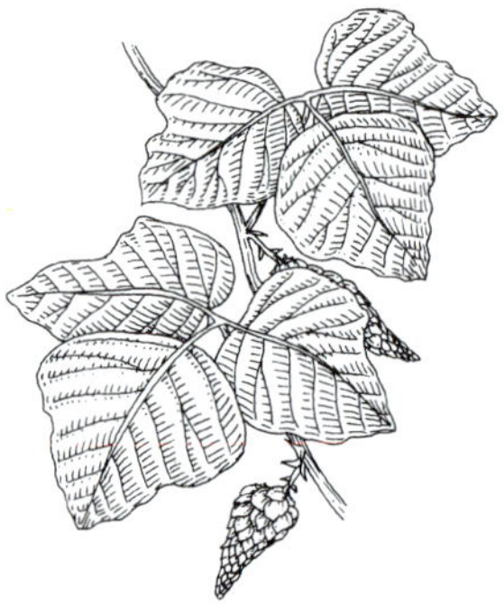

»Vor allem hilft es bei Auszehrung, Durstgefühlen, großem Fieber, Würgen, Erbrechen und verschiedenen anderen Störungen. Es erhöht die Yin-Energie und löst Gifte auf.«
Ben Cao Jing, »Shen Nong«, ca. 2500 v. Chr.

1870 wurde die Pflanze als Nahrungsmittel, Futter- und Faserpflanze von Japan aus in die USA eingeführt, wo sie 1945 auf etwa 500 000 Morgen Land im Südosten angebaut wurde. Heute bezeichnet man Kudzu in vielen der Staaten im Südosten als »pflanzliche Seuche« und versucht, sie in groß angelegten Kampagnen auszurotten. Es ist ein wichtiges chinesisches Heilmittel bei Kopfschmerzen, Fieber und Herzerkrankungen und wird erfolgreich bei der Bekämpfung von Alkoholabhängigkeit eingesetzt.

Eigenschaften
Süß, schaft, kühl.

Bestandteile
Isoflavonoide, ß-Sitosterol, Arachidonsäure, Phytoöstrogen, Stärke, Daidzein mit östrogener Wirkung, Genistein.

Wirkung
Kreislaufmittel, Schweiß bildend, leicht Blutdruck senkend, Fiebermittel, Blutzuckerspiegel senkend.

Verwendete Teile

Frische Blätter

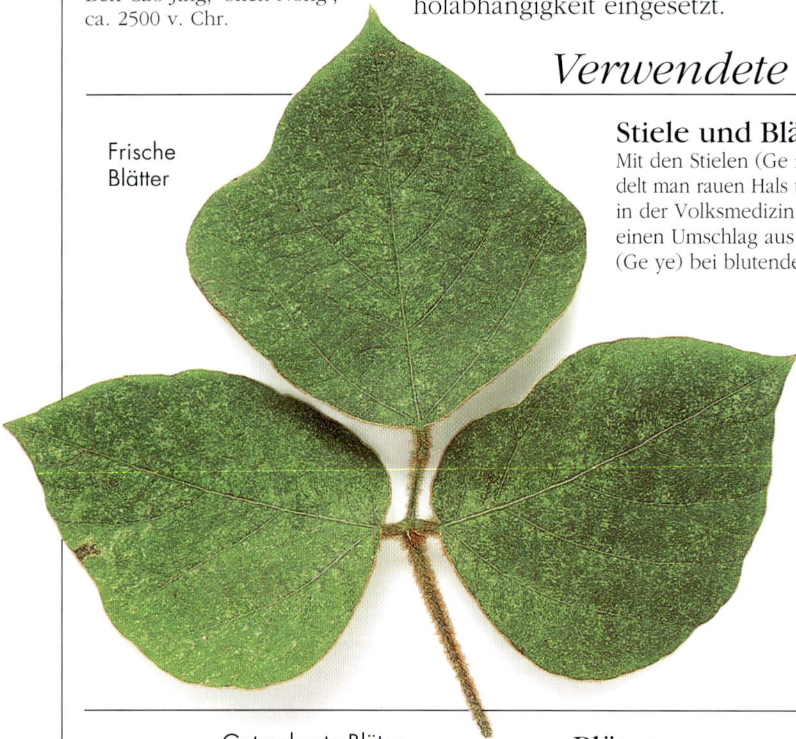

Stiele und Blätter

Mit den Stielen (Ge man) behandelt man rauen Hals und Furunkel; in der Volksmedizin nimmt man einen Umschlag aus den Blättern (Ge ye) bei blutenden Wunden.

Wurzel

Sie heißt Ge gen in China und wird vor allem bei Erkältungssymptomen und Verkühlung gebraucht, in der Volksmedizin auch bei Beschwerden durch übermäßigen Alkoholgenuss. Man verwendet sie bei Masern, Angina pectoris, Hörsturz und Bluthochdruck.

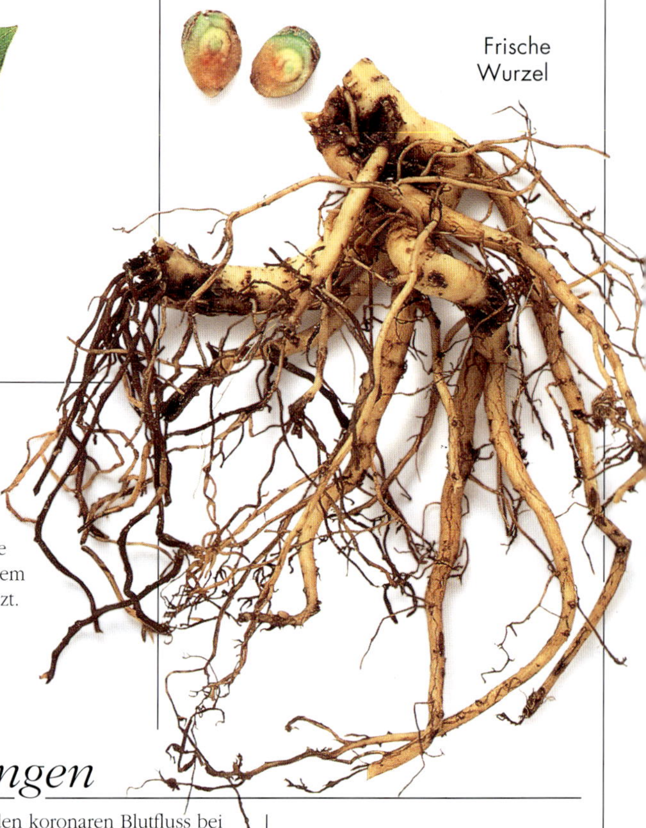

Frische Wurzel

Getrocknete Blüten

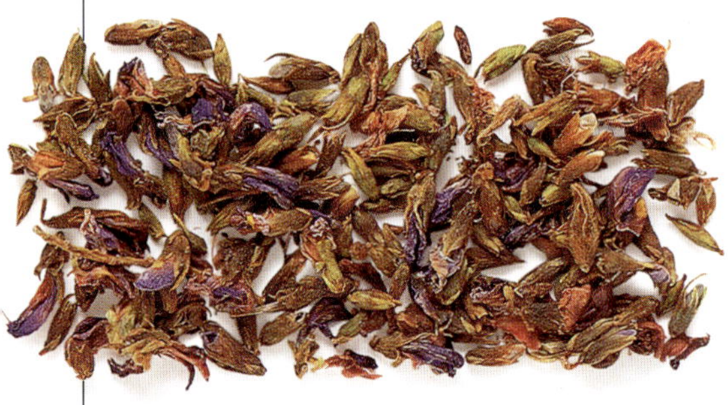

Blüten

Die Blüten (Ge hua) werden traditionell bei Alkoholismus und Alkoholvergiftung, bei Kater und Übelkeit sowie Erbrechen nach exzessivem Alkoholkonsum eingesetzt.

Anwendungen

Wurzel

Tinktur: Zusammen mit der halben Menge Huang qin, Süßholzwurzel und Gelbwurzel bei Durchfall nach einer Lebensmittelvergiftung. Pro Dosis nimmt man 5 ml in Wasser, bei Alkoholvergiftung 10–20 Tropfen in heißem Wasser.

Absud: Zusammen mit Ingwer, Zimtzweigen und Süßholzwurzel bei Erkältung, Verkühlung und Kopfschmerzen.

Saft: Nach exzessivem Alkoholkonsum trinkt man 12 Likörgläschen voller Kudzu-Saft.

Tabletten/Kapseln: Um den koronaren Blutfluss bei Angina pectoris anzuregen, nimmt man täglich 30–120 g in zwei Gaben. Tabletten, die das Äquivalent von 5 g roher Wurzel enthalten, nimmt man zwei- bis dreimal täglich bei Kopfschmerzen oder einem Hörsturz im Zusammenhang mit einem Spasmus der Innenohr-Arterie.

Blüten

Aufguss: Eine Tasse bei Übelkeit während eines Katers.

Rheum palmatum

MEDIZINALRHABARBER

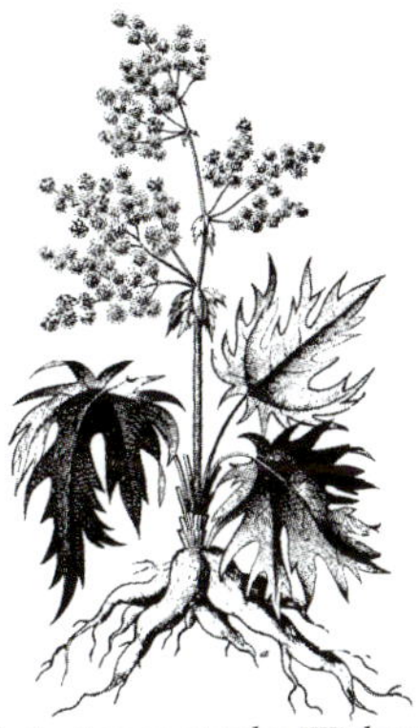

»... hat eine so starke Wirkung auf die Leber, dass er Leben, Herz, Saft dieses Organs genannt wird; er reinigt die Humores von Galle, Schleim und Wasser.«
William Cole, 1656.

Der Rhabarber kommt ursprünglich aus Nordwestchina und Tibet und wird schon seit 2000 Jahren für Heilzwecke verwendet. Er breitete sich langsam über Indien aus und erreichte Europa zur Zeit der Renaissance auf dem Landweg über Kleinasien. Daher kommt auch der Name Türkischer Rhabarber. Die Ärzte im Arabien und Persien der Frühzeit machten von dieser Pflanze häufig Gebrauch. Zum Kochen und Verzehren verwendet man meist den *R. rhabarbarum*, eine Kulturform, die seit dem 18. Jahrhundert gezüchtet wird.

Eigenschaften
Bitter, kühl, trocken.

Bestandteile
Anthrachinone, Gerbsäuren, Kalziumoxalat, Harze, Mineralstoffe.

Wirkung
Abführend, verdauungsfördernd, adstringierend, antibakteriell.

Verwendete Teile

Wurzel

Die Wurzel wird in China Da huang genannt, was mit das »große Gelbe« übersetzt werden kann. Der Begriff bezieht sich auf die Farbe von Tinktur und Absud. Im Westen und Osten setzt man die Wurzel als Abführmittel und zur Reinigung der Leber ein. Sie ist im Grunde »kalt«. In China verwendet man sie, um Leber, Magen und Blut von »Hitze« zu befreien. Man glaubt auch, dass sie »langsames« Blut wieder in Gang bringt. Ernte im Herbst.

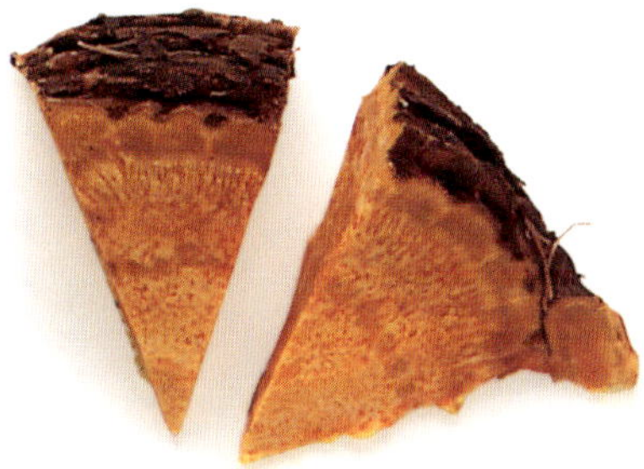

Frisch aufgeschnittene Wurzel

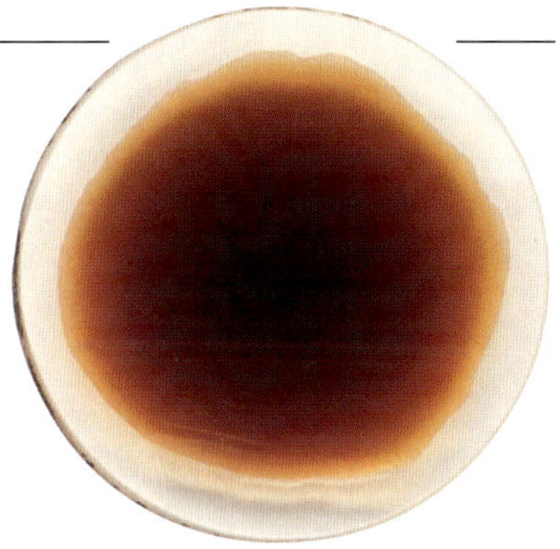

Tinktur

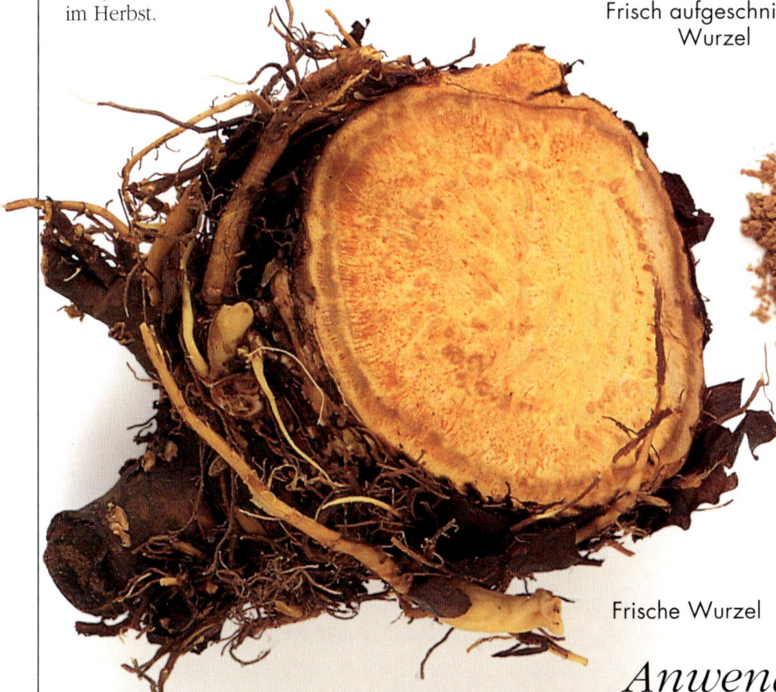

Frische Wurzel

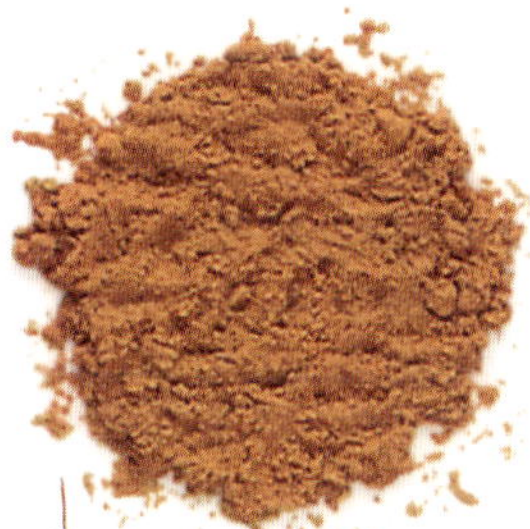

Pulverisierte Wurzel

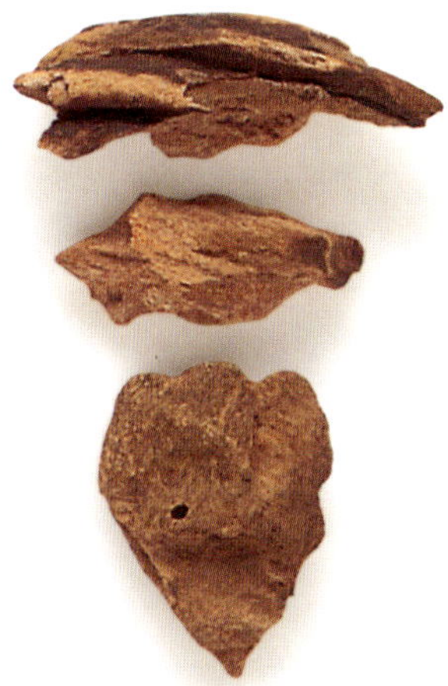

Getrocknete Wurzel

Anwendungen

Wurzel

Tinktur: Die Wirkung der Wurzel hängt stark von der Dosis ab. Niedrige Dosen (5–10 Tropfen) wirken adstringierend und können bei Durchfall verwendet werden. Eine etwas höhere Dosis (1 ml) wirkt Leber stimulierend und leicht abführend. Sehr hohe Dosen (bis zu 2,5 ml) haben eine stark kühlende und abführende Wirkung. Man verwendet höhere Dosen (0,5–2 ml) entblähender Mittel wie Fenchel oder Minze zusammen mit höheren Rhabarberdosen, um Bauchgrimmen zu verhindern.

Absud: Bei Durchfall verwendet man einen schwachen Absud (bis zu 0,5 g Wurzel pro Dosis), während ein starker Absud (3 g Wurzel pro Dosis) zur Behandlung von chronischer Verstopfung und Periodenkrämpfen bei verspäterer Monatsblutung eingesetzt wird.

Waschlösung: Die Wurzel ist auch antibakteriell und adstringierend. Ein starker Absud kann bei Furunkeln und eiternden Hautkrankheiten Anwendung finden.

WARNUNG

- Während der Schwangerschaft sollte die Pflanze wegen ihrer abführenden Wirkung gemieden werden.
- Rhabarber enthält Oxalate und sollte bei Arthritis und Gicht nicht verordnet werden.
- Die Blätter dürfen auf Grund ihrer toxischen Eigenschaften nicht verwendet werden.

Rosa-Arten

ROSE

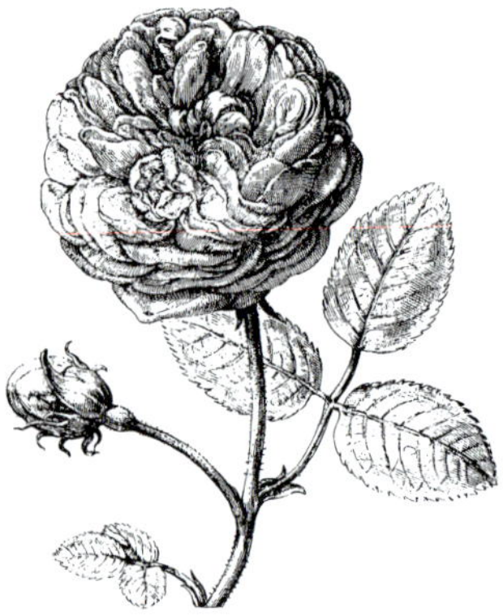

»... der Duft getrockneter Rosen tröstet Verstand und Herz und vertreibt böse Geister.«
Askhams Kräuterkunde, 1550.

Rosen, von denen es heißt, dass sie gut für »Haut und Seele« seien, werden schon seit langem für Heilzwecke verwendet. Die Römer empfahlen die Hundsrose, *R. canina*, bei Bissen tollwütiger Hunde. Bis in die 30er Jahre galten Rosen offiziell als Medizin, und die Tinktur der Essig- oder Apothekerrose, *R. gallica var. officinalis*, wurde bei Halsschmerzen verschrieben. Heute werden Rosen immer noch sehr geschätzt. Ihr Öl ist extrem teuer und gehört zu den wichtigsten Ölen der Aromatherapie. In der ayurvedischen Medizin (siehe Seite 12) gelten Rosen als kühlend und als Tonikum für den Geist.

Eigenschaften
Süß, adstringierend, allgemein entweder neutral oder leicht kühlend.

Bestandteile
Ätherisches Öl, Vitamine C, B, E, K, Gerbsäuren. Das Rosenöl enthält etwa 300 Stoffe, von denen bisher nur ungefähr 100 bestimmt worden sind.

Wirkung
Antidepressivum, Krampf lösend, Aphrodisiakum, adstringierend, beruhigend, verdauungsfördernd; erhöht den Gallenfluss; reinigend, Schleim lösend, antibakteriell; antiviral, antiseptisch, Nierentonikum, Bluttonikum; entzündungshemmend.

Verwendete Teile

Hagebutten
R. canina
Gelten als wichtige Quelle für Vitamin C und werden noch heute für im Handel erhältliche Teesorten, Sirups und Fruchtgetränke verwendet. Die Blätter wurden einst als Ersatz für Tee benutzt. Ernte im Herbst.

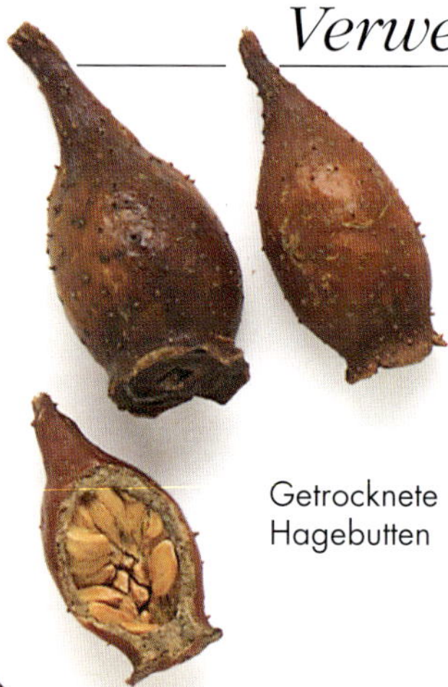

Getrocknete Hagebutten

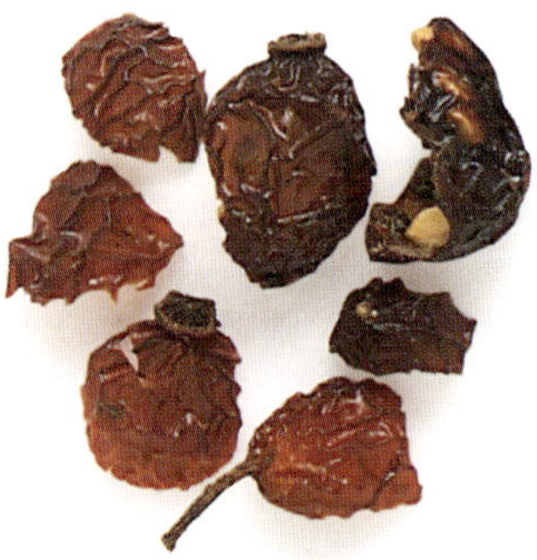

Jin ying zi

Hagebutten
R. laevigata
In China sind die Hagebutten dieser Rose als Jin ying zi bekannt, sie gelten als Qi(Energie)-Tonikum für die Niere und werden bei Harnwegsleiden verschrieben. Wie andere Heilmittel auf Rosenbasis wirken sie adstringierend und werden bei Durchfall verabreicht. Ernte im Herbst.

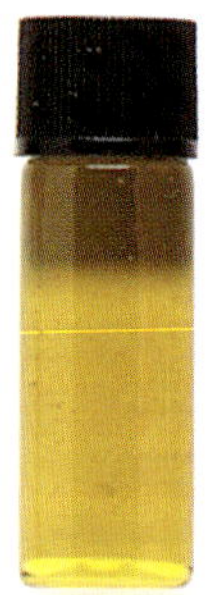

Ätherisches Öl
R. centifolia
Die Kohlrose wird zur Herstellung des französischen Rosenöls verwendet, das sich in der Zusammensetzung beträchtlich von dem bulgarischen Rosenöl unterscheidet und als Aphrodisiakum gilt.

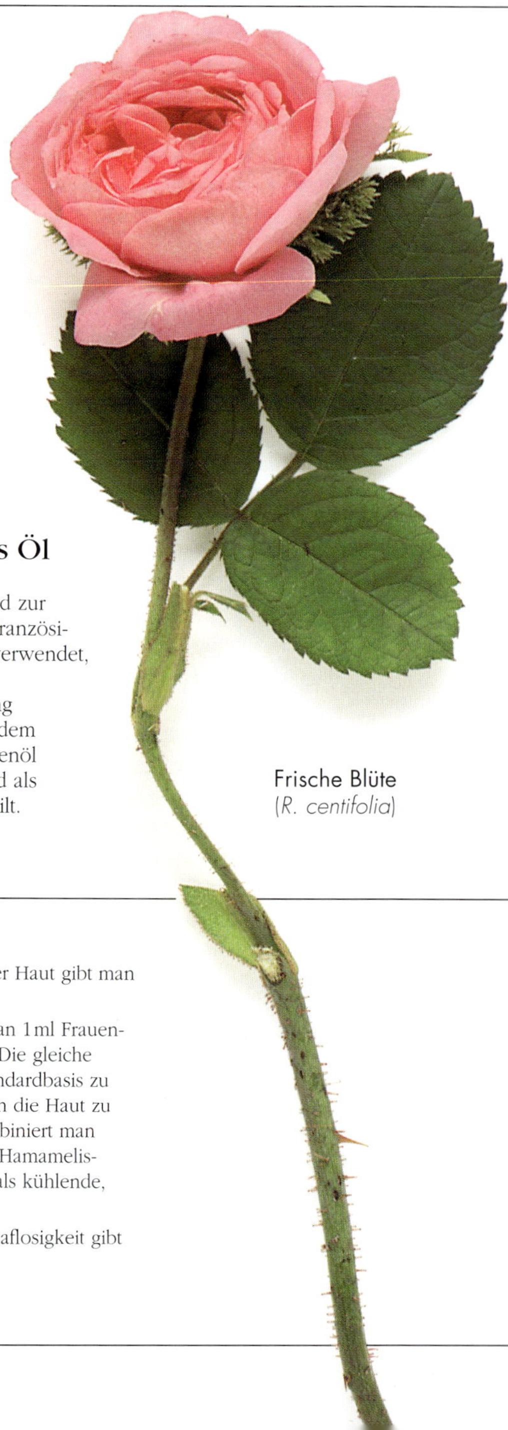

Frische Blüte
(*R. centifolia*)

Anwendungen

Hagebutten
R. canina
Tinktur: Verwendung als adstringierendes Mittel bei Durchfall, zur Linderung von Koliken und als Bestandteil von Hustensäften.

Sirup: Verwendung zur geschmacklichen Abrundung anderer Arzneien (z.B. Hustensaft); Quelle für Vitamin C.

Hagebutten
R. laevigata
Absud: In Kombination mit Dang shen, Bai zhu und Shan yao bei chronischem Durchfall mit Magenschwäche.

Ätherisches Öl
R. centifolia/ R. damascena
Creme: Bei trockener oder entzündeter Haut gibt man Cremes einige Tropfen Öl zu.

Lotion: Bei vaginalem Juckreiz gibt man 1 ml Frauenmanteltinktur auf 10 ml Rosenwasser. Die gleiche Kombination kann mit Hilfe einer Standardbasis zu einer Creme verarbeitet werden. Wenn die Haut zu Fleckenbildung oder Akne neigt, kombiniert man Rosenwasser mit der gleichen Menge Hamameliswasser und verwendet die Mischung als kühlende, feuchtigkeitsspendende Lotion.

Öl: Bei Depression, Kummer und Schlaflosigkeit gibt man 2 Tropfen Öl in das Badewasser.

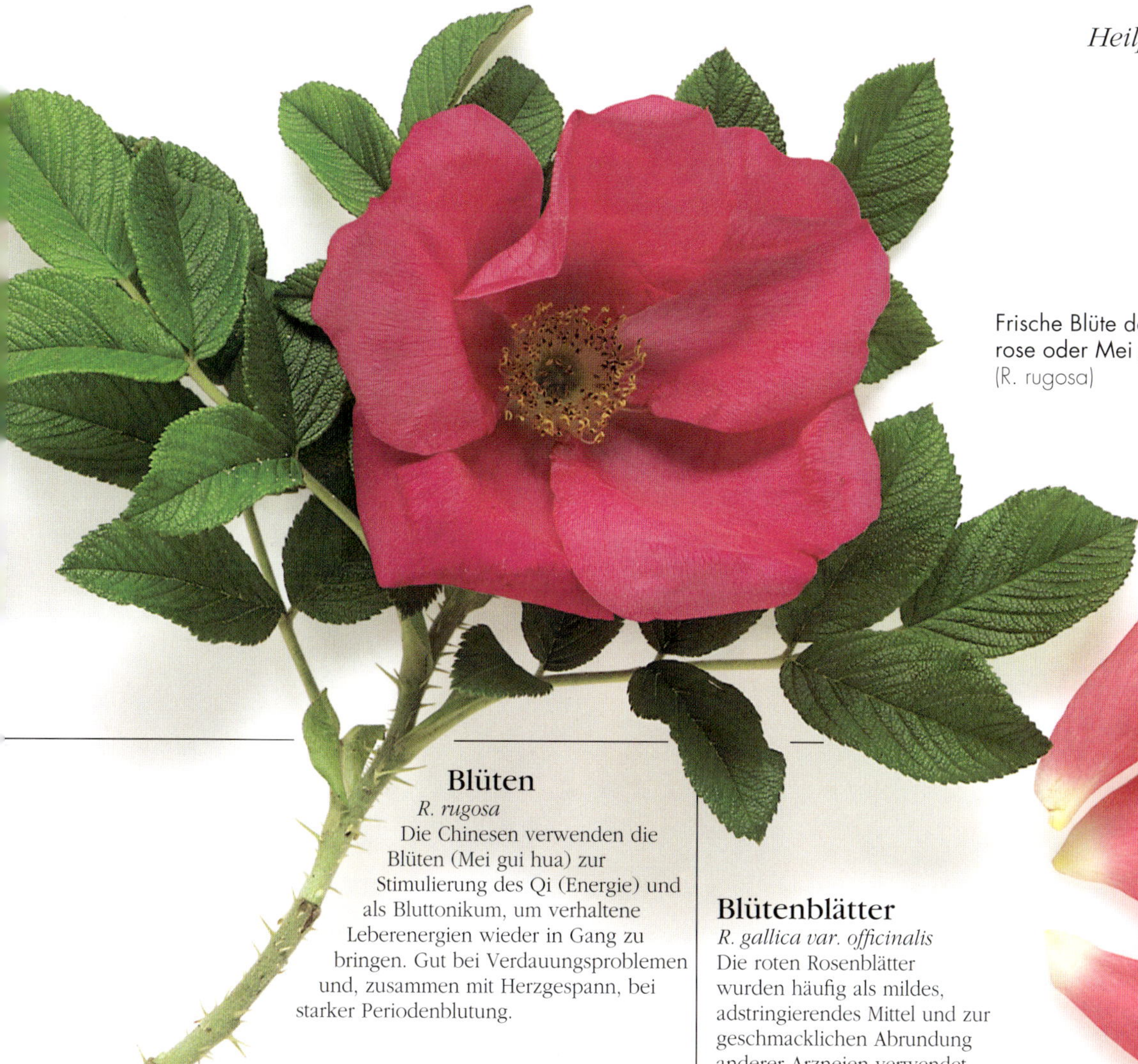

Frische Blüte der Kartoffelrose oder Mei gui hua (R. rugosa)

Blüten

R. rugosa

Die Chinesen verwenden die Blüten (Mei gui hua) zur Stimulierung des Qi (Energie) und als Bluttonikum, um verhaltene Leberenergien wieder in Gang zu bringen. Gut bei Verdauungsproblemen und, zusammen mit Herzgespann, bei starker Periodenblutung.

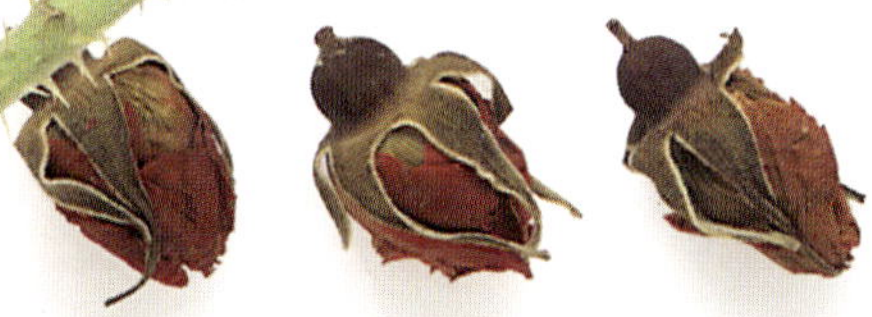

Mei gui hua

Blütenblätter

R. gallica var. officinalis

Die roten Rosenblätter wurden häufig als mildes, adstringierendes Mittel und zur geschmacklichen Abrundung anderer Arzneien verwendet. Ernte im Sommer.

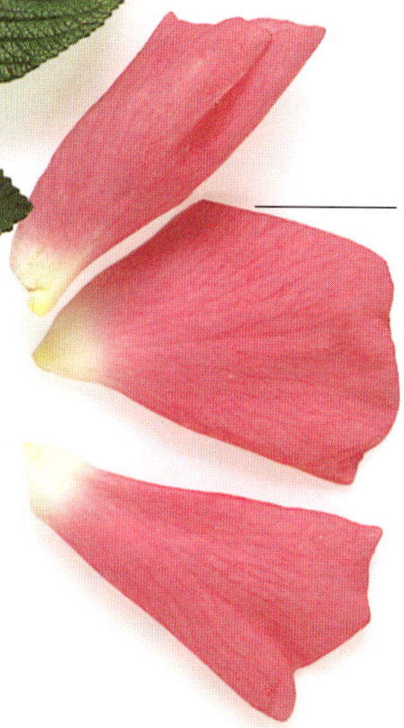

Frische Blütenblätter (*R. gallica var. officinalis*)

Ätherisches Öl

R. damascena

Aus den Blütenblättern wird durch Dampfdestillation das echte bulgarische Rosenöl gewonnen, das sich in etwa 96% aller Damenparfüms befindet. Medizinisch: wichtiges Nervenmittel, bei Depression und Angst verschrieben. Kann auch mit Heilmitteln für die Haut kombiniert oder bei Verdauungsproblemen verabreicht werden. Neueste Forschungen lassen auch eine Anti-HIV-Wirkung erwarten.

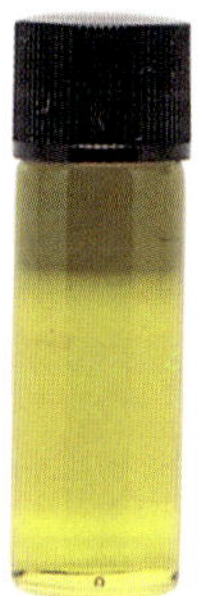

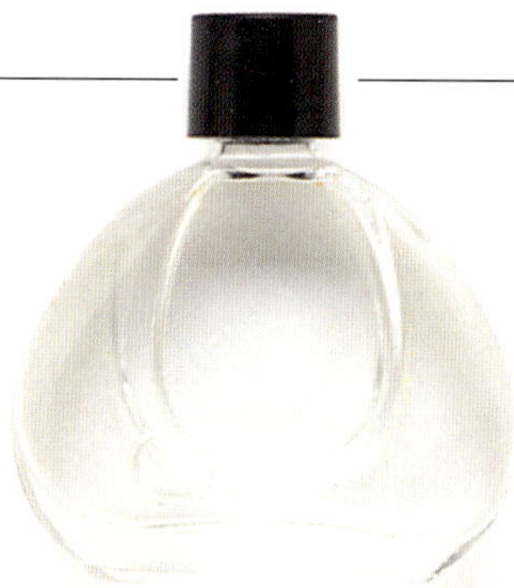

***Rosenwasser** ist ein Nebenprodukt, das bei der Dampfdestillation der Bulgarischen Rose entsteht. Es eignet sich als Heilmittel für die Haut.*

Anwendungen

Massageöl: Bei Stress und Erschöpfung sowie bei Darmträgheit gibt man 2 ml Rosenöl auf 20 ml Mandel- oder Weizenkeimöl.

Blüten

R. rugosa

Absud: In Verbindung mit Herzgespann bei starker Monatsblutung. In Kombination mit Bai shao yao und Xiang fu bei Qi (Energie-Störungen) der Leber.

Blütenblätter

R. gallica

Tinktur: 3-mal täglich Verwendung von bis zu 3 ml bei Durchfall oder Darmträgheit. In Verbindung mit Frauenmantel, Weißer Taubnessel oder Hirtentäschel bei unregelmäßiger oder starker Periodenblutung.

Gurgelmittel: Bei Halsschmerzen verwendet man den Aufguss zum Gurgeln. Kann auch mit Salbei kombiniert werden.

WARNUNG

- Auf Grund des hohen Preises von Rosenöl ist Panscherei an der Tagesordnung. Für Heilzwecke dürfen nur qualitativ hochwertige, reine Öle verwendet werden.
- Rosenöl ist nicht toxisch und kann innerlich verabreicht werden. Neulinge im Umgang mit Kräutern sollten jedoch den Rat eines Experten einholen.
- Nur die hier aufgeführten Rosenarten – keine Gartenhybriden – sollten verwendet werden.

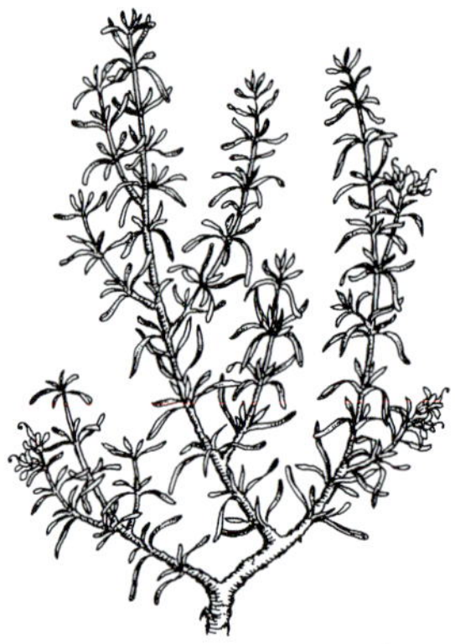

»Wenn Du Dich schwach fühlst, dann koche die Blätter und wasche Dich damit, bis Du glänzt ... wenn Du daran riechst, wird es Dich jung erhalten.«
»Banckes Kräuterbuch«, 1525.

Rosmarinus officinalis

ROSMARIN

Rosmarin ist eine beliebte Heilpflanze mit großer symbolischer Bedeutung. Es handelt sich bei dieser Pflanze um einen Mittelmeerstrauch, der nur langsam seinen Weg nach Norden fand. Die Pflanze gilt als hervorragendes Tonikum und als ausgezeichnetes Mittel gegen Kopfschmerzen. Auch bei Menstruationsschmerzen gilt sie als hilfreich. Auf Grund ihrer ausgezeichneten stimulierenden Eigenschaften galt sie schon immer als belebender Energiespender. Gerard sagte, dass sie »das Herz tröstet und es glücklich macht«.

Eigenschaften
Wärmend, trocken, scharf, bitter.

Bestandteile
Ätherisches Öl, Bitterstoff, Gerbsäure.

Wirkung
Sprossteile: Adstringierend, verdauungsfördernd, Nervenmittel, entblähend, antiseptisch, fördert den Gallenfluss; Antidepressivum; fördert den Kreislauf; Krampf lösend; stärkt die Nerven; Herztonikum; Schmerz stillend.
Ätherisches Öl: Fördert den Blutfluss in ein Gebiet; antirheumatisch.

Verwendete Teile

Sprossteile

Eignen sich zur Behandlung von Erschöpfung, Schwäche und Depression, da sie den Kreislauf anregen, die Verdauung fördern und bei »kalten« Zuständen wie Schüttelfrost und Rheumathismus Linderung bringen. Helfen auch bei Kopfschmerzen, die mit warmen Tüchern und nicht mit Eisbeutel behandelt werden. Ernte der frischen Sprossteile während des ganzen Jahres.

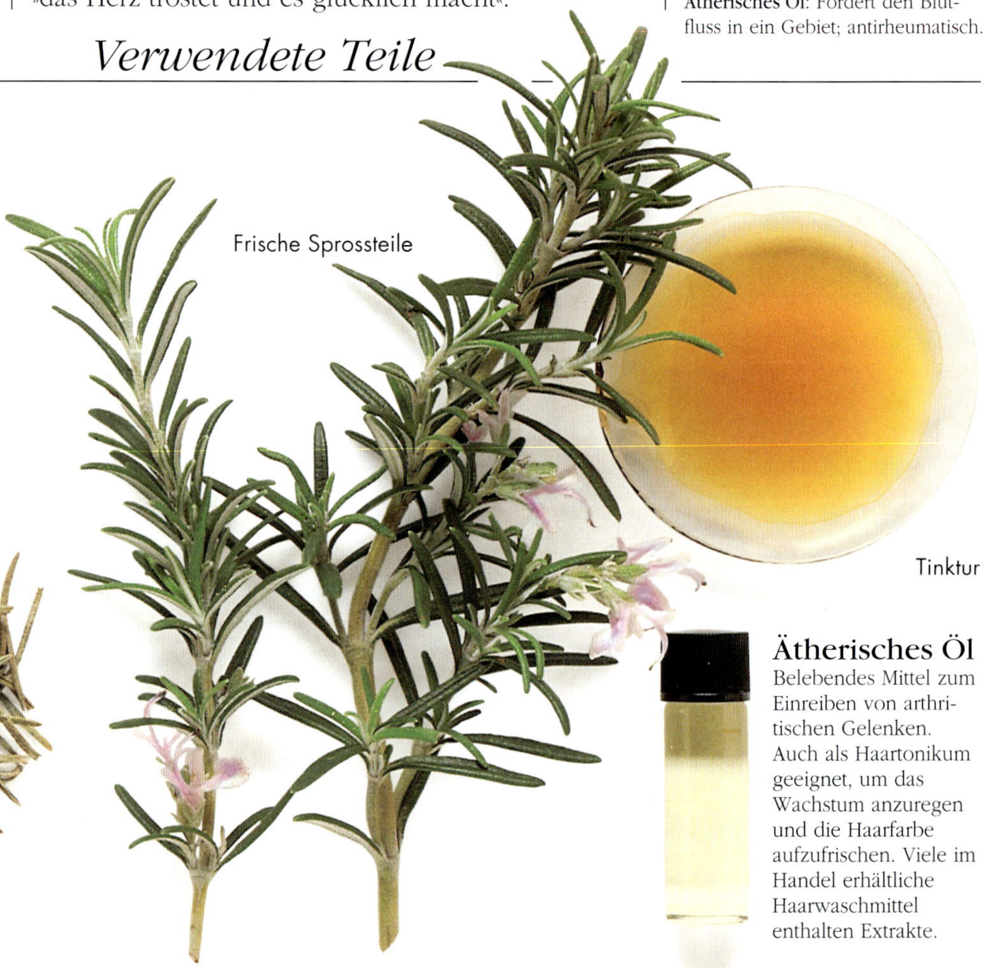

Frische Sprossteile

Tinktur

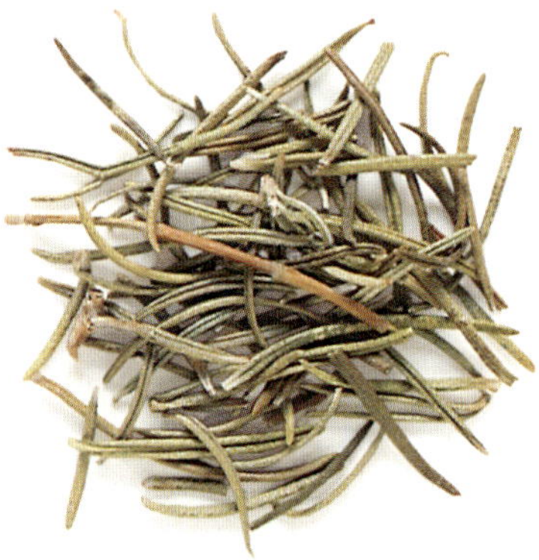

Getrocknete Sprossteile

Ätherisches Öl

Belebendes Mittel zum Einreiben von arthritischen Gelenken. Auch als Haartonikum geeignet, um das Wachstum anzuregen und die Haarfarbe aufzufrischen. Viele im Handel erhältliche Haarwaschmittel enthalten Extrakte.

Anwendungen

Sprossteile

Aufguss: Man trinkt den heißen Aufguss bei Erkältung, Grippe, rheumatischen Schmerzen und Verdauungsschwäche. Eignet sich auch als belebendes Getränk bei Ermüdung oder Kopfschmerzen.

Tinktur: Verwendung als stimulierendes Tonikum. In Kombination mit Hafer, Helmkraut und Eisenkraut bei Depression.

Kompresse: Man tränkt ein Tuch in dem heißen Aufguss und legt es auf Verstauchungen. Alle 2–3 Minuten tauscht man die Kompresse gegen einen Eisbeutel aus.

Haarspülung: Man verwendet den Aufguss als Spülung bei Schuppen.

Ätherisches Öl

Öl: Zur Linderung von Gliederschmerzen oder als stimulierendes Mittel bei nervöser Erschöpfung gibt man 10 Tropfen ins Badewasser.

Massageöl: Man verdünnt 1 ml Rosmarinöl mit 25 ml Sonnenblumen- oder Mandelöl und massiert damit schmerzende Glieder und Muskeln. Zur Stimulierung des Haarwuchses reibt man das Öl in die Kopfhaut ein; bei Kopfschmerzen massiert man die Schläfen mit dem Öl.

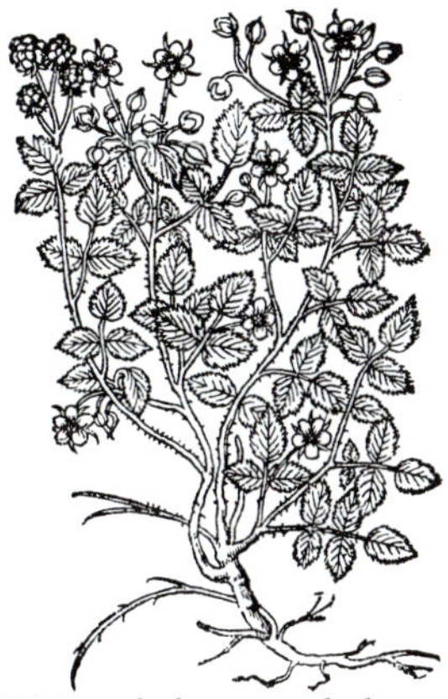

»Die Frucht kann auch denen verabreicht werden, die einen schwachen und empfindlichen Magen haben.«
John Gerard, 1597.

Rubus idaeus

HIMBEERE

Die Himbeerpflanze war ein beliebtes Hausmittel: Himbeeressig bei Halsschmerzen und Husten; ein Blütenaufguss bei Durchfall und für Umschläge bei Hämorrhoiden; Himbeersirup zur Vorbeugung von Zahnstein. Gerard betrachtete die Früchte als »mäßig heiß«; aus diesem Grund sind sie auch magenfreundlicher als Erdbeeren, die zu übermäßiger Schleimbildung und Verkühlung führen können. Einen Tee aus den Himbeerblättern nimmt man auch heute noch zur Geburtsvorbereitung.

Eigenschaften
Trocken, adstringierend, kühlend.

Bestandteile
Blätter: Gerbsäuren, Polypeptide.
Frucht: Vitamin A, B, C, E, Zucker, Mineralstoffe, ätherisches Öl.

Wirkung
Blätter: Adstringierend; zur Geburtsvorbereitung; stimulierend, verdauungsfördernd, Tonikum.
Frucht: Harn treibend, abführend, Schweiß treibend, reinigend.

Verwendete Teile

Blätter
Bei Menstruationsbeschwerden und -krämpfen. Gegen Ende der Schwangerschaft helfen die Blätter auch, den Uterus auf die Geburt vorzubereiten. Haben auch eine adstringierende Wirkung und eignen sich deshalb bei Durchfall, Verletzungen, Halsschmerzen und Mundgeschwüren. Ihre diuretischen Eigenschaften sind gut bei Rheuma. In Frankreich gelten sie als Tonikum für die Prostatadrüse. Ernte während des Sommers vor Reife der Frucht.

Beeren
Werden schon seit langem bei Verdauungsstörungen und Rheuma eingesetzt, sind reich an Vitaminen und Mineralstoffen, hoher Nährstoffgehalt. Ernte bei Reife im Spätsommer.

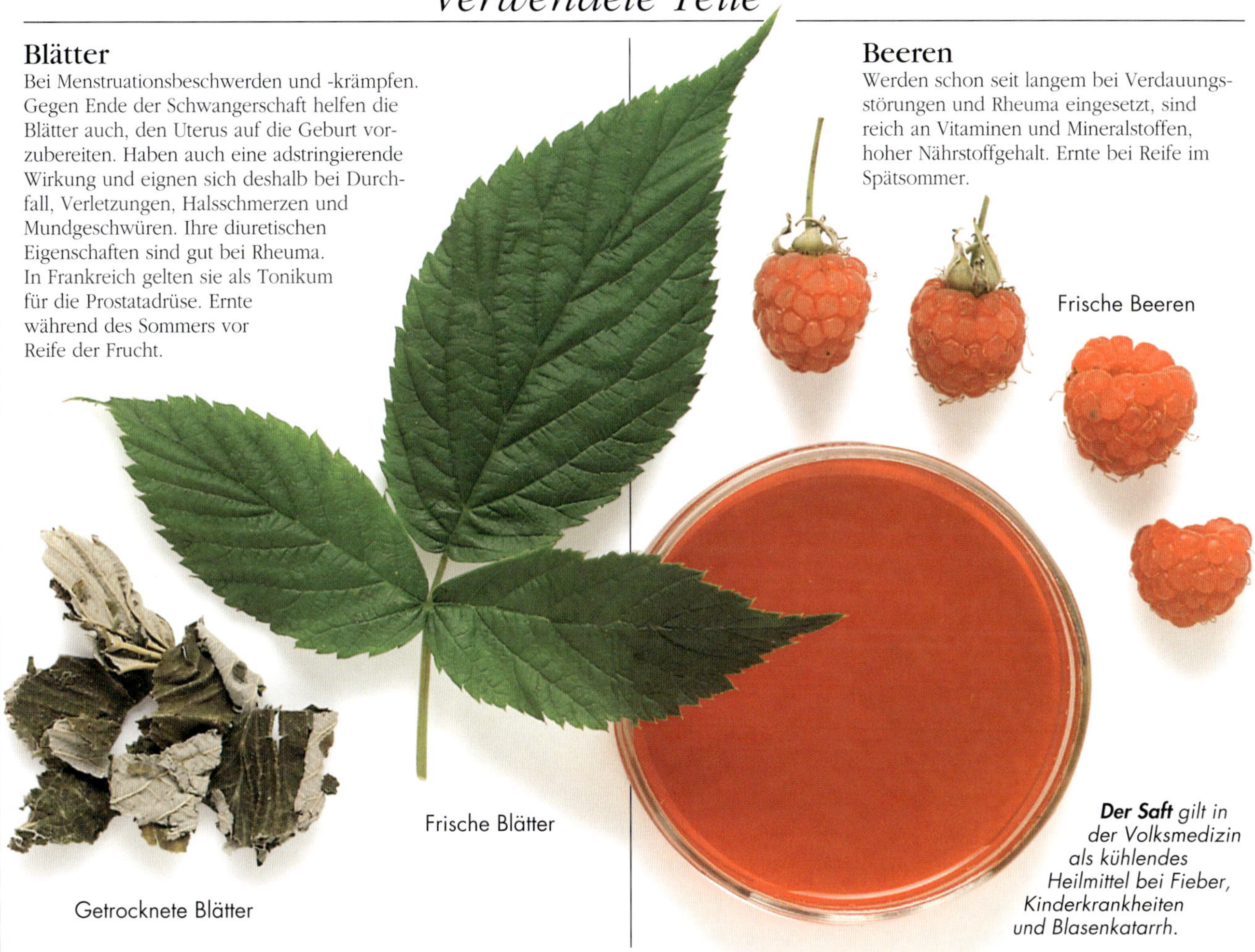

***Der Saft** gilt in der Volksmedizin als kühlendes Heilmittel bei Fieber, Kinderkrankheiten und Blasenkatarrh.*

Anwendungen

Blätter
Aufguss: Zur Erleichterung der Entbindung trinkt man in den letzten sechs bis acht Wochen vor der Geburt täglich eine Tasse. Während der Wehen sollte man große Mengen des warmen Tees trinken. Kann auch bei leichtem Durchfall, Menstruationsbeschwerden oder als Gurgelmittel bei Mundgeschwüren und Halsschmerzen verwendet werden.

Tinktur: Ist adstringierender als der Aufguss. Bei Wunden und Entzündungen verwendet man die verdünnte Tinktur; auch als Mundspülung bei Geschwüren und Zahnfleischentzündungen.

Waschlösung: Man verwendet den Aufguss zum Baden von Wunden und zur regelmäßigen Reinigung von offenen Beinen und Schürfwunden. Eignet sich auch als milde Augenspülung.

Beeren
Essig: Man lässt 500 g Früchte zwei Wochen lang in 1 Liter Weinessig ziehen und gießt sie dann ab. Die dicke rote Flüssigkeit kann als Zusatz für Hustenmittel oder als Gurgelmittel bei Halsschmerzen verwendet werden. Mit dem wohlschmeckenden Essig kann man auch den Geschmack anderer schleimlösender Kräuterheilmittel übertönen.

WARNUNG

- In den ersten Schwangerschaftsmonaten sollten hohe Dosen der Blätter vermieden werden, da sie den Uterus stimulieren können.

Salix alba

SILBERWEIDE

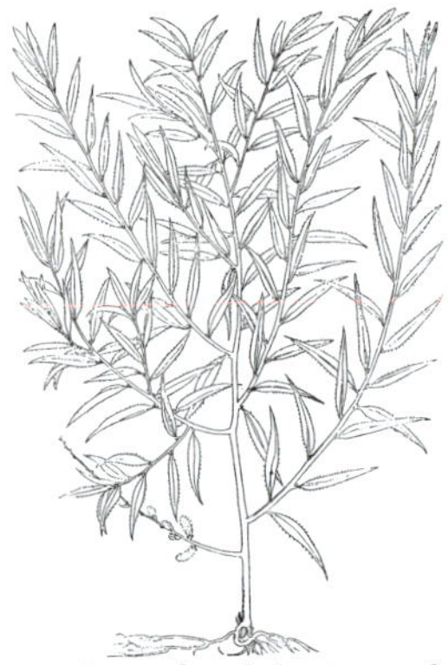

»Die Blätter [und die Samen] … dämpfen die Hitze der Lust in Mann und Frau; bei längerer Anwendung löschen sie das Feuer vollkommen.«
Nicholas Culpeper, 1653.

In der traditionellen Kräutermedizin verwendete man die Silberweide bei Fieber und anderen »heißen« Zuständen. Sie gehörte zu den ersten Kräutern, die wissenschaftlich untersucht wurden. Im 19. Jahrhundert extrahierte der französische Chemiker Leroux den aktiven Bestandteil der Weide und nannte ihn »Salicin«. Bereits 1852 wurde dieser Stoff synthetisch hergestellt. 1899 kam eine reizärmere und wohlschmeckendere Variante dieser Substanz (Acetylsalicylsäure) unter dem Namen »Aspirin« auf den Markt – die erste moderne Arznei auf pflanzlicher Basis. Bevorzugt verwendet werden fingerdicke Äste.

Eigenschaften
Kühl, trocken, leicht bitter.

Bestandteile
Salicin, Gerbsäuren, Flavonoide, Glykoside.

Wirkung
Antirheumatisch, entzündungshemmend; dämpft die Hitze; setzt Wasser frei; analgetisch, antiseptisch, adstringierend, bitteres Verdauungstonikum.

Verwendete Teile

Rinde

In der modernen Kräuterheilkunde wird im Allgemeinen nur die Rinde verwendet. Sie wird bei Rheuma und Arthritis verschrieben, senkt Fieber und lindert Neuralgien, Kopfschmerzen und Schmerz ganz allgemein. Dank ihrer leicht bitteren Eigenschaften regt sie die Verdauung an und wird bei Gastroenteritis und Durchfall auf Grund von Hitze und Entzündung eingesetzt. Ernte im Sommer.

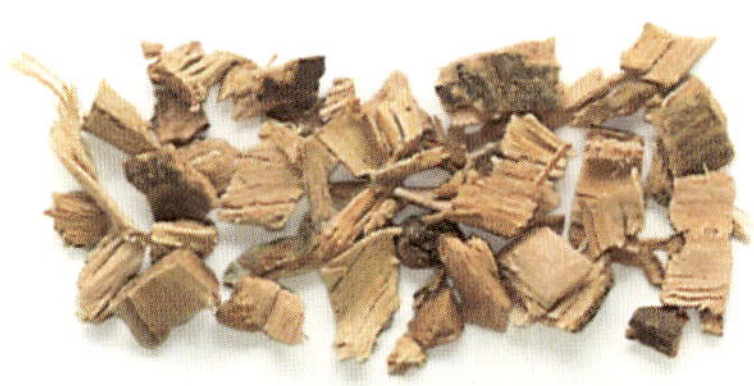

Getrocknete Rinde

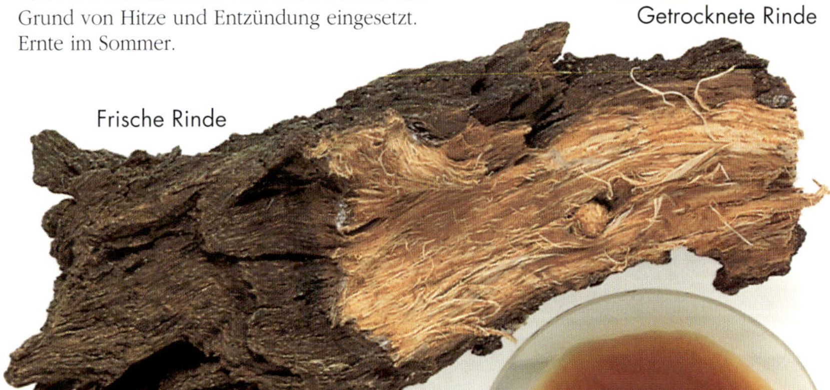

Frische Rinde

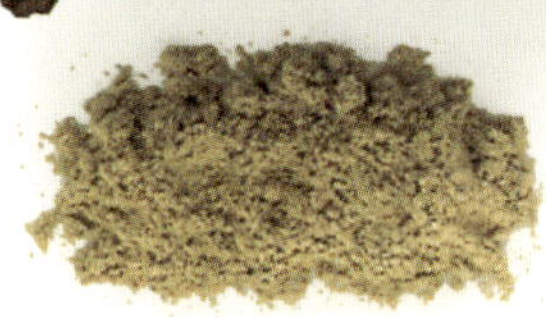

Pulverisierte Rinde

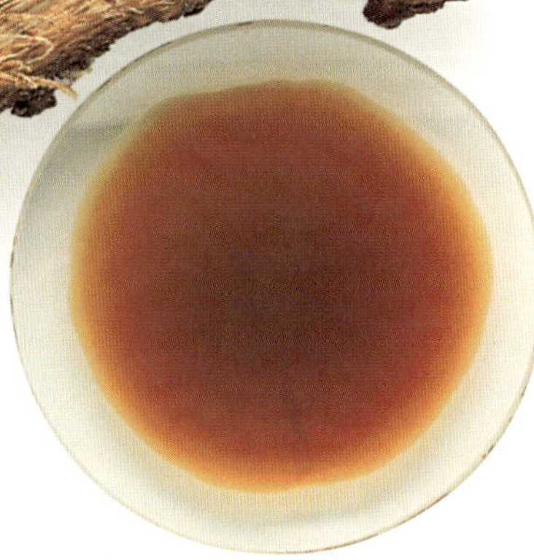

Tinktur

Blätter

Waren früher ein beliebtes Hausmittel und wurden so häufig wie heute die Rinde verwendet. Tee aus Weidenblättern wurde bei Fieber und Kolikschmerzen eingesetzt; mit dem Aufguss behandelte man Schuppen.

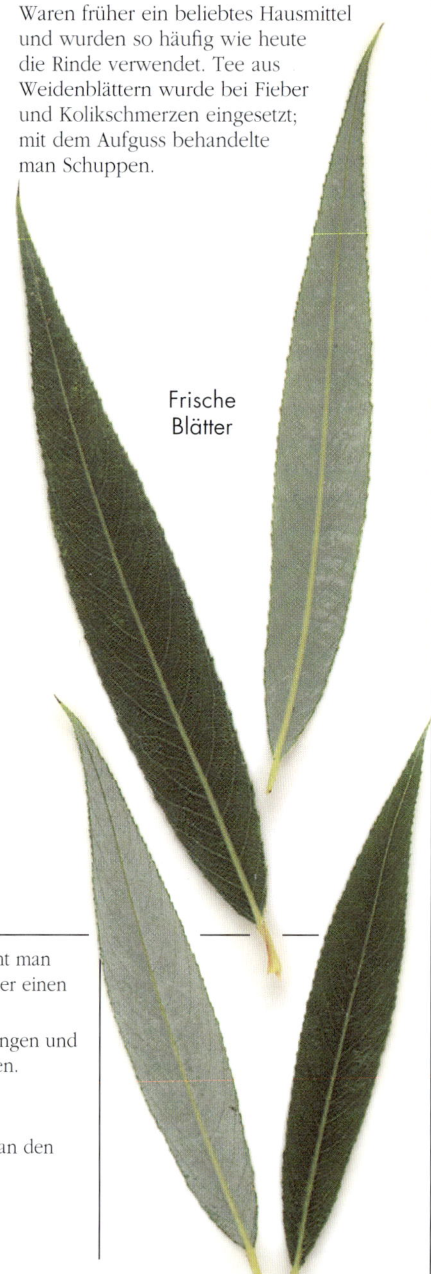

Frische Blätter

Anwendungen

Rinde

Flüssigextrakt: Stärker als die Tinktur; Verwendung bei rheumatischen Zuständen, Kopfschmerzen und Neuralgien.

Tinktur: Bei Fieber nimmt man bis zu 15ml pro Dosis; auch in Kombination mit Wasserdost, Holunder und bitteren Heilmitteln wie Enzian; bei Infektionen und Magenentzündungen in Kombination mit beruhigenden Kräutern wie Wegerich (Verwendung der alkoholfreien Tinktur, siehe Seite 157).

Pulver: Bei Fieber und Kopfschmerzen nimmt man Dosen bis zu 10g und mischt das Pulver unter einen Teelöffel Honig.

Absud: Verwendung bei fieberhaften Erkältungen und Kopfschmerzen sowie bei arthritischen Leiden.

Blätter

Aufguss: Bei Verdauungsproblemen trinkt man den Aufguss nach den Mahlzeiten.

Salvia-Arten

SALBEI

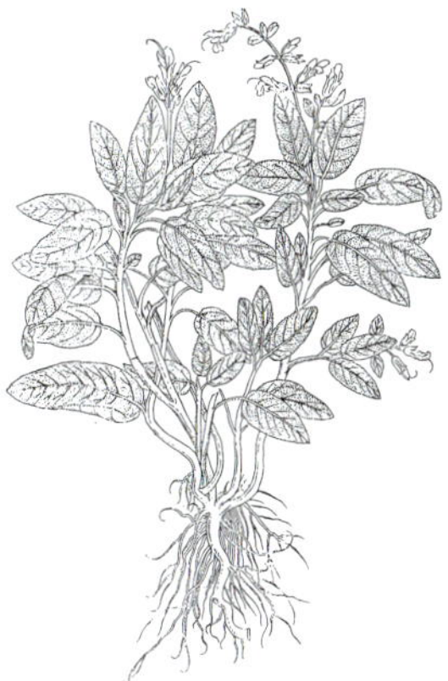

»Warum sterben die Menschen an Krankheiten, wenn in den Gärten Salbei wächst?«
»Macers Kräuterkunde«, 10. Jahrhundert.

Salbei stand schon immer für ein langes Leben und soll bei Gedächtnisschwäche für ältere Menschen nützlich sein. Wie andere Kräuter gegen Vergesslichkeit wurde auch Salbei auf Gräber gepflanzt. Die Chinesen sollen mit Beginn des britischen Teehandels zwei Kisten Tee gegen eine mit getrocknetem Salbei getauscht haben. Der Grüne Salbei (*S. officinalis*) wird häufig mit dem Griechischen Salbei (*S. fruticosa*) verfälscht, die Eigenschaften sind jedoch sehr ähnlich. Kräuterheilkundige verwenden oft eher die lilafarbene Art (*S. officinalis*, Purpurescens-Gruppe).

Eigenschaften
Scharf, bitter, kühl, austrocknend.

Bestandteile
S. officinalis: Ätherisches Öl, diterpene Bitterstoffe, Gerbsäuren, Triterpene, Harz, Flavonoide, östrogenhaltige Substanzen, Saponine.
S. miltiorrhiza: Vitamin E.

Wirkung
S. officinalis: Entblähend, entkrampfend, adstringierend, antiseptisch; verringert Schweiß-, Speichel- und Milchfluss; stimuliert den Uterus; antibiotisch; fördert den Gallenfluss.
S. miltiorrhiza: Regt den Kreislauf an; beruhigend; verringert Hitze.

Verwendete Teile

Blätter
S. officinalis
(Purpurescens-Gruppe)
Die besondere Affinität zu Mund und Hals machen sie als Gurgelwasser und zum Spülen geeignet. Ihre austrocknende Wirkung hilft bei Problemen der Wechseljahre sowie beim Abstillen. Frische Blätter ergeben ein bitteres Mittel zur Verdauungsförderung. Ernte während des ganzen Sommers.

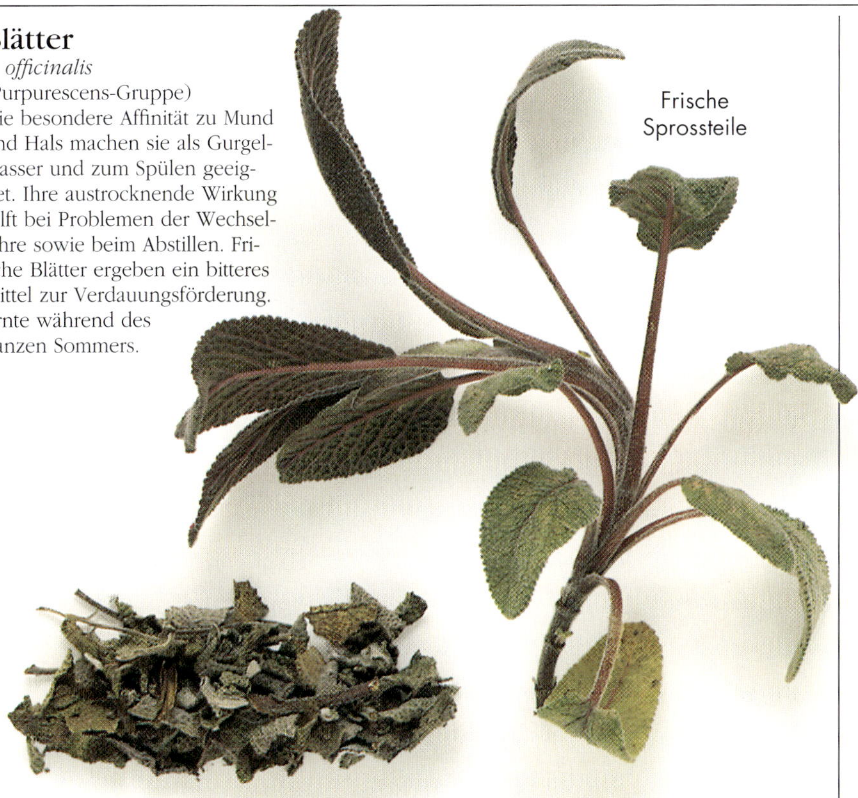

Frische Sprossteile

Getrocknete Sprossteile

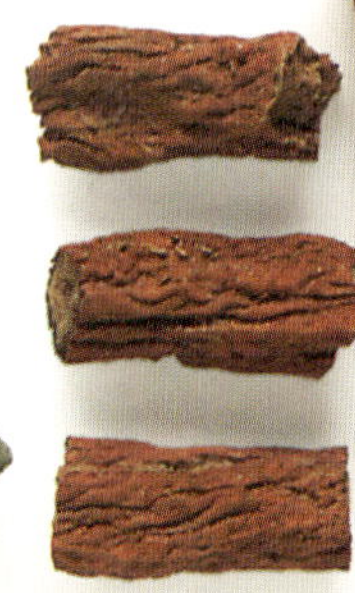

Dan shen

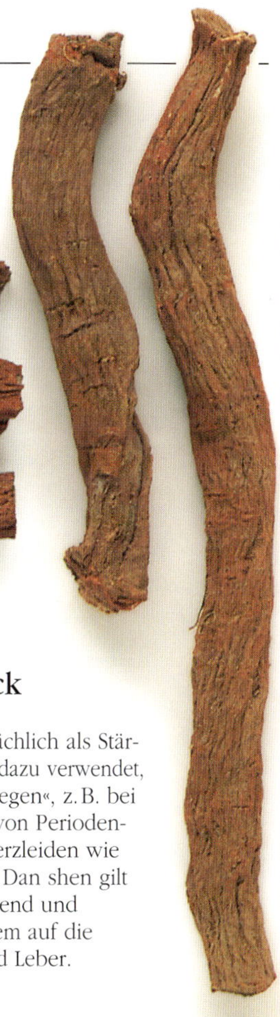

Wurzelstock
S. miltiorrhiza
In China hauptsächlich als Stärkungsmittel und dazu verwendet, das »Blut zu bewegen«, z. B. bei manchen Arten von Periodenschmerz oder Herzleiden wie Angina pectoris. Dan shen gilt auch als beruhigend und kühlend, vor allem auf die Organe Herz und Leber.

Anwendungen

Blätter
S. officinalis/S. fruticosa
Aufguss: Man gibt 20 g Blätter auf 50 ml Wasser und verwendet den Aufguss als Tonikum zur Stimulierung der Leber sowie zur Förderung der Darmtätigkeit und des Kreislaufs bei Schwächezuständen. Verringert den Milchfluss beim Abstillen und lindert die Hitzewallungen während der Wechseljahre.

Tinktur: Verwendung bei Problemen der Wechseljahre. Wird verschrieben, um den Speichelfluss bei der Parkinsonschen Krankheit zu verringern.

Creme: In Frankreich beliebt zur Behandlung von kleineren Schnitt- und Schürfwunden sowie Insektenstichen.

Gurgelmittel/Mundspülung: Bei Halsschmerzen, Mandelentzündung, Mundgeschwüren oder Zahnfleischleiden verwendet man einen schwachen Aufguss.

Haarspülung: Man verwendet die Spülung bei Schuppen und zum Auffrischen der Haarfarbe bei Ergrauen.

Wurzel
S. miltiorrhiza
Absud: Wird bei Periodenschmerz auf Grund schlechter Blutzirkulation verschrieben; in China auch Verwendung bei Angina pectoris und koronarer Herzerkrankung.

WARNUNG

- Während der Schwangerschaft sollten therapeutische Dosen vermieden werden. Kleine Mengen von Salbei können in der Küche gefahrlos verwendet werden.
- Man sollte Dan shen nur verwenden, wenn der Zustand durch mangelnde Blutzirkulation verursacht wird. Bei Herzproblemen sollten Sie medizinischen Rat einholen.
- Salbei enthält Thujon. Diese Substanz sollte von Epileptikern gemieden werden, da sie Anfälle auslösen kann.

Sambucus nigra

SCHWARZER HOLUNDER

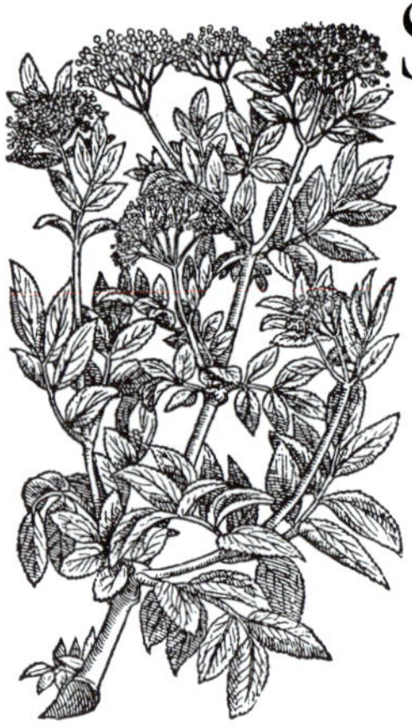

»Der Absud der Wurzel ... heilt den Biss der Natter.«
Nicholas Culpeper, 1653.

Um diese Pflanze ranken sich zahllose Legenden. Auf Grund seiner unzähligen therapeutischen und prophylaktischen Eigenschaften gilt Holunder als »vollständiger Arzneischrank«. Galen klassifizierte das Kraut als »heiß und trocken«. Es wurde bei kalten, feuchten Zuständen wie Katarrh oder übermäßiger Schleimbildung eingesetzt. Im 17. Jahrhundert war es ein beliebtes Mittel zur Schleimlösung und wurde bei Husten sowie als Harn treibendes und abführendes Mittel angewendet. Im 18. Jahrhundert verwendete man Holunderblütenwasser, um einen blassen Teint zu erhalten und Sommersprossen zu entfernen.

Eigenschaften
Blüten/Beeren: Bitter, austrocknend, kühl, leicht süß.
Rinde: Heiß, bitter, austrocknend.

Bestandteile
Ätherisches Öl, Flavonoide, Schleim, Gerbsäuren, Vitamine A, C, cyanogene Glykoside, Alkaloid.

Wirkung
Blüten: Schleim lösend, antikatarrhalisch; Schweiß treibend, Harn treibend; lokal entzündungshemmend.
Beeren: Schweiß treibend, Harn treibend, abführend.
Rinde: Abführend; Harn treibend; lokal beruhigend.

Verwendete Teile

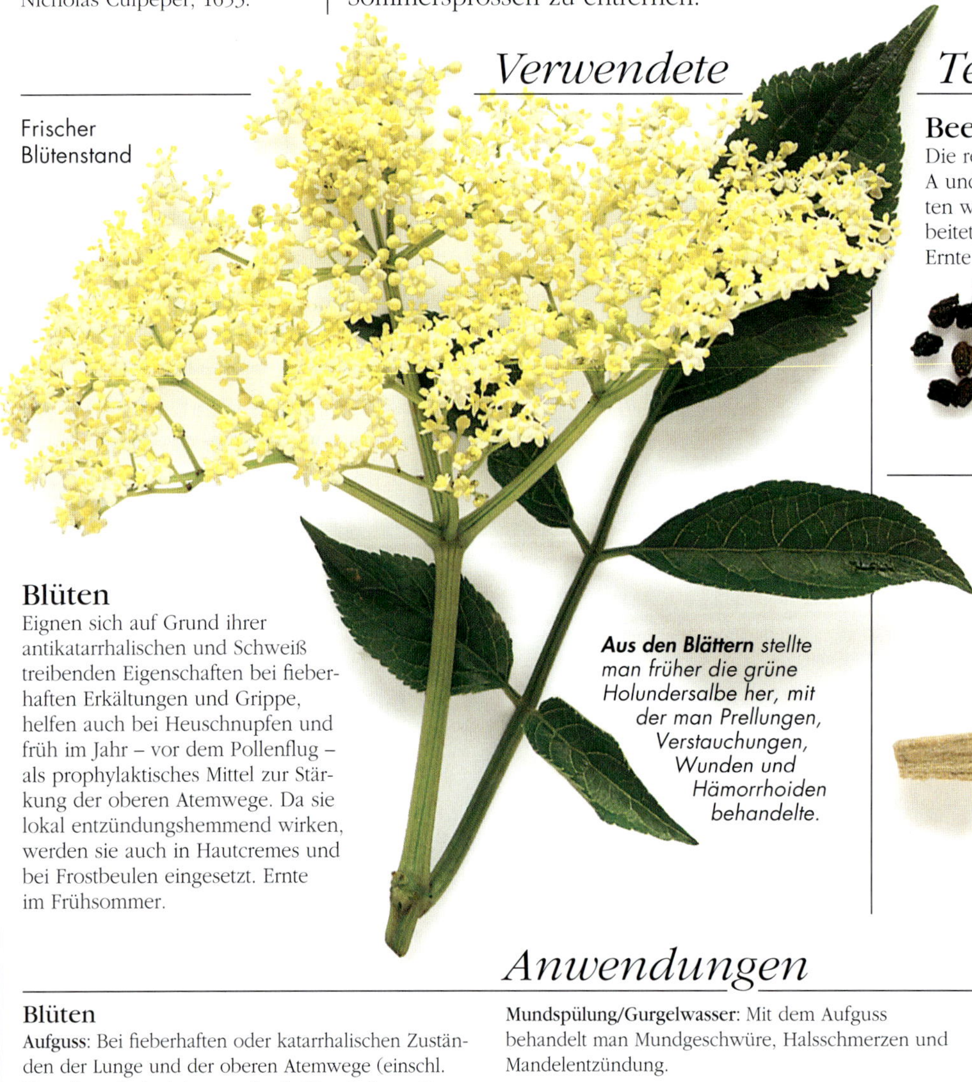

Frischer Blütenstand

***Aus den Blättern** stellte man früher die grüne Holundersalbe her, mit der man Prellungen, Verstauchungen, Wunden und Hämorrhoiden behandelte.*

Blüten
Eignen sich auf Grund ihrer antikatarrhalischen und Schweiß treibenden Eigenschaften bei fieberhaften Erkältungen und Grippe, helfen auch bei Heuschnupfen und früh im Jahr – vor dem Pollenflug – als prophylaktisches Mittel zur Stärkung der oberen Atemwege. Da sie lokal entzündungshemmend wirken, werden sie auch in Hautcremes und bei Frostbeulen eingesetzt. Ernte im Frühsommer.

Beeren
Die reifen Beeren sind reich an Vitamin A und C. Vor der Zeit von Winterimporten wurden sie zu Wein und Sirup verarbeitet, um Erkältungen vorzubeugen. Ernte im Herbst.

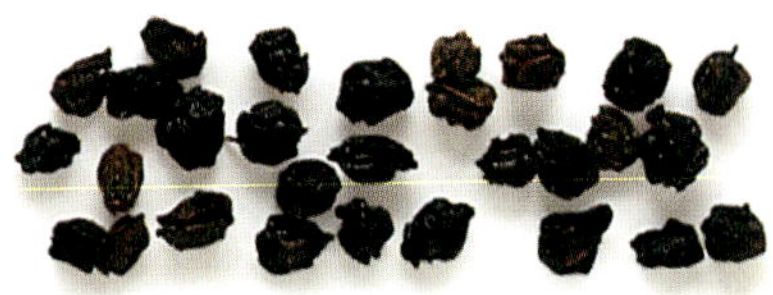

Getrocknete Beeren

Innere Rinde
Hat wärmende Eigenschaften und ist ein wirkungsvolles Mittel zur Leberstimulation, das man früher bei hartnäckiger Verstopfung und Arthritis einsetzte. Wird heute kaum noch verwendet.

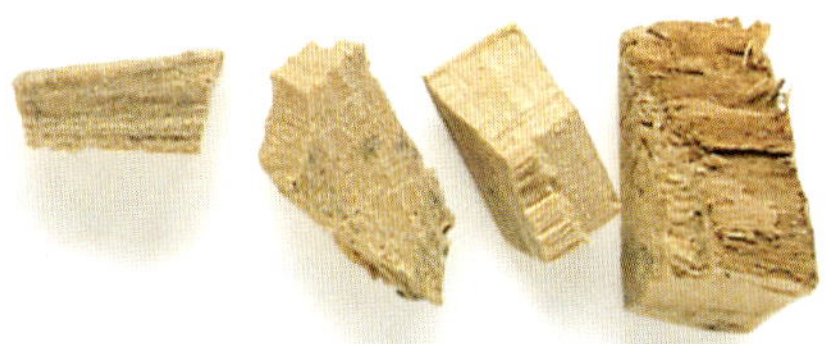

Innere Rinde

Anwendungen

Blüten
Aufguss: Bei fieberhaften oder katarrhalischen Zuständen der Lunge und der oberen Atemwege (einschl. Heuschnupfen) trinkt man den heißen Aufguss. Kann auch mit Schafgarbe, Wasserdost und Pfefferminze kombiniert werden.

Tinktur: Verwendung bei Erkältung und Grippe sowie am Anfang des Frühlings, um später eintretende Symptome von Heuschnupfen zu lindern.

Creme: Verwendung bei rissiger Haut und Schürfwunden an den Händen sowie bei Frostbeulen.

Augenspülung: Bei entzündeten oder gereizten Augen verwendet man den kalten, abgeseihten Aufguss.

Mundspülung/Gurgelwasser: Mit dem Aufguss behandelt man Mundgeschwüre, Halsschmerzen und Mandelentzündung.

Beeren
Sirup: Herstellung aus dem Absud. Verwendung als Prophylaktikum gegen winterliche Erkältungen oder in Kombination mit anderen Schleim lösenden Kräutern wie Thymian bei Husten.

Tinktur: Verwendung bei Rheuma in Kombination mit anderen Kräutern wie Fieberklee oder Weide.

WARNUNG

- Teile der Holunderpflanze sollten nicht verabreicht werden, wenn der Zustand sich durch zusätzlichen Flüssigkeitsentzug noch verschlimmern könnte.
- Während der Schwangerschaft sollte die stark abführende Rinde gemieden werden.

Scrophularia-Arten

BRAUNWURZ

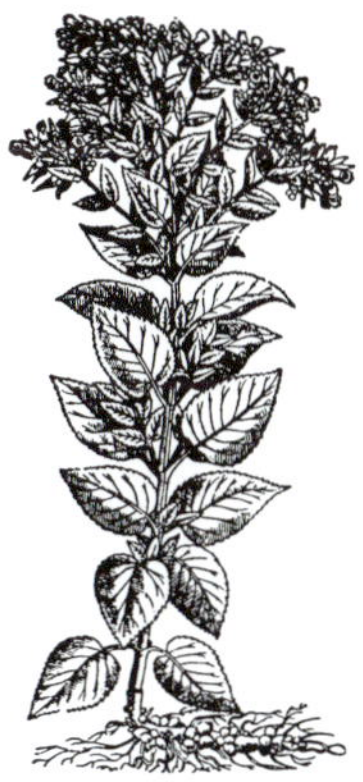

»... sie entfernt Rötungen, Hautflecken und Sommersprossen aus dem Gesicht, ebenso Schorf und andere Missbildungen ...«
Nicholas Culpeper, 1653.

In der östlichen und westlichen Heilkunde gilt *S. nodosa* als reinigendes Kraut. Früher war Braunwurz unter dem Namen »Skrofelpflanze« bekannt (daher der botanische Name) und wurde bei Abszessen, eitrigen Wunden und dem »Übel der Könige« oder Skrofulose (Tuberkulose der Lymphdrüsen im Hals) verwendet, deswegen nannte Culpeper das Kraut auch »Halswurz«. Die chinesische Heilkunde verordnet Xuan shen, die Wurzel einer verwandten Art (*S. ningpoensis*), bei »Feuergiften«, das heißt bei den gleichen eitrigen Zuständen, die auch im Westen mit diesem Kraut behandelt werden.

Eigenschaften
Bitter, kalt, austrocknend; salzig (*S. ningpoensis*).

Bestandteile
S. nodosa: Saponine, kardioaktive Glykoside, Alkaloide, Flavonoide, Iridoide.
S. ningpoensis: Saponine, Phytosterin, essenzielle Fettsäuren, Asparagin.

Wirkung
S. nodosa: Harn treibend, abführend; stimuliert Herz- und Kreislauftätigkeit, entzündungshemmend.
S. ningpoensis: Stärkend, kühlend, entzündungshemmend, antibakteriell, Herztonikum; beruhigend.

Verwendete Teile

Sprossteile

S. nodosa
Zur Behandlung von Hautproblemen verwendet, für alle Arten von Reinigung wie etwa bei rheumatischen Leiden oder Gicht, wo es zu verminderter Leistung des Lymphsystems kommt, oder bei Darmträgheit mit Verstopfung. Ernte nach der Blüte im Sommer.

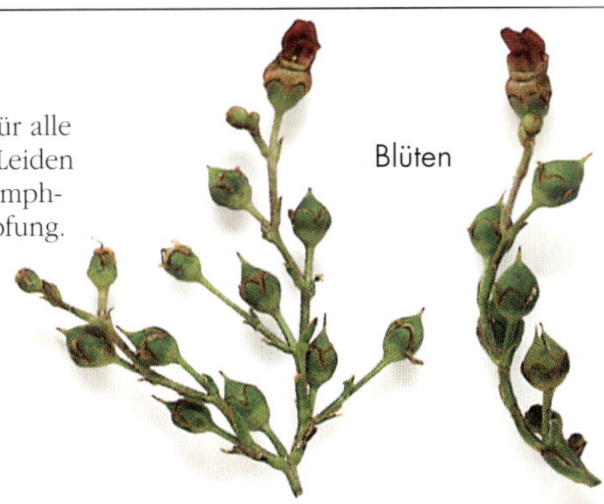

Blüten

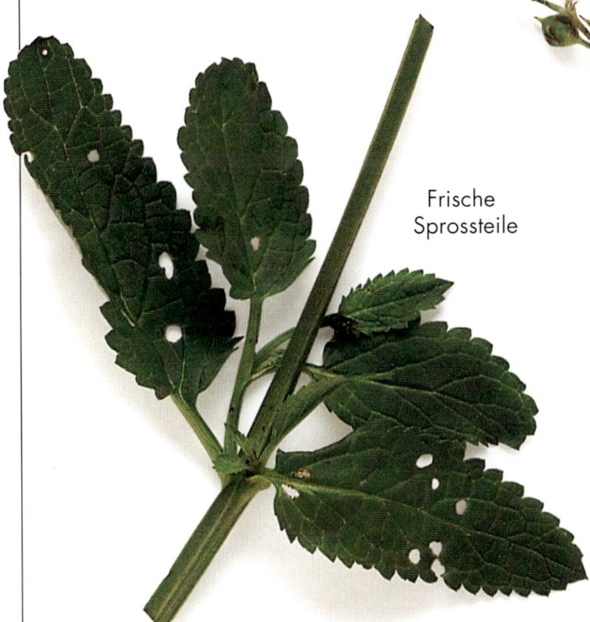

Frische Sprossteile

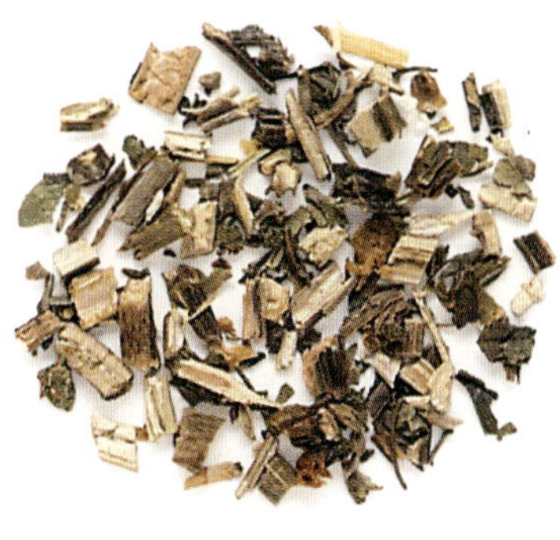

Getrocknete Sprossteile

Wurzelstock

S. ningpoensis
Im Gegensatz zu *S. nodosa* beruhigt die chinesische Art das Herz, senkt den Blutdruck und wirkt leicht sedierend. Sie erneuert auch das Jing (Lebenskraft).

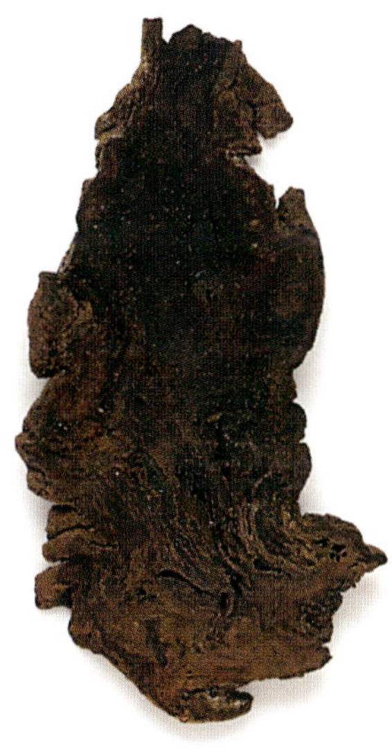

Xuan shen

Anwendungen

Sprossteile

S. nodosa
Aufguss: Verwendung zur Entgiftung (bei Rheuma, Lymphleiden und Hautkrankheiten wie Ekzemen und Schuppenflechte).

Tinktur: Verwendung in Verbindung mit anderen verdauungsfördernden Kräutern wie Löwenzahn, Sauerdorn oder Rhabarberwurzel bei Verstopfung und Darmträgheit, ebenso in Verbindung mit Krausem Ampfer oder Klette bei Hautkrankheiten.

Kompresse: Man tränkt ein Tuch im Aufguss und legt es auf schmerzhafte Schwellungen, Wunden und Geschwüre.

Waschlösung: Verwendung des Aufgusses bei Ekzemen, Hautentzündungen und Pilzinfektionen.

Wurzel

S. ningpoensis
Absud: Verwendung bei Halsbeschwerden, einschließlich geschwollenen Drüsen und Mandelentzündung. Wird auch bei tief sitzenden Abszessen und Lymphschwellungen eingesetzt. In China wird die Wurzel mit Salz als Yin-Tonikum verabreicht.

WARNUNG

- *S. nodosa* stimuliert die Herztätigkeit und sollte bei übermäßig schnellem Herzschlag gemieden werden.

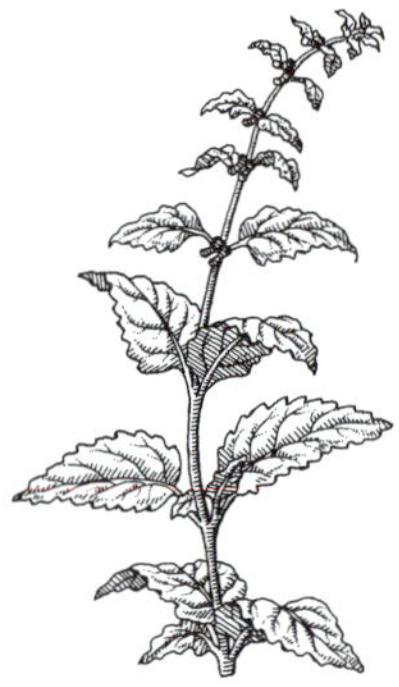

»Helmkraut ist in der Heilkunde wohl das Nervenmittel mit dem breitesten Anwendungsbereich.«
David Hoffmann, »Das ganzheitliche Kräuterbuch«, 1983.

Scutellaria-Arten

HELMKRAUT

Das Helmkraut aus Virginia ist recht neu im europäischen Kräuterrepertoire. Die amerikanischen Ureinwohner verwandten es bei Tollwut und zur Menstruationsförderung. Die helmförmigen Kelche und die Blüten, die nur auf einer Seite des Stängels wachsen, haben ihm seinen botanischen Namen, *S. lateriflora*, gegeben. Heute gilt es als eines der besten Kräuter zur Behandlung von Nervenleiden. Die Chinesen verwenden eine verwandte Art, *S. baicalensis* oder Huang qin.

Eigenschaften
Bitter, kalt, austrocknend.

Bestandteile
S. lateriflora: Flavonoide, Gerbsäuren, Bitterstoff, ätherisches Öl, Mineralstoffe.
S. baicalensis: Flavonoide, Sitosterine.

Wirkung
S. lateriflora: Entspannendes Nervenmittel, Krampf lösend.
S. baicalensis: Antibakteriell, kühlend, Harn treibend, Krampf lösend.

Verwendete Teile

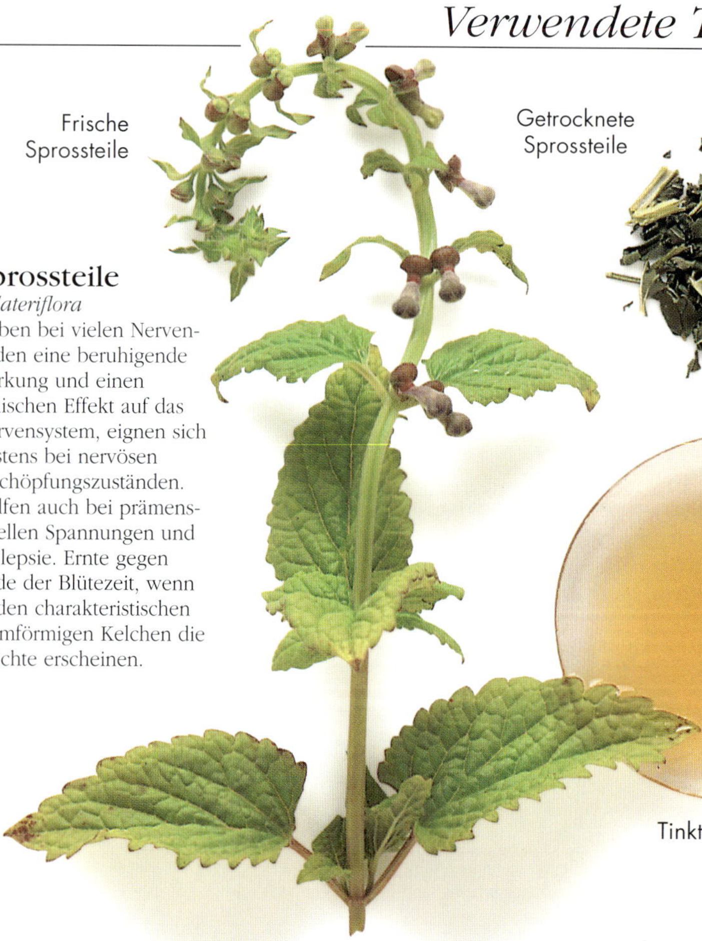

Frische Sprossteile

Sprossteile
S. lateriflora
Haben bei vielen Nervenleiden eine beruhigende Wirkung und einen tonischen Effekt auf das Nervensystem, eignen sich bestens bei nervösen Erschöpfungszuständen. Helfen auch bei prämenstruellen Spannungen und Epilepsie. Ernte gegen Ende der Blütezeit, wenn in den charakteristischen helmförmigen Kelchen die Früchte erscheinen.

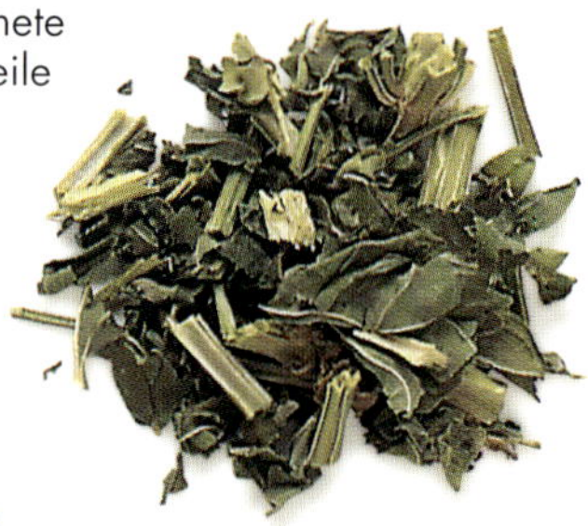

Getrocknete Sprossteile

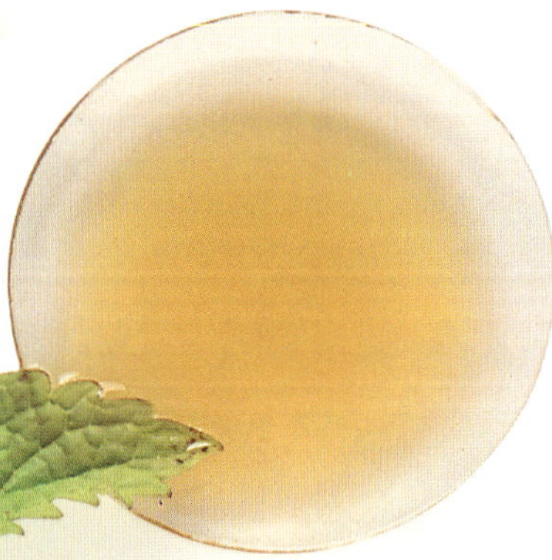

Tinktur

Wurzelstock
S. baicalensis
Huang qin wird in China hauptsächlich dazu verwendet, die Atemwege und den Verdauungstrakt von Hitze zu befreien. Vermutlich enthält die Wurzel Melatonin, das bei Kopfschmerzen und Schlaflosigkeit helfen kann. Koreanische Studien legen nahe, dass das Kraut gegen Zahn- und Zahnfleischerkrankungen wirkt.

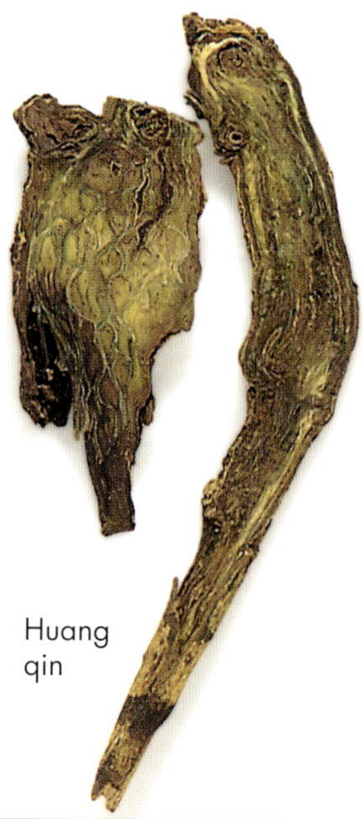

Huang qin

Anwendungen

Sprossteile
S. lateriflora

Aufguss: Man verwendet möglichst das frische Kraut, um einen Beruhigungstee bei nervöser Erschöpfung, Reizbarkeit, Überängstlichkeit und prämenstruellen Spannungen zu brauen. Bei Schlaflosigkeit kombiniert man Helmkraut mit Passionsblume und trinkt den Aufguss am Abend.

Tinktur: Wird am besten aus dem frischen Kraut hergestellt und ist ein gutes Mittel zur Nervenberuhigung. Bei Stress und Depression nimmt man 5 ml der Tinktur oder kombiniert diese mit 10 Tropfen Zitronenmelisse.

Wurzel
S. baicalensis

Absud: In Kombination mit anderen kalten, bitteren Kräutern wie Huang lian oder Gelbwurzel, um den Körper bei Gastritis, Brust- und Harnwegsinfektionen einschl. Durchfall, Gelbsucht, Gastroenteritis, Bronchitis und Blasenkatarrh von Hitze zu befreien. In Verbindung mit Kräutern wie Ju hua zur Senkung eines überhöhten Blutdrucks.

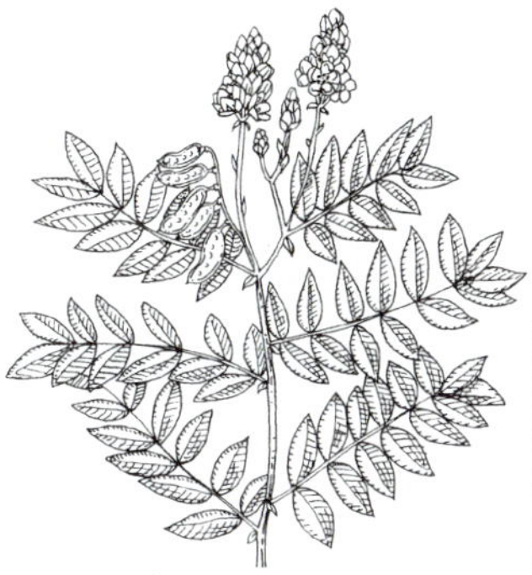

Senna alexandria

SENNA

»Die Wirkung von Senna tritt sehr sicher ein; Senna ist bei den meisten Krankheiten zulässig und das einzig Unangenehme ist der üble Geschmack.« George Graves, »Hortus Medicus«, 1834.

Schon seit Jahrhunderten setzt man Sennablätter und -schoten als starkes Abführmittel ein. In China heißen die Blätter Fan xie ye, in Indien nennt man die Pflanze Rajavriksha, »König der Bäume«. Wenn man Senna als Heilkraut verwenden will, ist es empfehlenswert, anfangs die Schoten in niedriger Dosierung einzusetzen, da deren Wirkung milder und weniger drastisch ist als die der Blätter. Senna ist heute Bestandteil vieler handelsüblicher Abführmittel.

Eigenschaften
Bitter, süß, kalt.

Bestandteile
Sennosoide (Anthracenderivate), Antrachinone (z.T. glykosidisch gebunden), Flavonoide, Aglyka, Dianthrone, Diglukoside.

Wirkung
Anregend, abführend, kühlend, antibakteriell, Würmer austreibend.

Verwendete Teile

Blätter

Sie werden in der Regel als Tee, Pulver und Tabletten verwendet, sie reizen den Verdauungstrakt und regen die Peristaltik an. Eine längere Einnahme kann aber das Verdauungssystem schwächen. Senna ist nicht geeignet bei Infektionen im Darmtrakt wie bei Morbus Crohn oder *Colitis ulcerosa*. Es führt zu weichem Stuhl und ist daher hilfreich bei blutenden Hämorrhoiden und Analfissuren.

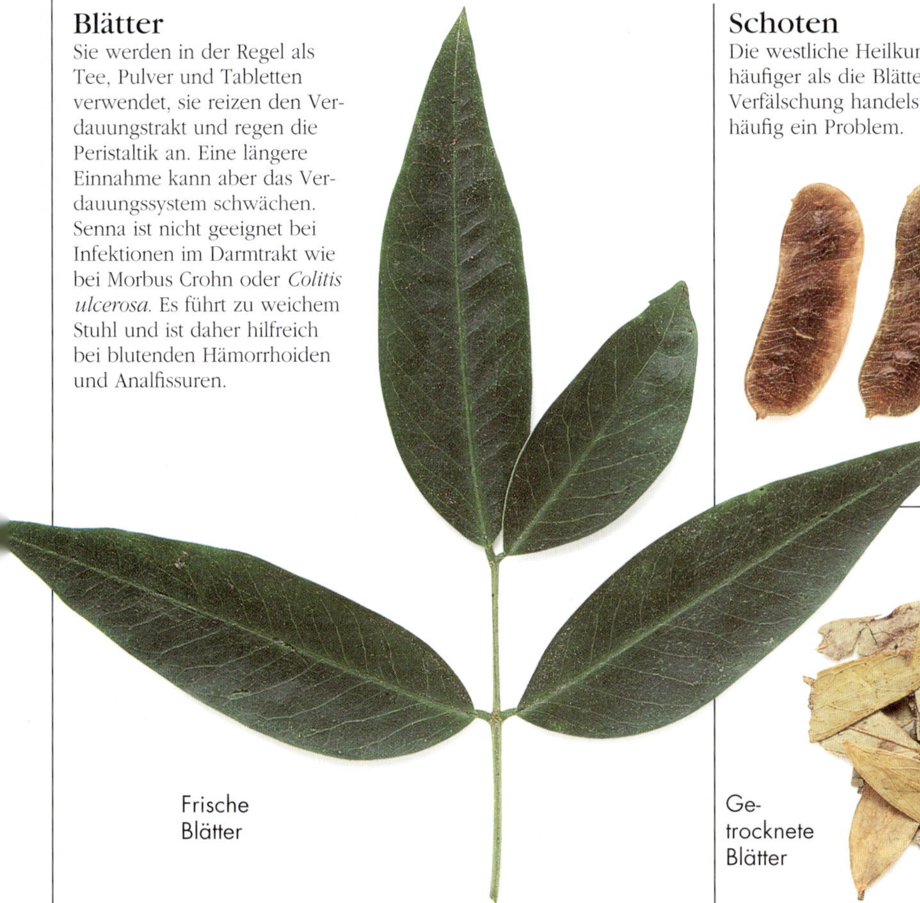

Frische Blätter

Schoten

Die westliche Heilkunde setzt die milderen Schoten häufiger als die Blätter ein. Früher war die Verfälschung handelsüblicher Sennapräparate häufig ein Problem.

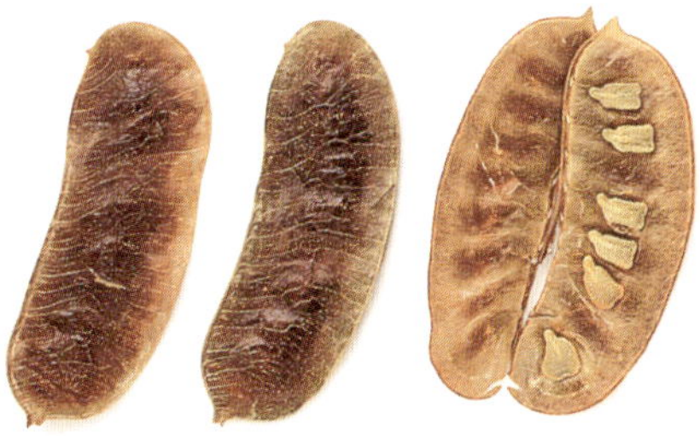

Getrocknete Schoten

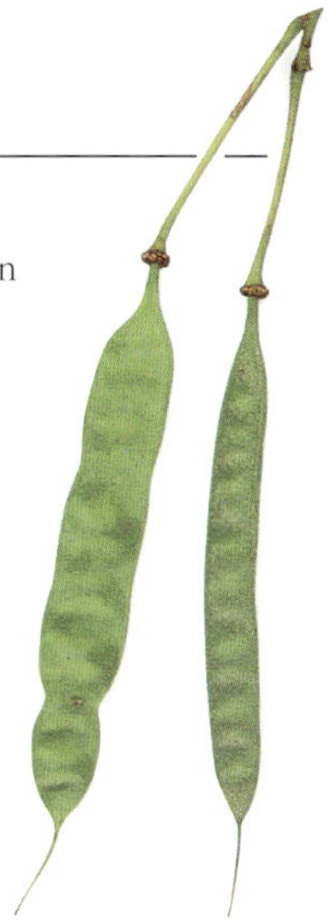

Frische Schoten

Getrocknete Blätter

Die chinesische Heilkunde setzen Fan xie ye ein als Abführmittel bei anhaltender Verstopfung und als Mittel, um Hitze, die zu Aufblähung des Bauchs und Verdauungsbeschwerden führen kann, abzukühlen.

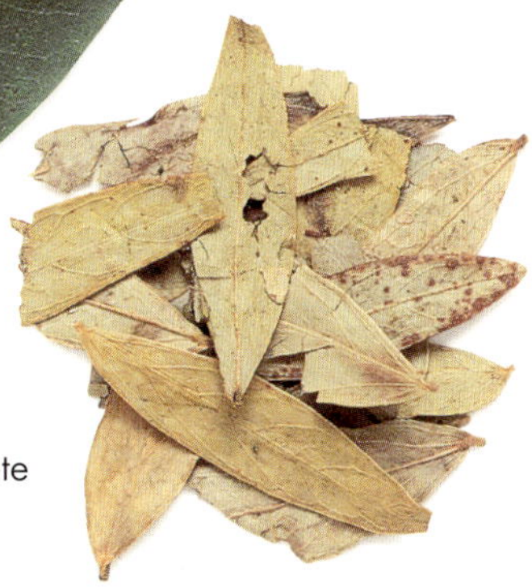

Getrocknete Blätter

Anwendungen

Blätter

Tinktur: 10–30 Tropfen pro Dosis werden morgens mit Wasser eingenommen.

Aufguss: 1/2 Teelöffel getrockneter Blätter mit 1 Teelöffel Fenchelsamen pro Tasse kochenden Wassers bei starker Verstopfung. Nicht länger als 7 Tage anwenden. Bis zur nächsten Anwendung sollten mindestens 2 Wochen vergehen.

Schoten

Aufguss: Beginnen Sie immer mit einer niedrigen Dosierung, 15–30 mg oder 3–6 Schoten pro Gabe. Man lässt die Schoten über Nacht in 1 Tasse warmem Wasser stehen und trinkt es morgens auf nüchternen Magen. Gegen Bauchschmerzen gibt man eine Scheibe frischen Ingwer oder 1 Teelöffel Fenchelsamen hinzu.

Tabletten/Granulat: 1–2 Teelöffel oder 2–4 Tabletten werden morgens eingenommen.

WARNUNG

- Während der Schwangerschaft und Stillzeit oder bei infektiösen Darmerkrankungen darf Senna nicht verwendet werden.

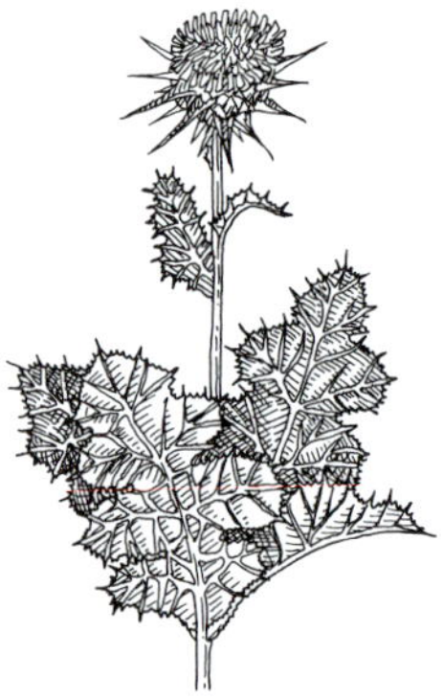

»Sie stillt Blutungen, lässt Kälteschwellungen verschwinden, bringt Erleichterung bei Zahnweh ... und man glaubt, dass sie Schlangen vertreibe.«
John Gerard, 1597.

Silybum marianum

MARIENDISTEL

Ihr englischer Name »Milchdistel« drückt aus, dass man sie traditionell zur Anregung des Milchflusses bei stillenden Frauen verwendete – ein anschauliches Beispiel der mittelalterlichen Signaturenlehre (siehe Seite 19), denn die weißen Blattadern sollten Milchströme symbolisieren. Die Mariendistel war früher auch ein vielseitiges Gemüse. Heute ist sie vor allem eine zentrale Kräutermedizin zur Leberstärkung und Anregung der Leberfunktionen.

Eigenschaften
Bitter, adstringierend, warm.

Bestandteile
Flavolignane (einschl. Silymarin), Bitterstoffe.

Wirkung
Bitteres Anregungsmittel, regt den Gallenfluss und den Milchfluss an, antidepressiv, Antioxidans, antiviral.

Verwendete Teile

Samen

Sie enthalten viel Silymarin, das nachweislich die Leber stärkt. Mit Extrakten behandelte man Hepatitis und Leberzirrhose. Die Samen können auch zur Senkung eines hohen Cholesterinspiegels beitragen und Gallenblasenentzündungen lindern. Studien belegen, dass die Mariendistel ein wirksameres Antioxidans als Vitamin E ist und Zellschäden durch freie Radikale entgegenwirkt.

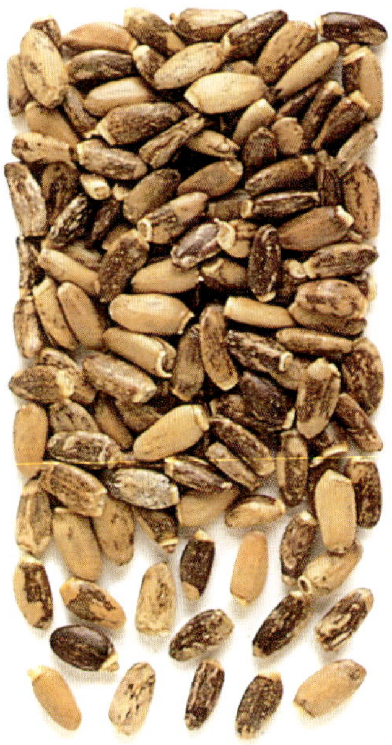

Samen

Tinktur

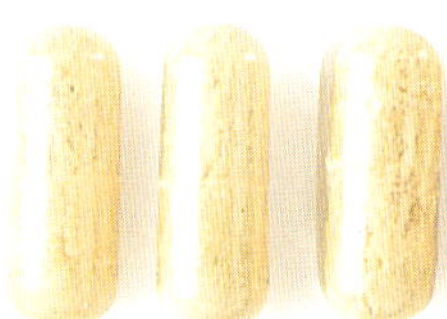

Kapseln

Blüten/Blätter

Bevor sich die Blüten öffnen, kann man sie so zubereiten und essen wie Artischocken. Man setzt sie zur Anregung der Leber und der Verdauung ein. Die Blätter isst man wie Spinat. Sie regen den Milchfluss bei Stillenden an und lindern Menstruationsbeschwerden. Auch in verdauungsfördernden Tees kann man sie einsetzen.

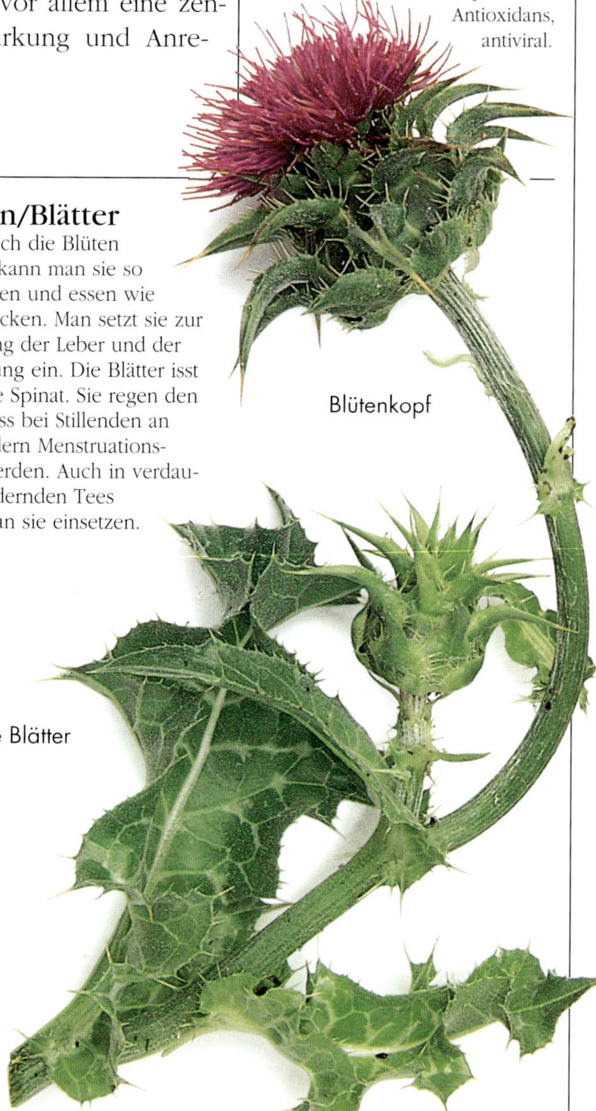

Anwendungen

Samen

Tinktur: Gibt man sie einer Tasse Pfefferminztee zu, erhält man ein gutes Mittel zur Verdauugsstärkung. Nehmen Sie 20–50 Tropfen der Tinktur bei Leber- und Gallenbeschwerden oder um die Verdauung anzuregen. Zur Vorbeugung von Gallensteinen oder Lebererkrankungen nimmt man bis zu 5 ml täglich in Wasser oder man kombiniert mit der gleichen Menge Löwenzahnwurzeltinktur.

Kapseln: Gegen Kater hilft die ein- bis zweimalige Einnahme von Kapseln zu 200 mg, oder man nimmt sie, bevor man Alkohol trinkt.

Pulver: Lokal zur Behandlung von Beingeschwüren.

Aufguss: Bei Leber- und Gallenschwäche trinkt man 1 Tasse; er lässt sich auch gut mit Eisenkraut kombinieren. Oder man setzt ihn zusammen mit Frauenmantel und Johanniskraut beim prämenstruellen Syndrom ein.

Blüten/Blätter

Aufguss: Um den Milchfluss beim Stillen anzuregen, trinkt man eine Tasse. Er regt auch die Verdauung an.

Frische Blätter: Man kann sie als Gemüse zubereiten.

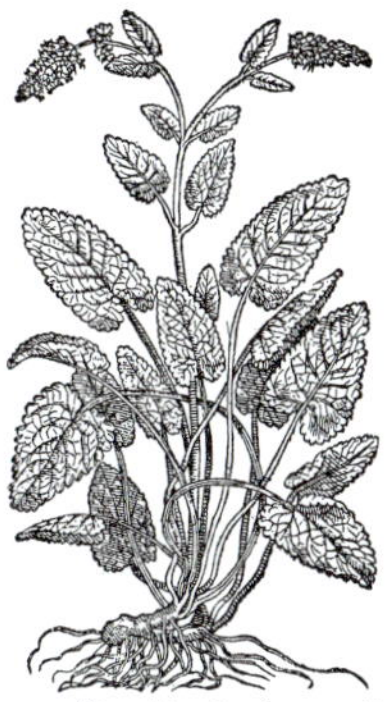

»... ist gut für die Seele und den Körper des Menschen. Er schützt ihn vor Visionen und Träumen.« »Herbarium Apuleii«, sächsische Übersetzung, etwa 9. Jahrhundert.

Stachys officinalis

ECHTER ZIEST

Ziest ist das wichtigste angelsächsische Heilmittel und wird zur Behandlung von 29 verschiedenen Krankheiten eingesetzt. Im Mittelalter galt er als das beliebteste Amulettkraut, mit dem man sich gegen üble und böse Humores (Körpersäfte) schützte. Gerard führte im Jahre 1597 eine lange Liste der Anwendungsbereiche auf und fügte hinzu, dass Ziest »den Menschen gut pissen lässt«. Heute wird das Kraut von vielen Experten zu Unrecht vernachlässigt.

Eigenschaften
Kühl, austrocknend, bittersüß.

Bestandteile
Alkaloide (einschl. Stachydrin und Trigonellin), Gerbsäuren, Saponine.

Wirkung
Beruhigend; bitteres Verdauungsmittel; Nervenmittel; leicht Harn treibend; Kreislauftonikum vor allem für die Gehirndurchblutung; adstringierend.

Verwendete Teile

Sprossteile

Werden vor allem bei Kopfschmerzen und Nervenleiden verwendet, eignen sich aber auch als leicht Harn treibendes Tonikum zur Stimulierung und Reinigung des Verdauungstraktes. Ernte während der Blüte im Sommer.

Wurzelstock

Heute nur noch selten verwendet. Gilt als bittere Arznei, die sich vor allem auf die Leber auswirkt und eine leicht abführende Wirkung hat.

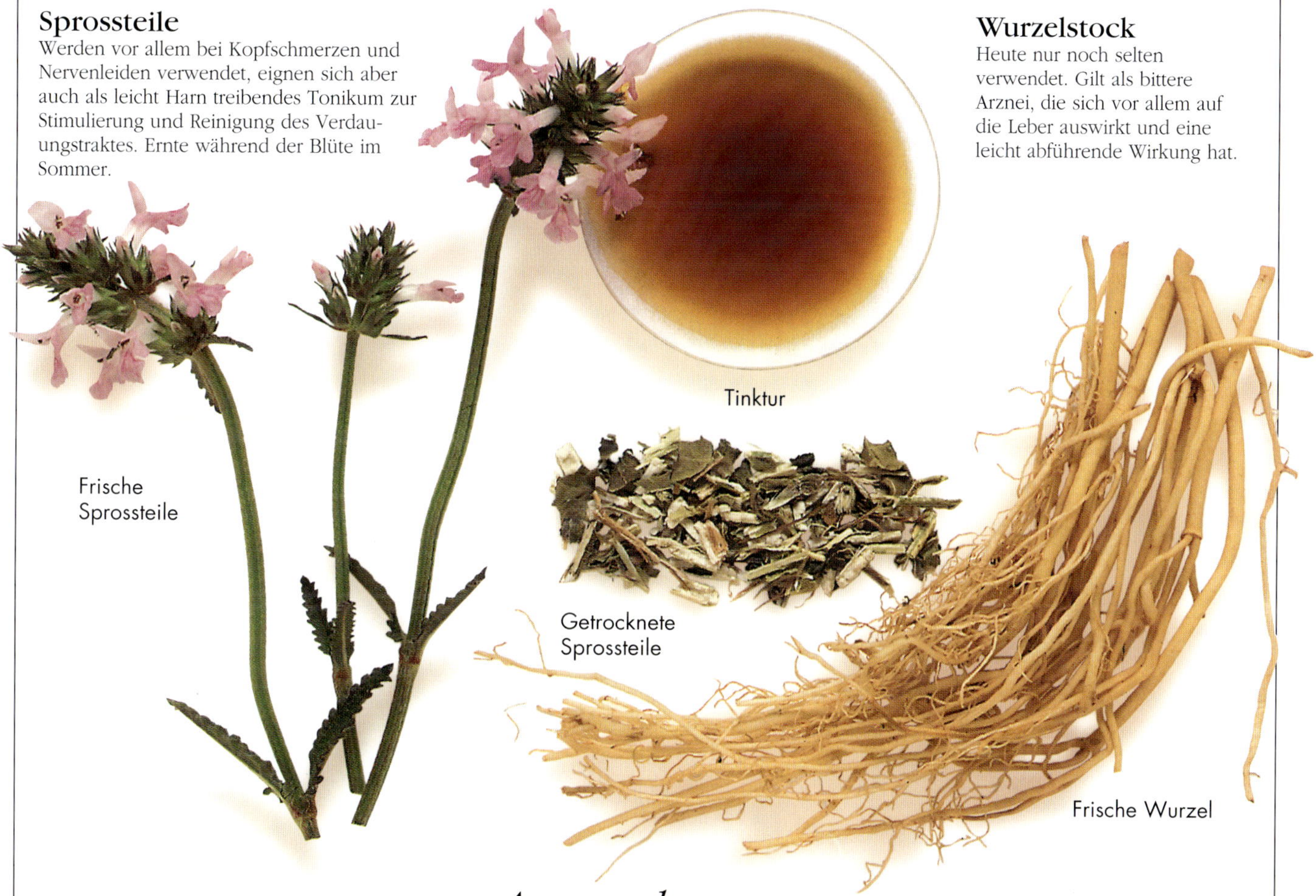

Anwendungen

Sprossteile

Aufguss: Für allgemeine Heilzwecke verwendet man eine niedrige Dosis (1 Teelöffel pro Tasse) als entspannendes Tonikum. Bei Periodenschmerz, Migräne und anderen Kopfschmerzen, nervöser Anspannung sowie zur Förderung der Darmtätigkeit und Reinigung des Verdauungstraktes nimmt man therapeutische Dosen. Den heißen Aufguss trinkt man bei schlimmen Wehen.

Tinktur: Verwendung wie Aufguss. Sie eignet sich besonders bei nervösen Kopfschmerzen. Gut in Kombination mit Lavendel. Auch ein nützliches reinigendes Kraut bei toxischen oder arthritischen Zuständen.

Umschlag: Man gibt die frisch zerstoßenen Kräuter auf Wunden und Prellungen.

Waschlösung: Man badet Beingeschwüre und infizierte Wunden im Aufguss.

Mundspülung/Gurgelmittel: Man verwendet den Aufguss bei Mundgeschwüren, Zahnfleischentzündung und Halsschmerzen.

Weintonikum: Man weicht 50g Ziest und je 25g Eisenkraut und Ysop zwei Wochen lang in 75cl Weißwein ein. Bei nervösen Kopfschmerzen und Spannung trinkt man ein Likörglas des Weintonikums.

WARNUNG

- Da das Kraut den Uterus stimuliert, sollte man hohe Dosen während der Schwangerschaft meiden. Kann während der Wehen verabreicht werden.

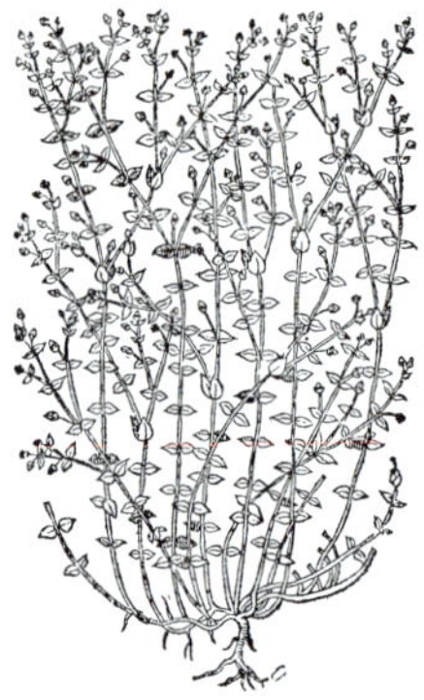

»... in einem Wort, ihre beruhigenden, die Verdauung fördernden und Eiter treibenden Eigenschaften verdienen Beachtung.«
John Gerard, 1597.

Stellaria-Arten

STERNMIERE

Zu Gerards Zeiten wurde in Käfigen gehaltenen Hänflingen *S. media* (Vogelmiere) verabreicht. Die Sternmiere ist ein weit verbreitetes Unkraut, das praktisch überall auf der Welt vorkommt. Anstatt sie auszureißen, sollte man sich auf ihre Verwendung als Gemüse besinnen. Sie wurde früher auch zur Wundbehandlung und in Umschlägen zum Ziehen von Furunkeln verwendet. In China nimmt man die Wurzel der *S. dichotoma* oder Yin chai hu.

Eigenschaften
Süß, feucht, kühl.

Bestandteile
Schleim, Saponine, Kieselerde, Mineralstoffe, Vitamine A, B, C, Fettsäuren.

Wirkung
Adstringierend, antirheumatisch, wundheilend, beruhigend.

Verwendete Teile

Sprossteile
S. media
Werden zu Cremes verarbeitet und auch heute noch vielfach bei Ekzemen und Hautreizungen eingesetzt. Werden als Hausmittel innerlich verabreicht, um die Harnausscheidung zu fördern, rheumatische Schmerzen zu lindern und bei Schwäche neue Kraft zu geben. Ernte während der Wuchszeit.

Wurzelstock
S. dichotoma
In China wird Yin chai hu als kühlendes Kraut bei Fieber sowie zur Blutstillung bei Nasenbluten und heftiger Menstruation eingesetzt. Unterernährten Kindern gibt man die Wurzel als Tonikum.

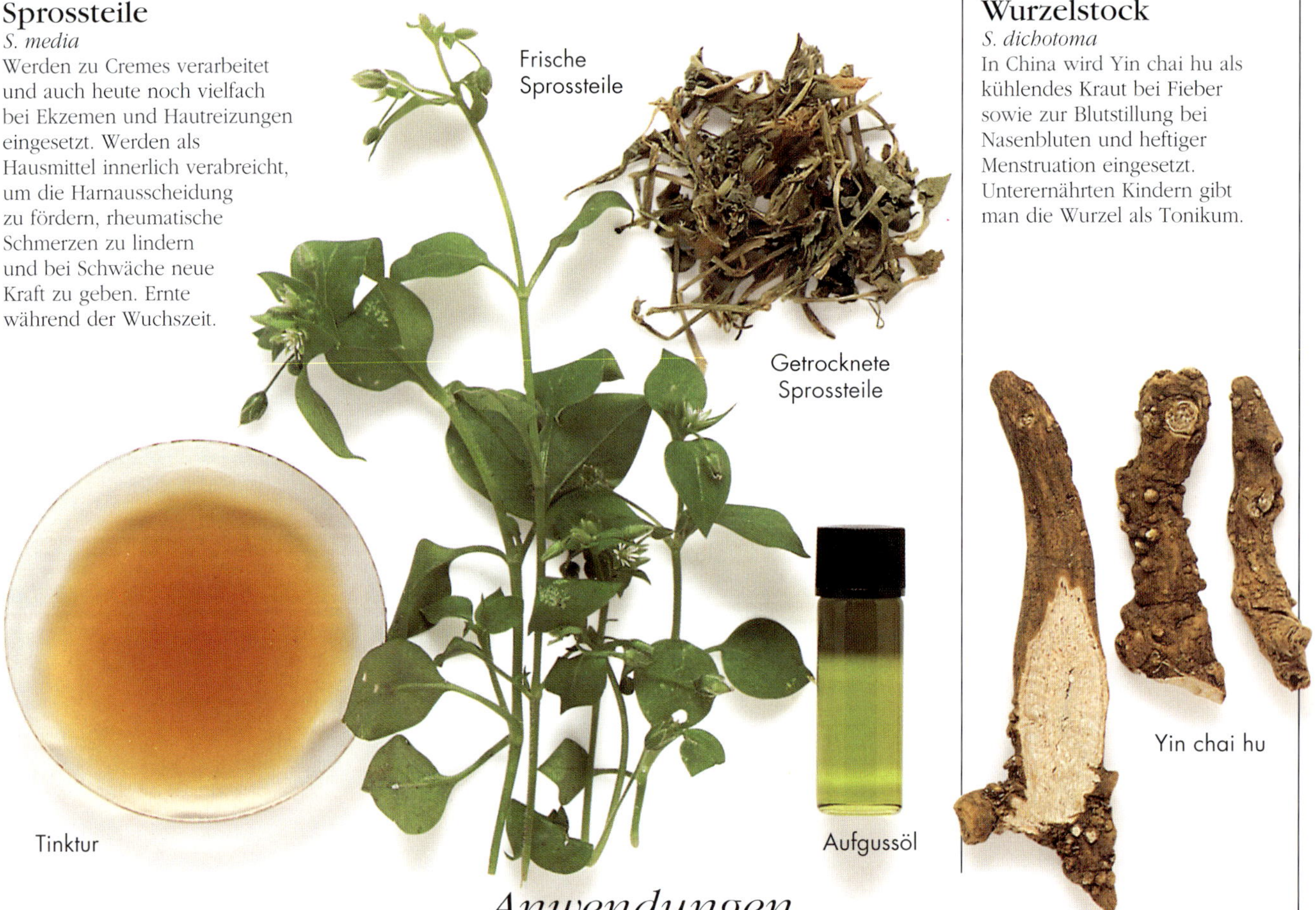

Anwendungen

Sprossteile
S. media

Absud: Man verwendet das möglichst frische Kraut als reinigendes Tonikum bei Erschöpfung und Schwäche. Hilft auch bei Harnwegsinfekten wie Blasenkatarrh.

Tinktur: Diese gibt man zu Rheumamitteln.

Umschlag: Man legt die frische Pflanze auf Furunkel und Abszesse. Verwendung bei schmerzenden rheumatischen Gelenken.

Kompresse: Man tränkt ein Tuch im heißen Absud oder in einer mit heißem Wasser verdünnten Tinktur und legt es auf schmerzende rheumatische Gelenke.

Creme: Verwendung bei Ekzemen, vor allem, wenn diese mit Juckreiz verbunden sind; auch zum Ziehen von Insektenstacheln oder Splittern sowie bei Verbrennungen und Verbrühungen.

Aufgussöl: Man verwendet die heiße Aufgussmethode (siehe Seite 154) und reibt das Öl – an Stelle von Cremes – auf Hautreizungen; bei Ekzemen gibt man einen Teelöffel ins Badewasser.

Wurzel
S. dichotoma

Absud: Verwendung bei heißen Fieberzuständen, die auf Schwäche durch eine chronische Krankheit zurückzuführen sind.

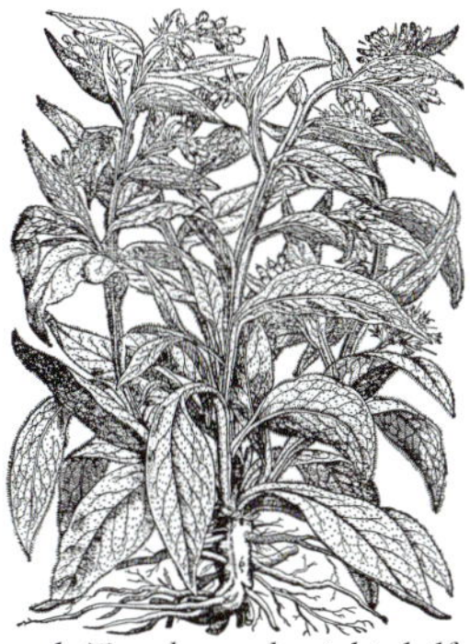

»... als Trank verabreicht, hilft er gegen Rückenschmerzen, die von ruckartigen Bewegungen, Raufereien oder zu viel Freude an den Frauen verursacht wurden ...«
John Gerard, 1597.

Symphytum officinale

BEINWELL

Der volkstümliche Name – Knochenkitter – erinnert an seine traditionelle Verwendung bei Knochenbrüchen. Beinwell enthält Allantoin, einen Stoff, der das Wachstum von Knochen-, Knorpel- und Muskelzellen anregt. Wenn man das zerdrückte Kraut auf eine Verletzung legt, wird durch das Allantoin die Heilung beschleunigt. Früher nahmen Frauen Beinwellbäder vor der Heirat, um das Hymen zu »reparieren« und »die Jungfräulichkeit wiederherzustellen«.

Eigenschaften
Kühl, feucht, süß.

Bestandteile
Schleim, Saponine, Allantoin (hauptsächlich in den Blütenteilen), Gerbsäuren, Pyrrolizidin, Alkaloide (vor allem in der Wurzel), Inulin, Vitamin B_{12}, Protein.

Wirkung
Fördert das Zellwachstum, adstringierend, beruhigend, wundheilend, Schleim lösend.

Verwendete Teile

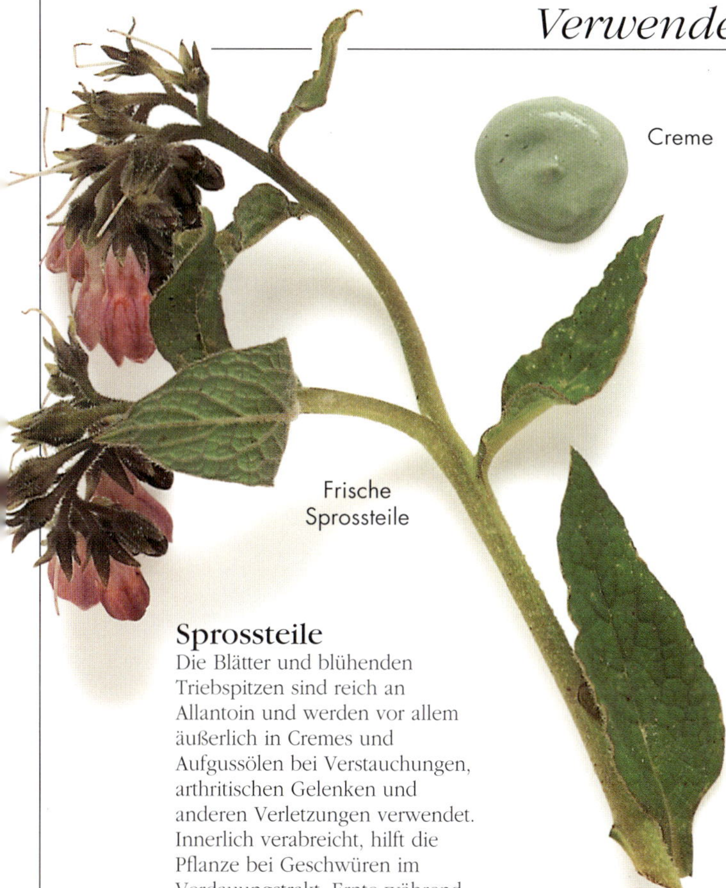

Frische Sprossteile

Creme

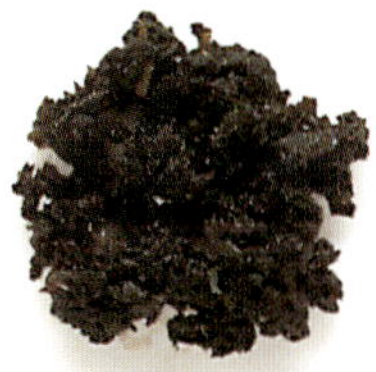

Pürierte Blätter

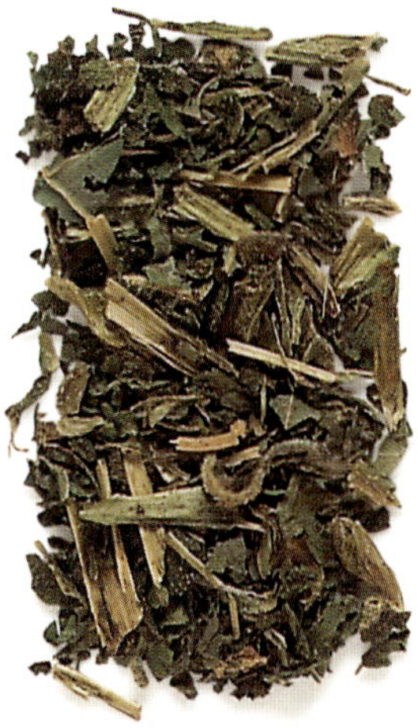

Getrocknete Sprossteile

Sprossteile

Die Blätter und blühenden Triebspitzen sind reich an Allantoin und werden vor allem äußerlich in Cremes und Aufgussölen bei Verstauchungen, arthritischen Gelenken und anderen Verletzungen verwendet. Innerlich verabreicht, hilft die Pflanze bei Geschwüren im Verdauungstrakt. Ernte während der Blüte im Frühsommer.

Wurzelstock

Die Wurzel hat ähnliche Eigenschaften wie die Blätter, ist aber kälter und nährstoffreicher. Sie kann bei offenen Beinen eingesetzt werden. Ernte im Frühling oder Herbst, wenn der Allantoingehalt am höchsten ist.

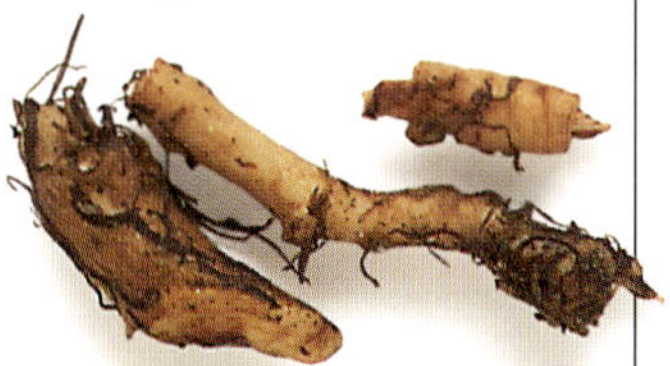

Frische Wurzel

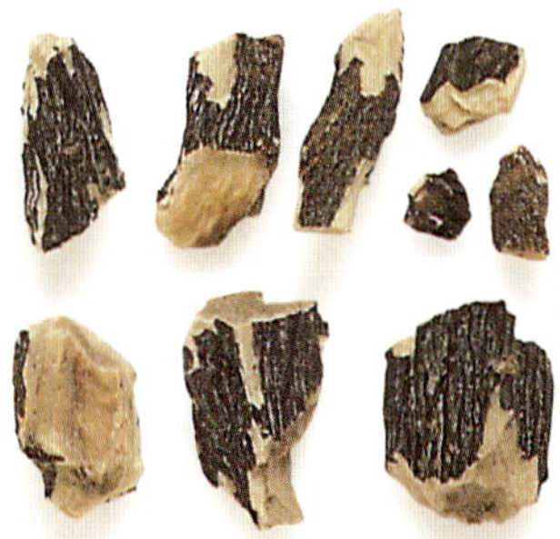

Getrocknete Wurzel

Anwendungen

Sprossteile

Tinktur: Wird bei Magengeschwüren und Speiseröhrenreizung verschrieben.

Umschlag: Man püriert die Blätter und legt sie auf kleinere Frakturen, die normalerweise nicht in Gips gelegt werden (wie gebrochene Zehen und Rippen), oder auf Haarrisse in größeren Knochen.

Creme: Verwendung bei Knochen- oder Muskelverletzung, einschließlich Osteoarthritis.

Aufgussöl: Herstellung nach der heißen Aufgussmethode (siehe Seite 154) und Verwendung bei arthritischen Gelenken, Prellungen, Verstauchungen und anderen traumatischen Verletzungen; auch bei entzündeten Fußballen.

Aufguss: Wird bei Entzündungen und Geschwüren im Verdauungstrakt empfohlen.

Sirup: Bei trockenem Husten sowie bei hartnäckigem dicken Schleim nimmt man einen aus dem Absud hergestellten Sirup.

Wurzel

Umschlag: Aus dem Wurzelpulver stellt man mit etwas Wasser eine Paste her und trägt sie auf offene Beine und andere hartnäckige Wunden auf; auch auf blutende Hämorrhoiden.

WARNUNG

- Eine übermäßige innerliche Anwendung sollte vermieden werden, da die Pyrrolizidin-Alkaloide in Tierversuchen mit Krebsentstehung in Verbindung gebracht wurden. Die Konzentration ist in der Wurzel am höchsten – diese deshalb lieber nicht innerlich anwenden.
- Lokale Anwendung ist bei Arthritis sicherer und wirkungsvoller als innerliche Anwendung.
- Bei schmutzigen Wunden sollte das Kraut vermieden werden, da durch die beschleunigte Heilung Schmutz und Eiter in der Wunde eingeschlossen werden könnten.

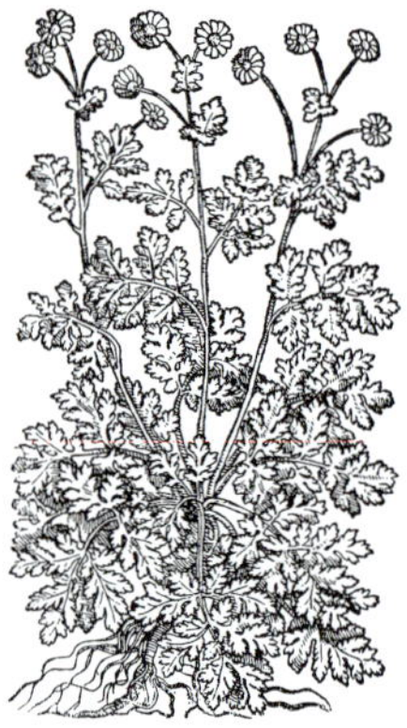

»... das Kraut zermahlt und vor Fieberanfällen auf die Handgelenke reibt, dann befreit es von solchen.«
Nicholas Culpeper, 1653.

Tanacetum parthenium

MUTTERKRAUT

In jüngster Zeit wird Mutterkraut als Heilmittel und Prophylaktikum bei Migräne gefeiert. Früher wurde es auch bei Kopfschmerzen eingesetzt, aber meist nur äußerlich angewendet, denn Mutterkraut galt als zu bitter und möglicherweise schädlich, um es innerlich zu verabreichen. Dennoch wurde es häufig von Frauen zum Austreiben der Plazenta nach der Geburt und bei verschiedenen Unterleibsleiden verwendet. Mutterkraut zählt zu den wenigen Heilpflanzen, die wissenschaftlich durch und durch erforscht sind.

Eigenschaften
Bitter, warm, austrocknend.

Bestandteile
Sesquiterpene Laktone, ätherisches Öl, Pyrethrin, Gerbsäuren.

Wirkung
Entzündungshemmend; entspannt die Blutgefäße; entspannend; fördert Verdauung und Menstruation; treibt Würmer aus.

Verwendete Teile

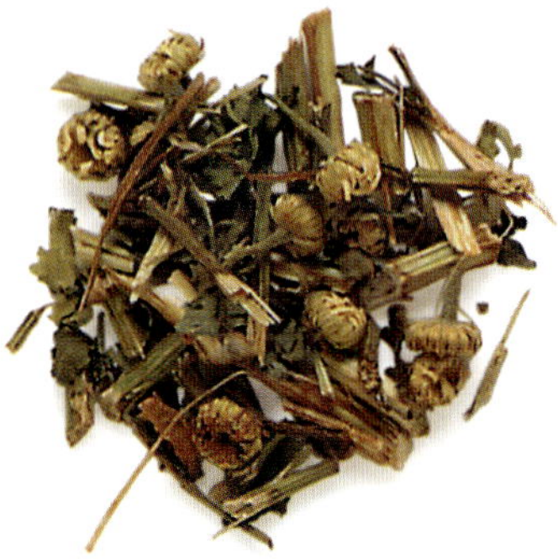

Getrocknete Sprossteile

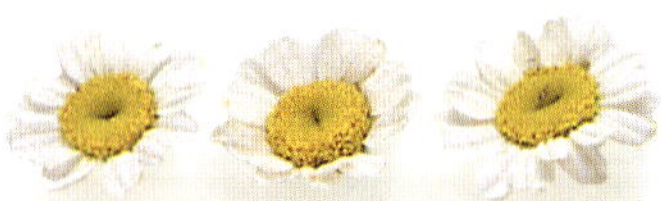

Frische Blüten

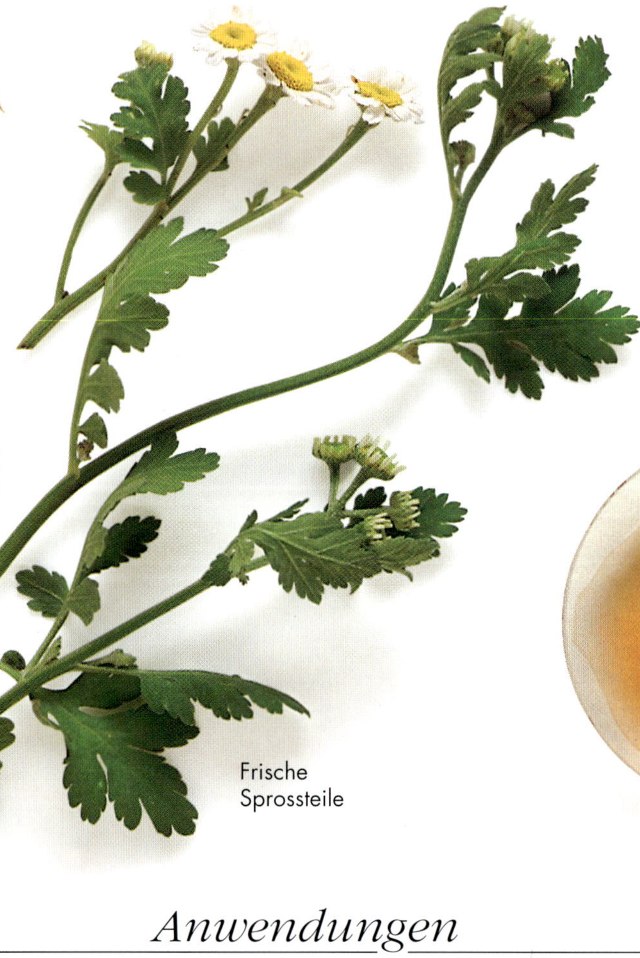

Frische Sprossteile

Sprossteile

Wurden früher als Umschläge bei Kopfschmerzen eingesetzt sowie als »Sitzinhalation«, wobei die Frau sich über eine Schale des dampfenden Absudes kauerte und die heilende Wirkung des Krautes in die Vagina leitete. Heute vor allem bei Migräne, Arthritis und zur Linderung von Periodenschmerz verwendet. Ernte kurz vor der Blüte.

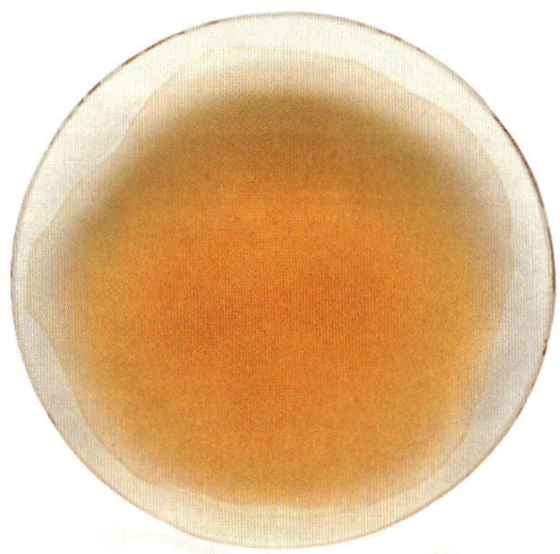

Tinktur

Anwendungen

Sprossteile

Frisch: Zur Vorbeugung gegen Migräne isst man täglich ein Blatt.

Aufguss: Nach der Entbindung trinkt man einen schwachen Aufguss (15g auf 500ml Wasser) zur Reinigung und Beruhigung des Uterus; eignet sich auch bei Periodenschmerz auf Grund von schlecht einsetzendem Blutfluss und -stau.

Umschlag: Man röstet das frische Kraut in etwas Öl und legt den heißen Umschlag bei kolikartigen Schmerzen auf den Unterleib.

Tinktur: Beim Einsetzen von Migräne nimmt man alle 30 Minuten 5–10 Tropfen; eignet sich am besten bei »kalter« Migräne, also bei Schmerzen, die auf eine Verengung der zerebralen Blutgefäße zurückzuführen sind und gelindert werden können, indem man ein heißes Handtuch auf den Kopf legt. Im akuten Stadium von rheumatischer Arthritis gibt man anderen Kräutermitteln 3-mal täglich bis zu 2ml der Tinktur zu.

WARNUNG

- Mundgeschwüre sind häufig eine Nebenwirkung des Verzehrs frischer Blätter. Wer damit Probleme hat, sollte die Blätter vorher rösten.
- Das Kraut sollte von Patienten gemieden werden, die Mittel zur Blutverdünnung einnehmen, da es die Blutgerinnung erhöhen kann.

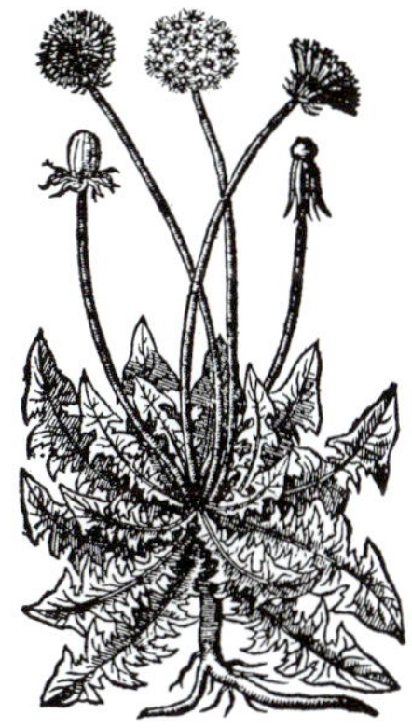

»Er ist kalt, doch eher trocken, und reinigt und löst durch seine Bitterkeit das, was er damit verbunden hat …«
John Gerard, 1597.

Taraxacum officinale

WIESEN-LÖWENZAHN

Der Löwenzahn erschien erst relativ spät im Repertoire der Heilkräuter. In China wurde er im 7. Jahrhundert erstmals in Kräuterverzeichnissen erwähnt, in Europa 1485 im »Hortus Sanitatis« (Garten der Gesundheit). Der Name Löwenzahn wurde offenbar im 15. Jahrhundert von einem Chirurgen erfunden, der die Form der Blätter mit dem Zahn eines Löwen verglichen. Im Westen werden Blätter und Wurzel getrennt verwendet. Die chinesische Heilkunde setzt die ganze Pflanze ein, die sie Pu gong ying nennt.

Eigenschaften
Kalt, bitter, süß.

Bestandteile
Blätter: Bittere Glykoside, Carotinoide, Terpene, Cholin, Kaliumsalze, Eisen, Vitamine A, B, C, D.
Wurzel: Bittere Glykoside, Gerbsäuren, Triterpene, Sterine, ätherisches Öl, Cholin, Asparagin, Inulin.

Wirkung
Blätter: Harn treibend.
Wurzel: Fördert den Gallenfluss; antirheumatisch.

Verwendete Teile

Ganze Pflanze

In China werden Blüten, Blätter, Wurzeln und Fruchtstände des Wiesen-Löwenzahns oder einer östlichen Art, *T. mongolicum*, als Diuretikum und zur Stimulierung der Leber eingesetzt. Sie sollen auch das Blut von Hitze und Giften befreien und werden deshalb bei Furunkeln und Abszessen verwendet.

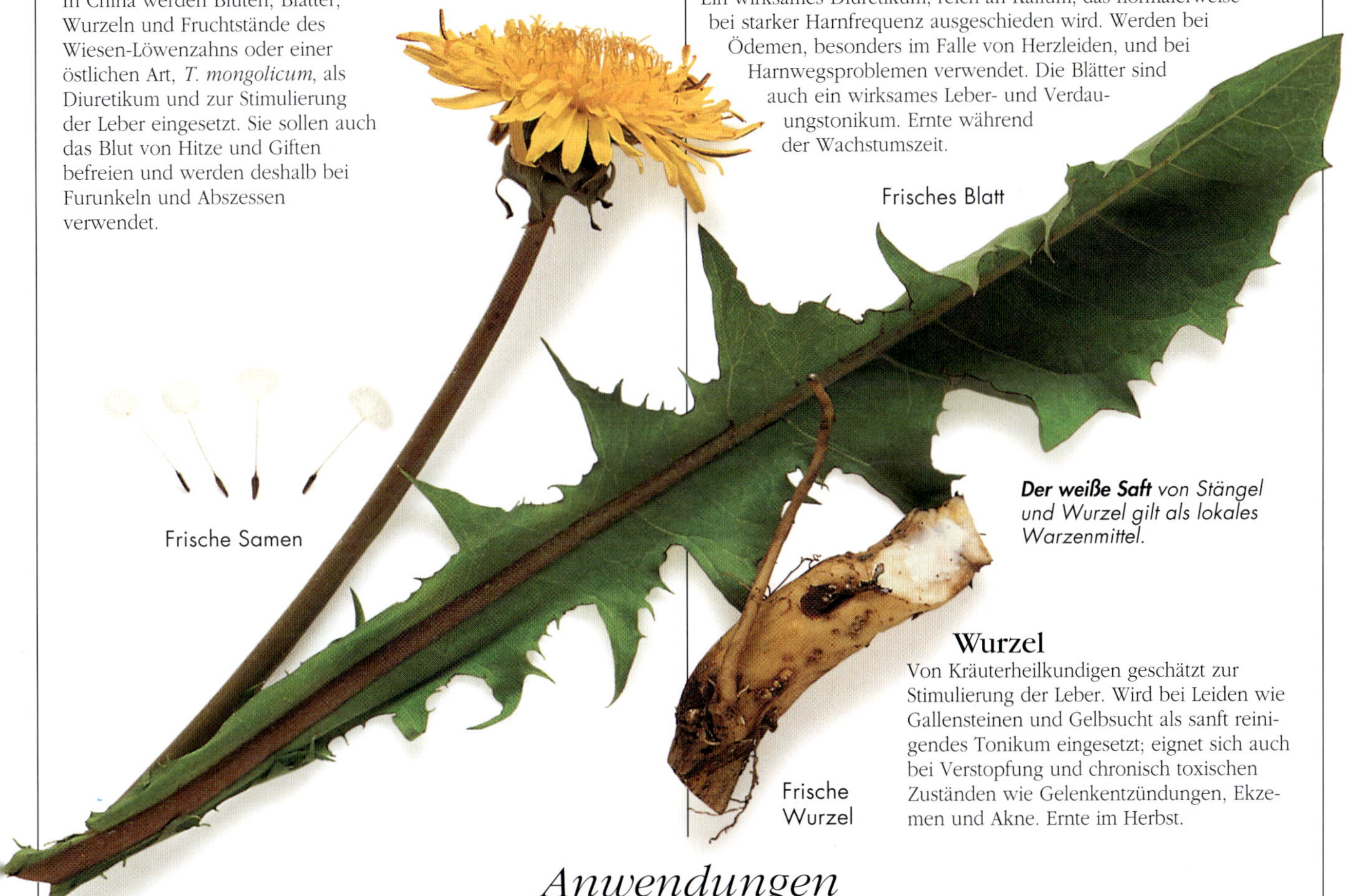

Frische Samen

Frische Blüte

Frisches Blatt

***Der weiße Saft** von Stängel und Wurzel gilt als lokales Warzenmittel.*

Frische Wurzel

Blätter

Ein wirksames Diuretikum, reich an Kalium, das normalerweise bei starker Harnfrequenz ausgeschieden wird. Werden bei Ödemen, besonders im Falle von Herzleiden, und bei Harnwegsproblemen verwendet. Die Blätter sind auch ein wirksames Leber- und Verdauungstonikum. Ernte während der Wachstumszeit.

Wurzel

Von Kräuterheilkundigen geschätzt zur Stimulierung der Leber. Wird bei Leiden wie Gallensteinen und Gelbsucht als sanft reinigendes Tonikum eingesetzt; eignet sich auch bei Verstopfung und chronisch toxischen Zuständen wie Gelenkentzündungen, Ekzemen und Akne. Ernte im Herbst.

Anwendungen

Blätter

Frisch: Mit Frühlingssalaten als reinigendes Heilmittel.

Saft: Man presst die Blätter aus, um einen Harn treibenden Saft zu erhalten. Davon trinkt man 3-mal täglich bis zu 20 ml.

Aufguss: Weniger Harn treibend als der Saft; eignet sich als reinigendes Mittel bei toxischen Zuständen wie Gicht und Ekzem. Verwendung auch zur sanften Stimulierung von Leber und Verdauung. Herstellung aus frisch getrockneten Blättern.

Tinktur: Oft zur Ergänzung anderer Herzmittel, um eine ausreichende Kaliumversorgung sicherzustellen.

Wurzel

Tinktur: Verwendung der frischen Wurzel bei toxischen Zuständen wie Gicht, Ekzem oder Akne. Wird auch zur Stimulierung der Leber bei Leberleiden und damit verbundener Verstopfung verordnet.

Absud: Verwendung zur Behandlung der gleichen Zustände wie die Tinktur.

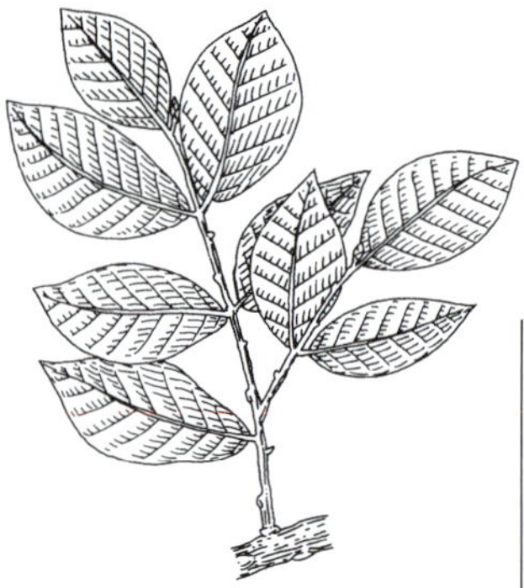

Terminalia-Arten

MYROBALANENBAUM

»... Haritaki sollte während der Regenzeit mit Salz, im Herbst mit Zucker, im Frühjahr mit Honig und in den heißen Monaten mit Sirup genommen werden.«
Ayurvedisches Rezept.

Die ayurvedische Heilkunde verwendet mehrere Arten der Gattung Terminalia, darunter *T. belerica* (Bibhitaki oder belerische Myrobalane), *T. arjuna* (Arjuna oder Indradrum) und *T. chebula* (Haritaki oder chebulische Myrobalane). Sie alle sind wichtige vitalisierende und stärkende Kräuterarzneien, die erst jetzt gründlich erforscht werden. Die chinesische Medizin kennt Haritaki als He ti und setzt es bei hartnäckigem Husten und Ruhr ein. In Tibet nennt man es »König der Arzneien«.

Eigenschaften
Adstringierend, sauer, süß, bitter, warm.

Bestandteile
Tannine, Triterpen-Saponine, Flavonoide, Phytosterine.

Wirkung
T. belerica/T. chebula: adstringierend, Stärkungsmittel, Auswurf fördernd, abführend, antiseptisch, treibt Würmer aus.
T. arjuna: Herzschutz, Leberschutz, leicht Harn treibend.

Verwendete Teile

Rinde
T. arjuna
Arjuna wird bereits seit 3000 Jahren bei Herzbeschwerden eingesetzt. Die meisten modernen Studien bestätigen trotz unterschiedlicher Ergebnisse eine gewisse Wirksamkeit, und man weiß, dass die Pflanze den Cholesterinspiegel senkt, die Nährstoffversogrung der Herzmuskeln verbessert und bei Angina-pectoris-Patienten das Risiko eines Herzinfarkts vermindert.

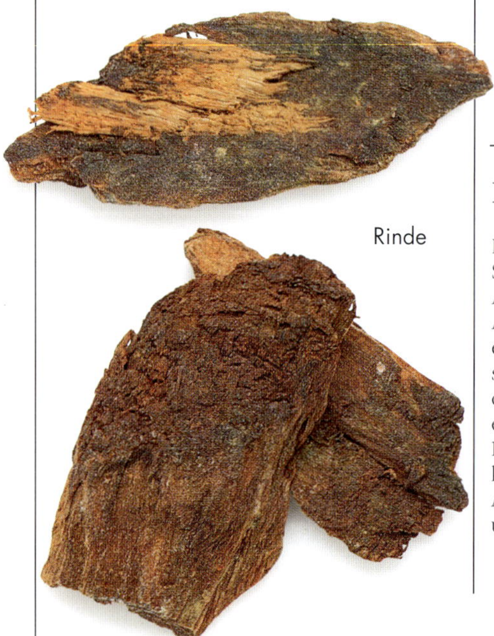

Rinde

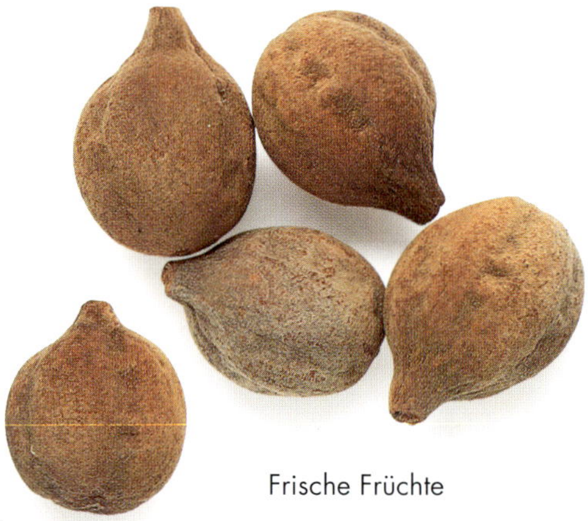

Frische Früchte

Früchte
T. belerica
Bibhitaki setzt man meist zur Kapha-Stärkung ein: Es soll die Lungen, die Stimme und die Sehkraft unterstützen. Die unreifen Früchte sind ein gutes Abführmittel, reinigen den Verdauungstrakt und treiben Darmparasiten aus. Bei Verdauungsstörungen und Durchfall wählt man die reife Frucht. Zusammen mit Haritaki und Amalaki (*Emblica officinalis*) wird Bibhitaki oft in dem klassischen Arzneimittel Triphala (»Drei Früchte«) verwendet.

Früchte
T. chebula
Haritaki gilt im Ayurveda als wichtiges Stärkungsmittel. Es wird in der Triphala-Arznei als verbreitetes Abführmittel und Antiseptikum für den Verdauungstrakt eingesetzt. Von Haritaki sagt man, es stärke Gehirn und Nerven und fördere die spirituelle Bewusstheit. Man nimmt es bei Verstopfung ebenso wie bei Durchfall. Es heißt, es fördere die Sehkraft, die Stimme und ein langes Leben. Als Adstringens hilft es auch bei Ausfluss und starker Menstruation.

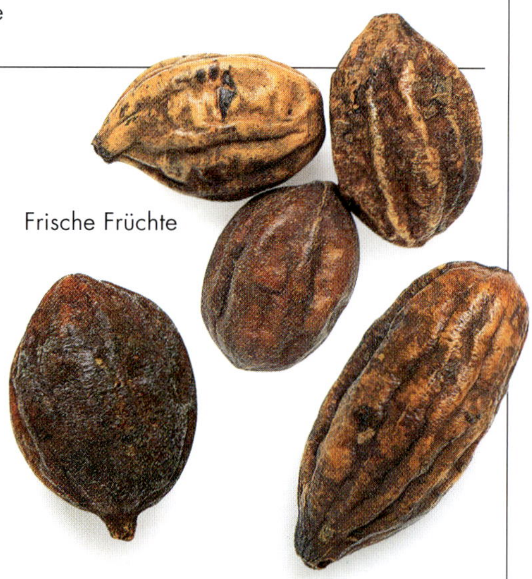

Frische Früchte

Anwendungen

Rinde
T. arjuna
Tinktur: Täglich dreimal je 40 Tropfen bis 5ml bei Herzbeschwerden.

Absud: Zur Stärkung der Herz-Energie dreimal täglich ½ Tasse.

Früchte
T. belerica
Umschlag: Man streicht den Brei aus zerquetschten Früchten auf Gaze oder Mull und legt den Umschlag auf die schmerzenden Augen.

Pulver: Bei Halsweh mischen Sie 1 Teelöffel davon mit 1 Teelöffel Honig.

Früchte
T. chebula
Absud: Pro Tasse 1 Teelöffel getrocknete Früchte zur Stärkung der Atemwege und des Verdauungstrakts.

Waschung: Bei Hautgeschwüren und Infektionen nimmt man den Absud oder Aufguss, ebenso bei Ausfluss und vaginalen Infektionen.

Augenspülung: Ein schwacher, gut gefilterter Absud hilft zum Beispiel bei Bindehautentzündung.

WARNUNG

- Während der Schwangerschaft und bei schweren Erschöpfungszuständen oder Beschwerden durch übermäßige Hitze im Körper sollten alle *Terminalia*-Arten nicht verwendet werden.

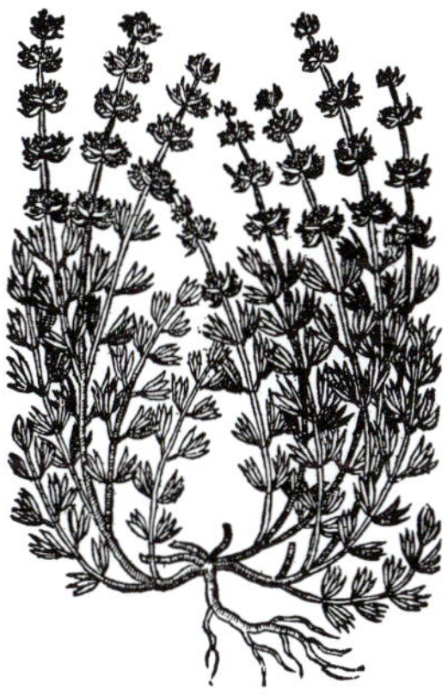

»Bei Kopfschmerzen gibt man den Absud, vermengt mit Essig, auf die Schläfen…«
Plinius, 77 n. Chr.

Thymus-Arten

THYMIAN

Der Gartenthymian (*T. vulgaris*) ist die kultivierte Form des Feldthymians (*T. serpyllum*), der auch »Mutter des Thymian« heißt, was wohl auf seine Verwendung bei Menstruationsbeschwerden zurückzuführen ist; den lateinischen Namen verdankt die Pflanze ihrem schlangenartigen Wuchs. Plinius empfiehlt sie als Gegengift bei Schlangenbissen, »Gift von Meeresgetier« und bei Kopfschmerzen. Die Römer verbrannten die Pflanze, da sie glaubten, der Rauch vertreibe Skorpione.

Eigenschaften
Scharf, leicht bitter, warm, austrocknend.

Bestandteile
Ätherisches Öl, Bitterstoff, Saponine, Triterpene, Flavonoide, Gerbsäuren.

Wirkung
Antiseptisches Mittel zur Schleimlösung; entkrampfend, antiseptisch, adstringierend, antibakteriell, Pilz tötend, Harn treibend; lindert Husten; antibiotisch, wundheilend. Lokal fördert er den Blutfluss.

Verwendete Teile

Sprossteile
T. vulgaris
Antiseptisches Mittel zur Schleimlösung, bestens geeignet bei tief sitzenden Brustinfektionen mit zähem gelbem Schleim. Wirken auch verdauungsfördernd, erwärmen den Magen bei Verkühlungen und helfen bei Durchfall. Ernte vor und während der Blüte im Sommer. Holzige Stängel sollten entfernt werden.

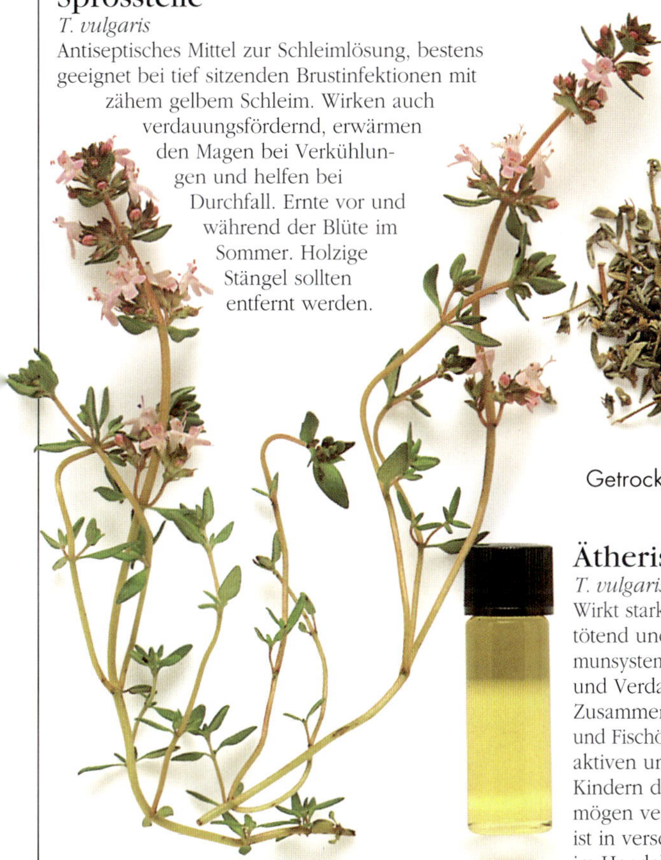

Frische Sprossteile

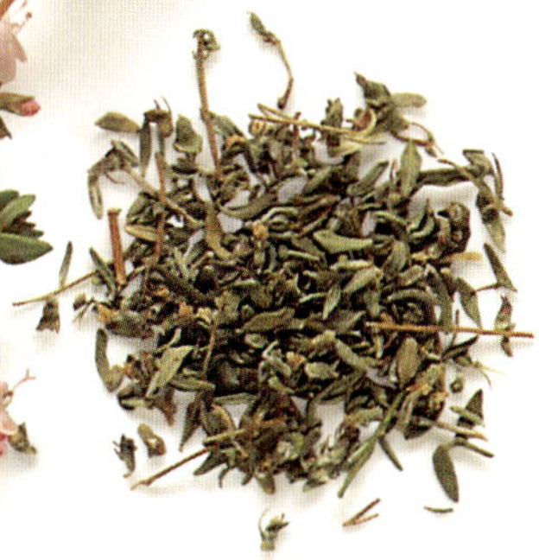

Getrocknete Sprossteile

Ätherisches Öl
T. vulgaris
Wirkt stark antimikrobiell, Pilz tötend und stimuliert das Immunsystem. Hilft bei Atemwegs- und Verdauungsbeschwerden. Zusammen mit Nachtkerzenöl und Fischölen kann es bei hyperaktiven und legasthenischen Kindern das Konzentrationsvermögen verbessern. Thymianöl ist in verschiedenen Qualitäten im Handel erhältlich.

Sprossteile
T. serpyllum
Blätter und Blüten haben ähnliche Eigenschaften wie die kultivierte Art; ihre stimulierende und Krampf lösende Wirkung ist jedoch etwas stärker. Auch bei Periodenschmerz geeignet. Ernte vor und während der Blüte.

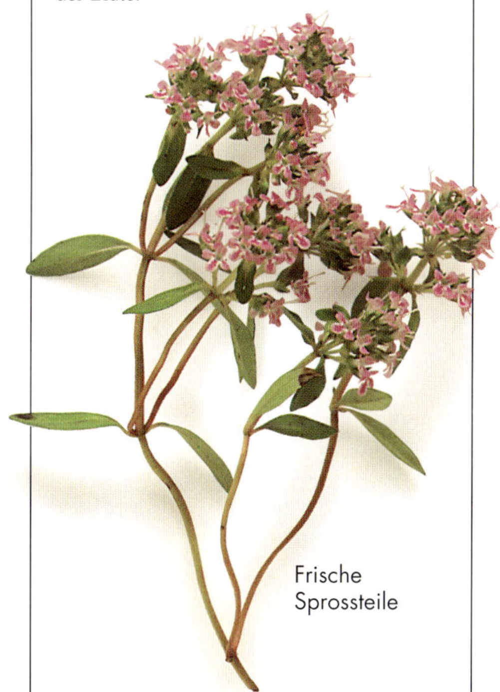

Frische Sprossteile

Anwendungen

Sprossteile
T. vulgaris/T. serpyllum

Aufguss: Verwendung bei Brustinfektionen, Magenverkühlung oder Darmreizung.

Tinktur: Verwendung bei Durchfall auf Grund von Magenverkühlung oder zur Schleimlösung bei Brustinfektionen.

Gurgelmittel: Bei Halsschmerzen verwendet man den Aufguss oder die verdünnte Tinktur.

Sirup: Bei Husten und Lungeninfektionen nimmt man einen aus dem Aufguss hergestellten Sirup.

Ätherisches Öl

Einreiben der Brust: Bei Infektionen im Brustraum verdünnt man 10 Tropfen Thymianöl mit 20 ml Mandel- oder Sonnenblumenöl.

Öl: Man verdünnt 10 Tropfen mit 20 ml Wasser und reibt das Öl auf Insektenstiche und infizierte Wunden. Bei Schwäche und Arthritis gibt man 5 Tropfen ins Badewasser.

Massageöl: Bei Rheuma oder Muskelschmerz verdünnt man je 10 Tropfen Thymian- und Lavendelöl mit 25 ml Mandel- oder Sonnenblumenöl.

WARNUNG

- Die Empfehlung, Thymian und Thymianöl während der Schwangerschaft zu meiden, basiert häufig nicht auf gesicherten Erkenntnissen. Es gibt auch die These, dass das Kraut in dieser Zeit problemlos angewendet werden kann.
- Thymianöl kann die Schleimhäute reizen und sollte deshalb immer gut verdünnt werden.

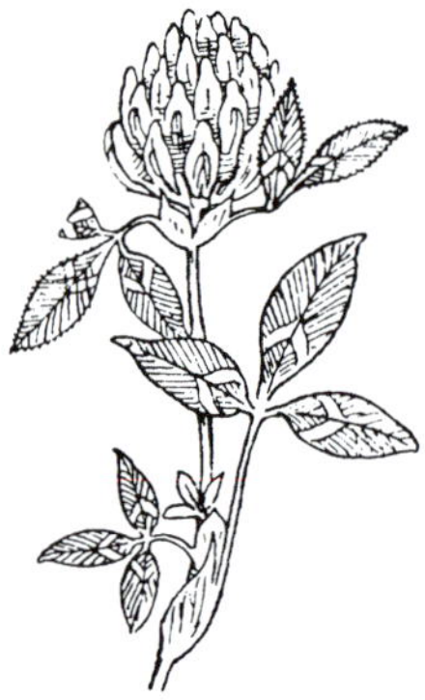

Trifolium pratense

WIESENKLEE

»Plinius sagte mit Bestimmtheit, dass die Blätter dieser Pflanze beim Heranziehen eines Sturmes oder Unwetters zitterten und dann aufrecht stehen blieben.«
John Gerard, 1597.

Der Wiesenklee, heute zu Heilzwecken verwendet, wurde früher als Viehfutter genutzt. Gerard kannte die Pflanze unter dem Namen »Rotklee« oder »Dreiblättriges Gras«. Die Christen des Mittelalters assoziierten die dreiteiligen Blätter mit der Dreifaltigkeit. Die Römer verwendeten Erdbeerklee (*T. fragiferum*), eine Pflanze aus dem Mittelmeerraum. Bei Gallensteinen empfahl Plinius, das Kraut mit Wein einzunehmen. Die Wurzel sollte gegen Wassersucht helfen. Der Einsatz in der Krebstherapie ist wissenschaftlich nicht abgesichert.

Eigenschaften
Leicht süß, kühl.

Bestandteile
Phenolglykoside, Flavonoide, Salicylate, Cumarine, cyanogene Glykoside, Mineralsäuren.

Wirkung
Krampf lösend, Harn treibend, entzündungshemmend; möglicherweise östrogenartig.

Verwendete Teile

Blüten

Vorwiegend als reinigendes Kraut bei Hautleiden, auch bei Husten, vielfach bei Bronchitis und Keuchhusten eingesetzt. In den 30er Jahren wurden sie als Krebsmittel bekannt und bei Brust-, Ovarial- und Lymphdrüsenkrebs verordnet. Ernte während der Blüte.

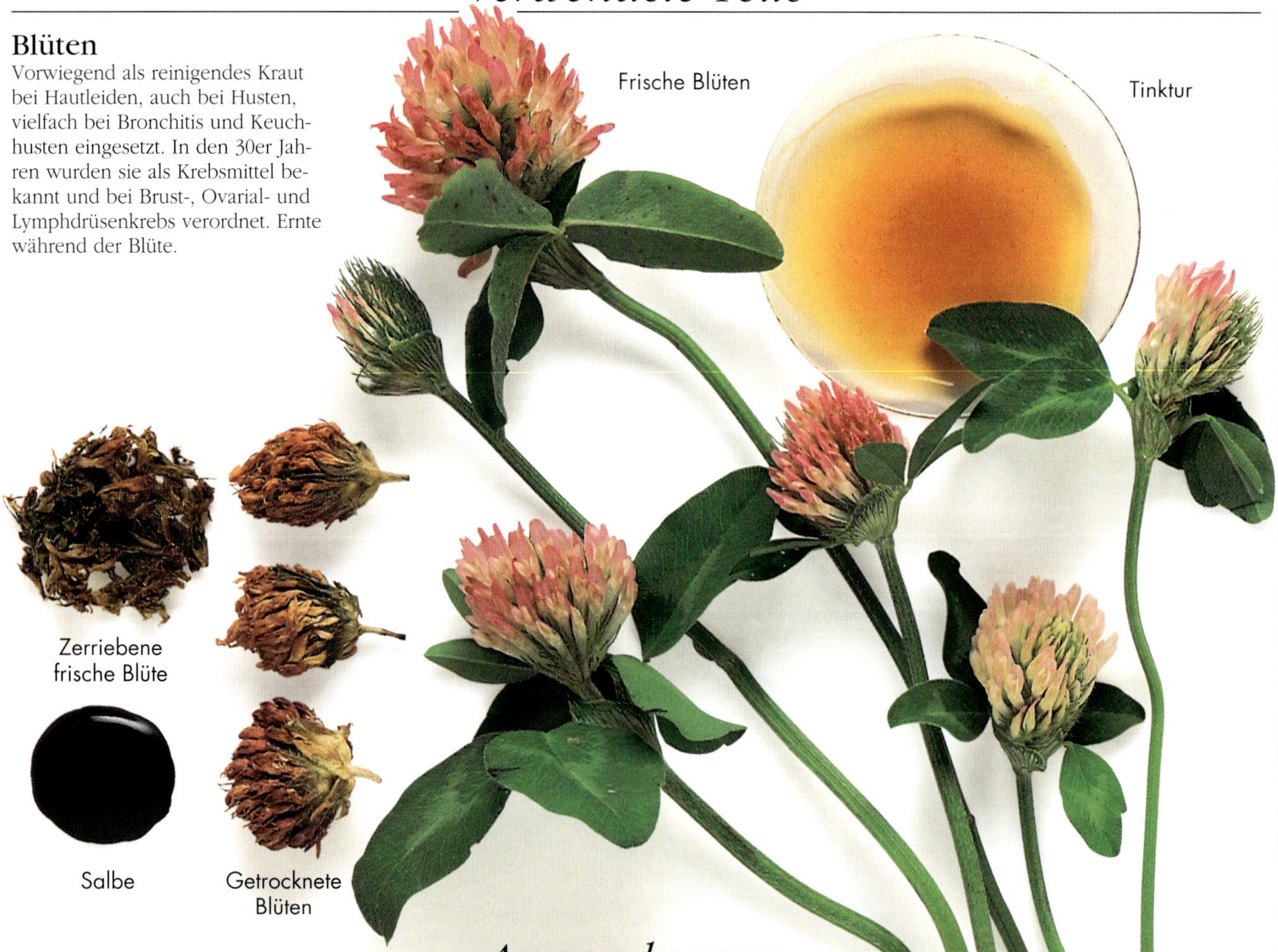

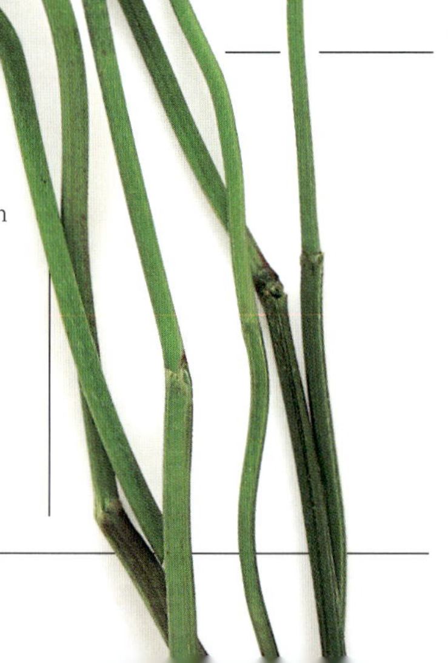

Anwendungen

Blüten

Frisch: Man zerreibt die Blüten und verteilt sie auf Insektenstiche.

Tinktur: Innerliche Anwendung bei Ekzemen und Psoriasis.

Kompresse: Verwendung bei arthritischen Beschwerden und Gicht.

Salbe: Man bedeckt die frischen Blüten mit Wasser und lässt sie 48 Stunden köcheln, gießt die Flüssigkeit ab und lässt das restliche Wasser verdampfen, bis eine halbtrockene Masse entsteht. Diese mischt man mit der gleichen Menge Salbenbasis. Verwendung bei geschwollenen Lymphdrüsen.

Augenspülung: Bei Bindehautentzündung verdünnt man 5–10 Tropfen Tinktur mit 20 ml Wasser (ein vollständiges Augenbad), oder man verwendet den gründlich durchgesiebten Aufguss.

Spülung: Bei vaginalem Juckreiz verwendet man den Aufguss.

Sirup: Bei hartnäckigem, zähem Husten nimmt man einen aus dem Aufguss hergestellten Sirup.

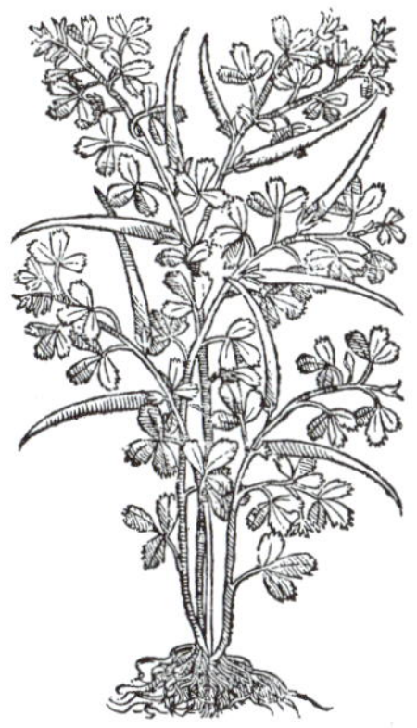

»Reibt man den Körper damit ein, dann wird die Haut von allen Unreinheiten befreit.«
Altes ägyptisches Rezept für eine Salbe, etwa 1500 v. Chr.

Trigonella foenum-graecum

BOCKSHORNKLEE

Bockshornklee, der von Hippokrates hoch geschätzt wurde, gehört zu den ältesten Heilpflanzen. In Ägypten wurde er zur Geburtserleichterung und zur Förderung des Milchflusses – und noch heute bei Periodenschmerz – eingesetzt. Als Hilba-Tee hilft er Touristen, die sich den Magen verdorben haben. In China wird das Kraut als Hu lu ba auch bei Unterleibsschmerzen verordnet. Die westliche Forschung betont in jüngster Zeit die hypoglykämischen Eigenschaften der Pflanze.

Eigenschaften
Stark wärmend, scharf, bitter.

Bestandteile
Steroidsaponine, Alkaloide (Trigonellin und Gentianin), Schleim, Protein, Vitamine A, B, C, Mineralstoffe.

Wirkung
Samen: Entzündungshemmend, Verdauungstonikum; fördert den Milchfluss; lokal beruhigend; stimuliert den Uterus; senkt den Blutzuckerspiegel; Aphrodisiakum; senkt den Cholesterinspiegel.
Sprossteile: Krampf lösend.

Verwendete Teile

Samen
Werden traditionell als Aphrodisiakum verwendet; sie erwärmen Nieren und Fortpflanzungsorgane. In China nutzt man sie zur Behandlung von Impotenz bei Männern. Auch bei Periodenschmerz und bei Problemen der Wechseljahre, verursacht durch Schwäche des Nieren-Qi (Energie) geeignet. Sind zudem ein bitteres Verdauungsmittel und können bei Diabetes und – äußerlich – bei Hautentzündungen angewendet werden. Ernte bei Reife.

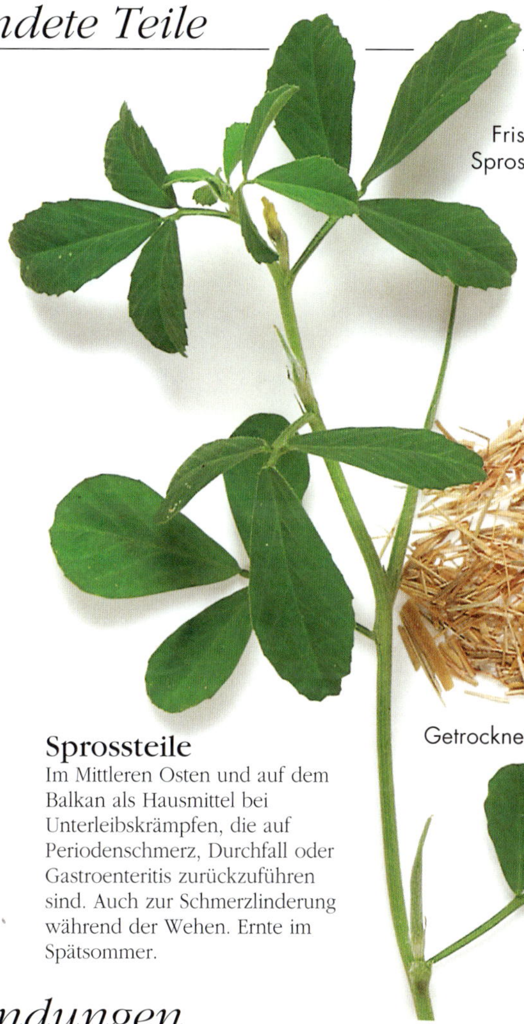

Frische Sprossteile

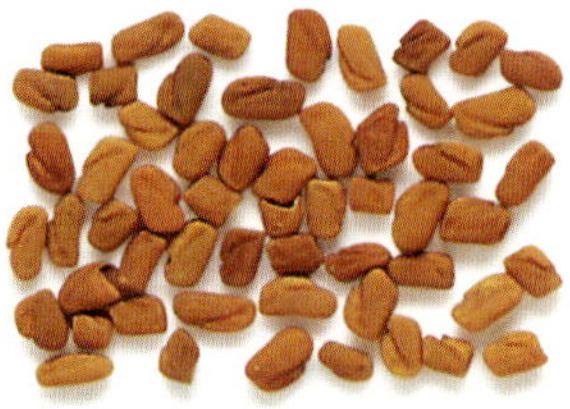

Samen

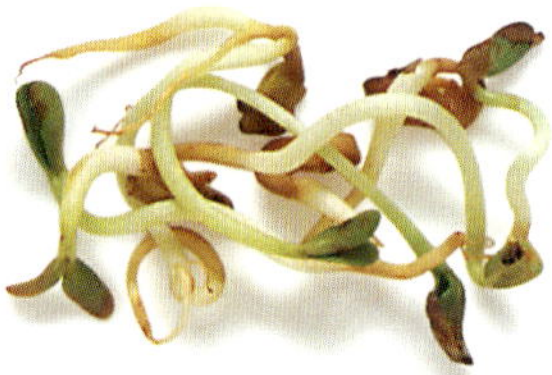

Gekeimte Samen *finden die gleiche Verwendung wie Sprossteile.*

Tinktur

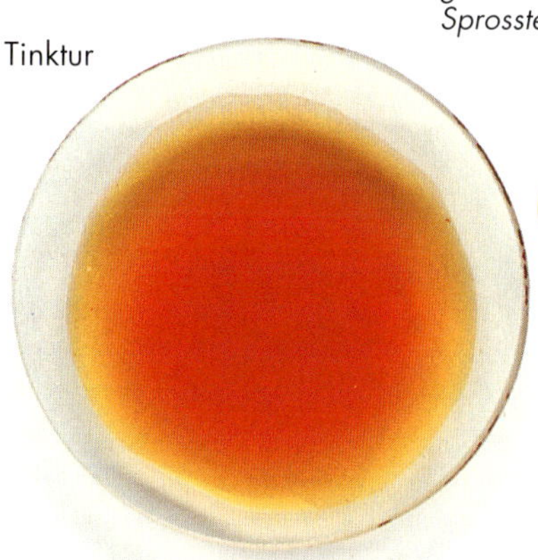

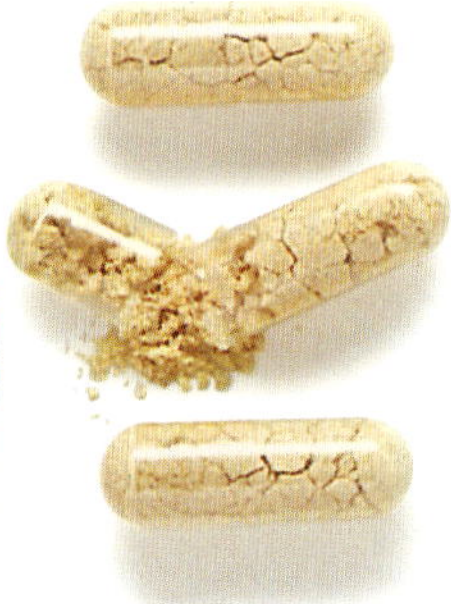

Kapseln

Getrocknete Sprossteile

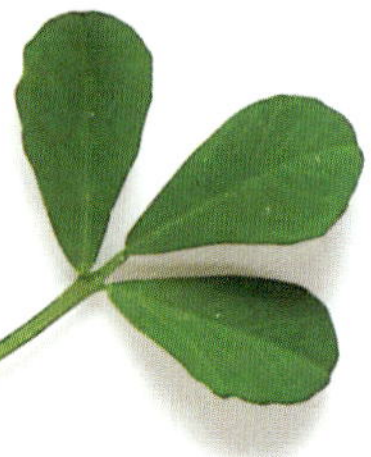

Sprossteile
Im Mittleren Osten und auf dem Balkan als Hausmittel bei Unterleibskrämpfen, die auf Periodenschmerz, Durchfall oder Gastroenteritis zurückzuführen sind. Auch zur Schmerzlinderung während der Wehen. Ernte im Spätsommer.

Anwendungen

Samen
Absud: Verwendung als wärmendes Getränk bei Periodenschmerz und Magenverstimmung. Bei stillenden Müttern fördert der Absud den Milchfluss. Man kann den bitteren Geschmack mit etwas Fenchel übertönen.

Tinktur: Verwendung bei Fortpflanzungsstörungen und Zuständen, die mit einer Schwäche des Nieren-Qi (Energie) zusammenhängen. Verschreibung zusammen mit anderen hypoglykämischen Kräutern bei Diabetes.

Kapseln: Verschreibung zur Kontrolle des Glukosestoffwechsels bei Alterszucker und zur Senkung des Cholesterinspiegels im Blut, wenn das Risiko einer Herzerkrankung besteht.

Umschlag: Man verarbeitet das Pulver zu einer Paste und legt den Umschlag auf Furunkel und Zellulitis.

Sprossteile
Aufguss: Verwendung bei Unterleibskrämpfen, Wehen und Periodenschmerz. Kann auch aus den Keimlingen hergestellt werden.

WARNUNG

- Bockshornklee stimuliert den Uterus und sollte deshalb während der Schwangerschaft gemieden werden. Die Sprossteile können während der Wehen eingesetzt werden.
- Insulinpflichtige Diabetiker sollten den Rat eines Arztes einholen, bevor sie Bockshornklee als hypoglykämisches Heilmittel einsetzen.

Tussilago farfara

HUFLATTICH

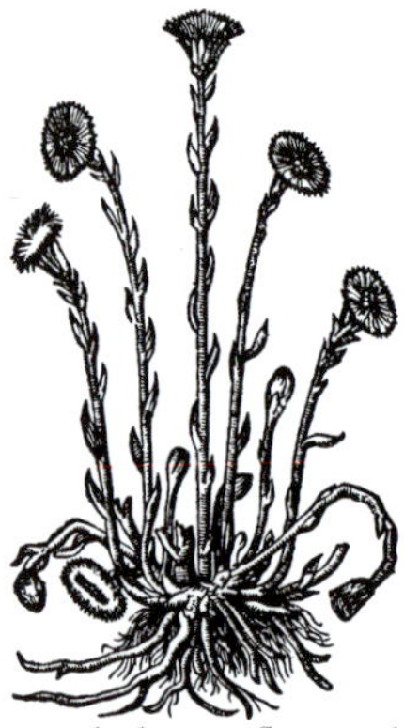

»Der Rauch dieser Pflanze, die mit der Wurzel getrocknet und verbrannt wird, soll bei chronischem Husten eine heilsame Wirkung haben, wenn man ihn durch einen Strohhalm inhaliert.«
Plinius, 77 n. Chr.

Der griechische Arzt Dioskorides empfahl, bei Husten und Asthma Huflattich zu rauchen. Der lateinische Name bedeutet »Hustenvertreiber«, und noch heute enthalten Kräuterzigaretten häufig Huflattich. Die Pflanze blüht zu Beginn des Frühlings. Die Blätter werden erst ausgebildet, wenn die Blüten schon abgestorben sind – daher der alte Name der Pflanze: »filius ante patrem« (der Sohn vor dem Vater). In China werden nur die Blüten, die dort als Kuan dong hua bekannt sind, verwendet.

Eigenschaften
Warm, scharf, leicht süß.

Bestandteile
Schleim, Gerbsäuren, Pyrrolizidin-Alkaloide, Inulin, Zink, Bitterstoff, Sterine, Flavonoide (einschl. Rutin), Kalium, Kalzium.

Wirkung
Entspannendes, Schleim lösendes Mittel; antikatarrhalisch, Krampf lösend, lindernd.
Lokal: Gewebe heilend, beruhigend.

Verwendete Teile

Blüten
Wirken Schleim lösend, antikatarrhalisch und entkrampfend, daher bestens bei einer Vielzahl von Leiden im Brustraum, etwa Bronchitis, Asthma und hartnäckigem Reizhusten. In der chinesischen Medizin besonders bei chronischem Husten mit starker Schleimbildung und zum Absenken des aufsteigenden Lungen-Qi (Energie) verwendet. Ernte zu Beginn des Frühlings.

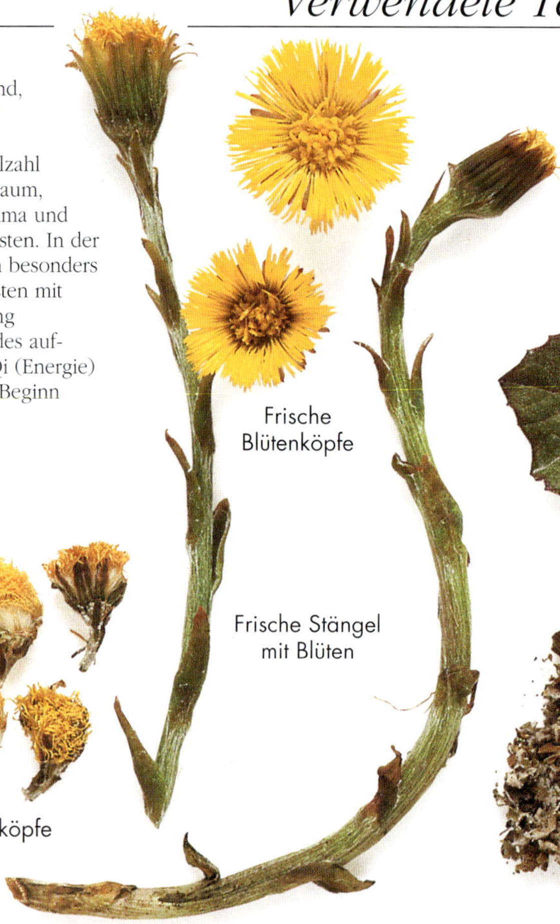

Frische Blütenköpfe

Frische Stängel mit Blüten

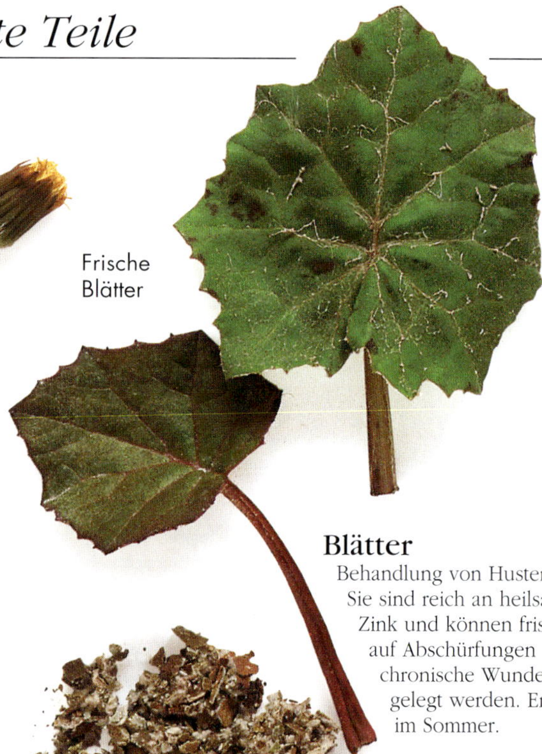

Frische Blätter

Blätter
Behandlung von Husten. Sie sind reich an heilsamem Zink und können frisch auf Abschürfungen und chronische Wunden gelegt werden. Ernte im Sommer.

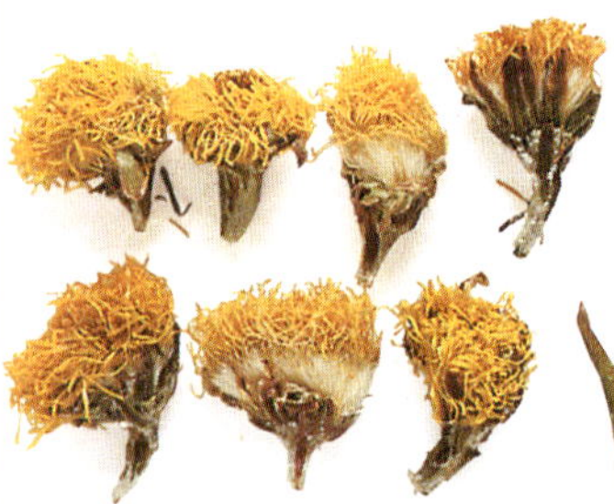

Getrocknete Blütenköpfe

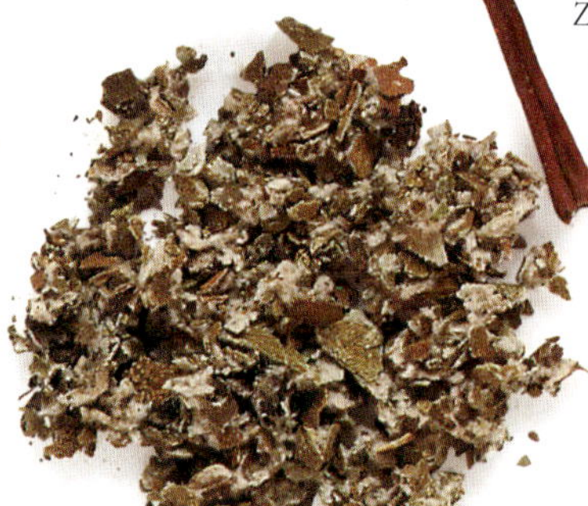

Getrocknete Blätter

Anwendungen

Blüten
Absud: Verordnung bei Reizhusten und Katarrh. Auch bei Husten auf Grund von Erkältung oder Grippe.

Tinktur: Verordnung bei chronischem und hartnäckigem Husten; kann gut mit Thymian und Alant gemischt werden.

Sirup: Verordnung bei Husten; ein aus dem Absud hergestellter Sirup spendet bei trockenem, hartnäckigem Husten mehr Feuchtigkeit als der Aufguss.

Blätter
Absud: Verordnung bei Husten und Katarrh.

Tinktur: Verordnung bei chronischem oder hartnäckigem Husten.

Umschlag: Man legt das frische Blatt auf Geschwüre, Abschürfungen und langsam heilende Wunden.

WARNUNG

- In manchen Ländern darf Huflattich innerlich nur unter ärztlicher Aufsicht verabreicht werden. (Das Kraut enthält Pyrrolizidin-Alkaloide, die bei Ratten zu Leberschäden geführt haben. Die Mengen sind jedoch winzig. Schwedische Untersuchungen haben ergeben, dass diese zerstört werden, wenn man einen Absud herstellt.)

Urtica dioica

BRENNNESSEL

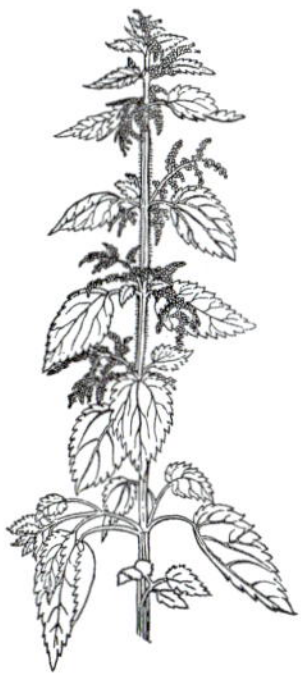

»... sie saugen die phlegmatischen Säfte auf, die der Winter zurückgelassen hat.«
Nicholas Culpeper, 1653.

Es heißt, daß Cäsars Truppen die Römische Nessel (*U. pilulifera*) bis nach Britannien brachten, weil sie glaubten, sich mit Nesseln peitschen zu müssen, um den Körper warm zu halten. Bis in die jüngste Zeit galt »Urtikation« oder das Peitschen mit Nesseln als Hausmittel bei Arthritis und Rheuma. Nesseln werden auch heute noch für Heilzwecke verwendet. Sie ergeben ein reinigendes Frühlingstonikum und ein nährstoffreiches Gemüse, wenn die jungen Blätter gesammelt werden.

Eigenschaften
Kühl, trocken, leicht bitter.

Bestandteile
Histamine, Ameisensäure, Acetylcholin, Serotonin, Glukokinine, viele Mineralstoffe (einschl. Kieselerde), Vitamine A, B, C, Gerbstoffe.

Wirkung
Adstringierend, Harn treibend, stärkend, nährend, Blut stillend; regt den Kreislauf an; fördert den Milchfluss; senkt den Blutzuckerspiegel; verhindert Skorbut.

Verwendete Teile

Sprossteile

Nesseln entziehen dem Boden Mineralstoffe einschließlich Eisen; die Sprossteile eignen sich deshalb als Tonikum bei Anämie. Ihr hoher Vitamin-C-Gehalt stellt sicher, dass das Eisen vom Körper aufgenommen werden kann. Sie befreien den Körper von Harnsäure und lindern Gicht und Arthritis. Ihre adstringierende Eigenschaft wirkt Blut stillend. Nesseln »brennen« wegen des Histamins und der Ameisensäure, die in den Haaren enthalten sind und die bekannte allergische Reaktion auslösen. Ernte während der Blüte.

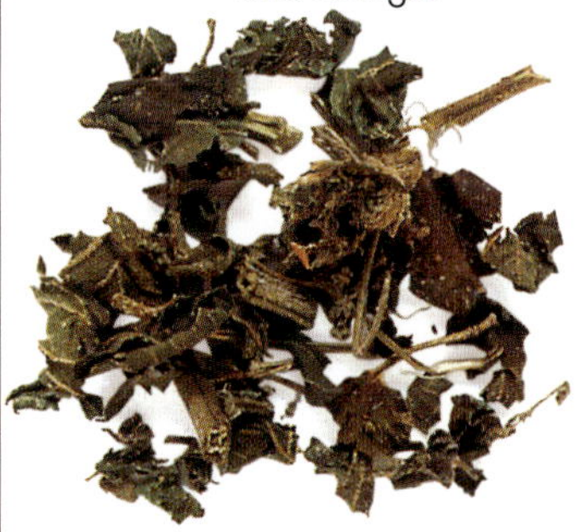

Getrocknete Blätter und Stängel

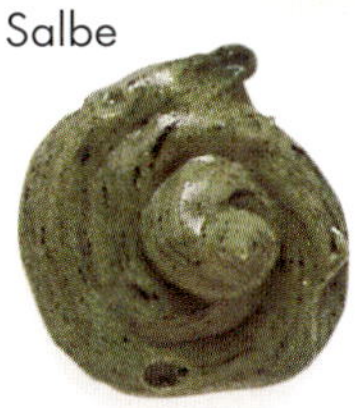

Salbe

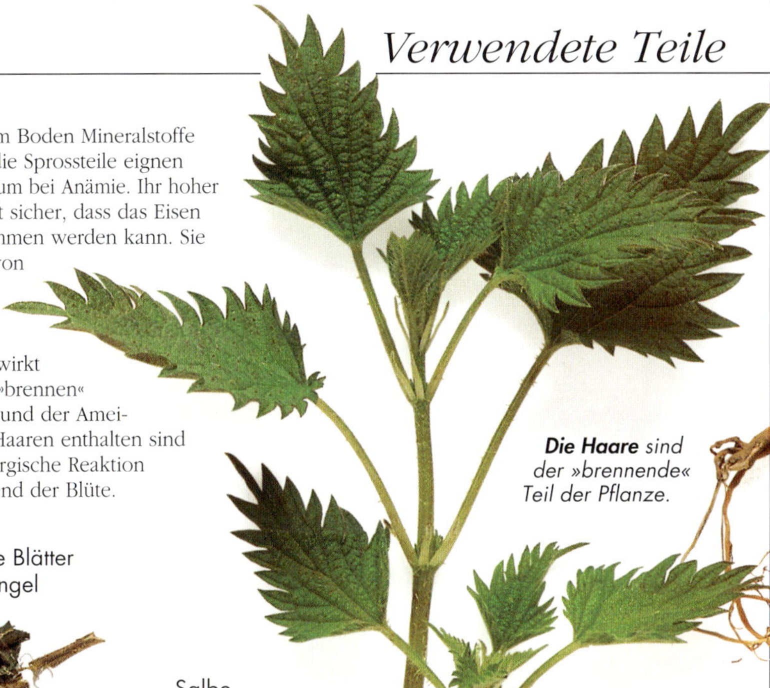

***Die Haare** sind der »brennende« Teil der Pflanze.*

Frische Sprossteile

Wurzelstock

Seit langem als Haarspülung bei Schuppen und Haarausfall verwendet. Neueste Forschungen belegen ihre Wirkung bei gutartigen Prostatavergrößerungen.

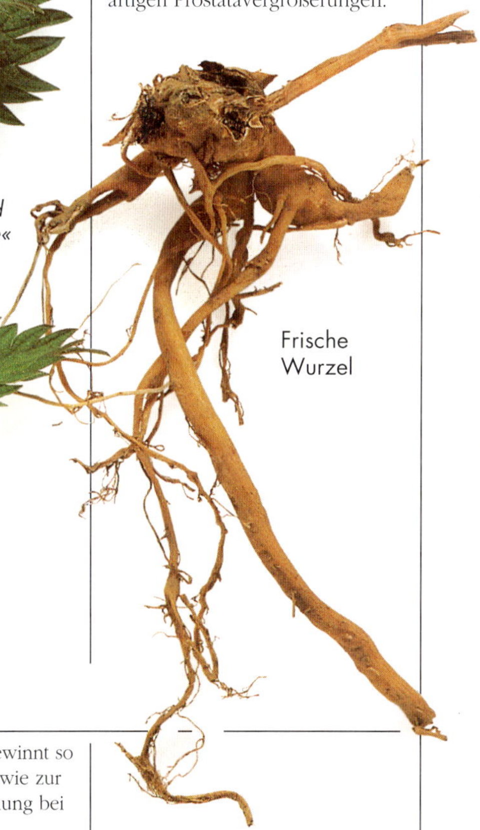

Frische Wurzel

Anwendungen

Sprossteile

Aufguss: Verwendung zur Stimulierung des Kreislaufs und zur Reinigung des Körpers bei Arthritis, Rheuma, Gicht und Ekzem. Fördert bei stillenden Müttern den Milchfluss. Die frischen Triebe ergeben ein belebendes Frühlingstonikum.

Tinktur: Verwendung mit anderen Kräutern bei Arthritis, Hautproblemen und Uterusblutungen.

Kompresse: Man tränkt ein Tuch in der Tinktur und legt es auf schmerzende arthritische Gelenke, Gicht, Neuralgien, Verstauchungen, Sehnenentzündungen und Ischias.

Salbe: Verwendung bei Hämorrhoiden.

Waschlösung: Verwendung bei Verbrennungen, Insektenstichen und Wunden.

Saft: Man presst die frische Pflanze aus und gewinnt so ein Tonikum gegen Schwäche und Anämie sowie zur Linderung von Nesselverbrennungen. Verordnung bei Herzinsuffizienz mit Ödembildung.

Pulver: Bei Nasenbluten schnupft man die pulverisierten Blätter.

Wurzel

Haarspülung: Man verwendet den Absud bei Schuppen, Haarausfall und zur allgemeinen Haarpflege.

Umschlag: Zusammen mit Sabal (Sägepalme) bei gutartiger Prostatavergrößerung.

Vaccinium myrtillus, V. vitis-idaea

HEIDELBEERE, PREISELBEERE

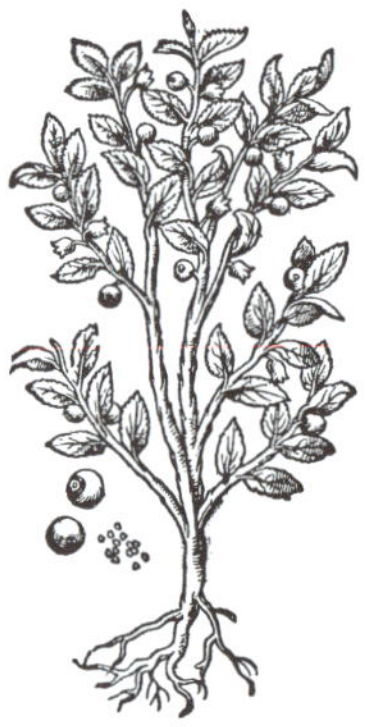

»... sie reinigen den Blutfluss von Galle ...«
John Gerard, 1597.

Heidelbeere und Preiselbeere waren einst geschätzte Heilkräuter. Sie sind nahe Verwandte der Bärentraube (*Arctostaphylos uva-ursi*), einem wichtigen Antiseptikum für die Harnwege. Ihre Blätter wurden in der Volksmedizin für den gleichen Zweck verwendet. Im Elisabethanischen Zeitalter stellten die Apotheker einen Sirup aus Beeren und Honig her, der bei Durchfall verabreicht wurde. Neueste Versuche ergaben, dass der Saft der Moosbeeren (*V. oxycoccus*) hoch wirksam bei der Behandlung von Blasenentzündung ist.

Eigenschaften
Sauer, adstringierend, kalt, austrocknend.

Bestandteile
Gerbsäuren, Zucker, Fruchtsäuren, Glukokinin, Glykoside. Preiselbeerblätter enthalten Arbutin.

Wirkung
Adstringierend; senken den Blutzuckerspiegel; stärkend, antiseptisch; verhindern Erbrechen; Antiseptikum für die Harnwege.

Verwendete Teile

Früchte

V. myrtillus
Heidelbeeren enthalten angeblich ein Pigment, das das Bakterienwachstum verhindert oder hemmt. Daher eignen sie sich besonders bei Durchfall, der von Mikroorganismen verursacht wird, wie z. B. bei Ruhr. Große Mengen frischer Früchte wirken abführend. Für Kinder sind Heidelbeeren eine wohlschmeckende Arznei. Ernte im Spätsommer oder Frühherbst.

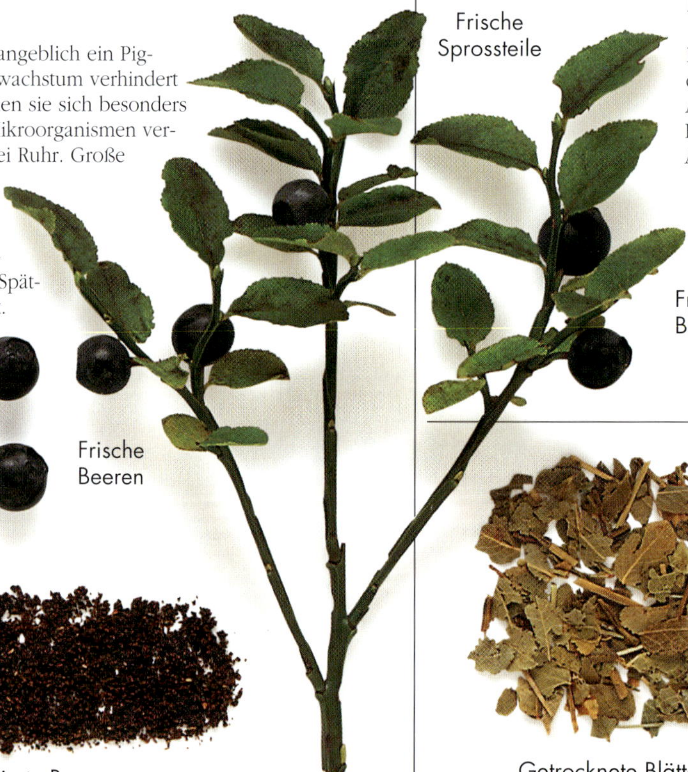

Frische Sprossteile

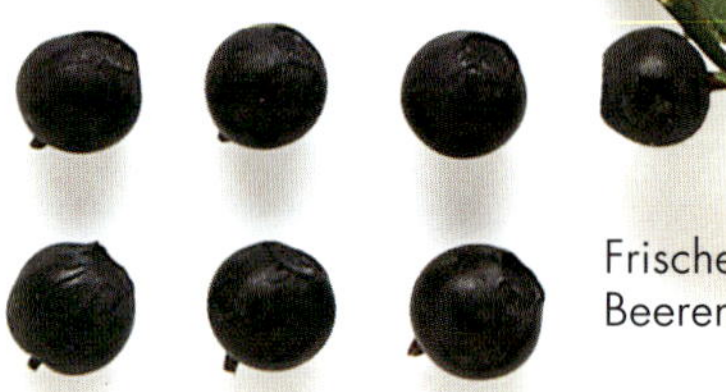

Frische Beeren

Pulverisierte Beeren

Blätter

V. myrtillus
Heidelbeerblätter können den Blutzuckerspiegel im Alter senken. Moderne Forschungen stützen die Annahme, dass sie die Insulinproduktion erhöhen. Ernte, bevor die Beeren reifen.

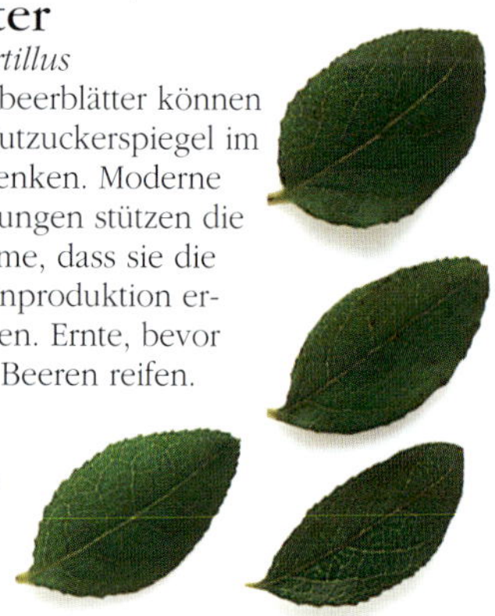

Frische Blätter

Getrocknete Blätter

Blätter

V. vitis-idaea
Preiselbeerblätter enthalten bis zu 7 % Arbutin, das auf die Harnwege antiseptisch wirkt: Sie werden bei Blasenkatarrh und ähnlichen Leiden eingesetzt. Sie scheinen auch die Insulinproduktion zu fördern und können deshalb bei Diabetes verabreicht werden. Ernte im Sommer.

Anwendungen

Frucht

V. myrtillus

Frisch: Bei Verstopfung isst man eine große Schale mit ganzen frischen Beeren (auf Wunsch auch mit Zucker und Milch oder Sahne).

Saft: Der ungesüßte Saft eignet sich bestens bei Durchfall. Einnahme in 10-ml-Dosen.

Absud: Bei chronischem Durchfall trinkt man täglich ein Glas.

Mundspülung: Bei Geschwüren und Zahnfleischentzündung verwendet man den verdünnten Saft.

Lotion: Man verdünnt den Saft mit der gleichen Menge Hamameliswasser und stellt so eine kühlende Lotion für Sonnenbrand und Hautentzündungen her.

Pulver: Wenn Säuglinge oder Kleinkinder an Durchfall leiden, mischt man pro Kilogramm Körpergewicht 150 mg Pulver unter die Babynahrung.

Blätter

V. myrtillus

Aufguss: Verwendung als Ergänzung zu Ernährungsmaßnahmen bei nicht insulinpflichtigem Alterszucker.

Mundspülung/Gurgelmittel: Verwendung bei Geschwüren und Halsentzündungen.

Blätter

V. vitis-idaea

Aufguss: Bei Harnwegsinfekten und Durchfall verwendet man einen starken Aufguss (40 g auf 500 ml Wasser).

WARNUNG

- Die Blätter senken den Blutzuckerspiegel. Aus diesem Grund sollten insulinpflichtige Diabetiker den Aufguss dieser Blätter nur unter ärztlicher Aufsicht einnehmen.

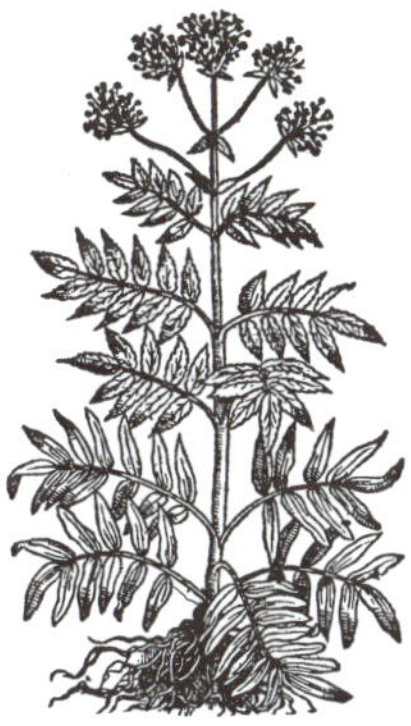

Valeriana officinalis

BALDRIAN

»... für Menschen, die an Krämpfen und ähnlichen Beschwerden leiden, und für solche, die sich Prellungen zugezogen haben.«
John Gerard, 1597.

Dieses natürliche Beruhigungsmittel für die Nerven ist ohne die Nebenwirkungen vergleichbarer herkömmlicher Arzneien. Baldrian hat einen typischen, ziemlich unangenehmen Geruch und erhielt von dem griechischen Arzt Galen den Namen Phu. In jüngster Zeit wurden umfassende Untersuchungen durchgeführt, wonach sich in Baldrianextrakten Wirkstoffe (Valepotriate) entwickeln, die das Nervensystem bedrücken, während die frische Pflanze eher dämpfend wirkt.

Eigenschaften
Scharf, leicht bitter, kühl, trocken.

Bestandteile
Ätherisches Öl (einschl. Isovaleriansäure, Borneol), Valepotriate, Alkaloide, Iridoide.

Wirkung
Beruhigend, entkrampfend, Schleim lösend, Harn treibend; senkt den Blutdruck; entblähend, leicht Schmerz stillend.

Verwendete Teile

Wurzelstock
Hilft bei nervöser Spannung, vor allem bei Angst und Schlaflosigkeit, stärkt das Herz und senkt in manchen Fällen Bluthochdruck. Fördert den Heilungsprozess bei Wunden und Geschwüren und hilft lokal bei Muskelkrämpfen. Dank ihrer Schleim lösenden Eigenschaften lindert die Wurzel nervösen Hustenreiz. Ernte im Herbst.

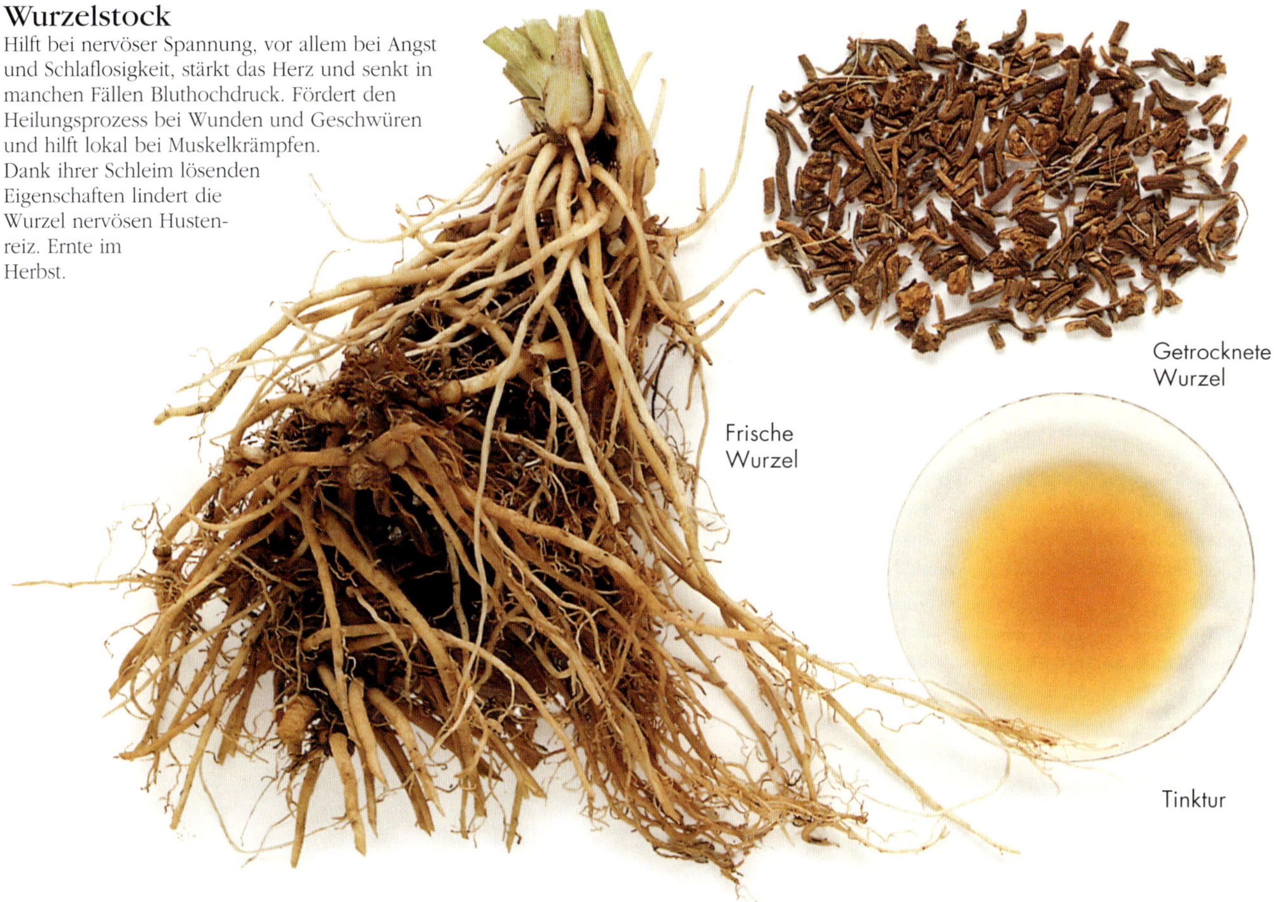

Anwendungen

Wurzel
Eingeweichte Wurzel: Man weicht 2 Teelöffel der gehackten, möglichst frischen Wurzel 8–10 Stunden in einer Tasse mit kaltem Wasser ein. Diese Lösung wird als Beruhigungsmittel bei Angst und Schlaflosigkeit verabreicht. Den Geschmack kann man mit 2–3 Tropfen Pfefferminzöl (in Apotheken erhältlich) übertönen.

Aufguss: Verwendung bei Angst und Schlaflosigkeit.

Waschlösung: Verwendung des Aufgusses oder der eingeweichten Wurzel bei chronischen Magengeschwüren und Wunden sowie zum Ziehen von Splittern.

Tinktur: Verwendung als Beruhigungsmittel und bei Schlaflosigkeit. Die Dosierung ist von Fall zu Fall verschieden. Manche Menschen benötigen bis zu 5 ml, was bei anderen bereits zu Kopfschmerzen führt. Man beginnt am besten mit 1–2 ml. Bei Husten mit Süßholz oder anderen Schleim lösenden Mitteln wie Ysop mischen. Kann auch Arzneien gegen Bluthochdruck beigemengt werden, wenn dieser mit Spannung und Angst zusammenhängt.

Kompresse: Man tränkt ein Tuch mit der Tinktur und behandelt damit Muskelkrämpfe.

WARNUNG

- Sollte nicht länger als 2–3 Wochen ununterbrochen eingenommen werden, da ständiger Gebrauch oder hohe Dosen zu Kopfschmerzen oder Herzklopfen führen können.
- Baldrian verstärkt die Wirkung von Schlafmitteln und sollte bei Einnahme solcher Arzneien vermieden werden.
- Verwechseln Sie die Heilpflanze nicht mit der Spornblume (*Centranthus ruber*), einer Gartenpflanze, die keine heilsamen Eigenschaften hat.

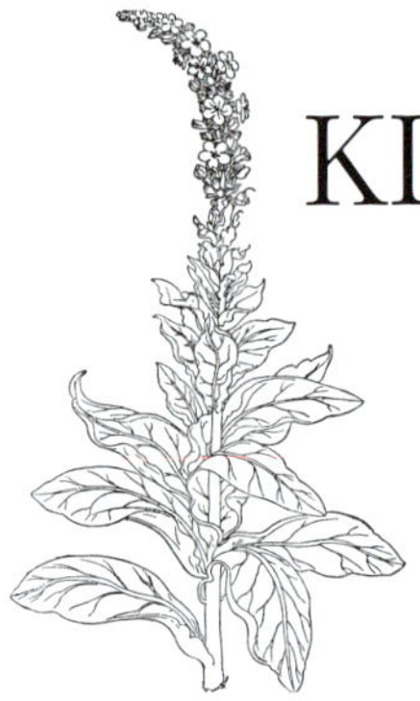

Verbascum thapsus

KLEINBLÜTIGE KÖNIGSKERZE

»... Lasttieren, die an Husten und Kurzatmigkeit leiden, schafft man mit einem Schluck Erleichterung.«
Plinius, 77 n. Chr.

Die langen, behaarten Stängel wurden früher bei Beerdigungen als Kerzen verbrannt. Dioskorides verwendete die Pflanze bei Skorpionstichen, Augenleiden, Zahnschmerzen, Mandelentzündung und Husten. Sie wurde früher auch bei zehrenden Krankheiten wie Tuberkulose verordnet. In vielen Teilen Europas verabreichte man das Aufgussöl der Blüten als Heilmittel bei allen möglichen Krankheiten, von Hämorrhoiden bis zu Ohrenentzündungen.

Eigenschaften
Leicht süß, kühl, feucht.

Bestandteile
Schleim, Saponine, ätherisches Öl, Flavonoide, bittere Glykoside (einschließlich Aucubin).

Wirkung
Schleim lösend, lindernd, leicht Harn treibend, beruhigend, wundheilend, adstringierend, entzündungshemmend.

Verwendete Teile

Blüten

Ergeben ein entspannendes, Schleim lösendes Mittel bei trockenem, chronischem, starkem Husten wie Keuchhusten, Tuberkulose, Asthma und Bronchitis. Helfen auch bei Halsentzündungen. Das Aufgussöl wird auch heute noch hergestellt und zur Linderung von Entzündungen, Wund- und Ohrenschmerzen verabreicht. Ernte der einzelnen Blüten im Herbst.

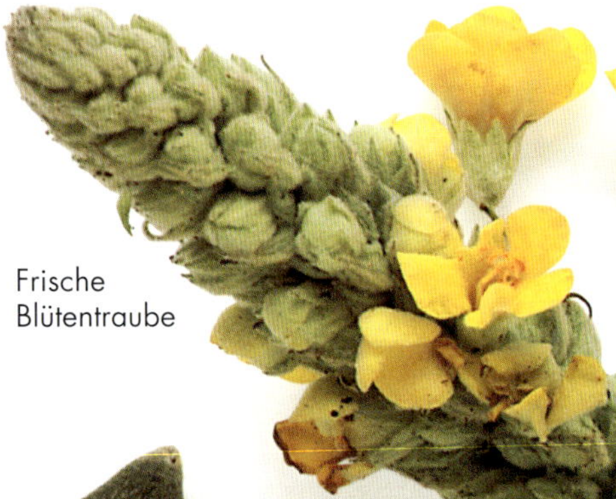

Frische Blütentraube

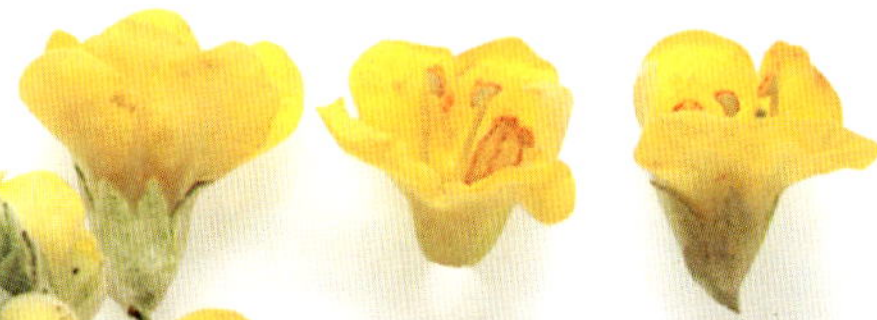

Frische Blüten

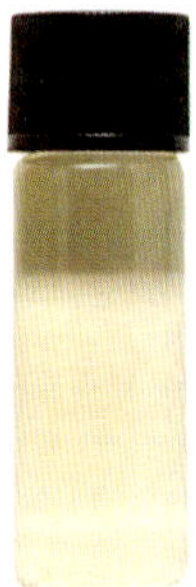

Aufgussöl

Blätter

Werden vor allem bei Atemwegsbeschwerden eingesetzt. Früher verarbeitete man sie zu »Kräutertabak« und rauchte diesen bei Asthma und Tuberkulose. Die Pflanze galt schon immer als antiseptisch. Man wickelte die großen Blätter der zweiten Saison um Früchte, um sie zu konservieren. Ernte vor der Blüte im zweiten Jahr.

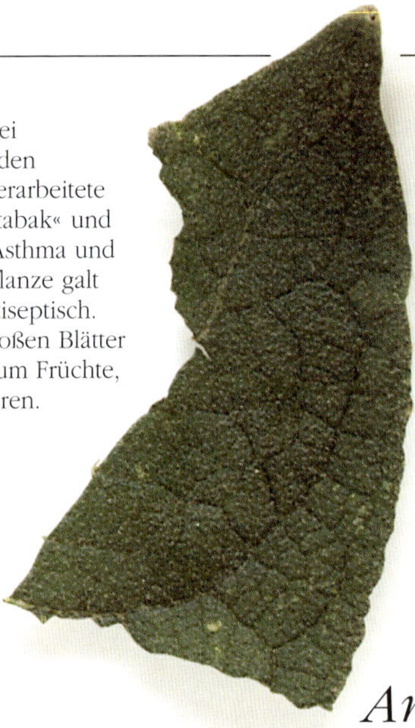

Frisches Blatt

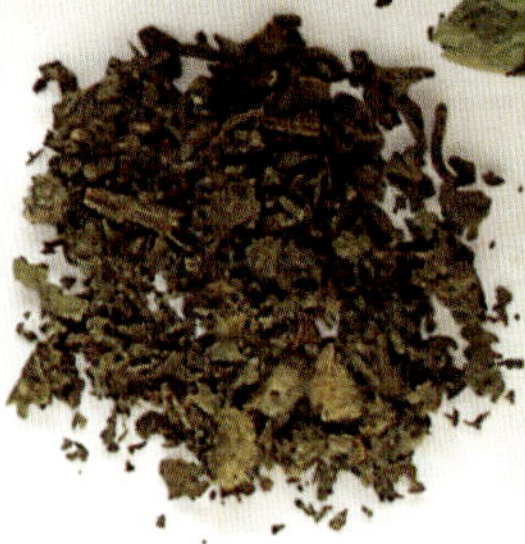

***Blüten und Blätter** werden, getrocknet, im Handel meist nicht getrennt. Im Allgemeinen überwiegen die Blätter.*

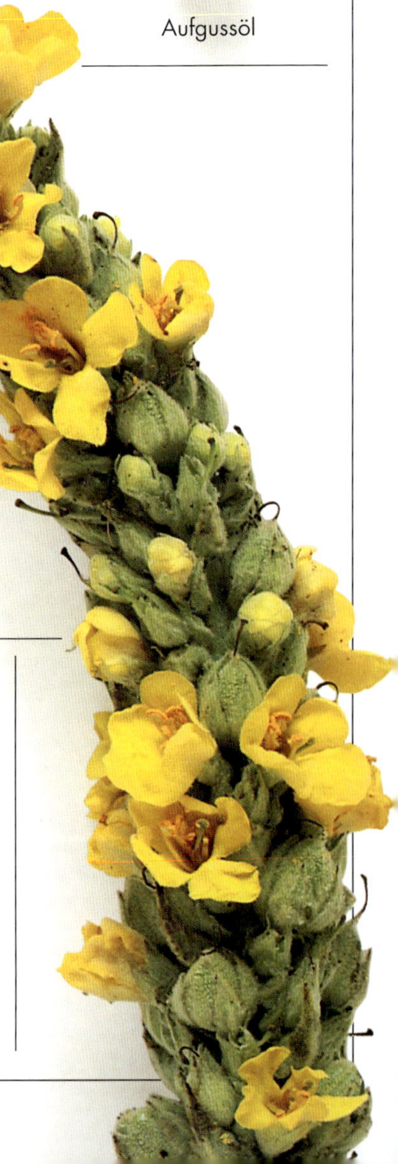

Anwendungen

Blüten

Tinktur: Bei chronischem, trockenem Husten und Halsentzündungen nimmt man bis zu 20 ml pro Tag.

Gurgelmittel: Bei Halsentzündungen gurgelt man mit dem Aufguss.

Sirup: Bei chronischem, starkem Husten nimmt man einen aus dem Aufguss hergestellten Sirup.

Aufgussöl: Herstellung nach der kalten Aufgussmethode (siehe Seite 154). Verordnung der Tropfen bei Ohrenschmerzen (nur wenn feststeht, dass keine Perforation des Trommelfells vorliegt). Verwendung als Salbe bei Wunden, Hämorrhoiden, Ekzemen oder entzündeten Augenlidern.

Blätter

Aufguss: Bei chronischem Husten und Halsentzündungen verabreicht man einen starken Aufguss der getrockneten Blätter (50 g auf 500 ml Wasser). Fördert auch den Schweißfluss und hilft deshalb bei fieberhaften Erkältungen mit starkem Husten.

Tinktur: Verwendung bei chronischen Atemwegsbeschwerden. Falls notwendig, mit anregenden, Schleim lösenden Mitteln wie Maulbeer-Rinde, Schlüsselblumenwurzel, Alant, Duftveilchen oder Thymian mischen.

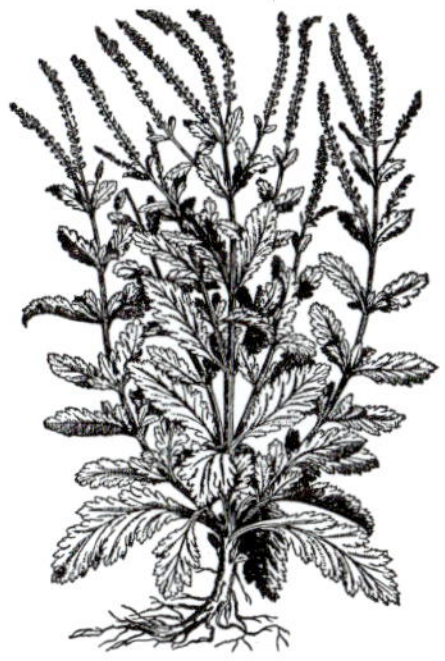

Verbena officinalis

EISENKRAUT

»... die Weisen behaupten ..., dass Menschen, die mit ihr eingerieben wurden, alle Wünsche erfüllt, von Fieber befreit ... von allen Krankheiten erlöst würden ...«
Plinius, 77 n. Chr.

Eisenkraut war eine der heiligsten Pflanzen der Druiden. Die Römer nannten es »hiera botane« (heilige Pflanze) und verwandten es zur Reinigung ihrer Häuser und Tempel. Noch im 17. Jahrhundert wurde es Zauberei und Riten zugeordnet. Gerard warnte vor der Verwendung bei »Hexerei und Zauberkunst«. Das Kraut wurde früher bei Wassersucht verabreicht. Die Pflanze enthält herzwirksame Glykoside, was ihre Verwendung fördert.

Eigenschaften
Scharf, bitter, kühl.

Bestandteile
Ätherisches Öl (einschl. Citral), bittere Glykoside, Gerbsäuren.

Wirkung
Beruhigendes Tonikum; Schweiß treibend, Nervenmittel, sedierend, entkrampfend; stärkt die Leber; abführend; stimuliert den Uterus; fördert den Gallenfluss.

Verwendete Teile

Sprossteile

Ein wirkungsvolles Nerventonikum, Leberstimulans, Harnreinigungs- und Fiebermittel, fördern auch den Milchfluss und können während der Wehen zur Stimulierung der Kontraktionen verabreicht werden. Werden vielfach auch lokal bei Abschürfungen, Wunden und Zahnfleischleiden verordnet. In China ist die Pflanze unter dem Namen Ma bian cao bekannt. Dort verwendet man die Sprossteile hauptsächlich als Fiebermittel bei Malaria und Grippe. Ernte während der Blüte im Sommer.

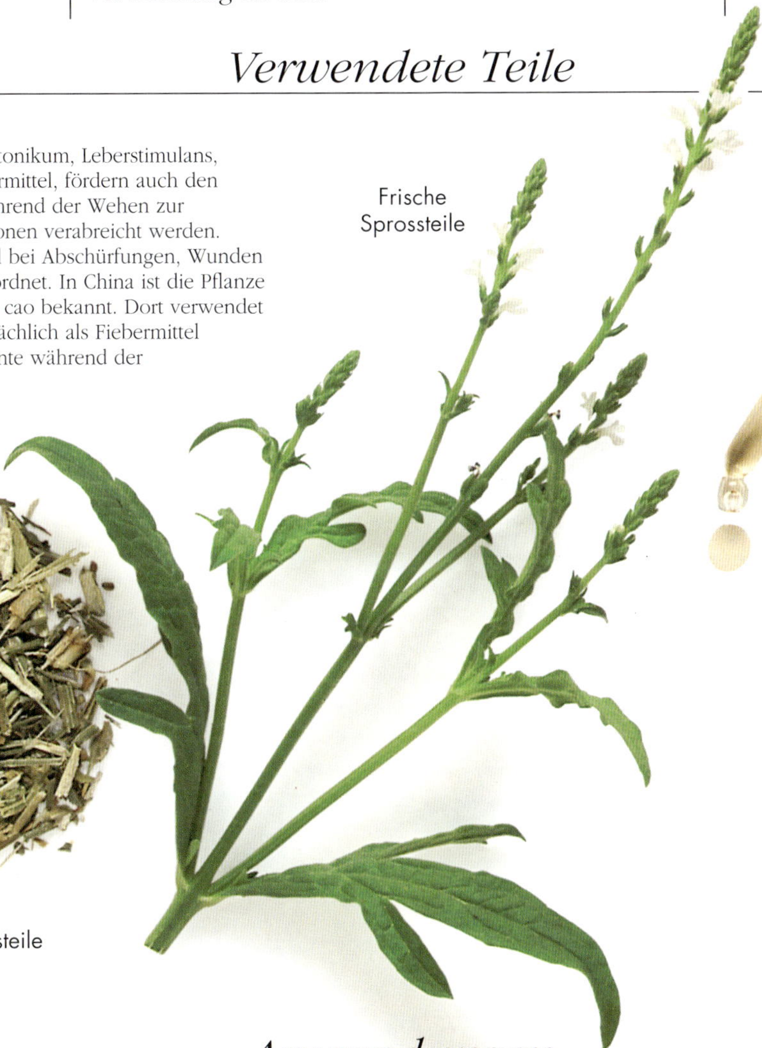

Frische Sprossteile

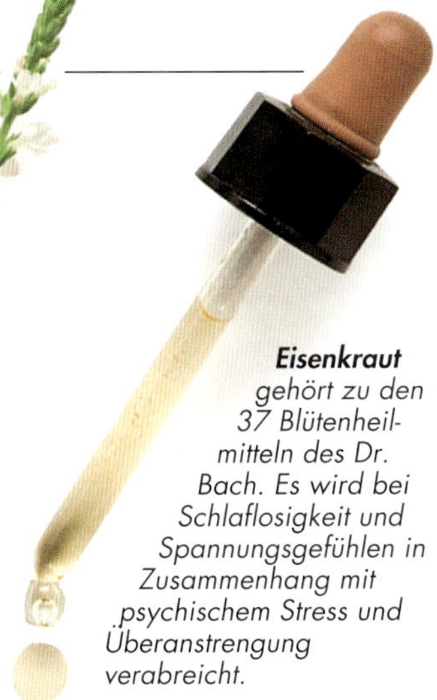

Eisenkraut *gehört zu den 37 Blütenheilmitteln des Dr. Bach. Es wird bei Schlaflosigkeit und Spannungsgefühlen in Zusammenhang mit psychischem Stress und Überanstrengung verabreicht.*

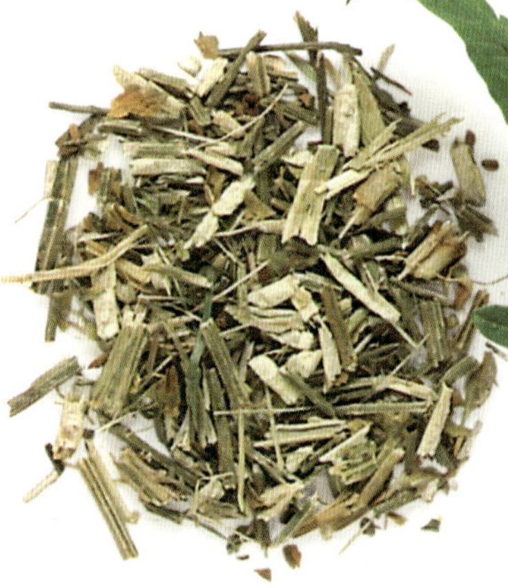

Getrocknete Sprossteile

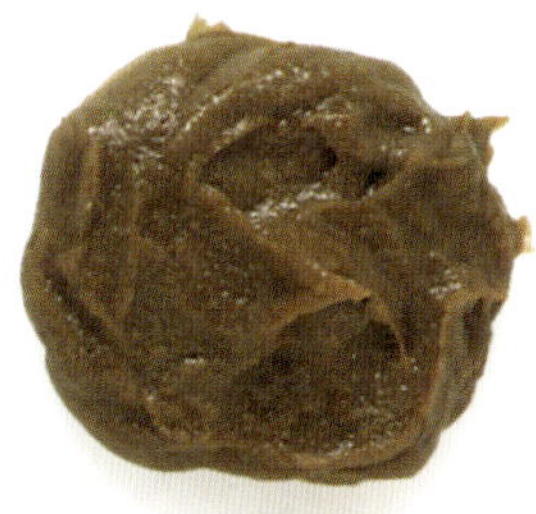

Salbe

Anwendungen

Sprossteile

Aufguss: Verwendung bei Schlaflosigkeit und nervöser Spannung sowie als Schweiß treibendes Mittel zur Stimulierung des Immunsystems bei Fieberzuständen. Kann auch zur Förderung der Lebertätigkeit verwendet werden, um Appetit und Verdauung anzuregen. Während der Wehen trinkt man den Aufguss, um die Kontraktionen zu fördern, und während der Stillzeit, um den Milchfluss anzuregen.

Tinktur: Verwendung bei nervöser Erschöpfung und Depression (eignet sich zur Kombination mit Hafer); auch als Leberstimulans bei Darmträgheit, Vergiftungen oder Gelbsucht; zusammen mit anderen Harnkräutern bei Steinen und Zuständen, die auf übermäßige Harnsäure zurückzuführen sind wie Gicht.

Umschlag: Verwendung bei Insektenstichen, Verstauchungen und Prellungen.

Salbe: Wird bei Ekzem, Verletzungen oder nässenden Wunden verabreicht. Eignet sich auch zur Behandlung schmerzhafter Neuralgien.

Mundspülung: Verwendung des Aufgusses bei Mundgeschwüren und weichem, schwammigem Zahnfleisch.

WARNUNG

- Während der Schwangerschaft sollte das Kraut gemieden werden, da es den Uterus stimuliert. Verabreichung während der Wehen.
- Wenn die Tinktur bei Leberleiden verabreicht wird, sollte man die Heißwassermethode (siehe Seite 154) anwenden, um den Alkoholgehalt zu verringern.
- Überhöhte Mengen können Erbrechen auslösen.

Viburnum-Arten
SCHNEEBALL

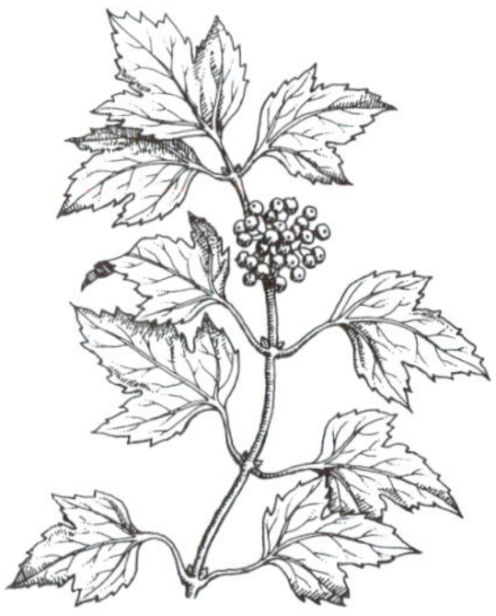

»... für gefühlsbedingte Leiden des Herzens, des Magens und der Nerven, wie sie bei Damen öfters auftreten ...«
Finley Ellingwood, 1910.

Ein anderer Name für den Gemeinen Schneeball (*V. opulus*) ist »Krampfrinde«, ein Begriff, der seine heilsame Wirkung als Muskelrelaxans prägnant beschreibt. Die Pflanze war schon im 14. Jahrhundert bekannt, als Chaucer vom Verzehr der Beeren berichtete (sie sind giftig). Die Ureinwohner Amerikas verwendeten den Schneeball bei Mumps und anderen Geschwulsten. Der Amerikanische Schneeball (*V. prunifolium*) ist wegen seiner entspannenden Wirkung auf den Uterus für Frauen von besonderer Bedeutung; er war bei den amerikanischen Eklektikern im 19. Jahrhundert sehr beliebt (siehe Seite 20–21).

Eigenschaften
Adstringierend, bitter, kühl, trocken.

Bestandteile
Bitterstoff, Valeriansäure, Gerbsäuren, Saponine. *V. prunifolium* enthält auch Cumarine.

Wirkung
Entkrampfend, beruhigend, adstringierend; entspannt die Muskeln; Herztonikum, Uterusrelaxans, entzündungshemmend.

Verwendete Teile

Rinde
V. opulus

Entspannt die Muskeln, beruhigt das Nervensystem, hilft auch bei körperlichen und seelischen Spannungen, zu erkennen an verspannten, hochgezogenen Schultern und nervöser Atmung. Die Rinde entspannt das Herz-Kreislauf-System bei Bluthochdruck und löst Verstopfung bei Spannungszuständen. Äußerlich verabreicht, lindert sie Muskelkrämpfe. Vor der Blüte im Frühjahr von den Ästen ablösen.

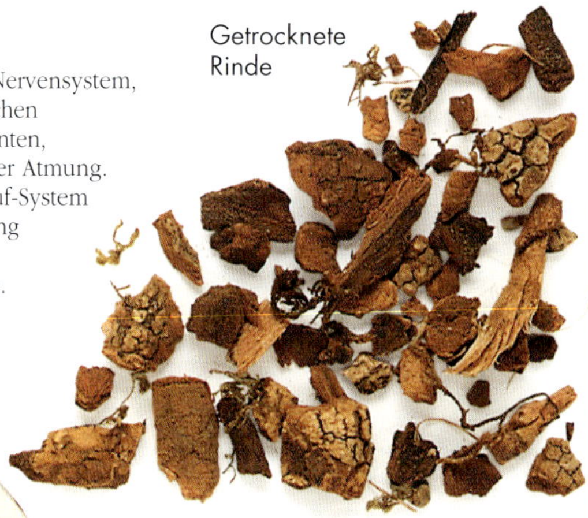

Getrocknete Rinde

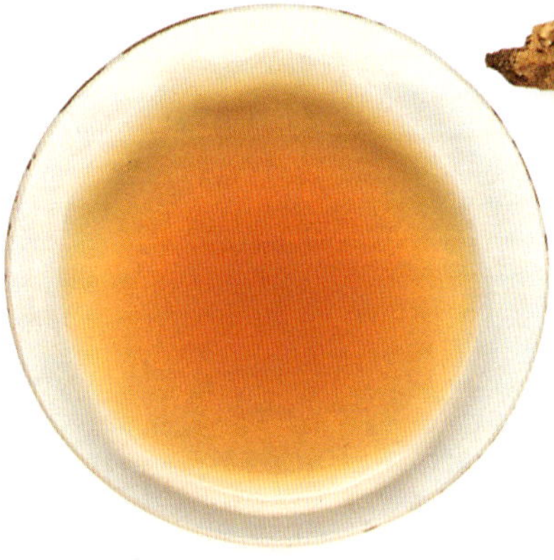

Tinktur

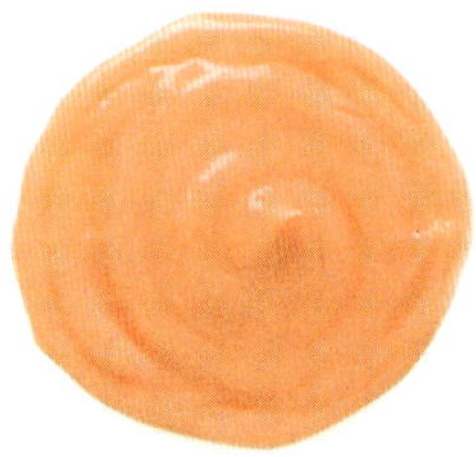

Creme

Wurzelrinde
V. prunifolium

Ein starkes Muskelrelaxans; wirkt sich besonders auf den Uterus aus und gehört zu den wirksamsten Heilmitteln bei Periodenschmerz. Hilft auch gegen Schmerzen und Blutungen nach der Entbindung sowie gegen Blutungen während der Wechseljahre. Kann auch den Blutdruck senken und Krämpfe lindern. Man gräbt die Wurzel im Herbst aus und entfernt die Rinde.

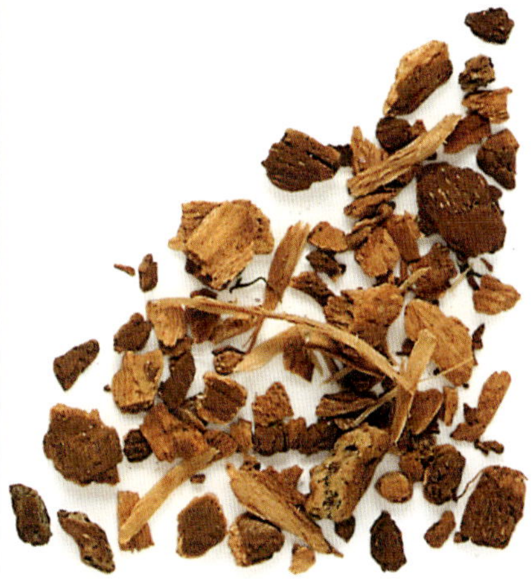

Getrocknete Wurzelrinde

Anwendungen

Rinde
V. opulus

Tinktur: Verwendung als Relaxans bei nervöser oder muskulärer Spannung sowie bei kolikartigen Zuständen von Darm, Gallenblase oder Harnwegen. Man vermengt die Tinktur bei Darmreizungen mit Verdauungsmitteln oder kombiniert sie bei spannungsbedingter Verstopfung mit Butternuss oder Rhabarberwurzel.

Creme: Man mischt die Tinktur mit einer Standardbasis (z.B. emulgierende Salbe) zur Herstellung einer Creme. Diese verabreicht man bei Muskelkrämpfen und verspannten Schultern.

Wurzelrinde
V. prunifolium

Tinktur: Verwendung bei Periodenschmerz oder bei Schmerzen nach der Entbindung. Hierbei verabreicht man entweder alle 15–20 Minuten 1–1,5 ml oder einmal 20 ml beim ersten Anzeichen eines Muskelkrampfes. Verwendung der Standarddosis bei anderen Menstruationsbeschwerden und Leiden der Wechseljahre. Kann zusammen mit anderen Heilmitteln bei Bluthochdruck eingesetzt werden.

Absud: Weniger wirkungsvoll als die Tinktur. Bei Periodenschmerz trinkt man eine Tasse des starken Absudes.

WARNUNG

- Während der Schwangerschaft sollte Schneeball wegen seiner Uterus entspannenden Wirkung nicht innerlich angewendet werden.

Viola-Arten

VEILCHEN

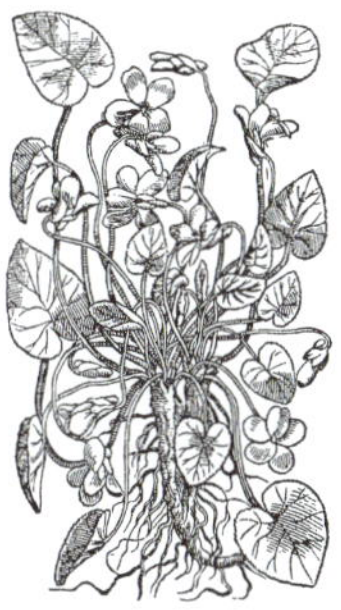

»Diese Pflanze ... macht ihre geringe Größe durch hervorragende ... Eigenschaften wett.«
Bartholomäus Anglicus, 1250.

Das Duftveilchen (*V. odorata*) und das Feldstiefmütterchen (*V. tricolor*) werden schon von alters her für Heilzwecke eingesetzt. Homer berichtet, dass die Athener Veilchen verwendeten, um »Zorn zu bezähmen«, während Plinius das Tragen eines Veilchenkranzes empfahl, um Kopfschmerzen und Schwindel zu vertreiben. Aus Feldstiefmütterchen wurde einst ein Liebestrank gebraut. In China nutzte man eine verwandte Art, *V. yedoensis*, auf ähnliche Weise. Diese Pflanze wurde zusammen mit anderen Heilmitteln erfolgreich bei Kinderekzemen eingesetzt.

Eigenschaften
Feucht, scharf, kalt, leicht bitter.

Bestandteile
Saponine, Salicylate, Alkaloide, Flavonoide, ätherisches Öl.

Wirkung
V. odorata: Entzündungshemmend; stimulierend; Schleim lösend; Harn treibend.
V. tricolor: Schleim lösend, antirheumatisch, abführend; stabilisiert die Kapillarmembranen.
V. yedoensis: Mikrobizid, entzündungshemmend.

Verwendete Teile

Sprossteile
V. tricolor
Verwendung bei vielen Hautleiden, von Windelausschlag bis zu offenen Beinen. Auf Grund des hohen Saponingehalts ein gutes Schleim lösendes Hustenmittel, das auch die Blutgefäße stärkt.
Ernte während der Blüte.

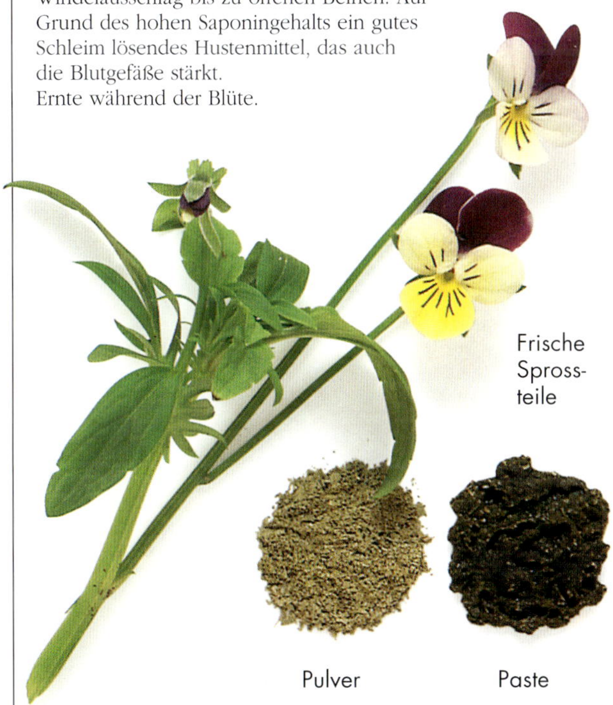

Frische Sprossteile

Pulver

Paste

Sprossteile
V. odorata
Hauptsächlich bei Husten, Bronchitis und Katarrh eingesetzt. In den 30er Jahren vielfach bei Brust- und Lungenkrebs verordnet, Ernte im Herbst.

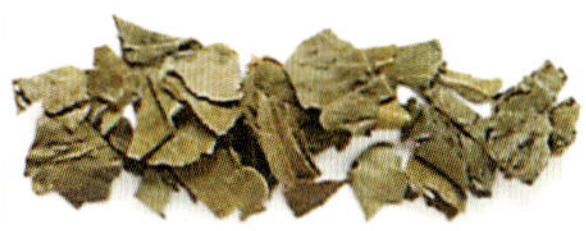

Getrocknete Blätter

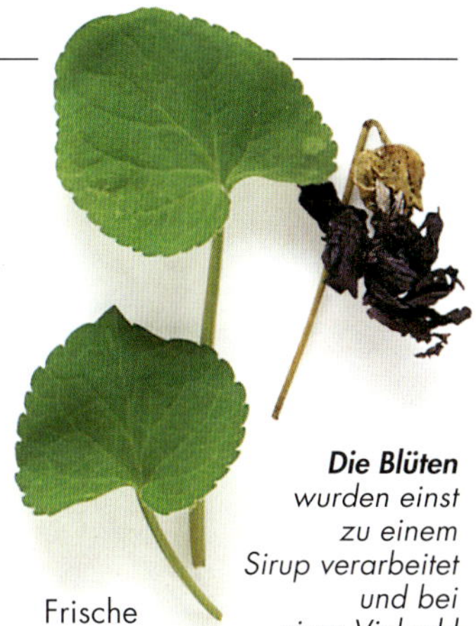

Frische Blätter

***Die Blüten** wurden einst zu einem Sirup verarbeitet und bei einer Vielzahl von Krankheiten verabreicht.*

Ganze Pflanze
V. yedoensis
Heißt in China Zi hua di ding und wird vor allem bei Hautinfektionen einschließlich Furunkeln und Schlangenbissen verordnet. Wird auch bei Lymphentzündungen und Brustabszessen eingesetzt.

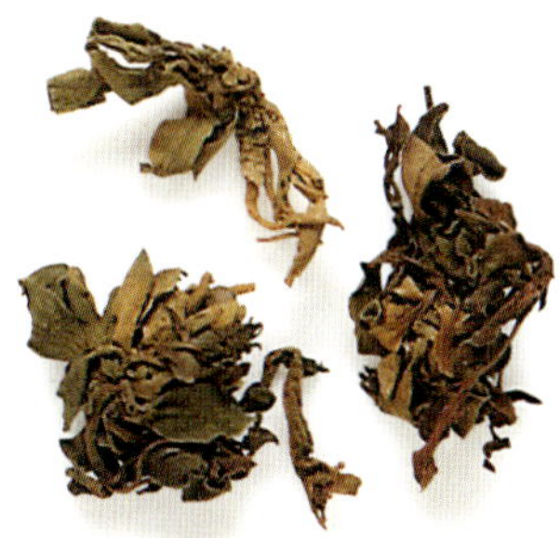

Zi hua di ding

Anwendungen

Sprossteile
V. odorata
Sirup: Bei Husten nimmt man einen aus dem Aufguss hergestellten Sirup.

Mundspülung: Bei Mund- und Halsinfektionen verwendet man den Aufguss.

Sprossteile
V. tricolor
Aufguss: Verwendung bei chronischen Hautleiden und zur sanften Stimulierung des Kreislauf- und Immunsystems.

Tinktur: Verwendung bei Lungenleiden und Verdauungsbeschwerden sowie bei Kapillarschwäche und Harnwegsleiden.

Umschlag: Man stellt aus Wasser und dem Kräuterpulver eine Paste her und trägt diese auf Hautverletzungen und Geschwüre auf.

Creme: Einsatz bei Hautausschlägen und Ekzemreizungen.

Waschlösung: Verwendung des Aufgusses bei Windelausschlag, Kopfausschlag bei Säuglingen, nässenden Wunden, Insektenstichen und offenen Beinen.

Ganze Pflanze
V. yedoensis
Absud: In Kombination mit anderen kühlenden, reinigenden Kräutern wie Chi shao yao und Fang feng bei Hautleiden und Abszessen.

WARNUNG
- Hohe Dosen der Pflanze sollten vermieden werden, da der Saponingehalt zu Übelkeit und Erbrechen führen kann.

Withania somnifera

ASHWAGANDHA

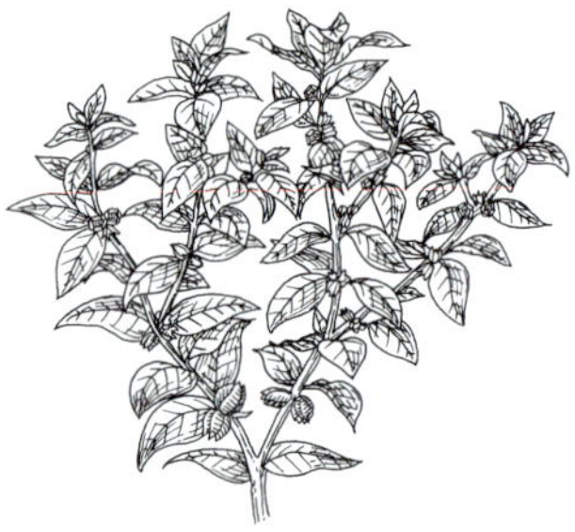

»Es nährt und klärt den Geist, beruhigt und stärkt die Nerven und fördert einen gesunden, ruhigen Schlaf.«
Robert Svoboda, 1992.

Der Sanskrit-Name der Schafbeere heißt übersetzt »Das mit dem Pferdegeruch«, denn man sagte der Pflanze nach, dass sie Menschen die Kraft, Vitalität und sexuelle Energie eines Pferdes gebe. Es ist ein wichtiges ayurvedisches Stärkungsmittel und heißt auch »indischer Ginseng«. Derzeit ist es preiswerter als koreanischer Ginseng, hat aber eine ebenso starke Wirkung und ist im Westen immer öfter erhältlich. Umfangreiche neueste Studien ergaben, dass es ein belebendes Stärkungsmittel für ältere Patienten ist, und belegten, dass es Geschwürbildung entgegenwirkt.

Eigenschaften
Bitter, adstringierend, süß, heiß.

Bestandteile
Alkaloide (einschl. Anaferin und Isopelietierin), Steriodlactone (einschl. Withanolide und Withaferine), Saponine, Eisen.

Wirkung
Stärkungs- und Nervenmittel, beruhigend, antientzündlich, wirkt gegen Geschwürbildung.

Verwendete Teile

Wurzelstock

Kindern verabreicht man die Wurzel für eine gesunde Entwicklung. Bei älteren Patienten wirkt sie energetisierend und stärkt die Sexualkraft. Die Forschung belegt, dass sie eine erwünschte Gewichtszunahme unterstützt, bei Labortieren das Wachstum von Lungenkrebs bremst und die Rückbildung von Tumoren anregt. Studien legen nahe, dass die Wurzel bei Anämie den Hämoglobinspiegel im Blut erhöhen kann.

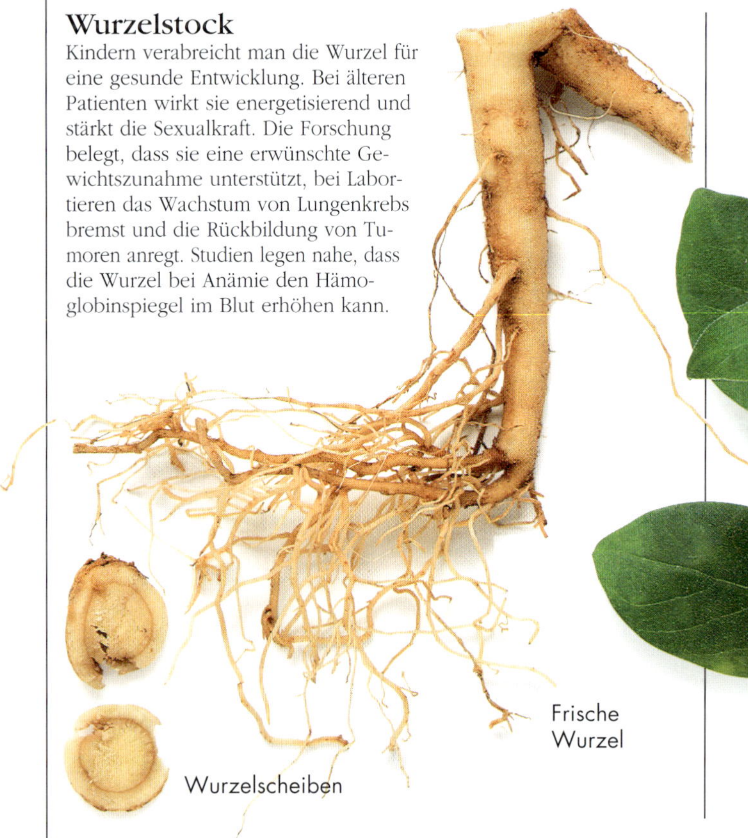

Frische Wurzel

Wurzelscheiben

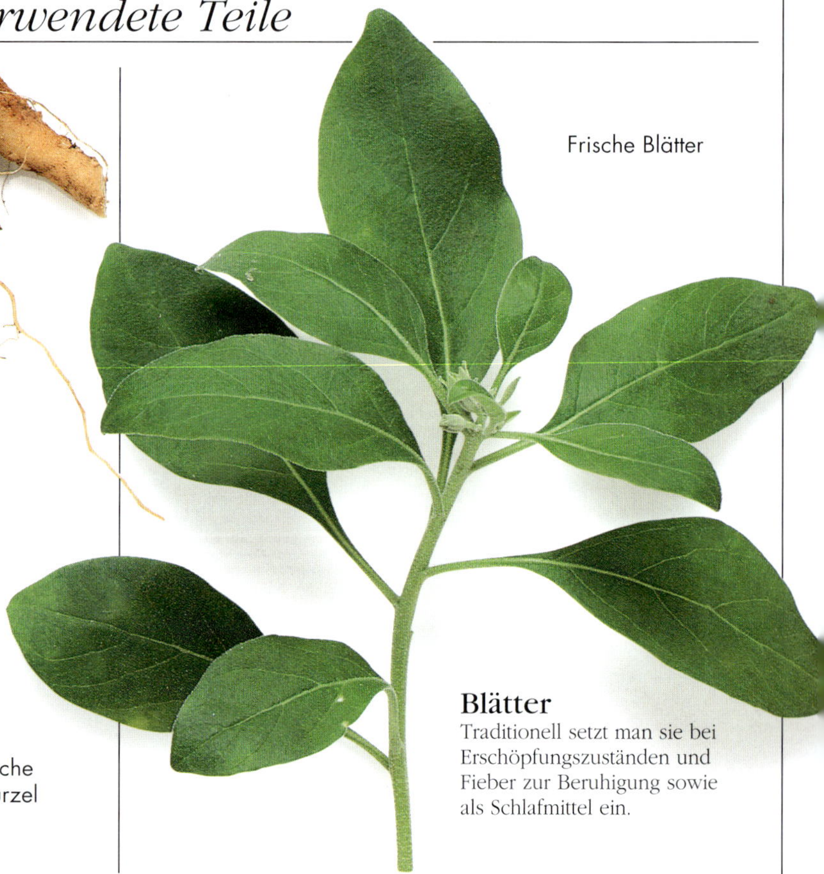

Frische Blätter

Blätter

Traditionell setzt man sie bei Erschöpfungszuständen und Fieber zur Beruhigung sowie als Schlafmittel ein.

Anwendungen

Wurzel

Puder/Kapseln: Bei Erschöpfung, Schlafstörungen, Stress und Schwäche bei chronischen Erkrankungen 250 mg bis zu 1 g pro Gabe. In warmer Milch mit Zucker kann man bis zu 5 g täglich einnehmen. Regelmäßige Einnahme kann bei degenerativen Störungen helfen.

Absud: Während der Schwangerschaft hilft eine Tasse bei Kraftlosigkeit. Kindern gibt man ½ Tasse für ein gesundes Wachstum oder zur Kräftigung schwacher oder magerer Kinder. Ein Absud in Milch verstärkt den vitalisierenden Effekt, man kann auch mit der halben Menge Langer Pfeffer kombinieren.

Waschung: Extern wendet man den Absud bei Hautwunden und Hautentzündungen an.

Weintonikum: Der Stärkungswein oder die Tinktur kann als Basis für ein Eisentonikum dienen, um bei Anämie die Hämoglobinproduktion anzuregen.

Blätter

Aufguss: Als beruhigendes Mittel bei schwächendem Fieber und Stress. Trinken Sie abends 1 Tasse.

Pulver: Untersuchungen legen nahe, dass die Blätter zur Krebsvorbeugung geeignet sind. Man nimmt täglich ½ Teelöffel in Wasser ein.

Zingiber officinalis

INGWER

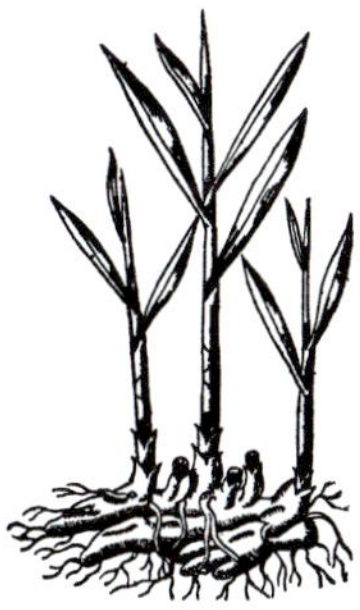

»... *er wirkt erhitzend und verdauungsfördernd und tut dem Magen wohl.*«
John Gerard, 1597.

Der Ingwer stammt aus dem tropischen Asien; er wird im Westen seit mehr als 2000 Jahren für Heilzwecke verwendet. Die Spanier brachten ihn nach Amerika; heute wird Ingwer in großer Menge in Westindien angebaut. Seine heißen, trockenen Eigenschaften machten ihn zur Erwärmung des Magens und bei Erkältungen geeignet. Im 18. Jahrhundert gab man ihn zu anderen Heilmitteln, um deren Wirkung zu ändern und ihre Magen reizenden Nebenwirkungen abzumildern. Ingwer wird in China immer noch zur Verringerung der Giftigkeit mancher Kräuter verwendet.

Eigenschaften
Scharf, heiß, trocken.

Bestandteile
Ätherisches Öl (einschl. Borneol, Citral), Phenole, Alkaloid, Schleim.

Wirkung
Regt den Kreislauf an; entspannt die peripheren Blutgefäße; Schweiß treibend, Schleim lösend; verhindert Erbrechen; Krampf lösend, entblähend, antibakteriell. Lokal verstärkt er den Blutfluss.

Verwendete Teile

Frischer Wurzelstock

In China dient Shen jian vor allem zur Förderung des Schweißflusses und als Schleim lösendes Mittel bei Erkältungen und Schüttelfrost. Auch röstet man den frischen Wurzelstock in heißer Asche und verabreicht ihn dann bei Durchfall und zur Blutstillung. Es gab auch Versuche, Ruhr damit zu behandeln. Die Naturheiltherapeuten verordnen ihn bei Schüttelfrost und setzen ihn auch zur Kreislaufstimulierung ein.

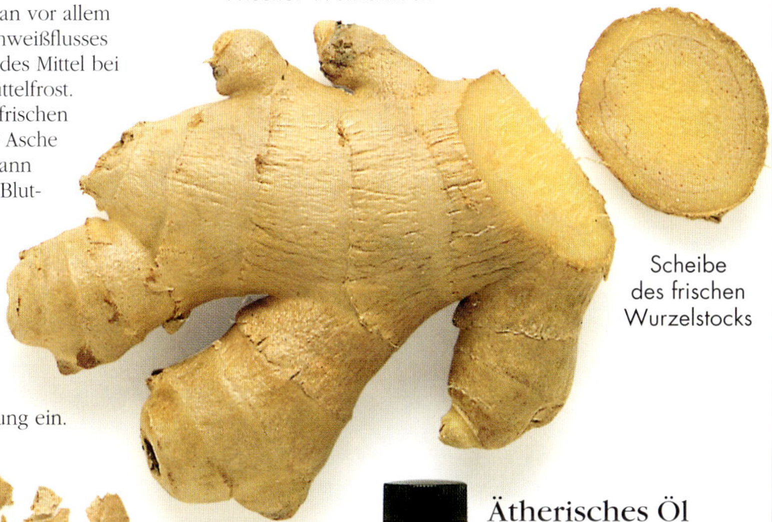

Frischer Wurzelstock

Scheibe des frischen Wurzelstocks

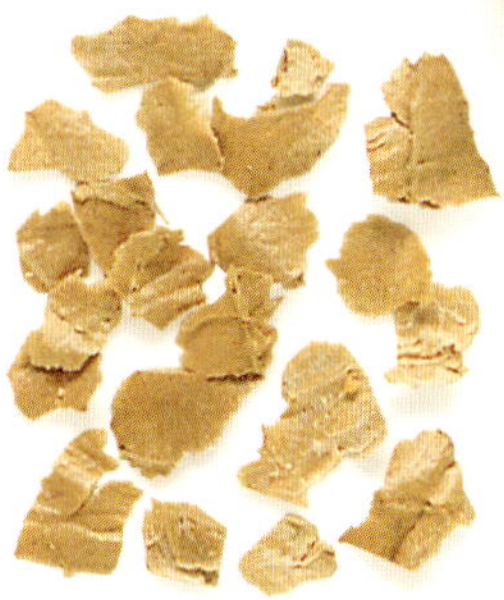

Geschälte Wurzelrinde *oder Jiang pi wird in China bei Ödemen und Unterbauchschwellungen eingesetzt.*

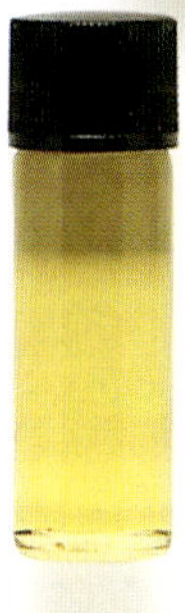

Ätherisches Öl

Ingweröl wird in Ost und West seit 400 Jahren verwendet. In Frankreich nimmt man es bei Blähungen, Fieber sowie zur Appetitanregung immer noch in Tropfendosis auf Würfelzucker. Das Öl wird auch Massageölen für rheumatische Schmerzen und Knochenverletzungen beigemengt.

Getrockneter Wurzelstock

Heißt in China Gan jiang und wird hauptsächlich zur Erwärmung und Anregung von Magen und Lunge eingesetzt. Ist ein wirkungsvolles Yang-Stärkungsmittel. Im Westen bei Reisekrankheit verordnet; auch bei Übelkeit während der Schwangerschaft erfolgreich.

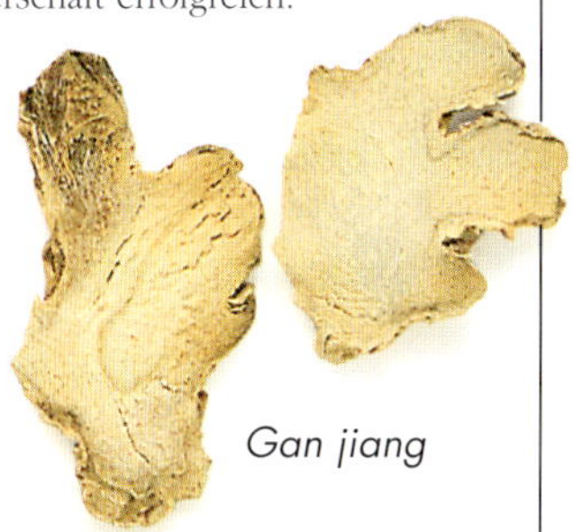

Gan jiang

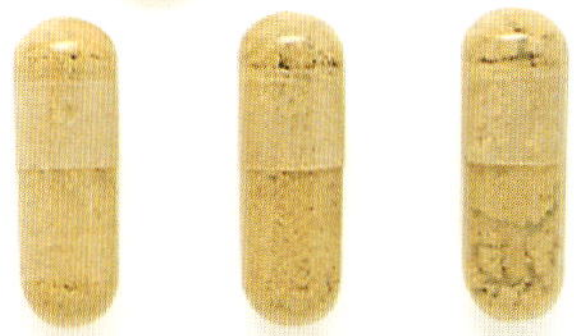

Kapseln

Anwendungen

Frischer Wurzelstock

Absud: Bei Schüttelfrost und katarrhalischen Erkältungen gibt man 1–2 Scheiben in Wasser und lässt die Mischung 10 Minuten lang köcheln. Eine Prise Zimt kann beigemengt werden.

Tinktur: Pro Dosis verwendet man 2–10 Tropfen als wärmendes Mittel zur Kreislaufstimulierung; auch bei Blähungen, Darmträgheit und Übelkeit geeignet.

Getrockneter Wurzelstock

Kapseln: Bei Reisekrankheit nimmt man vor der Abfahrt ein- bis zweimal eine 200-g-Kapsel ein. Gegen morgendliche Übelkeit während der Schwangerschaft helfen Dosen bis zu 1 g.

Absud: Die Chinesen verwenden getrockneten Ingwer zusammen mit anderen Kräutern als Stärkungsmittel für das Yang und die Milzenergien sowie bei Völlegefühl, Übelkeit und übermäßiger Schleimbildung.

Ätherisches Öl

Massageöl: Bei Rheumatismus und Hexenschuss gibt man 5–10 Tropfen Ingweröl auf 25 ml Mandelöl. Eignet sich auch zur Kombination mit Wacholder- oder Eukalyptusöl.

Öl: Bei Blähungen, Periodenkrämpfen, Übelkeit und Magenverstimmung gibt man 1–2 Tropfen auf ein Zuckerstück oder auf einen halben Teelöffel Honig.

WARNUNG

- Meiden Sie hohe Ingwerdosen bei bereits heißem und übermäßig angeregtem Magen, wie das etwa bei Magengeschwüren der Fall ist.
- Am Anfang der Schwangerschaft sollte Ingwer mit Vorsicht genossen werden. Die genannten Dosen können bei morgendlicher Übelkeit jedoch gefahrlos eingenommen werden.

AYURVEDISCHE KRÄUTER

Die ayurvedische Heilkunde in Indien reicht bis zur Rigveda zurück, einer alten heiligen Schrift der Hindi. Sie wurde zwischen 3500 und 1800 v. Chr. verfasst, es gab jedoch auch noch spätere Einflüsse. Etwa das Glaubenssystem des Siddha, nach dem man die spirituelle Vervollkommnung durch Meditation erlangt. Dieses System entstand um 2000 v. Chr. in Südindien. Man geht davon aus, dass es direkt von der hinduistischen Gottheit Shiva und seiner Frau Parvati abstammt. Später brachten arabische Händler die Unani-Tibb-Tradition ins Land, die auf antiken griechischen Ideen basierte und von den Großmogulen ab dem 14. Jahrhundert bevorzugt wurde. Viele Heilpflanzen sind diesen drei Systemen gemeinsam, obwohl subtile Unterschiede die Auslegung indischer Pflanzentherapie schwierig machen. Wegen der vielen in Indien verbreiteten Sprachen kann eine Pflanze darüber hinaus unter einem Dutzend verschiedener Namen bekannt sein. Etwa 75 Prozent der Bevölkerung Indiens wenden noch immer die traditionellen Heilmittel an. Viele der komplexen Präparate, die auf dem Markt erhältlich sind, werden jedoch verfälscht: Ashtavarga, ein Fruchtbarkeitstonikum sollte eigentlich nur aus acht Kräutern bestehen – bei Analysen mehrerer Muster fand man jedoch mindestens 42 verschiedene Pflanzen darin. Viele Heilmittel-Mischungen enthalten Schwermetalle und Heilsteine, weshalb westliche Mediziner ihnen mit großem Misstrauen begegnen.

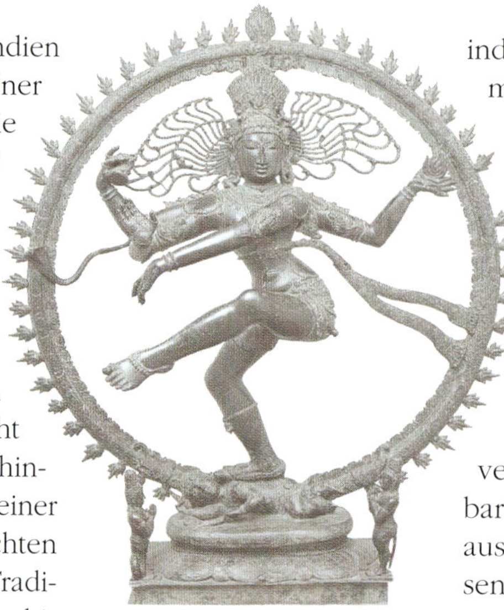

»Die Essenz allen Seins ist die Erde. Die Essenz der Erde ist das Wasser. Die Essenz des Wassers sind die Pflanzen. Die Essenz der Pflanzen ist der Mensch.«
Chandogya Upanishad 1, i 2.

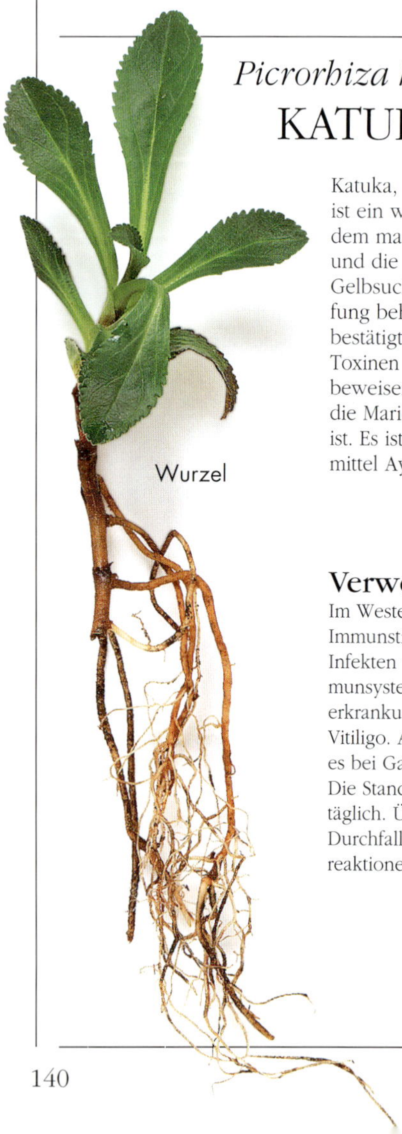

Picrorhiza kurroa
KATUKA

Katuka, auch Picrorhiza genannt, ist ein wichtiges Bittermittel, mit dem man in Indien den Appetit und die Verdauung anregt sowie Gelbsucht, Durchfall und Verstopfung behandelt. Die Forschung bestätigt, dass es die Leber vor Toxinen schützen kann. Studien beweisen, dass es wirksamer als die Mariendistel (siehe Seite 120) ist. Es ist auch im indischen Malariamittel Ayush-64 enthalten.

Verwendung

Im Westen verwendet man es als Immunstimulans bei chronischen Infekten und geschwächtem Immunsystem, auch bei Autoimmunerkrankungen wie Arthritis und Vitiligo. Als Gallenstimulans kann es bei Gallenproblemen helfen. Die Standarddosis ist 500–2000 mg täglich. Überdosierung kann zu Durchfall und allergischen Hautreaktionen führen.

Commiphora mukul
INDISCHE MYRRE

Nah verwandt mit der Myrre, gilt sie als reinigend und vitalisierend. Man verwendet sie als Basis vieler ayurvedischer Heilmittel, die Gugguls heißen. Alte Sanskrit-Texte empfehlen sie bei Übergewicht und Problemen des Fettstoffwechsels. Die moderne Forschung deutet darauf hin, dass sie den Cholesterinspiegel im Blut senkt.

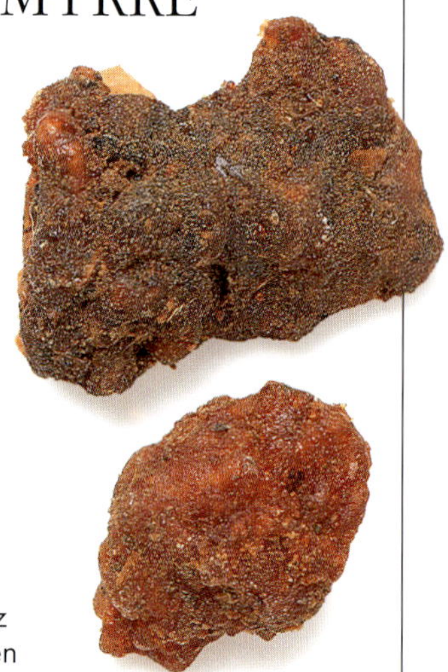

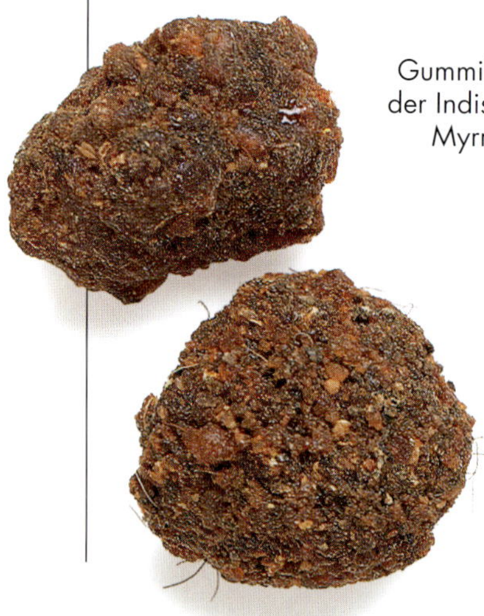

Gummiharz der Indischen Myrre

Verwendung

In Indien mit Triphala und Pippali bei Geschwüren und Arthritis; in anderen Mischungen bei Problemen des Urinaltrakts und der Verdauung, auch zum Schutz des Herzens, zur Anregung der Produktion weißer Blutkörperchen und Vermeidung von Blutgerinnseln. Nicht in der Schwangerschaft und Stillzeit anwenden.

Santalum album

SANDELHOLZ

Ätherisches Öl

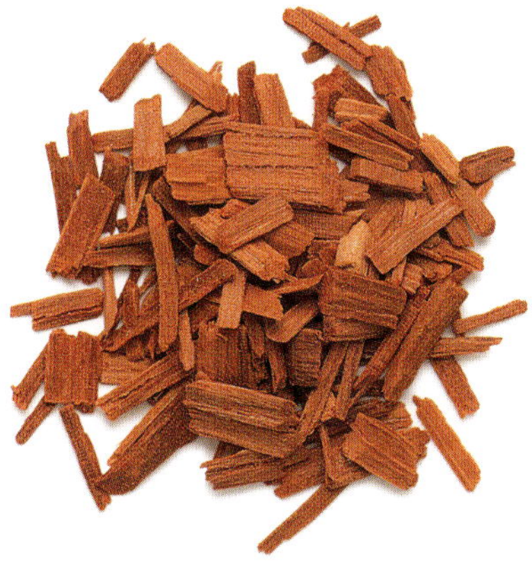

Kernholz

Traditionell nimmt man Sandelholz (Chandana) zur Abkühlung und Beruhigung, um den Geist zu wecken und um das »Dritte Auge« für Hingabe und Meditation zu öffnen. Aromatherapeutisch mit Rose, Neroli oder Benzoe für antidepressive und beruhigende Massagen. Den Absud des Holzes bei Fieber, Infektionen und als Kreislaufmittel.

Verwendung

Antiseptisch und antibakteriell, als Waschung oder Auflage für äußerliche Wunden. Das Öl für Massagen bei Verdauungsstörungen und bei Harnwegsproblemen, in warmen Kompressen bei trockener, gereizter oder juckender Haut. Zusammen mit Rosenwasser bei Akne. Verwenden Sie das Öl nicht innerlich.

Tinospora cordifolia

GUDUCHI

Das Pulver ist in Indien bei Leber- und Harnwegsproblemen, Malaria und als Stärkungsmittel beliebt. Man nimmt es in Ghee (geklärter Butter) zweimal täglich als stärkendes Bittermittel zu sich. Die Wurzel bei Ruhr und Durchfall, die Blätter bei Fieber.

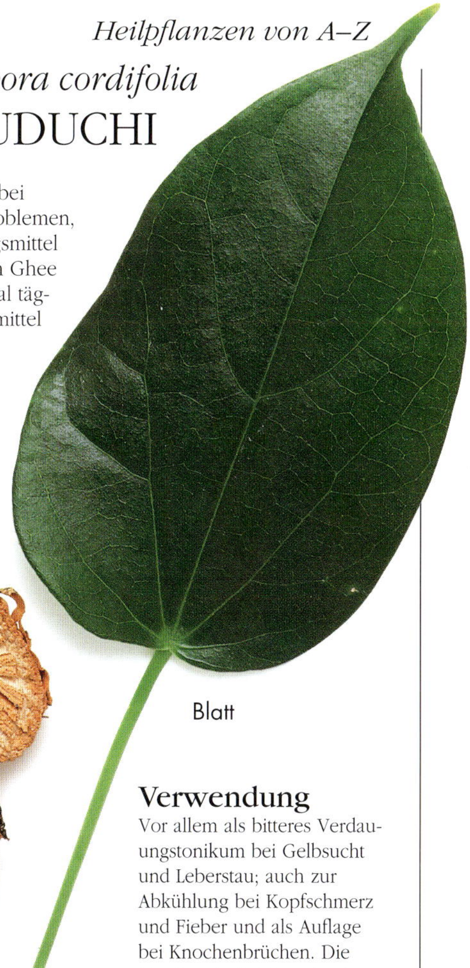

Blatt

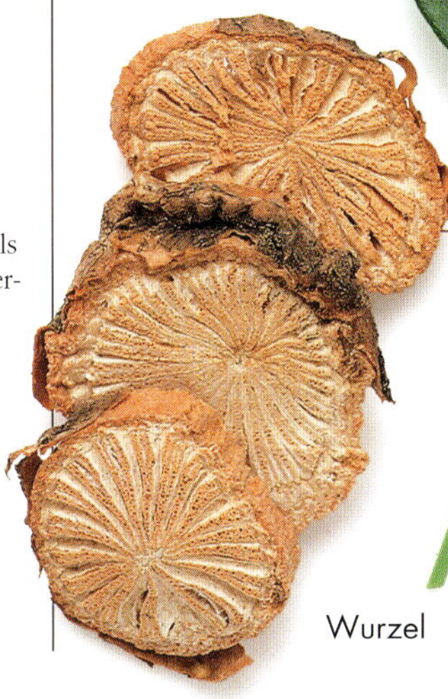

Wurzel

Verwendung

Vor allem als bitteres Verdauungstonikum bei Gelbsucht und Leberstau; auch zur Abkühlung bei Kopfschmerz und Fieber und als Auflage bei Knochenbrüchen. Die Standarddosis ist zweimal täglich 1–2g.

Curcuma longa

KURKUMA

Kurkuma (Haridra oder Haldi), auch Gelbwurzel genannt, ist ein beliebtes Gewürz. Im Ayurveda ein traditionelles Anregungsmittel für Verdauung, Kreislauf und Atmung, in der Volksmedizin bei Krätze, schwacher Sehkraft, Rheumaschmerzen und zur Anregung des Milchflusses. Äußerlich mit Honig bei Verstauchung und Blutergüssen oder zur Hautklärung als Absud in Milch.

Verwendung

Man nimmt es zur Verdauungsanregung und gegen Infektionen des Magens, auch als antientzündliches Mittel bei Arthritis. Die Standarddosis ist 250–1000mg täglich.

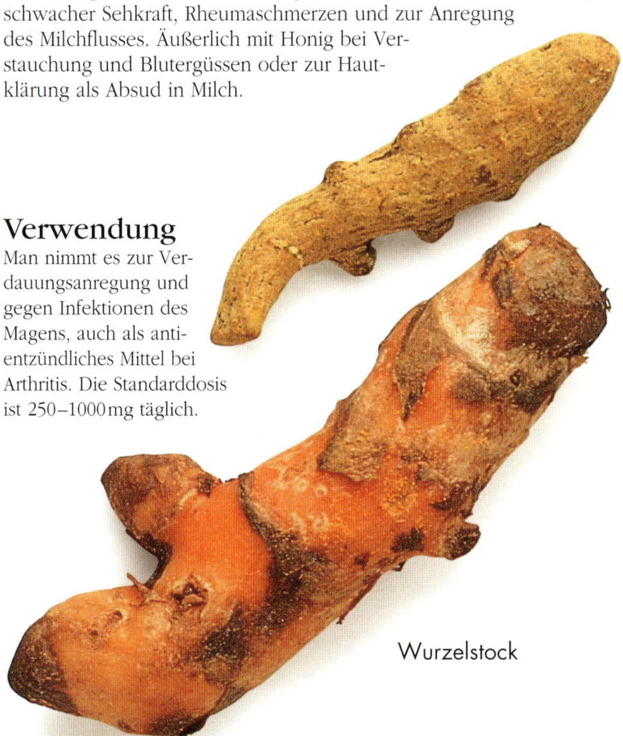

Wurzelstock

Cinnamomum camphora

KAMPFER

Kampfer (Karpura) setzt man im Ayurveda ein, um die Wahrnehmung zu stärken, den Geist zu klären und die Meditation zu unterstützen. Man nimmt das Pulver als Aufguss bei Atemwegsproblemen. Nicht innerlich anwenden, da das enthaltene Safrol Krebs verursachen kann.

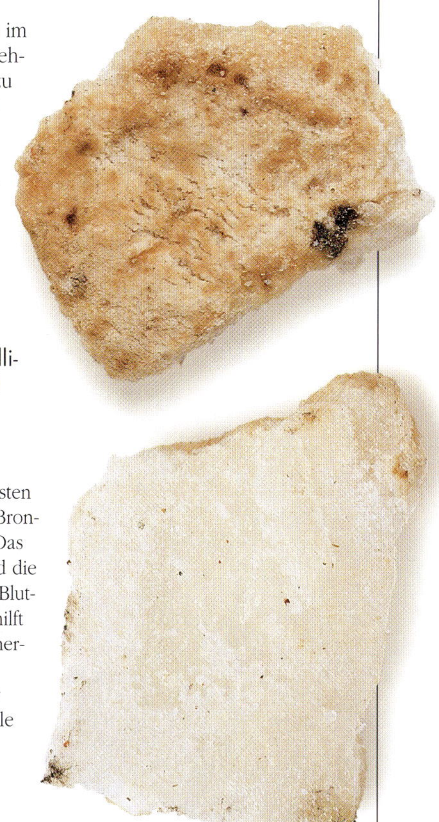

Auskristallisiertes Öl

Verwendung

Kampferöle nimmt man im Westen äußerlich bei Grippe, Husten, Bronchitis und Atembeschwerden. Das ätherische Öl regt das Herz und die Atmung an und hebt niedrigen Blutdruck. Ein schwacher Aufguss hilft in Kompressen bei Rückenschmerzen, in Lotionen bei Bläschenausschlag und Frostbeulen. Für Kampferöl löst man 25g Kristalle in 500ml Sesamöl auf.

AUSTRALISCHE BUSCHKRÄUTER

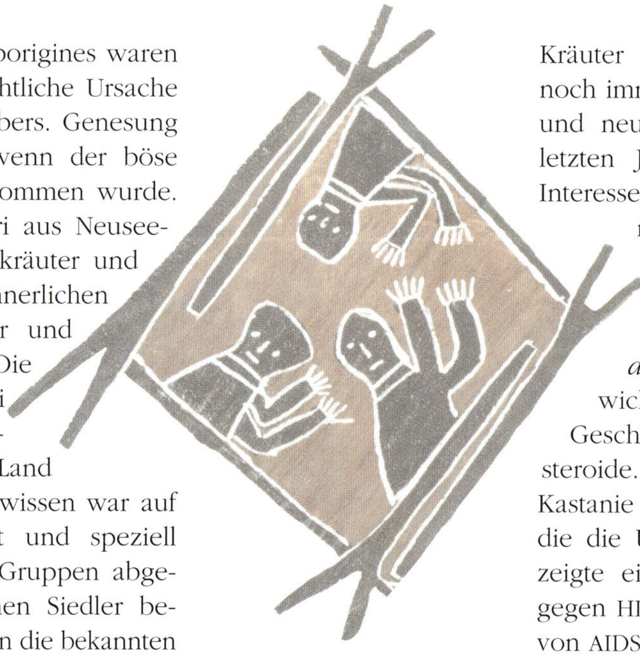

Für die australischen Aborigines waren Krankheiten ohne ersichtliche Ursache das Ergebnis eines Zaubers. Genesung fand nur dann statt, wenn der böse Zauber von einem genommen wurde. Die kriegerischen Maori aus Neuseeland setzten auf Wundkräuter und nur wenige Mittel zur innerlichen Anwendung bei Fieber und Verdauungsstörungen. Die Lebenserwartung lag bei 25 Jahren, bevor europäische Siedler ins Land kamen. Das Kräuterheilwissen war auf die Region beschränkt und speziell auf die einheimischen Gruppen abgestimmt. Die europäischen Siedler bevorzugten und kultivierten die bekannten Kräuter ihrer Heimat, weshalb diese noch immer die Heilkunde in der alten und neuen Welt dominieren. In den letzten Jahren wuchs allerdings das Interesse am Heilwissen der Ureinwohner; Teebaum (siehe Seite 89) und Eukalyptus (siehe Seite 61) sind Beispiele dafür. Der Känguruapfel (*Solanum aviculare*) erweist sich als wichtige Quelle für synthetische Geschlechtshormone und Kortikosteroide. Die Rinde der Moreton-Bay-Kastanie (*Castanospermum australe*), die die Ureinwohner als Gift kennen, zeigte eine starke antivirale Wirkung gegen HIV und wurde zur Behandlung von AIDS eingesetzt.

»Der Einsatz von Kräutern brauchte keine Wunder zu wirken, da die Aborigines nur leichte Gesundheitsstörungen hatten.«
Geoffrey Vaughan, 1985.

Pittosporum-Arten

KLEBSAMENGEWÄCHSE

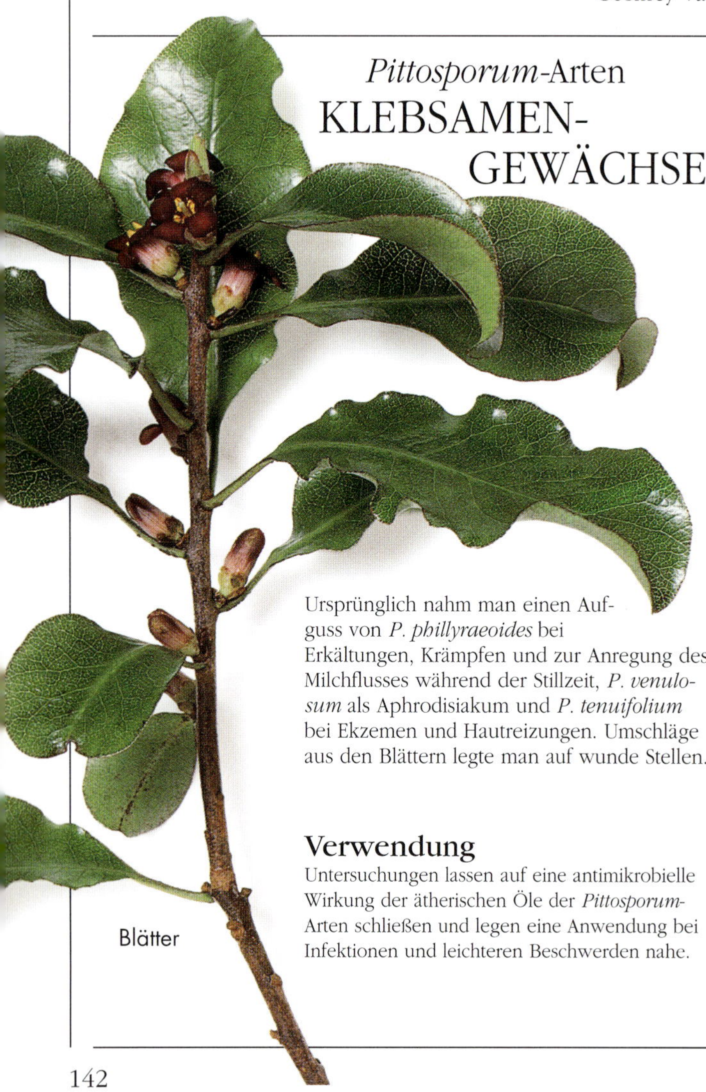

Ursprünglich nahm man einen Aufguss von *P. phillyraeoides* bei Erkältungen, Krämpfen und zur Anregung des Milchflusses während der Stillzeit, *P. venulosum* als Aphrodisiakum und *P. tenuifolium* bei Ekzemen und Hautreizungen. Umschläge aus den Blättern legte man auf wunde Stellen.

Verwendung

Untersuchungen lassen auf eine antimikrobielle Wirkung der ätherischen Öle der *Pittosporum*-Arten schließen und legen eine Anwendung bei Infektionen und leichteren Beschwerden nahe.

Melaleuca-Arten

CAJEPUT UND NIAULI

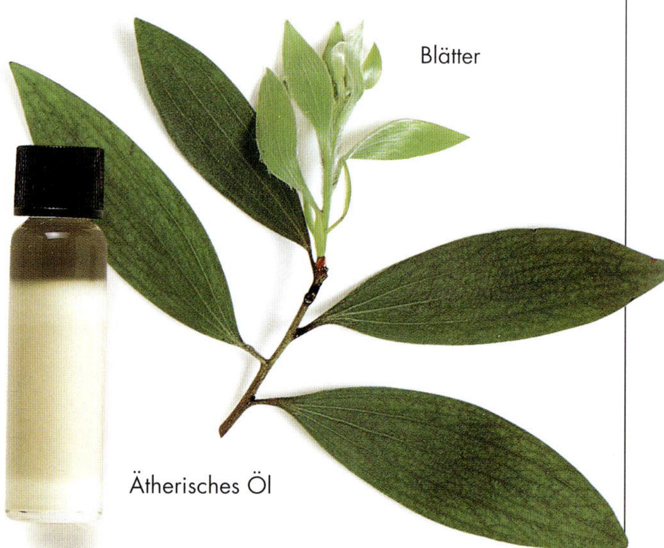

Die Aborigines nahmen sie wie Teebaum (siehe Seite 89) bei Übelkeit und Erkältungen, *M. symphocarpa* bei Problemen der Atemwege und Kopfschmerz, *M. viridiflora* bei Husten und *M. leucadendron* bei Husten, nervösem Magen und Rheumaschmerzen.

Verwendung

Die ätherischen Öle Cajeput und Niauli (aus *M. cajeputi* und *M. viridiflora*) nimmt man im Westen zur Brusteinreibung bei Husten und Erkältungen (5 Tropfen auf 5 ml Pflanzenöl) oder zur Inhalation bei Katarrh und Nebenhöhleninfekten. Nicht innerlich anwenden.

Acacia-Arten

AUSTRALISCHE AKAZIE

Die Akazienbäume lieferten den Aborigines wichtige Arzneien, *A. ancistrocarpa* für Kopfschmerzen, *A. holosericea* für Husten, Erkältungen und Halsentzündungen und *A. decurrens* als Adstringens bei Verschleimung und Blutungen. Man nahm auch die Asche von Akazien für Umschläge gegen Arthritis.

Verwendung

Extrakte kann man für Aufgüsse und Absude bei einer Reihe allgemeiner Beschwerden wie Durchfall, Erkältungen und Halsweh verwenden.

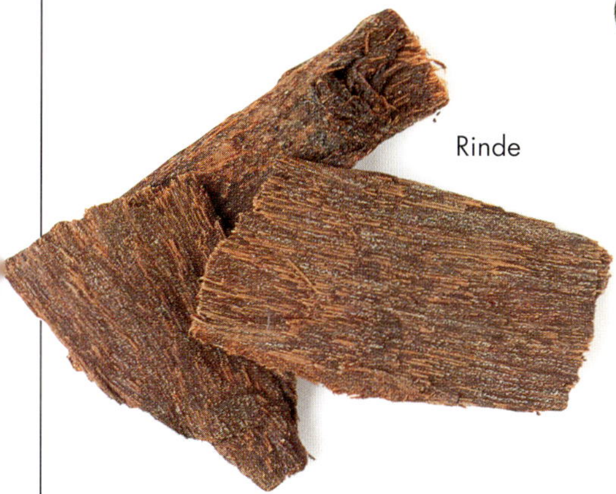

Rinde

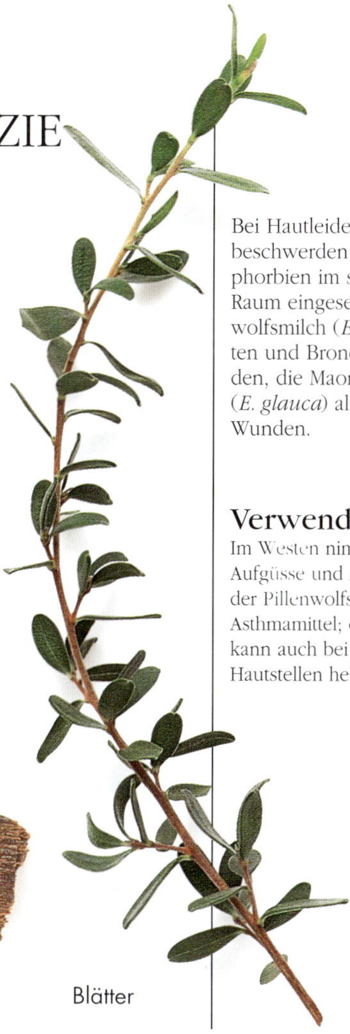

Blätter

Euphorbia-Arten

WOLFSMILCH

Bei Hautleiden und Atemwegsbeschwerden werden die Euphorbien im südpazifischen Raum eingesetzt. Die Pillenwolfsmilch (*E. hirta*) bei Husten und Bronchialbeschwerden, die Maori-Wolfsmilch (*E. glauca*) als Aufguss für Wunden.

Verwendung

Im Westen nimmt man Aufgüsse und Absude der Pillenwolfsmilch als Asthmamittel; der Aufguss kann auch bei wunden Hautstellen helfen.

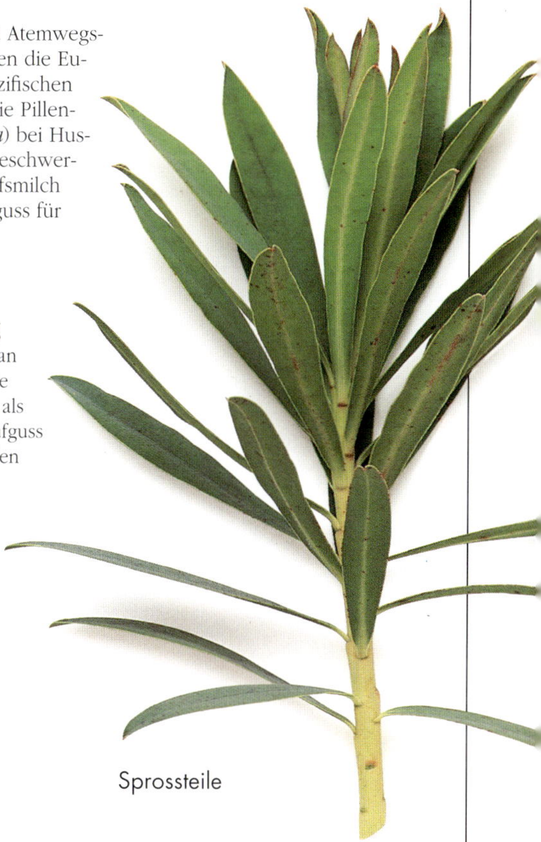

Sprossteile

Leptospermum scoparium/
Kunzea ericoides

MANUKA UND KANUKA

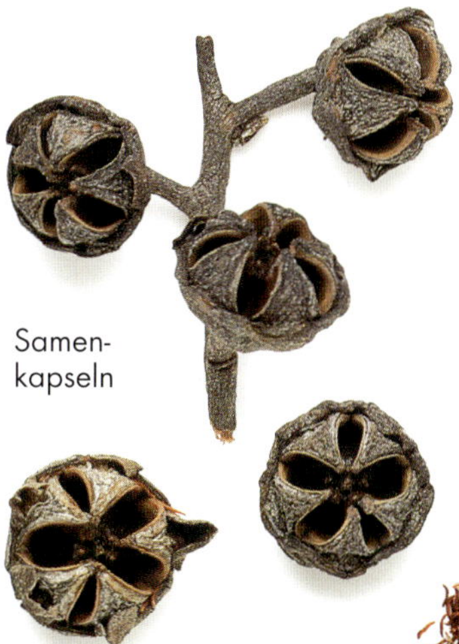

Samenkapseln

Die Blätter von Manuka (*L. scoparium*) und Kanuka (*K. ericoides*) waren früher ein Tee-Ersatz. Die Samen nahm man in Hawaii bei Durchfall, einen Kanuka-Rindenaufguss als Beruhigungstrank und einen Rindenabsud und die Samenkapseln bei Durchfall und Ruhr.

Verwendung

Die neuseeländischen Teebäume wirken adstringent und antimikrobiell, auch gegen *Helicobacter pylori*, der Magengeschwüre verursachen kann. Manuka treibt außerdem Würmer aus. Auszüge helfen auch bei Wunden, Infektionen und Fieber.

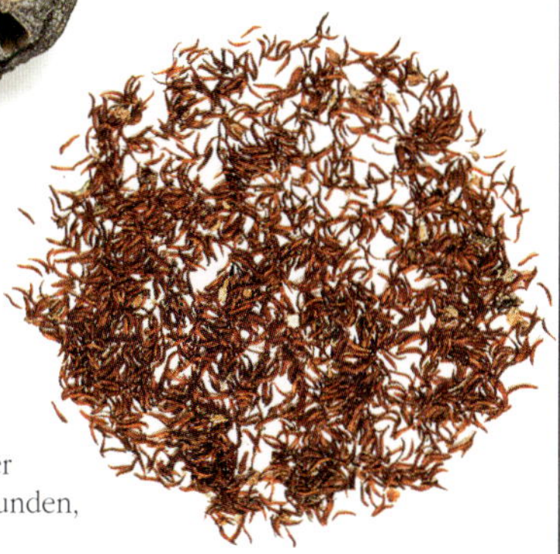

Samen

Grewia retusifolia

EMUBEERE

Mehrere Angehörige der *Grewia*-Gattung waren für die Aborigines Nahrung und Medizin. Die Früchte der Emubeere aß man, die Wurzel und Rinde waren adstringierende und antientzündliche Heilmittel.

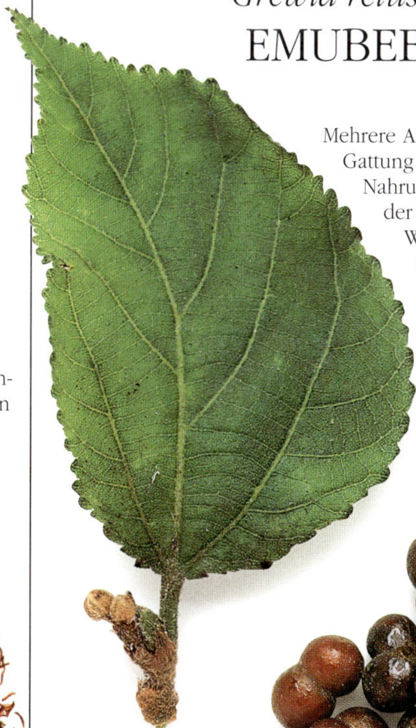

Blätter

Verwendung

Als Absud und Mazerat bei Durchfall, Ausfluss und Entzündungen.

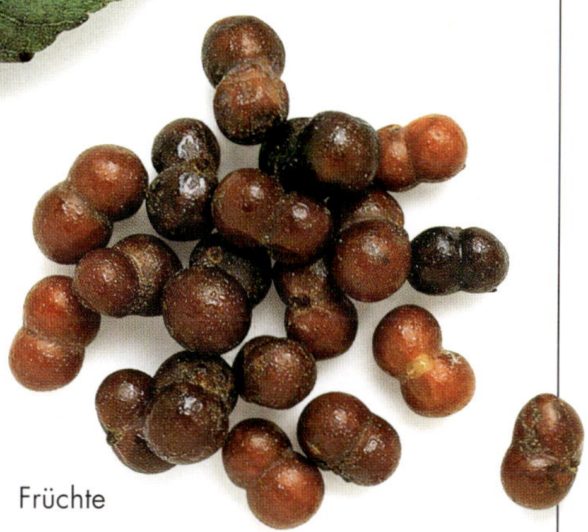

Früchte

HEILENDE PILZE

Auch wenn man bei Arzneimitteln aus Pilzen eher an moderne Antibiotika wie Penicillin aus Schimmelpilzkulturen denkt, werden Pilze doch bereits von alters her als Heilmittel eingesetzt. Dioskorides verwendete Baumschwämme wie den Blätterpilz (*Polyporus officinalis*), den er auf Lärchen fand, für eine ganze Reihe von Krankheiten – von Schüttelfrost und Fallsucht (Epilepsie) über Auszehrung und Asthma bis hin zu Verdauungsstörungen und Schlangenbissen. Der Echte Zunderschwamm (*Fomes fomentarius*), ein anderer Baumschwamm, der auf Birken und Buchen wächst, eignet sich gut zur Blutstillung bei Schnitt- und Schürfwunden. Viele Pilze wurden aber auch wegen ihrer psychoaktiven Wirkung eingenommen: Sibirische Schamanen aßen zum Beispiel Fliegenpilze, um den tranceähnlichen Zustand zu erreichen, den sie für ihre Geistreisen benötigten. Auch die essbaren wild wachsenden Pilze, die bei uns saisonal auf den Markt kommen, haben Heilkräfte. Man entdeckte beispielsweise bei Versuchen beim Violetten Rötelritterling (*Lepista nuda*) eine antitumorale Wirkung; er kann auch den Zuckerstoffwechsel regulieren helfen, man könnte ihn also beim Altersdiabetes einsetzen. Der Maipilz oder Mairitterling (*Calocybe gambosa*) ist auch geeignet bei einigen diabetischen Problemen. Er wächst im späten Frühjahr und Frühsommer in vielen Teilen Europas.

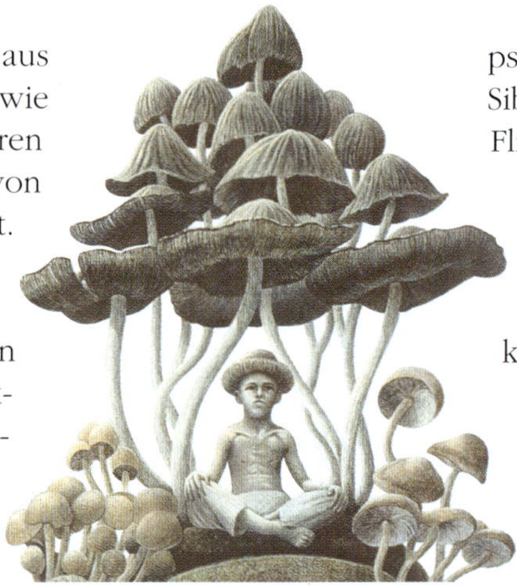

»… nur wenige davon sind schmackhaft … Daher rate ich jenen, die solche seltsamen und neumodischen Speisen mögen, nicht den Honig zwischen Dornen zu schlecken, wenn nicht die Süße des einen die Schärfe und den Stich der anderen überwiegt.«
John Gerard, 1597.

WILD WACHSENDE PILZE

Auch die essbaren Pilze, die man in der Küche verwendet, haben heilkräftige Eigenschaften. Steinpilze, die die chinesische Medizin bei Hexenschuss, Beinschmerzen und Knochen- und Sehnenproblemen einsetzt, enthalten acht essenzielle Aminosäuren, Pfifferlinge enthalten daneben auch noch Vitamin A. Morcheln verwendet man in China zur Stärkung der Verdauung, Austernpilze liefern ebenfalls viele Aminosäuren und auch Vitamin B. Man wies im Labor nach, dass sie den Cholesterinspiegel senken und antitumorale Eigenschaften haben.

Verwendung

Im Herbst sind Steinpilze, Austernpilze, Morcheln und Pfifferlinge ein Stärkungsmittel zur Bekämpfung von Erkältungen und Infektionen.

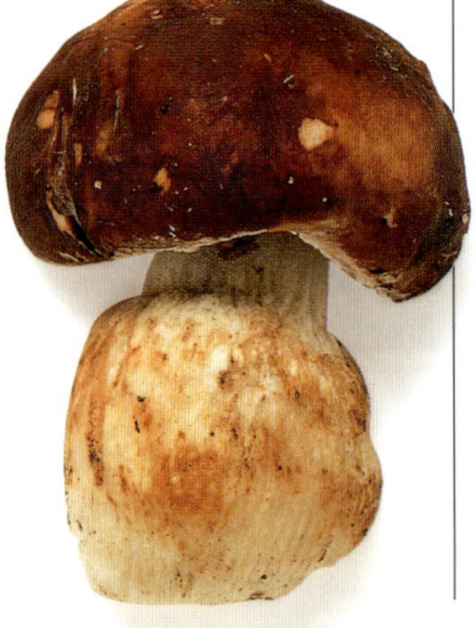

Boletus edulis
(Steinpilz)

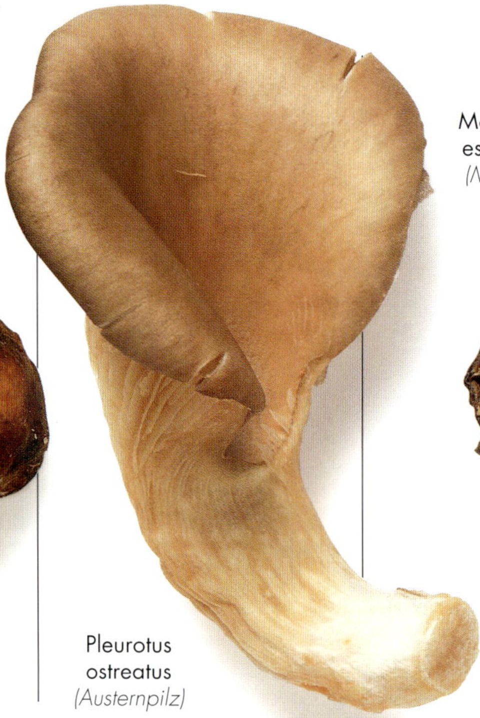

Pleurotus ostreatus
(Austernpilz)

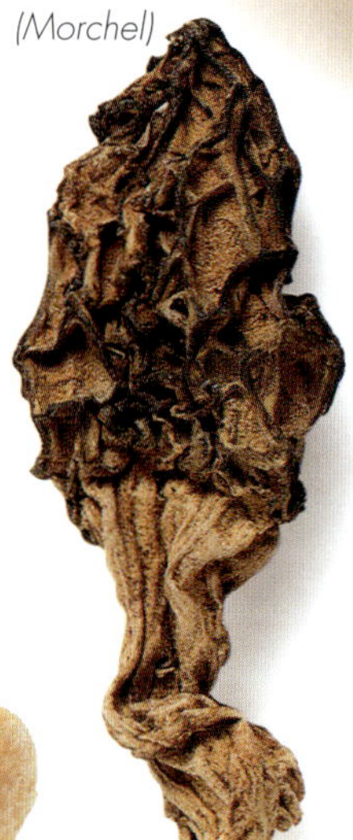

Morchella esculenta
(Morchel)

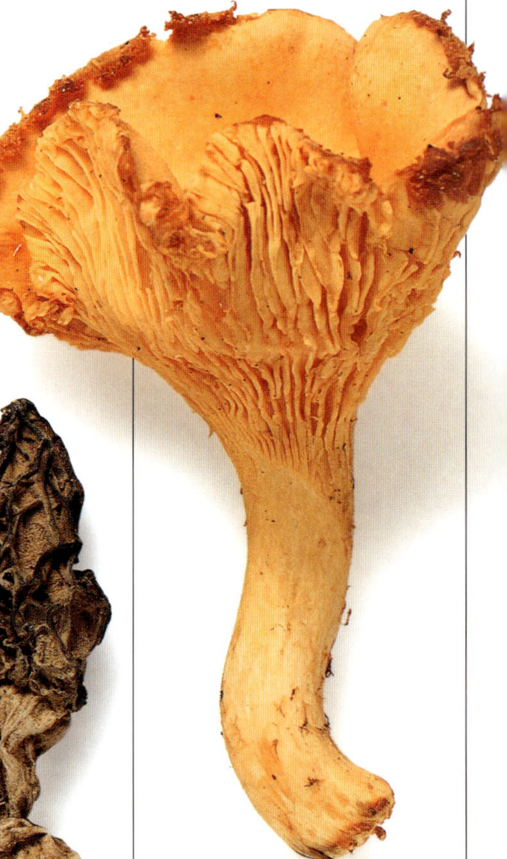

Cantharellus cibarius
(Pfifferling)

Wolfiporia cocos

TUCKAHOE

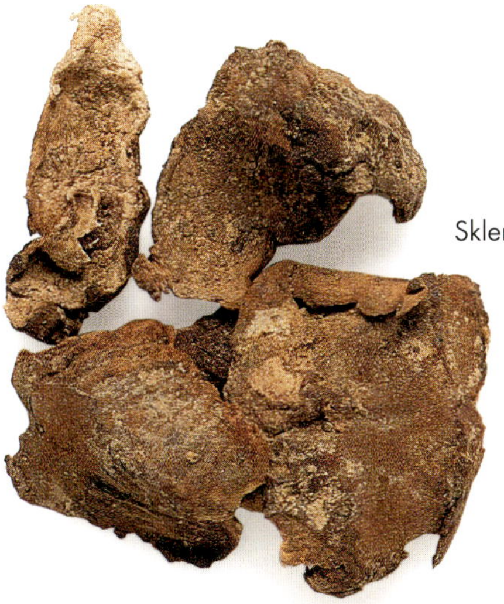

Sklerotium

Tuckahoe (Fu ling) wächst auf den Wurzeln von Kiefern. In China setzt man Teile des Pilzes als Milz- und Magentonikum ein und um den Geist zu klären und Verhalten zu korrigieren, das aus geistigem Ungleichgewicht resultiert. In Nordamerika war das »indianische Brot« ein Grundnahrungsmittel.

Verwendung

Antitumorale, antivirale, Harn treibende, immunstärkende, beruhigende und Schmerz stillende Eigenschaften sind nachgewiesen. Bei Ödemen und Störungen im Urinaltrakt, auch bei Schlaflosigkeit und Herzklopfen. Man nimmt 9–15mg als Absud oder 3–5ml der Tinktur. Nicht bei erhöhter Harnmenge.

Lentinus edodes

SHIITAKE

Forschungen belegen, dass die Pilze wirksam als Stärkungsmittel für das Immunsystem sind und starke antivirale Eigenschaften haben. Auch bei Kinderlähmung, Mumps, Masern und *Herpes simplex*.

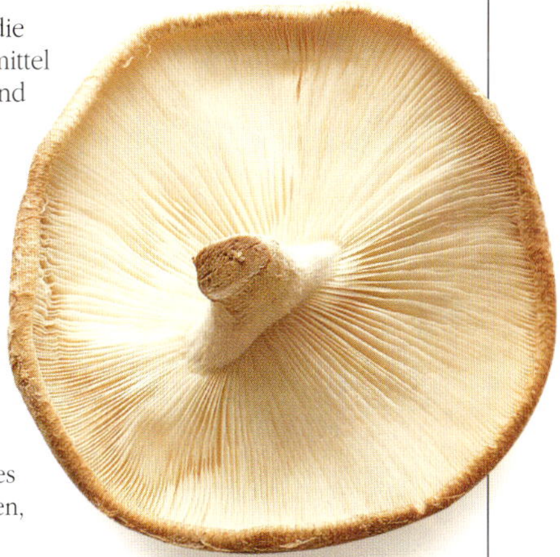

Verwendung

In der Küche zur Anregung des Immunsystems, bei Erkältungen, Grippe und anderen Virusinfektionen, sogar bei Candida-Mykosen. Auch in einer Diät zur Vorbeugung von Krebs. Tagesdosis: 15g getrocknete Shiitake-Pilze.

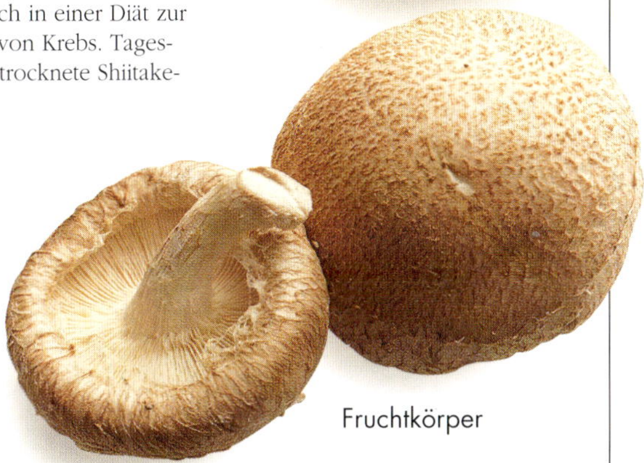

Fruchtkörper

Cordyceps sinensis

PUPPEN-KERNKEULE

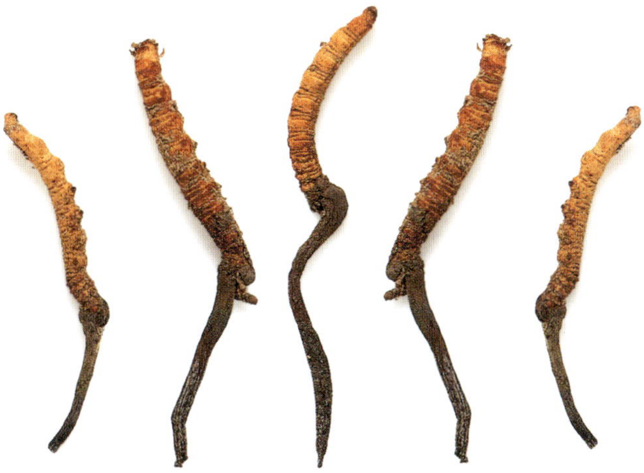

Ganze Pilze auf Raupen

Dieser Pilz wächst parasitär auf den Raupen einer orientalischen Motte, aber man züchtet ihn heute auch auf Getreide. Die Chinesen nennen ihn Dong chong yia cao und kochten ihn traditionell mit Entenfleisch, um seine Wirkung bei der Stärkung der Lungen- und Nierenenergie zu unterstützen.

Verwendung

Bei Asthma, Bronchitis, hartnäckigem Husten und anderen Lungenproblemen. In China setzt man den Extrakt mit Hühner- oder Entensuppe bei unregelmäßiger Periode und zur Stärkung bei Schwäche und Erschöpfung ein. Man nimmt 1g Extrakt zweimal täglich.

Ganoderma lucidum

GLÄNZENDER LACKPORLING

Man kennt ihn in China als Ling zhi, früher war er ein Tonikum zur Stärkung des Geistes. Heute weiß man, dass er immunstimulierend, beruhigend und Auswurf fördernd wirkt und Blutzucker und Cholesterin senkt.

Verwendung

Als wertvolles Beruhigungs- und Vitalisierungsmittel und in der AIDS-Therapie. Auch bei degenerativen Erkrankungen des Herzens sowie Krebs. Man nimmt bis zu 1g täglich ein.

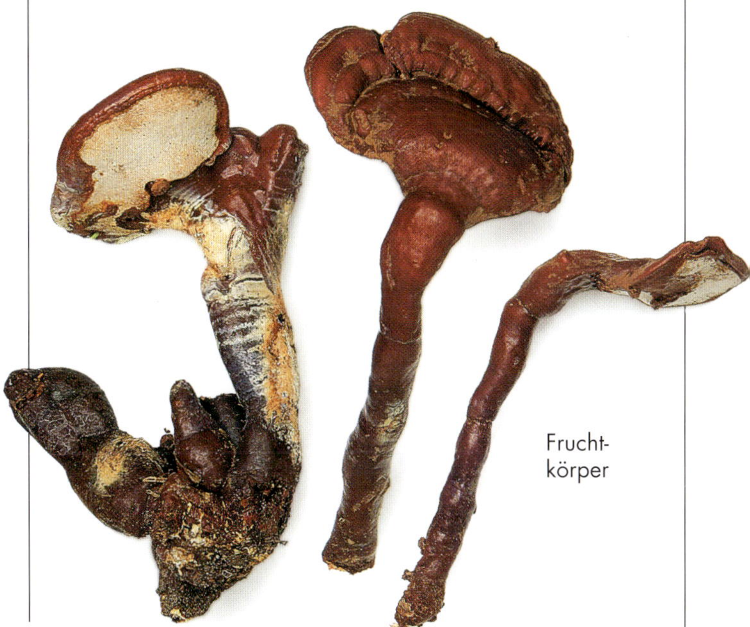

Fruchtkörper

SÜDAMERIKANISCHE KRÄUTER

Seit dem 15. Jahrhundert wurden Heilpflanzen aus Südamerika nach Europa importiert. Viele liefern heute hoch wirksame Medikamente. Um 1630 entdeckten Missionare in Lima die Chinarinde (*Cinchona pubescens*), die ein wichtiges Malariamittel wurde und ein Lieferant für natürliches Chinin ist. Guajak (*Guaiacum officinale*) wurde 1508 von den Spaniern als Mittel gegen Syphilis entdeckt, heute setzt man es bei Gicht und Arthritis ein. Das Kokain vom Strauch *Erythroxylum coca* war für die Indios jahrhundertelang ein rituelles Betäubungsmittel. Im Westen wurde es zunächst in der Anästhesie eingesetzt, später als Droge missbraucht. Kakao (*Theobroma cacao*) schätzten die Azteken so, dass sie seine Bohnen zur Währung erhoben. Das Pulver nahm man bei hohem Blutdruck und Angina pectoris ein, die Butter kommt bis heute bei Brandwunden und Hautverletzungen zum Einsatz. Auch heutzutage findet man noch neue Wundermittel im Regenwald: Die Industrie untersucht sie, um neue heilkräftige Substanzen zu finden, und die Pflanzen selbst werden oft als Nahrungsergänzungen populär. In der Schwangerschaft sollten sie allerdings sicherheitshalber gemieden werden, da sie noch nicht umfassend erforscht sind.

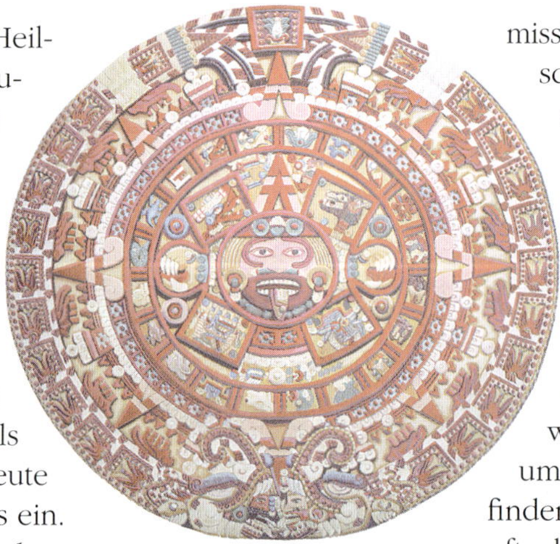

»Die Kraft des Schamanen hängt von seiner Kenntnis des medizinischen Nutzens der Kräuter ab ... die Bedeutung des Schamanen liegt darin, dass er mit Körper und Geist arbeitet und sowohl Arzt wie auch Priester ist.«
Sir Everard Im Thurn, 1883.

Uncaria tomentosa

PERUANISCHE KATZENKLAUE

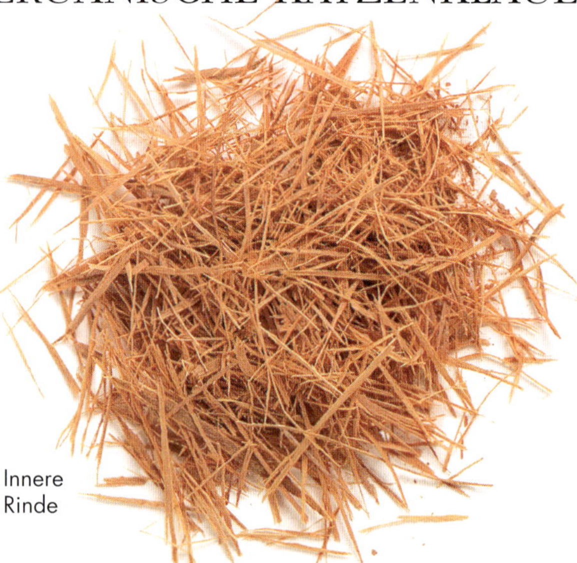

Innere Rinde

Die holzige Pflanze ähnelt dem Wein, ihre Dornen Katzenklauen. Sie wird in Peru seit Jahrhunderten verwendet. Westliche Forscher entdeckten sie um 1970. Ursprünglich ein Allheilmittel, untersucht man heute vor allem ihren möglichen Einsatz zur Krebsvorbeugung.

Verwendung

Traditionell angewendet bei Asthma, Arthritis, Lebererkrankungen und zur Empfängnisverhütung. Man macht mindestens 45 Minuten lang einen Absud des Pulvers aus 20g Kraut auf 1l Wasser und nimmt davon 60ml pro Gabe. Nicht für Frauen mit Kinderwunsch.

Paullinia cupana

GUARANA

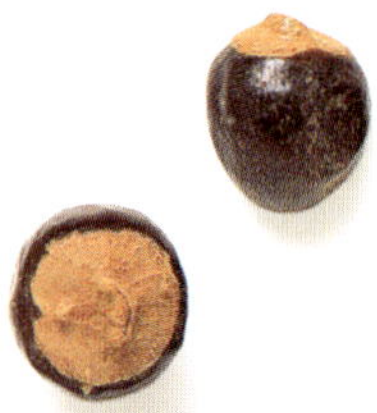

Samen

Man nahm es früher bei Kopfschmerzen, Hunger, Erschöpfung, Fieber und Muskelkrämpfen, heute vor allem zur Anregung und als Harn treibendes und Schmerz stillendes Mittel.

Verwendung

Als Stärkungsmittel und bei CFS, dem Chronischen Müdigkeitssyndrom, sowie jahreszeitlichen Affektstörungen. Man nimmt 1–2g täglich. Nicht bei Bluthochdruck und Herzerkrankungen.

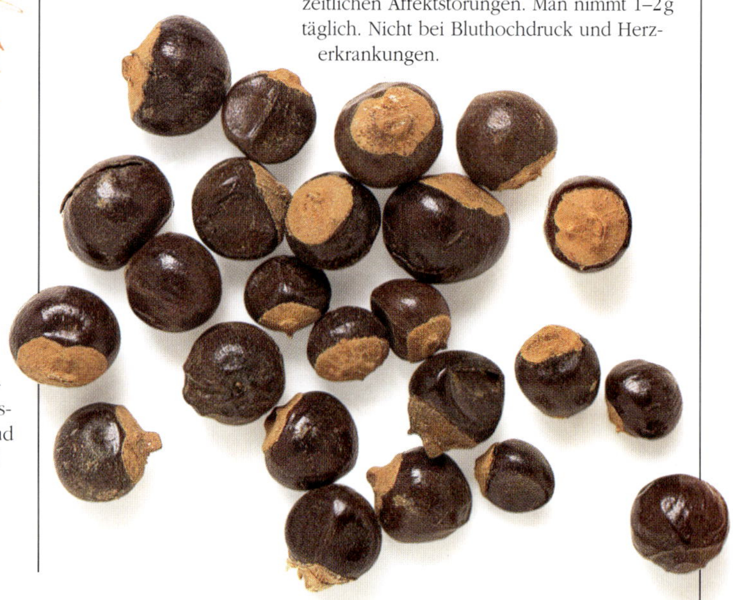

Anemopaegma arvense

CATUABA

Je nach Herkunft kann es sich um *Erythroxylum catuaba* oder *Anemopaegma arvense* handeln. In Brasilien gilt die Pflanze als Aphrodisiakum, die Weltgesundheitsorganisation schätzt sie als mögliches Antidepressivum ein. Traditionell trinkt man einen Absud daraus, der mit *Stevia rebaudiana*, einem natürlichen Süßungsmittel, gesüßt wird.

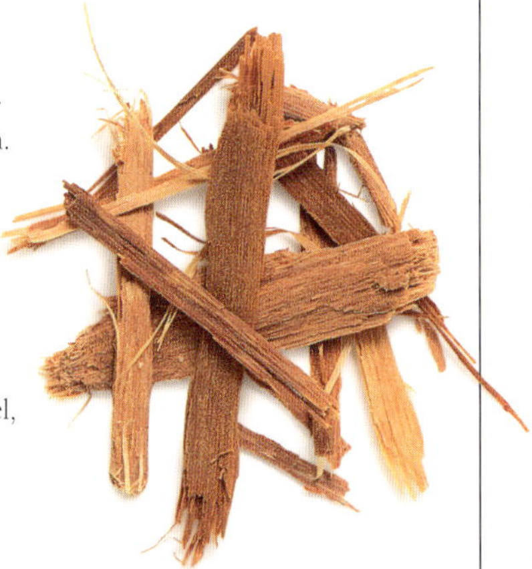

Rinde

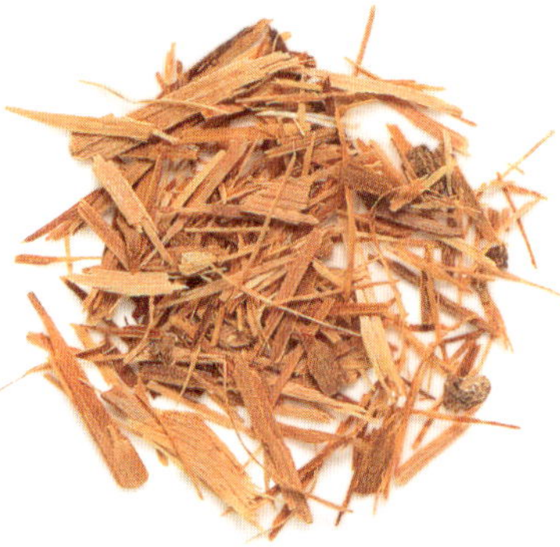

Zerkleinerte Rinde

Verwendung

Der Westen bezweifelt die aphrodisische Wirkung, jedoch wies die jüngste Forschung die Wirksamkeit bei Impotenz nach. Tupi-Indianer nehmen es als Stärkungsmittel für das Nervensystem und die Fortpflanzungsorgane. Im Westen ist Catuaba in Kapseln erhältlich. Man nimmt morgens und abends je 1 g.

Tabebuia impetigenosa

LAPACHO

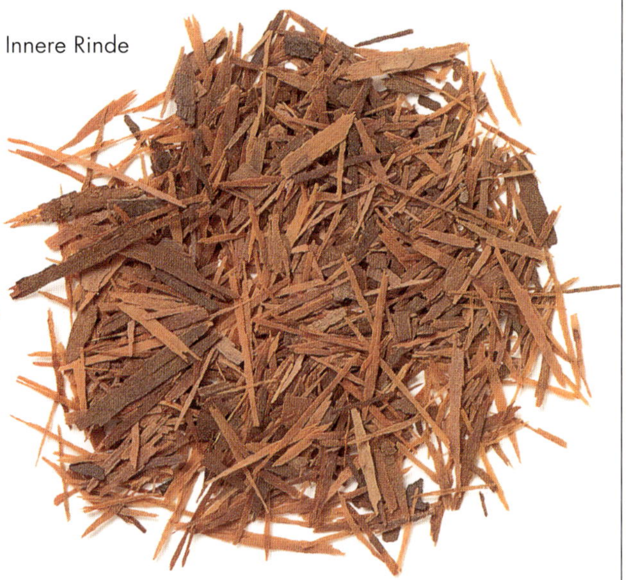

Innere Rinde

Seit 1860 kennt man das Kraut als antimikrobielles und Tumor bekämpfendes Mittel. Die neuere Forschung bestätigt die Wirkung des Extrakts bei Krebs und Candida und lässt darauf schließen, dass er gegen Magenkrebs und Leukämie wirkt.

Verwendung

Im Westen kennt man das Kraut als Mittel gegen Candida-Infektionen, aber auch bei Rheuma, Hautinfektionen, Geschwüren, Bluthochdruck, Erkältung und Fieber. Man nimmt 2–3 g täglich.

Persea americana

AVOCADO

Sie stammt aus Zentralamerika und wird inzwischen weltweit angebaut. Das Samenöl nimmt man für Massagen und bei kleineren Hautreizungen. Traditionell setzten guatemaltekische Stämme Blätter und Rinde bei Durchfall und Verdauungsstörungen und Auszüge zur Anregung der Menstruation und zur inneren Reinigung bei Hauterkrankungen und Gicht ein.

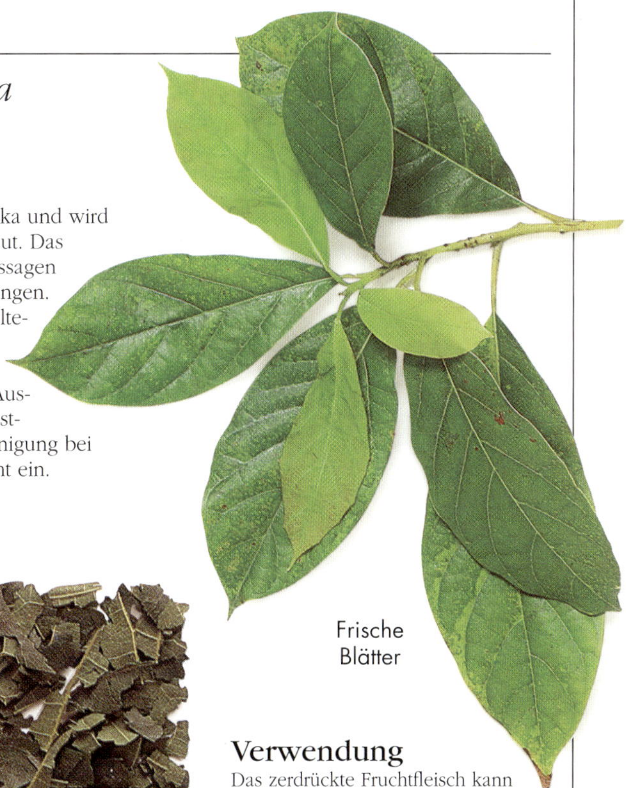

Frische Blätter

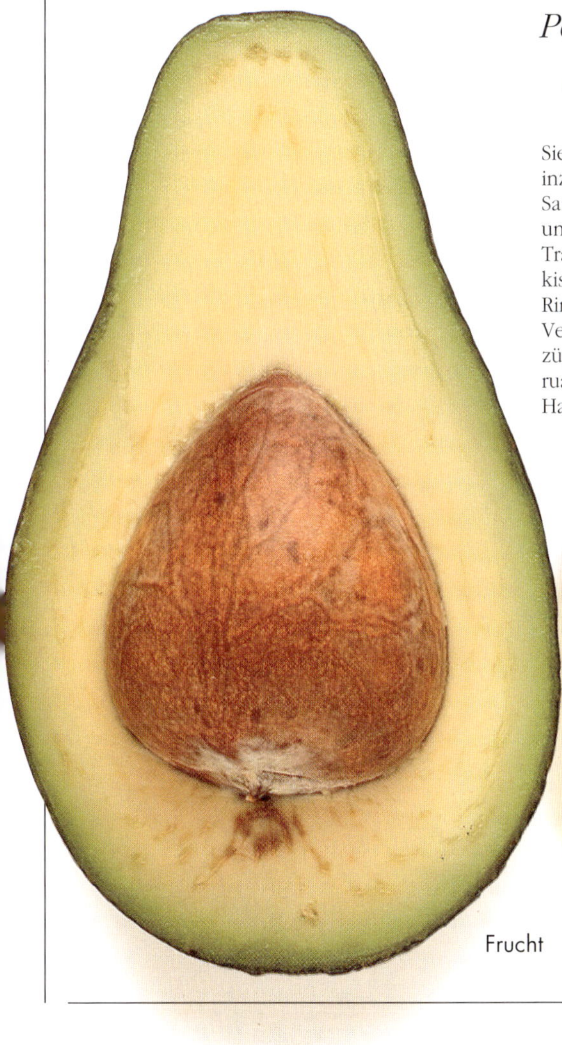

Frucht

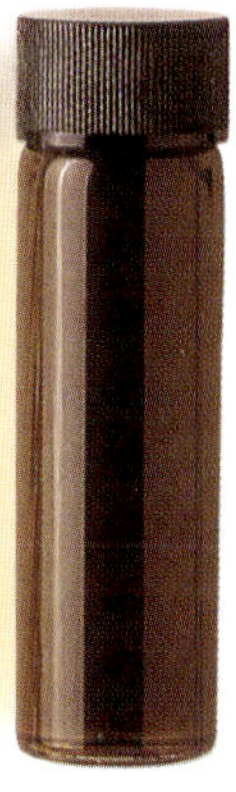

Samenöl

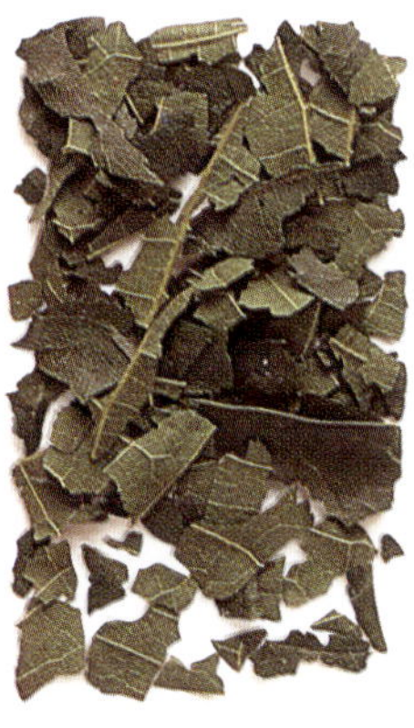

Getrocknete Blätter

Verwendung

Das zerdrückte Fruchtfleisch kann auf wunde Hautstellen aufgetragen werden, das Öl nimmt man für Hautlotionen und Massagemittel. Rinden- und Blattextrakte sind leicht erhältlich. Wenn man jedoch frische Pflanzenteile erhält, kann man bei Durchfall und aufgeblähtem Bauch einen Absud daraus einnehmen.

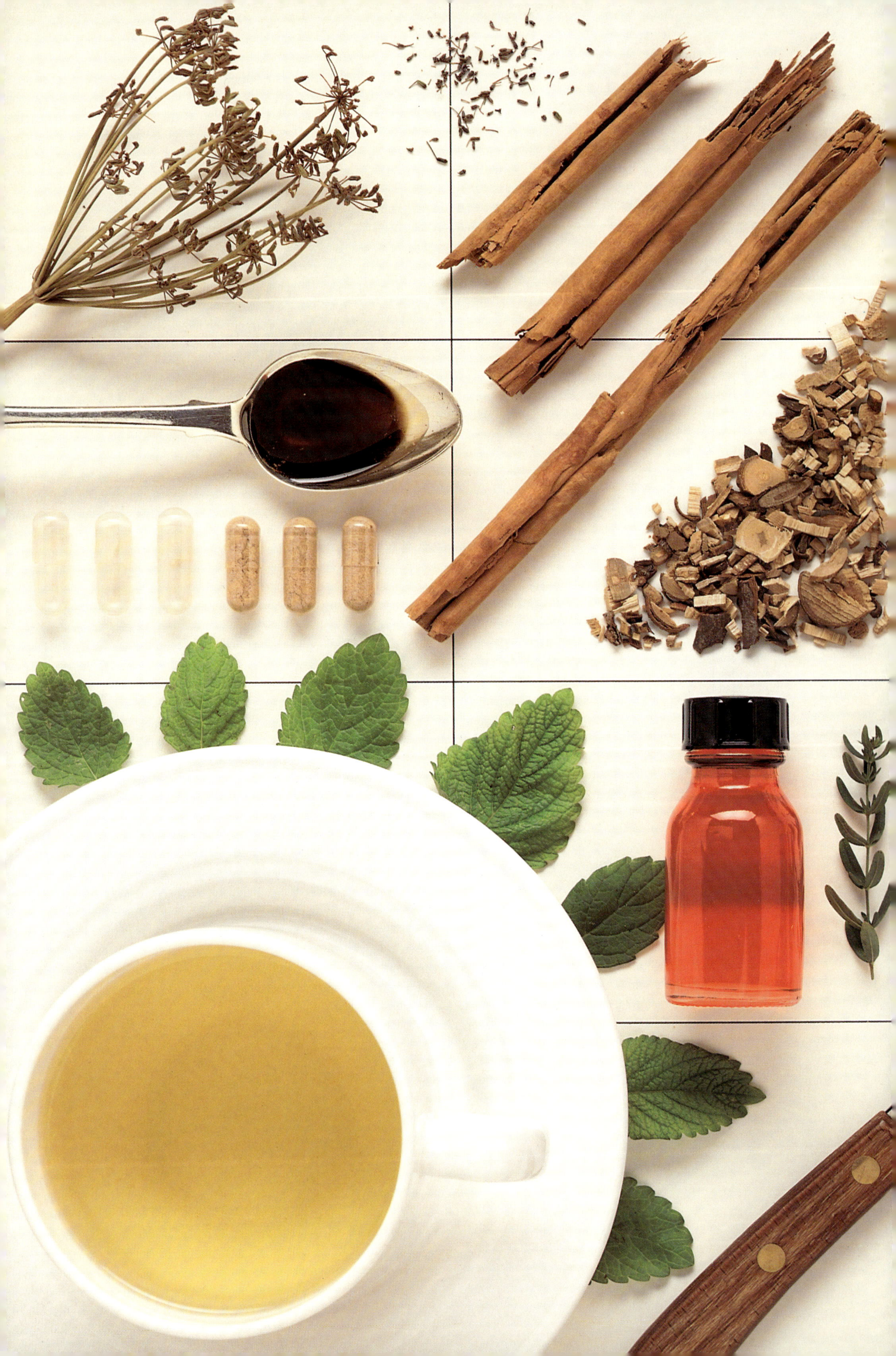

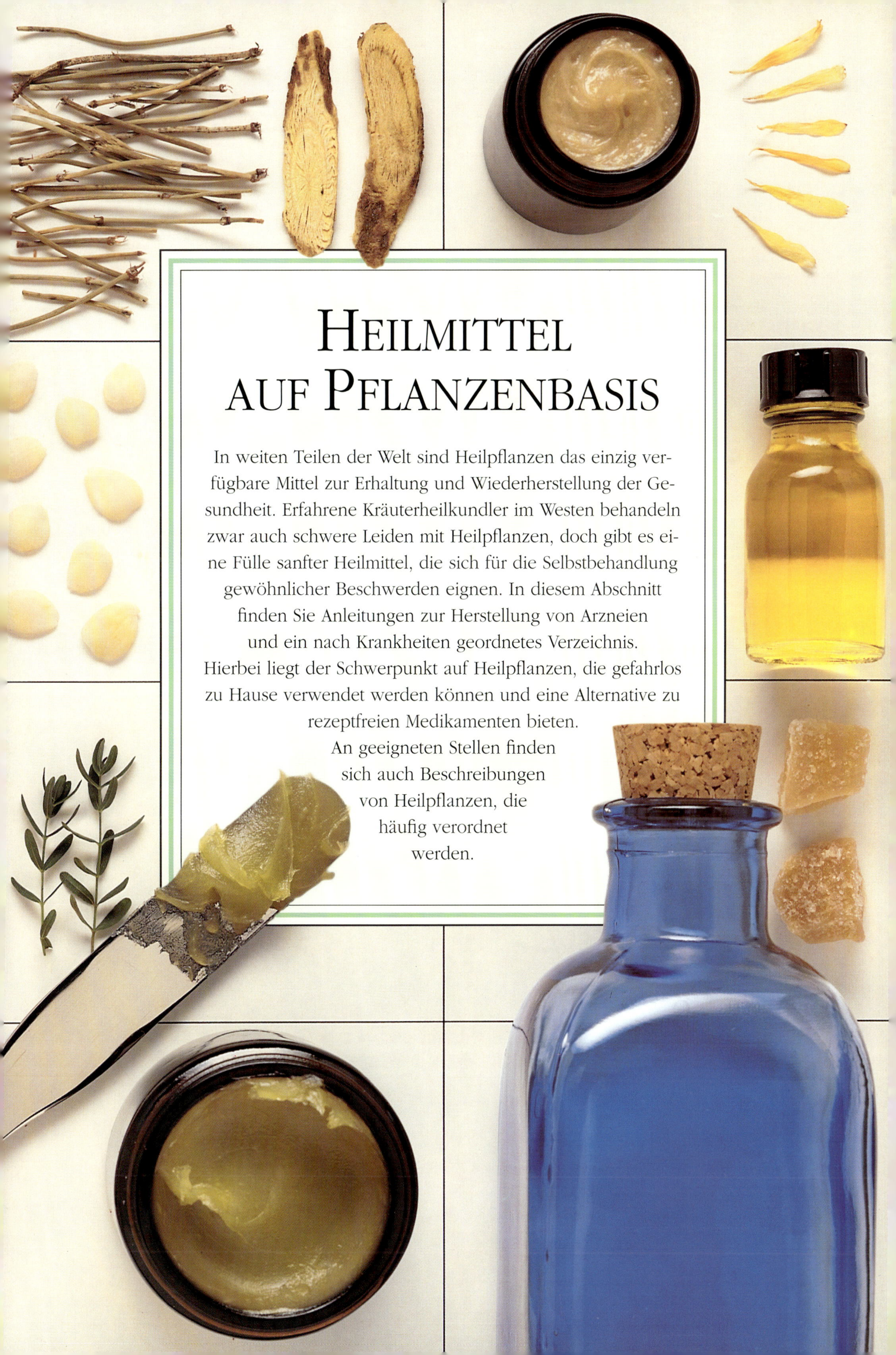

Heilmittel auf Pflanzenbasis

In weiten Teilen der Welt sind Heilpflanzen das einzig verfügbare Mittel zur Erhaltung und Wiederherstellung der Gesundheit. Erfahrene Kräuterheilkundler im Westen behandeln zwar auch schwere Leiden mit Heilpflanzen, doch gibt es eine Fülle sanfter Heilmittel, die sich für die Selbstbehandlung gewöhnlicher Beschwerden eignen. In diesem Abschnitt finden Sie Anleitungen zur Herstellung von Arzneien und ein nach Krankheiten geordnetes Verzeichnis. Hierbei liegt der Schwerpunkt auf Heilpflanzen, die gefahrlos zu Hause verwendet werden können und eine Alternative zu rezeptfreien Medikamenten bieten. An geeigneten Stellen finden sich auch Beschreibungen von Heilpflanzen, die häufig verordnet werden.

Ernten und Trocknen von Heilpflanzen

Die Wirkstoffe von Heilpflanzen und damit ihre therapeutischen Eigenschaften werden vom Zeitpunkt ihrer Ernte an beeinflusst. Heilpflanzen sollen an trockenen Tagen auf dem Höhepunkt ihrer Reife und damit höchster Wirkstoffkonzentration gesammelt werden. Man trocknet sie rasch, aber nicht in direkter Sonne, so bleiben die aromatischen Bestandteile erhalten. Man lagert sie an einem trockenen, warmen Ort mit ausreichender Luftzirkulation: ein belüfteter Schrank, bei dem man die Tür offen lässt, ein sonniger Raum oder ein trockener Gartenschuppen mit leichter Ventilation. Die Garage sollte man meiden, da die Heilpflanzen mit Auspuffgasen belastet würden. Man kann Heilpflanzen innerhalb von sechs Tagen vollkommen trocknen. Je länger der Vorgang dauert, desto mehr Farbe und Geschmack verliert die Pflanze. Im Trockenraum sollte eine Temperatur zwischen 20 und 32 Grad Celsius herrschen. Die getrockneten Heilpflanzen kommen in saubere, trockene Behälter aus Glas oder Ton mit einem dichten Verschluss und werden an einem Platz ohne direkte Sonneneinstrahlung aufbewahrt. Bei Feuchtigkeit schimmeln sie. Die Behälter werden beschriftet: Name, Herkunft und Datum. Die meisten halten 12–18 Monate.

Blüten

Ernte, sobald der Morgentau verdunstet ist und sich die Blüten vollständig geöffnet haben. Vorsicht, sie sind sehr empfindlich. Die Blütenköpfe von den Stängeln abschneiden und im ganzen auf einem Tablett trocknen. Kleine Blüten wie Lavendel werden wie Samen behandelt: Vor dem vollständigen Verblühen sammeln. Ist der Stängel groß oder fleischig (Königskerze), die Blüten einzeln entfernen und separat trocknen.

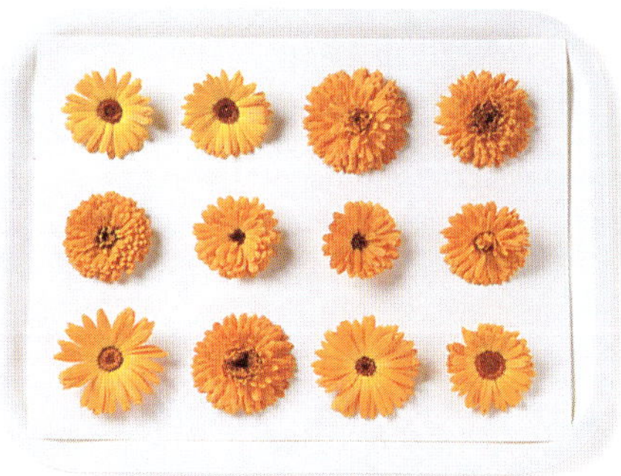

1 Schmutz, Sand und Insekten entfernen. Ein Tablett mit Papier oder Zeitung belegen und die Blüten darauf ausbreiten.

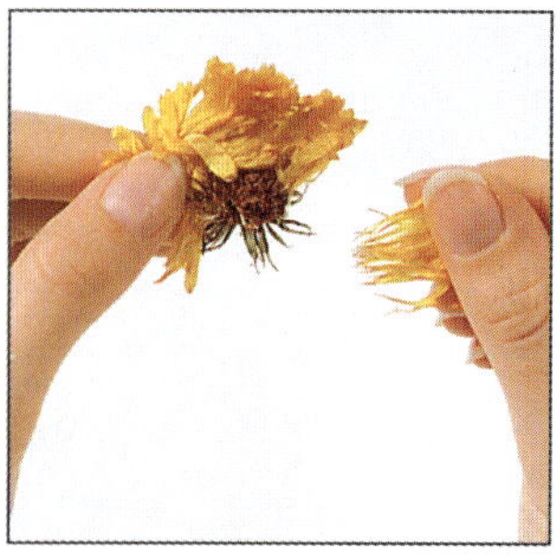

2 Die trockenen Blüten im ganzen in dunkle, luftdichte Behälter füllen. Bei der Ringelblume die trockenen Blütenblätter (siehe Abbildung) abzupfen und einzeln in den Behälter füllen.

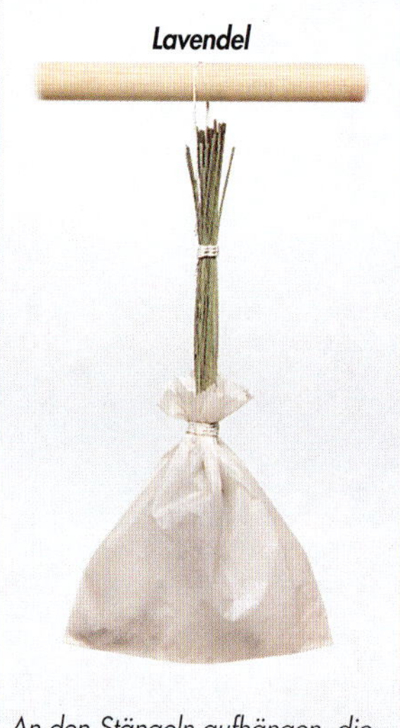

An den Stängeln aufhängen, die Blüten mit Papiertüte umgeben.

Sprossteile und Blätter

Große Blätter wie die der Klette können einzeln geerntet und getrocknet werden. Kleinere Blätter wie die der Zitronenmelisse lässt man am besten am Stängel. Die Blätter Laub abwerfender Kräuter werden kurz vor der Blüte und die immergrüner Kräuter wie Rosmarin während des ganzen Jahres gesammelt. Werden alle Sprossteile verwendet, erfolgt die Ernte der Blätter, Stängel, Blüten und Samenköpfe während der Blüte.

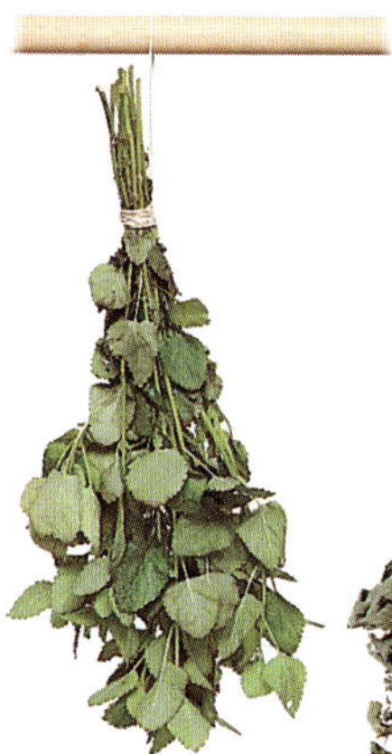

1 Je nach Größe die Kräuter zu Sträußchen mit 8–12 Stängeln binden und mit dem Kopf nach unten trocknen.

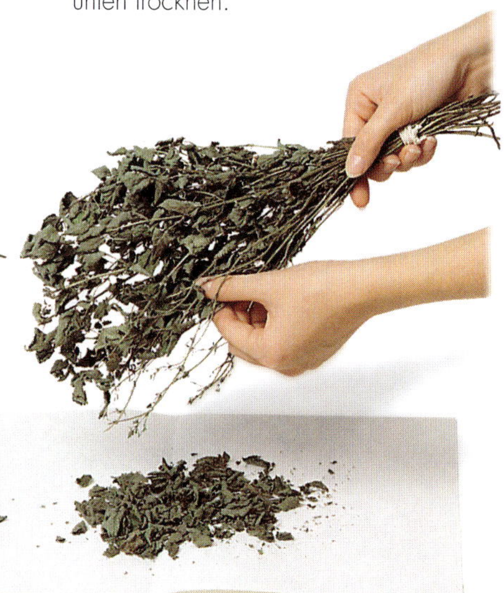

2 Sobald sich die Blätter spröde anfühlen, bei Berührung aber noch nicht zerbröseln, von den Stängeln auf ein Stück Papier abstreifen und die größeren Teile entfernen. Werden alle Sprossteile miteinander verwendet, zerkrümelt und vermischt man sie.

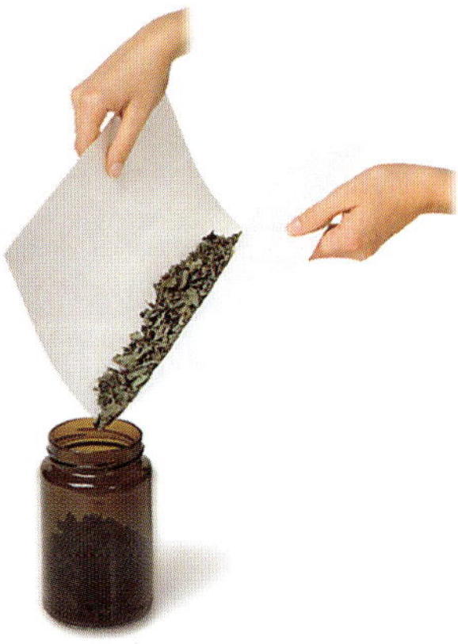

3 Die getrockneten Kräuter vom Papier in einen luftdichten Behälter schütten oder löffeln.

Samen

Die ganzen Samenköpfe mit 15–25 cm des Stängels ernten, sobald die Samen fast reif sind und bevor sie vom Wind verweht oder von Vögeln gefressen werden. Mit dem Kopf nach unten über ein mit Papier ausgelegtes Tablett oder in eine Papiertüte hängen, an einem Ort ohne direkte Sonneneinstrahlung trocknen. Bei Reife fallen die Samen ab.

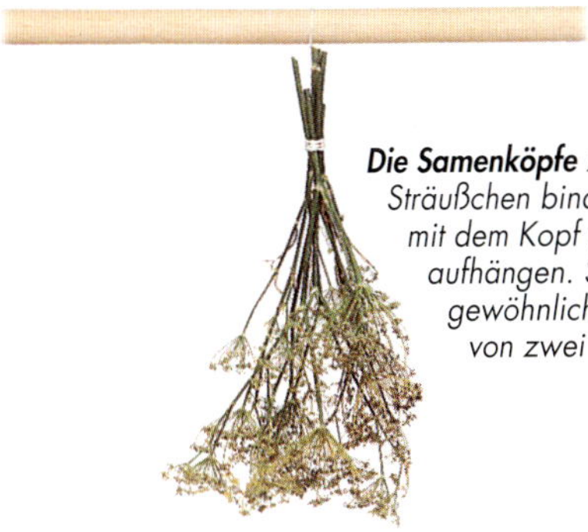

***Die Samenköpfe** zu kleinen Sträußchen binden und mit dem Kopf nach unten aufhängen. Sie trocknen gewöhnlich innerhalb von zwei Wochen.*

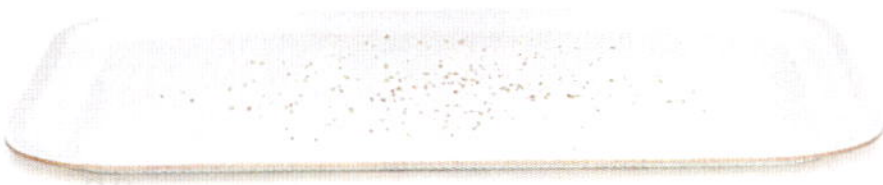

Wurzeln

Ernte der meisten Wurzeln im Herbst, wenn die Sprossteile der Pflanze abgestorben sind und bevor der Boden so hart wird, dass man das Erdreich nicht mehr aufgraben kann. Ausnahme: Löwenzahn, seine Wurzeln werden im Frühling gesammelt. Manche Wurzeln nehmen Feuchtigkeit aus der Luft auf. Man muss sie aussortieren, wenn sie weich werden.

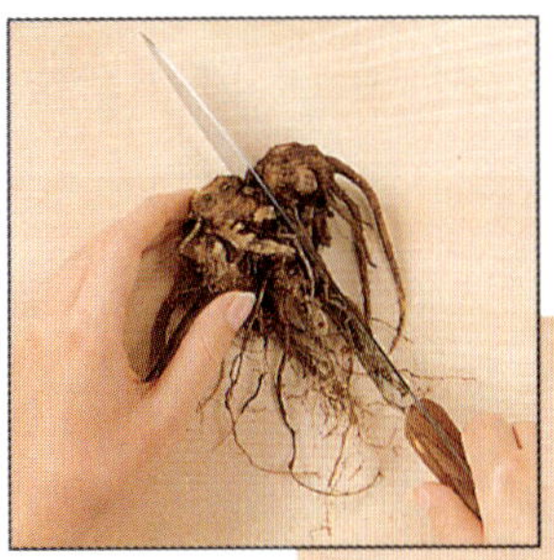

1 Gründlich waschen und dabei Erde und Schmutz entfernen. Große Wurzeln in kleinere Stücke hacken, da sie nach dem Trocknen oft schwer zu schneiden sind.

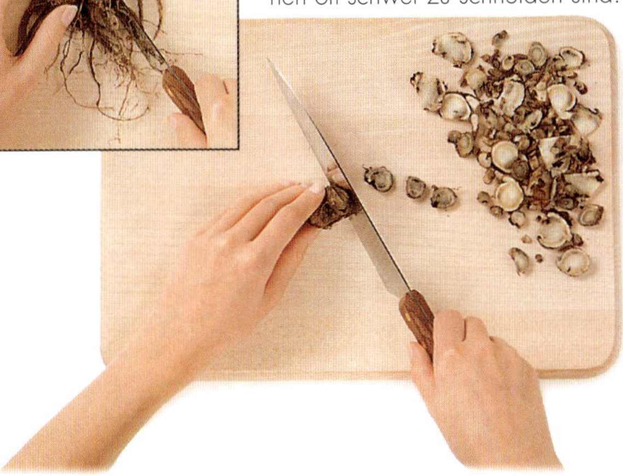

2 Die Stücke auf einem mit Papier ausgelegten Tablett ausbreiten und 2–3 Stunden in einem abkühlenden Backrohr (bei größeren Wurzeln 4–6 Stunden) trocknen. Zur vollständigen Austrocknung in einem belüfteten Schrank oder in einem warmen, sonnigen Zimmer lagern.

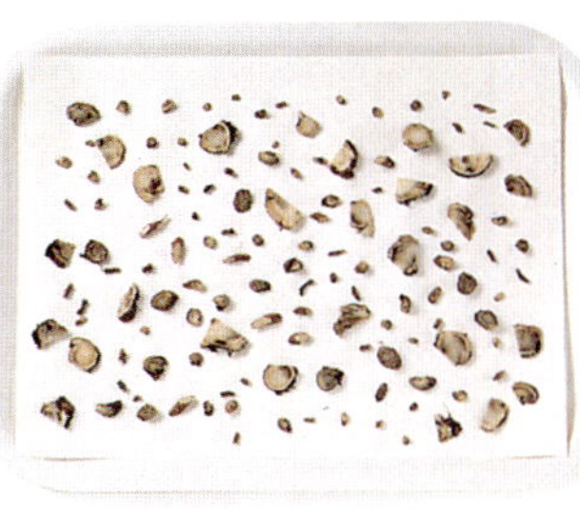

Saft und Harz

Ernte vom Baum im Herbst: Man schneidet die Rinde tief ein oder bohrt ein Loch und sammelt den Saft in einer Tasse, die am Stamm befestigt wird. Manchmal ist ein großer Eimer notwendig. Zu bestimmten Jahreszeiten kann innerhalb einer Nacht eine große Menge Birkensaft gesammelt werden. Latexpflanzen wie Lattich und Schöllkraut über einer Schüssel auslaufen lassen. Viele Säfte sind ätzend, Schutzhandschuhe tragen.

1 Bei der Aloe vorsichtig einen Schnitt entlang der Blattmitte anbringen und die Ränder zurückrollen.

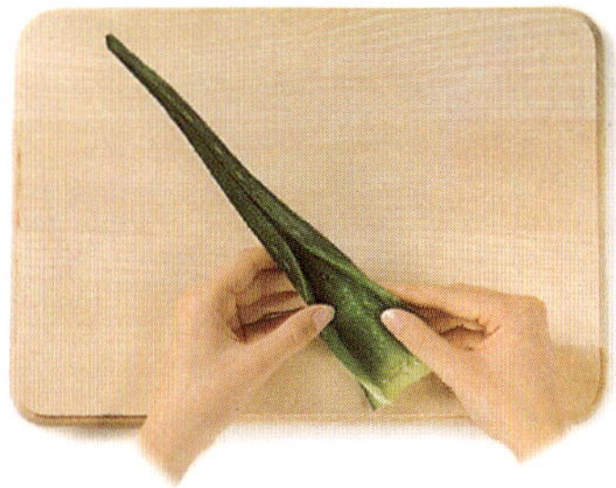

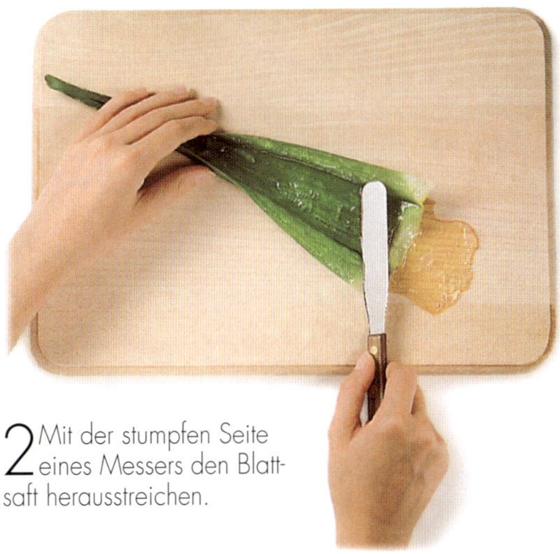

2 Mit der stumpfen Seite eines Messers den Blattsaft herausstreichen.

Frucht

Ernte von Beeren und anderen Früchten bei Reife, bevor sie zu weich zum Trocknen sind. Auf einem Tablett ausbreiten, fleischige Früchte regelmäßig wenden, damit sie gleichmäßig trocknen. Schimmelige Früchte aussortieren.

Rinde

Ernte im Herbst, wenn der Saft »fällt«, dann lässt sich der Schaden an der Pflanze begrenzen. Niemals die gesamte Rinde – oder ein Rindenstück, das den ganzen Baum umgibt – entfernen, sonst wird die Pflanze ein Opfer der Kräuterheilkunde. Von Moos oder Insekten befreien, in handliche Stücke (2–5 cm) brechen, und auf einem Tablett zum Trocknen ausbreiten.

Zwiebeln

Ernte nach dem Absterben der Sprossteile. Knoblauchzwiebeln schnell sammeln, da sie in die Erde absinken (nach Verwelken der Blätter) und dann schwer zu finden sind.

Herstellen von Heilmitteln auf Pflanzenbasis

Die Anleitungen auf den folgenden Seiten basieren auf Standardmengen. Wenn nicht anders angegeben, gilt dies für alle in diesem Buch angegebenen Mengen und Dosen. Bei Kräutermischungen sollte die Gesamtmenge eines Heilmittels die Standardmenge nicht überschreiten. Beispiel: Ein Aufguss für Erkältung und Grippe kann je 10g Schafgarbe, Holunderblüte und Pfefferminze enthalten, um die für 500ml Wasser notwendige Standardmenge von 30g zu erhalten.

Das Abmessen von Heilmitteln

Zum Dosieren Standardlöffel, Tropfenzähler oder Messgefäße nehmen. Die Mengen für Aufgüsse und Absude in drei gleiche Dosen aufteilen.

Tropfendosis = 5–10 Tropfen je nach Alter und/oder Zustand

1ml =	20 Tropfen	62,5ml =	1 Sherryglas
5ml =	1 Teelöffel	150ml =	1 Teetasse oder 1 Weinglas
20ml =	1 Esslöffel		

Wichtig: Bei Kindern und älteren Menschen sollte die Dosis je nach Alter bzw. Gewicht (siehe Seite 212–213, 216–221) verringert werden. Bei der Behandlung von Schwangeren, Menschen, die an Magen- oder Leberentzündung leiden, und Kindern sollten alkoholfreie Tinkturen eingesetzt werden (siehe Seite 157).

Aufguss

Der Aufguss ist eine einfache Art, Heilpflanzen zu verwenden. Er wird praktisch wie Tee zubereitet. Das Wasser sollte gerade aufgehört haben zu kochen, da kochendes Wasser wertvolles ätherisches Öl verfliegen lässt. Man verwendet diese Methode für die Blüten und die belaubten Teile der Pflanze. Die Standardmenge sollte jeden Tag frisch zubereitet werden und reicht für drei Dosen. Man trinkt den Aufguss heiß oder kalt.

Standardmengen
30g getrocknetes oder 75g frisches Kraut auf 500ml Wasser
•
Standarddosis
3-mal täglich eine Teetasse oder ein Weinglas
•
Geräte
Wasserkessel
Teekanne oder Apothekertasse mit Deckel
Nylonsieb oder Seiher, Teetasse
Zugedeckter Krug zur Lagerung

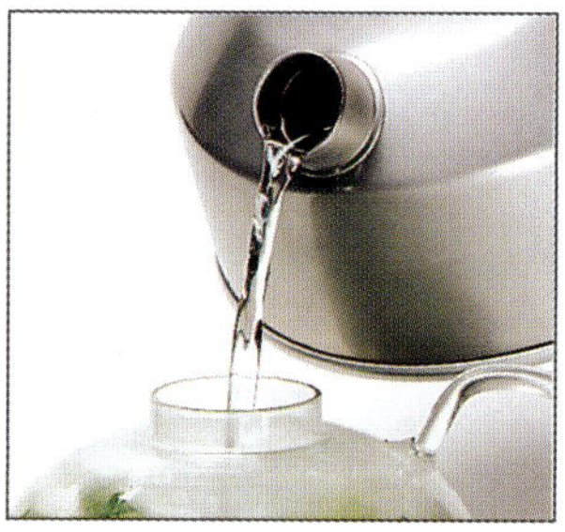

1 Die Kräuter in einen Topf mit gut schließendem Deckel füllen – Teekanne ist ideal. Mit heißem Wasser übergießen.

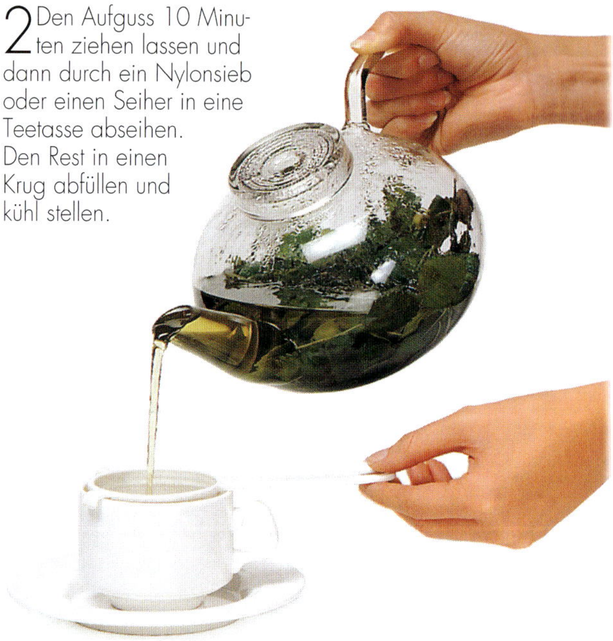

2 Den Aufguss 10 Minuten ziehen lassen und dann durch ein Nylonsieb oder einen Seiher in eine Teetasse abseihen. Den Rest in einen Krug abfüllen und kühl stellen.

Absud

Bei dieser Methode werden der Pflanze mehr Wirkstoffe entzogen als beim Aufguss. Sie wird bei Wurzeln, Rinden, Zweigen und einigen Beeren angewendet. Das Kraut in kaltem Wasser ansetzen, erhitzen und bis zu einer Stunde köcheln. Wie beim Aufguss die Standardmenge jeden Tag frisch zubereiten, reicht für drei Dosen. Heiß oder kalt trinken.

Standardmengen
30g getrocknetes oder 60g frisches Kraut auf 750ml Wasser, wird durch Erhitzen auf 500ml verringert.
•
Standarddosis
3-mal täglich eine Teetasse oder ein Weinglas
•
Geräte
Stielkasserolle (am besten aus Ton oder Email)
Nylonsieb oder Seiher
Zugedeckter Krug zur Lagerung

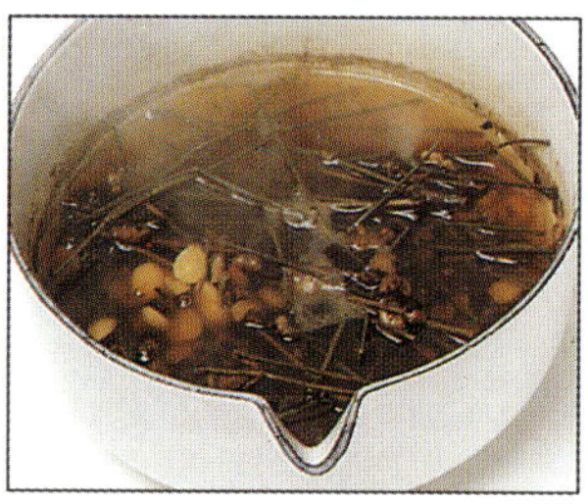

1 Das Kraut in eine Kasserolle geben, kaltes Wasser darübergießen, zum Sieden bringen und höchstens 1 Stunde köcheln, dabei um ein Drittel einkochen.

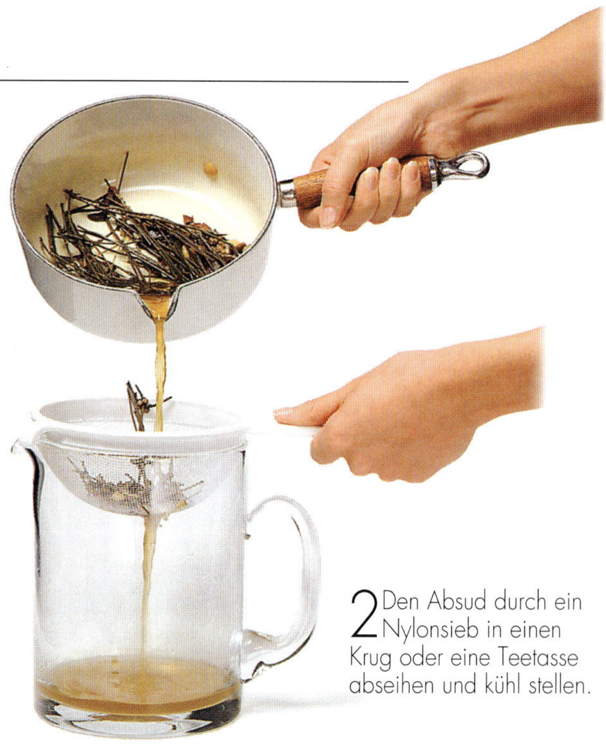

2 Den Absud durch ein Nylonsieb in einen Krug oder eine Teetasse abseihen und kühl stellen.

Tinktur

Das getrocknete oder frische Kraut kommt in eine 25-prozentige Mischung aus Alkohol und Wasser (siehe rechts). Alle Pflanzenteile können dafür verwendet werden. Der Alkohol entzieht der Pflanze ihre Wirkstoffe und ist konservierend, deshalb ist eine Tinktur bis zu zwei Jahre haltbar. Tinkturen sollten aus einzelnen Kräutern hergestellt werden; die fertigen Tinkturen können dann nach Bedarf vermischt werden. Für handelsübliche Tinkturen wird Äthylalkohol verwendet, für den Hausgebrauch reichen verdünnte Spirituosen. Wodka ist am besten, da er nur wenige Zusatzstoffe enthält. Rum dagegen übertönt den Geschmack wenig wohlschmeckender Kräuter.

Standardmengen
200 g getrocknetes oder 600 g frisches Kraut auf 1 Liter 25-%-Mischung aus Alkohol und Wasser (z. B. man verdünnt eine 75-cl Flasche 37,5-%igen Wodka mit 37,5-ml Wasser)

•

Standarddosis
3-mal täglich 5 ml.
Tinkturen sollten mit Wasser verdünnt werden (ein bisschen Honig oder Fruchtsaft verbessert den Geschmack); alkoholfreie Tinkturen siehe Seite 157.

Geräte
Großes Glas mit Schraubverschluss
Seih- oder Baumwolltuch
Saft- oder Weinpresse
Großer Krug
Dunkle Glasflaschen mit Schraubverschluss für luftdichte Lagerung
Trichter (bei Bedarf)

WARNUNG
Verwenden Sie keine Industriealkohole (Methanol, Isopropanol) bei der Herstellung von Tinkturen, sie sind hochgiftig.

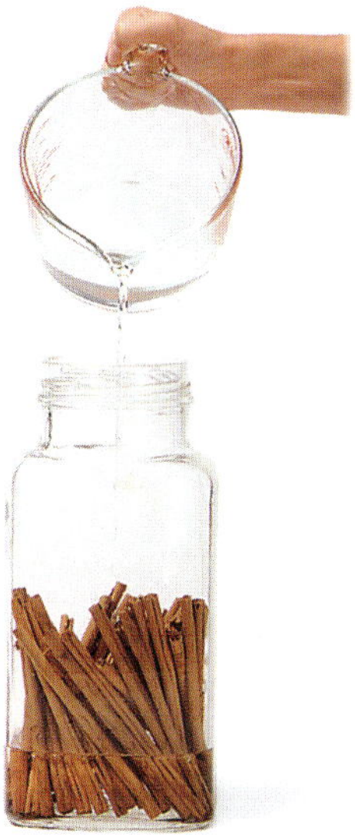

1 Das Kraut in ein großes Schraubglas füllen, mit der Wodka-Wasser-Mischung bedecken, das Glas verschließen und 2 Wochen kühl stellen, gelegentlich schütteln.

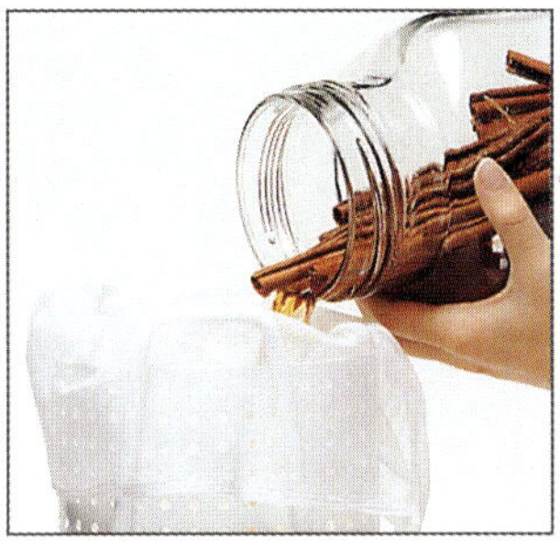

2 Um den Rand der Presse ein Seihtuch legen, bei Bedarf befestigen und die Mischung hineingießen.

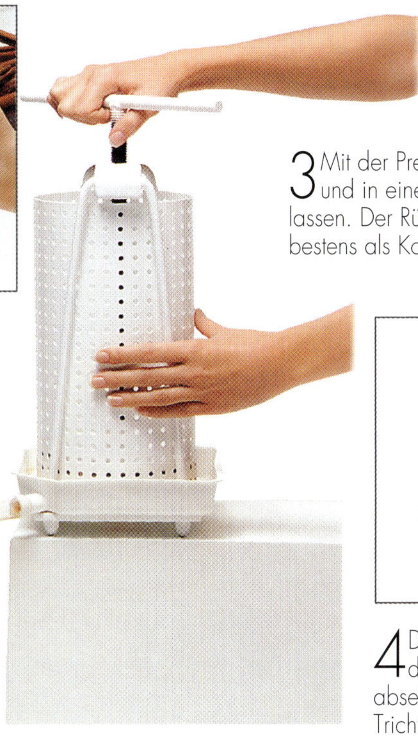

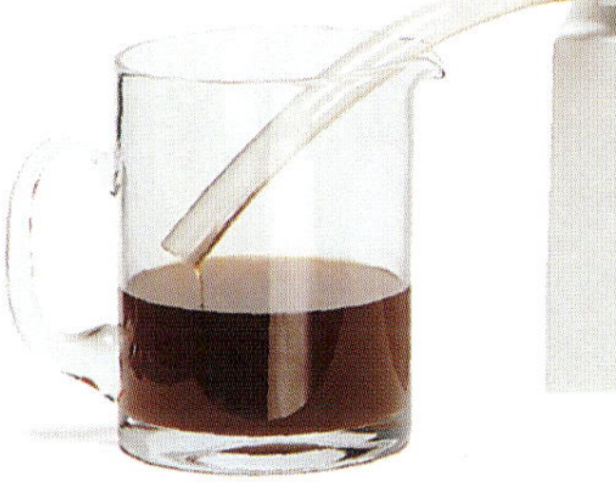

3 Mit der Presse durchdrücken und in einen Krug ablaufen lassen. Der Rückstand eignet sich bestens als Kompost.

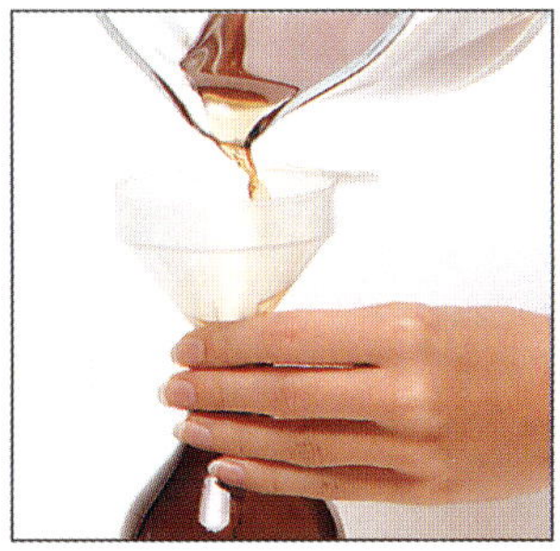

4 Die Flüssigkeit in saubere, dunkle Glasflaschen abseihen. Wenn nötig, einen Trichter zu Hilfe nehmen.

Sirup

Honig oder Rohzucker dient zur Konservierung von Aufgüssen und Absuden. Sirup ist ein gutes Hustenmittel, der Honig wirkt beruhigend. Die zusätzliche Süße übertönt auch den Geschmack wenig wohlschmeckender Kräuter, wie etwa Herzgespann. Mit Sirup können auch Arzneien für Kinder schmackhafter gemacht werden.

Standardmengen
500 ml Aufguss oder Absud
500 g Honig oder Rohzucker

•

Standarddosis
3-mal täglich 5–10 ml

•

Geräte
Stielkasserolle
Holzlöffel
Dunkle Glasflaschen mit Korken zur Lagerung
Trichter (bei Bedarf)

1 500 ml Standardaufguss oder Absud in einer Kasserolle erhitzen. 500 g Honig oder Rohzucker zufügen und rühren, bis er sich vollständig aufgelöst hat.

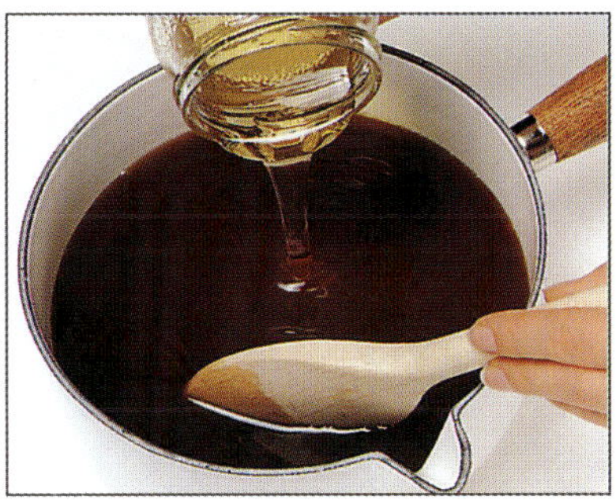

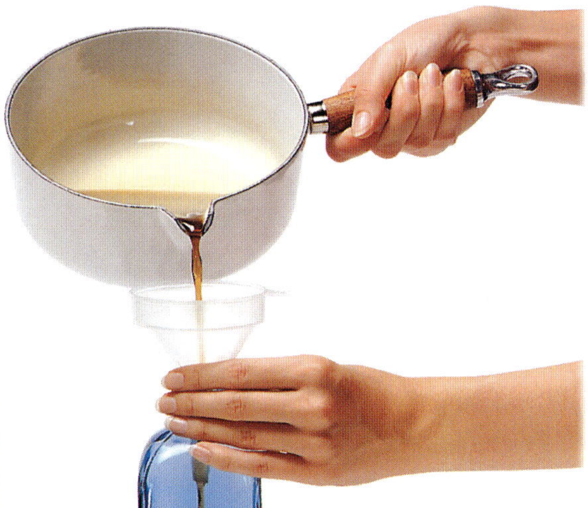

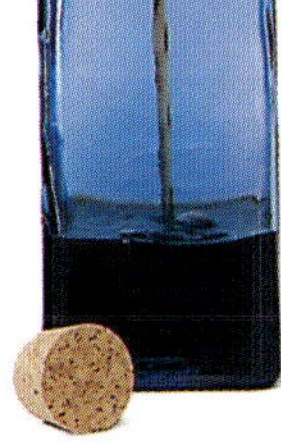

2 Abkühlen lassen und dann in eine dunkle Glasflasche füllen, mit einem Korken verschließen (der Korken ist wichtig, da Sirup häufig gärt und Flaschen mit Schraubverschluss bersten können).

Aufgussöle

Pflanzliche Wirkstoffe sind in Öl löslich, welches als Massageöl, Creme oder Salbe äußerliche Anwendung findet. Bei kühler, dunkler Lagerung sind Aufgussöle bis zu einem Jahr haltbar, wenngleich kleinere, frisch zubereitete Mengen wirksamer sind. Es gibt zwei Methoden: Die heiße eignet sich für Beinwell, Sternmiere oder Rosmarin und die kalte für Ringelblume und Johanniskraut. Wenn möglich, den Vorgang zur Herstellung des kalten Aufgussöles wiederholen, also frische Kräuter in das »Erstöl« geben, und vor dem Abgießen nochmals mehrere Wochen stehen lassen.

Heißer Aufguss

Standardmengen
250 g getrocknetes oder
750 g frisches Kraut auf
500 ml Sonnenblumenöl
•
Geräte
Glasschüssel und Kasserolle oder Wasserbadgeschirr, Saft- oder Weinpresse, Seih- oder Baumwolltuch, großer Krug, luftdicht verschließbare Flaschen zur Lagerung, Trichter (bei Bedarf)

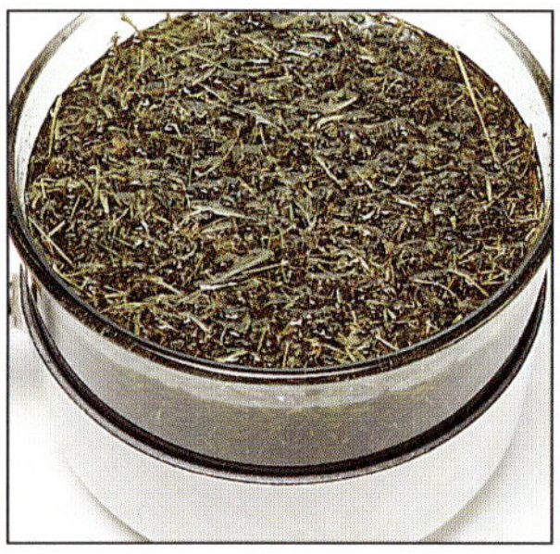

1 Öl und Kraut in einer Glasschale auf einen Topf mit kochendem Wasser setzen oder Wasserbadgeschirr verwenden, 3 Stunden simmern lassen.

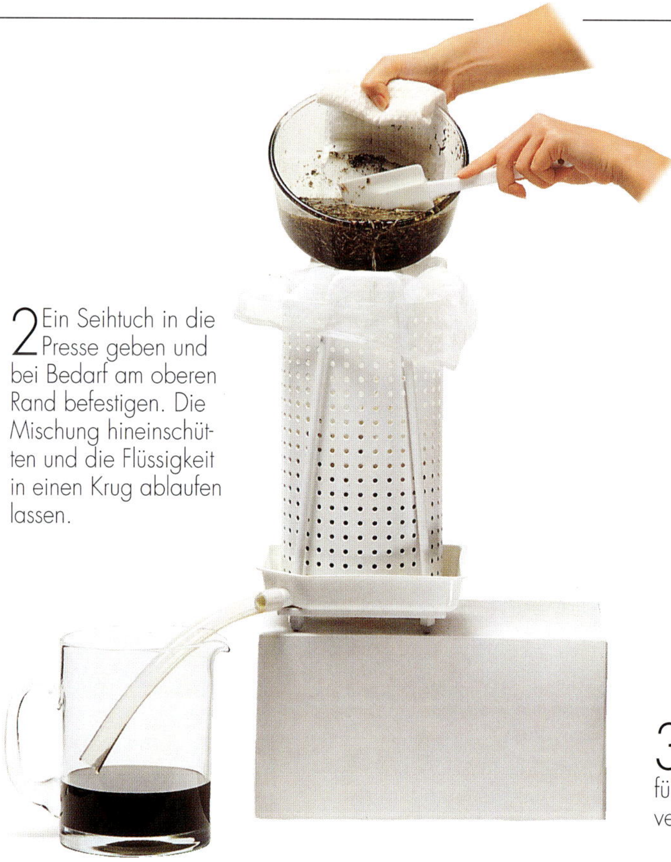

2 Ein Seihtuch in die Presse geben und bei Bedarf am oberen Rand befestigen. Die Mischung hineinschütten und die Flüssigkeit in einen Krug ablaufen lassen.

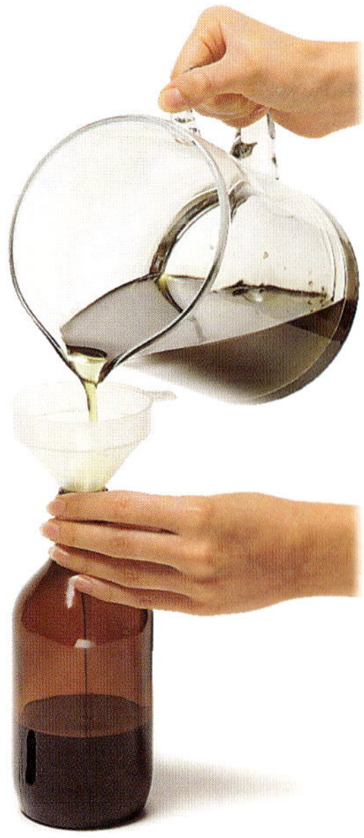

3 In saubere, dunkle, luftdicht verschließbare Flaschen füllen. Bei Bedarf einen Trichter verwenden.

Kalter Aufguss

1 Ein großes Glas mit den Kräutern füllen und vollständig mit Öl bedecken. Das Glas verschließen und 2–3 Wochen auf eine sonnige Fensterbank oder in ein Treibhaus stellen.

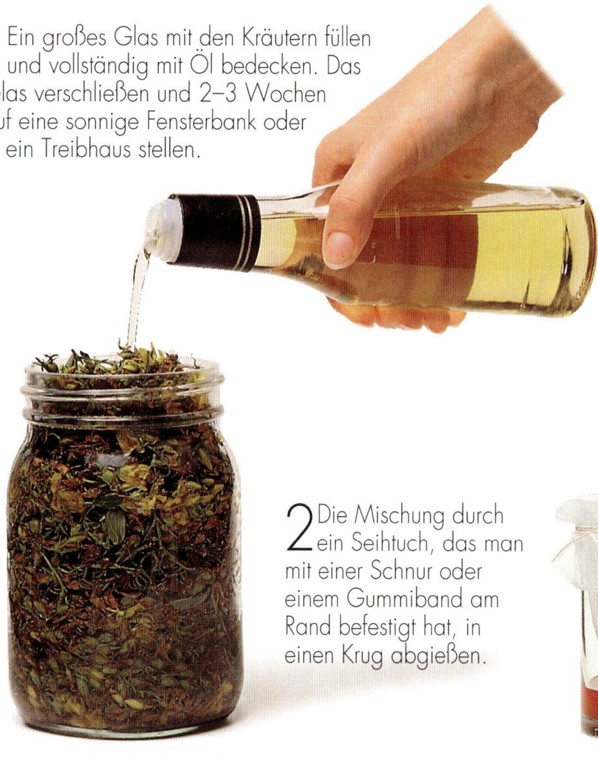

Standardmengen
Genügend Blütenköpfe/Pflanzenteile, um ein großes Glas zu füllen
1 Liter kalt gepresstes Öl – je nach Größe des Glases

Geräte
Seih-/Baumwolltuch oder Saft-/Weinpresse
Großer Krug
Luftdicht verschließbare Gläser

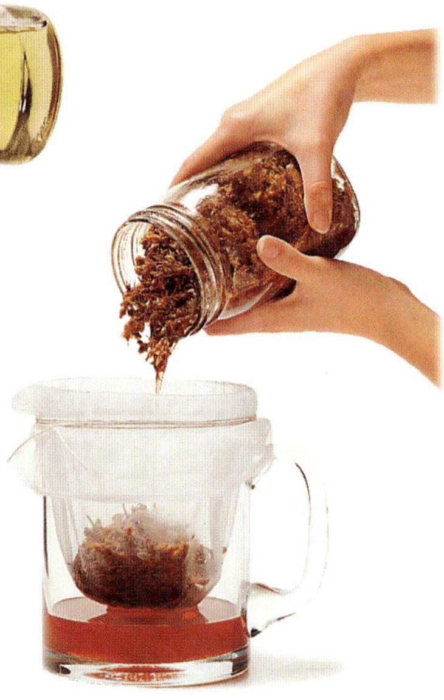

2 Die Mischung durch ein Seihtuch, das man mit einer Schnur oder einem Gummiband am Rand befestigt hat, in einen Krug abgießen.

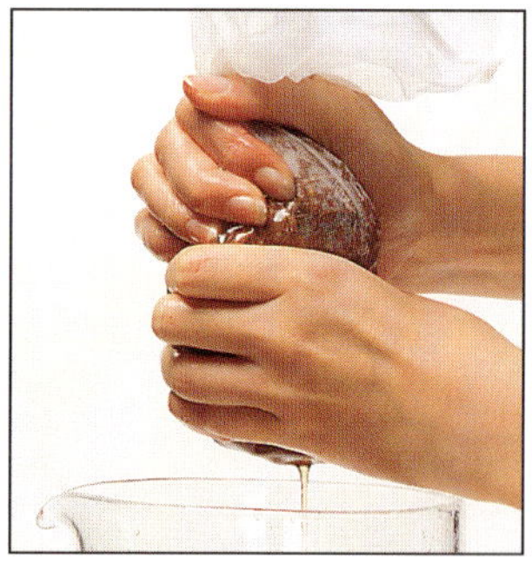

3 Das Öl ausdrücken. Die Schritte 1 und 2 mit frischen Kräutern und dem bereits gewonnenen Öl wiederholen. Nach einigen Wochen wieder abgießen und lagern.

Creme

Eine Creme ist eine Mischung aus Wasser und Fetten oder Ölen, die die Haut weich macht und einzieht. Sie kann mit einer emulgierenden Salbe (in den meisten Apotheken erhältlich) – einer Mischung aus Ölen und Wachsen, die sich mit Wasser verbindet – einfach hergestellt werden. Selbst gemachte Cremes halten mehrere Monate – oder länger, wenn man sie in einem kalten Vorratsraum oder im Kühlschrank aufbewahrt oder einige Tropfen Benzoetinktur als Konservierungsmittel hinzufügt. Cremes aus organischen Ölen und Fetten verderben schneller (siehe Seite 157). Die nachstehend gezeigte Methode eignet sich für die meisten Kräuter.

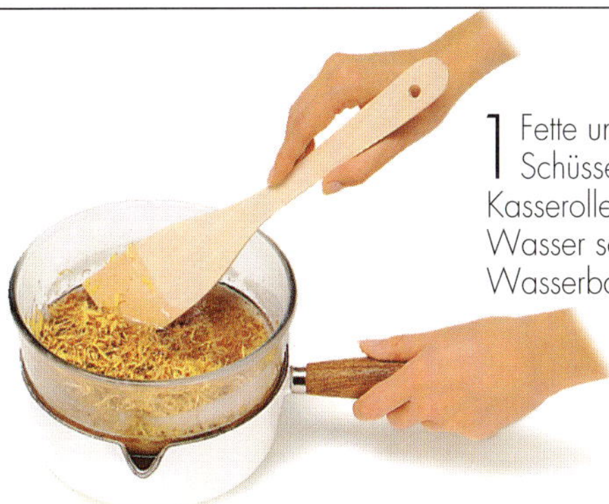

1 Fette und Wasser in eine Schüssel füllen und auf eine Kasserolle mit kochendem Wasser setzen oder ein Wasserbadgeschirr verwenden, das Kraut zufügen und 3 Stunden leise simmern lassen.

Standardmengen
150 g emulgierende Salbe
70 ml Glyzerin
80 ml Wasser
30 g getrocknetes Kraut
•
Geräte
Glasschüssel und Kasserolle oder Wasserbadgeschirr
Holzlöffel oder Spatel
Saft- oder Weinpresse
Seih- oder Baumwolltuch
Schüssel
Kleines Streichmesser (Palette)
Kleine, luftdicht verschließbare Näpfe zur Lagerung

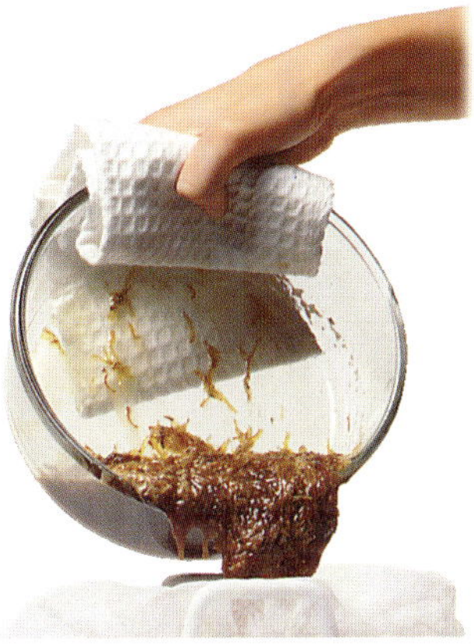

2 Ein Seihtuch am Rand einer Presse befestigen, die Mischung hineinschütten, in eine Schüssel abseihen und so lange rühren, bis sie erkaltet ist.

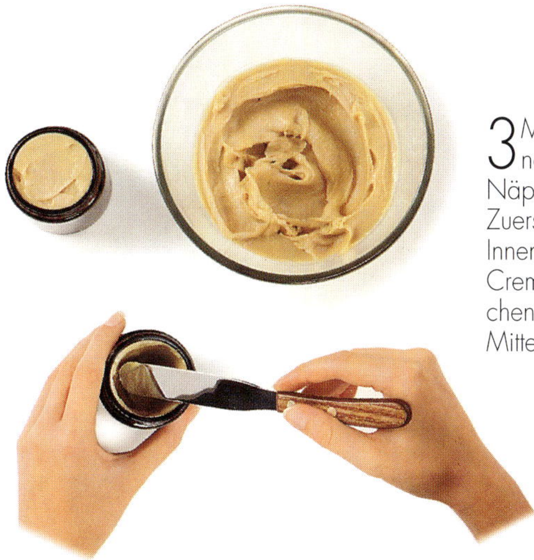

3 Mit einer kleinen Palette in Näpfchen füllen. Zuerst nur die Innenwand mit Creme einstreichen, dann die Mitte füllen.

Salbe

Eine Salbe enthält nur Öle oder Fette, aber kein Wasser. Im Gegensatz zu Creme wird sie von der Haut nicht absorbiert, sondern bildet auf der Haut einen Film. Salben sind bei bereits kranker oder weicher Haut richtig oder als zusätzlicher Feuchtigkeitsschutz (z. B. Windelausschlag). Früher wurden Salben aus Tierfetten hergestellt; heute gilt Vaseline oder Paraffinwachs als geeignet.

Standardmengen	**Geräte**
500 g Vaseline oder weiches Paraffinwachs 60 g getrocknetes Kraut	Glasschüssel und Kasserolle oder Wasserbadgeschirr Holzlöffel Seih- oder Baumwolltuch Krug, Glasbehälter mit Deckel

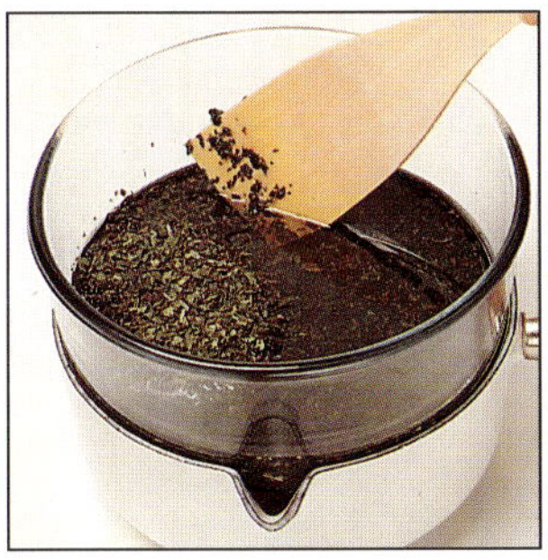

1 Wachs oder Vaseline in einer Schüssel auf eine Kasserolle mit kochendem Wasser setzen, schmelzen lassen, die Kräuter einrühren und etwa 2 Stunden erhitzen, bis die Kräuter rösch sind.

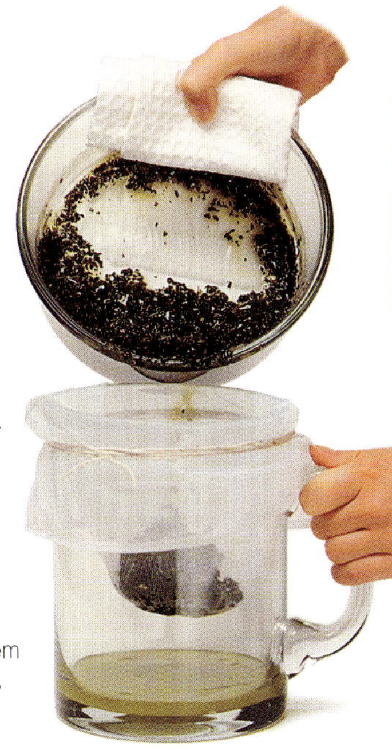

2 Die Mischung in ein Seihtuch, das mit einer Schnur oder einem Gummiband am Rand des Kruges befestigt wurde, schütten.

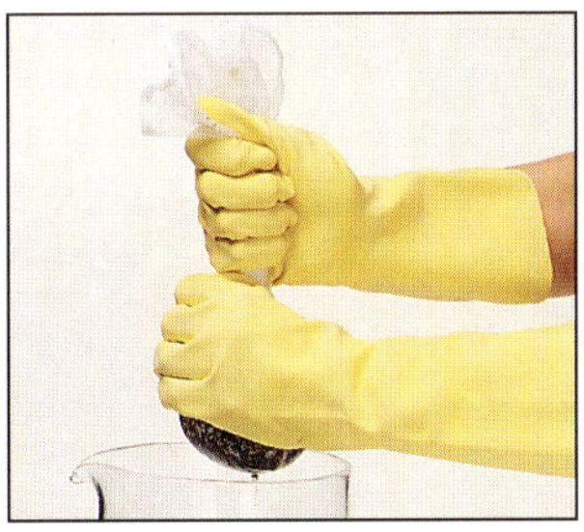

3 Mit Gummihandschuhen die heiße Mischung durch das Seihtuch in den Krug drücken.

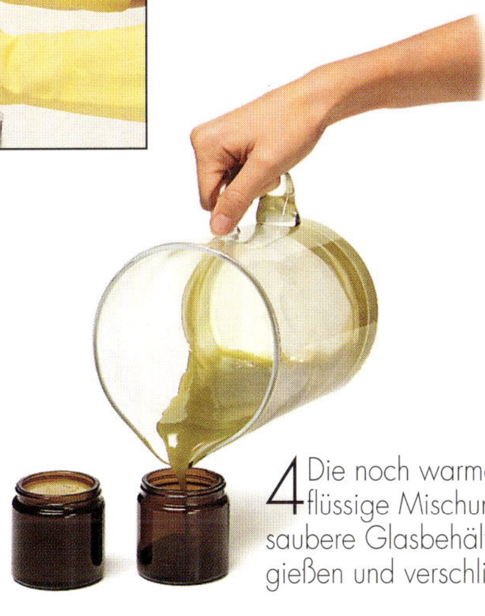

4 Die noch warme und flüssige Mischung in saubere Glasbehälter gießen und verschließen.

Pulver und Kapseln

Man kann Kräuter als Pulver in Wasser einrühren oder über Speisen streuen. Oder man stellt Kapseln her, die sich bei schlecht schmeckenden Kräutern anbieten und leicht mitgeführt werden können. Am besten verwendet man in Fachgeschäften erhältliche Pulver. Wenn man Kräuter zu Hause mahlt, entsteht Hitze, die zu chemischen Veränderungen in den Kräutern führen kann. Harte Wurzeln schädigen unter Umständen die Mühle. Zweiteilige Kapseln aus Gelatine oder pflanzlichen Bestandteilen sind im einschlägigen Fachhandel erhältlich.

Standardmengen
Eine Kapsel der Größe 00 enthält 200–250 mg Kräuterpulver

•

Standarddosis
Im Allgemeinen 2–3-mal täglich 2–3 Kapseln
3-mal täglich 1/2 Teelöffel Pulver auf ein halbes Glas Wasser

•

Geräte
Untertasse oder flacher Teller
Kapselhüllen, dunkle Glasbehälter zur Lagerung

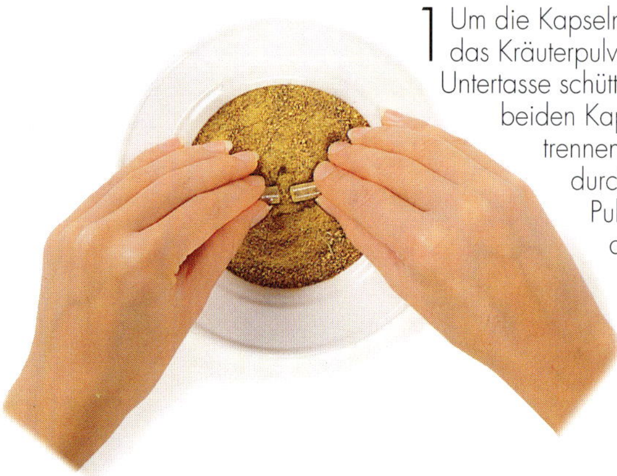

1 Um die Kapseln zu füllen, das Kräuterpulver auf eine Untertasse schütten, die beiden Kapselhälften trennen und durch das Pulver aufeinanderzuschieben.

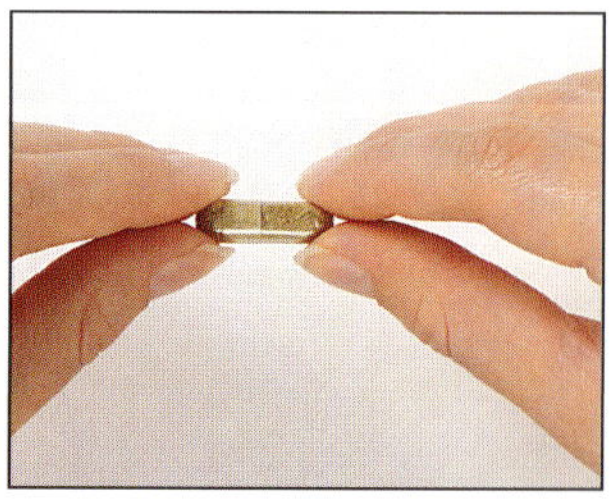

2 Die beiden Kapselhälften zusammenstecken, in dunkle Glasbehälter füllen und kühl lagern.

Kompresse

Werden zur schnelleren Wundheilung und bei Muskelverletzungen verwendet. Ein Tuch wird mit heißem Kräuterextrakt getränkt und auf das schmerzende Gebiet gelegt. Bei Kopfschmerzen setzt man manchmal kalte Kompressen ein. Auch Aufgüsse, Absude und mit Wasser verdünnte Tinkturen können für Kompressen verwendet werden. Als Tuch eignen sich weiche Baumwolle und Leinen sowie Verbandsmull.

1 Ein sauberes, weiches Stofftuch im heißen Aufguss oder einem anderen Kräuterextrakt tränken, die überschüssige Flüssigkeit ausdrücken.

Standardanwendung
Einen Standardaufguss verwenden, einen Absud oder 5–20 ml Tinktur auf 500 ml heißes Wasser (wie angegeben)

•

Geräte
Stofftuch
Schüssel

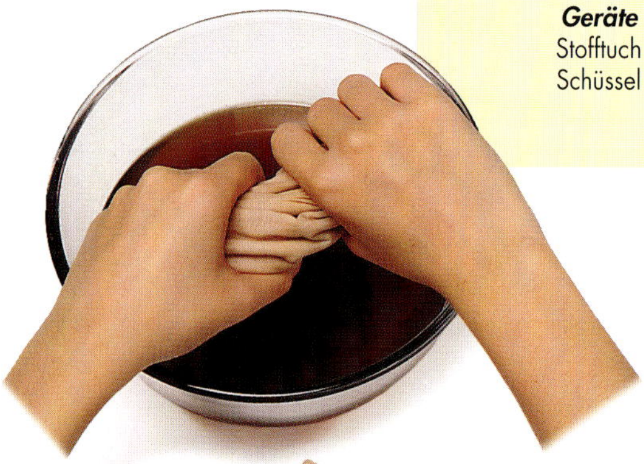

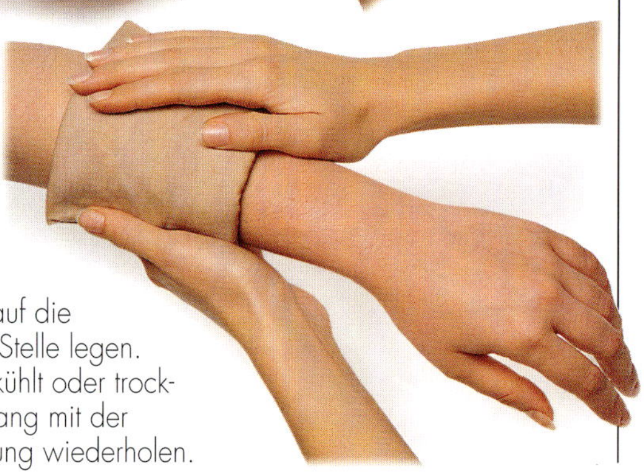

2 Das Tuch auf die betroffene Stelle legen. Sobald es abkühlt oder trocknet, den Vorgang mit der heißen Mischung wiederholen.

Umschlag

Der Umschlag wirkt ähnlich wie die Kompresse, doch werden eher die ganzen Kräuter als ein flüssiger Extrakt verwendet. Umschläge werden meist heiß verabreicht, doch in einigen Fällen eignen sich auch kalte, frische Blätter. Frische Kräuter kurz im Mixer zerkleinern oder 2–5 Minuten in wenig Wasser dünsten. Getrocknete Kräuter können abgekocht, Pulver mit etwas Wasser zu einer Paste vermischt werden.

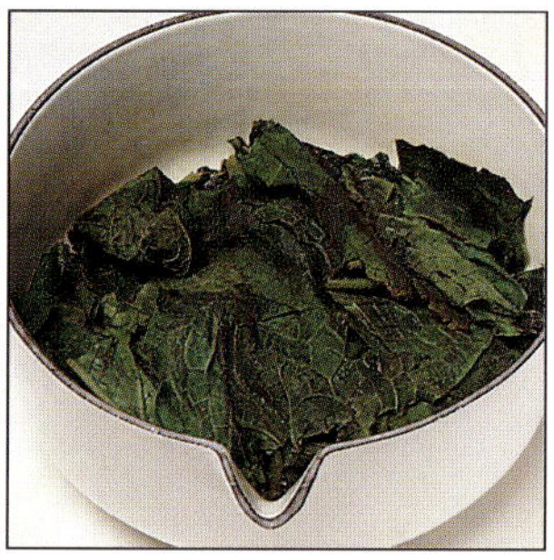

Standardanwendung
Genügend Kräuter verwenden, um die betroffene Stelle zu bedecken
Den Umschlag alle 2–4 Stunden wechseln; wenn nötig auch früher

•

Geräte
Kasserolle
Mull- oder Wattebinden

1 Das frische Kraut dünsten, überschüssige Flüssigkeit auspressen und auf die betroffene Stelle legen. Vorher Öl auf die Haut streichen, damit das Kraut nicht festklebt.

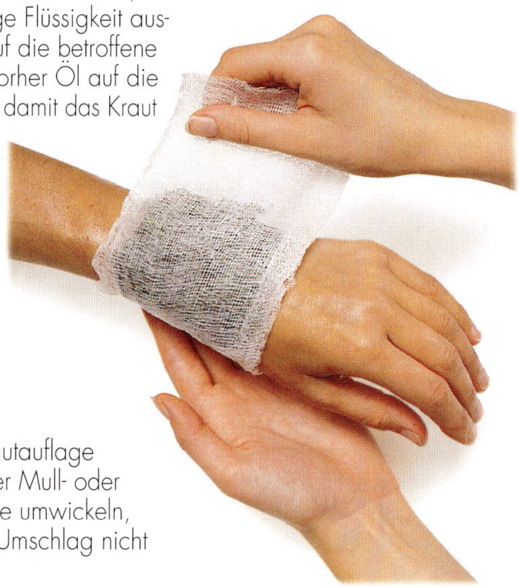

2 Die Krautauflage mit einer Mull- oder Wattebinde umwickeln, damit der Umschlag nicht verrutscht.

Andere Pflanzenheilmittel

Massageöle

Die meisten ätherischen Öle reizen die Haut und sollten verdünnt werden, bevor man sie zur Massage verwendet. Mandel- oder Weizenkeimöl eignet sich am besten als neutrales Medium (Trägeröl), auch Sonnenblumenöl kann eingesetzt werden. Man rechnet 5–10 Tropfen ätherisches Öl auf 20ml (1 Esslöffel) neutrales Öl. Ätherische Öle verlieren nach dem Verdünnen schnell ihre Wirkung und sollten deshalb erst bei Bedarf zubereitet werden. Eine gute Massage braucht Erfahrung, doch das Öl eignet sich bei lokalen Beschwerden (z.B. Gliederschmerzen oder Husten) auch für den Hausgebrauch: Etwa 2–5ml Massageöl auf die Hände geben und sanft auf die betroffene Stelle reiben. Auch das Aufgussöl kann unter Umständen hilfreich sein, wie etwa Beinwell bei Zerrungen und Verstauchungen, Johanniskraut bei Entzündungen und Blasentang bei Arthritis.

Cremes und Salben aus Aufgussölen

Heiße oder kalte Aufgussöle können mit Bienenwachs und wasserfreiem Lanolin zu Salben verdickt werden. Mit Bienenwachs, wasserfreiem Lanolin und Kräutertinkturen stellt man Cremes her.

Creme: 25g Bienenwachs und 25g wasserfreies Lanolin zusammen schmelzen, 100ml Aufgussöl sowie 50ml Kräutertinktur hinzufügen und so abseihen, rühren und lagern, wie auf Seite 155 beschrieben.

Salbe: 25g Bienenwachs und 25g wasserfreies Lanolin zusammen schmelzen, 100ml Aufgussöl hinzufügen, die noch warme Mischung in saubere, dunkle Glasbehälter füllen und abkühlen lassen.

Organische Alternative zur emulgierenden Salbe

Anstatt Cremes auf der Basis einer emulgierenden Salbe herzustellen, kann man eine Kombination aus organischen Ölen und Wachsen verwenden. Abweichend von der Anleitung auf Seite 155, verschmilzt man 25g weißes Bienenwachs und 25g wasserfreies Lanolin, mengt 100ml Sonnenblumenöl, 25ml Glyzerin, 75ml Wasser und 50g getrocknetes Kraut bei, erhitzt die Mischung und seiht sie ab. Während des Abkühlens 5 Tropfen Benzoetinktur als Konservierungsstoff zufügen.

Dampfinhalate

Diese eignen sich zur Behandlung von Katarrh, Asthma oder Nebenhöhlenentzündung. Man gibt 1–2 Esslöffel getrocknetes Kraut in eine Schüssel und gießt kochendes Wasser darüber, beugt den Kopf über die Schüssel, legt ein Handtuch über Kopf und Schüssel und atmet den Dampf solange wie möglich oder bis zum Abkühlen der Mischung ein. Danach sollte man mindestens 30 Minuten nicht in die Kälte gehen.

Alkoholfreie Tinkturen

In einigen Fällen (Schwangerschaft, Magen- oder Leberentzündung, Behandlung von Kindern oder trockenen Alkoholikern) ist eine Tinktur mit Äthylalkohol als Kräuterheilmittel ungeeignet. Wenn man eine kleine Menge (25–50ml) fast kochendes Wasser auf die Tinkturdosis (meistens 5ml) in eine Tasse gibt und die Lösung abkühlen lässt, verdunstet praktisch der gesamte Alkohol.

Tinkturverhältnis

Tinkturmengen werden meist als Verhältnis angegeben, wie z.B. »man nehme 5ml auf eine 1:4-Tinktur«, wobei sich das Verhältnis auf Gewicht zu Volumen bezieht. Eine 1:4-Tinktur könnte dementsprechend aus 1kg Kraut und 4 Liter Alkohol-Wasser-Mischung oder aus 1g Kraut und 400ml Alkohol-Wasser-Mischung bestehen. Die Einheiten sind unwesentlich und können demgemäß klein oder groß sein.

Flüssigextrakte

Sie werden meist im Handel erworben und nicht zu Hause hergestellt, da sie sehr genau nach Apothekervorgaben abzumessen sind. Man verwendet sie zur Verstärkung einer Kräutermixtur, wenn zusätzliche Wirkung erforderlich ist.

Weintonika

Nach dieser einfachen Methode entsteht eine wohlschmeckende Mixtur. Sie eignet sich besonders für Wurzeln wie He shou wu, Dang gui und Ginseng. Man gibt 500g Kraut in einen großen Krug und gießt 2 Liter guten Wein (vorzugsweise rot) auf. Das Kraut muss vollkommen bedeckt sein, sonst bildet sich Schimmel. Man deckt den Krug zu und lässt ihn 2 Wochen stehen. In Sherryglas-Dosen trinken.

Eingeweichte Kräuter (Mazerat)

Manche Kräuter wie Baldrianwurzel sollten besser eingeweicht als zu einem Aufguss oder Absud verarbeitet werden. Man gießt 500ml kaltes Wasser über 25g getrocknetes Kraut, stellt die Mischung über Nacht kühl und filtert sie durch ein Nylonsieb. Verwendung wie Aufguss oder Absud.

Chinesische Absude

In China verabreicht man Kräuter meist als Absud. Man verwendet wesentlich höhere Dosen als im Westen: Bis zu 150g getrocknetes Kraut auf 1 Liter Wasser geben und auf 300–400ml reduzieren, das ergibt drei Dosen. Um das Konzentrat für den westlichen Gaumen genießbar zu machen, muss es häufig noch verdünnt werden.

Lotionen

Eine Lotion ist eine Mischung auf Wasserbasis, die als kühlendes oder beruhigendes Heilmittel auf die Haut gerieben wird, um Reizungen und Entzündungen zu lindern. Mixturen auf Alkoholbasis – wie Tinkturen – können einer Lotion beigemengt werden, um die kühlende Wirkung zu verstärken. Eine Lotion zur Beruhigung einer Hautreizung enthält z.B. 40ml Rosenwasser, 20ml Boretschsaft, 20ml Hamameliswasser und 20ml Sternmierentinktur. Man gibt 2–3-mal täglich etwas Lotion auf einen Wattebausch oder saugfähigen Mull. Auf kleine lokale Stellen nach dem Auftragen der Lotion ein Pflaster anbringen.

Waschlösungen

Aufgüsse und verdünnte Tinkturen können zum Baden von Wunden, Abschürfungen, Hautausschlägen, Geschwüren und anderen Hautleiden eingesetzt werden. Man tränkt einen Wattebausch in der Lösung und reinigt die betroffene Stelle von der Mitte nach außen. Man kann auch einen Zerstäuber benutzen, um die Lösung auf Ausschläge oder offene Beine zu sprühen.

Pessare und Zäpfchen

Im Fachhandel sind Stahlformen für bis zu 24 Pessare und Zäpfchen sowie Einwegformen erhältlich. Man kann eine Form aber auch aus Haushaltsfolie herstellen, indem man einen kleinen Gegenstand (etwa 1cm Durchmesser und 2cm Länge – z.B. Fingerhut) damit auskleidet. Zuerst wird die Form geschmiert: als Gleitmittel 20ml Seife, 100ml Glyzerin und 80ml Industriealkohol oder methylhaltige Spirituosen mischen und einfüllen, nach einigen Minuten wieder ausgießen und vollständig trocknen lassen. Dann gibt man eine Pessarmischung in die Form: 20g Kakaobutter im Wasserbad schmelzen und mit 10–20 Tropfen (0,5–1ml) ätherischem Öl verrühren. Das restliche Gleitmittel kann man in einer sauberen Glasflasche für den weiteren Gebrauch aufbewahren. Alternative: 15g Gelatine mit 20ml Glyzerin und 30ml Aufguss oder verdünnter Tinktur erhitzen, in die geschmierte Form gießen und 2 Stunden lang fest werden lassen. Nun öffnet man die Form und entfernt sie vorsichtig. Pessare und Zäpfchen kühl lagern.

Säfte

Kräutersäfte werden in einer Küchenmaschine hergestellt oder in einem Entsafter, wenn man das Fruchtfleisch gewinnen will. Dieses presst man dann durch ein Nylonsieb oder ein Baumwolltuch, um den Saft zu erhalten. Große Mengen Kraut sind notwendig – ein 10-Liter-Eimer mit frischen Kräutern ergibt oft nur 100ml oder weniger Saft.

Erste-Hilfe-Mittel

Bei einem Notfall zu Hause greifen wir meist zu rezeptfreien Antiseptika und Schmerzmitteln, anstatt die Verwendung einer pflanzlichen Arznei in Betracht zu ziehen. Dabei können Heilpflanzen eine wirkungsvolle Alternative zu vielen rezeptfreien Medikamenten sein und sind vielleicht auch dann zur Hand, wenn sich der gewöhnliche Erste-Hilfe-Koffer gerade nicht in Reichweite befindet. Im Falle eines Einsatzes zu Hause können registrierte Pflanzenpräparate frische Heilpflanzen ergänzen.

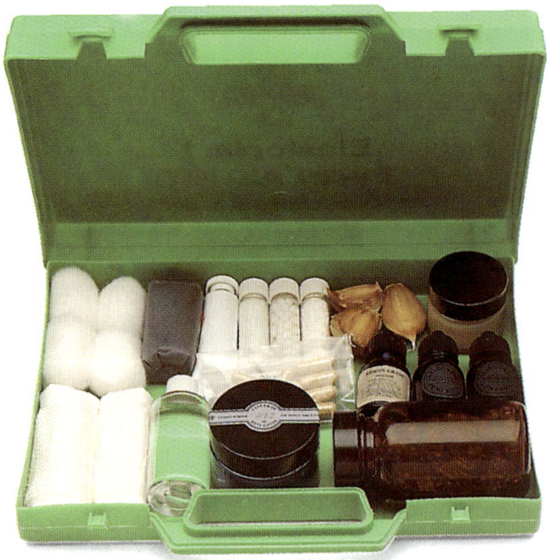

Erste-Hilfe-Koffer
Arzneimittel für den Notfall sollten in einem Kasten, der kühl und außerhalb der Reichweite von Kindern gelagert ist, verstaut sein.

Käufliche Heilmittel

Pflanzliche Arzneien sind in einer Vielzahl von Formen, von Cremes bis zu ätherischen Ölen und Kapseln, im Handel erhältlich. Im Folgenden werden die gebräuchlichsten Mittel vorgestellt, die in einem Erste-Hilfe-Koffer für zu Hause nicht fehlen sollten.

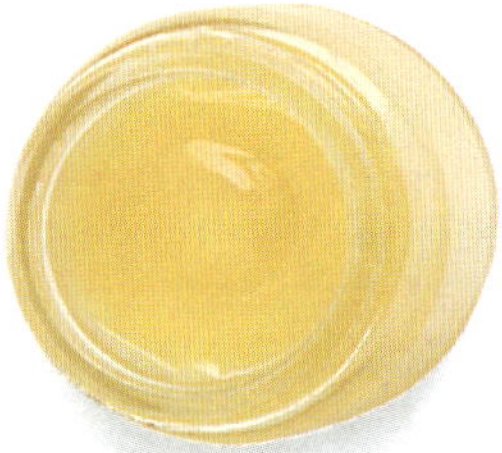

Ringelblumencreme
Wird oft als *Calendula* verkauft, wirkt antiseptisch und Pilz tötend; eignet sich für alle möglichen Schnitt- und Schürfwunden.

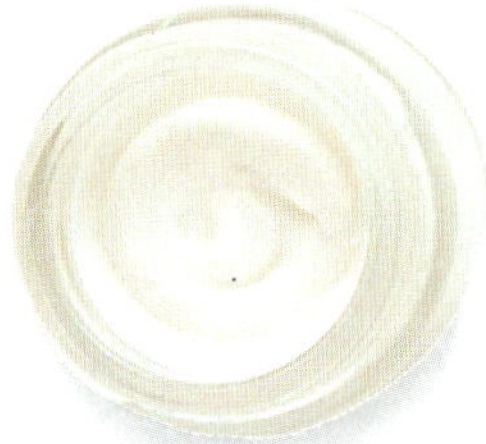

Beinwellsalbe
Beschleunigt die Wundheilung, indem sie das Zellwachstum fördert; nur auf saubere Wunden geben, da rasch heilende Haut Schmutzpartikel einschließen kann.

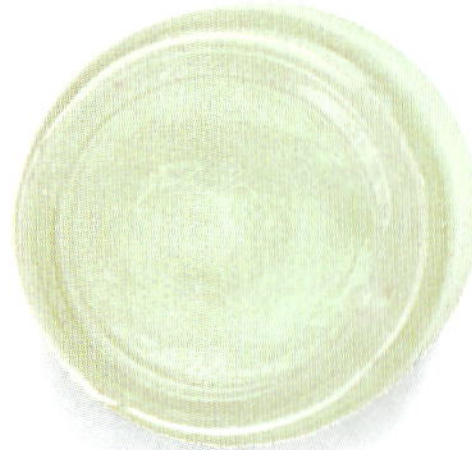

Sternmierencreme
Ein wertvolles Erste-Hilfe-Mittel zum Ziehen von Splittern, Furunkel und Insektenstacheln; auch bei Verbrennungen und Verbrühungen geeignet.

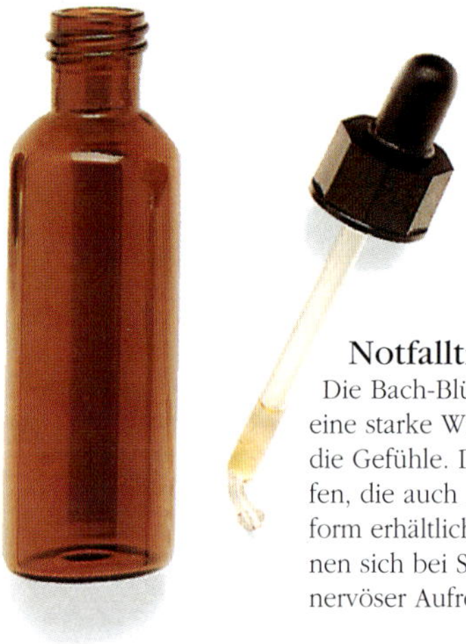

Notfalltropfen
Die Bach-Blüten haben eine starke Wirkung auf die Gefühle. Die Tropfen, die auch in Cremeform erhältlich sind, eignen sich bei Schock und nervöser Aufregung.

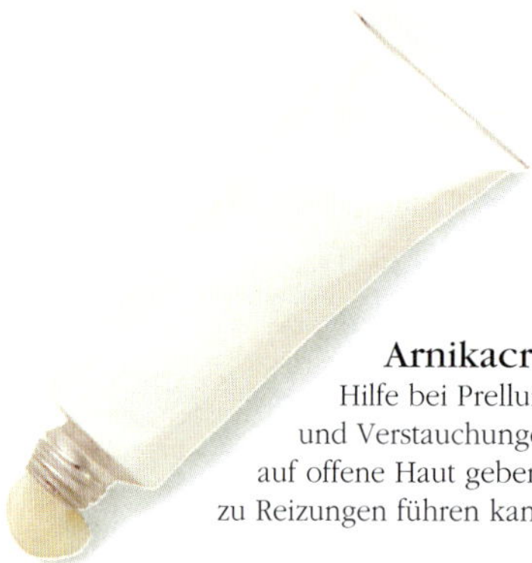

Arnikacreme
Hilfe bei Prellungen und Verstauchungen; nicht auf offene Haut geben, da sie zu Reizungen führen kann.

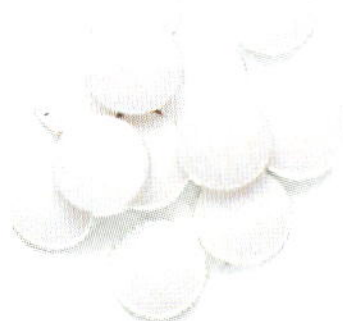

Arnika D6-Tabletten
Diese homöopathischen Tabletten eignen sich bestens bei Schocks oder Unfällen im häuslichen Bereich. Alle 30 Minuten verabreichen, bis sich der Patient beruhigt hat.

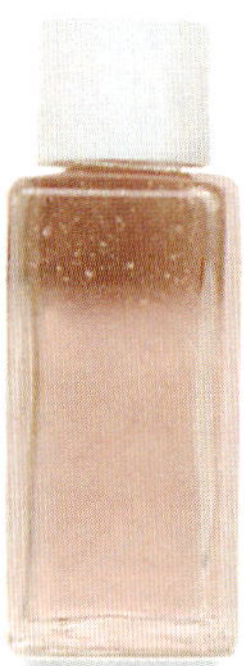

Lavendelöl
Man gibt 2–3 Tropfen auf einen Teelöffel mit neutralem Öl und massiert damit beim ersten Anzeichen von Kopfschmerzen oder Migräne Nacken und Schläfen. Auch bei leichten Verbrennungen, Verbrühungen und Sonnenbrand geeignet.

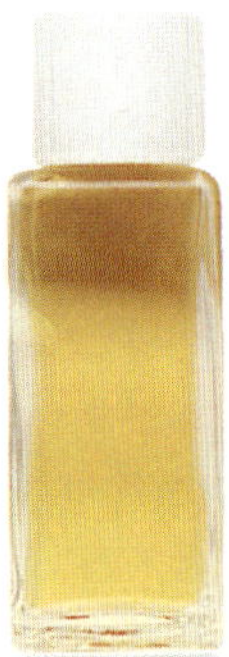

Teebaumöl
Hochgradig antiseptisch und Pilz tötend bei Schnitt- und Schürfwunden sowie bei Warzen und Fieberbläschen oder Lippenherpes.

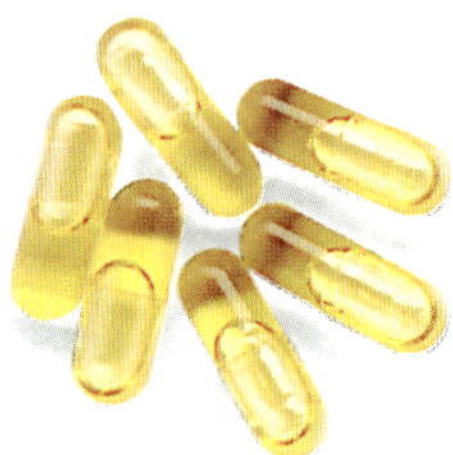

Nachtkerzenkapseln
Ein wirksames Mittel gegen Kater. »Am Morgen danach« bringt eine hohe Dosis (2–3g) schnelle Linderung.

Hamameliswasser
Bei leichten Verbrennungen und Sonnenbrand. Man tränkt einen Wattebausch in Hamameliswasser, um die Blutung von Wunden zu stillen und Insektenstiche zu lindern. Für Prellungen und Verstauchungen sollte man verpackte und beschriftete Eiswürfel mit Hamameliswasser im Gefrierschrank bereit halten.

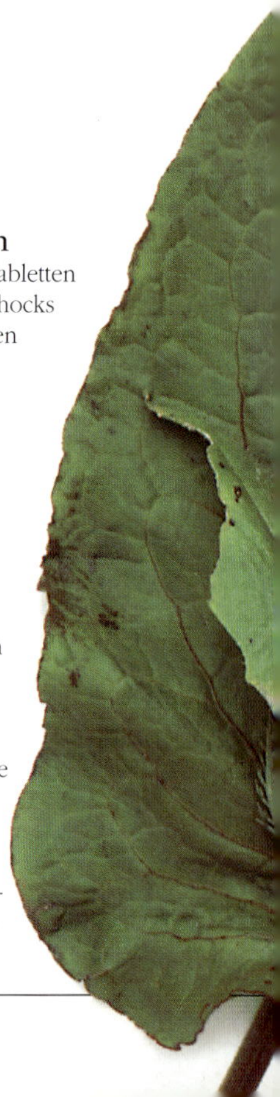

Selbst gemachte Heilmittel

Die rohen Vorräte in der Speisekammer, wie Knoblauch, Ingwer und Kräutertees, gehören zu den wirkungsvollsten Erste-Hilfe-Mitteln. Außerdem kann man mit der heißen oder kalten Aufgussmethode aus frischen Kräutern auch Aufgussöle herstellen. Rezepte für selbst gemachte Öle finden Sie auf Seite 154.

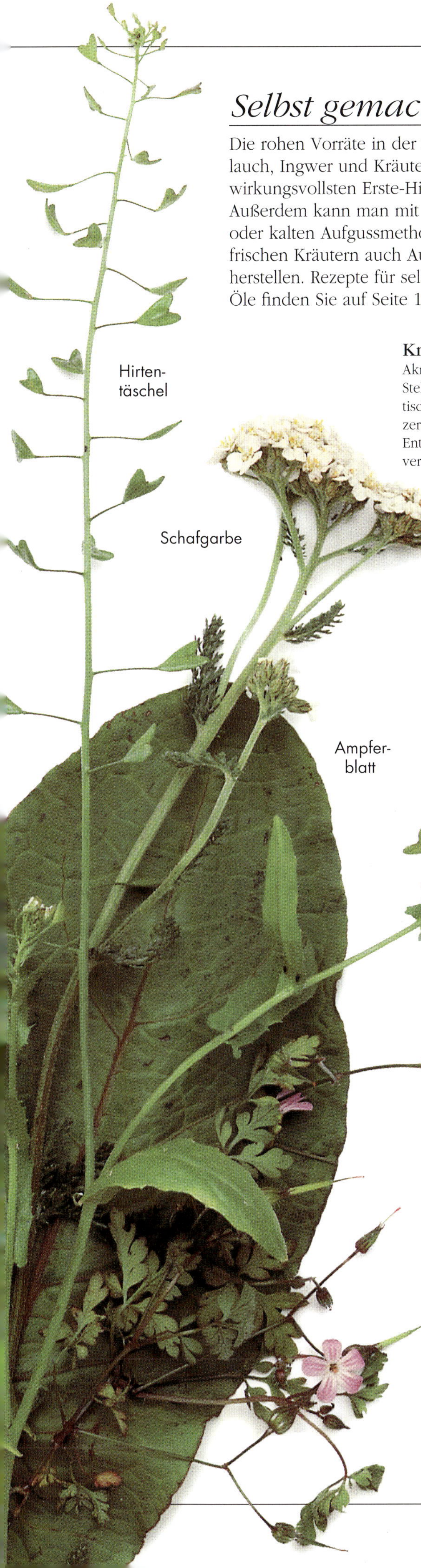

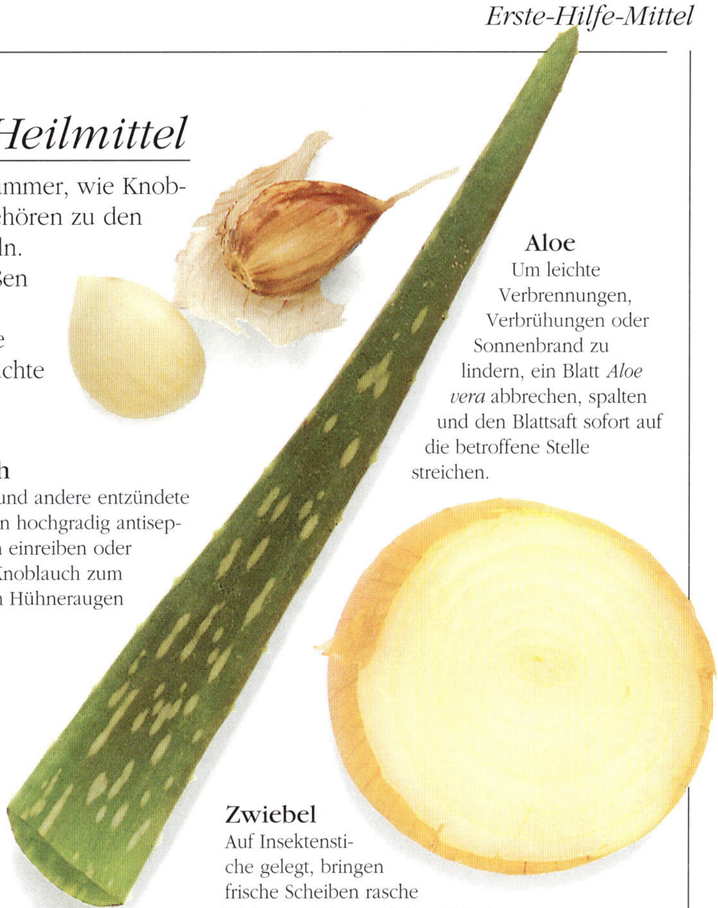

Aloe

Um leichte Verbrennungen, Verbrühungen oder Sonnenbrand zu lindern, ein Blatt *Aloe vera* abbrechen, spalten und den Blattsaft sofort auf die betroffene Stelle streichen.

Knoblauch

Aknepusteln und andere entzündete Stellen mit den hochgradig antiseptischen Zehen einreiben oder zerdrückten Knoblauch zum Entfernen von Hühneraugen verwenden.

Zwiebel

Auf Insektenstiche gelegt, bringen frische Scheiben rasche Linderung. Eignen sich auch bei Nesselfieber oder Quaddeln (Urtikaria), z. B. bei Nahrungsmittelallergien.

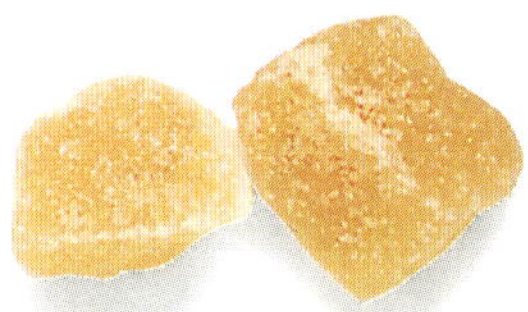

Draußen im Freien

Bei einem Notfall im Freien verwendet man Schafgarbe für Wunden und Nasenbluten, zerdrückte Gänseblümchen bei Prellungen und Verstauchungen, Hirtentäschel, Braunelle, Sumpfziest, Zitronenpelargonie und Ruprechtskraut zur Blutstillung, frischen Wegerich oder Zitronenmelisse bei Insektenstichen und Ampferblätter bei Nesselbrennen.

Ingwer

Bei Übelkeit oder zur Vermeidung von Reisekrankheit kaut man ein Stück kandierten Ingwer.

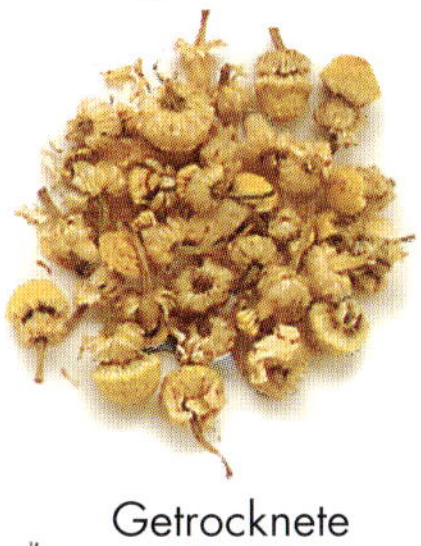

Getrocknete Kamillenblüten

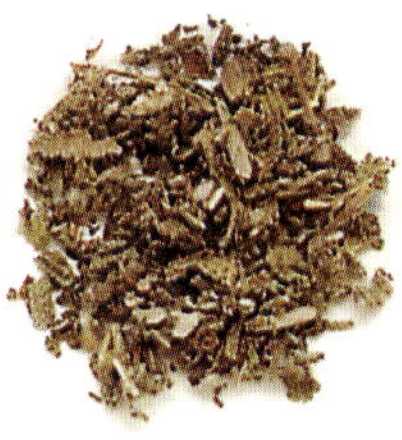

Getrocknete Pfefferminzblätter

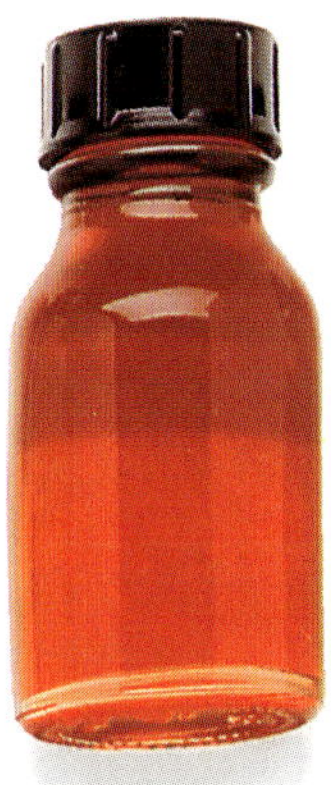

Johanniskrautöl

Getrocknete Kräuter

Ein Vorrat an getrockneten Kräutern oder Kräuterteebeuteln zu Hause für einen Kräuteraufguss: Kamillenblüten bei Schock und nervösen Zuständen; Fenchel oder Pfefferminze bei Darmträgheit, und Lavendel bei Kopfschmerzen und Migräne.

Aufgussöle

Johanniskrautöl bei Verbrennungen und Sonnenbrand; Ringelblumenöl bei Abschürfungen oder Hautpilz; Beinwellöl bei Prellungen und Verstauchungen, das Öl der Zitronenmelisse bei Insektenstichen und als Insektenschutzmittel.

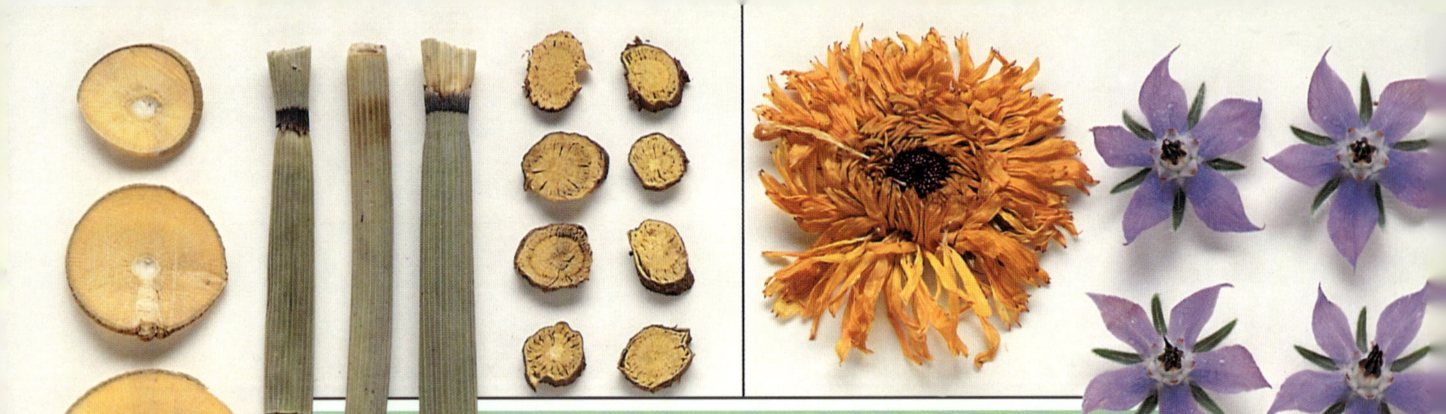

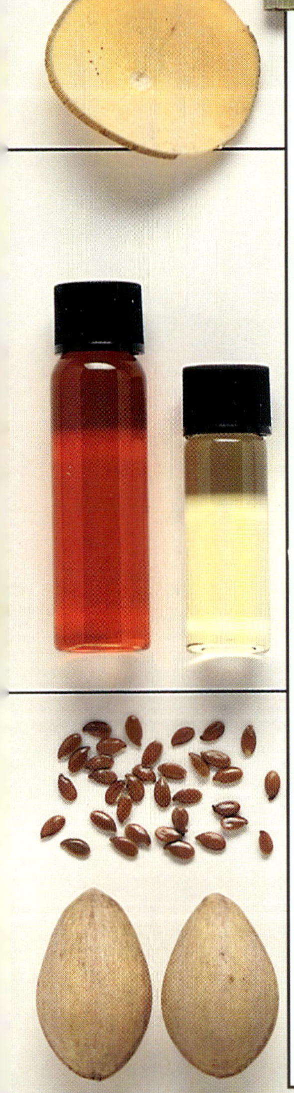

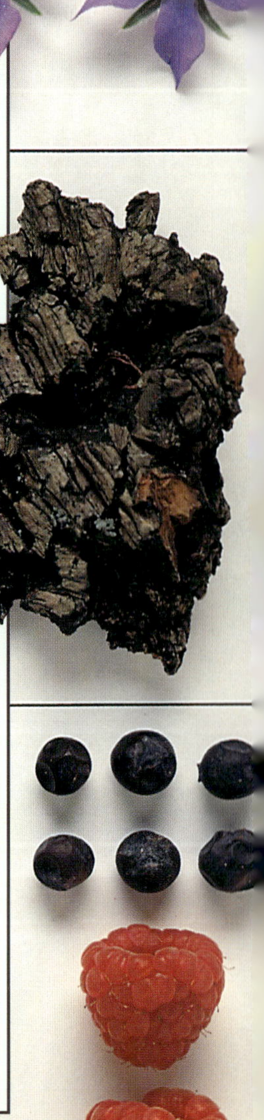

HAUSMITTEL

Die Pflanzenheilkunde galt schon immer als Volksmedizin – einfache Heilmittel, gut für die häusliche Behandlung leichter Beschwerden oder als Ergänzung wirksamer Arzneien, die von Ärzten für chronische oder akute Krankheiten verschrieben wurden. Heilpflanzen sind ganz einfach als Tee zu verabreichen, Präparate zu Hause selbst herzustellen (siehe Seite 152–157). und in Reformhäusern und Apotheken als registrierte Medikamente erhältlich. Obwohl die meisten Heilpflanzen eigentlich ungefährlich sind, gilt: Vorgegebene Dosen dürfen nicht überschritten werden; das Hausmittel sollte abgesetzt werden, wenn sich der Zustand nicht bessert oder gar verschlechtert sowie in Fällen, bei denen die Diagnose fraglich ist.

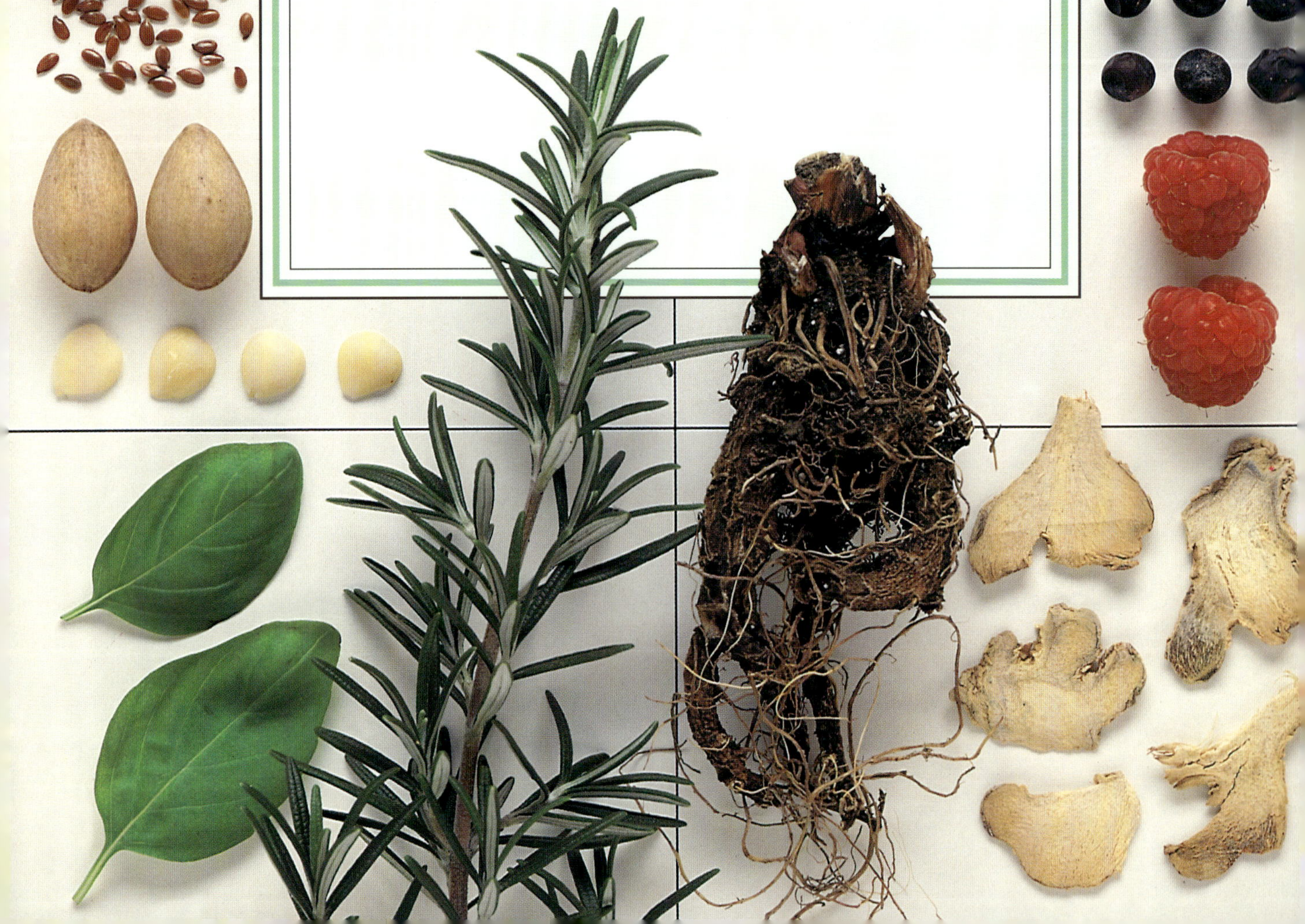

Anleitung zu den Beschreibungen

In diesem Kapitel sind die gesundheitlichen Beschwerden nach Körpersystemen, Lebensabschnitten bzw. nach der Wirkung eingeteilt. Die beschriebenen Leiden können sehr gut mit Hausmitteln behandelt werden, die verwendeten Heilpflanzen sind freilich auch für viele weitere Krankheiten geeignet. Die nachfolgende Zusammenstellung erhebt keinen Anspruch auf Vollständigkeit, die genannten Heilpflanzen stellen nur einen kleinen Querschnitt verwendbarer Pflanzen dar. Ihre Auswahl hängt oft auch davon ab, ob sie erhältlich sind. Es sollten jedoch diejenigen eingesetzt werden, die bei der Behandlung des jeweiligen Leidens am besten wirken: Ist bei Husten z.B. ein Mittel richtig, das übermäßigen Schleim löst, oder ein linderndes gegen hartnäckigen Hustenreiz oder ein Tonikum, um die geschwächten Lungen zu stärken? Heilpflanzen wirken, vor allem im akuten Zustand, sehr schnell. Langwierige, chronische Leiden dagegen erfordern möglicherweise eine monatelange Behandlung, bevor sich eine entscheidende Besserung abzeichnet. Im Allgemeinen ändern sich die Symptome im Verlauf von Wochen. Deshalb sollte das Heilmittel mindestens einmal im Monat überprüft und bei Bedarf angepasst werden. Naturheilkundliche Therapeuten modifizieren die Arzneien alle paar Wochen entsprechend den Veränderungen des Gesundheitszustands und des Energiegleichgewichts. Bei Beschwerden, die nicht in diesem Abschnitt behandelt werden, sowie bei hartnäckigen Leiden sollten Sie einen Experten aufsuchen (siehe Seite 231). Wenn Sie wild wachsende Kräuter oder Gartenpflanzen sammeln, sollten Sie mit Hilfe eines guten Pflanzen-Bestimmungsbuches sicherstellen, dass es sich um die richtigen Gewächse handelt.

Mustereintrag

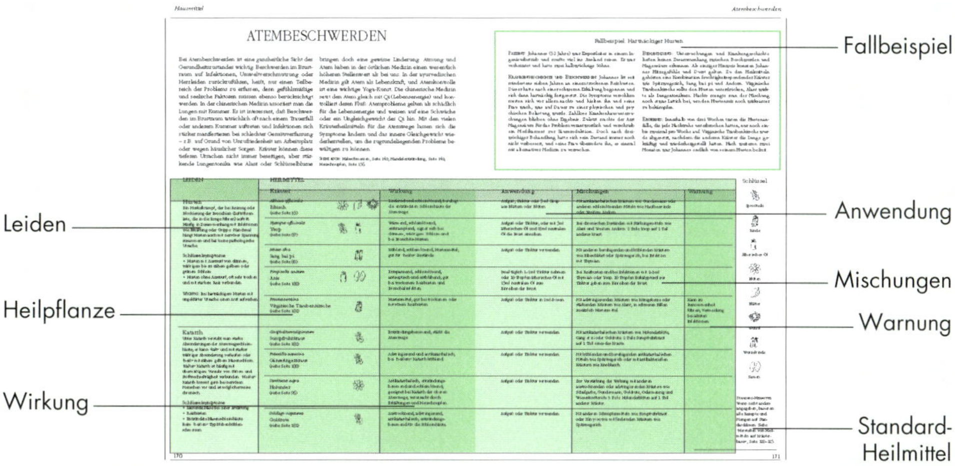

Fallbeispiel: Auf der Grundlage eines tatsächlichen Falles wird gezeigt, wie Heilpflanzen zusammen mit anderen Maßnahmen, z.B. Ernährung, Bewegung und Entspannung, eingesetzt werden. Namen und Umstände wurden verändert, um die Anonymität der Personen zu sichern.

Leiden: Kurze Beschreibung der Ursachen und einiger Schlüsselsymptome.

Heilpflanzen: Die Auflistung erfolgt in alphabetischer Reihenfolge der botanischen Namen. Symbole zeigen, welche Pflanzenteile Verwendung finden. Vor dem Einsatz einer Heilpflanze die in Klammern angegebenen Seiten lesen!

Wirkung: Die wichtigsten therapeutischen Wirkungen der Heilpflanze für das betreffende Leiden werden genannt.

Anwendung: Die Verabreichungsform des Heilmittels; wenn nicht anders angegeben, gilt die Standarddosis für Erwachsene. Vor der Herstellung oder Anwendung eines Heilmittels bitte die Seiten 152–157 lesen, dort sind Einzelheiten über Verabreichungsformen und Standarddosen zu finden.

Mischungen: Die meisten Heilpflanzen sind in einer Mischung am wirkungsvollsten, wobei die Wahl des richtigen Heilmittels vom jeweiligen Patienten, seinen Symptomen und seiner Konstitution abhängt. Für jedes Leiden werden zusätzliche Heilpflanzen zur Verstärkung der therapeutischen Wirkung vorgeschlagen. Experten kombinieren Heilpflanzen nur selten zu gleichen Teilen, da einige Symptome oft akuter sind und manche Heilpflanzen bei der Behandlung vorrangige Bedeutung haben. Wenn nicht anders angegeben, können die hier vorgeschlagenen Heilpflanzen jedoch zu gleichen Teilen verwendet werden. Werden verschiedene Heilpflanzen miteinander verwendet, sollte die Gesamtmenge die Standarddosis für Erwachsene (siehe Seiten 152–157) nicht überschritten werden. Für die Herstellung eines Standardaufgusses (reicht für drei Dosen) verwendet man z.B. 30g getrocknetes Kraut auf 500ml Wasser. Werden drei Kräuter kombiniert, gibt man je 10g auf 500ml Wasser. Tinkturen werden nur aus einem Kraut hergestellt und dann nach Bedarf vermischt.

Warnung: Viele Heilpflanzen enthalten hochaktive Wirkstoffe, eine Überdosis kann schädlich sein. Vor Einnahme eines Pflanzenheilmittels sollte man die Warnungen in dieser Spalte lesen und zusätzlich die in Klammern angegebenen Seiten. Einige Heilpflanzen dürfen nur von approbierten Ärzten verschrieben werden. Vor Gebrauch von Pflanzenkombinationen sind die Warnungen auf Seite 228–230 oder das A–Z-Heilpflanzenverzeichnis (Seiten 28–139) zu beachten.

Standard-Heilmittel: Falls nicht anders angegeben, beziehen sich alle Informationen in der Spalte »Anwendung« auf die auf Seite 152–157 genannten Standardverabreichungen und -dosen.

Wichtige Anmerkungen

- Falls Sie Arzneimittel zur Behandlung eines bestimmten Leidens einnehmen, sollten Sie, bevor Sie Dosen verändern oder das Medikament absetzen, immer Ihren Arzt oder Heilpraktiker zurate ziehen. Einige Heilpflanzen beeinflussen die Wirkung von chemischen Medikamenten, deshalb ist Vorsicht empfohlen. Hat Ihnen Ihr Arzt ein bestimmtes Medikament verschrieben, sollten Sie ihn fragen, bevor Sie auf ein Hausmittel umsteigen.
- Bei akuten Zuständen – Fieber, Husten, Verdauungsstörungen, starken Kopfschmerzen – sollte der Arzt aufgesucht werden, wenn sich die Beschwerden nicht innerhalb weniger Tage bessern oder gar verschlechtern.
- Abhängig vom Alter sollten Kinder einen Bruchteil der Erwachsenendosis bekommen (s. Seite 217).
- Bei älteren Menschen verlangsamt sich der Stoffwechsel: Mit zunehmender Gebrechlichkeit und Gewichtsverlust die Standarddosis für Erwachsene herabsetzen.
- Ätherische Öle sind außerordentlich wirkungsvoll, viele von ihnen reizen die Schleimhäute. Wenn nicht anders angegeben, sollten ätherische Öle nur unter ärztlicher Aufsicht innerlich verabreicht werden. Vor der äußerlichen Anwendung werden sie mit einem neutralen Öl verdünnt, z.B. Weizenkeim-, Mandel- oder Sonnenblumenöl. Da ätherische Öle sehr teuer sind, werden viele synthetisch hergestellte Ersatzstoffe angeboten. Kaufen Sie immer eine anerkannte Marke, deren Reinheit und Unverfälschtheit vom Hersteller garantiert wird. Lassen Sie sich nicht zum Kauf von Billigprodukten verleiten.

MUSKEL- UND GELENKERKRANKUNGEN

Wenn man Muskelschmerz verspürt, greift man meist zu Schmerzmitteln, die den Schmerz sehr rasch betäuben. Doch Schmerz ist nur das Symptom einer tiefer liegenden Ursache: Der Heilungsprozess überdehnter Muskeln und gezerrter Sehnen erfordert Schonung; der Schmerz ist ein Signal, unsere Bewegungen auf ein Minimum zu beschränken. Kräuterheilmittel bieten mehr als nur Schmerzunterdrückung. Viele Pflanzen heilen den entstandenen Schaden oder die Abnutzungserscheinungen und bringen symptomatische Erleichterung. Einige entspannen die Muskeln, andere wirken Krampf lösend oder entzündungshemmend. Wenn man etwa Osteoarthritis mit Kräutern behandelt, kann man z.B. Beinwellsalbe zur Heilung eines geschädigten oder abgenutzten Knochens einsetzen und entzündungshemmende Kräuter wie Silberweide, Teufelskralle oder Mädesüß, um die Schmerzen zu lindern; reinigende Pflanzen wie Ampfer oder Selleriesamen waschen die Gifte aus, die sich in den Gelenken ansammeln und zur Verschlechterung des Zustands beitragen. In der chinesischen Medizin führt man arthritische und rheumatische Beschwerden auf äußerliche »Übel« wie Hitze, Feuchtigkeit oder Kälte zurück. Eine Behandlung mit »wärmenden« oder »kühlenden« Kräutern und Energietonika soll weitere Angriffe durch solche »Übel« verhindern.

LEIDEN	HEILMITTEL	
	Kräuter	**Wirkung**
Verstauchungen und Zerrungen Verletzungen der Gelenke und Muskeln, einschließlich Rückenschmerzen. **Schlüsselsymptome** • Schmerzen nach erkennbarer Verletzung oder Überanstrengung • Geschwollene Gelenke oder Gliedmaßen • Prellungen. WICHTIG: Bei Verdacht auf Knochenbruch oder Andauern der Symptome über mehrere Tage sollte unbedingt ein Arzt aufgesucht werden.	*Arnica montana* **Arnika** (siehe Seite 228)	Unterstützt die Heilung; wirkt antibakteriell; führt zur Absorbierung innerer Blutungen bei Blutergüssen und Verstauchungen.
	Symphytum officinale **Beinwell** (siehe Seite 123)	Fördert die Zellregeneration in Bindegewebe und Knochen; baut rote Blutzellen bei Blutergüssen ab.
	Thymus vulgaris **Gartenthymian** (siehe Seite 127)	Krampf lösend; fördert den Blutfluss ins Gewebe und damit den Heilungsprozess.
Arthritis und Rheumatismus Man unterscheidet zwischen Osteoarthritis (OA), mit Schmerzen und Anschwellen der Gelenke und meist auf Abnutzung zurückzuführen, und rheumatische Arthritis (RA) mit Entzündung. Rheuma ist ein allgemeiner Begriff für alle Arten von Muskelschmerz, Lumbago sind Schmerzen im Lendenbereich. Die Symptome verschlimmern sich häufig bei feuchtem Wetter. **Schlüsselsymptome** • Steifheit und Gelenkschmerz • Krachende Geräusche in den Gelenken • Geschwollene oder deformierte Gelenke • Heiße oder brennende Gelenke (RA). • Symmetrische Gelenkschwellungen (RA) • Oft Verschlechterung bei feuchter, kühler Witterung (OA). • Chronisch schmerzhafte und steife Schultergelenke behandelt man wie OA	*Angelica archangelica* **Engelwurz** (siehe Seite 38)	Ein wärmendes und stimulierendes Kraut; gut für »kalte« Arten von Osteoarthritis und Rheumatismus.
	Harpagophytum procumbens **Teufelskralle** (siehe Seite 72) (Knolle)	Deutlich entzündungshemmendes Mittel; Wirkung wird mit Kortison verglichen. Besser bei OA und Abnutzungserscheinungen als bei RA.
	Menyanthes trifoliata **Fieberklee** (siehe Seite 228)	Reinigend, kühlend und entzündungshemmend; ein nützliches Kraut für »heiße« Arten von Arthritis und Muskelschmerz.
	Salix alba **Silberweide** (siehe Seite 114)	Reich an Salicylaten (entzündungshemmend, kühlen heiße Gelenke); hilfreich im akuten Stadium und bei Muskelschmerz.
Gicht Wird allgemein auf eine Ablagerung von Harnsäure in den Gelenken zurückgeführt, verursacht durch falsche Ernährung. **Schlüsselsymptom** • Geschwollene, entzündete, schmerzende Gelenke; oft Zehen oder Füße.	*Apium graveolens* **Sellerie** (siehe Seite 39)	Befreit die Gelenke von Harnsäure; hilfreich bei Gicht und Arthritis.
	Teucrium chamaedrys **Echter Gamander** (siehe Seite 228)	Bitteres Verdauungstonikum und Diuretikum.

Fallbeispiel: Arthritische Schmerzen

PATIENTIN: Maria, 66 Jahre alt, pensionierte Schulsekretärin, begeisterte Spitzenklöpplerin und Gärtnerin.

KRANKENGESCHICHTE UND BESCHWERDEN: Seit drei Jahren leidet Maria unter Schmerzen und Steifheit der Hände, Knie und Hüften sowie unter Kurzatmigkeit, Herzklopfen und brennenden, gereizten Augen. Untersuchungen im Krankenhaus schlossen rheumatische Arthritis aus. Röntgenaufnahmen ergaben Abnutzungserscheinungen an den Gelenken. Maria hatte schon früher über Nervenleiden geklagt und nahm seit fünf Jahren Antidepressiva und Schlaftabletten ein. Ein kürzlicher Trauerfall hatte ihre Symptome noch verstärkt.

BEHANDLUNG: Antidepressiva können die Leber schädigen. Marias Symptome wiesen auf Stau und Schwäche der Leber hin. Deshalb verordnete man Tinkturen von Bai shao yao, Huai niu xi und Fieberklee sowie Engelwurzwurzel, Weidenrinde und Fang feng in einer Gesamtmenge von 3-mal täglich 5 ml. Einige Tropfen der Bach-Blüte »Stern von Bethlehem« sollten ihr helfen, über den jüngsten Trauerfall hinwegzukommen. Teufelskralle (bis zu 3-mal täglich 2 Kapseln) war im akuten Stadium der Symptome hilfreich. Die Therapie wurde durch ein Massageöl aus Rosmarin- und Wacholderessenz in Blasentang-Auszugsöl unterstützt.

ERGEBNIS: Einen Monat später hatten sich Marias schmerzende Gelenke und ihre gereizten Augen normalisiert, ihre Hände waren nicht mehr steif. Sie stieg auf ein Kräutermittel gegen Schlaflosigkeit um, und ihr Arzt verordnete ihr andere Antidepressiva, um die Nebenwirkungen zu verringern.

Anwendung	Mischungen	Warnung
Die Creme auf die betroffene Stelle streichen oder ein Tuch in verdünnter Tinktur tränken und als Kompresse verwenden. Homöopathisches Arnika D6 alle 1–2 Stunden nehmen.	Als alleinige Heilmittel verwenden.	Nicht auf offene Haut auftragen; homöopathisches Arnika nur innerlich anwenden.
Creme oder Salbe so häufig wie nötig auf die betroffenen Stellen reiben.	5–10 Tropfen ätherisches Öl wie Thymian, Lavendel oder Wacholder auf 25 ml Aufgussöl geben, um den Blutfluss zu fördern und Schmerzen zu lindern.	Verwendung nur bei sauberer Wunde; Langzeitgebrauch nicht empfohlen.
10 Tropfen auf 20 ml Wasser geben und als Kompresse verwenden; oder 5 Tropfen Öl in ein heißes Bad geben.	5–10 Tropfen ätherisches Öl aus Lavendel, Rosmarin oder Salbei mit 25 ml Mandel- oder Sonnenblumenöl mischen und als Massageöl zur Förderung des Blutflusses und zur Linderung von Schmerzen verwenden.	Zu früh nach der Verletzung begonnene Massage kann schädlich sein.
Kompresse: ein Tuch in verdünnter Tinktur oder Absud tränken; oder Absud oder 5 Tropfen Öl ins Badewasser geben.	Selleriesamen in den Absud geben. Engelwurz- und Rosmarinöl (je 5–10 Tropfen auf 25 ml neutrales Öl) zur Schmerz lindernden Massage.	Sollte während der Schwangerschaft vermieden werden.
Im akuten Stadium täglich 1–3 g Pulver in Kapselform; pro Tag bis zu 15 ml Tinktur oder eine Kombination mit anderen Kräutern.	Mit gleichen Mengen anderer Tinkturen, die ebenfalls entzündungshemmende oder reinigende Eigenschaften haben wie Engelwurz, Johanniskraut, Fieberklee oder Selleriesamen.	
3-mal täglich bis zu 8 ml Tinktur; auch Aufguss oder Einweichflüssigkeit aus 10 g Kraut und 100 ml Rotwein.	Traubensilberkerze oder Selleriesamen in den Aufguss mischen, dabei 2 Teile Fieberklee auf 1 Teil anderer Kräuter nehmen; der Tinktur entzündungshemmende Kräuter wie Mädesüß beimengen.	
3-mal täglich bis zu 5 ml Flüssigextrakt oder in Kombination mit anderen Tinkturen.	Tinkturen anderer antirheumatischer oder reinigender Kräuter wie Engelwurz, Traubensilberkerze, Guajak, Krauser Ampfer oder Klette beimengen.	
Aufguss aus 1 Teelöffel Selleriesamen auf 500 ml Wasser oder kombiniert mit anderen Tinkturen.	Einem Aufguss 1 Teil Guajak auf 2 Teile Selleriesamen beifügen; in die Tinktur Harn treibende Mittel wie Schafgarbe oder Wasserdost geben.	Unbehandelte Samen verwenden; bei Schwangerschaft meiden.
Täglich einen Aufguss oder bis zu 15 ml Tinktur.	Mit Schafgarbe oder Selleriesamen in einem Aufguss, um die Harnsäureausscheidung zu fördern.	Die angegebene Dosis nicht überschreiten.

Schlüssel

Sprossteile

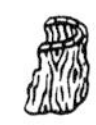
Rinde

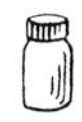
Ätherisches Öl

Blüten

Blätter

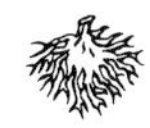
Wurzel

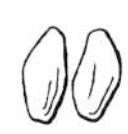
Samen

STANDARD-HEILMITTEL
Wenn nicht anders angegeben, basieren die Rezepte und Mengen auf Standarddosen, siehe »Herstellen von Heilmitteln auf Pflanzenbasis«, Seiten 152–157.

LEIDEN	HEILMITTEL	
	Kräuter	**Wirkung**
Rheuma und Myalgien Mit Rheuma bezeichnet man Muskelschmerzen, die mit einem Entzündungsprozess (Fibrositis) einhergehen oder durch Überlastung entstehen können. **Schlüsselsymptom** • Schmerzende Muskeln • Kann mit Nahrungsunverträglichkeit oder Traumen/Verletzungen zusammenhängen.	*Cimicifuga racemosa* **Traubensilberkerze** (siehe Seite 51)	Schmerz stillend, kühlend und beruhigend, enthält Salicylsäure, die die Entzündung und die Steifheit lindert.
	Rosmarinus officinalis **Rosmarin** (siehe Seite 112)	Anregend, Schmerz stillend, antirheumatisch; regt den Blutfluss in das betroffene Gebiet an und wärmt so die Muskeln.
Rückenschmerzen und »Hexenschuss« Die Schmerzen können durch Muskelzerrungen, Bandscheibenschäden, Nieren- oder Nervenproblemen entstehen. Unter einem »Hexenschuss« versteht man Schmerzen im unteren Rücken. **Schlüsselsymptom** • Die Schmerzen können schwächend oder chronisch sein oder die Beweglichkeit einschränken. WICHTIG: Konsultieren Sie bei bleibenden Schmerzen ohne erkennbare Ursache professionelle Hilfe.	*Berberis vulgaris* **Sauerdorn** (siehe Seite 229)	Antientzündlich, innerlich reinigend, besonders empfehlenswert bei Kreuzschmerzen.
	Juniperus communis **Wacholder** (siehe Seite 80)	Antirheumatisch, anregend; beseitigt überschüssige Milchsäure in den Muskeln.
Tennisellbogen und Sehnenscheidenentzündung Bei Tennisellbogen ist die Gelenkkapsel des Ellbogens entzündet, sonst sind meist die Sehnenscheiden betroffen. **Schlüsselsymptome** • Schmerz und eingeschränkte Beweglichkeit im Gelenk • Taubheit oder Kribbeln.	*Achillea millefolium* **Schafgarbe** (siehe Seite 30)	Lindert die Entzündung in Gelenken, Sehnen und Muskeln und lindert so die Schmerzen und verbessert die Beweglichkeit.
	Lignum vitae **Guajak** (siehe Seiten 146 und 228)	Antientzündlich und kühlend; bei allen Muskel- oder Gelenksentzündungen sowie Sehnenproblemen.
RSI (Repetitive strain injury) Überlastungsbedingte schmerzhafte Bewegungseinschränkung nach wiederholter gleichförmiger Tätigkeit, z.B. an Schreibmaschine oder Computer. Schmerzhafte Verkrampfung und Schwäche in Händen, Armen. Schultern, Nacken oder Rücken. **Schlüsselsymptome** • Extreme Schmerzen • Plötzliches Auftreten, gefolgt von Taubheit und Kribbeln.	*Filipendula ulmaria* **Mädesüß** (siehe Seite 63)	Die enthaltenen Salicylate lindern die Entzündung und Schmerzen; es regt auch leicht die Verdauung an und stimuliert so den Stoffwechsel.
	Lentinus edodes **Shiitake-Pilz** (siehe Seite 145) (Fruchtkörper)	Stärkungsmittel wie Shiitake helfen dem Körper, physischen Stress zu verarbeiten, und reduzieren die Entzündung, aus der die Symptome resultieren.
Ischias Schmerz nach Reizung oder Druck auf den Ischiasnerv, der von der Wirbelsäule am äußeren Oberschenkel entlang bis zum Fuß verläuft. **Schlüsselsymptom** • Schmerzen entlang der Nervenbahn.	*Capsicum frutescens* **Chili** (siehe Seite 50)	Regt den Blutfluss an, stärkt die Nerven und lindert die Nervenschmerzen.
	Zanthoxylum americanum **Gelbholz** (siehe Seite 228)	Regt den Kreislauf an, um das Gewebe besser zu regenerieren und mit Nährstoffen zu versorgen und Schlacken abzutransportieren; lindert Schmerzen.
Verkrampfung Muskelkrämpfe bei Stress, Erschöpfung oder einem Ungleichgewicht des Mineralienhaushalts im Körper. **Schlüsselsymptom** • Durchdringender, heftiger Schmerz in den Beinen • Der betroffene Muskel fühlt sich hart an.	*Dioscorea villosa* **Yamswurzel** (siehe Seite 57) (Wurzelstock)	Entspannt die Muskeln und die peripheren Blutgefäße.
	Viburnum opulus **Gemeiner Schneeball** (siehe Seite 136)	Wirkungsvolles Entspannungsmittel für die Muskulatur; antientzündlich.

Anwendung	Mischungen	Warnung
Einen Absud oder 10–40 Tropfen Tinktur pro Gabe dreimal täglich. Bis zu dreimal täglich eine 200-mg-Kapsel Pulver.	Mit Fieberklee als Absud oder mit antientzündlichen Mitteln wie Teufelskralle als Pulver in Kapseln.	
Massieren Sie die Stellen mit 10 Tropfen Öl in 5ml Blasentang-Aufgussöl. Auch bei Arthritis.	Man kann auch Johanniskraut-Aufgussöl als Basisöl nehmen oder weitere wärmende und Schmerz stillende ätherische Öle wie Eukalyptus, Wacholder, Ysop oder Thymian hinzufügen.	
Als Absud, jeweils 1/2 Tasse pro Dosis, oder bis zu 5ml Tinktur dreimal täglich.	Bei Rückenschmerzen auf Grund von Nierenproblemen kombiniert man mit Harn treibenden Mitteln wie Selleriesamen, Bukkustrauch und Schachtelhalm; bei Muskel- oder Gelenkentzündung mit antientzündlichen Mitteln wie Traubensilberkerze und Teufelskralle.	Sollte während der Schwangerschaft gemieden werden.
10–20 Tropfen Tinktur pro Gabe; 1/2 Teelöffel zerdrückte Beeren pro Tasse Aufguss; äußerlich 10 Tropfen ätherisches Öl in 5ml Mandelöl zur Massage.	Mit Schmerz stillenden und antientzündlichen Mitteln wie Baldrian, Teufelskralle, Silberweide und Traubensilberkerze als Tinktur oder als Pulver in Kapseln (pro Gabe zwei 200-mg-Kapseln).	Sollte während der Schwangerschaft und bei Nierenerkrankungen gemieden werden. Innerlich ununterbrochen nicht länger als 6 Wochen anwenden.
Für Massagen nimmt man 10 Tropfen ätherisches Öl in 20ml Johanniskraut-Aufgussöl; Kompressen mit einem ausgekühlten Aufguss bei Schmerzen und Steifheit.	Mit Lavendelöl zur Massage oder als Aufguss für Kompressen mit Brennnessel und Arnika.	Langfristige Anwendung kann zu Hautausschlägen führen oder in seltenen Fällen zu erhöhter Lichtempfindlichkeit.
1/2 Tasse Absud aus 1/2 Teelöffel Rindenstückchen pro Tasse; bis zu 10ml Tinktur täglich.	In Tinkturen oder Absuden zusammen mit Krampf lösenden und antientzündlichen Mitteln wie Schneeball. und Traubensilberkerze.	
Als Aufguss oder Tinktur.	Als Aufguss mit Nervenmitteln wie Johanniskraut und Eisenkraut, als Tinktur mit Baldrian und Silberweide.	Nicht bei Salicylat-Allergie oder -Überempfindlichkeit anwenden.
Bis zu 10g Pulver aus den getrockneten Pilzen pro Dosis mit Wasser; als Absud nimmt man 90g frische Pilze täglich in einer Suppe.	Geben Sie das Pulver oder ein Wurzelstück von Siberischem Ginseng oder Huang qi zur Suppe und lassen Sie es mindestens 50 Minuten köcheln; zur Stärkung des Organismus und Erhöhung der Stressresistenz.	
Massieren Sie mit dem Aufgussöl; oder nehmen Sie pro Gabe 5 Tropfen Tinktur in Wasser.	Man fügt dem Aufgussöl 2–5 Tropfen Wacholder- oder Rosmarinöl hinzu, um den Kreislauf zusätzlich anzuregen; zur Stärkung der Nerven pro Dosis bis zu 5ml Johanniskraut- oder Baldriantinktur hinzufügen.	Langfristige oder übermäßige lokale Anwendung kann zu Blasenbildung führen.
Als Absud (1/2 Teelöffel pro Tasse); oder täglich bis zu 10ml Tinktur.	Als Absud mit antientzündlichen und Nervenmitteln wie Guajak, Traubensilberkerze und Baldrian; als Tinktur mit Johanniskraut, Silberweide und Traubensilberkerze.	Sollte während der Schwangerschaft gemieden werden.
Nehmen Sie einen Absud in kleinen Schlucken zu sich oder 1 ml Tinktur. Wenn das Symptom nicht verschwindet, alle 15 Minuten wiederholen.	Allein oder mit Schneeballtinktur.	Indianertabak darf nicht innerlich angewendet werden.
25ml Tinktur in 75ml Rosenwasser als Lotion oder in einer Creme.	Lässt sich in Krampf lösender Creme gut mit Indianertabak kombinieren, man nimmt 10ml Indianertabaktinktur auf 60ml Schneeball-Creme.	

Schlüssel

Sprossteile

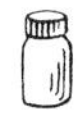
Ätherisches Öl

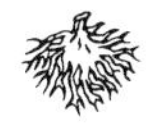
Wurzel

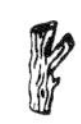
Zweige

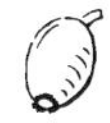
Beeren

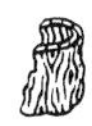
Innere Rindenschicht

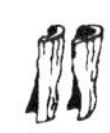
Wurzelschicht

STANDARD-HEILMITTEL
Wenn nicht anders angegeben, basieren die Rezepte und Mengen auf Standarddosen, siehe »Herstellen von Heilmitteln auf Pflanzenbasis«, Seiten 152–157.

KOPFSCHMERZEN UND MIGRÄNE

Kopfschmerzen sind keine Krankheit im eigentlichen Sinn, sondern Symptom für ein tiefer liegendes »Un-Behagen«. Spannungskopfschmerzen reagieren auf beruhigende Kräuter; halten sie jedoch an, ist das unter Umständen ein Hinweis darauf, dass Entspannung, Techniken zum Stressabbau und eine Änderung der Lebensweise vonnöten sind. Kopfschmerzen auf Grund von Katarrh oder Nebenhöhlenentzündung werden mit Schleim lösenden Kräutern, frischer Luft und einer Nahrung, frei von Schleim bildenden Lebensmitteln (z. B. Milchprodukten), behandelt. Migräne kann auf Nahrungsmittelunverträglichkeit und Umweltgifte zurückzuführen sein. »Heiße« Migräne, die mit einer Verengung der Blutgefäße zusammenhängt, wird durch Eisbeutel und kühlende Heilmittel gelindert. »Kalte« Migräne, die mit einer Erweiterung der Blutgefäße einhergeht, kann durch heiße Umschläge auf die Stirn und warme, anregende Kräuter behandelt werden. Bei manchen Frauen hängen Migräneanfälle mit ihrer Periode zusammen, sie finden Hilfe bei Hormonkräutern. Verdauungsheilmittel, vor allem Leber reinigende Kräuter wie Odermennig, bringen vielfach Linderung. In der chinesischen Medizin werden die Augen mit der Leber in Zusammenhang gebracht, und Migräne gilt als ein Übermaß an Leber-Qi (Energie).

WICHTIG: Bei anhaltenden Kopfschmerzen einen Arzt aufsuchen.
SIEHE AUCH: Nebenhöhlenentzündung, Seite 172 f.; Angst und Spannung, Seite 196 f.; PMS, Seite 202 f.

LEIDEN	HEILMITTEL	
	Kräuter	**Wirkung**
Spannungskopfschmerzen Verspannung der Nackenmuskulatur auf Grund von Stress. Symptome verschwinden durch Entspannung. **Schlüsselsymptom** • Schmerz, meist im Stirnbereich.	*Scutellaria lateriflora* **Helmkraut** (siehe Seite 118)	Entspannt und stärkt das Zentralnervensystem; beruhigend; entkrampfend.
	Stachys officinalis **Echter Ziest** (siehe Seite 121)	Beruhigend; stimuliert die Durchblutung des Gehirns; hilfreiches Nervenmittel bei Angst und Sorgen.
Migräne Schwere Kopfschmerzen, die auf Nahrungsmittelunverträglichkeit, Umweltgifte, Periodenzyklus oder Stress zurückzuführen sind. Migräne wird Spannungsänderungen in den Gehirnarterien zugeordnet. Unbehandelte Symptome können von einigen Minuten bis zu mehreren Tagen dauern. **Schlüsselsymptome** • Sehstörungen vor Auftreten der Schmerzen • Kribbeln in den Gliedern • Übelkeit und Erbrechen • Lichtempfindlichkeit.	*Gelsemium sempervirens* **Gelber Jasmin** (siehe Seite 228)	Wirkungsvolles Schmerz- und Beruhigungsmittel; hilft bei Migräne und Neuralgie.
	Lavandula-Arten **Lavendel** (siehe Seite 81)	Beruhigend, Schmerz lindernd, Krampf lösend; kühlendes, bitteres Heilmittel zur Behandlung »heißer« Migräne.
	Tanacetum parthenium **Mutterkraut** (siehe Seite 124)	Entzündungshemmend; erweitert die Blutgefäße im Gehirn, lindert »heiße« Migräne bei Verengung der Blutgefäße.
Neuralgie Stark brennender oder stechender Schmerz, der oft entlang der Gesichtsnerven verläuft. Kann Folge von Verletzung oder Kälte und Zugluft sein. **Schlüsselsymptome** • Starke, lokalisierte Schmerzen • Hohe Berührungsempfindlichkeit der betroffenen Stellen • Regelmäßige Wiederkehr.	*Citrus limon* **Zitrone** (siehe Seite 230)	Kühlend, adstringierend; anerkanntes Nervenmittel; entzündungshemmend.
	Hypericum perforatum **Johanniskraut** (siehe Seite 75) (Blühende Triebspitzen)	Heilt und stärkt das Nervensystem; entzündungshemmend.
	Verbena officinalis **Eisenkraut** (siehe Seite 135)	Beruhigend, Krampf lösend; stärkt das Nervensystem.

Fallbeispiel: Spannungskopfschmerz

PATIENTIN: Vera, 45 Jahre alt, verheiratet, Sekretärin, zwei halbwüchsige Töchter und eine im Haus lebende Schwiegermutter.

KRANKENGESCHICHTE UND BESCHWERDEN: Vera hatte ein- bis zweimal wöchentlich Kopfschmerzen, die mit Schmerzmitteln behandelt wurden. Der Schmerz war immer über dem rechten Auge und hielt oft zwei bis drei Tage an. Sie klagte auch über häufigen Durchfall, neigte zu Depressionen und starker Müdigkeit und schien nie Zeit für sich selbst zu finden. Medizinische Untersuchungen ergaben keine Anomalien. Vera hatte Schwierigkeiten mit ihren beiden Töchtern und empfand die ältliche Schwiegermutter als Belastung. Geldknappheit stellte eine zusätzliche Sorgenquelle dar.

BEHANDLUNG: Vera musste sich mehr gönnen: Lavendelöl für ein Bad und nach Büroschluss fünf Minuten für sich selbst. Zu den Arzneien gegen die mangelnde Belastbarkeit und Depression gehörten entspannende Nerventonika, die auch die Magenverspannungen lösten. Zusätzlich wurden Bach-Blüten (Springkraut, Weide und Buche) verabreicht. Vera nahm 3-mal täglich eine 5ml-Dosis von Tinkturen aus Ziest, Eisenkraut, Zitronenmelisse, Hafer und Küchenschelle. Zur allgemeinen Stärkung: Ginseng.

ERGEBNIS: Im Laufe von zwei Monaten wurden Veras Kopfschmerzen seltener und leichter. Familienstreitigkeiten führten zu einem Rückfall, und Vera erkannte den engen Zusammenhang zwischen den häuslichen Belastungen und Gefühlen und ihren Kopfschmerzen. Als ihre Schwiegermutter zwei Wochen lang verreiste, war Vera vierzehn Tage lang schmerzfrei. Ein Seniorenheim hätte das Problem vermutlich lösen können, aber stattdessen mussten Bach-Blüten Linderung bringen.

Anwendung	Mischungen	Warnung
Aufguss oder Tinktur verwenden.	45ml Helmkrauttinktur und 5ml Zitronenmelisse mischen und bis zu 4-mal täglich eine 5-ml-Dosis als beruhigendes Nerventonikum nehmen.	
Aufguss oder Tinktur verwenden.	Beruhigende Nervenmittel wie Lavendel, Eisenkraut, Johanniskraut und Helmkraut zu Aufguss oder Tinktur geben.	Während der Schwangerschaft hohe Dosen vermeiden.
Im akuten Zustand stündlich 10 Tropfen Gelsemium D6 als homöopathisches Mittel nehmen.	Im akuten Stadium als alleiniges Mittel, aber auch in Verbindung mit Piscidiarindentinktur (3-mal täglich bis zu 20 Tropfen) verordnet. Zusätzlich Lavendeltee bei »heißer« und Rosmarin bei »kalter« Migräne.	Verwendung streng nach Verordnung; Überdosis kann zu Übelkeit und Doppelbildern führen.
10 Tropfen Lavendelöl mit 25ml neutralem Öl verdünnen und beim ersten Anzeichen an den Schläfen einmassieren. Aufguss aus den Blüten trinken.	Nach der Massage Weinglasdosen eines Aufgusses aus Lavendelblüten und Eisenkraut (insgesamt 30g auf 500ml Wasser) trinken.	Während der Schwangerschaft hohe Dosen vermeiden.
Vorbeugend täglich 1 Blatt essen; wenn Symptome schon vorhanden, alle 30 Minuten 5–10 Tropfen der Tinktur.	Mit anderen Beruhigungs- und Schmerzmitteln wie Baldrian- oder Piscidiarindentinktur mischen, 3-mal täglich bis zu 20 Tropfen nehmen.	Bei Einnahme von Blutgerinnungsmitteln meiden; Verzehr der Blätter kann zu Mundgeschwüren führen.
Frische Scheibe oder etwas Saft auf die betroffene Stelle reiben oder stark verdünntes Zitronenöl verwenden.	Bei symptomatischer Linderung als alleiniges Mittel.	Öl kann reizen, höchstens 5 Tropfen auf 25ml neutrales Öl.
Aufguss trinken, das Aufgussöl äußerlich auf betroffene Bereiche tupfen.	Lavendel und Helmkraut als beruhigende Nervenmittel zum Aufguss geben.	Kann bei Sonnenbad Dermatitis nach innerlicher Anwendung verursachen.
Kompresse: ein Tuch im Absud tränken; Salbe, Aufguss oder 5ml Tinktur.	Lavendel oder Johanniskraut zu Tinktur oder Aufguss geben oder bis zu 20 Tropfen Piscidiarindetinktur.	Während der Schwangerschaft therapeutische Dosen vermeiden.

Schlüssel

Sprossteile

Ätherisches Öl

Blüten

Frucht

Wurzel

STANDARD-HEILMITTEL
Wenn nicht anders angegeben, basieren die Rezepte und Mengen auf Standarddosen, siehe »Herstellen von Heilmitteln auf Pflanzenbasis«, Seiten 152–157.

INFEKTIONEN

Die moderne Wissenschaft führt Infektionen auf Bakterien und Viren zurück. Frühere Generationen machten »fliegendes Gift«, »Elfenpfeile« oder den »bösen Blick« für diese Erkrankungen verantwortlich. Die chinesische Medizin sieht Verkühlungen und Fieber in Zusammenhang mit den »sechs Übeln«, die vom Klima abhängen – Wind, Kälte, Hitze, Feuchtigkeit, Trockenheit und Feuer –, und macht »Pestilenz« für schwere Seuchen verantwortlich. Viele Kräuter, die ursprünglich zur Bekämpfung von Infektionen eingesetzt wurden, werden heute als wirkungsvolle Antibiotika und zur Stärkung des Immunsystems verwendet. Im Gegensatz zu Breitbandantibiotika zielen sie auf bestimmte Mikroben, ohne dabei nützliche Darmbakterien zu töten. Dadurch kommt es seltener zu Verdauungsstörungen als bei herkömmlichen Arzneimitteln. Kräuter können zur Kontrolle des Krankheitsverlaufes beitragen, während der Körper sein Gleichgewicht wiederherstellt. Gewöhnliche Erkältungen können z. B. »heiße« oder »kalte« Eigenschaften haben oder im Krankheitsverlauf zwischen den beiden wechseln. »Kalte« Zustände erfordern wärmende Kräuter wie Ingwer, Gui zhi oder Engelwurz. »Heiße« Infektionen können mit Schweiß treibenden Kräutern wie Wasserdost, Katzenminze, Pfefferminze oder Maulbeerblättern abgekühlt werden.

SIEHE AUCH: Katarrh, Seite 170 f.; Husten, Seite 170 f.; Pilzinfektionen, Seite 180 f.; Candidiasis, Seite 192 f.

LEIDEN	HEILMITTEL	
	Kräuter	Wirkung
Erkältung und Grippe Wenngleich man im Allgemeinen davon ausgeht, dass Erkältungen und Grippe auf Virus- oder Bakterieninfektionen zurückzuführen sind, hängen diese doch oft mit Stress, Ermüdung, Depression und übermäßiger Hitze oder Kälte zusammen. **Schlüsselsymptome** • Fieber • Muskel- und/oder Kopfschmerzen • Nasenkatarrh oder -verstopfung • Husten • Halsschmerzen.	*Allium sativum* **Knoblauch** (siehe Seite 33) (Zwiebel)	Mikrobizid, Pilz tötend; für eine Vielzahl von Infektionskrankheiten geeignet.
	Cinnamomum cassia **Gui zhi** (siehe Seite 52)	Wärmt bei »kalten« Zuständen; Schweiß treibend, antibakteriell.
	Eupatorium perfoliatum **Wasserdost** (siehe Seite 230)	Schweiß treibend, Fieber senkend, Schleim lösend; geeignet bei »heißen« fieberhaften Erkältungen und Grippe mit Muskelschmerz.
	Nepeta cataria **Katzenminze** (siehe Seite 229)	Fieber senkend, Schweiß treibend; bei Katarrh adstringierend.
Furunkel und Abszesse Lokalisierte Infektionen, oft durch Bakterien in Haarfollikel oder Wunde. Können Anzeichen für Immunschwäche sein. **Schlüsselsymptome** • Empfindliche, entzündete Hautfläche • Sichtbarer Eiter bei Furunkeln • Schmerz.	*Forsythia suspensa* **Lian qiao** (siehe Seite 229)	Antibakteriell, entzündungshemmend; verringert die Hitze; löst Abszesse und Furunkel; kühlt Fieber.
	Scrophularia-Arten **Braunwurz (Xuan shen)** (siehe Seite 117)	Entzündungshemmend, antibakteriell; reinigend, daher bei toxischen Zuständen geeignet.
Geschwächtes Immunsystem Wird mit Überanstrengung, Nahrungsmittelallergie oder Depression assoziiert, macht den Körper immer anfällig für Infektionen. Kann auf eine ernste Ursache hinweisen. **Schlüsselsymptome** • Hartnäckige Erkältungen oder Grippe • Häufige Hautinfektionen • Chronische Müdigkeit.	*Astragalus membranaceus* **Huang qi** (siehe Seite 225) (Wurzelstock)	Fördert die Bildung der weißen Blutkörperchen und stärkt das Immunsystem; antibakteriell; Energietonikum; stärkt das Wei qi oder die Abwehrkräfte.
	Echinacea-Arten **Sonnenhut** (siehe Seite 58)	Antibakteriell, antiviral; stärkt die Abwehrkräfte; hilft bei allen septischen oder infektiösen Zuständen.

Fallbeispiel: Überanstrengung mit Schwächung des Immunsystems

PATIENTIN: Luise, 35 Jahre alt; Mutter eines lebhaften dreijährigen Kindes; war zusammen mit ihrem Ehemann stark mit der Renovierung eines alten Bauernhofes beschäftigt.

KRANKENGESCHICHTE UND BESCHWERDEN: Während der letzten vier Jahre hatte Luise dauernd unter Erkältungen und verschiedenen Virusinfektionen gelitten. Die Probleme begannen während der Schwangerschaft, als sie versuchte, ihren anstrengenden beruflichen Verpflichtungen in einem Verlag nachzukommen und gleichzeitig den Übergang zur Vollzeitmutter zu bewältigen. Obwohl sie sich ausgewogen ernährte und regelmäßig Sport trieb, hatten die wiederholten Infektionen zu einem Zustand der Erschöpfung, Lethargie und Depression geführt. Ihr Arzt hatte ihr zwei Jahre lang Antidepressiva und Antibiotika verschrieben. Die Erkältungen traten gehäuft auf, seit ihre Tochter an einer Spielgruppe teilnahm.

BEHANDLUNG: Kräuterarzneien mit Wirkung auf das Immunsystem und tonische Kräuter für eine bessere Gemütsverfassung: Ling zhi, Huang qi, Eisenkraut, Zitronenmelisse und Sonnenhut mit Sonnenhutkapseln als zusätzliche Stärkung bei Auftreten der Symptome. Die Verabreichung von *Lactobacillus acidophilus* und anderer nützlicher Bakterien halfen dem Verdauungssystem, sich von den übermäßigen Antibiotikadosen zu erholen. Erkältungssymptome wurden mit Holunderblüten-, Schafgarben- und Pfefferminztee, Salbei-Gurgelmittel und Hustensirups aus Andorn, Thymian und Süßholz behandelt.

ERGEBNIS: Nach vier Monaten verschwanden die Erkältungen, Luise verspürte neue Energie und Lebensfreude. Nach einem Gespräch mit ihrem Arzt wurden die Antidepressiva allmählich abgesetzt.

Anwendung	Mischungen	Warnung
Im akuten Stadium täglich bis zu 6 frische Zehen oder handelsübliche Kapseln nehmen.	Am besten als alleiniges Heilmittel; der Geruch kann durch den Verzehr von Petersilie verringert werden.	Bei Magenreizung Ingwer- oder Fencheltee trinken. Während Schwangerschaft und Stillzeit therapeutische Dosen meiden.
Absud oder Tinktur; wenn Gui zhi nicht erhältlich, die Rinde (Rou gui) verwenden.	Bei Frösteln Mischung mit ein wenig frischer Ingwerwurzel.	Bei Schwangerschaft meiden. Nicht für »heiße« fieberhafte Erkältungen.
3–4-mal täglich Aufguss oder Tinktur.	Bei fieberhaften Erkältungen und Grippe mit Schafgarbe, Holunderblüte und Pfefferminze mischen.	Hohe Dosen können zu Erbrechen führen.
3–4-mal täglich Aufguss oder Tinktur.	Bei fieberhaften Erkältungen für bestimmte Wirkungen Mischung mit Schafgarbe, Holunderblüte, Wasserdost, Gundermann, Engelwurz oder Maulbeerblatt.	
Absud verwenden	Mit kühlenden Kräutern wie Jin yin hua, Klettensamen oder Huang qin kombinieren oder mit antibakteriellen Kräutern wie Sonnenhut in Kapseln.	Einsatz, bevor die Furunkel eitern; bei Durchfall meiden.
Umschlag aus Braunwurzblättern; Absud oder Tinktur aus Xuan shen.	Dem Absud kühlende Kräuter wie Lian qiao, Jin yin hua, Gelbwurzel oder Huang qin beimengen. Antibakterielle Kräuter wie Sonnenhut werden in Kapselform verordnet.	Stimuliert die Herztätigkeit, bei erhöhter Herzfrequenz (Tachykardie) meiden.
Absud oder Tinktur verwenden.	Bei geschwächtem Zustand andere Energietonika wie Süßholz, Dang gui und Bai zhu beimengen.	Bei übermäßiger »Hitze« oder Yin-Mangel meiden.
500mg des Wurzelpulvers in Kapseln oder 10ml Tinktur. Kann bis zu 4-mal täglich wiederholt werden.	Je nach Symptomen als alleiniges Heilmittel oder in Kombination mit antikatarrhalischen Kräutern wie Holunderblüte und Katzenminze, oder mit Fieberkräutern wie Schafgarbe oder Wasserdost.	Hohe Dosen verursachen gelegentlich Übelkeit und Schwindel.

Schlüssel

Sprossteile

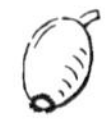
Frucht

Blätter

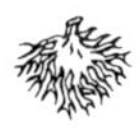
Wurzel

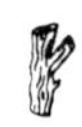
Zweige

STANDARD-HEILMITTEL
Wenn nicht anders angegeben, basieren die Rezepte und Mengen auf Standarddosen, siehe »Herstellen von Heilmitteln auf Pflanzenbasis«, Seiten 152–157.

ATEMBESCHWERDEN

Bei Atembeschwerden ist eine ganzheitliche Sicht des Gesundheitszustandes wichtig. Beschwerden im Brustraum auf Infektionen, Umweltverschmutzung oder Herzleiden zurückzuführen, heißt, nur einen Teilbereich des Problems zu erfassen, denn gefühlsmäßige und seelische Faktoren müssen ebenso berücksichtigt werden. In der chinesischen Medizin assoziiert man die Lungen mit Kummer. Es ist interessant, dass Beschwerden im Brustraum tatsächlich oft nach einem Trauerfall oder anderem Kummer auftreten und Infektionen sich stärker manifestieren bei schlechter Gemütsverfassung – z. B. auf Grund von Unzufriedenheit am Arbeitsplatz oder wegen häuslicher Sorgen. Kräuter können diese tieferen Ursachen nicht immer beseitigen, aber stärkende Lungentonika wie Alant oder Schlüsselblume bringen doch eine gewisse Linderung. Atmung und Atem haben in der östlichen Medizin einen wesentlich höheren Stellenwert als bei uns. In der ayurvedischen Medizin gilt Atem als Lebenskraft, und Atemkontrolle ist eine wichtige Yoga-Kunst. Die chinesische Medizin setzt den Atem gleich mit Qi (Lebensenergie) und kontrolliert deren Fluss: Atemprobleme gelten als schädlich für die Lebensenergie und weisen auf eine Schwäche oder ein Ungleichgewicht des Qi hin. Mit den vielen Kräuterheilmitteln für die Atemwege lassen sich die Symptome lindern und das innere Gleichgewicht wiederherstellen, um die zu Grunde liegenden Probleme bewältigen zu können.

SIEHE AUCH: Halsschmerzen, Seite 176 f.; Mandelentzündung, Seite 176 f.; Heuschnupfen, Seite 192 f.

LEIDEN	HEILMITTEL	
	Kräuter	**Wirkung**
Husten Ein Muskelkrampf, der bei Reizung oder Blockierung der Bronchien (Luftröhrenäste, die in die Lunge führen) auftritt. Häufig in Zusammenhang mit Infektionen wie Erkältung oder Grippe. Manchmal hängt Husten auch mit nervöser Spannung zusammen und hat keine pathologische Ursache. **Schlüsselsymptome** • Husten mit Auswurf von dünnem, wässrigem bis zu zähem gelbem oder grünem Schleim • Husten ohne Auswurf, oft sehr trocken und mit starkem Reiz verbunden. WICHTIG: Bei hartnäckigem Husten mit ungeklärter Ursache einen Arzt aufsuchen.	*Althaea officinalis* **Eibisch** (siehe Seite 36)	Lindernd und Schleim lösend; beruhigt die entzündeten Schleimhäute der Atemwege.
	Hyssopus officinalis **Ysop** (siehe Seite 76)	Wärmend, Schleim lösend, entkrampfend; eignet sich bei dünnem, wässrigem Schleim und bei Bronchitis-Husten.
	Morus alba **Sang bai pi** (siehe Seite 92)	Kühlend, Schleim lösend, Hustenmittel; gut für »heiße« Zustände.
	Phyllostachys nigra **Bambusspäne (Zhu ru/Vamsha rochana)** (siehe Seite 100) (Harz)	Antimikrobiell, kühlend, Auswurf fördernd; beseitigt dicken, gelben Auswurf, hilft bei verschleimtem Husten.
	Prunus serotina **Virginische Traubenkirsche** (siehe Seite 107)	Hustenmittel; gut bei trockenem oder nervösem Reizhusten.
Katarrh Unter Katarrh versteht man starke Absonderungen der Atemwegsschleimhäute; er kann »kalt« und mit starker wässriger Absonderung verlaufen oder »heiß« mit zähem gelbem Nasenschleim. »Kalter« Katarrh ist häufig mit übermäßigem Verzehr von Süßem und Stoffwechselträgheit verbunden. »Heißer« Katarrh kommt gern bei nervösen Menschen vor und ist möglicherweise chronisch. **Schlüsselsymptome** • Laufende Nase bei einer Erkältung • Reizhusten • Entzündete Nasenschleimhäute • Beim »heißen« Typ Nebenhöhlenschmerzen.	*Gnaphalium uliginosum* **Sumpfruhrkraut** (siehe Seite 230)	Entzündungshemmend; stärkt die Atemwege.
	Verbascum thapsus **Kleinblütige Königskerze** (siehe Seite 134)	Kühlend, adstringierend und beruhigend; gut für »heißen« Katarrh.
	Sambucus nigra **Holunder** (siehe Seite 116)	Antikatarrhalisch, entzündungshemmend und Schleim lösend; geeignet bei Katarrh der oberen Atemwege, verursacht durch Erkältungen und Heuschnupfen.
	Solidago virgaurea **Goldrute** (siehe Seite 229)	Austrocknend, adstringierend, antikatarrhalisch; entzündungshemmend für die Schleimhäute.

Fallbeispiel: Hartnäckiger Husten

PATIENT: Johannes (52 Jahre) war Exportleiter in einem Ingenieurbetrieb und musste viel ins Ausland reisen. Er war verheiratet und hatte zwei halbwüchsige Söhne.

KRANKENGESCHICHTE UND BESCHWERDEN: Johannes litt seit mindestens sieben Jahren an einem trockenen Reizhusten. Dieser hatte nach einer schweren Erkältung begonnen und sich dann hartnäckig festgesetzt. Die Symptome verschlimmerten sich vor allem nachts und hielten ihn und seine Frau wach, was auf Dauer zu einer physischen und psychischen Belastung wurde. Zahllose Krankenhausuntersuchungen blieben ohne Ergebnis. Zuletzt machte der Arzt Magensäure für das Problem verantwortlich und verschrieb ein Medikament zur Säurereduktion. Doch nach dreiwöchiger Behandlung hatte sich sein Zustand immer noch nicht verbessert, und seine Frau überredete ihn, es einmal mit alternativer Medizin zu versuchen.

BEHANDLUNG: Untersuchungen und Krankengeschichte ließen keinen Zusammenhang zwischen Beschwerden und Magensäure erkennen. Als einziger Hinweis konnten Johannes Hitzegefühle und Durst gelten. Zu den Heilmitteln gehörten eine Kombination feuchtigkeitsspendender Kräuter wie Spitzwegerich, Sang bai pi und Andorn. Virginische Traubenkirsche sollte den Husten unterdrücken, Alant wirkte als Lungentonikum. Nachts mengte man der Mischung noch etwas Lattich bei, um den Hustenreiz noch wirksamer zu bekämpfen.

ERGEBNIS: Innerhalb von drei Wochen traten die Hustenanfälle, die jede Nachtruhe unterbrochen hatten, nur noch ein- bis zweimal pro Woche auf. Virginische Traubenkirsche wurde abgesetzt, nachdem die anderen Kräuter die Lunge gekräftigt und wiederhergestellt hatten. Nach weiteren zwei Monaten war Johannes endlich von seinem Husten befreit.

Anwendung	Mischungen	Warnung
Aufguss, Tinktur oder 5 ml Sirup aus Blättern oder Blüten.	Mit antikatarrhalischen Kräutern wie Gundermann oder anderen Schleim lösenden Mitteln wie Maulbeerrinde oder Weißem Andorn.	
Aufguss oder Tinktur; oder mit 5 ml ätherischem Öl und 20 ml neutralem Öl die Brust einreiben.	Bei chronischen Zuständen mit Stärkungsmitteln wie Alant und Weißem Andorn: 2 Teile Ysop auf 1 Teil anderes Kraut.	
Aufguss oder Tinktur verwenden.	Mit anderen beruhigenden und kühlenden Kräutern wie Eibischblatt oder Spitzwegerich, bei Infektion mit Thymian.	
Pro Gabe nimmt man 1 Teelöffel Späne als Absud; 250 mg Pulver in Kapseln oder bis zu 50 Tropfen Tinktur; vom frischen Saft nimmt man 5 ml in Wasser verdünnt.	Den Saft mit der gleichen Menge Ingwersaft; das Pulver mit Zimt, Kardamom oder Schwarzem Pfeffer und der gleichen Menge Zucker oder Honig in 1-Teelöffel-Dosen. Als Absud mit Alant und Ingwer.	Nicht bei Husten und Durchfall im Zusammenhang mit einer Erkältung.
Aufguss oder Tinktur in 2-ml-Dosen.	Mit adstringierenden Kräutern wie Königskerze oder stärkenden Kräutern wie Alant, in schweren Fällen zusätzlich Hustenmittel.	Kann zu Benommenheit führen; Vermeidung bei akuten Infektionen.
Aufguss oder Tinktur verwenden.	Mit antikatarrhalischen Kräutern wie Holunderblüte, Cang er zi oder Goldrute: 2 Teile Sumpfruhrkraut auf 1 Teil eines der Kräuter.	
Aufguss oder Tinktur verwenden.	Mit antikatarrhalischen Kräutern wie Huflattich und Holunderblüten in Aufgüssen; bei Infektion mit Thymian oder Maulbeerblättern.	
Aufguss oder Tinktur verwenden.	Zur Verstärkung der Wirkung mit anderen austrocknenden oder adstringierenden Kräutern wie Schafgarbe, Gundermann, Goldrute, Odermennig und Wiesenknöterich: 3 Teile Holunderblüten auf 1 Teil anderer Kräuter.	
Aufguss oder Tinktur verwenden.	Mit anderen Schnupfenmitteln wie Sumpfruhrkraut oder Xin yi sowie mit lindernden Kräutern wie Spitzwegerich.	

Schlüssel

Sprossteile

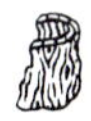
Rinde

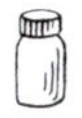
Ätherisches Öl

Blüten

Blätter

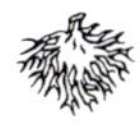
Wurzel

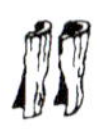
Wurzelrinde

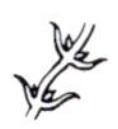
Stamm

STANDARD-HEILMITTEL
Wenn nicht anders angegeben, basieren die Rezepte und Mengen auf Standarddosen, siehe »Herstellen von Heilmitteln auf Pflanzenbasis«, Seiten 152–157.

LEIDEN	HEILMITTEL	
	Kräuter	Wirkung
Nebenhöhlenentzündung Entzündung oder Infektion der Nebenhöhlen; folgt oft auf eine Erkältung, kann aber auch mit Zahnproblemen, z. B. einem tief liegenden Wurzelabszess, zusammenhängen. Verkrampfte Menschen, die ihre Gefühle nicht ausdrücken oder nicht weinen wollen oder können, neigen zu diesem Leiden. **Schlüsselsymptome** • Schmerz im Bereich der Nebenhöhlen • Unter Umständen starke Kopfschmerzen • Druckempfindlichkeit der Nebenhöhlen • Nasenschleim, oft mit Blut vermischt.	*Glechoma hederacea* **Gundermann** (siehe Seite 229)	Antikatarrhalisch und adstringierend; zum Austrocknen der Nebenhöhlen und Bronchien.
	Hydrastis canadensis **Gelbwurzel** (siehe Seite 74) (Wurzelstock)	Stark kühlendes, adstringierendes und antikatarrhalisches Mittel.
	Myrica pensylvanica **Gagel** (siehe Seite 228)	Wärmend und adstringierend; stimuliert den Kreislauf.
	Piper longum **Langer Pfeffer oder Pippali** (siehe Seite 102)	Wärmend, wirkt gegen Katarrh; hilft bei Kopfschmerzen auf Grund von Nebenhöhlenproblemen und bei allergischem Schnupfen.
Bronchitis Entzündung der Bronchien, verursacht durch eine Infektion. Verschlimmerung durch gewöhnliche Erkältungen, Rauchen und Umweltverschmutzung. ANMERKUNG: Alle Kräuter, die unter dem Stichwort »Bronchitis« aufgeführt werden, eignen sich auch bei asthmatischen Beschwerden. **Schlüsselsymptome** • Husten mit Auswurf, oft eitriger Schleim • Erhöhte Temperatur • Bei chronischer Bronchitis Schmerzen im Brustraum und Kurzatmigkeit.	*Inula helenium* **Alant** (siehe Seite 77)	Stärkt die Lunge, Schleim lösend; kräftigt und wärmt; gut bei geschwächter Lunge und hartnäckigem Husten.
	Marrubium vulgare **Weißer Andorn** (siehe Seite 230)	Entkrampfend, lindernd und Schleim lösend; entspannt die Bronchien und löst Verstopfungen.
	Primula veris **Schlüsselblume** (siehe Seite 105)	Bestens zur Schleimlösung; löst alten Schleim und lindert hartnäckigen, trockenen Husten.
	Thymus vulgaris **Thymian** (siehe Seite 127)	Antiseptisch und Schleim lösend; hilft bei zähem, infektiösem Schleim und trockenem, schwerem Husten.
Asthma Verkrampfung der Bronchialmuskeln (Bronchospasmus), die zu Pfeifatmung und Kurzatmigkeit führt. Kann mit anderen allergischen Symptomen wie Heuschnupfen oder Ekzem verbunden oder auch erblich sein. Die chinesische Medizin assoziiert Asthma mit Energieschwäche der Niere und mangelnder Zirkulation des Qi. Nierentonika wie Gui zhi sind möglicherweise geeignet. ANMERKUNG: Alle »Bronchitis«-Kräuter eignen sich auch bei asthmatischen Beschwerden. **Schlüsselsymptome** • Pfeifatmung beim Ausatmen • Starke Atembeschwerden. WICHTIG: Starkes Asthma kann lebensbedrohend sein und erfordert ärztliche Hilfe. Chronische Asthmatiker sollten ihren Arzt aufsuchen, bevor sie die herkömmliche Behandlung abbrechen.	*Matricaria chamomilla* **Kamille** (siehe Seite 88)	Antiallergisch, entzündungshemmend und Krampf lösend; hilft bei allergischem Asthma.
	Ephedra sinica **Meerträubchen** (siehe Seite 59)	Entspannt die Bronchien und Blutgefäße; wärmt bei allen »kalten« Zuständen im Brustraum.
	Eucalyptus globulus **Eukalyptus** (siehe Seite 61)	Antiseptisch, entkrampfend und Schleim lösend.
	Grindelia camporum **Grindelie** (siehe Seite 229)	Krampf- und Schleim lösend; lindert Bronchospasmus.

Anwendung	Mischungen	Warnung
Aufguss oder Tinktur verwenden.	Mit anderen antikatarrhalischen Kräutern wie Holunderblüte oder Spitzwegerich: 2 Teile Gundermann auf 1 Teil anderer Kräuter.	
3-mal täglich eine oder zwei 200-mg-Kapseln des Pulvers oder 1 ml Tinktur.	Auch Augentrostpulver in die Kapseln geben.	Bei Schwangerschaft und Bluthochdruck meiden.
Pulver als Schnupftabak oder: 5 ml Tinktur mit 20 ml Emulsionssalbe vermengen für Massage der Nebenhöhlenregion.	Als Antiseptikum und zur Krampflösung 2–3 Tropfen Eukalyptusöl zur Salbe geben.	Sollte bei »heißen« Zuständen vermieden werden.
In einem Milchaufguss oder pro Dosis 1–2 Kapseln mit je 200 mg Puder oder bis zu 40 Tropfen Tinktur pro Gabe.	Meist allein mit Milch verwendet, aber bei Infektionen durch antibakterielle Mittel wie Thymian, Lian qiao oder Sonnenhut als Tinktur oder Kapseln zu ergänzen.	
Absud, Tinktur oder Sirup verwenden.	Als alleiniges Heilmittel oder zusammen mit 10 ml Schachtelhalmsaft zur Heilung von Lungenschäden; mit anderen Kräutern wie Ysop, Weißem Andorn und Anis zur Stärkung der Lunge.	
Aufguss, Tinktur oder Sirup verwenden; Andornbonbons lutschen (im Handel erhältlich).	Mit tonischen Kräutern wie Alant oder Ysop oder mit wärmenden, Schleim lösenden Mitteln wie Engelwurz: 2 Teile Weißer Andorn auf 1 Teil zusätzliche Kräuter.	
Absud, Tinktur oder Sirup verwenden.	Mit starken Schleim lösenden Mitteln wie Huflattich oder mit beruhigenden Kräutern wie Spitzwegerich oder Süßholz: 2 Teile Schlüsselblume auf 1 Teil zusätzliche Kräuter.	Bei Schwangerschaft keine hohen Dosen nehmen; bei Einnahme von Blutverdünnungsmitteln meiden.
Aufguss, Tinktur oder Sirup verwenden; 10 Tropfen ätherisches Öl und 20 ml Mandelöl mischen zum Einreiben der Brust.	Mit anderen Schleim lösenden Kräutern wie Maulbeerrinde oder mit Heilkräutern wie Schachtelhalm (bei Lungenschaden); zum Einreiben der Brust mit 5 Tropfen des ätherischen Öls von Ysop oder Pfefferminze mischen.	Bei Schwangerschaft therapeutische Dosen meiden.
Zum Inhalieren das ätherische Öl mit einem Mittel zum Einreiben der Brust mischen; beim ersten Anzeichen eines Anfalls: 1 Teelöffel Blüten auf eine Schüssel kochendes Wasser für Dampfinhalat.	Unterstützung durch innerlich anzuwendende Arzneien (siehe »Bronchitis« oben).	Die angegebene Dosis nicht überschreiten. Bei Schwangerschaft keine ätherischen Öle verabreichen.
20–30 mg eines standardisierten Präparats 3–4-mal täglich.	Mit einem Aufguss aus Weißem Andorn oder Ysop; Wolfsmilch (*E. pilulifera*) und Grindelie werden oft zur zusätzlichen Krampflösung beigemengt.	Streng nach Verordnung einnehmen; bei Bluthochdruck, grünem Star oder bei Einnahme von MAO-Hemmern vermeiden.
Zum Einreiben der Brust: 1–2 ml Öl mit 25 ml neutralem Öl mischen. Als Inhalat einige Tropfen auf ein Kissen oder Taschentuch geben.	Zur Verstärkung der antiseptischen und Schleim lösenden Eigenschaften mit insgesamt 10–15 Tropfen der ätherischen Öle von Thymian, Pfefferminze, Zitronenmelisse, Anis oder Fenchel mischen.	
Als Aufguss 15 g auf 500 ml Wasser und täglich bis zu 5 ml in Dosen von 1–2 ml nehmen.	Mit anderen Krampf lösenden Heilkräutern wie Wolfsmilch (*E. pilulifera*, bis zu 1 ml Tinktur pro Dosis) oder mit anderen Schleim lösenden und Lungen stärkenden Mitteln wie Schlüsselblume oder Alant.	Bei niedrigem Blutdruck meiden, da es den Blutdruck senkt. Hohe Dosen können die Nieren reizen.

Schlüssel

Sprossteile

Rinde

Ätherisches Öl

Blüten

Frucht

Blätter

Wurzel

Zweige

STANDARD-HEILMITTEL
Wenn nicht anders angegeben, basieren die Rezepte und Mengen auf Standarddosen, siehe »Herstellen von Heilmitteln auf Pflanzenbasis«, Seiten 152–157.

OHREN, AUGEN, MUND UND RACHEN

Wenngleich die moderne Medizin Sehen, Hören und Sprechen vom übrigen Körper trennt, sind Augen, Ohren und Mund doch ein Spiegel des körperlichen Gesamtzustandes. Heute erkennt man, dass hartnäckige Beschwerden in diesen Bereichen häufig mit anderen systemischen Erkrankungen zusammenhängen. Bei Kindern sind Ohrenverstopfungen oft ein Zeichen von Milchallergie; häufige Fieberbläschen weisen auf Übermüdung, Stress und ein geschwächtes Immunsystem hin. Die chinesische Medizin führt Augenleiden auf ein Ungleichgewicht in der Leber zurück. Hörschäden und Geräusche im Ohr können mit einer Nierenschwäche verknüpft sein; hartnäckige Mundprobleme oder wunde Lippen weisen oft auf übermäßige »Hitze« in der Milz hin. Kräuterheilmittel eignen sich bestens für diese Leiden; sie bieten symptomatische Linderung und behandeln auch die tiefer liegende Ursache. In manchen Fällen ist eine Umstellung von Ernährung oder Lebensweise von großer Wichtigkeit. Müde, überanstrengte Augen kann man z. B. mit einem Augenbad aus Rosenwasser und einem schwachen Aufguss aus Augentrost, Ringelblume, Kornblume oder Erdbeerblättern beruhigen. Langfristig mögen aber nur z. B. bessere Lichtverhältnisse oder häufige Unterbrechungen bei Bildschirmarbeit eine dauerhafte Lösung bringen.

LEIDEN	HEILMITTEL	
	Kräuter	**Wirkung**
Ohrenschmerzen Können mit Katarrh oder Infektion zusammenhängen. **Schlüsselsymptome** • Schmerzen (oft starke) in einem oder beiden Ohren • Gefühl, als ob die Ohren »zu« sind • Ohrensummen oder -klingeln • Übermäßiges Ohrenschmalz • Fieber • Schwindel oder Übelkeit, wenn das Innenohr betroffen ist. WICHTIG: Schwere Infektionen können zu Schwerhörigkeit führen, deshalb bei anhaltenden Symptomen einen Arzt aufsuchen.	*Hydrastis canadensis* **Gelbwurzel** (siehe Seite 74)	Stark kühlendes, adstringierendes Mittel mit antikatarrhalischer Wirkung.
	Plantago lanceolata **Spitzwegerich** (siehe Seite 104)	Beruhigt die Schleimhäute und lindert Katarrh; hilfreich bei katarrhalischen Zuständen des Mittelohrs.
	Pulsatilla vulgaris **Küchenschelle** (siehe Seite 226)	Beruhigend, Schmerz stillend; wirkt direkt auf die Ohren.
	Verbascum thapsus **Kleinblütige Königskerze** (siehe Seite 134)	Linderndes und leicht sedierendes Wundkraut.
Bindehaut- und Lidrandentzündung Bindehautentzündung ist eine Entzündung der Membran, die den Augapfel überzieht (Bindehaut). Bei Lindranentzündung liegt eine Entzündung der Augenlidränder vor. Beide Beschwerden können von Infektion, Allergie, physischer oder chemischer Reizung herrühren. **Schlüsselsymptome** **Bindehautentzündung** • »Sandiges« Gefühl in den Augen • Verstärkte Lichtempfindlichkeit • Schmerz, wunde und geschwollene Augen • Rote oder gerötete Augen • Wässriger Ausfluss, der auch Eiter enthalten kann. **Lidrandentzündung** • Rote, schuppige Augenlider.	*Agrimonia eupatoria* **Odermennig** (siehe Seite 31)	Adstringierend und heilend für die Schleimhäute; Lebertonikum, das auch für die Augen hilfreich sein kann.
	Calendula officinalis **Ringelblume** (siehe Seite 47)	Entzündungshemmendes, adstringierendes Wundkraut; antiseptisch; hilft bei lokaler Reizung.
	Dendranthema x grandiflorum **Ju hua** (siehe Seite 56)	Antibakteriell, entzündungshemmend, Leberkraut; hilft bei hartnäckigen Augenleiden.
	Euphrasia officinalis **Augentrost** (siehe Seite 228)	Adstringierend, antikatarrhalisch und entzündungshemmend.

Fallbeispiel: Katarrh mit Hörschäden

PATIENT: Robert, ein aktiver zwölfjähriger Junge, zog sich zurück und hatte Schwierigkeiten in der Schule.

KRANKENGESCHICHTE UND BESCHWERDEN: Robert hatte schon im Säuglingsalter unter beständigem Katarrh gelitten. Seine Ohren waren immer verstopft und anfällig für Infektionen. Bereits als Kleinkind hatte man ihm mehrmals Röhrchen in den Gehörgang legen müssen, um das Ohr offen zu halten, und seit drei Jahren trägt er ständig einen Tubus. Sein Gehör verschlechterte sich, er hatte Schwierigkeiten im Unterricht und in Gesprächen und klagte über ständiges Ohrensausen. Nach dem Schwimmen litt er immer an Ohrenschmerzen und Infektionen. Seine Ernährung war für ein zwölfjähriges Kind typisch: zuwenig grünes Gemüse und mehr als ein halber Liter Milch täglich.

BEHANDLUNG: Die Kräuterheilmittel umfassten Goldrute, Sonnenhut und Küchenschelle als Tinktur sowie Gelbwurzel als Kapsel. Während eines Probemonats ersetzte Roberts Mutter Milch und Milchprodukte durch Sojamilch. Sie gab Robert mehr grünes Gemüse und Fisch, um die Mineralstoff- und Vitaminaufnahme zu erhöhen.

ERGEBNIS: Nach nur zwei Wochen hatte sich Roberts Hörvermögen verbessert. Nach drei Monaten war er bereits sechs Wochen lang frei von Ohreninfektionen und Katarrh und konnte schwimmen, ohne sich eine Ohrenentzündung zu holen. Die Kräuter wurden langsam abgesetzt. Drei Monate später wurden im Krankenhaus die Tuben entfernt. Er hat sich an die milchfreie Ernährung gewöhnt, und gelegentliches Eisschlecken verursacht nur geringe Beschwerden.

Anwendung	Mischungen	Warnung
Man nimmt zwei 200-mg-Kapseln oder 3-mal täglich 20 Tropfen Tinktur; oder auch 10 ml Tinktur auf 100 ml Wasser als Ohrentropfen (siehe Warnung bei Königskerze).	Als zusätzliches antikatarrhalisches Mittel Augentrostpulver zu den Kapseln geben.	Bei Schwangerschaft oder Bluthochdruck meiden; die angegebene Dosis nicht überschreiten.
Aufguss oder Tinktur verwenden.	Tinktur mit Holunderblütentinktur mischen zur Katarrhbekämpfung oder mit 10 Tropfen Küchenschellentinktur, um die Wirkung auf die Ohren zu verstärken.	
3-mal täglich 1–2 ml Tinktur.	Mit antikatarrhalischen Kräutern wie Gelbwurzel oder Augentrost. Pro Dosis 10 Tropfen Gelbwurzel- oder bis zu 5 ml Augentrosttinktur.	
Kaltes Aufgussöl als Ohrentropfen.	Mit antibiotischen Kräutern wie Sonnenhut in Kapselform und mit antikatarrhalischen Mitteln wie Holunderblütenaufguss oder Gelbwurzelkapseln.	Ohrentropfen nicht verabreichen, wenn Trommelfellperforation droht.
Die Augen in einem schwachen, gut gesiebten Aufguss (10 g Kraut auf 500 ml Wasser) baden.	Bei Infektion Unterstützung durch die innerliche Anwendung antibakterieller Kräuter wie Sonnenhut.	
Augenkompresse: ein Tuch in der gut verdünnten Tinktur tränken; Augenbad: mit 5 ml Tinktur auf 50 ml Wasser.	Als alleiniges Heilmittel verwenden.	
Aufguss oder Tinktur verwenden.	Mit antikatarrhalischen Kräutern wie Augentrost und Holunderblüte; oder mit Leberkräutern wie Odermennig und Braunelle.	
Augenkompresse: ein Tuch im Aufguss tränken; Augenbad: Lösung aus 5–10 Tropfen Tinktur und Wasser herstellen.	Bei Infektion zusätzlich innerliche Verabreichung von antibakteriellen Kräutern wie Sonnenhut.	

Schlüssel

Sprossteile

Blüten

Blätter

Blütenblätter

Wurzelstock

STANDARD-HEILMITTEL
Wenn nicht anders angegeben, basieren die Rezepte und Mengen auf Standarddosen, siehe »Herstellen von Heilmitteln auf Pflanzenbasis«, Seiten 152–157.

LEIDEN	HEILMITTEL: Kräuter	Wirkung
Mundgeschwüre Schmerzhafte Mundgeschwüre sind meist eine Pilz- oder Bakterieninfektion, die oft mit übermäßigem Verzehr von Zucker und anderen Nahrungsmitteln, die das Pilzwachstum fördern, zusammenhängt. Rissige Lippen als Begleiterscheinung können auf Vitaminmangel hinweisen. **Schlüsselsymptom** • Schmerzhafte, weiße, erhabene Stellen, oft sehr hartnäckig.	*Commiphora momol* **Myrre** (siehe Seite 54) (Harz)	Mikrobizides, adstringierendes Kraut, das zur Wundheilung beiträgt.
	Polygonum bistorta **Wiesenknöterich** (siehe Seite 230)	Adstringierend, lindernd und entzündungshemmend; eignet sich auch für andere Mundentzündungen.
	Salvia officinalis var. purpurea oder Salvia officinalis **Roter oder Grüner Salbei** (siehe Seite 115)	Antiseptisch und adstringierend. Eignet sich auch bei Zahnfleischentzündung.
Fieberbläschen Ansammlung kleiner Blasen im Gesicht; meist im Bereich der Lippen. Bei *Herpes simplex*-Infektion tauchen die Bläschen leicht wieder auf, wenn das Immunsystem auf Grund von Infektionen, Stress oder Übermüdung geschwächt ist. **Schlüsselsymptom** • Schmerzende oder kribbelnde Stelle.	*Lavandula*-Arten **Lavendel** (siehe Seite 81)	Lokal antiseptisch.
	Melaleuca alternifolia **Teebaum** (siehe Seite 89)	Antibiotisch; stimuliert das Immunsystem.
Halsschmerzen Dieses häufige Symptom kann mit einer Infektion oder mit chemischen Reizstoffen zusammenhängen oder Begleiterscheinung einer Mandel-, Rachen- oder Kehlkopfentzündung sein. **Schlüsselsymptome** • Schmerzen im hinteren Mundbereich • Schluckbeschwerden • Roter, wunder Rachen • Heisere oder krächzende Stimme • Kann zusammen mit Fieber oder Erkältung auftreten oder diese ankündigen.	*Agrimonia eupatoria* **Odermennig** (siehe Seite 31)	Wirkt auf die Schleimhäute adstringierend und heilend.
	Alchemilla vulgaris **Frauenmantel** (siehe Seite 32)	Adstringierend, entzündungshemmend; hilft bei Kehlkopfentzündung.
	Echinacea-Arten **Sonnenhut** (siehe Seite 58)	Antibakteriell, adstringierend; gut für alle Halsleiden, auch Mandelentzündung.
	Terminalia belerica **Myrobalanenbaum (Bibhitaki)** (siehe Seite 126)	Adstringierend, antiseptisch und kühlend; im Ayurveda in engem Zussammenhang mit Hals und Stimme gesehen.
Mandelentzündung Wird gewöhnlich mit einer Bakterien- oder Virusinfektion in Verbindung gebracht. **Schlüsselsymptome** • Starke Halsschmerzen • Schluckbeschwerden • Fieber • Rote, vergrößerte Mandeln mit/ohne Eiter. WICHTIG: Ein Mandelabszess muss ärztlich behandelt werden.	*Baptisia tinctoria* **Wilder Indigo** (siehe Seite 230)	Mikrobizid, antikatarrhalisch; reinigt das Lymphsystem; bei hartnäckigen Infektionen geeignet.
	Galium aparine **Kletten-Labkraut** (siehe Seite 67)	Reinigt das Lymphsystem; geeignet bei allen lymphatischen Beschwerden, auch bei Drüsenfieber und Polypen.
	Gnaphalium uliginosum **Sumpfruhrkraut** (siehe Seite 230)	Entzündungshemmend; stärkt die Schleimhäute; auch bei Rachen-, Kehlkopfentzündung und Mandelabszess.
	Phytolacca americana **Kermesbeere** (siehe Seite 101)	Antikatarrhalisch; reinigt das Lymphsystem; verringert Lymphdrüsenschwellung.

Anwendung	Mischungen	Warnung
5–10 Tropfen Öl oder 5 ml Tinktur in ein Glas mit warmem Wasser als Mundspülung.	5 ml Salbei- oder Rosmarintinktur zum Mundwasser geben oder nach der Mundspülung Heidelbeeren kauen, um Mundgeruch zu übertönen.	Während der Schwangerschaft meiden.
Mundspülung: Absud oder 5 ml Tinktur auf ein Glas Wasser.	Heilende, antibakterielle Kräuter wie Braunelle, Rosmarin, Heidelbeere ins Mundwasser geben. Bei hartnäckigen Problemen Sonnenhut oder Knoblauch innerlich anwenden.	
Mundspülung: Standardaufguss oder 10 ml Tinktur auf ein Glas Wasser.	Rosmarintinktur zum Mundwasser geben oder mit Sonnenhut die antibakterielle Wirkung verstärken.	Bei Schwangerschaft therapeutische Dosen meiden.
10 Tropfen Öl auf 25 ml neutrales Öl, auf die betroffenen Stelle tupfen.	Alleiniges Heilmittel. Wenn Fieberbläschen eine Erkältung ankündigen, Sonnenhut oder Knoblauch innerlich anwenden.	
Das ätherische Öl mit der zehnfachen Menge neutralem Öl mischen und sofort auf die betroffene Stelle auftragen, wenn es zu kribbeln beginnt.	Als alleiniges Heilmittel. Wenn die Fieberbläschen häufig wiederkehren, Huang qi zur Stärkung des Immunsystems nehmen oder registrierte Tabletten des Sibirischen Ginseng, um die Stressverträglichkeit zu steigern.	
Gurgelmittel: Infusion oder 10 ml Tinktur auf ein Glas warmes Wasser.	Als alleiniges Heilmittel oder mit mit Roter-Salbei-, Zaubernuss- oder Rosmarintinktur zum Gurgeln.	
Gurgelmittel: Aufguss oder 10 ml Tinktur auf ein Glas warmes Wasser.	Bei Kehlkopfentzündung 5 ml Rosmarin oder Roten Salbei oder bis zu 5 Tropfen Chilitinktur zum Mundwasser geben.	Während der Schwangerschaft meiden.
10 ml Tinktur auf ein Glas warmes Wasser, damit gurgeln und hinunterschlucken.	Alleiniges Heilmittel.	Hohe Dosen können zu Übelkeit und Schwindel führen.
Bei Halsweh und Stimmproblemen nimmt man 1 Teelöffel Pulver mit Honig; den Saft oder Aufguss zum Gurgeln.	Allein oder gegen Infektionen mit antimikrobiellen Mitteln wie 5 ml Sonnenhutaufguss im Gurgelmittel.	Sollte während der Schwangerschaft und bei starker Erschöpfung gemieden werden.
3-mal täglich 10–20 Tropfen Tinktur.	Mit anderen antibakteriellen Kräutern wie Sonnenhut, getrocknete Kermesbeere oder Thymian; bis zu 5 ml Tinktur.	Die angegebene Dosis nicht überschreiten; hohe Dosen können zu Erbrechen führen.
3-mal täglich den Aufguss oder 10 ml frischen Saft trinken.	Den Saft mit einer Tinktur aus anderen antibakteriellen Kräutern wie Gelbwurzel (5–10 Tropfen), Sonnenhut (bis zu 10 ml) oder getrockneter Kermesbeere (10–20 Tropfen) mischen; unterstützend gurgeln wie bei Halsschmerzen (siehe oben).	
Aufguss oder Tinktur als Mundspülung.	Mit einer Tinktur aus Kletten-Labkraut oder Sonnenhut zur Unterstützung der antibakteriellen Wirkung und zur Lymphreinigung.	
3-mal täglich 10–20 Tropfen Tinktur aus getrockneten (nicht frischen) Wurzeln (frische Wurzel ist giftig).	Kombination mit Kräutern zur Lymphreinigung wie Kletten-Labkraut oder mit kühlenden antibakteriellen Mitteln wie Gelbwurzel; bis zu 5 ml Tinktur.	Bei Schwangerschaft die angegebene Dosis nicht überschreiten.

Schlüssel

Sprossteile

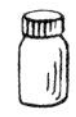
Ätherisches Öl

Blätter

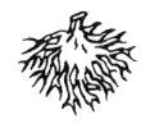
Wurzel

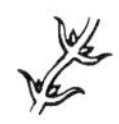
Triebe

Ganzes Kraut

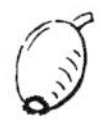
Frucht

STANDARD-HEILMITTEL
Wenn nicht anders angegeben, basieren die Rezepte und Mengen auf Standarddosen, siehe »Herstellen von Heilmitteln auf Pflanzenbasis«, Seiten 152–157.

HAUT UND HAARE

Bei der Behandlung von Hautproblemen legt die Kräutermedizin ihr Hauptaugenmerk auf die Wiederherstellung des inneren Gleichgewichts. Oft verwendet man reinigende oder kühlende Kräuter anstelle von Cremes, die zwar die Symptome lindern, aber die Ursache der Beschwerden nicht beseitigen. Die ayurvedische Medizin arbeitet genauso: Zuviel Pitta (Feuer) führt zu einer Überhitzung des Blutes und vergiftet die Haut, zu viel Vata (Wind) zu Trockenheit und Juckreiz und zuviel Kapha (Feuchtigkeit) zu nässenden, offenen Hautstellen. Die Behandlung basiert auf kühlenden, feuchtigkeitsspendenden oder austrocknenden Kräutern und einer angepassten Ernährung. Die Chinesen bringen die Haut mit der Lunge, dem Wei qi (Abwehrkraft) und den Körpersäften in Verbindung. Trockene, schuppige Ekzeme bei Kindern, die von der modernen westlichen Medizin häufig nicht geheilt werden können, wurden mit kühlenden chinesischen Kräutern, die die Körpersäfte beleben, erfolgreich behandelt; Krankenhausversuche haben zu erstaunlichen Ergebnissen geführt. Pilz- oder Parasitenerkrankungen der Haut sowie Haarprobleme können auf eine Schwäche des Immunsystems hinweisen und mit tonischen Kräutern und Mitteln zur Stärkung des Immunsystems behandelt werden.

SIEHE AUCH: Candidiasis, Seite 192 f.; Scheidensoor, Seite 204 f.; Nissen, Seite 218 f.

LEIDEN	HEILMITTEL	
	Kräuter	Wirkung
Ekzem Entzündung der Oberhaut, die durch Allergien, nervösen Stress, chemische oder metallische Reizstoffe verursacht sein kann. Ein Ekzem kann genau lokalisiert sein, wenn der Reiz zum Beispiel vom Metallband einer Uhr ausgeht. Allergische Ekzeme können alle Körperteile befallen. Hautfalten, wie etwa an der Ellbogeninnenseite oder unter der Brust, sind häufig betroffene Stellen. **Schlüsselsymptome** • Rote, entzündete Hautstellen • Juckreiz • Nässendes Sekret aus wunden Stellen • Ausbildung von Sekretkrusten • Läsionen, die im akuten Stadium oft bluten.	*Arctium lappa* **Klette** (siehe Seite 40)	Reinigend, Harn treibend und abführend; gut für alle toxischen Zustände der Haut, vor allem bei schuppigem Ekzem.
	Oenothera biennis **Nachtkerze** (siehe Seite 229) (Samenöl)	Das Samenöl enthält essenzielle Fettsäuren, wichtig für ein gesundes Gewebe.
	Paeonia lactiflora **Chi shao yao** (siehe Seite 97)	Kühlt und stimuliert den Blutfluss; gut für »heiße« Zustände.
	Stellaria media **Vogelmiere** (siehe Seite 122)	Beruhigend und leicht adstringierend; wundheilend; Reiz lindernd, fördert das Abheilen von Läsionen.
	Urtica dioica **Brennnessel** (siehe Seite 131)	Adstringierend, stärkend und Kreislauf fördernd; hilft, wenn Ekzem durch mangelhafte Durchblutung verursacht.
Akne Entzündung der Talgdrüsen in der Haut, beginnend mit Mitessern; besonders häufig in der Pubertät. **Schlüsselsymptome** • Entzündete Pusteln • Übermäßig fettige Haut • In schweren Fällen infizierte Zysten und Narben.	*Allium sativum* **Knoblauch** (siehe Seite 33) (Knolle)	Antibakteriell und Pilz tötend; gute antiseptische Wirkung bei infizierter Haut.
	Brassica oleracea **Kohl** (siehe Seite 46)	Antibakteriell und entzündungshemmend; nährstoffreich und heilsam.
	Melaleuca alternifolia **Teebaum** (siehe Seite 89)	Wirksames antibakterielles Kraut bei Hautinfektionen.
Warzen Kleine harte Wucherungen in der Außenschicht der Haut auf Grund eines Virus. Sie können durch Hautkontakt übertragen werden und hartnäckig sein. **Schlüsselsymptom** • Sichtbares Wachstum auf der Haut.	*Chelidonium majus* **Schöllkraut** (siehe Seite 229) (Harz)	Wirkt antiviral gegen Warzen.
	Thuja occidentalis **Lebensbaum** (siehe Seite 229) (Blattspitzen)	Das Thujon im ätherischen Öl wirkt antiseptisch und hilft häufig bei lokalem Pilzbefall und lokalen Virusinfektionen.

Fallbeispiel: Akne in der Pubertät

PATIENT: Eduard, 17 Jahre alt, ein typischer Schuljunge.

KRANKENGESCHICHTE UND BESCHWERDEN: Eduard hatte Akne mit Pusteln auf Nase und Wangen. Die Beschwerden setzten vor 18 Monaten ein, er klagte fast das ganze Jahr über starken Katarrh und wiederholt auftretende Erkältungen. Seine Ernährung war alles andere als gut: zu viel Schokolade, zu viel Knabbergebäck und zu viel kohlensäurehaltige Getränke. Er gab zu, einen »süßen Zahn« zu haben. Seine Mutter verwöhnte ihn täglich nach der Schule mit mindestens zwei Schokoriegeln und zahllosen Keksen.

BEHANDLUNG: Eduard war nicht bereit, sein Gesicht jeden Abend mit Knoblauch einzureiben oder in Kohlwasser zu baden. Aus diesem Grund wurde Teebaumöl mit Rosenwasser als Ersatz verabreicht. Innerlich anzuwendende Kräuter sollten dem Körper Feuchtigkeit und Hitze entziehen und das Immunsystem stärken. Flecken im Nasenbereich wiesen auf übermäßige Lungenhitze hin, die mit Huang qin und Sang bai qi sowie Chi shao yao, Feldstiefmütterchen, Ampfer und Sonnenhut behandelt wurde. Eduard versprach, sich ernsthaft zu bemühen, weniger Schokolade zu essen.

ERGEBNIS: Nach sechs Wochen war die Akne wesentlich besser, der Katarrh verschwunden. Dann kamen Prüfungen in der Schule. Während der Vorbereitungszeit verschlang er wieder zahllose Schokoriegel, und Pickel und Katarrh waren die Folge. Glücklicherweise erkannte er das Süße als Mitverursacher des Problems. Nach einer weiteren Kräuterbehandlung gelang es ihm, Schokoladenexzesse zu vermeiden.

Anwendung	Mischungen	Warnung
3-mal täglich den Absud oder 4ml Tinktur.	Mit anderen reinigenden Kräutern wie Krauser Ampfer, Braunwurz, Labkraut, Feldstiefmütterchen und Wiesenklee. Blüten und Blätter nur 1–2 Minuten im Absud ziehen lassen.	
Täglich 3g in Kapselform (Kinder 1–2g pro Tag).	Als alleiniges Heilmittel verwenden.	
Am besten mit anderen Kräutern; Verwendung von Tinktur oder Absud.	Zur Verstärkung der Wirkung mit anderen kühlenden, reinigenden Kräutern wie Sheng di huang, Mu dan pi, Fang feng und Mu tong.	
Salbe oder Creme nach Bedarf; 1 Teelöffel Aufgussöl ins Badewasser geben.	Als alleiniges Heilmittel verwenden.	
Aufguss oder Tinktur verwenden, äußerlich Creme oder Salbe.	Alleiniges Heilmittel; oder Tinktur oder Aufguss mit anderen reinigenden Kräutern wie Feldstiefmütterchen, Wiesenklee, Braunwurz oder Labkraut mischen.	
Die betroffene Stelle mit einer aufgeschnittenen Zehe bestreichen.	Alleiniges Heilmittel. Knoblauch auch in der Küche verwenden; Geruch durch den Verzehr von Petersilie verringern.	Wegen des Geruchs nachts anwenden.
Den Saft von 250g frischen Blättern mit 250ml Hamameliswasser mischen, abseihen und 2 Tropfen Zitronenöl zufügen; Verwendung als Lotion.	Als alleiniges Heilmittel; Tinkturen aus Kletten-Labkraut, Krausem Ampfer und Klette zusätzlich zur Reinigung einsetzen. Zucker und Säure in der Nahrung verringern.	Hohe Dosen meiden.
1ml Teebaumöl auf 10ml Wasser oder auf gleiche Mengen Rosenwasser und Hamameliswasser geben. Verwendung als Lotion.	Als alleiniges Heilmittel; Kletten-Labkraut, Krauser Ampfer, Klette oder Sonnenhut innerlich als reinigende oder antibakterielle Kräuter zusätzlich einsetzen.	
Man trägt den frischen Saft mindestens zweimal täglich direkt auf die Warze auf; meist verschwinden dadurch auch hartnäckige Exemplare nach 2–3 Wochen.	Als alleiniges Heilmittel verwenden. Den Saft aus Löwenzahnstängeln kann man auf gleiche Weise verwenden.	Nicht innerlich oder während der Schwangerschaft anwenden; der Saft sollte nicht auf die umliegende Haut gelangen.
Tropfen der Tinktur häufig auf die Warze auftragen oder eine Salbe daraus herstellen.	Allein oder gut vermischt mit der gleichen Menge Teebaumöl anwenden.	Sollte während der Schwangerschaft gemieden werden.

Schlüssel

Sprossteile

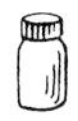

Ätherisches Öl

Blätter

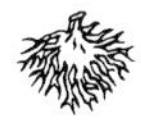

Wurzel

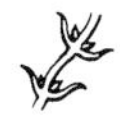

Triebe

STANDARD-HEILMITTEL
Wenn nicht anders angegeben, basieren die Rezepte und Mengen auf Standarddosen, siehe »Herstellen von Heilmitteln auf Pflanzenbasis«, Seiten 152–157.

LEIDEN	HEILMITTEL Kräuter	Wirkung
Schuppenflechte (Psoriasis) Überproduktion der Epidermiszellen, die sich nicht normal verhornen. Kann mit einer Funktionsstörung des Immunsystems zusammenhängen oder auf eine Streptokokkeninfektion oder Hautverletzung folgen. Tritt gehäuft bei verkrampften, isolierten Menschen auf, kann sich durch Stress und Sorgen verschlimmern. Eine Neigung zu Schuppenflechte liegt häufig in der Familie. **Schlüsselsymptome** • Gerötete Hautflächen; oft mit silbrigen Schuppen • Regelmäßiges Auftreten in Zyklen.	*Galium aparine* **Kletten-Labkraut** (siehe Seite 67)	Reinigend, Harn treibend und adstringierend; gut für viele Hautprobleme.
	Iris versicolor **Buntfarbige Schwertlilie** (siehe Seite 228) (Wurzelstock)	Antientzündlich und reinigend für den lymphatischen und den Blutkreislauf; regt auch die Leber an.
	Rumex crispus **Krauser Ampfer** (siehe Seite 229)	Entzündungshemmend, reinigend; stimuliert den Kreislauf; für viele chronische Hautkrankheiten geeignet.
	Scrophularia nodosa **Braunwurz** (siehe Seite 117)	Entzündungshemmend, Leber stärkend; hilfreich bei begleitenden rheumatischen Beschwerden.
	Trifolium pratense **Wiesenklee** (siehe Seite 128)	Reinigend und Harn treibend; gut für viele Hautkrankheiten, auch Ekzeme.
Pilzinfektionen Hautpilz und andere Hautkrankheiten, hervorgerufen durch Pilze der Gattung Microsporum, Trichophyton und Epidermophyton. Am häufigsten sind Zehen und Kopfhaut betroffen. **Schlüsselsymptome** • Gerötete, gereizte Hautstellen • Schuppige oder schälende Haut.	*Aloe vera* **Aloe** (siehe Seite 34) (Harz)	Lindernd; kühlt gereizte Haut; antiparasitär; hilft bei Krätze.
	Calendula officinalis **Ringelblume** (siehe Seite 47)	Pilz tötend und adstringierend; wundheilend; beruhigt trockene oder entzündete Haut.
	Commiphora molmol **Myrre** (siehe Seite 54)	Pilz tötend; stimuliert das Immunsystem, adstringierend.
Haarausfall (Alopezie) Vollständig oder nur stellenweise; bei Männern oft erblich. Leichter Haarausfall kann auf Vitaminmangel zurückzuführen sein. **Schlüsselsymptom** • Kahle Stellen oder ausfallende Haare.	*Arnica montana* **Arnika** (siehe Seite 228)	Regt die Blutzirkulation an.
	Artemisia abrotanum **Eberraute** (siehe Seite 228)	Traditionelles Mittel zur Förderung des Haarwuchses, doch ohne wissenschaftlichen Nachweis.
Vorzeitiges Ergrauen Erblich bedingt oder mit Stress oder vorzeitigem Klimakterium verbunden. **Schlüsselsymptom** • Das Haar verliert bereits im Alter zwischen Anfang 20 und Ende 30 seine Farbe.	*Polygonum multiflorum* **He shou wu** (siehe Seite 225) (Knolle)	Nierentonikum, in China bei vorzeitigem Klimakterium und frühem Ergrauen verwendet.
	Salvia officinalis **Grüner Salbei** (siehe Seite 115)	Traditionelles Heilmittel zur Wiederherstellung der Haarfarbe – möglicherweise auf Grund seiner tonischen und hormonellen Eigenschaften.
Schuppen Kleine Partikel toter Haut auf der Kopfhaut; kann von Talgabsonderungen begleitet sein; manchmal durch Hefepilzinfektion verursacht. **Schlüsselsymptome** • Sichtbare Schuppen auf dem Kragen • Trockenes, sprödes Haar oder fettig mit gelben Schuppen.	*Quillaja saponaria* **Seifenrinde** (siehe Seite 229) (Innere Rindeschicht)	Reinigend und entzündungshemmend; reich an Saponinen.
	Rosmarinus officinalis **Rosmarin** (siehe Seite 112)	Adstringierend, antiseptisch und Kreislauf anregend; hilft auch bei Schuppenflechte auf der Kopfhaut.

Anwendung	Mischungen	Warnung
3-mal täglich 10ml frischen Saft oder Aufguss; äußerlich als Salbe oder Creme.	Mit Wiesenklee gegen die Überproduktion der Zellen und mit reinigenden, stimulierenden Kräutern wie Brennnessel oder Braunwurz. 3 Teile Kletten-Labkraut auf 1–2 Teile anderer Kräuter.	
Als Aubsud (1/2 Teelöffel pro Tasse, 1/2 Tasse pro Gabe) oder Tinktur verwenden.	Mit reinigenden Mitteln wie Kermesbeere und Krauser Ampfer; wenn Stress oder Ängste auftreten, fügt man dem Absud Baldrian hinzu; zur lokalen Anwengung nimmt man Aloe-vera-Saft oder Rotulmenpulver.	
Aufguss oder Tinktur verwenden.	Mit Wiesenklee oder Feldstiefmütterchen zur Normalisierung des Hautwachstums oder mit reinigenden Kräutern wie Kletten-Labkraut und Krausem Ampfer.	Stimuliert die Herztätigkeit, bei erhöhter Herzfrequenz meiden.
3-mal täglich eine Weinglasdosis des Absuds aus 15g Kräutern und 500ml Wasser; oder täglich bis zu 7,5ml Tinktur.	Alleiniges Heilmittel oder mit reinigenden Kräutern wie Krauser Ampfer und Braunwurz. Nervenmittel wie Helmkraut beimengen, wenn Stress eine wesentliche Ursache der Erkrankung ist.	Hohe Dosen können Übelkeit und Herzklopfen auslösen.
Aufguss oder Tinktur; äußerlich als Creme oder Salbe.	Mit entzündungshemmenden und reinigenden Kräutern wie Kletten-Labkraut, Bittersüß, Krausem Ampfer oder 10 Tropfen Arbor-vitae-Tinktur.	
Den frischen Blattsaft direkt auf die betroffene Stelle geben; auch Salbe einsetzen.	Als alleiniges Heilmittel verwenden.	
Creme oder Salbe; Aufguss als Fußbad oder Waschlöschung.	Zur Verstärkung der Pilz tötenden Wirkung eine Waschlösung aus 5ml Teebaumöl und 500ml Aufguss herstellen.	
Waschlösung aus 10 Tropfen Öl oder 10ml Tinktur und 100ml Wasser; 3-mal täglich 1ml Tinktur.	Alleiniges Heilmittel. Äußerlich: der Ringelblumencreme die gleiche Menge Arbor vitae oder Myrre beimengen. Innerlich: Einnahme von Sonnenhut-Kapseln.	Keine innerliche Anwendung bei Schwangerschaft.
Creme oder Salbe für die betroffenen Stellen oder gut verdünnte Tinktur als Haarspülung.	Unterstützung mit Nervenmitteln (siehe Seiten 162–165) und Vitamin-B. Zur Reinigung einen Brennnessel- oder Klettenaufguss trinken.	Nicht auf offene Hautstellen geben; nicht innerlich einnehmen.
Bis zu 3-mal täglich 10–20 Tropfen Tinktur; Standardaufguss als Haarspülung.	Unterstützung mit Nervenmitteln (siehe Seiten 162–165) und Kombination des Aufgusses mit Brennnessel, Rosmarin oder Salbei; Mineralstoffen und Vitamin-B.	Bei Schwangerschaft streng meiden.
Absud oder Tinktur (bis zu 15ml pro Tag); registrierte Mischungen sind im Handel.	Als alleiniges Heilmittel oder mit tonischen Kräutern wie Nu zhen zi, Shu di huang oder Bukku. Man verwendet 2 Teile He shou wu und Shu di huang auf 1 Teil andere Kräuter.	Bei Durchfall meiden.
Einnahme des Aufgusses; auch als Haarspülung.	Um dunkles Haar zu behalten, dem Aufguss Rosmarin und Brennnessel beimengen und als Haarspülung verwenden.	Bei Schwangerschaft oder Epilepsie keine therapeutischen Dosen.
500ml Absud mit 200g weicher Seife als Haarwaschmittel.	Als alleiniges Heilmittel verwenden.	Nur äußerlich, nicht innerlich verabreichen.
Aufguss als Haarspülung; zwei Wochen vor Anwendung 15g Kräuter in 250ml gewöhnliches Haarwaschmittel eingeben.	Zur Anregung des Kreislaufs und als reinigendes Tonikum Brennnessel zur Haarspülung geben.	

Schlüssel

Sprossteile

Ätherisches Öl

Blüten

Rinde

Blätter

Blütenblätter

Wurzel

Wurzelrinde

Zweige

Triebe

Ganzes Kraut

STANDARD-HEILMITTEL
Wenn nicht anders angegeben, basieren die Rezepte und Mengen auf Standarddosen, siehe »Herstellen von Heilmitteln auf Pflanzenbasis«, Seiten 152–157.

HERZ, BLUT UND KREISLAUF

In früheren Zeiten betrachteten die Heilkundigen das Herz nicht lediglich als Pumpe zur Blutzirkulation. In der ayurvedischen Medizin gilt es als Sitz der Seele, während die Chinesen das Shen (ein Gefühl für richtiges Verhalten) im Herzen zu finden hofften. Beschwerden, die die moderne Medizin als Geisteskrankheiten oder Nervenleiden einordnet, schreiben die Chinesen einer Disharmonie des Shen zu und setzen häufig Kräuter (z.B. Fu ling) ein, die das Herz von »Feuchtigkeit« befreien und es beruhigen. Die im Westen gebräuchlichen Herzkräuter haben eher herkömmliche Wirkungsweisen. Seit 1768 der Fingerhut (*Digitalis purpurea*) als wirksames Herzmedikament »entdeckt« wurde, sind Wissenschaftler auf der Suche nach weiteren Kräuterheilmitteln. Einige spielen in der modernen Medizin immer noch eine wichtige Rolle, andere eignen sich eher für den Hausgebrauch. Weißdorn- und Lindenblütentee können sogar während der Schwangerschaft gefahrlos getrunken werden. Mit Hilfe von Kräutern kann man auch die Wohlstandskrankheit »Cholesterin« bekämpfen. Viele Kräuter senken den Cholesterinspiegel und helfen, Arteriosklerose zu verhindern.

SIEHE AUCH: Wunden und Blutungen, Seite 158 f.; Hämorrhoiden, Seite 190 f.; Starke Periodenblutung, Seite 204 f.

LEIDEN	HEILMITTEL	
	Kräuter	Wirkung
Bluthochdruck Sollte nicht als Krankheit an sich, sondern als Symptom eines Ungleichgewichts im Körper bewertet werden. Ein Zusammenhang mit Arteriosklerose, Herzerkrankungen und Leberbeschwerden ist möglich. **Schlüsselsymptome** • Kopfschmerzen • Augenleiden • Schwindel oder Ohnmachten • Erhöhter Blutdruck bei wiederholten Messungen • Diastolischer Druck (unterer Wert bei der Blutdruckmessung) höher als 95–105 mm Hg. WICHTIG: Befragen Sie Ihren Arzt, bevor Sie herkömmliche Arzneimittel durch Kräuter ersetzen.	*Dendranthema x grandiflorum* **Ju hua** (siehe Seite 56)	Erweitert die Herzkranzgefäße und verstärkt den Blutfluss; befreit auch von »Leberhitze«, die zu Bluthochdruck führen kann.
	Crataegus-Arten **Weißdorn** (siehe Seite 55) (Blühende Triebspitzen)	Verbessert die koronare Durchblutung, stärkt den Herzmuskel; trägt durch bessere Herzfunktion zur Stabilisierung des Blutdrucks bei.
	Stachys officinalis **Echter Ziest** (siehe Seite 121)	Stärkt, entspannt und beruhigt den Kreislauf; beruhigt das Herz.
	Tilia europaea **Linde** (siehe Seite 229)	Entspannt und heilt Blutgefäße; verhindert Arteriosklerose.
	Viburnum opulus **Gemeiner Schneeball** (siehe Seite 136)	Entspannt die glatte Muskulatur der Blutgefäße; senkt den diastolischen Blutdruck.
Niedriger Blutdruck Einige Ärzte betrachten niedrigen Blutdruck als unwesentlich, während andere ihm mehr Bedeutung beimessen. **Schlüsselsymptome** • Allgemeine Müdigkeit • Schwache Konstitution • Schwindel und/oder Ohnmachten • Herzklopfen und unregelmäßiger Herzschlag. WICHTIG: Wenn der systolische Druck (der höhere Wert bei der Blutdruckangabe) ständig unter 110 mm Hg liegt, sollte ein Arzt aufgesucht werden.	*Convallaria majalis* **Maiglöckchen** (siehe Seite 229)	Fördert die Herzkontraktionen und verbessert die Leistungsfähigkeit; hilft bei Herzschwäche und -versagen sowie bei altersbedingten Herzleiden.
	Cytisus scoparius **Besenginster** (siehe Seite 228) (Blühende Triebspitzen)	Reguliert den Herzschlag, gleicht unregelmäßigen Herzschlag aus, der mit niedrigem Blutdruck oder Herzversagen zusammenhängen kann.
	Leonurus cardiaca **Echter Herzgespann** (siehe Seite 82) (Blühende Triebspitzen)	Entspannend bei Herzklopfen und unregelmäßigem Herzschlag; aber auch Herz stimulierend.
Krampfadern Überdehnte, ausgeleierte Beinvenen durch schlechten Rückfluss oder auf Grund erhöhten Drucks im Bauchraum, z. B. bei Übergewicht, Verstopfung oder Schwangerschaft. **Schlüsselsymptome** • Vergrößerte, überdehnte Venen • Schmerzen in den Beinen.	*Aesculus hippocastanum* **Gemeine Rosskastanie** (siehe Seite 228)	Adstringierend und die Blutgefäße von innen stärkend, möglicherweise durch das Saponin Aescin.
	Melilotus officinalis **Steinklee** (siehe Seite 230)	Gutes Venenstärkungsmittel mit vielen cumarinähnlichen Inhaltsstoffen; antientzündlich und gerinnungshemmend.

Fallbeispiel: Erhöhter Blutdruck mit Klimakteriumsbeschwerden

PATIENTIN: Sarah, 52 Jahre alt, geschieden, eine Tochter, die noch studiert. Sie hatte ihre pflegebedürftigen Eltern zu versorgen und arbeitete als Musikerin.

KRANKENGESCHICHTE UND BESCHWERDEN: Vor 10 Jahren hatte man bei Sarah einen leicht erhöhten Blutdruck festgestellt. Der Arzt verschrieb ihr Betablocker. Da sie aber Medikamente ablehnte, ersetzte sie die Betablocker bald durch Kräuterrezepturen und homöopathische Arzneien. Acht Jahre später ergab eine weitere Untersuchung einen Blutdruck von 180/110mm Hg und grünen Star. Sarah litt ferner unter Klimakteriumsbeschwerden, Kreuzschmerzen, Schwindelgefühl, Ohrensausen, Herzklopfen und Hitzewallungen. Diese Symptome traten gehäuft bei Aufregung und körperlicher Anstrengung auf. Ihr Arzt empfahl eine Rückkehr zu Betablockern.

BEHANDLUNG: Anstelle von Medikamenten, die die Herztätigkeit verlangsamten, nahm sie Kräuter zur Förderung der Nierenenergie und zur Stärkung der Leber. Dazu gehörten Shu di huang, Shan zhu yu, Mu dan pi und He shou wu. Sie trank einen Tee aus Ju hua, Weißdorn und Herzgespann.

ERGEBNIS: Innerhalb eines Monats vergingen Sarahs Hitzewallungen; Herzklopfen und Schwindelgefühl nahmen ab, und sie fühlte sich leistungsfähiger. Der Blutdruck sank auf 155/95mm Hg. Die Kräutertherapie wurde drei Monate lang fortgesetzt, bis sich der Blutdruck bei 140/85mm Hg stabilisiert hatte. Nur der Kräutertee wurde noch beibehalten. Sechs Monate später ergab eine Routineuntersuchung stabilen Blutdruck und eine Verbesserung des grünen Stars.

Anwendung	Mischungen	Warnung
Aufguss oder Tinktur verwenden.	Je nach Ursache des Bluthochdrucks mit Leberkräutern wie Gou qi zhi, mit Harn treibenden Mitteln wie Fu ling oder Löwenzahnblättern oder mit Beruhigungsmitteln.	
Aufguss oder Tinktur verwenden.	Mit Linde oder Schafgarbe; zur Entspannung der Blutgefäße mit anderen Kräutern wie Schneeball.	
Aufguss oder Tinktur verwenden.	Mit Linden oder Fu ling, vor allem bei Stress; Verwendung von 2 Teilen Ziest auf 1 Teil andere Kräuter.	Bei Schwangerschaft hohe Dosen meiden.
Aufguss oder bis zu 10ml Tinktur pro Tag.	Mit Weißdorn zur Herzstärkung oder mit Ginkgo bei Arteriosklerose.	
Absud oder Tinktur verwenden.	Mit Herz stärkenden Mitteln wie Weißdorn oder mit Beruhigungsmitteln wie Baldrian bei starker Anspannung.	
Standardisierte Tinktur verwenden, 3-mal täglich 30 Tropfen.	Je nach Ursache der Beschwerden mit Harn treibenden Kräutern wie Löwenzahn oder mit stärkenden Kräutern wie Weißdorn oder Ginkgo.	Nur nach Verordnung einnehmen; hohe Dosen können zu Erbrechen führen.
Aufguss aus 15g Kräutern auf 500ml Wasser oder bis zu 5ml Tinktur täglich.	Je nach Schweregrad mit stärkenden Kräutern wie Weißdorn (oder Maiglöckchen nach Verordnung durch medizinische Fachkraft).	Bei Schwangerschaft meiden; als Kräuter-Neuling diese Pflanze nicht einsetzen; siehe Seite 228 f.
Aufguss oder Tinktur verwenden.	Mit Rosmarin und Fu ling, wenn tonische und beruhigende Wirkungen gefragt sind.	Bei Schwangerschaft meiden.
Dreimal täglich bis zu 2,5ml Tinktur; verdünnte Tinktur nimmt man für Kompressen.	Innerlich mit Lebermitteln wie 10 Tropfen Gelbwurzel, wenn Verstopfung eine der Ursachen ist, oder verdünnt und mit Zaubernuss für Kompressen.	
Als Aufguss oder bis zu 3ml Tinktur dreimal täglich; als Lotion nimmt man 5ml Tinktur auf 45ml Zaubernuss.	Für Kompressen, Cremes und Lotionen kombiniert man mit Ringelblume, besonders bei Kreislaufschwäche und Ekzem.	

Schlüssel

Sprossteile

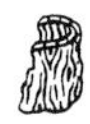
Rinde

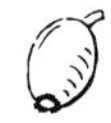
Beeren

Blüten

Blätter

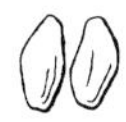
Samen

STANDARD-HEILMITTEL Wenn nicht anders angegeben, basieren die Rezepte und Mengen auf Standarddosen, siehe »Herstellen von Heilmitteln auf Pflanzenbasis«, Seiten 152–157.

LEIDEN	HEILMITTEL Kräuter	 Wirkung
Durchblutungsstörungen Können auf ein schwer wiegenderes Herzleiden hinweisen. In vielen Fällen handelt es sich jedoch einfach um eine erbliche Belastung, die kein ernstes Problem darstellt. **Schlüsselsymptome** • Außergewöhnlich kalte Hände und Füße • Neigung zu Frostbeulen • Weiße oder »abgestorbene« Finger (Raynaud-Syndrom).	*Capsicum frutescens* **Chili** (siehe Seite 50)	Wärmend, Schweiß treibend; stark Kreislauf anregend.
	Cinnamomum cassia **Gui zhi** (siehe Seite 52)	Wärmend, Schweiß treibend; fördert die Zirkulation von Blut und Qi (Energie).
	Zanthoxylum americanum **Gelbholz** (siehe Seite 228)	Kreislauf anregend, Schweiß treibend; wärmt bei allen »kalten« Zuständen.
	Zingiber officinalis **Ingwer** (siehe Seite 139)	Stark Kreislauf anregend; entspannt die Blutgefäße; Schweiß treibend, sehr wärmend.
Herzrasen und Angina pectoris Bei Herzrasen ist der heftige Herzschlag nach einem Schock, Anstrengung, Alkoholgenuss oder Aufregung zu bemerken. *Angina pectoris* ist eine Verengung der Herzkranzgefäße, die die Blutzufuhr zum Herzen beeinträchtigt. **Schlüsselsymptome** • Bei *Angina pectoris* Schmerzen in der Brust • Atemnot, Panik. WICHTIG: Nehmen Sie bei *Angina pectoris* immer medizinische Hilfe in Anspruch.	*Alpinia galanga* **Galgant** (siehe Seite 35)	Traditionelles Herzmittel, lindert Schmerzen, Schwindel und Ermüdung und vermindert die Symptome von *Angina pectoris.*
	Leonurus cardiaca **Echter Herzgespann** (siehe Seite 82)	Herzstärkungs- und Entspannungsmittel, wirkt gegen Panikgefühle und hilft, den Herzschlag bei Herzrasen zu normalisieren.
	Passiflora incarnata **Passionsblume** (siehe Seite 99)	Beruhigendes Herztonikum, das die Blutgefäße entspannt.
Anämie (Eisenmangeltyp) Niedrige Hämoglobinwerte, basierend auf Ernährungsmängeln, starke Periodenblutung oder Verdauungsstörungen. **Schlüsselsymptome** • Kurzatmigkeit und/oder Herzklopfen • Sehr blasse Nägel oder Augeninnenlider • Rheumaartige Schmerzen.	*Angelica sinensis* **Dang gui** (siehe Seite 38)	»Nährt« das Blut und stärkt den Kreislauf; enthält Vitamin B_{12} und Folsäure, kann Anämie vorbeugen.
	Urtica dioica **Brennnessel** (siehe Seite 131)	Reich an Eisen und anderen Mineralstoffen und Vitaminen; sehr nahrhaft.
Erhöhter Cholesterinspiegel Hohe Lipidwerte (wie Cholesterin) im Blut können zu Arteriosklerose führen und die Gefahr eines Herzinfarkts erhöhen. Sie sind auf ein Übermaß an gesättigten Fettsäuren in der Nahrung zurückzuführen, können aber auch erblich bedingt sein. Cholesterin ist für viele Körperfunktionen erforderlich und nicht an sich schädlich. **Schlüsselsymptom** • Bluttuntersuchungen, die hohe Lipidwerte ergeben.	*Allium sativum* **Knoblauch** (siehe Seite 33) (Knolle)	Verringert den Cholesterinspiegel im Blut; senkt die Gefahr von Herzanfällen und Arteriosklerose.
	Avena sativa **Hafer** (siehe Seite 43)	Senkt wirkungsvoll den Cholesterinspiegel, vor allem Low-density-Lipoproteine (LDL).
	Camellia sinensis **Oolong-Tee** (siehe Seite 48)	Enthält Phenole, die die Absorption von Cholesterin einschränken; Kreislauf anregend; stärkt die Blutgefäße; beugt Arteriosklerose vor.
Kapillarschwäche Brüchige Blutgefäßwände. **Schlüsselsymptome** • Neigung zu blauen Flecken • Netzhautblutungen.	*Fagopyrum esculentum* **Buchweizen** (siehe Seite 228)	Reich an Rutin (stärkt und heilt die Arteriolwände); hilft besonders bei Netzhautblutungen.
	Viola tricolor **Feldstiefmütterchen** (siehe Seite 137)	Enthält Flavonoide, welche die Kapillarwände stärken.

Anwendung	Mischungen	Warnung
Aufguss aus 30–50mg Kräutern und 500ml Wasser; pro Dosis 1ml einer 1:20 Tinktur; Massage mit Aufgussöl.	Mit anderen anregenden Kräutern, z.B. einem Absud aus Engelwurzwurzel, oder Mischung des Aufgusses mit 1–2g Gabel.	Die angegebene Dosis nicht überschreiten; für werdende Mütter keine hohen Dosen.
Absud oder Tinktur verwenden.	Mit etwas Ingwer, Ginkgo oder Rosmarin.	Bei Schwangerschaft therapeutische Dosen meiden.
Absud aus 15g Kraut und 600ml Wasser; täglich bis zu 5ml Tinktur.	Mit Engelwurzwurzel oder Rosmarin; auch mit einer Prise Zimtpulver im Absud.	
Für Absud und Fußbad bis zu 10g frische Wurzel auf 600ml Wasser; pro Dosis bis zu 10 Tropfen einer 1:5 Tinktur.	Mit Kreislauf anregenden, stärkenden Mitteln wie Ginkgo oder mit wärmenden Kräutern wie Rosmarin oder Gui zhi.	
Als Tabletten, Tinktur oder Absud; einige Tropfen reine Tinktur auf die Zunge zu geben, kann eine *Angina-pectoris*-Anfall abwenden.	Als Absud oder Tinktur mit Weißdornbeeren, Khella und Gelbholz.	
Aufguss oder Tinktur verwenden.	Als Aufguss mit Weißdornblüten und Linde; bei Herzrasen mit Panikgefühlen oder Schock fügt man noch Rosenblütenblätter oder Helmkraut hinzu.	Sollte während der Schwangerschaft gemieden werden.
Aufguss, Tabletten oder Tinktur verwenden.	Bei *Angina pectoris* kann man täglich einen Aufguss mit Weißdorn und Linde trinken; bei Herzrasen mit Schock oder Aufregung kombiniert man mit Helmkraut oder Ziest.	Während der Schwangerschaft nur in niedriger Dosierung; kann zu Schläfrigkeit führen.
Absud oder Tinktur; es sind auch viele registrierte Präparate erhältlich.	Mit Shu di huang und He shou wu. Vermehrt eisenhaltige Nahrungsmittel wie Leber, Wasserkresse und Aprikosen essen. Man kann auch Ashwaghanda ergänzen.	Bei Schwangerschaft hohe Dosen meiden.
3-mal täglich 10ml Saft oder einen Aufguss aus dem frischen Kraut.	Alleiniges Heilmittel; Ergänzung der Ernährung durch eisenhaltige Nahrungsmittel wie Petersilie, Wasserkresse und Aprikosen.	
Täglich 1 Zehe; bei erhöhter Gefahr von Herzattacken 2g Knoblauchpulver in Kapseln.	Alleiniges Heilmittel; aber gleichzeitig die Zufuhr gesättigter Fettsäuren und cholesterinhaltiger Nahrungsmittel reduzieren.	Bei Schwangerschaft therapeutische Dosen meiden.
25g Haferkleie zum Müsli geben.	Alleiniges Heilmittel; aber gleichzeitig die Zufuhr gesättigter Fettsäuren und cholesterinhaltiger Nahrungsmittel reduzieren.	Bei Glutenempfindlichkeit siehe »Warnung« auf Seite 43.
Aufguss: 1–2 Teelöffel auf eine Tasse kochendes Wasser.	Alleiniges Heilmittel. Pu erh ist die wirkungsvollste Oolong-Sorte, wenn es um die Herabsetzung des Cholesterinspiegels geht.	Bei Bluthochdruck und Schwangerschaft auf 2 Tassen pro Tag beschränken.
Aufguss oder Tinktur verwenden.	10ml Schachtelhalmsaft pro Dosis oder tägliche Einnahme von Rutintabletten.	
Aufguss oder Tinktur verwenden.	10ml Schachtelhalmsaft pro Dosis oder mit Schafgarbe oder Spitzwegerich mischen.	

Schlüssel

Sprossteile

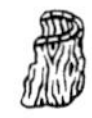
Rinde

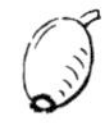
Frucht

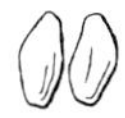
Samen

Blätter

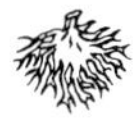
Wurzel

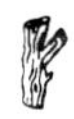
Zweige

STANDARD-HEILMITTEL
Wenn nicht anders angegeben, basieren die Rezepte und Mengen auf Standarddosen, siehe »Herstellen von Heilmitteln auf Pflanzenbasis«, Seiten 152–157.

VERDAUUNGSPROBLEME

Gute Verdauung ist für die Gesundheit von größter Bedeutung; schlechte Verdauung enthält dem Körper wichtige Nährstoffe vor und führt zu einer Anhäufung von Giften. In der ayurvedischen Medizin gelten diese Stoffe als Quelle der drei Humores, Pitta, Vata und Kapha, ihr Ungleichgewicht ist die Ursache für die meisten Krankheiten. In der chinesischen Heilkunde werden die Verdauungsorgane mit vielen anderen Organen und Vorgängen im Körper assoziiert, z. B. Blutversorgung, Energiekreislauf sowie Aktivität von Geist und Muskeln; fehlende Ausgewogenheit wird mit einer Vielzahl von körperlichen und seelischen Symptomen in Verbindung gebracht. Auch im Westen hat sich die Kräutermedizin lange Zeit auf die Verdauungsfunktionen konzentriert. Kräuter bieten eine Fülle an tonischen, anregenden, entblähenden und entspannenden Mitteln für ein gesundes Funktionieren. Gute Verdauung hängt auch vom Nervensystem ab, das die Säure- und Enzymproduktion sowie die Darmperistaltik stimuliert. Viele Verdauungskräuter wirken auf das Nervensystem und helfen bei stressbedingten Beschwerden wie Dickdarmentzündung.

WICHTIG: Bei plötzlich oder hartnäckig auftretenden Veränderungen der Darmtätigkeit sollte ein Arzt konsultiert werden.

SIEHE AUCH: Mundgeschwüre, Seite 176 f.; Fadenwürmer, Seite 218 f.

LEIDEN	HEILMITTEL	
	Kräuter	Wirkung
Verstopfung Im Allgemeinen ein Symptom, das durch andere gesundheitliche Faktoren herbeigeführt wird: ungesunde Ernährung, Darm- oder Muskelträgheit, auch nervöse Spannung. **Schlüsselsymptome** • Mehr als 24 Stunden ohne Darmtätigkeit • Unterleibsschmerzen oder Bauchgrimmen • Schwierigkeiten beim Stuhlgang.	*Plantago psyllium/P. ovata* **Wegerich** (siehe Seite 104)	Schleim bildendes und ballaststoffreiches Abführmittel, das den Darm »schmiert«; hilft bei trockenem Stuhl.
	Rheum palmatum **Medizinalrhabarber** (siehe Seite 109)	Enthält Anthrachinone, die den Verdauungstrakt reizen und die Darmbewegungen verstärken.
	Viburnum opulus **Gemeiner Schneeball** (siehe Seite 136)	Sanftes Muskelrelaxans; hilfreich, wenn Verstopfung verspannte Eingeweide verursacht.
Durchfall Weist oft auf andere Verdauungsbeschwerden hin; kann aber auch durch eine Nahrungsmittelvergiftung (Ursache offensichtlich) oder durch bakterielle Infektion (z. B. über andere Familienmitglieder) verursacht werden. **Schlüsselsymptome** • Lockerer bis flüssiger, häufiger Stuhlgang • Unterleibskrämpfe oder kolikartige Schmerzen.	*Agrimonia eupatoria* **Odermennig** (siehe Seite 31)	Adstringierend und heilend bei allen Darmentzündungen; gut für Kinder.
	Geranium maculatum **Gefleckter Storchschnabel** (siehe Seite 228)	Adstringierend; sanft genug für Kinder, Ältere und Geschwächte.
	Potentilla erecta **Blutwurz** (siehe Seite 228)	Verdankt seine adstringierende und entzündungshemmende Wirkung bei Durchfall dem 20%igen Gerbsäuregahalt.
Gastritis und Magengeschwür Gastritis ist eine Entzündung der Magenschleimhaut; kann langfristig zu Magengeschwüren führen; möglicherweise ernährungsbedingt. **Schlüsselsymptome** • Sodbrennen und Säurerückfluss • Übelkeit mit wiederholtem Erbrechen • Durchfall und Unwohlsein im Bauch.	*Althaea officinalis* **Eibisch** (siehe Seite 36)	Wirkt lindernd und beruhigend auf gereizte Schleimhäute, heilend auf geschädigtes Gewebe.
	Filipendula ulmaria **Mädesüß** (siehe Seite 63)	Entzündungshemmend; bildet dickflüssigen Schleim, der die Magenwand auskleidet und schützt und die Säureproduktion verringert.
	Ulmus rubra **Rotulme** (siehe Seite 229)	Lindernd; beruhigt gereizte Schleimhäute; stärkend bei geschwächtem Zustand.

Fallbeispiel: Darmreizung

PATIENTIN: Ise, 24 Jahre alt, Sekretärin, Einzelkind, lebt noch bei den Eltern, führt ein aktives gesellschaftliches Leben.

KRANKENGESCHICHTE UND BESCHWERDEN: Ise litt seit drei Jahren in Folge einer Nahrungsmittelvergiftung an Reizdarm. Ihre Hauptsymptome waren Durchfall (bis zu fünfmal pro Tag) und heftiges Erbrechen von Schleim nach jeder Mahlzeit. Alle Untersuchungen waren negativ verlaufen, sie bekam Antidepressiva, Antibiotika, Beruhigungsmittel und ballaststoffreiche Abführmittel. Ihre Ernährung war alles andere als gut, sie verzehrte zuviel Kuchen und Milch, gegen die Übelkeit lutschte sie pausenlos Fruchtgummis.

BEHANDLUNG: Ises Ernährung musste umgestellt werden. Sie aß keine Schokolade mehr und schränkte Milchprodukte und Kohlenhydrate ein, die für die übermäßige Schleimbildung in ihrem Körper verantwortlich waren. Stattdessen wurden Sojamilch und Getreideprodukte empfohlen. Kräuter zur Regulierung der Körperflüssigkeiten, Beruhigung des Magens und Reinigung des Körpers wie Ban xia, Bai zhu, Zimt und Odermennig wurden verordnet, *Lactobacillus acidophilus* in Kapselform für die Darmflora und Kapseln mit getrocknetem Ingwer gegen die Übelkeit.

ERGEBNIS: Nach der Einschränkung von Süßigkeiten und Milchgetränken verbesserte sich Ises Zustand. Es dauerte jedoch drei Monate, bis sie essen konnte, ohne sich sofort zu übergeben. Sie hatte zweimal täglich einen zunehmend festeren Stuhl. Nach sechs Monaten wurden die Kräuter allmählich abgesetzt, und »Ausrutscher« in der Ernährung wurden nun toleriert.

Anwendung	Mischungen	Warnung
Aufguss: 1 Teelöffel Samen auf eine Tasse kochendes Wasser, abkühlen lassen, mit den Samen 1–2-mal täglich trinken.	Entweder als alleiniges Heilmittel oder als Mischung aus 1 Teil Leinsamen mit 2 Teilen Wegerichsamen.	
Für einen Absud 10–15g Kräuter auf 600ml Wasser; bis zu 3-mal täglich 2ml Tinktur.	Um Bauchgrimmen vorzubeugen, pro Dosis 1–2ml Fenchel-, Zitronenmelisse- oder Kamillentinktur. Verstärkung der Wirkung durch milde Abführmittel wie Butternuss und Krausen Ampfer.	Bei Schwangerschaft, Arthritis und Gicht meiden.
Absud oder Tinktur verwenden.	Je nach Symptomen mit Abführmitteln wie Butternuss oder Süßholz oder mit anderen entspannenden Kräutern wie Kamille mischen.	
Aufguss oder Tinktur verwenden.	Mit beruhigenden Kräutern wie Kamille, Spitzwegerich und Eibisch, um Darmentzündungen zu lindern; Heidelbeere oder Großer Wiesenknopf verstärken die adstringierende Wirkung.	
3-mal täglich den Aufguss oder 2–3ml Tinktur (aus den Blättern); oder den Absud aus 20g Wurzel und 600ml Wasser.	Zur Heilung von Entzündungen mit beruhigenden Kräutern wie Eibischwurzel, Mädesüß oder Spitzwegerich; Heidelbeere oder Großer Wiesenknopf verstärken die adstringierende Wirkung.	
Absud aus 20g Kraut und 600ml Wasser; bis zu 3-mal täglich 2–3ml Tinktur.	Zur Linderung von Darmentzündungen mit beruhigenden Kräutern wie Spitzwegerich oder Eibisch.	
Man nimmt ein Mazerat oder eine Tinktur aus dem frischen Kraut oder Pulver.	Mit Mädesüß und einer Prise Zimt; als Aufguss mit entblähenden Mitteln wie Fenchel und Pfefferminz.	
Aufguss verwenden oder eine abgekühlte Mischung aus Tinktur oder Flüssigextrakt und sehr heißem Wasser.	Zur Verstärkung der adstringierenden Wirkung mit 10 Tropfen Tinktur von Wiesenknöterich oder Geflecktem Storchschnabel oder zur beruhigenden Wirkung mit 10 Tropfen Süßholz pro Dosis. Auch mit zusätzlichen entzündungshemmenden Kräutern wie Ringelblume.	Bei Salicylat-empfindlichkeit meiden.
Vor den Mahlzeiten bis zu 5g Rindenpulver in Kapseln oder mit Wasser vermischt.	Auf Wunsch mit Eibischwurzelpulver in Kapseln.	

Schlüssel

Sprossteile

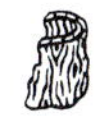

Rinde

Blätter

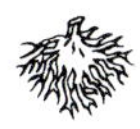

Wurzel

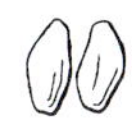

Samen

STANDARD-HEILMITTEL Wenn nicht anders angegeben, basieren die Rezepte und Mengen auf Standarddosen, siehe »Herstellen von Heilmitteln auf Pflanzenbasis«, Seite 152–157.

LEIDEN	HEILMITTEL: Kräuter	Wirkung
Magen- und Zwölffingerdarmgeschwür Geschwürbildung der Magenschleimhaut durch Bakterienbefall durch *Helicobacter pylori* **Schlüsselsymptom** • Schmerzen im Oberbauch, die sich oft nachts oder bei leerem Magen verschlimmern.	*Glycyrrhiza glabra* **Süßholz** (siehe Seite 70)	Entzündungshemmend; bildet dickflüssigen Schleim, der die Magenwand auskleidet und schützt und die Säureproduktion verringert.
	Leptospermum scoparium **Manuka** (siehe Seite 143) (Pollen)	Neuseeländische Untersuchungen deuten darauf hin, dass Manukahonig das Helicobacter-Bakterium zerstört.
Gallenblasenentzündung Sie kann chronisch oder akut auftreten. **Schlüsselsymptome** • Ständige heftige Schmerzen im Oberbauch • Schwitzen und Übelkeit.	*Berberis vulgaris* **Sauerdorn** (siehe Seite 229)	Fördert den Gallenfluss und lindert Leberverstopfung; bitter und abführend.
	Chionanthus virginicus **Virginischer Schneeflockenstrauch** (siehe Seite 230)	Fördert den Gallenfluss und die Lebertätigkeit; abführend und reinigend.
Gallensteine Sie entstehen aus Gallenfarbstoff und/oder Cholesterin und blockieren die Gallenwege. **Schlüsselsymptome** • Kurze Schmerzattacken im Oberbauch • Gelbsucht, Magenverstimmung, Erbrechen.	*Citrus limon* **Zitrone** (siehe Seite 230)	Die traditionelle Behandlung mit Olivenöl, um Gallensteine zu zerteilen und ihre Ausscheidung zu unterstützen; stärkt die Leber.
	Peumus boldus **Boldo** (siehe Seite 228)	Regt den Gallenfluss und die Aktivität der Leber an; wirkt antientzündlich und die Leber schützend.
Verdauungsstörung und Übersäuerung Meist durch übermäßiges oder überhastetes Essen, ausgelassene Mahlzeiten oder Aufregung. Antacida blocken die Sekretion von Magensäure. **Schlüsselsymptome** • Blähungen und Völlegefühl • Sodbrennen oder Säurerückfluss • Magenschmerzen.	*Foeniculum officinale* **Fenchel** (siehe Seite 64)	Entblähend und entzündungshemmend; hilfreich bei Bauchgrimmen.
	Melissa officinalis **Zitronenmelisse** (siehe Seite 90)	Entblähend und entspannend; die beruhigende Wirkung hilft bei nervösem Magen.
	Mentha piperita **Pfefferminze** (siehe Seite 91)	Kühlend, entblähend; fördert den Gallenfluss; gut bei Übelkeit und nervösem Magen.
Reizdarm und Dickdarmentzündung Verschiedene Symptome, die mit Nahrungsmittelunverträglichkeit, Aufregung oder Infektion zusammenhängen. **Schlüsselsymptome** • Wechsel zwischen Durchfall und Verstopfung • Stuhl hart und in Kügelchen • Blähungen • Schleim im Stuhl.	*Matricaria chamomilla* **Kamille** (siehe Seite 88)	Beruhigend, entzündungshemmend und entblähend; gut bei Verdauungsstörung.
	Dioscorea villosa **Wilde Mexikanische Yamswurzel** (siehe Seite 57) (Wurzelrinde)	Entspannt die Eingeweide; Krampf lösend, entzündungshemmend; fördert den Gallenfluss.
	Iberis amara **Bittere Schleifenblume** (siehe Seite 228)	Krampf lösend, entspannend; stärkt den Verdauungstrakt; entblähend.
Lebererkrankungen Umweltgifte fördern Leberleiden. Sie können sich als pathologische Beschwerden manifestieren oder einfach Zorn- und Spannungsgefühle verursachen. **Schlüsselsymptome** • Neigung zu Verstopfung • Blähungen im Unterbauch • Gefühlslabilität • Menstruationsbeschwerden • Rote, juckende Handflächen • Kleine rote Flecken auf dem Unterbauch • Wunde, juckende Augen.	*Bupleurum chinense* **Chai hu** (siehe Seite 228)	Bitteres Lebertonikum; fördert den Energiefluss.
	Picrorrhiza kurroa **Katuka** (siehe Seite 140)	Ayurvedische Verdauungshilfe, die die Leber vor Giften schützt und den Gallenfluss anregt, um die Gallenblase zu reinigen.
	Silybum marianum **Mariendistel** (siehe Seite 120)	Fördert die Erneuerung der Leberzellen bei degenerativen Erscheinungen, z. B. Alkoholismus.

Anwendung	Mischungen	Warnung
Absud oder Lutschen von Lakritze; Tinktur oder Flüssigextrakt mit sehr heißem Wasser, abgekühlt trinken.	In schweren Fällen mit beruhigenden und heilenden Kräutern, z. B. 10–20 Tropfen Eibisch oder Rotulme, oder mit entzündungshemmenden Mitteln wie Ringelblume oder Mädesüß.	Bei Bluthochdruck oder Einnahme von Digoxinmedikamenten meiden.
Zweimal täglich 1–2 Teelöffel Manukahonig einnehmen oder einen Aufguss aus Blüten und Blättern oder einen Absud aus der Rinde.	Mit anderen antibakteriellen Mitteln wie Sonnenhut, Schwertlilie oder Thymian; mit Kräutern wie Eibischwurzel und Süßholz als Absud zur Beruhigung der Schleimhäute.	
Absud aus 15g Kraut und 600ml Wasser; oder täglich bis zu 8ml Tinktur.	Mit entzündungshemmenden Kräutern wie Gelbwurz (5 Tropfen Tinktur pro Dosis) und Lebertonika wie Eisenkraut oder Artischocke.	Bei Schwangerschaft meiden.
Absud in Dosen von 1 Esslöffel oder Einnahme von 5ml Tinktur pro Tag.	Mit Bitterstoffen, Lebertonika oder anregenden Kräutern wie Löwenzahn, Mariendistel, Chicoree, Artischocke oder Tausendgüldenkraut, zusätzlich entzündungshemmende Kräuter wie Ringelblume.	
Mit Olivenöl.	Man fastet einen Tag lang; nehmen Sie 50ml Olivenöl mit dem Saft aus 2 Zitronen um 6 Uhr morgens; während der nächsten Stunde dreimal wiederholen; während der kommenden 3 Tage wird Gallengrieß über den Stuhl ausgeschieden werden.	
10–30 Tropfen Tinktur pro Gabe oder 1/2 Teelöffel getrocknete Blätter auf 2 Tassen Aufguss, 1/2 Tasse pro Gabe.	Traditionell mit Sauerdorn und Schneeflockenstrauch bei Gallensteinen; bei krampfartigen Schmerzen kombiniert man mit Schneeball oder Yamswurzel.	
Aufguss oder Tinktur; heilsames Getränk nach den Mahlzeiten.	Alleiniges Heilmittel oder mit Geflecktem Storchenschnabel zur Verringerung der Säurebildung oder mit Pfefferminze, Mädesüß, Kamille für bessere Entblähung.	Bei Schwangerschaft hohe Dosen vermeiden.
Aufguss oder Tinktur verwenden.	Mit Kamille oder Mädesüß zur Heilung von Entzündungen oder mit etwas Hopfen als Krampf lösender Bitterstoff.	
Aufguss aus 15g getrocknetem Kraut und 500ml Wasser; bis zu 2,5ml Tinktur pro Dosis.	Alleiniges Heilmittel oder mit Geflecktem Storchenschnabel zur Verringerung der Säurebildung oder mit Eibischwurzel, Mädesüß und Süßholz zur Heilung von Entzündungen.	Kann den Milchfluss verringern; in der Stillzeit einschränken.
Aufguss oder Tinktur verwenden.	Mit einigen Tropfen Pfefferminz- oder frischer Ingwertinktur, um Blähungen zu lindern und die Darmtätigkeit zu regulieren.	Bei Schwangerschaft keine übermäßige innerliche Anwendung.
Aufguss aus 1 Teelöffel Kraut und 500ml Wasser; oder als Tinktur in Mischungen.	Mit Mädesüß zur Beruhigung der Magenschleimhaut; mit Kamille bei Aufregung; mit einigen Tropfen frischer Ingwertinktur zur Regulierung der Darmtätigkeit.	Bei Schwangerschaft meiden.
Bis zu 2ml Tinktur pro Dosis oder Aufguss aus 15g Kraut und 500ml Wasser.	Mit Engelwurzwurzel und Mariendistelsamen zur Leberstärkung; oder mit Zitronenmelisse, Passionsblume oder Kamille zur Entspannung.	Hohe Dosen können zu Übelkeit führen.
Aufguss aus 10g Kraut und 600ml Wasser.	Zur Regulierung der Lebertätigkeit mit Bai shao yao, Chuan xiong, Gelbwurzel und Löwenzahn.	Bei hohen Dosen können Koliken, Durchfall und Blähungen auftreten.
1g Pro Gabe als Pulver in Kapseln oder vermischt mit Ghee oder 1/2 Teelöffel zerquetschte Wurzel für 3 Dosen Absud.	Mit anderen Bittermitteln zur Verdauungsförderung, z. B. Kurkuma, Sauerdorn, Gotu kola und Kardamom.	Bei hohen Dosen können Koliken, Durchfall und Blähungen auftreten.
Aufguss oder bis zu 10ml Tinktur in heißem Wasser, abgekühlt trinken.	Alleiniges Heilmittel oder mit Eisenkraut, Löwenzahnwurzel, Enzian oder Artischocke und 5 Tropfen Gelbwurzel zur Stärkung der Leber.	

Schlüssel

Sprossteile

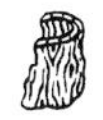
Rinde

Blüten

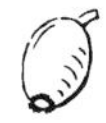
Frucht

Blätter

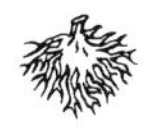
Wurzel

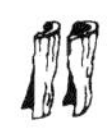
Wurzelrinde

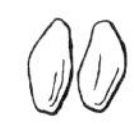
Samen

STANDARD-HEILMITTEL
Wenn nicht anders angegeben, basieren die Rezepte und Mengen auf Standarddosen, siehe »Herstellen von Heilmitteln auf Pflanzenbasis«, Seiten 152–157.

LEIDEN	HEILMITTEL Kräuter	Wirkung
Blähungen und aufgetriebener Bauch Meist hängen sie mit leichteren Verdauungsstörungen zusammen, können aber auch auf eine ernsthafte Erkrankung hinweisen. **Schlüsselsymptome** • Darmwinde und Aufstoßen • Unanganehm aufgeblähter Bauch.	*Cnicus benedictus* **Benediktendistel** (siehe Seite 228)	Verdauungsanregendes Bittermittel, das die Produktion der Magensäfte anregt und reguliert.
	Elettaria cardamomum **Kardamom** (siehe Seite 227)	Wirkt entblähend und beruhigend auf den Verdauungsapparat; lindert Bauchkrämpfe und regt den Appetit an.
Hämorrhoiden Anale Krampfadern durch schlechten Muskeltonus; oft durch Überanstrengung oder Verstopfung. **Schlüsselsymptome** • Tastbare Hämorrhoiden am Anus • Blutungen beim Stuhlgang.	*Ranunculus ficaria* **Scharbockskraut** (siehe Seite 229)	Adstringierend; stärkt die Blutgefäße, Blut stillend.
	Sophora japonica **Huai jiao** (siehe Seite 229)	Kühlend, entzündungshemmend, senkt den Blutdruck; befreit von »Leberhitze«, kühlt das Blut, Blut stillend; hilft bei Verstopfung.
Lebensmittelvergiftung und Magenentzündung Magenentzündung durch Viren, Bakterien oder Protozoen, kann in einem anfälligen Milieu auftreten oder durch Tiere übertragen werden. **Schlüsselsymptome** • Plötzliches Auftreten mit Bauchschmerzen, Übelkeit und Erbrechen • Durchfall, allgemeines Unwohlsein, Schwäche.	*Alchemilla vulgaris* **Frauenmantel** (siehe Seite 32)	Adstringierendes Verdauungstonikum, das Entzündung und Unwohlsein lindert.
	Matricaria chamomilla **Kamille** (siehe Seite 88)	Wirkt antimikrobiell, bekämpft Infektionen; beruhigt den Verdauungstrakt und verringert die Entzündung.
Appetitlosigkeit Sie kann durch chronische Erkrankungen, Stress oder Schwäche entstehen, die alle einer Behandlung bedürfen. **Schlüsselsymptome** • Kein Interesse an Mahlzeiten oder Essen • Gewichtsverlust und in schweren Fällen Ausbleiben der Menstruation. WICHTIG: Appetitlosigkeit kann auch auf krankhafte Ess-Störungen wie Anorexie hinweisen. Bei Verdacht auf Ess-Störungen ist sofort medizinischer Rat einzuholen.	*Jateorhiza palmata* **Calumba** (siehe Seite 228) (Wurzelstock)	Anregendes Bittermittel für das Verdauungssystem; hilft auch bei Magenverstimmung und reguliert die Verdauung; regt die Produktion von Magensäure an.
	Trigonella foenum-graecum **Bockshornklee** (siehe Seite 129)	Wirkt anregend und regulierend auf den Verdauungstrakt; traditionelles Heilmittel für Untergewichtige, die zunehmen wollen.
Mundgeruch und schlechter Atem Schlechte Zahnpflege ist eine häufige Ursache, aber auch Infektionen in der Mundhöhle, in Hals, Lungen oder Magen können zu schlechtem Atem führen. **Schlüsselsymptom** • Muffig bis übel riechender Atem.	*Iris versicolor* **Buntfarbige Schwertlilie** (siehe Seite 228)	Reinigt und stimuliert bei träger Verdauungs-, Lymph- und Drüsenaktivität.
	Levisticum officinale **Liebstöckel** (siehe Seite 229)	Anregungsmittel, das sowohl die Verdauung wie auch die Atmung normalisiert; regt den Appetit an, wirkt entblähend und bekämpft Bakterien; die Samen enthalten ätherisches Öl.
Übelkeit und Erbrechen Durch Nahrungsmittelvergiftung, Infektionen, Fieber oder Migräne. WICHTIG: Plötzliches oder andauerndes Erbrechen erfordert eine ärztliche Behandlung.	*Syzygium aromaticum* **Gewürznelke** (siehe Seite 228) (Blütenknospen)	Anregend und entblähend; lokal antiseptisch.
	Zingiber officinalis **Ingwer** (siehe Seite 139)	Verhindert Erbrechen; hilft bei Reisekrankheit und Verdauungsstörungen.

Anwendung	Mischungen	Warnung
Anwendung als Aufguss oder Tinktur.	Als Tee mit Zitronenmelisse oder Kamille, oder mit Tausendgüldenkraut als zusätzliches Bittermittel; mit entblähenden Mitteln wie einer Prise Fenchelsamen, Schwarzer Pfeffer oder Zimt.	Überhöhte Dosen können Erbrechen auslösen.
Man verwendet die zerstoßenen Samen als Tinktur oder Aufguss; für Bauchmassagen nimmt man 2–5 Tropfen ätherisches Öl in 5 ml Trägeröl; die Samen verwendet man auch in der Küche.	Mit verdauungsberuhigenden Mitteln wie Gotu kola, Fenchel, Kamille oder Zitronenmelisse als Tee; mit einer Prise Galgant, Ingwer oder Schwarzer Pfeffer.	
Salbe häufig anwenden.	Alleiniges Heilmittel, aber hilfreich mit unterstützenden Leberkräutern und Venentonika wie Königsklee.	Nicht innerlich verabreichen.
Absud oder Tinktur; 3-mal täglich 400 mg Pulver in Kapseln.	Alleiniges Heilmittel oder mit Leber stärkenden und verdauungsfördernden Mitteln wie Frauenwurzel, Sauerdorn, Fang feng, Dang gui, Zhi ke und Großem Wiesenknopf.	Bei Schwangerschaft meiden.
Anwendung als Aufguss oder Tinktur.	Mit Mariendistelsamen und Eibischwurzel, um den Verdauungstrakt zu beruhigen und die Verdauung zu normalisieren; gegen die Infektion isst man Knoblauch oder nimmt Sonnenhut.	
Anwendung als Aufguss.	Mit adstringierenden Mitteln wie Odermennig oder Frauenmantel; zur Beruhigung entzündeter Schleimhäute mit Mädesüß oder Eibischwurzel; mit verdauungsfördernden Mitteln wie Gotu kola; gegen Übelkeit fügt man eine Prise Zimt oder Ingwer hinzu.	
Anwendung als Mazerat, man nimmt 1/2 Tasse 30 Minuten vor den Mahlzeiten, oder 20–40 Tropfen Tinktur in wenig Wasser vor den Mahlzeiten.	Bei Menstruationsstörungen kombiniert man mit Beifuß; um den Verdauungstrakt zu beruhigen, vermischt man das Mazerat mit Odermennig-, Zitronenmelissen- und Kamillenaufguss.	Sollte während der Schwangerschaft und bei Magengeschwüren gemieden werden.
Als Aufguss aus den Samen oder Tropfen der Tinktur 30 Minuten vor den Mahlzeiten auf die Zunge geben.	Als Aufguss mit Mariendistelsamen oder Odermennig mit einer Prise Ingwer- oder Galgantpulver zur Anregung; bei Stress kombiniert man mit Kamille, Eisenkraut oder Ziest.	
200 mg Pulver in Kapseln täglich.	Mit Gelbwurzpulver, Süßholz und Sonnenhut oder Myrre zur Bekämpfung von Infektionen und Stauungen.	
Bei Bedarf kaut man einige Samen, um frischen Atem zu bekommen und die Verdauung zu unterstützen.	Nach Geschmack mit Dill oder Fenchelsamen mischen; mit 5–10 Tropfen Myrretinktur auf 1 Glas Wasser gurgeln, um Infektionen in der Mundhöhle zu bekämpfen; wählen Sie außerdem entsprechende Heilmittel für die zu Grunde liegenden Beschwerden.	
Aufguss oder 1–2 Tropfen ätherisches Öl auf ein Zuckerstück; Pulver kann dem Essen beigemengt werden.	Als alleiniges Heilmittel verwenden.	Die angegebene Dosis des ätherischen Öls nicht überschreiten.
Bei Anhalten der Symptome die Tinktur in Tropfendosis nehmen oder kandierten Ingwer kauen.	Alleiniges Heilmittel oder mit Schwarzer-Andorn-, Schwarzer-Pfeffer- oder Kamillentinktur.	Vorsicht anfangs der Schwangerschaft (siehe Seiten 206 f.).

Schlüssel

Sprossteile

Ätherisches Öl

Blüten

Frucht

Blätter

Wurzel

Wurzelrinde

Samen

STANDARD-HEILMITTEL
Wenn nicht anders angegeben, basieren die Rezepte und Mengen auf Standarddosen, siehe »Herstellen von Heilmitteln auf Pflanzenbasis«, Seiten 152–157.

ALLERGISCHE REAKTIONEN

Ein gesunder Körper wird mit Allergenen fertig. Doch bei Stress, Infektion oder Übermüdung können sie das Gleichgewicht stören und zu allergischen Reaktionen wie Heuschnupfen, Hautausschlägen und Magenverstimmungen führen. Nahrungsmittelallergien beginnen oft im Säuglingsalter, wenn der noch nicht voll entwickelte Darm mit unbekannten Proteinen, wie etwa Kuhmilch, in Kontakt kommt. Das Immunsystem versucht, den Eindringling abzuwehren, die »Antwort« sind Entzündung, Schleimbildung und Reizung. Wenn der Körper den Allergenen weiterhin ausgesetzt ist, kommt es zu einer allgemeinen Schwächung des Immunsystems. Diese versteckte Allergie kann in arthritischen Schmerzen, Reizdarm oder hartnäckiger Nebenhöhlenentzündung zum Ausdruck kommen. Kräuterheilmittel stärken die Atemwege und das Immunsystem, so dass Allergene nicht die übliche Reaktion auslösen.

SIEHE AUCH: Asthma, Seite 172 f.; Ekzeme, Seite 178 f.; Scheidensoor, Seite 204 f.

LEIDEN	HEILMITTEL		
	Kräuter		Wirkung
Heuschnupfen und allergischer Schnupfen Heuschnupfen: meist durch Gräser oder Baumpollen ausgelöst, Auftreten zur Zeit dieser Reizstoffe. Allergien gegen Tierhaare oder Hausstaub treten ganzjährig auf. **Schlüsselsymptome** • Starker Nasenkatarrh, Niesen • Wunde, gereizte Augen • In schweren Fällen Symptome wie bei Asthma.	*Euphrasia officinalis* **Augentrost** (siehe Seite 228)		Verringert das Nasensekret und beruhigt Schleimhäute und Bindehaut.
	Glechoma hederacea **Gundermann** (siehe Seite 229)		Adstringierend und antikatarrhalisch; gut zum Austrocknen von Sekreten und Entzündungen.
	Plantago lanceolata **Spitzwegerich** (siehe Seite 104)		Gut bei allergischem Schnupfen; stärkt die Schleimhäute, heilt Entzündungen.
Nahrungsmittel-unverträglichkeit Zu den üblichen Nahrungsmittelallergenen gehören Kuhmilch, Weizen und Rindfleisch; sie können zahlreiche Symptome auslösen. Zwischen Candida-Mykosen und Nahrungsmittelunverträglichkeiten kann ein Zusammenhang bestehen. Allergie gegen Salicylate (Aspirin®) ist häufig. Glutenunverträglichkeit kann ernste Problemen auslösen. **Schlüsselsymptome** • Verdauungsstörungen • Steife Gelenke und Gelenkschmerz • Hautausschlag und Ekzeme • Atemwegsbeschwerden • Hartnäckige Harnwegsinfektionen, Scheidensoor • Nervenleiden bei Candida-Mykosen.	*Agrimonia eupatoria* **Odermennig** (siehe Seite 31)		Beruhigt Darmreizung und -entzündung; heilt geschädigte Schleimhäute.
	Allium sativum **Knoblauch** (siehe Seite 33)	(Knolle)	Pilz tötend; bei zu viel Hefebakterien im Darm, unterstützt die Erholung der Darmflora.
	Calendula officinialis **Ringelblume** (siehe Seite 47)		Pilz tötend; bei zu viel Hefebakterien im Darm, z. B. bei Candidiasis.
	Hydrastis canadensis **Gelbwurzel** (siehe Seite 74)	(Wurzelstock)	Regt die Lebertätigkeit an; lindert Überempfindlichkeit des Magens; adstringierend und heilend für die Schleimhäute.
Nesselsucht Bläschenbildung und Ausschlag auf Grund von Allergenen (z. B. Nahrungsmittel, vor allem salicylathaltige Stoffe) sowie durch Kontakt mit Chemikalien. Die Reaktion geht in der Regel vorüber, kann aber auch stark und hartnäckig sein. **Schlüsselsymptom** • Gereizte, rote Schwellungen auf der Haut. WICHTIG: Heftige Reaktionen und Schwellungen können die Atmung behindern oder zu anaphylaktischem Schock führen, der tödlich sein kann; nehmen Sie medizinische Hilfe in Anspruch.	*Brassica oleracea* **Kohl** (siehe Seite 46)		Entzündungshemmend und heilend; hilfreich bei Notfällen.
	Urtica dioica **Brennnessel** (siehe Seite 131)		Es scheint paradox, Nesseln gegen Nesselsucht einzusetzen, aber Brennnessel kann das Jucken lindern und als Antihistamin wirken.
	Viola tricolor **Feldstiefmütterchen** (siehe Seite 137)		Entzündungshemmend und beruhigend bei allen Hautentzündungen.

Fallbeispiel: Heuschnupfen

PATIENT: Jürgen, 10 Jahre alt, im Allgemeinen gesund.

KRANKENGESCHICHTE UND BESCHWERDEN: Jürgen litt seit seinem siebten Lebensjahr jedes Jahr an Heuschnupfen. Seine Niesanfälle begannen im Frühjahr und wurden im Laufe des Sommers zunehmend stärker. Antihistamine zeigten immer weniger Wirkung. Als der Arzt eine Steroidtherapie vorschlug, wendete sich Jürgens besorgte Mutter der alternativen Medizin zu.

BEHANDLUNG: Jürgen begann an Neujahr mit der Behandlung. Für die oberen Atemwege trank er täglich eine 5-ml-Lösung aus Holunderblüte, Andorn und Gundermann. Braunelle, Löwenzahn und Enzian sollten die Leber kühlen und reinigen. Diese Therapie wurde bis zum Frühjahr fortgesetzt. Im ersten Jahr wurden die Symptome mit Augentrost- und Gelbwurzelkapseln kontrolliert und im Frühsommer zur Zeit der Rapsblüte zusätzlich Antihistamine verabreicht.

ERGEBNIS: Im ersten Jahr traten die Symptome erst im Frühsommer auf. Im nächsten Jahr schränkte eine ähnliche Therapie die Symptome noch weiter ein. Drei Jahre nach Beginn der Behandlung war der Heuschnupfen verschwunden.

Anwendung	Mischungen	Warnung
Aufguss oder Tinktur; 3-mal täglich zwei 200-mg-Kapseln; Augenspülung: Wasser mit 5 Tropfen Tinktur.	Mit Gelbwurzelpulver in Kapseln oder mit Holunderblüten in Aufguss oder Tinktur. Wird oft zusammen mit Meerträubchen verschrieben.	
Aufguss oder Tinktur verwenden.	Mit antikatarrhalischen Kräutern wie Sumpfruhrkraut, Spitzwegerich und Goldrute als Tinktur; mit Kamille als Aufguss.	
Aufguss oder bis zu 4ml Tinktur 3-mal täglich.	Mit adstringierenden antikatarrhalischen Kräutern wie Sumpfruhrkraut oder Gundermann; mit Kamille als antiallergischer Aufguss.	
Aufguss oder bis zu 4ml Tinktur 3-mal täglich.	Mit Zitronenmelisse und Kamille zur Verringerung von Stress; mit beruhigenden, entzündungshemmenden Kräutern wie Eibischwurzel; zur Pilzbekämpfung mit Knoblauch und Sonnenhut.	
Täglich 1 Zehe beim Kochen oder zwei 200-mg-Kapseln.	Als alleiniges Heilmittel oder mit Petersilie zur Verringerung des Knoblauchgeruchs.	
Aufguss oder verdünnte Tinktur verwenden.	Mit mikrobiziden Kräutern wie Sonnenhut, mit Nervenkräutern wie Zitronenmelisse oder mit entzündungshemmenden und adstringierenden Kräutern wie Holunderblüte und Odermennig.	
3-mal täglich zwei 200-mg-Kapseln oder bis zu 3-mal täglich eine 2–4-ml-Dosis der Tinktur.	Pulver von Bockshornklee oder Odermennig zur Kapsel oder Süßholz zur Tinktur geben zur Beruhigung und Heilung der Schleimhäute.	Bei Schwangerschaft oder Bluthochdruck meiden; angegebene Dosis einhalten.
Ein frisches Blatt direkt auf die betroffene Stelle legen oder den Saft als Lotion verwenden.	Alleiniges Heilmittel. Zwiebeln können auf die gleiche Weise verwendet werden.	
Anwendung als Aufguss oder Tinktur; oder man nimmt 2 Kapseln mit je 200mg Pulver.	Als Aufguss mit Klee, Ziest und Mädesüß; um die allergische Reaktion zu lindern, ergänzt man 20 Tropfen Ma-huang-Tinktur.	
Aufguss oder bis zu 15ml Tinktur täglich; auch als Waschlösung oder in einer Salbe oder Creme.	Man gibt 1–2 Tropfen Thymianöl auf 20ml Feldstiefmütterchencreme; auch mit Brennnessel in Aufguss oder Tinktur, um zusätzlich eine adstringierende Wirkung zu erzielen.	

Schlüssel

Sprossteile

Blätter

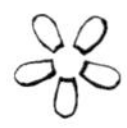
Blütenblätter

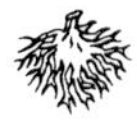
Wurzel

STANDARD-HEILMITTEL
Wenn nicht anders angegeben, basieren die Rezepte und Mengen auf Standarddosen, siehe »Herstellen von Heilmitteln auf Pflanzenbasis«, Seiten 152–157.

HARNWEGSBESCHWERDEN

Nieren und Harnwege spiegeln oft den Gesundheitszustand eines Menschen wider. Wer unter hartnäckigem Blasenkatarrh leidet, weiß, dass sich die Symptome bei Stress und Übermüdung verstärken. Wiederholt auftretende Harnwegsinfekte weisen ebenso wie ständige Erkältungen auf eine Immunschwäche hin. Tonische Kräuter und solche, die das Immunsystem stimulieren, werden oft eingesetzt, nachdem die Symptome nachgelassen haben. Zu den Kräuterheilmitteln gehören meist antiseptische Arzneien für die Harnwege, die ätherische Öle enthalten, welche den Verdauungsvorgang überdauern, ins Blut gelangen und über die Nieren wieder ausgeschieden werden. Beruhigende Kräuter wirken entzündungshemmend und beheben Schädigungen der Schleimhäute. Harn treibende Mittel fördern den Urinfluss und waschen Gifte sowie tote Bakterien aus. Die chinesische Medizin betrachtet Harnwegsentzündungen als Probleme von Hitze und Feuchtigkeit und nicht als bakterielle Infektionen. Die Therapie basiert auf »kühlenden« Kräutern.

SIEHE AUCH: Scheidensoor, Seite 204 f.; Inkontinenz, Seite 212 f.; Bettnässen, Seite 218 f.

LEIDEN	HEILMITTEL	
	Kräuter	**Wirkung**
Harnwegsinfektionen Harnwegsinfektionen führen bei Frauen meist zu Blasenkatarrh und bei Männern zu Harnröhrenentzündung. In manchen Fällen sind die Nieren betroffen. **Schlüsselsymptome** • Häufiges, schmerzhaftes Wasserlassen • Blut, Schleim oder Eiter im Urin • Fieber • Schmerzen von den Lenden bis in die Rückenmitte. WICHTIG: Bei schwer wiegenden oder hartnäckigen Symptomen einen Arzt aufsuchen.	*Apium graveolens* **Sellerie** (siehe Seite 39)	Antiseptisch für die Harnwege; schwemmt Harnsäure aus dem Körper.
	Arctostaphylos uva-ursi **Bärentraube** (siehe Seite 228)	Gutes antiseptisches Mittel für die Nierenkanälchen; auch bei saurem Urin antiseptisch und wirksam.
	Barosma betulina **Bukkustrauch** (siehe Seite 228)	Harn treibend und antiseptisch für die Harnwege; wirkt wärmend und anregend auf die Nieren.
	Elymus repens **Quecke** (siehe Seite 229) (Wurzelstock)	Harn treibend und beruhigend für die Schleimhäute; leicht antibiotisch.
Harngrieß Unlösliche Ablagerungen – meist Kalziumsalze –, die mit Änderungen des Säure- oder Basengrades des Urins zusammenhängen. **Schlüsselsymptome** • »Sandiges« Gefühl beim Wasserlassen • In schweren Fällen Blut im Urin • Schmerzen (zuweilen stark) zwischen Lende und Leiste. WICHTIG: In schweren Fällen einen Arzt aufsuchen.	*Eupatorium purpureum* **Wasserdost** (siehe Seite 62)	Harn treibend und beruhigend für die Schleimhäute der Harnwege; hilft bei Reizungen und Entzündungen.
	Juniperus communis **Wacholder** (siehe Seite 80)	Antiseptisch für die Harnwege und Harn treibend; zum Ausschwemmen von sauren Rückständen geeignet.
	Parietaria diffusa **Mauer-Glaskraut** (siehe Seite 229)	Harn treibend und lindernd; hilft gegen Schmerzen beim Wasserlassen und bei Nierensteinen.
Nierensteine Unlösliche Kalzium- oder Oxalsalze, die in der Niere entstehen und Nierenkoliken verursachen, wenn sie durch die Harnleiter in die Blase wandern. Möglicherweise entstehen sie durch übermäßige Kalziumeinnahme. **Schlüsselsymptome** • Quälende Schmerzen von den Lenden zu den Leisten, wenn Nierengrieß oder Nierensteine in die Blase wandern • Übelkeit und Blut im Urin. WICHTIG: Holen Sie immer medizinischen Rat ein.	*Ammi visnaga* **Khella** (siehe Seite 37)	Entspannt die Muskeln der Harnleiter, was die krampfartigen Schmerzen lindert und den Abgang der Steine erleichtert.
	Aphanes arvensis **Ackerfrauenmantel** (siehe Seite 228)	Kann die Steine in der Niere oder Blase zerkleinern, wirkt Harn treibend und beruhigend auf entzündete Schleimhäute und die Harnwege.

Fallbeispiel: Wiederholt auftretender Blasenkatarrh und Ausschlag

PATIENTIN: Pamela, 48 Jahre alt, Verkaufsleiterin; verheiratet; ein erwachsener Sohn und eine 10-jährige Tochter.

KRANKENGESCHICHTE UND BESCHWERDEN: Pamela litt seit 15 Jahren an wiederkehrendem Blasenkatarrh, der mit gewöhnlichen Antibiotika behandelt wurde. Zu den Symptomen gehörten Brennen beim Wasserlassen und häufiger Harndrang. Sie neigte zu Ausschlag, aß zu viel Schokolade und Hefeextrakte. Beim letzten Aufflackern der Zystitis hatte eine zweiwöchige Antibiotikabehandlung kaum Wirkung gezeigt.

BEHANDLUNG: Eine strenge Einschränkung der Zucker- und Hefezufuhr führte langfristig zu einer Eindämmung des Ausschlags. Arzneimittel zur unmittelbaren Symptombehandlung waren Bukku, Bärentraube, Sonnenhut, Maisgriffel und Quecke. Bukkukapseln und Quecke wurden während des Tages eingenommen. Der Ausschlag wurde mit Teebaumzäpfchen behandelt. *Lactobacillus-acidophilus*-Kapseln regenerierten die durch Antibiotika geschädigte Darmflora.

ERGEBNIS: Nach sechs Wochen war Pamela einen Monat lang erscheinungsfrei. Ein leichter Rückfall wurde mit Kapseln von Sonnenhut behandelt. Zur Vorbeugung trank sie täglich einen schwachen Aufguss aus Bukku- und Queckentee. Zwei Jahre später hatte sie nur noch einmal an Blasenkatarrh gelitten, war aber mit Hilfe ähnlicher Arzneien schnell geheilt.

Anwendung	Mischungen	Warnung
Aufguss oder bis zu 4ml Tinktur 3-mal täglich.	Mit Schachtelhalm, Maisgriffeln oder Quecke zur Beruhigung entzündeter Schleimhäute.	Bei Schwangerschaft meiden; nur unbehandelte Samen verwenden.
Aufguss aus 15g Kraut auf 500ml Wasser oder 3-mal täglich bis zu 2ml Tinktur.	Mit Quecke und Schafgarbe; Schachtelhalm oder Mauer-Glaskraut zugeben zur Heilung geschädigter Schleimhäute.	Hohe Dosen können Übelkeit auslösen.
Aufguss aus 15g Kraut auf 500ml Wasser oder 3-mal täglich bis zu 2ml Tinktur; 3-mal täglich bis zu drei 200-mg-Kapseln.	Quecke oder Schafgarbe zu Aufguss oder Kapseln geben; zusammen mit Maisgriffeln bei starkem Brennen.	
Aufguss oder Tinktur verwenden.	Mit Bukku, Bärentraube oder Wacholder zur Verstärkung der antiseptischen Eigenschaften.	
Absud aus 20g Kraut auf 600ml Wasser oder 3-mal täglich bis zu 3ml Tinktur.	Kombination mit beruhigenden, Harn treibenden Kräutern wie Ackerfrauenmantel, Maisgriffeln oder Quecke oder Mauer-Glaskraut, um den Heilungsprozess zu unterstützen.	
Aufguss aus 10g Beeren auf 500ml Wasser oder 3-mal täglich bis zu 2ml Tinktur; das verdünnte Öl zur Massage verwenden.	Mit Hortensie oder Ackerfrauenmantel, um den Abgang der Steine zu fördern, und mit heilenden Harn treibenden Mitteln wie Quecke oder Maisgriffel.	Bei Schwangerschaft meiden; innerlich nicht länger als 6 Wochen ohne Unterbrechung.
Aufguss oder Tinktur; 20-ml-Dosen des frischen Saftes nehmen.	Mit Bukku oder Bärentraube bei Infektionen oder mit Quecke oder Maisgriffeln zur Beruhigung und Heilung.	
Anwendung als Aufguss oder Tinktur.	Mit Kräutern wie Maisgriffel oder Eibischwurzel zur Beruhigung der Schleimhäute; um die Blutung zu verringern, fügt man Hirtentäschelkraut hinzu.	Übermäßige Verwendung kann zu Übelkeit, Kopfschmerzen und Schlaflosigkeit führen.
Anwendung als Aufguss oder Tinktur bis zu 10ml pro Gabe.	Als Tinktur mit Hortensie, Ingwer und Wasserdost; als Aufguss mit Maisgriffel, Mauer-Glaskraut und Khella. Wenn möglich, legt man eine heiße Kompresse mit Ingwer auf den Unterbauch.	

Schlüssel

Sprossteile

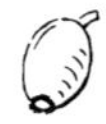

Frucht

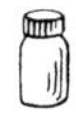

Ätherisches Öl

Blätter

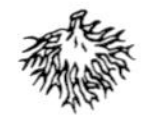

Wurzel

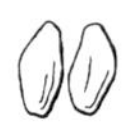

Samen

STANDARD-HEILMITTEL
Wenn nicht anders angegeben, basieren die Rezepte und Mengen auf Standarddosen, siehe »Herstellen von Heilmitteln auf Pflanzenbasis«, Seiten 152–157.

NERVÖSE BESCHWERDEN

Die ganzheitliche Medizin basiert auf den Bedürfnissen von Körper, Geist und Seele. Dies gilt in besonderem Maße für »Nervenleiden«. Zu den körperlichen Symptomen nervöser Beschwerden gehören Schlaflosigkeit, Herzklopfen und Kopfschmerzen; auf der Gefühlsebene zeigen sich Reizbarkeit, Depression, Zorn und Schuldgefühle, während mangelnde Selbstbehauptung oder innere Leere typisch für ein seelisches Vakuum sind. Kräuter werden auf denselben drei Ebenen wirksam. Eisenkraut ist hierfür ein gutes Beispiel: Es ist ein wirksames Lebertonikum und ein entspannendes Nervenmittel; als Bach-Blüte eignet es sich für perfektionistische, leicht zwanghafte Menschen, die alles auf einmal machen wollen; auf seelischem Gebiet erhöht Eisenkraut das Einfühlungsvermögen und erweitert das Bewusstsein. Kräuter beeinflussen Geist und Seele auf eine Weise, die wir erst ansatzweise verstehen. Es gibt Berichte, nach denen die Aromastoffe ätherischer Öle den Teil des Gehirns erreichen, in dem die Gefühle sitzen und der eine Rolle für das Gedächtnis spielt. So ist es nicht verwunderlich, dass Düfte an frühere Ereignisse erinnern, oder dass aromatische Kräuter unsere Gefühle beeinflussen. Die östliche Medizin versteht unausgewogene Gefühle als eine mögliche Ursache für körperliche Leiden. Sie verwendet Kräuter, die die geistigen Zentren, wie etwa die Chakras, die sich vom Kopf bis zum Ende des Rückgrats erstrecken, stärken.

SIEHE AUCH: Spannungskopfschmerzen, Seite 166 f.; Neuralgie, Seite 166 f.; Vergesslichkeit oder Verwirrung im Alter, Seite 212 f.; Parkinson-Krankheit, Seite 212 f.; Hyperaktivität bei Kindern, Seite 218 f.

LEIDEN	HEILMITTEL	
	Kräuter	**Wirkung**
Beklemmung und Spannung Übermäßiger Stress kann für eine Vielzahl gesundheitlicher Probleme verantwortlich sein, die nicht immer deutlich mit der Spannung verknüpft sind. **Schlüsselsymptome** • Unfähigkeit, sich zu entspannen. • Gefühlsmäßige Labilität – Neigung zu Tränen oder grundlose Reizbarkeit • Kopfschmerzen • Schlaflosigkeit.	*Pulsatilla vulgaris* **Küchenschelle** (siehe Seite 226)	Schmerz stillendes Nervenmittel mit sedierender Wirkung; hilft bei nervöser Spannung und sexuellen Problemen.
	Scutellaria lateriflora **Helmkraut** (siehe Seite 118)	Entspannend und stärkend für das zentrale Nervensystem; gut bei nervöser Schwäche.
	Stachys officinalis **Echter Ziest** (siehe Seite 121)	Sedierend und beruhigend für das Nervensystem; geeignet bei nervöser Schwäche, Angst und Erschöpfung.
	Tilia europaea **Linde** (siehe Seite 229)	Verringert die nervöse Spannung und beugt Arteriosklerose vor.
	Verbena officinalis **Eisenkraut** (siehe Seite 135)	Entspannendes Nervenmittel mit stärkender Wirkung auf die Leber.
Panikanfälle Diese können auf übermäßigen Stress, aber auch auf Nahrungsmittelunverträglichkeit zurückzuführen sein. Schwere Fälle erfordern unter Umständen eine psychiatrische Therapie. **Schlüsselsymptome** • Herzklopfen • Heftige Angstgefühle • Furcht vor drohenden Schicksalsschlägen.	*Citrus aurantium* **Neroliöl** (siehe Seite 53)	Beruhigendes Antidepressivum; wird gewöhnlich bei Hysterie, Panik und Angst eingesetzt; lindert Herzklopfen und -krämpfe.
	Hyssopus officinalis **Ysop** (siehe Seite 76)	Krampf lösend und leicht Schmerz stillend, traditionell angewendet bei Hysterie und einige Arten der Epilepsie. Auch für Kinder geeignet.
	Piscidia erythrina **Piscidiarinde** (siehe Seite 229)	Beruhigend und schmerz stillend; hilft bei starker nervöser Spannung, Schlaflosigkeit und nervöser Migräne.
	Rosa damascena **Damaszenerrose** (siehe Seiten 110 f.)	Stark beruhigend für die Nerven; wirkt Depressionen entgegen, beugt Erbrechen vor; leicht beruhigend.

Fallbeispiel: Mangelnde Selbstbehauptung

PATIENTIN: Rosemarie, 52 Jahre alt, ehemalige Alkoholikerin, lebt in unglücklicher Ehe mit einem dominanten Ehemann.

KRANKENGESCHICHTE UND BESCHWERDEN: Nachdem Rosemarie ihren Kummer jahrelang im Alkohol ertränkt hatte, begann sie, mit Hilfe ihrer Freunde, ihrer Kirchengemeinde und den Anonymen Alkoholikern ihr Leben wieder selbst in die Hand zu nehmen. Doch aus finanziellen Gründen mochte sie ihren Mann nicht verlassen. Sie fürchtete, dass sein beständiges Nörgeln sie rückfällig machen könnte. Die körperlichen Symptome zeigten sich in rheumatischen Schmerzen in den Beinen und im Kreuz, in hartnäckigen Erkältungen, Schlaflosigkeit und mangelnder Lebensfreude. Nach Entfernung der Gebärmutter vor drei Jahren brauchte sie eine Hormonbehandlung. Seit diese vor kurzem abgebrochen worden war, litt sie an Hitzewallungen und Nachtschweiß. Rosemarie hatte auch eine kurze Affäre mit dem Ehemann einer Freundin gehabt und wurde nun von Einsamkeit und Schuldgefühlen gequält.

BEHANDLUNG: Ein Massageöl aus Lavendel, Basilikum und Rosmarin sollte Schmerzen und nervöse Beschwerden lindern. Die Klimakteriumsprobleme wurden mit Mönchspfeffer- und Gelbwurzkapseln behandelt. Ziest, Gotu kola und Helmkraut wirkten Depression, Verlustgefühlen und der anhaltenden Sucht entgegen. Ling zhi sollte den Lebensmut stärken und die Selbstbehauptung fördern. Die Kräuter wurden als Pulver oder Tee verabreicht, da Tinkturen für ehemalige Alkoholiker ungeeignet sind.

ERGEBNIS: Die Schmerzen verschwanden innerhalb einer Woche. Rosemarie wurde fröhlicher und schlief besser. Sie war zunehmend überzeugt, das Alkoholproblem unter Kontrolle zu haben, nahm eine Halbtagsstelle an und interessierte sich mehr und mehr für Tätigkeiten außerhalb ihres häuslichen Umfelds. Jetzt fühlt sie sich vom Verhalten ihres Ehemannes weniger bedroht und spielt mit dem Gedanken, ihn in absehbarer Zeit doch zu verlassen. Sie trinkt immer noch Ziesttee und nimmt zeitweise Ling zhi.

Anwendung	Mischungen	Warnung
3-mal täglich bis zu 1 ml Tinktur oder Aufguss aus 5 g Kraut und 500 ml Wasser.	Mit Piscidiarinde und/oder Passionsblume bei Erregungszuständen.	Nur die getrocknete Pflanze verwenden.
Aufguss, Tinktur oder Kräuterpulver in Kapselform.	Alleiniges Heilmittel oder mit Ziest, Lavendel und Zitronenmelisse, um die beruhigende, sedierende Wirkung zu verstärken.	
Aufguss, Tinktur oder Kräuterpulver in Kapselform.	Alleiniges Heilmittel oder mit Kamille, Eisenkraut, Helmkraut oder Lavendel zur Verstärkung der kräftigenden, beruhigenden Eigenschaften.	Hohe Dosen können zu Erbrechen führen. Bei Schwangerschaft hohe Dosen meiden.
Aufguss oder bis zu 10 ml Tinktur pro Tag.	Zitronenmelisse und Kamille für einen entspannenden Tee zum Aufguss geben.	
Aufguss oder Tinktur verwenden.	Alleiniges Heilmittel oder mit Ziest, Linde, Kamille oder Gotu kola, um die beruhigende Wirkung zu verstärken.	Bei Schwangerschaft meiden.
1 ml Neroliöl in 20 ml neutralem Öl als Massageöl; 10 Tropfen ins Badewasser; bis zu 5 ml Orangenblütenwasser pro Tag nehmen oder beim Kochen verwenden.	Mit 5–10 Tropfen Lavendel- oder Benzoeöl zur Verstärkung der beruhigenden Wirkung.	Bei Schwangerschaft mit Vorsicht genießen.
Anwendung als Aufguss oder Tinktur; zur Massage der Schläfen und des Nackens nimmt man 2–3 Tropfen ätherisches Öl in Mandelöl.	Um die beruhigende Wirkung des Tees zu verstärken, kann man Helmkraut, Passionsblume oder Ziest hinzufügen.	
Absud oder täglich bis zu 5 ml Tinktur.	Die Tinktur mit Küchenschelle, Baldrian oder Hopfen bis zu einer Höchstdosis von 5 ml zur Verstärkung der beruhigenden Wirkung mischen.	Die angegebene Dosis nicht überschreiten.
Massageöl aus 2 ml Rosenöl in 20 ml neutralem Öl als Badeöl; Rosenwasser als Lotion und zum Kochen verwenden.	Mit einigen Tropfen Sandelbaum- oder Patschuliöl.	Für Heilzwecke nur bestes, echtes Rosenöl verwenden.

Schlüssel

Sprossteile

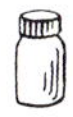
Ätherisches Öl

Blüten

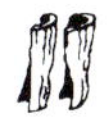
Wurzelrinde

STANDARD-HEILMITTEL Wenn nicht anders angegeben, basieren die Rezepte und Mengen auf Standarddosen, siehe »Herstellen von Heilmitteln auf Pflanzenbasis«, Seiten 152–157.

LEIDEN	HEILMITTEL Kräuter	 Wirkung
Depression Schwäche des Nervensystems, das in der Medizin Galens durch ein Überwiegen des melancholischen Humors erklärt wurde. **Schlüsselsymptome** • Gefühl von Elend und Trauer • Konzentrationsschwäche • Mangelndes Interesse an der Gegenwart • Rückzug und Schweigsamkeit • Schlechte Verdauung mit Verstopfung.	*Avena sativa* **Hafer** (siehe Seite 43)	Antidepressivum und stärkendes Nerventonikum.
	Borago officinalis **Borretsch** (siehe Seite 45)	Stärkt die Nebennierenrinde; lindert Depression.
	Ocimum basilicum **Basilikum** (siehe Seite 96)	Wirkt antidepressiv und verbessert die Gemütsverfassung; beeinflusst hauptsächlich die unteren Chakras; fördert den Realitätsbezug.
	Turnera diffusa var. aphrodisiaca **Damiana** (siehe Seite 227)	Anregendes Nervenmittel; gut für das Hormonsystem des Mannes; wirkt Depressionen entgegen.
Schlaflosigkeit Kann mit übermäßiger Erregung, Angst, Sorgen oder einer körperlichen Ursache (z.B. Schmerzen, die der Behandlung bedürfen) zusammenhängen. In der chinesischen Medizin gilt Schlaflosigkeit als ein Zeichen von übermäßigem »Herzfeuer«. **Schlüsselsymptome** • Probleme beim Einschlafen • Häufige Wachphasen während der Nacht • Unruhe, lebhafte Träume.	*Eschscholzia californica* **Goldmohn** (siehe Seite 229)	Sanftes Hypnotikum, führt nicht zu Abhängigkeit; beruhigend und Schmerz stillend; auch für Kinder.
	Humulus lupulus **Gemeiner Hopfen** (siehe Seite 73) (Zapfen)	Ausgleichend, hypnotisch und Schmerz stillend; beruhigt bei übermäßiger Erregung.
	Lactuca virosa **Giftlattich** (siehe Seite 229)	Beruhigend; Latex galt einst als das »Opium des armen Mannes«; das frische Kraut ist besonders wirkungsvoll, wenn die Samen ausgebildet werden; Gartenlattich hat eine weniger starke Wirkung.
	Passiflora incarnata **Passionsblume** (siehe Seite 99)	Ausgleichend, hypnotisch, Schmerz stillend; beruhigt das Nervensystem, fördert Schlaf.
Unfähigkeit, sich zu entspannen Kräuter werden schon seit langem zur Entspannung eingesetzt. Die Schamanen verwenden Kräuter, die das Bewusstsein erweitern, um sich in einen tranceähnlichen Zustand und auf eine andere Bewusstseinsebene zu versetzen. Im Westen setzt man Cannabis und Tabak noch immer dafür ein. **Schlüsselsymptome** • Ruhelosigkeit, Unfähigkeit, still zu sitzen • Reizbarkeit und geringe Konzentrationsfähigkeit • Ständiges Plappern.	*Matricaria chamomilla* **Kamille** (siehe Seite 88)	Beruhigend, entblähend und Krampf lösend; gut bei Aufregung und nervösem Magen.
	Centella asiatica **Gotu kola** (siehe Seite 222)	Entspannt und stärkt das Nervensystem; hilft bei neurotischen Störungen.
	Lavandula-Arten **Lavendel** (siehe Seite 81)	Beruhigend und Schmerz stillend; Krampf lösende Wirkung.
Aufgeregtheit In allen Altersstufen ist das emotionale Auf und Ab – Wutausbrüche, Stimmungsumschwünge, Reizbarkeit, Kummer – ganz alltäglich. Oft können spezielle Extrakte wie Bach-Blütentropfen oder Busch-Essenzen Abhilfe schaffen. **Schlüsselsymptom** • Irrationale Tränen- und Wutausbrüche ohne erkennbaren Grund.	*Artemisia vulgaris* **Beifuß** (siehe Seite 41)	Sanftes Nervenmittel; hilft bei Menopausen-Spannung, leichter Depression und Stress.
	Melissa officinalis **Zitronenmelisse** (siehe Seite 90)	Antidepressivum; stärkt das Nervensystem.
	Valeriana officinalis **Baldrian** (siehe Seite 133)	Sehr gutes Beruhigungsmittel; Krampf lösend und leicht Schmerz stillend.

Anwendung	Mischungen	Warnung
Absud oder 2–3 ml Flüssigextrakt; Verzehr von Haferbrei.	Die Tinktur mit Eisenkraut mischen oder 10 Tropfen Zitronenmelisse oder Johanniskraut zur Dosis geben, um die antidepressive Wirkung zu verstärken.	Bei Glutenempfindlichkeit siehe Seite 43.
3-mal täglich 10 ml Saft.	Als alleiniges Heilmittel verwenden.	
Die frischen Blätter essen; 5 Tropfen ätherisches Öl ins Badewasser geben oder Massageöl aus 1 ml Basilikumöl in 20 ml neutralem Öl; 3-mal täglich bis zu 3 ml Tinktur oder einen Aufguss.	Aufguss aus den Blättern mit Zitronenmelisse- oder Rosenblütenblättern; einige Tropfen Zitronenpelargonien- oder Rosenöl zum Massageöl geben, um die erbaulichen Eigenschaften zu verstärken.	Bei Schwangerschaft nicht das Öl verwenden.
3-mal täglich bis zu 2,5 ml Tinktur oder Aufguss aus 20 g Kraut auf 500 ml Wasser.	Mit Hafer bei allgemeiner Depression; bei Angstgefühlen Johanniskraut und Ziest mit gleichen Teilen der Tinktur bis zu einer Gesamtmenge von 5 ml pro Dosis mischen.	
Aufguss oder Tinktur abends einnehmen.	Alleiniges Heilmittel oder mit Passionsblumen-, Lavendel- oder Schlüsselblumenblüten bei übermäßiger Erregung.	
Täglich bis zu 5 ml Tinktur oder Aufguss aus 10 g Kraut auf 500 ml Wasser.	Mit anderen beruhigenden Kräutern wie Baldrian oder Passionsblume, insgesamt bis zu 5 ml Tinktur pro Dosis.	Bei Depressionen meiden; die angegebene Dosis nicht überschreiten.
Aufguss oder Tinktur vor dem Schlafengehen; die frischen Blätter können auch als Salat gegessen werden.	Alleiniges Heilmittel oder bei übermäßiger Erregung mit einigen Tropfen Tinktur aus Schlüsselblumenblüten. Baldrian und Passionsblume verstärken die beruhigende Wirkung.	Übermaß kann zu Schlaflosigkeit und starkem Sexualtrieb führen; niedrige Dosen machen schläfrig, beim Autofahren meiden.
½ Stunde vor dem Schlafengehen 5 ml Tinktur oder einen Tee aus 2–3 Teelöffeln Kraut pro Tasse.	Aufguss mit Lavendel oder Kamille mischen.	Bei Schwangerschaft hohe Dosen meiden.
2–3 Tropfen ätherisches Öl oder 500 ml Aufguss ins Badewasser geben; regelmäßig Tinktur oder Kamillentee.	Alleiniges Heilmittel oder zur Stärkung die Tinktur mit Zitronenmelisse, Helmkraut oder Gotu kola; zur Beruhigung zusätzlich 2–3 Tropfen Lavendelöl ins Badewasser geben.	Bei Schwangerschaft nicht innerlich anwenden; angegebene Dosis nicht überschreiten.
Aufguss oder Tinktur verwenden.	Alleiniges Heilmittel oder mit etwas Lavendel oder Kamille zur Verstärkung der beruhigenden Wirkung.	Nicht länger als 4 Wochen ohne Unterbrechung nehmen.
Aufguss oder bis zu 4 ml Tinktur pro Dosis; verdünntes Öl auf die Schläfen reiben.	Alleiniges Heilmittel oder mit Ziest, Linde oder Eisenkraut als Aufguss zur Linderung von Spannung und Stress.	Bei Schwangerschaft hohe Dosen meiden.
3-mal täglich bis zu 2 ml Tinktur oder schwachen Aufguss trinken.	Mit Ziest, Helmkraut oder Eisenkraut bei Menopausen-Spannung mit emotionalem Stress; Tinkturen bis zu einer Gesamtdosis von 5 ml mischen.	Bei Schwangerschaft und in der Stillzeit meiden.
Das frische Kraut als Tee oder täglich bis zu 5 ml Tinktur (wirksamer in niedrigen Dosen).	Alleiniges Heilmittel im Tee oder mit Ziest-, Helmkraut- oder Eisenkrauttinktur zur Erhöhung der beruhigenden und stärkenden Wirkung.	
Mazeration, Aufguss oder Tinktur; auch als 200-mg-Kapseln oder Tabletten erhältlich.	Alleiniges Heilmittel oder bei Erregung mit einer kleinen Menge Hopfen. Unterstützend wirken Massagen mit Rosen- oder Lavendelöl.	Kann zu Nervenreizung führen, zuerst kleine Dosis (s. S. 133).

Schlüssel

Sprossteile

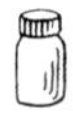
Ätherisches Öl

Blüten

Blätter

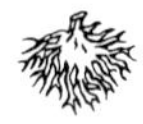
Wurzel

STANDARD-HEILMITTEL
Wenn nicht anders angegeben, basieren die Rezepte und Mengen auf Standarddosen, siehe »Herstellen von Heilmitteln auf Pflanzenbasis«, Seiten 152–157.

LEIDEN	HEILMITTEL Kräuter	 Wirkung
Stressbewältigung Stress löst die Produktion von Adrenalin aus, ein Hormon, das uns ursprünglich ermöglicht, auf Gefahren schnell mit Kampf oder Flucht zu reagieren. Erfolgt jedoch keine körperliche Reaktion, so entsteht aus Stress eine enorme physische Spannung. **Schlüsselsymptome** • Trockener Mund, Neigung zu Weinen, Herzrasen oder Panikanfälle • Ständige Müdigkeit, Schlaf- oder Konzentrationsstörungen • Unfähigkeit, zu entspannen, Kopf- und Muskelschmerzen, nervöser Magen.	*Eleuthericoccus senticosus* **Taigawurzel** (siehe Seite 227)	Unterstützt den Körper bei der Stressbewältigung und erhöht das Durchhaltevermögen. Vorbeugend vor Prüfungen und arbeitsreichen Zeiträumen oder um den Jetlag nach einem langen Flug zu verringern.
	Ferula asa-foetida **Asafoetida** (siehe Seite 228) (Harz)	Beruhigt und verringert die nervöse Erregbarkeit, senkt erhöhten Blutdruck und wirkt Stress mindernd.
	Matricaria chamomilla **Kamille** (siehe Seite 88)	Entspannend und leicht beruhigend, auch als Stärkungsmittel für den Verdauungsapparat bei Störungen auf Grund von Stress.
Müdigkeit und Erschöpfung Wird oft als Symptom betrachtet, kann aber durch destruktive Gefühle, Überarbeitung oder Krankheit entstehen. **Schlüsselsymptome** • Schwierigkeiten, aufzustehen • Keine Energie, Aufgaben abzuschließen • Konzentrationsschwäche. WICHTIG: Fortwährende oder übergroße Müdigkeit kann auf eine unerkannte Krankheit hinweisen. Suchen Sie ärztliche Hilfe auf.	*Panax ginseng* **Ginseng** (siehe Seite 98)	Energietonikum, in China traditionell bei älteren Menschen eingesetzt; ideal, um den Körper bei jahreszeitlichen Umstellungen zu unterstützen.
	Salvia officinalis var. purpurea oder *Salvia officinalis* **Roter oder Grüner Salbei** (siehe Seite 115)	Stärkungsmittel, Antioxidans, wirkt auf die Hormontätigkeit und regt das Nerven- und Verdauungssystem an.
Chronisches Müdigkeitssyndrom Es heißt auch CFS (Chronic fatigue syndrome) bzw. postvirales Syndrom und wurde mit psychischen Störungen, Virusinfekten und Immunschwäche in Zusammenhang gebracht. **Schlüsselsymptome** • Muskelermüdung und -schwäche schon nach geringsten Anstrengungen • Kopf- und Muskelschmerzen, Atembeschwerden • Konzentrationsschwäche.	*Astralagus membranaceus* **Tragant (Huang qi)** (siehe Seite 225)	Regt das Immunsystem und den Energiefluss im Körper an; in China als Tonikum für jüngere Patienten angewendet.
	Echinacea-Arten **Sonnenhut** (siehe Seite 58)	Antiviral und Pilz tötend, bekämpft Infektionen, die damit zusammenhängen, auch Candida-Mykosen.
	Withania somnifera **Ashwagandha** (siehe Seite 138)	Nahrhaftes und vitalisierendes Tonikum, das sowohl die physischen wie die mentalen Energien stärkt.
Schock Emotionaler Schock hängt mit plötzlichen Angstgefühlen zusammen; physischer Schock kann nach traumatischen Unfällen auftreten. **Schlüsselsymptom** • Kalter Schweiß, Herzrasen, Verwirrung, Atemnot.	*Alpinia galanga* **Galgant** (siehe Seite 35)	Wärmend und anregend; besonders, um Herzrasen, unregelmäßigen Herzschlag und Panikgefühle zu beruhigen und auszugleichen.
	Capsicum frutescens **Chili** (siehe Seite 50)	Regt den Blutkreislauf an und stärkt das Gewebe; wirkt wärmend, stärkend und regulierend.
Jahreszeitliche Affektstörung Auch SAD (Seasonal affective disorder); Depressionen und emotionales Ungleichgewicht, die im Herbst und Winter auf Grund eines Mangels an Tageslicht auftreten. **Schlüsselsymptome** • Depression, die jahreszeitlich bedingt ist • Schlaflosigkeit, Mattheit, Lustlosigkeit.	*Hypericum perforatum* **Johanniskraut** (siehe Seite 75) (Blühende Triebspitzen)	Wirkt nachweislich antidepressiv und wird zunehmend anstelle herkömmlicher Arzneien eingesetzt.
	Rosmarinus officinalis **Rosmarin** (siehe Seite 112)	Stimuliert das Nervensystem, wirkt antioxidativ und anregend auf die Verdauung.

Anwendung	Mischungen	Warnung
Nehmen Sie bis zu 600 mg täglich über 10–14 Tage, bevor der Stress beginnt.	Als alleiniges Heilmittel oder mit Glänzendem Lackporling in Kapseln.	
Bis zu 50 Tropfen Tinktur pro Gabe oder bis zu 50 mg als Tabletten oder Pulver.	Mit Indischer Narden- oder Baldriantinktur oder -pulver zur Beruhigung der Nerven.	Nicht für Babys oder kleine Kinder.
Anwendung als Aufguss.	Als Aufguss mit Zitronenmelisse oder Ziest; wenn verfügbar, ergänzt man die Mischung mit einigen Chrysanthemen- oder Jasminblüten.	
Am besten über einen Zeitraum von bis zu 4 Wochen 600 mg in Kapseln oder bis zu 10 ml Tinktur täglich.	Als alleiniges Heilmittel oder mit Tragant (Huang qi), Ginkgo oder Ashwaghananda und wenig Ingwer oder Galgant.	In der Schwangerschaft nicht längerfristig oder hoch dosiert einsetzen; bei jungen, yangdominierten Männern kann er Macho-Verhalten unterstützen.
Anwendung als Aufguss, Tinktur oder in Kapseln bis zu 1 g täglich.	Als Aufguss mit Rosmarin, Gotu kola, Ziest, Hibiskus oder Thymian.	In der Schwangerschaft nicht hoch dosiert einsetzen; nicht bei Epilepsie.
Anwendung als Tinktur, Absud oder als Pulver in Kapseln (bis zu 600 mg täglich).	Mit Ginseng und Sonnenhut; zur Unterstützung setzt man Nachtkerzenöl, Zink und Vitamin C als Nahrungsergänzung und Gotu kola, Mariendistel und Kardamom als Aufguss ein.	
Als Tinktur oder täglich 2 Kapseln mit je 200 mg; je nach verwendeten Pflanzenteilen als Absud oder Aufguss.	Mit Kletten-Labkraut-, Mariendistel- und Galganttinktur; als Aufguss mit Gotu kola, als Absud mit Tragant (Huang qi) oder Ginseng. Unterstützende Nahrungsergänzung mit Nachtkerzenöl, Zink und Vitamin C.	Hohe Dosen können in seltenen Fällen Übelkeit und Schwindel auslösen.
Anwendung als Tinktur, Absud oder als Pulver mit Wasser oder in Kapseln (250 mg bis 1 g pro Gabe); bis zu 5 g in warmer, leicht mit Zucker gesüßter Milch.	Um die Wirkung zu verstärken, ergänzt man ein wenig Langen Pfeffer; als Absud mit Ginseng und Süßholz; man unterstützt die Wirkung mit Leberstimulanzien und täglich 25 ml Kletten-Labkraut-Saft zur Reinigung des Lymphsystems. Der reichliche Genuss von Shiitake-Pilzen unterstützt das Immunsystem.	
Bis zu 5 Tropfen Tinktur direkt auf die Zunge; Anwendung als Absud.	Die Tinktur gibt man tropfenweise in 1 Tasse Helmkrauttee. Viel Flüssigkeit zu sich nehmen.	
Bis zu 5 Tropfen Tinktur in wenig Wasser oder direkt auf die Zunge.	Die Tinktur gibt man tropfenweise in 1 Tasse Salbei- oder Kamillentee. Viel Flüssigkeit zu sich nehmen.	
Anwendung als Aufguss, Tinktur oder in Kapseln.	Mit Ziest, Basilikum oder Zitronenmelisse als Aufguss oder Tinktur.	Es wurde berichtet, dass langfristige Anwendung mit grauem Star in Zusammenhang stehen könnte.
Die frischen oder getrockneten Blätter als Aufguss oder Tinktur; 5–10 Tropfen ätherisches Öl ins Badewasser.	Mit Basilikum, Salbei und Thymian erhält man einen anregenden und erfrischenden Tee; mit 2–3 Tropfen Geraniumöl als Badezusatz.	

Schlüssel

Sprossteile

Ätherisches Öl

Blüten

Blätter

Wurzel

Triebe

Frucht

STANDARD-HEILMITTEL
Wenn nicht anders angegeben, basieren die Rezepte und Mengen auf Standarddosen, siehe »Herstellen von Heilmitteln auf Pflanzenbasis«, Seiten 152–157.

FRAUENLEIDEN

Die ganzheitliche Sicht der Kräuterheilkunde ist für gewöhnliche Frauenleiden – z.B. prämenstruelles Syndrom (PMS), Periodenschmerz, Menopausenbeschwerden – von besonderer Bedeutung; geistige und seelische Dissonanzen können hier schwerer wiegen als körperliche Faktoren. Die moderne westliche Medizin führt in diesen Fällen zahllose Tests durch. Wenn diese ohne Ergebnis verlaufen, verordnet man den Patientinnen Beruhigungsmittel, eine Hormonbehandlung oder gar die Entfernung der Gebärmutter. Die traditionelle chinesische Medizin verknüpft das weibliche Fortpflanzungssystem mit der Leber, die unter anderem »Blut lagert« und den Fluss des Qi (Energie) im Körper steuert. Die üblichen PMS-Symptome werden als ein Ungleichgewicht in der Leber verstanden: Reizbarkeit, da die Leber für Zorn verantwortlich ist; geblähter Unterleib auf Grund eines verminderten Qi im Unterleib; Verdauungsstörungen und Heißhunger auf Süßigkeiten, da überschüssige Leberenergie in die Milz abwandert und zu Mangelerscheinungen und Schwäche führt. Daher stützt sich die Behandlung oft auf Kräuter zur Stimulierung und Bewegung von Leberenergie. Auch die moderne westliche Kräuterheilkunde hat sich ein mehrdimensionales, ganzheitliches Konzept zu eigen gemacht. Hormon regulierende Kräuter wie Mönchspfeffer werden mit Uterintonika wie Herzgespann und Traubensilberkerze kombiniert, um Menstruationsbeschwerden zu lindern. Die chinesische Medizin erklärt Menopausenbeschwerden auch als Mangel an Nierenenergie. Man nimmt an, dass in den Nieren die »Lebensessenz« des Körpers, das so genannte »jing«, ruht, die die Lebenskraft, Kreativität und Fortpflanzungsfähigkeit umfasst. Das Menopausensyndrom gilt

LEIDEN	HEILMITTEL	
	Kräuter	Wirkung
Prämenstruelles Syndrom (PMS) Dies kann mit einem hormonellen Ungleichgewicht oder einer Stagnation des Qi zusammenhängen. **Schlüsselsymptome** • Reizbarkeit oder Zorn • Depression und Gefühlsschwankungen • Geblähter Unterleib • Geschwollene, empfindliche Brüste • Heißhunger (vor allem auf Süßigkeiten) • Verstopfung und/oder Durchfall.	*Alchemilla vulgaris* **Frauenmantel** (siehe Seite 32)	Reguliert den Menstruationszyklus auf sanfter hormoneller Basis; adstringierend.
	Oenothera biennis **Nachtkerze** (siehe Seite 229)	Enthält γ-Linolensäure für den Prostaglandinstoffwechsel; hilft gegen Überempfindlichkeit der Brüste.
	Paeonia lactiflora **Bai shao yao** (siehe Seite 97)	Reguliert die Leberfunktion und beruhigt die Leberenergie; stärkt Blut und Yin.
	Vitex agnus-castus **Mönchspfeffer** (siehe Seite 229)	Wirkt auf die Hypophyse, fördert und reguliert die Hormonfunktion.
Periodenschmerz Auch als Dysmenorrhö bekannt; kann auf eine Blutstagnation vor Beginn der Periode oder auf Uteruskrämpfe während der Menstruation zurückzuführen sein. **Schlüsselsymptome** • Unterleibsschmerzen vor Beginn der Periode oder beim Einsetzen der Blutung • Schmerz, der in die Schenkel und Beine zieht • Geblähter Unterleib • Blutung kann schwach oder übermäßig verklumpt sein.	*Angelica sinensis* **Dang gui** (siehe Seite 38)	Reguliert den Zyklus, nährt das Blut und stimuliert das Leber-Qi.
	Caulophyllum thalictroides **Frauenwurzel** (siehe Seite 228) (Wurzelstock)	Krampf lösend durch Steroidstoffe, die den Uterus stimulieren; hilft bei Schmerz durch Blutstockung.
	Pulsatilla vulgaris **Küchenschelle** (siehe Seite 226)	Schmerz stillendes Nervenmittel; geeignet bei allen Schmerzen der Fortpflanzungsorgane.
	Viburnum prunifolium **Amerikanischer Schneeball** (siehe Seite 136)	Entkrampft die Uterusmuskulatur; symptomatisches Heilmittel bei krampfartigen Schmerzen.

als Energieschwäche der Nieren, die sich auf Leber- und Herzfunktionen auswirkt (siehe Seite 14–15) und Nachtschweiß, Hitzewallungen, Herzklopfen, Kreuzschmerzen und Reizbarkeit verursacht. Deshalb konzentriert sich die Behandlung im Allgemeinen auf Nieren- und Lebertonika oder beruhigende Herzkräuter. Die ayurvedische Medizin betrachtet und respektiert die sexuelle Energie als Teil der kreativen, geistigen Kräfte, die Fortpflanzungsorgane sind mit einigen Chakras oder Energiezentren innerhalb des Körpers verbunden. Das Wurzel-Chakra (siehe Seite 12) wird mit dem Gefühl von Zugehörigkeit sowie dem gegensätzlichen Gefühl der Entwurzelung assoziiert. Bei Frauen, die mit ihrer Rolle im Leben unzufrieden sind, sind gynäkologische Leiden häufig der körperliche Ausdruck einer Disharmonie. Auch eine Entfernung der Gebärmutter kann das Wurzel-Chakra aus dem Gleichgewicht bringen und bei manchen Frauen zu Konzentrationsschwäche und Entspannungsstörungen führen. Sie zeigen schwer zu überwindende Ruhe- und Haltlosigkeit.

Fallbeispiel: Prämenstruelles Syndrom (PMS)

PATIENTIN: Inge, 29 Jahre alt, Marketingleiterin, im Beruf stark eingespannt. Sie litt unter zwei Belastungen: Ihre Mutter drängte sie, eine Familie zu gründen, und ihr Lebensgefährte erwartete, dass sie ihre häusliche Rolle erfüllte.

KRANKENGESCHICHTE UND BESCHWERDEN: Inge litt an klassischen PMS-Symptomen: Stimmungsschwankungen mit starker Reizbarkeit, geblähter Unterbauch und empfindliche, geschwollene Brüste sowie starke, schmerzhafte Periodenblutung.

BEHANDLUNG: Ihr wurde geraten, sich jeden Tag mindestens zehn Minuten lang zu entspannen. Gegen die mangelnde Leberenergie erhielt sie Chai hu, Bai shao yao, Bai zhu, Fu ling, Pfefferminze, Ingwer und Süßholz.

ERGEBNIS: Nach sechs Wochen hatte sich Inges PMS stark gebessert. Die Einlagerung von Flüssigkeit war zurückgegangen; Inge war weniger reizbar. Im Laufe der nächsten zwei Monate regulierte sich ihr Zyklus; die Menstruationskrämpfe und die Empfindlichkeit der Brüste ließen nach.

Anwendung	Mischungen	Warnung
Tinktur und Aufguss zusammen mit anderen Kräutern.	Mit 10–20 Tropfen Tinktur aus Traubensilberkerze, Küchenschelle, Beifuß oder Dang gui pro Dosis; Weiße Taubnessel oder Ziest können dem Aufguss zugesetzt werden.	Bei Schwangerschaft meiden.
Täglich 250–500mg in Kapselform.	Alleiniges Heilmittel oder Kombination mit anderen PMS-Arzneien wie Vitamin B.	
Am besten in Mischungen oder: Absud aus 40g Kraut auf 500ml Wasser in drei Dosen.	10g Bai shao yao mit je 5g Bai zhu, Dang gui, Chai hu, Süßholz, Fu ling und 1g Ingwer. Bei Brustempfindlichkeit Ergänzung mit 5g Chen pi.	Bei Durchfall und verkühltem Magen meiden.
In der zweiten Zyklushälfte morgens 10 Tropfen Tinktur in Wasser.	Alleiniges Heilmittel, aber auch mit anderen PMS-Arzneien wie Nachtkerzenöl und Vitamin-B-Ergänzungen.	Hohe Dosen können zu Kribbeln auf der Haut führen.
Am besten in Mischungen; Absud aus 30g Kraut auf 500ml Wasser, in drei Dosen nehmen.	Absud mit 5–10g Chai hu, Beifuß, Bai shao yao oder Chuan xion mischen. In vielen registrierten Heilmittelformen in chinesischen Kräuterläden erhältlich.	Bei Schwangerschaft regelmäßige oder hohe Dosen meiden.
Tinktur oder Absud verwenden; am besten in Mischungen.	Pro Dosis zusätzlich 1–2ml Tinktur aus Helmkraut, Herzgespann, Schafgarbe, Falscher Einhornwurzel, Mu dan pi oder Chi shao yao.	Zu Beginn der Schwangerschaft meiden.
3-mal täglich 20 Tropfen Tinktur zur Symptomlinderung; oder Aufguss aus 5g Kraut auf 500ml Wasser.	Aufguss mit 10–15g Johanniskraut mischen.	Nur die getrocknete Pflanze verwenden.
20ml Tinktur in Wasser; bei Bedarf bis zu 3-mal wiederholen.	Alleiniges Heilmittel oder mit 20–30 Tropfen Piscidiarindentinktur pro Dosis.	

Schlüssel

Sprossteile

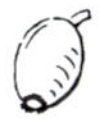
Frucht

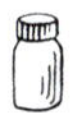
Ätherisches Öl

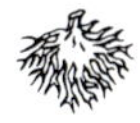
Wurzel

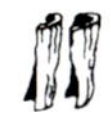
Wurzelrinde

STANDARD-HEILMITTEL
Wenn nicht anders angegeben, basieren die Rezepte und Mengen auf Standarddosen, siehe »Herstellen von Heilmitteln auf Pflanzenbasis«, Seiten 152–157.

LEIDEN	HEILMITTEL	
	Kräuter	**Wirkung**
Starke Periodenblutung Auch Menorrhagie genannt; tritt oft ohne ersichtlichen pathologischen Grund auf; kann mit Kräutern behandelt werden; starke Periodenblutungen erhöhen die Gefahr von Anämie. **Schlüsselsymptome** • Starke Blutung • Starke Verklumpung • Anhaltende Blutung (über sieben Tage) • Verkürzter Zyklus. WICHTIG: Bei plötzlicher oder ungewohnter Änderung des Menstruationsflusses einen Arzt aufsuchen.	*Artemisia vulgaris* var. *indicus* **Ai ye** (siehe Seite 41)	Blut stillendes und wärmendes Kraut für die Meridiane; hilft bei anhaltenden Blutungen.
	Calendula officinalis **Ringelblume** (siehe Seite 47)	Adstringierend mit regulierender Wirkung auf den Menstruationszyklus.
	Capsella bursa-pastoris **Hirtentäschel** (siehe Seite 49)	Adstringierendes und Blut stillendes Kraut für Urogenitalblutungen; beruhigt das Wurzel-Chakra.
	Lamium album **Weiße Taubnessel** (siehe Seite 230) (Blühende Triebspitzen)	Adstringierend und Krampf lösend; reguliert den Periodenblutfluss und wirkt auf die Fortpflanzungsorgane.
Menopausensyndrom Diese Beschwerden sind auf hormonelle Veränderungen zurückzuführen. Die chinesische Medizin schreibt das Menopausensyndrom einer Schwäche des Nieren-Qi zu. **Schlüsselsymptome** • Unregelmäßige Menstruation • Hitzewallungen und Nachtschweiß • Stimmungsschwankungen und Depressionen • Trockene Vagina (auch die Augen sind häufig trocken) • Herzklopfen • Möglicherweise Bluthochdruck • Vergesslichkeit.	*Chamaelirium luteum* **Falsche Einhornwurzel** (siehe Seite 228) (Wurzelstock)	Stimuliert die Eierstockhormone und hilft bei früher Menopause nach Entfernung der Gebärmutter; reguliert den Zyklus nach langjähriger Einnahme von Verhütungsmitteln.
	Leonurus cardiaca **Echtes Herzgespann** (siehe Seite 82)	Beruhigendes Herztonikum; stimuliert den Uterus; gut bei Herzklopfen und Angst.
	Polygonum multiflorum **He shou wu** (siehe Seite 225) (Knolle)	Tonikum für das Nieren-Qi; nährt das Blut; hilft bei früher Menopause.
	Vitex agnus-castus **Mönchspfeffer** (siehe Seite 229)	Beeinflusst die Hypophyse, stimuliert und reguliert die Hormonfunktion; hilft nach Entfernung der Gebärmutter.
Scheidensoor Hängt oft mit einer allgemeinen Schwäche zusammen, die eine Vermehrung der Hefebakterien zulässt. **Schlüsselsymptome** • Milchiger Ausfluss • Juckreiz.	*Calendula officinalis* **Ringelblume** (siehe Seite 47)	Pilz tötend, adstringierend und heilend.
	Melaleuca alternifolia **Teebaum** (siehe Seite 89)	Wirkungsvolles Mittel zur Pilzabtötung, reizt die Vaginalschleimhaut nicht.
Vaginaler Juckreiz Reizung durch Menopausensyndrom, psychische Faktoren oder Infektion. **Schlüsselsymptome** • Juckreiz und Trockenheit • Möglicherweise Schmerzen beim Geschlechtsverkehr.	*Rosa damascena* **Damaszenerrose** (siehe Seite 110 f.)	Kühlend, beruhigend, adstringierend und entzündungshemmend; verbessert die Stimmung und vertreibt Melancholie.
	Verbena officinalis **Eisenkraut** (siehe Seite 135)	Sanftes Nervenmittel; stimuliert Leber und Uterus; wirkt Depressionen entgegen, liefert Energie.
Entfernung der Gebärmutter Postoperative Behandlung kann Probleme frühzeitiger Menopause oder des Wurzel-Chakras lindern. **Schlüsselsymptome** • Menopausensyndrom • Konzentrationsschwäche und Vergesslichkeit • Reizbarkeit und Erregung • Mangel an Ruhe und Zufriedenheit.	*Ligustrum lucidum* **Nu zhen zi** (siehe Seite 229)	Stimuliert die Nierenenergie und lindert die Symptome frühzeitiger Menopause.
	Ocimum basilicum **Basilikum** (siehe Seite 96)	Antidepressivum; stärkt das Wurzel-Chakra; stimuliert die Nebennierenrinde und das Nieren-Yang.
	Stachys officinalis **Echter Ziest** (siehe Seite 121)	Beruhigend; stimuliert die Durchblutung des Gehirns und das Wurzel-Chakra; lindert Angst und Sorgen.

Anwendung	**Mischungen**	**Warnung**
Aufguss aus 15g Kraut auf 500ml Wasser oder 3-mal täglich bis zu 2,5ml Tinktur.	Tinktur oder Aufguss mit Hirtentäschel, Braunelle oder Bhiringaraj mischen oder den Absud mit Dang gui.	Bei Schwangerschaft einen Arzt befragen.
Aufguss oder Tinktur verwenden.	Mit 1ml Tinktur pro Dosis von Hirtentäschel, Frauenmantel, Immergrünkraut oder Geflecktem Storchschnabel zur Verstärkung der adstringierenden Wirkung.	
Aufguss oder Tinktur verwenden.	5 Tropfen Gelbwurzeltinktur oder Weiße Taubnessel zum Aufguss geben.	
Aufguss oder Tinktur verwenden.	Mit Geflecktem Storchschnabel oder Immergrünkraut mischen.	
4–6mal täglich 5–10 Tropfen Tinktur.	Alleiniges Heilmittel oder 5 Tropfen Frauenmantel-, 2–3ml Traubensilberkerze- oder Wilder-Mexanischer-Yamswurzeltinktur zur regulären Dosis mischen. Gegen vaginale Trockenheit hilft Ringelblumencreme mit 1–2 Tropfen Rosenöl.	
Aufguss oder Tinktur verwenden.	Mit anderen beruhigenden Nervenmitteln wie Lavendel oder Eisenkraut; mit Salbei und Beifuß zur Linderung von Nachtschweiß.	Bei Schwangerschaft meiden.
Am besten in einem Absud aus 50g Kraut auf 750ml Wasser oder Weintonikum.	Den Absud mit Nu zhen zhi, Gou qi zi, Shu di huang oder Zimt mischen.	Sollte bei Durchfall vermieden werden.
Jeden Morgen 10 Tropfen in Wasser oder zwei 200-mg-Kapseln des Pulvers.	Alleiniges Heilmittel oder 15g Pulver mit 5g Gelbwurzelpulver in Kapseln zur Linderung von Hitzewallungen und anderen Symptomen.	Hohe Dosen können Kribbeln auf der Haut verursachen.
Aufguss als Spülung; Creme oder Aufgussöl als Lotion.	5 Tropfen Sonnenhut zur Spülung geben oder Knoblauch innerlich anwenden.	
5ml Öl mit 15ml neutralem Öl mischen, 5 Tropfen auf einen Tampon geben, 4 Stunden in der Vagina lassen; auch in Zäpfchen oder Creme.	Alleiniges Heilmittel oder mit Ringelblumen-Aufgussöl auf einem Tampon; oder 20 Tropfen Teebaumöl und 10 Tropfen Thymianöl auf 20g Kakaobutter für 12 Zäpfchen.	
Rosenwasser als Lotion oder 2 Tropfen ätherisches Öl in eine Creme.	Creme aus 10ml Küchenschellentinktur, 20ml Frauenmanteltinktur, 20ml Rosenwasser und 50–70ml emulgierender Salbe.	Für Heilzwecke nur bestes, reines Rosenöl verwenden.
Aufguss oder 3-mal täglich bis zu 5ml Tinktur.	Mit Lavendel, Hafer oder Frauenmantel; hilft bei nervösem Juckreiz.	Bei Schwangerschaft meiden.
Tinktur oder mit anderen Kräutern in einem Absud.	Mit tonischen Kräutern wie He shou wu, Wu wei zi oder Ling zhi (Glänzender Lackporling); 1–2ml Rosen- oder Ziesttinktur zur zusätzlichen Stärkung.	
2–3 frische Blätter im Salat; Tinktur oder Aufgussöl zur Massage.	Massageöl aus 2 Tropfen Rosenöl, 5ml Basilikumöl und 45ml neutralem Öl; pro Dosis mit 10–20 Tropfen Küchenschellentinktur.	
Aufguss oder Tinktur verwenden.	Mit Lavendel, Eisenkraut oder Basilikum in Tinktur und Aufguss; Morgendosis mit 10–20 Tropfen Mönchspfeffertinktur.	

Schlüssel

Sprossteile

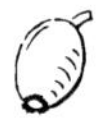

Frucht

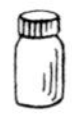

Ätherisches Öl

Blühende Triebspitzen

Blätter

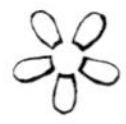

Blütenblätter

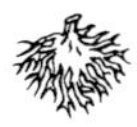

Wurzel

STANDARD-HEILMITTEL
Wenn nicht anders angegeben, basieren die Rezepte und Mengen auf Standarddosen, siehe »Herstellen von Heilmitteln auf Pflanzenbasis«, Seiten 152–157.

SCHWANGERSCHAFT UND GEBURT

Für Generationen von Frauen waren Kräuterheilmittel die einzige Möglichkeit, die Beschwerden der Schwangerschaft und die Schmerzen der Geburt zu lindern. Heute gilt zwar größere Vorsicht bei der Einnahme von Kräutern während der Geburt, aber sie bieten eine gefahrlose Alternative zu herkömmlichen Medikamenten mit möglicherweise schädlichen Nebenwirkungen: Butternuss als sanftes Abführmittel; Brennnesseltee, Kresse und Klette bei Anämie, Rotulmenpulver oder Eibischwurzel bei Sodbrennen. Gegen morgendliche Übelkeit gibt es eine Vielzahl von Heilmitteln. Frauen, die während der Schwangerschaft häufig unter Übelkeit leiden, stellen manchmal fest, dass die regelmäßige Einnahme nur eines Medikaments die Übelkeit noch verstärkt. Eine Auswahl verschiedener Tinkturen bringt hier Erleichterung. Der Uterus kann auf die Geburt vorbereitet werden, indem man den Unterleib während der letzten drei Wochen mit tonischen Kräutern oder verdünntem Salbeiöl einreibt. Nach der Geburt hilft ein Tee aus Basilikum und Herzgespann bei der Lösung der Plazenta. Wöchnerinnen sollten alle 1–2 Stunden homöopathische Arnika D6-Tabletten zur Heilung des angegriffenen Gewebes einnehmen.

SIEHE AUCH: Krampf, Seite 164 f.; Rückenschmerzen, Seite 164 f.; Anämie, Seite 184 f.; Verstopfung, Seite 186 f.; Sodbrennen, Seite 188 f.

LEIDEN	HEILMITTEL	
	Kräuter	**Wirkung**
Morgendliche Übelkeit Übelkeit und Erbrechen (während der ersten drei Monate der Schwangerschaft), häufig beim Aufstehen, kann aber auch den ganzen Tag anhalten. In schweren Fällen (*Hyperemesis gravidarum*) kann eine Krankenhausbehandlung wegen Gefahr von Leberschäden und Dehydration angezeigt sein. **Schlüsselsymptome** • Erbrechen beim Aufstehen • Gefühl der Übelkeit.	*Ballota nigra* **Schwarznessel** (siehe Seite 229)	Beugt Erbrechen vor; beruhigend; hilft bei nervöser Verdauungsstörung.
	Matricaria chamomilla **Kamille** (siehe Seite 88)	Verringert die Übelkeit und beruhigt den Magen; auch als entspannendes Nervenmittel bei Stress.
	Zingiber officinalis **Ingwer** (siehe Seite 139)	Beugt Erbrechen vor; im Krankenhaus bei *Hyperemesis-gravidarum*-Patientinnen erfolgreich eingesetzt.
Geburtsvorbereitung Kräuter werden seit langem dazu eingesetzt, den Körper durch Stärkung der Uterusmuskulatur auf die Geburt vorzubereiten.	*Mitchella repens* **Rebhuhnbeere** (siehe Seite 229)	Kräftigt und stimuliert den Uterus; adstringierende und stärkende Wirkung auf das Nervensystem.
	Rubus idaeus **Himbeere** (siehe Seite 113)	Stärkt den Uterus.
Unfruchtbarkeit Kräuter können den allgemeinen Gesundheitszustand verbessern und die Empfängnisbereitschaft fördern, sie sind aber kein Zaubermittel und können auch nicht organische Ursachen wie eine Verklebung der Eileiter beseitigen. Der fachkundige Einsatz der Kräutermedizin kann jedoch helfen, wenn Endometriose, Candida-Mykosen, chronische Blasenentzündung oder Zysten in den Eierstöcken eine Empfängnis behindern.	*Chamaelirium luteum* **Falsche Einhornwurzel** (siehe Seite 228) (Wurzelstock)	Stimuliert die Gebärmutter und die Hormone wirkungsvoll; stärkt die weiblichen Fortpflanzungsorgane und hilft bei Entzündungen der Eileiter.
	Angelica sinensis **Dang gui** (siehe Seite 38)	Nahrhaftes Tonikum für die Fortpflanzungsorgane; hilft, den Menstruationszyklus zu regulieren und unterstützen.
	Alchemilla vulgaris **Frauenmantel** (siehe Seite 32)	Unterstützt und reguliert den Menstruationszyklus.
Wehen Ob eine Unterstützung der Wehen mit Heilkräutern möglich ist, hängt von der Hebamme oder dem Arzt ab. Im frühen Stadium, bevor die etablierte Medizin die Geburt begleitet, können Kräutertees helfen, die Nerven zu beruhigen, die Gebärmutter anzuregen und regelmäßige Kontraktionen zu fördern.	*Stachys officinalis* **Echter Ziest** (siehe Seite 121)	Regt den Uterus zu Kontraktionen an und wirkt gleichzeitig beruhigend auf die Mutter.
	Jasminum officinale **Gemeiner Jasmin** (siehe Seite 78)	Stärkt und regt den Uterus zu Kontraktionen und zum Geburtsvorgang an; wirkt leicht anästhesierend und beruhigend auf die Mutter.

Fallbeispiel: Blutungen während der Schwangerschaft

PATIENTIN: Julia, 32 Jahre alt, glücklich verheiratet, zwei Töchter (2 und 4 Jahre alt), am Anfang der dritten Schwangerschaft.

KRANKENGESCHICHTE UND BESCHWERDEN: Während der ersten beiden Schwangerschaften hatte Julia ständig unter Blutungen gelitten und den Großteil der neun Monate im Bett verbracht. Sie fürchtete nun einen ähnlichen Verlauf der dritten Schwangerschaft und erhebliche Probleme mit den beiden lebhaften Kleinkindern und dem Familienleben. In der sechsten Schwangerschaftswoche hatten sich bereits leichte Blutungen eingestellt. Die traditionelle chinesische Medizin schreibt viele Arten der vom Uterus ausgehenden Blutungen einer Schwäche der Kanäle oder Meridiane Chong (Lebensenergie) und Ren (Verantwortung) zu. Der Ren-Kanal steht in enger Verbindung zu allen Yin-Kanälen im Körper, der Chong-Kanal ist mit allen anderen Kanälen verknüpft; beide beginnen im Uterus. Diese Kanäle werden mit Geburt assoziiert, »Kälte« oder Mangel in diesen Bereichen kann zu Blutungen während oder nach der Schwangerschaft führen.

BEHANDLUNG: Kräuterkapseln, die Dang gui, Shu di huang, Ai ye, Bai shao yao, Süßholz und Chuan xiong enthielten und die Kanäle mit Wärme und Nahrung versorgen sollten.

ERGEBNIS: Innerhalb von zwei Wochen hörte die Blutung auf. Julias Schwangerschaft verlief normal, sie brachte zum Termin eine gesunde Tochter zur Welt.

Anwendung	Mischungen	Warnung
Bis zu 3-mal täglich höchstens 2ml Tinktur in heißem Wasser oder einen schwachen Aufguss trinken.	Bei Andauern der Symptome mit anderen Heilmitteln abwechseln.	
Vor dem Aufstehen eine Tasse Aufguss oder nach Bedarf 5–10 Tropfen Tinktur (bis zu 5ml täglich).	Am besten als alleiniges Heilmittel; bei Bedarf Wechsel mit Zitronenmelisse, Fenchel, Basilikum, Ingwer oder Pfefferminze.	Die angegebene Dosis nicht überschreiten.
Bis zu 1g pro Dosis Kräuterpulver in Kapseln oder bei Bedarf 2–5 Tropfen Tinktur (bis zu 1ml pro Tag).	Am besten als alleiniges Heilmittel; bei Bedarf auch Wechsel mit anderen Heilmitteln.	Dosis nicht überschreiten; am Anfang der Schwangerschaft maßvoll einsetzen.
Während der letzten beiden Schwangerschaftsmonate täglich eine Tasse Aufguss.	Als alleiniges Heilmittel oder zusammen mit Himbeerblättern.	
Während der letzten beiden Schwangerschaftsmonate täglich eine Tasse Aufguss; während der Wehen in großen Mengen trinken.	Verwendung als alleiniges Heilmittel während der Schwangerschaft; während der Wehen den Aufguss mit Rosenblütenblättern und Ziest mischen.	
Als Absud (1/2 Teelöffel pro Tasse lässt man 20 Minuten köcheln) oder bis zu 5ml Tinktur pro Gabe.	Mit Zaubernuss eine gute Mischung.	Ein Übermaß kann zu Übelkeit und Erbrechen führen.
Anwendung als Absud, Tinktur oder in Kapseln täglich 600mg Puder.	Als alleiniges Heilmittel; bei Bedarf täglich 10 Tropfen Mönchspfeffertinktur, um die Hormonproduktion zu regulieren.	Nicht länger als 10 Tage ab Beginn jeder Periode verwenden.
Anwendung als Aufguss oder Tinktur.	Mit Wiesenklee, Brennnessel und Ringelblumenblütenblätter (2 Teelöffel der Mischung pro Tasse) zur Stärkung der weiblichen Fortpflanzungsorgane.	Nicht länger als 10 Tage ab Beginn jeder Periode verwenden.
Am Anfang der Wehen nimmt man einen Aufguss in kleinen Schlucken.	Mit Roselblütenblättern, Rebhuhnbeere, Himbeerblättern und Herzgespann.	Nicht während der Schwangerschaft, nur bei der Geburt einsetzen.
Zur Bauchmassage nimmt man 5 Tropfen in 5ml Mandelöl während der Wehen. Eine heiße Kompresse, die man auf den Unterbauch legt, tränkt man mit einem Aufguss der Blüten.	Mit 5 Tropfen ätherisches Lavendelöl oder 2 Tropfen Nelken- oder Muskatöl; 1 Tropfen Salbei kann auch helfen, könnte aber zu stark stimulierend wirken, sollte also mit Bedacht angewendet werden. Zum Aufguss für die Kompresse kann noch Ringelblume, Herzgespann oder Ziest hinzugefügt werden.	Auf vertrauenswürdige Quellen achten, da das teure Öl oft verfälscht wird.

Schlüssel

Sprossteile

Blüten

Blätter

Wurzel

Ätherisches Öl

STANDARD-HEILMITTEL
Wenn nicht anders angegeben, basieren die Rezepte und Mengen auf Standarddosen, siehe »Herstellen von Heilmitteln auf Pflanzenbasis«, Seiten 152–157.

LEIDEN	HEILMITTEL	
	Kräuter	Wirkung
Dammriss Ein Dammriss kann schmerzhaft sein und nur langsam heilen. Diese Kräuter helfen auch bei Bluterguss und wunden Stellen. **Schlüsselsymptom** • Ein Dammriss während der Geburt, der genäht werden muss.	*Hypericum perforatum* **Johanniskraut** (siehe Seite 75)	Entzündungshemmend, heilend und adstringierend.
	Ranunculus ficaria **Scharbockskraut** (siehe Seite 229)	Stark adstringierend.
	Symphytum officinale **Beinwell** (siehe Seite 123)	Heilend – fördert das Zellwachstum und verringert die Narbenbildung.
Schmerzende Brustwarzen Sie können beim Stillen entstehen, wenn das Baby nicht die ganze Aureole (den ganzen dunkleren Bereich um die Brustwarze), sondern nur die Brustwarze in den Mund saugt. Hefepilzinfektionen können ebenfalls zu Reizungen führen. **Schlüsselsymptom** • Wunde, aufgesprungene Brustwarzen.	*Calendula officinalis* **Ringelblume** (siehe Seite 47)	Antiseptisch, Pilz tötend, antientzündlich und beruhigend bei trockener Haut und Hefepilzinfektionen.
	Matricaria chamomilla **Kamille** (siehe Seite 88)	Antientzündlich und antimikrobiell, bekämpft Wunden und mögliche Infektionen.
Brustentzündung und Anschwellen der Brüste Geschwollene Brüste treten meist in den ersten 5 Tagen nach der Geburt auf, wenn es scheinbar viel zu viel Milch für das Baby gibt. Brustentzündungen hängen in der Regel mit bakteriellen Infektionen wunder Brustwarzen oder blockierter Milchgänge zusammen. **Schlüsselsymptome** • Schmerzen und Entzündung • Knotige, empfindliche Brüste.	*Brassica oleracea* **Kohl** (siehe Seite 46)	Antientzündlich und heilend, lindert die Brustentzündung und die Schwellung.
	Salvia officinalis **Salbei** (siehe Seite 115)	Wirkt hormonell und austrocknend auf die Körperflüssigkeiten, hilft, den Milchfluss zu verringern.
Mangelnder Milchfluss Zu wenig Milch steht normalerweise in Zusammenhang mit unausgewogener Ernährung, Stress oder Mangel an Erholung, obwohl es auch Frauen gibt, die von Natur aus nur wenig Milch produzieren. Auch große Babys haben manchmal sehr großen Hunger und können schon früh Ergänzungsnahrung benötigen.	*Anethum graveolens* **Dill** (siehe Seite 228)	Regt den Milchfluss an und wirkt entblähend; bekämpft auch Koliken und Blähungen des Babys.
	Galega officinalis **Geißraute** (siehe Seite 228)	Regt den Milchfluss an.
Rückbildungsschmerzen Nach der Geburt zieht sich der Uterus wieder zu der Größe vor der Schwangerschaft zusammen, was in den ersten Tagen zu unangenehmen Schmerzen führen kann. Die Rückbildung kann 2 Monate dauern und wird durch Stillen unterstützt, denn dabei gelangt das Hormon Oxytocin ins Blut, das auch den Milchfluss anregt. Daher treten Rückbildungsbeschwerden häufig während des Stillens auf. **Schlüsselsymptom** • Krampfige Schmerzen, oft während des Stillens.	*Cimicifuga racemosa* **Traubensilberkerze** (siehe Seite 51)	Krampf lösend und den Uterus entspannend; leicht Schmerz stillend durch aspirinähnliche Wirkung.
	Viburnum prunifolium **Amerikanischer Schneeball** (siehe Seite 136)	Lindert Krämpfe speziell des Uterus; lindert schmerzhafte Kontraktionen; wirkt beruhigend auf das Nervensystem.
	Caulophyllum thalictroides **Frauenwurzel** (siehe Seite 228) (Wurzelstock)	Regt den Uterus zu Kontraktionen an; kann auch eine Geburt beschleunigen und die Erschöpfung während der Entbindung eindämmen.

Anwendung	Mischungen	Warnung
Aufgussöl oder starker Aufguss für ein Sitzbad.	Aufgussöl mit Lavendel- oder Ringelblumenöl mischen; den Aufguss für ein Bad mit getrockneten Sprossteilen mischen.	
Die Creme auf die betroffenen Stellen streichen.	Mit Zaubernuss eine gute Mischung.	Nicht innerlich anwenden.
Creme, Aufgussöl oder Salbe auf die betroffenen Stellen streichen oder den Aufguss in ein Sitzbad geben.	20 ml Aufgussöl mit 2 ml Lavendelöl mischen.	Kann schnell heilen; nur bei sauberen Wunden anwenden.
Als Creme nach jedem Stillen auf die Brustwarzen auftragen.	Als alleiniges Heilmittel oder in einer Creme mit Rebhuhnbeere.	
Nach dem Stillen mit 1 Tropfen Öl und etwas Muttermilch oder Weizenkeimöl die Brustwarzen massieren; die Blüten als Creme oder als Aufguss für Kompressen verwenden.	Als alleiniges Heilmittel oder mit Ringelblume in Cremes und Kompressen.	
Ein geschmeidig gemachtes frisches Blatt zwischen Brust und BH legen.	Als alleiniges Heilmittel. Ein Umschlag aus frischen Wegerichblättern ist eine gute Alternative zu Kohl. Auch ein Tee aus Wiesenklee, Kamille und Ringelblumen (1 Teelöffel pro Tasse) drei- bis viermal täglich kann helfen.	
Ein- bis zweimal täglich 1/2 Tasse Salbeitee; beim Abstillen die Dosis auf dreimal täglich 1 Tasse erhöhen, um den Milchfluss zum Versiegen zu bringen.	Pumpen Sie den Milchüberschuss bei geschwollenen Brüsten mit einer Handpumpe ab. Um den Milchfluss hierfür anzuregen, tränkt man eine Kompresse mit warmem Lavendel- oder Kamillenaufguss.	Nicht in hohen Dosen, wenn weitergestillt wird.
Täglich 3 Tassen Aufguss; mischen Sie mit anderen Kräutern, um den Geschmack zu variieren.	Mit allen Kräutern, die unten bei Geißraute aufgeführt sind. Bei leichter Depression ergänzt man Eisenkraut oder Borretsch. Um die Hormone anzuregen und die Brustdrüsen zu stärken, nimmt man 10 Tropfen Mönchspfeffer- oder Sabaltinktur.	Kräuter mit starkem Aroma können den Geschmack der Muttermilch beeinflussen.
Für einen Aufguss nimmt man 15 g Kraut auf 500 ml Wasser; oder 2 ml Tinktur pro Gabe.	Um den Milchfluss anzuregen, kann man mit Fenchel, Dill, Bockshornklee, Eisenkraut, Borretsch, Brennnessel und Mariendistel mischen.	
Bei Bedarf 10 Tropfen Tinktur in wenig Wasser, bis zu einer Tagesdosis von 5 ml (100 Tropfen).	Mit Frauenwurzel zusammen; zu Himbeerblätter- oder Rebhuhnbeerenaufgüssen hinzufügen.	Ein Übermaß kann zu Übelkeit und Erbrechen führen.
Als Absud oder Tinktur (bis zu 10 ml pro Gabe).	Verwendung mit Yamswurzel als Absud; oder als Tinktur, die man einem Aufguss aus Himbeerblättern oder Rebhuhnbeere mit einer Prise Ingwer beigibt.	
Bei Bedarf nimmt man Tropfen der Tinktur in wenig Wasser auf die Zunge; oder bis zu 1 g Pulver pro Gabe in angewärmter Milch.	Mit Traubensilberkerze oder Beifuß als Tinktur; oder man nimmt statt Milch Ziesttee, gesüßt mit ein wenig Honig.	Nicht in den ersten 6 Monaten der Schwangerschaft verwenden.

Schlüssel

Sprossteile

Wurzelrinde

Ätherisches Öl

Blüten

Blätter

Wurzel

Samen

Blütenblätter

STANDARD-HEILMITTEL
Wenn nicht anders angegeben, basieren die Rezepte und Mengen auf Standarddosen, siehe »Herstellen von Heilmitteln auf Pflanzenbasis«, Seiten 152–157.

BESCHWERDEN BEI MÄNNERN

Häufiger als Frauen zögern Männer, medizinische Hilfe aufzusuchen, wenn sie gesundheitliche Probleme haben, ganz besonders, wenn diese mit den männlichen Fortpflanzungsorganen zusammenhängen. Deshalb werden Prostata- und Hodenkrebs oft erst spät diagnostiziert. Die Prostata ist eine Drüse, die zur Samenflüssigkeit beiträgt und unterhalb der Blase in die Harnröhre mündet. Gutartige Prostatavergrößerungen kommen bei älteren Männern häufig vor. Man glaubt, dass das mit der Umwandlung des männlichen Geschlechtshormons Testosteron in Dihydrotestosteron zusammenhängt. Von Sabal, das schon sehr lange bei Prostatabeschwerden eingesetzt wird, weiß man, dass es diese Umwandlung verhindert; dadurch bekämpft es eine mögliche Ursache der Vergrößerungen. Bewegungsmangel kann ebenfalls Prostatabeschwerden auslösen. Das Wachstum der Prostata behindert den Urinfluss; die Verhaltung des Urins kann dann zu leichten Infektionen der Harnwege mit Trägheit und Müdigkeit führen, was Bewegungsmangel und Gewichtszunahme nach sich zieht. Aktiv zu bleiben, ist wichtig, um den Energiefluss und die Lebenskraft beizubehalten. Die chinesische Medizin siedelt den Sitz der Reproduktionsenergie, die auch mit unserer Kreativität zusammenhängt, in den Nieren an. Die zur Verfügung stehende Energie ist begrenzt und nicht erneuerbar. Auch im Ayurveda ist die sexuelle

SIEHE AUCH: Schmerzen im unteren Rücken, Seite 164 f., Harnwegsinfektionen, Seite 194 f.

LEIDEN	HEILMITTEL	
	Kräuter	**Wirkung**
Impotenz und Verlust der Libido Zu einem schwachen Sexualtrieb können z. B. Stress, Überarbeitung, zu viel Alkohol und Koffein beitragen, es gibt aber auch organische Ursachen wie schmerzende Hämorrhoiden. **Schlüsselsymptome** • Geringes sexuelles Interesse • Probleme, eine Erektion zu bekommen oder zu halten • Vorzeitiger Samenerguss.	*Turnera diffusa var. aphrodisiaca* **Damiana** (siehe Seite 227)	Aphrodisierend und antidepressiv; wirkt erhebend für das Nervensystem; stimuliert die sexuelle Leistung.
	Withania somnifera **Ashwagandha** (siehe Seite 138)	Anregendes Aphrodisiakum und vitalisierendes Tonikum für den gesamten Organismus, verbessert auch die sexuelle Leistung.
Unfruchtbarkeit Neuerdings wird diskutiert, ob Junk Food und Reste von Schadstoffen aus verunreinigtem Wasser oder Pestiziden zu einer niedrigen Spermienzahl beitragen. **Schlüsselsymptome** • Schwierigkeiten bei der Befruchtung • Niedrige Spermienanzahl.	*Centella asiatica* **Gotu kola** (siehe Seite 222)	Vitalisierendes und anregendes Stärkungsmittel, das die Energien erhöht.
	Polygonum multiflorum **He shou wu (Chinesischer Knöterich)** (siehe Seite 225)	Nierentonikum, das die sexuelle Energie stärkt.
Prostatabeschwerden Prostatitis ist eine Entzündung, die oft auf einer Infektion der Prostata beruht; gutartige Vergrößerung kommt bei Männern über 50 häufig vor. **Schlüsselsymptome** • Häufiger Harndrang auch nachts • Schmerzen im Schritt und im unteren Rücken • Tröpfeln und Schwierigkeiten beim Urinieren • Eventuell akute Harnverhaltung. WICHTIG: Jede Prostatavergrößerung sollte medizinisch überprüft werden, um bösartige Tumore auszuschließen.	*Hydrangea arborescens* **Hortensie** (siehe Seite 229) (Wurzel und Wurzelstock)	Harn treibend und beruhigend, wirkt bei Prostataentzündung und wenn eine vergrößerte Prostata zu Harnverhaltung und Infektion führt.
	Lamium album **Weiße Taubnessel** (siehe Seite 230)	Adstringierend und beruhigend; wirkt besonders auf die Fortpflanzungsorgane und wirkt einer gutartigen Prostatavergrößerung entgegen.
	Serenoa serrulata **Sabal** (siehe Seite 227)	Harn treibend, wirkt antiseptisch auf die Harnwege; wirkt hormonell speziell auf die männlichen Fortpflanzungsorgane; wirkt einer gutartigen Prostatavergrößerung entgegen.
	Urtica dioica **Brennnessel** (siehe Seite 131)	In Studien haben Wurzel- und Blätterextrakte Prostatavergrößerungen bekämpft und die Symptome verringert.

Energie mit Kreativität verbunden. Beide Ansätze behaupten, dass diese lebenswichtige Energie durch zu große sexuelle Aktivität geschädigt werde. Sie führen an, sexuelle Erschöpfung führe zu Schwäche, Müdigkeit, Verlust der Libido und Impotenz. Die moderne westliche Gesellschaft misst dagegen dem männlichen Geschlechtstrieb große Bedeutung bei. Impotenz beruht in den meisten Fällen auf Stress, nervöser Anspannung und Überarbeitung oder gelegentlich auf organischen Ursachen, die operativ zu beheben sind. Im Gegensatz dazu empfiehlt die östliche Medizin Abstinenz bei Impotenz und ergänzt die Behandlung mit Kräutern, die die Nierenenergie stärken, wie Ashwagandha, Shatavari, Bala, Shu di huang, Shan yao und Jin yin zi. Auch die bekannten ayurvedischen Aphrodisiaka (siehe Seiten 222 f.) setzt man zur Stärkung der sexuellen Energien ein.

Fallbeispiel: Gutartige Prostatavergrößerung

Patient: Georg, 58, geschieden, lebt mit einer jüngeren Partnerin, war im Beruf gestresst und hoffte auf eine frühzeitige Pensionierung.

Krankengeschichte und Beschwerden: Georg litt unter Energiemangel, Müdigkeit und häufigem Harndrang, besonders nachts, sowie leichter Harnverhaltung. Sein Arzt diagnostizierte eine leichte gutartige Prostatavergrößerung und legte eine Operation sowie eine Behandlung mit Antibiotika zur Bekämpfung von Infektionen nahe.

Behandlung: Georg erhielt eine Tinktur aus Sabal, Tragant und Hortensie. Gegen Infektionen bekam er Ashwagandha-Tabletten als Nahrungsergänzung und Bukku- und Queckentee.

Ergebnis: Innerhalb von 6 Wochen nahmen die Symptome ab. Die Behandlung wird als Erhaltungsdosis mit niedrigeren Mengen fortgesetzt, eine Operation konnte vermieden werden.

Anwendung	Mischungen	Warnung
Anwendung als Aufguss, Tabletten oder Tinktur.	Zu jeder Tasse Aufguss kann man eine Gewürznelke hinzufügen; zu Tinkturen gibt man Sabal, Ashwagandha oder Ginseng; traditionell kombiniert man Damiana in Tabletten mit Kola und Sabal. Bei vorzeitigem Samenerguss kann Eisenkrauttee helfen.	
In einem Milchabsud oder als Kapseln bis zu 1g pro Gabe; oder man nimmt das Pulver in warmer Milch, mit Zucker gesüßt.	Mit Ginseng oder Sabal; Absuden fügt man eine Prise Langen Pfeffer hinzu; für gegenseitige Massagen vor dem Liebesspiel mischt man 1 Tropfen Rosenöl, 5 Tropfen Sandelholz und 5 ml Mandelöl.	
Anwendung als Aufguss, Tinktur oder Kapseln.	Als Aufguss mit Damiana; bei Stress mit Helmkraut, Eisenkraut oder Kamille.	
Anwendung als Absud, Tinktur, Weintonikum oder Kapseln.	Zu jeder Tasse Aufguss kann man eine Gewürznelke hinzufügen; Anwendung als Weintonikum mit Ginseng oder Ashwagandha.	Nicht anwenden bei Durchfall im Zusammenhang mit Milzschwäche oder Verschleimung des Darms.
Anwendung als Absud oder Tinktur.	Bei Prostataentzündung mit Bärentraube, Schafgarbe oder Bukku; bei gutartiger Prostatavergrößerung mit Sabal und Passionsblume.	
Als Aufguss oder bis zu 15ml Tinktur täglich.	Als alleiniges Heilmittel oder mit Maisgriffel, Hortensie oder Quecke zur Heilung der Harnwege und zur Verbesserung der Wirkung auf die Prostata.	
Als Absud aus 10g Beeren auf 500ml Wasser oder bis zu 2ml Tinktur dreimal täglich.	Als alleiniges Heilmittel oder mit Hortensie und Schachtelhalm zur Verbesserung der Wirkung auf die Prostata.	
Anwendung als Aufguss, Absud, Tinktur oder Kapseln.	Mit Schachtelhalm, Weißer Taubnessel oder Eibischblättern; bei Infektionen nimmt man Sonnenhuttabletten.	

Schlüssel

Sprossteile

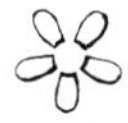
Blütenblätter

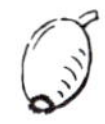
Frucht

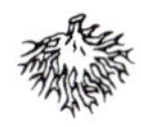
Wurzel

Standard-Heilmittel
Wenn nicht anders angegeben, basieren die Rezepte und Mengen auf Standarddosen, siehe »Herstellen von Heilmitteln auf Pflanzenbasis«, Seiten 152–157.

BESCHWERDEN ÄLTERER MENSCHEN

Wer den Körper als Maschine betrachtet, sieht in Altersbeschwerden einen mechanischen Verfall: Gelenkabnutzung führt zu Osteoarthritis; der Kampf des Verdauungssystems gegen langjährige ballaststoffarme Ernährung und Abführmittel resultiert in Verstopfung und Divertikulose; die geistigen Fähigkeiten lassen nach. Die chinesische Medizin dagegen assoziiert Alterserscheinungen mit einem Mangel an Lebenskraft: Rückgang der Nierenkraft – ein Schlüsselfaktor im Menopausensyndrom (siehe Seite 168) – ist verantwortlich für Inkontinenz, Ohrensausen und Schwerhörigkeit, Leiden, die so viele alte Menschen befallen. Stärkende Kräuter wie He shou wu, Nu zhen zi oder Han lian cao lindern häufig diese Beschwerden. Die Chinesen erklären einige Verdauungsprobleme älterer Menschen mit einer Qi- oder Energieschwäche. Hier hilft Huo ma ren, der Samen der *Cannabis sativa* spp. *indica* oder Marihuana (im Westen sind diese meist vorgekocht erhältlich, um den illegalen Anbau zu verhindern). Je nach Symptomen können diese Kräuter in Kombination mit anderen wie Aprikosensamen (Xing ren), Bitterorange, Bai shao yao, Rhabarberwurzel oder Dang gui verabreicht werden. Kräutertonika wirken auch Symptomen geistiger Verwirrung entgegen: In China war Ginseng schon immer bei wohlhabenden Menschen beliebt; in der ayurvedischen Medizin spielt Chyavan Prash, eine Mischung aus etwa 20 Kräutern, die manchmal noch mit Blattsilber oder -gold ergänzt wird, eine ähnliche Rolle. Solche Qi-Tonika können einen Rückgang der Geisteskraft zwar nicht verhindern, aber sie erhöhen die Energie und stärken die Wachsamkeit. Kräuter können auch bei schweren Krankhei-

LEIDEN	HEILMITTEL	
	Kräuter	**Wirkung**
Arterienverkalkung Fettablagerungen in den Arterien führen zu einer verminderten Blutzufuhr und erhöhen das Herzinfarkt- und Schlaganfallrisiko. Bei älteren Menschen kann die Verkalkung der Gehirnarterien zu zunehmender Verwirrtheit führen. **Schlüsselsymptome** • Kalte Füße und Hände, Blässe, geistige Verwirrtheit, Atemnot oder Herzstörungen, je nach betroffener Arterie.	*Ginkgo biloba* **Ginkgobaum** (siehe Seite 69)	Verbessert und stärkt die Durchblutung und den Kreislauf, besonders im Gehirn; wirkt einer Thrombusbildung entgegen.
	Vinca major **Immergrünkraut** (siehe Seite 229)	Enthält Vincamin, das bei zerebraler Arteriosklerose den Blutfluss fördert; hilft auch nach einem Schlaganfall; tonisch für die Gehirnarteriolen.
	Viscum album **Mistel** (siehe Seite 229)	Stärkt die Kapillarwände, entzündungshemmend, fördert die Heilung; vermindert die Herztätigkeit, verlangsamt den Herzschlag.
Inkontinenz Unfreiwilliges Wasserlassen, das mit einer Schwäche der Beckenbodenmuskulatur, verstopftem Blasenauslass oder Mangel an Nieren-Qi zusammenhängt. **Schlüsselsymptome** • Dringender, häufiger Harndrang • Bettnässen • Tröpfelharn bei Husten oder Lachen.	*Astralagus membranaceus* **Huang qi** (siehe Seite 225)	Erhöht die Lebensenergie und reguliert den Wasserstoffwechsel.
	Cupressus sempervirens **Echte Zypresse** (siehe Seite 228)	Adstringierendes und entspannendes Öl; gut bei jeder übermäßigen Flüssigkeitsproduktion.
	Equisetum arvense **Ackerschachtelhalm** (siehe Seite 60)	Heilend und stärkend für die Schleimhäute der Harnwege.
Vergesslichkeit oder Verwirrung Dieser Zustand tritt im Alter häufig auf und kann mit kräftigenden Kräutern behandelt werden, die das Nieren-Qi bzw. die Yin- oder Yang-Energien stärken (siehe Seite 178).	*Emblica officinalis* **Amalaki** (siehe Seite 223)	Yin-Tonikum; wird in der ayurvedischen Medizin bei Senilität eingesetzt.
	Centella asiatica **Gotu kola** (siehe Seite 222)	Nerventonikum, mit dem die ayurvedische Medizin geistige Ruhe und Klarheit fördert.
	Salvia officinalis var. *purpurea* **Roter Salbei** (siehe Seite 115)	Traditionell in vielen mittelalterlichen Tonika für langes Leben; gutes Qi-Tonikum.

ten, wie etwa der Parkinsonschen Krankheit, hilfreich sein. Die Tollkirsche, ein hochgiftiges Heilmittel, das für den Hausgebrauch ungeeignet ist, wurde bis vor kurzem zur Behandlung dieser Krankheit eingesetzt. Das Krampf lösende Kraut verringert den Speichelfluss und das Zittern. Aus ihm wurde ursprünglich das Atropin gewonnen, mit dem die Schulmedizin die Parkinsonsche Krankheit behandelt. Die verwandten Pflanzen Bilsenkraut und Stechapfel sind ebenfalls wirksam, aber auch sie eignen sich nicht für den Hausgebrauch. Einige Fachleute behaupten, dass ganze Pflanzen sich besser zur Kontrolle der Parkinsonschen Krankheit eignen als das synthetisch hergestellte Atropin oder andere chemische Derivate.

WICHTIG: Der Stoffwechsel verändert sich im Alter. Dosierungen für alte Menschen sollten deshalb niedriger verabreicht werden als für Erwachsene in den besten Jahren.

SIEHE AUCH: Arthritis, Seite 162 f.; Verstopfung, Seite 186 f.; Prostatabeschwerden, Seite 210; Stärkende Kräuter, Seite 222 ff.

Fallbeispiel: Arterienverkalkung und Verwirrtheit

PATIENT: Wilhelm, 88 Jahre alt, bettlägerig und verwirrt, brauchte ständige Betreuung durch seine Frau, damals 72 Jahre alt, und ambulante Pflege.

KRANKENGESCHICHTE UND BESCHWERDEN: Wilhelms Frau kümmerte sich um eine Behandlung mit Heilkräutern, nachdem die Ärzte eine Verkalkung der Gehirnarterien diagnostiziert hatten.

BEHANDLUNG: Wilhelm bekam eine Tinktur aus Ginkgo, Ziest, Linde, Shi di huang und ein wenig Ingwer. Die Dosis für Erwachsene wurde auf Grund seiner Gebrechlichkeit und seines Alters halbiert.

ERGEBNIS: Wilhelms Zustand verbesserte sich ein wenig, er wurde geistig wacher und begann wieder zu lesen; nach 4 Monaten konnte er zum ersten Mal seit 2 Jahren wieder die Treppe zum Erdgeschoss hinabsteigen. Die Behandlung wurde mit nochmals reduzierter Dosis fortgesetzt, nun ergänzt mit Dang shen, Gotu kola und Ashwagandha.

Anwendung	Mischungen	Warnung
Als Tabletten, Tinktur oder Aufguss der frischen Blätter; es sind auch zahlreiche Präparate im Handel erhältlich.	In Kapseln zusammen mit Knoblauch; als Tee und Tinktur mit Weißdorn und Linde.	
Aufguss oder Tinktur verwenden.	Die Tinktur mit der empfohlenen Mistelzweigdosis (unten) oder den Aufguss mit Linde und Ziest mischen.	
3-mal täglich 10–20 Tropfen.	Mit der Tinktur von Immergrünkraut oder Ginkgo bis zu einer 5-ml-Dosis. Mit einem Buchweizen- oder Lindenblütenaufguss trinken, um die Heilung der Arteriolenwände zu fördern.	Bei Schwangerschaft meiden, die Beeren sind giftig, nicht essen.
Absud mit anderen Kräutern, 1–2-g-Dosen Kräuterpulver in Kapseln oder Tinktur.	Den Absud mit Dang gui, Chuan xiong und Chi shao yao mischen.	Bei übermäßiger »Hitze« oder Yin-Mangel meiden.
50 Tropfen Zypresse und 25 ml Mandelöl mischen und 2-mal täglich den Unterleib massieren.	Alleiniges Heilmittel oder aus 25 ml verdünntem Zypressenöl und 10–25 Tropfen Niauli ein Massageöl mischen.	
2-mal täglich 10 ml Saft.	Alleiniges Heilmittel oder mit 2–5 ml Johanniskraut- oder Sumachtinktur pro Dosis.	
Die frischen, getrockneten oder gedämpften Früchte (indische Stachelbeere) essen.	Wird im Allgemeinen in Chyavan Prash (einem Kräutergelee, das auf indischen Märkten und in Restaurants erhältlich ist) verzehrt.	
Aufguss oder Tinktur in 5–10-ml-Dosen.	Alleiniges Heilmittel oder mit Bhringaraj in Aufguss oder Tinktur.	
Täglich eine Tasse Aufguss oder 10 ml Tinktur.	Alleiniges Heilmittel oder mit Rosmarin, Thymian oder Gotu kola.	Kann bei Epileptikern Anfälle auslösen; sie sollten das Kraut meiden.

Schlüssel

Sprossteile

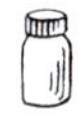
Ätherisches Öl

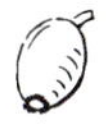
Frucht

Blätter

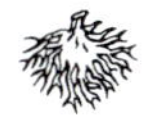
Rhizom

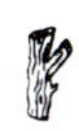
Zweige

STANDARD-HEILMITTEL
Wenn nicht anders angegeben, basieren die Rezepte und Mengen auf Standarddosen, siehe »Herstellen von Heilmitteln auf Pflanzenbasis«, Seiten 152–157.

DRÜSEN- UND HORMONPROBLEME

Der Körper verfügt über eine Anzahl von Drüsen, die wichtige Substanzen und Sekrete produzieren, welche für einen reibungslosen Ablauf sorgen. Zu den endokrinen Drüsen gehören die Hypophyse, die Schilddrüse, die Nebenschilddrüsen, die Nebenniere, die Eierstöcke, die Hoden, die Plazenta und Teile der Bauchspeicheldrüse. Sie alle produzieren eine Vielzahl von Hormonen, die ins Blut abgegeben werden, daher ändert sich bei Funktionsstörungen auch schnell die Zusammensetzung des Blutes. Endokrine Störungen können als Menstruationsstörungen auftreten bei Problemen der Hypophyse und der Eierstöcke, als Schilddrüsenprobleme und als Diabetes, der mit den Insulin produzierenden Langerhansschen Inseln in der Bauchspeicheldrüse zusammenhängt. Exokrine Drüsen geben ihre Sekrete an die Körperoberfläche ab. Hierzu gehören die Schweiß- und Speicheldrüsen, die ebenfalls Beschwerden verursachen können. Zum Beispiel eine bakterielle Entzündung der Ohrspeicheldrüsen; ist diese Entzündung durch Viren verursacht, spricht man von Mumps. Lymphknoten sind eingentlich keine Drüsen; sie sind ein Bestandteil des Lymphsystems, das mehrere Flüssigkeiten und Stoffe durch den Körper transportiert. In ihnen wird die Lymphflüssigkeit gefiltert, und sie verhindern, dass Fremdkörper ins Blut gelangen. Sie produzieren auch Lymphozyten, eine Art der weißen Blutkörperchen, die

LEIDEN	HEILMITTEL	
	Kräuter	Wirkung
Alterszucker Insulinmangel lässt die Blutzuckerwerte ansteigen; meist durch Übergewicht und Ernährungsfehler verursacht; in der Regel keine Insulinabhängigkeit. **Schlüsselsymptome** • Übermäßiger Durst und Harndrang • Geistige Verwirrung • Gewichtsverlust • Lethargie.	*Galega officinalis* **Geißraute** (siehe Seite 228)	Aktiviert die Langerhans-Inseln in der Bauchspeicheldrüse, die für die Insulinproduktion verantwortlich sind.
	Trigonella foenum-graecum **Bockshornklee** (siehe Seite 129)	Hypoglykämisches Kraut – in Versuchen hat es die Zuckerwerte im Urin um 50% verringert.
	Vaccinium myrtillus **Heidelbeere** (siehe Seite 132)	Hypoglykämisches Mittel, das die Insulinproduktion steigert.
Schilddrüsenerkrankungen Überaktivität der Schilddrüse führt zur krankhaften Erhöhung des Stoffwechsels, Schilddrüsen-Unterfunktion zu Myxödem mit aufgeschwemmtem Aussehen. **Schlüsselsymptome** • Durchfall, Gewichtsverlust und Hyperaktivität bei Überfunktion • Verstopfung, Gewichtszunahme und Trägheit bei Unterfunktion. WICHTIG: Alle Schilddrüsenprobleme bedürfen medizinischer Betreuung.	*Fucus vesiculosis* **Blasentang** (siehe Seite 66)	Blasentang ist ein guter Iodlieferant, das für die Funktion der Schilddrüse entscheidend ist; er regt den Stoffwechsel an und wirkt bei einer Unterfunktion der Lethargie entgegen.
	Leonurus cardiaca **Echtes Herzgespann** (siehe Seite 82)	Wirkt beruhigend und regulierend auf das Herz bei Überfunktion der Schilddrüse.
	Lycopus virginicus **Virginischer Wolfstrapp** (siehe Seite 230)	Lindert Herzrasen und Herzklopfen bei Überfunktion der Schilddrüse.
Drüsenfieber Es tritt häufig bei jüngeren Erwachsenen auf; man hält eine Infektion mit dem Epstein-Barr-Virus für die Ursache. Die Symptome können sich über einige Wochen halten, danach fühlen sich die Patienten geschwächt. **Schlüsselsymptome** • Geschwollene empfindliche Lymphknoten am Hals, in den Achseln und in den Leistenbeugen • Appetitverlust, Lethargie • Kopfschmerzen, Fieber, rauer Hals.	*Galium aparine* **Kletten-Labkraut** (siehe Seite 67)	Wirkt speziell reinigend auf das gesamte lymphatische System.
	Inula helenium **Echter Alant** (siehe Seite 77)	Stärkend und tonisierend; wirkt antimikrobiell und Auswurf fördernd bei auftretenden Infektionen.

für das Immunsystem wichtig ist. Bei Infektionen im Körper schwellen die Lymphknoten oft an, auch die Schwellungen bei Drüsenfieber sind geschwollene Lymphknoten. Heilkräuter können bei hormonellen und lymphatischen Problemen helfen, denn sie beeinflussen und regulieren die körpereigene Hormon- und Enzymproduktion und bekämpfen Infektionen und Entzündungen. Die traditionelle Medizin wusste vom Lymphsystem und den endokrinen Drüsen wenig, und auch die chinesische und ayurvedische Heilkunde hatte keine Vorstellung vom Hormonsystem, obwohl die Kräuter, die man bei »harten Schwellungen« einsetzte, also wohl bei lymphatischen Beschwerden, oft reinigend und antimikrobiell wirken.

Fallbeispiel: Alterszucker

PATIENT: Heinz, 72 Jahre alt, übergewichtig, bewegungsfaul.

KRANKENGESCHICHTE UND BESCHWERDEN: Heinz hatte sich schlapp gefühlt und dauernd über Durst geklagt. Eine Blutuntersuchung beim Hausarzt ergab übermäßig hohe Blutzuckerwerte und ließ Altersdiabetes vermuten. Er erhielt einen Diätplan und sollte abnehmen. Urinuntersuchungen ergaben regelmäßig zu hohe Glukosewerte.

BEHANDLUNG: Da Heinz keine Medikamente einnehmen wollte, konzentrierte man sich auf die Ernährung. Er aß große Mengen Knoblauch, Zwiebeln und Arme Ritter, die zusätzlich zu einer Verringerung des Blutzuckers führten. Nach den Mahlzeiten nahm er Bockshornklee-Pulver ein und trank einen Tee aus Geißraute- und Heidelbeerblatt.

ERGEBNIS: Innerhalb weniger Tage sanken die Zuckerwerte im Urin, nach einer weiteren Woche hatten sie sich fast normalisiert. Der behandelnde Arzt war nach einem Monat mit den Ergebnissen zufrieden und setzte die Medikamente ab.

Anwendung	Mischungen	Warnung
Aufguss oder Tinktur vor den Mahlzeiten.	Alleiniges Heilmittel oder mit Brennessel- oder Heidelbeerblatt im Aufguss; mit 2–4 ml Sumachtinktur pro Dosis. Ballaststoffreiche Ernährung mit viel Knoblauch.	Die Blutzuckerwerte regelmäßig kontrollieren.
Nach den Mahlzeiten bis zu 1 g Kräuterpulver (Kapseln) oder Absud.	Ballaststoffreiche Ernährung mit viel Knoblauch; auf Wunsch Ergänzung der Kapseln mit Nelken- oder Zimtpulver.	Die Blutzuckerwerte regelmäßig kontrollieren.
Aufguss vor den Mahlzeiten.	Den Aufguss mit Geißraute oder Brennnessel mischen; ballaststoffreiche Ernährung mit viel Knoblauch.	Die Blutzuckerwerte regelmäßig kontrollieren.
Als Tabletten oder Kapseln, bis zu 2 g täglich; als Aufguss oder Tinktur.	Als Aufguss oder Tinktur mit Petersilie, Damiana und Hafer; ergänzen Sie Pulver oder Kapseln mit Ginseng oder Ginkgo. Bei Depressionen bei einer Schilddrüsen-Unterfunktion fügt man Johanniskraut oder Eisenkraut hinzu.	Nicht bei Schilddrüsen-Überfunktion.
Anwendung als Aufguss oder Tinktur.	Als Tinktur mit der halben Menge Passionsblume und Schwertlilie; als Aufguss mit der gleichen Menge Zitronenmelisse.	
Anwendung als Aufguss oder Tinktur.	Mit Herzgespann, Petersilie und Zitronenmelisse als Aufguss, um den Organismus zu beruhigen und Symptome wie Herzrasen zu lindern.	Nicht bei Schilddrüsen-Unterfunktion und in der Schwangerschaft.
Um aus dem frischen Kraut einen Saft herzustellen, zerkleinert man so viel davon im Mixer, dass nach dem Abgießen 2 Teelöffel Saft übrig bleiben. Oder man nimmt eine Tinktur, einen Aufguss oder Kapseln.	Geben Sie den frischen Saft in 1 Tasse Sonnenhut- und Schwertlilienaufguss zusammen mit einer Prise getrocknetem Chilipulver und dem Saft von 1/2 Zitrone; alles 3–4 Stunden einnehmen. Um mögliche Infektionen zu bekämpfen, nimmt man Knoblauchpräparate und trinkt zusätzlich Wiesenklee- und Ringelblumentee.	
Anwendung als Absud, Tinktur oder Sirup, um den Körper bei anhaltender Schwäche zu stärken.	Als Aufguss mit Ziest mischen; pro Tasse kann man einige Tropfen Wermut- oder Calumbatinktur hinzufügen, um den Appetit anzuregen. Wenn die Schwellung der Lymphknoten abgeklungen ist, ist Ginseng (bis zu 600 mg täglich) zu empfehlen (bis zu einem Monat).	

Schlüssel

Sprossteile

Blätter

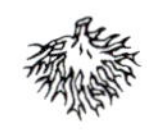
Wurzel

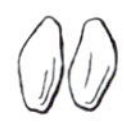
Samen

STANDARD-HEILMITTEL
Wenn nicht anders angegeben, basieren die Rezepte und Mengen auf Standarddosen, siehe »Herstellen von Heilmitteln auf Pflanzenbasis«, Seiten 152–157.

BESCHWERDEN BEI KINDERN

Sanfte Kräuter eignen sich bestens zur Behandlung von Beschwerden bei Kindern. Beruhigende und entspannende Heilmittel wie Kamille oder Linde besänftigen und machen schläfrig. Bei Fieber sind kühlende Kräuter wie Holunderblüte, Schafgarbe und Katzenminze geeignet, und Sonnenhut ist ein hervorragendes Antibiotikum. Bei Husten setzt man Ysop-, Süßholz- oder Andornsirup ein; bei hartnäckigem Katarrh werden Milch- durch Sojaprodukte ersetzt sowie Gundermann und Augentrost als Kapseln oder Tinktur verwendet; Soja enthält viel Kalzium, so dass problemlos auf Milchprodukte verzichtet werden kann. Hyperaktivität kann auf eine Nahrungsmittelallergie zurückzuführen sein, dann sollten Farbstoffe (vor allem E 102 und E 110) vermieden werden. Verstopfung muss mit sanften Laxantien anstatt mit starken Abführmitteln behandelt werden. Wegerichsamen (Samen Psyllii) im Müsli oder Butternuss sind Rhabarberwurzel oder Kassie vorzuziehen. Leider schmecken viele Kräuter unangenehm, so dass Kinder sie nicht gern einnehmen. Säuglingen kann man einen schwachen Aufguss aus Kamille oder Lindenblüte in der Flasche verabreichen. Stillende Mütter sollten das Heilmittel selbst einnehmen und es über die Milch an das Baby weitergeben. Dies gilt besonders

LEIDEN	HEILMITTEL	
	Kräuter	**Wirkung**
Windelausschlag und Kopfekzem Schmerzender und wunder Windelausschlag kann durch Stuhlreizungen oder nasse Windeln verursacht werden, aber auch durch eine Hefepilzinfektion, besonders, wenn die stillende Mutter Antibiotika einnimmt. **Schlüsselsymptome** • Windelausschlag: wunde, rote, schmerzende Entzündung um den Anus oder im Windelbereich.	*Calendula officinalis* **Ringelblume** (siehe Seite 47)	Antientzündlich, antimikrobiell, beruhigend und adstringierend, regt die Heilung an und wirkt einer Infektion entgegen.
	Plantago major **Gemeiner Wegerich** (siehe Seite 104)	Lokal heilend und beruhigend.
	Symphytum officinale **Beinwell** (siehe Seite 123)	Fördert das Zellwachstum; lindernd und beruhigend.
Kolik Eine Kolik wird durch krampfartige Kontraktionen der Eingeweide oft auf Grund von Blähungen verursacht; meist Folge von überhastetem Essen oder zu kurzen Essenszeiten. **Schlüsselsymptome** • Schmerz, Säuglinge schreien laut • Gespannter, aufgeblähter Bauch • Blähungen.	*Matricaria chamomilla* **Kamille** (siehe Seite 88)	Beruhigend, entblähend und Krampf lösend; gut bei Aufregung und nervösem Magen.
	Foeniculum officinale **Fenchel** (siehe Seite 64)	Entblähend; hilft bei Bauchgrimmen.
	Nepeta cataria **Katzenminze** (siehe Seite 229)	Entblähend und Krampf lösend; macht ruhelose Säuglinge schläfrig.
Magen-Darm-Verstimmungen (Gallenanfälle bei Kindern können eine Art Migräne sein und mit Nahrungsmittelunverträglichkeit zusammenhängen.) **Schlüsselsymptome** • Plötzlicher Durchfall mit Erbrechen • Magenschmerzen.	*Agrimonia eupatoria* **Odermennig** (siehe Seite 31)	Adstringierend und heilsam für die Magenschleimhaut; fördert den Gallenfluss; hilft bei Nahrungsmittelallergien; gut bei Durchfall.
	Geranium maculatum **Gefleckter Storchschnabel** (siehe Seite 228)	Adstringierend und stärkend bei Durchfall und Gastritis.

für Kolikarzneien wie Dill oder Quecke. Kleinkinder nehmen Pulver oder Tinkturen leichter mit einem halben Teelöffel Honig ein. Kapseln eignen sich, sobald das Kind diese schlucken kann. Wenn Kinder die Kapseln nicht schlucken können, öffnet man sie und füllt ihren Inhalt in einen Teelöffel Honig. Manche Kinder schlucken auch verdünnte Tinkturen, die auf die Zunge geträpfelt werden; bei Bedarf kann man sie mit Pfefferminze, Süßholz oder Himbeeressig geschmacklich verbessern. Bei Säuglingen oder bei längerem Einsatz sollten nur alkoholfreie Tinkturen verwendet werden (siehe Seite 157).

SIEHE AUCH: Infektionen und Fieber, Seite 168 f.; Katarrh, Seite 170 f.; Ohrenschmerzen, Seite 174 f.; Ekzem, Akne und Pilzinfektionen, Seite 178 ff.; Heuschnupfen, Seite 192 f.

Wichtige Anmerkung

Je nach Alter müssen die Dosen für Kinder verringert werden. Wenn nicht anders erwähnt, handelt es sich bei allen Mengenangaben auf diesen und den folgenden beiden Seiten um Erwachsenendosen. Kindern sollten die folgenden Dosen verabreicht werden:

ALTER	DOSIS (Bruchteile der Erwachsenendosis)
0– 1 Jahr	ein Zwanzigstel
1– 2 Jahre	ein Zehntel
3– 4 Jahre	ein Fünftel
5– 6 Jahre	drei Zehntel
7– 8 Jahre	zwei Fünftel
9–10 Jahre	die Hälfte
11–12 Jahre	drei Fünftel
13–14 Jahre	vier Fünftel
15 und mehr Jahre	die volle Dosis

Anwendung	Mischungen	Warnung
Bei jedem Windelwechsel trägt man das verdünnte Öl als Lotion auf die wunden Bereiche auf.	Bei Infektionen kann man 1–2 Tropfen Teebaum- oder Thymianöl auf 10 ml verdünntes Öl geben.	
Salbe oder Aufgussöl nach Bedarf; frische, gewaschene, zermahlene Blätter beim Wechseln in die Windel geben.	Bei Pilzinfektion 1–2 Tropfen Teebaumöl auf 5 ml Aufgussöl.	
Salbe oder Aufgussöl nach Bedarf; bei Windelausschlag eine Paste aus Wurzelpulver als Umschlag.	Beim Windelwechsel Pfeilwurzelpuder anstelle von Babypuder verwenden.	Wirkt schnell heilend; die betroffene Stelle muss sauber sein.
Homöopathische Chamomilla D3: Säuglinge 3-mal täglich 5–10 Tropfen oder 1–5 zerdrückte kleine Pillen.	Alleiniges Heilmittel; stillende Mütter trinken Kamillentee, um sich selbst zu entspannen und die Kolik des Säuglings zu lindern.	Die angegebene Dosis nicht überschreiten.
Säuglingen 5–10 Tropfen Tinktur in ein Fläschchen Wasser geben oder unter die Nahrung mengen; stillende Mütter sollten vor den Mahlzeiten eine Tasse Aufguss trinken.	Als Alternative kann Dill auf die gleiche Weise eingesetzt werden.	
5–10 Tropfen Tinktur in die Babyflasche voll Wasser oder ins Essen geben oder einen verdünnten Aufguss einsetzen.	Als alleiniges Heilmittel verwenden.	
Aufguss oder Tinktur verwenden (Dosierung siehe Tabelle oben).	Bei nervösem Magen mit Kamille, Katzenminze oder Zitronenmelisse; bei Entzündungen zusammen mit etwas Eibisch.	Bei Verstopfung meiden.
Aufguss oder Tinktur verwenden (Dosierung siehe Tabelle oben).	Mit Odermennig, Mädesüß, Eibisch oder Kamille zur Verstärkung der Wirkung.	

Schlüssel

Sprossteile

Blüten

Blätter

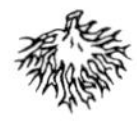

Wurzel

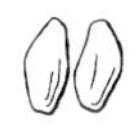

Samen

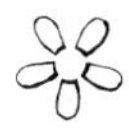

Blütenblätter

STANDARD-HEILMITTEL
Wenn nicht anders angegeben, basieren alle Rezepte und Mengen dieser und der folgenden beiden Seiten auf Standarddosen für Erwachsene. Siehe »Herstellen von Heilmitteln auf Pflanzenbasis« (Seiten 152–157).

LEIDEN	HEILMITTEL – Kräuter	Wirkung
Schlaflosigkeit Schlaflose Säuglinge sind eine Belastung für die ganze Familie. Überprüfen Sie die Raumtemperatur; seien Sie besonders liebevoll, falls die Schlafstörung mit Unsicherheit zusammenhängt.	*Matricaria chamomilla* **Kamille** (siehe Seite 88)	Beruhigend, entblähend und Krampf lösend; ideal bei Übererregung.
	Eschscholzia californica **Goldmohn** (siehe Seite 229)	Beruhigend, leicht hypnotisch und Krampf lösend; gut bei Übererregung.
Fadenwürmer Parasitäre Würmer bei Kindern sind häufig verursacht durch mangelnde Hygiene. Sie sind in der Regel harmlos. **Schlüsselsymptome** • Analer Juckreiz • Weiße, fadenförmige Würmer im Stuhl.	*Allium ursinum* **Bärlauch** (siehe Seite 228) (Zwiebel)	Wirkungsvolles antiseptisches Mittel, dem Knoblauch ähnlich.
	Brassica oleracea **Kohl** (siehe Seite 46)	Traditionelles Heilmittel für Darmwürmer; antibakteriell und heilend.
Nissen und Läuse Nissen sind die Eier der Läuse, sie sind unbeweglich und man findet sie meist am Hinterkopf und im Nacken. Läuse bewegen sich und sind eher sichtbar. **Schlüsselsymptome** • Läuse sind zu sehen • Juckende Kopfhaut	*Melaleuca alternifolia* **Teebaum** (siehe Seite 89)	Wirkungsvolles antiseptisches Mittel; auch antibakteriell und Pilz tötend.
	Azadirachta indica **Neem** (siehe Seite 44)	Antimikrobiell und antiparasitär; Neem ist ein starkes und sehr wirksames pflanzliches Insektizid.
Zahnen Säuglinge zwischen 4 und 5 Monaten können unter Zahnschmerzen leiden.	*Matricaria chamomilla* **Kamille** (siehe Seite 88)	Sedierend, entblähend, Krampf lösend.
Hyperaktivität Übermäßige Aktivität durch Nahrungsmittelunverträglichkeit, »Leberfeuer« oder zu starkes Leber-Qi.	*Prunella vulgaris* **Xia ku cao** (siehe Seite 106) (Blütenstände)	In der chinesischen Medizin zur Beruhigung von »Leberfeuer«, das übermäßige Erregbarkeit verursacht.
	Thymus vulgaris **Thymian** (siehe Seite 99)	Konzentrationsstörungen können mit Problemen des Fettstoffwechsels zusammenhängen. Hier hat sich die Kombination Nachtkerzenöl, Fischöle und Thymianöl bewährt.
Bettnässen Angeborene Fehlfunktion oder durch Unsicherheit, Aufregung oder leichte Harnwegsinfekte verursacht.	*Rhus aromatica* **Sumach** (siehe Seite 230)	Adstringierend und stärkend für die Harnwege; schon lange bei kindlichem Bettnässen eingesetzt, obwohl Wirksamkeit wissenschaftlich kaum belegt.
	Arctostaphylos uva-ursi **Bärentraube** (siehe Seite 228)	Wirkt astringierend und im Harn antiseptisch, zur Beruhigung und Vermeidung von Reizungen und Infektionen.
Reisekrankheit Übelkeit und Erbrechen auf Grund von Bewegung treten bei Kindern bei Autofahrten oder Seereisen häufig auf.	*Mentha piperita* **Pfefferminze** (siehe Seite 91)	Beugt Erbrechen vor; Krampf lösend.
	Zingiber officinalis **Ingwer (Gan jiang)** (siehe Seite 139)	Beugt Erbrechen vor; entblähend.

Anwendung	Mischungen	Warnung
Säuglingen 100–500 ml Aufguss oder 2–3 Tropfen ätherisches Öl ins Badewasser geben.	Alleiniges Heilmittel; stillende Mütter trinken Kamillentee, um sich selbst und ihren Säugling zu entspannen.	Die angegebene Dosis nicht überschreiten.
Aufguss oder Tinktur etwa 30 Minuten vor dem Schlafengehen (Dosierung siehe Tabelle Seite 217).	Etwas Honig beimengen, um für Kinder den Geschmack zu verbessern; mit Kamille oder Lindenblüten zur Verstärkung der beruhigenden Wirkung.	
Aufguss oder 10 ml Saft; auch als wöchentlicher Einlauf.	Alleiniges Heilmittel; älteren Kindern kann auch Knoblauch verabreicht werden.	
3 Tage lang jeden Morgen ein Glas Saft (bei Kindern nicht sehr geschätzt).	Mit Möhrensaft mischen. Als Alternative dem Kind 2 Tage lang nur geriebene Möhren zu essen geben.	
Einige Tropfen Öl auf einen feinen Kamm geben und das Haar gut durchkämmen; oder dem Haarwaschmittel/der Spülung 5–10 Tropfen zugeben; tägliche Wiederholung.	Alleiniges Heilmittel oder mit verdünntem Zitronenöl (höchstens 5 Tropfen auf 25 ml neutrales Öl – kann zu Reizungen führen).	
Man nimmt einen starken Absud als Haarspülung nach dem Waschen oder gibt eine Rindenverdünnung zu einem Haarshampoo auf Seifenbasis und wäscht sich damit 2 Wochen lang die Haare.	Als alleiniges Heilmittel; oder als Absud mit der gleichen Menge Mandelöl, um sich abends damit die Kopfhaut zu massieren.	Bei Kleinkindern nur mit besonderer Vorsicht einsetzen.
Chamomilla D3 (siehe Kolik auf Seite 217) oder 1–2 Tropfen Öl auf einen feuchten Wattebausch geben und auf das Zahnfleisch reiben.	Zusätzlich 1 Tropfen ätherisches Nelkenöl auf den Bausch geben. Einen schwachen Lindenblütenaufguss in der Flasche geben.	Die angegebene Dosis des ätherischen Öls nicht überschreiten.
Aufguss oder Tinktur vermengen (Dosierung siehe Tabelle Seite 217).	Mit beruhigenden Nervenmitteln wie Kamille oder Ziest. Zur Beruhigung der Leber mit einer kleinen Menge Eisenkraut oder Bai shao yao; bei Nahrungsmittelallergien mit Odermennig.	
Als Kapseln oder 5 Tropfen Öl in 10 ml Nachtkerzenöl für Massagen des unteren Rückens oder Bauchs. Das getrocknete Kraut als Aufguss oder Sirup.	Innerlich nimmt man Borretschsamenöl statt Nachtkerzenöl; das getrocknete Kraut kombiniert man mit Xia ku cao und Eisenkraut; zusammen mit Odermennig bei Nahrungsmittelunverträglichkeiten.	Thymianöl innerlich nur unter ärztlicher Aufsicht oder in Fertigarzneien anwenden.
Bis zu 3-mal täglich 10–15 Tropfen Tinktur.	Mit Maisgriffeln oder Schachtelhalm bei Verdacht auf Harnwegsinfekt; mit Johanniskraut oder Ziest bei nervösen Beschwerden.	
Als Aufguss, Tinktur oder in Kapseln, wenn die Kinder alt genug sind, um sie zu schlucken.	Mit Geflecktem Storchschnabel, Maisgriffel und Passionsblume oder Helmkraut als Aufguss; der Tinktur kann man Baldrian hinzufügen.	
Tinktur in Tropfendosis während der Reise.	Am besten als alleiniges Heilmittel; Ingwersüßigkeiten oder kandierten Ingwer für Kleinkinder.	Nicht für Säuglinge.
1–2 200-mg-Kapseln vor der Reise.	Borretschsaft oder Sternmierencreme zur Linderung juckender Hautausschläge bei Windpocken.	

Schlüssel

Sprossteile

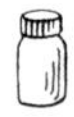

Ätherisches Öl

Blüten

Blätter

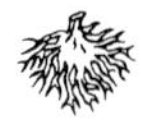

Wurzel

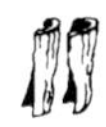

Wurzelrinde

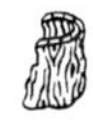

Rinde

STANDARD-HEILMITTEL
Wenn nicht anders angegeben, basieren alle Rezepte und Mengen dieser und der vorausgehenden beiden Seiten auf Standarddosen für Erwachsene.
Siehe »Herstellen von Heilmitteln auf Pflanzenbasis« (Seiten 152–157).

LEIDEN	HEILMITTEL	
	Kräuter	**Wirkung**
Mumps Eine Virusinfektion, von der meistens die Speichelzellen der Kinder betroffen sind. **Schlüsselsymptome** • Schluckbeschwerden • Geschwollene Speicheldrüsen • Leichtes Fieber, Reizbarkeit. WICHTIG: Erwachsene sollten medizinischen Rat einholen, wenn sie an Mumps erkranken.	*Calendula officinalis* **Ringelblume** (siehe Seite 47)	Adstringierend, antientzündlich und antiseptisch; bekämpft Infektionen und Entzündungen.
	Salvia officinalis **Grüner Salbei** (siehe Seite 115)	Adstringierend und antiseptisch, beruhigt die Halsbeschwerden.
Masern Eine ansteckende Viruserkrankung mit einer Inkubationszeit von 1–2 Wochen. **Schlüsselsymptome** • Harter, trockener Husten und verstopfte Nase • Fleckiger, orangeroter Ausschlag, der hinter den Ohren beginnt und sich dann über den ganzen Körper ausbreitet • Blutunterlaufene, lichtempfindliche Augen, oft gefolgt von einer Lidentzündung. WICHTIG: Da es zu Komplikationen kommen kann, sollte medizinischer Rat eingeholt werden.	*Echinacea-Arten* **Sonnenhut** (siehe Seite 58)	Antibakteriell und antiviral; stärkt die Widerstandskraft bei Infektionen; hilft bei allen Infekten.
	Euphrasia officinalis **Augentrost** (siehe Seite 228)	Antientzündlich und antiseptisch zur Beruhigung entzündeter Augen und Lider.
	Hyssopus officinalis **Ysop** (siehe Seite 76)	Entspannendes Auswurf förderndes Mittel, besonders bei kindlichem Husten und Atemwegsinfekten.
Windpocken Bei Kindern sind sie meist eine harmlose, aber ansteckende Infektion. **Schlüsselsymptome** • Ausschlag, aus dem schnell weiße Flecken werden, die Blasen und Schorf bilden • Leichtes Fieber, rauer Hals, verstopfte Nase. WICHTIG: Zerkratzt man den Schorf, können Narben entstehen. Der gleiche Virus führt bei Erwachsenen zu Gürtelrose.	*Hamamelis virginianum* **Zaubernuss** (siehe Seite 71)	Adstringierend und kühlend, lindert den Juckreiz.
	Lonicera japonica **Chinesisches Geißblatt (Jin yin hua)** (siehe Seite 85)	Kühlend bei Fieber; antibakteriell und antientzündlich.
	Scutellaria lateriflora **Helmkraut** (siehe Seite 118)	Beruhigend, wenn das Kind vom Fieber und Jucken gereizt ist.
Röteln Eine Viruserkrankung mit einer Inkubationszeit von bis zu 3 Wochen. **Schlüsselsymptome** • Verstopfte Nase, geschwollene Lymphknoten im Nacken und hinter den Ohren • Reizender rosa Ausschlag, der sich vom Gesicht aus über den ganzen Körper verbreitet. WICHTIG: Falls Frauen in den ersten Schwangerschaftsmonaten daran erkranken, kann es zu kindlichen Fehlbildungen kommen.	*Baptisia tinctoria* **Wilder Indigo** (siehe Seite 230)	Kühlendes, reinigendes Antiseptikum, das das Immunsystem anregt und die Infektion bekämpft.
	Melissa officinalis **Zitronenmelisse** (siehe Seite 90)	Beruhigend und lindernd, wenn das Kind gereizt und angespannt ist; es wurde auch eine antivirale Wirkung berichtet.
	Thymus serpyllum **Feldthymian** (siehe Seite 127)	Adstringierend und antiseptisch, lindert die Symptome.
Keuchhusten Beginnt meist mit leichtem Husten und einer Erkältung, auf die bald dicker Schleim und beunruhigender Husten folgen. **Schlüsselsymptome** • Der Husten entwickelt sich im Laufe einer Woche und wird krampfartig • Charakteristisches Keuchen beim Husten nach 2 Wochen, oft gefolgt von Erbrechen • Atemnot. WICHTIG: Bei kleinen Kindern sollte man medizinische Hilfe aufsuchen.	*Lactuca virosa* **Giftlattich** (siehe Seite 229)	Beruhigt und entspannt erschöpfte Kinder.
	Marrubium vulgare **Weißer Andorn** (siehe Seite 230)	Bekämpft die Bronchialkrämpfe und hilft, den Schleim zu beseitigen; außerdem ein stärkendes Bittermittel, das die Verdauung anregt.
	Tussilago farfara **Huflattich** (siehe Seite 130)	Krampf lösend und Husten stillend bei krampfartigem Husten; Auswurf fördernd, beseitigt Schleim und Stauung.

Anwendung	Mischungen	Warnung
Anwendung als Aufguss.	Mit Zitronenmelisse, Sonnenhutblättern und Schafgarbe als Aufguss; zu jeder Gabe fügt man 10 Tropfen Kermesbeerentinktur oder 10ml Saft aus frischem Kletten-Labkraut hinzu. Ältere Kinder können zusätzlich Sonnenhut-Tabletten oder -Kapseln einnehmen.	
Solange die Symptome heftig sind, gurgelt das Kind alle 30–60 Minuten mit dem Aufguss.	Als Gurgelmittel mit Thymian oder Rosmarin und einer Prise Chilipulver. Als Beruhigungstee mit Kamille, Zitronenmelisse und Ziest.	Die angegebene Menge sollte nicht überschritten werden.
Man gibt 2 Kapseln mit je 200–250mg Wurzelpulver dreimal täglich oder 10ml Tinktur (siehe die Mengenangaben für Kinder, Seite 217).	Wirkt sehr gut als alleiniges Heilmittel oder mit Holunderblüten, Katzenminze oder Schafgarbe bei Fieber. Bei zusätzlicher Übelkeit fügt man 2–5 Tropfen Tinktur aus frischem Ingwer hinzu.	Gelegentlich kommt es bei hoher Dosierung zu Übelkeit und Erbrechen.
Um die Reizung zu lindern, badet man die Augen in gründlich gefiltertem Aufguss.	Mit Ringelblume oder Braunelle als Augenbad; fiebrige Kinder tupft man mit einem abgekühlten Ringelblumen- oder Basilikumaufguss ab.	
Man gibt zu 10ml Tinktur täglich oder verwenden einen Aufguss (siehe die Mengenangaben für Kinder, Seite 217).	Kann mit Eibischblättern oder Spitzwegerich gemischt werden, oder mit Andorn, um die Schleimhäute bei trockenem Reizhusten zu beruhigen.	
Man tränkt eine Kompresse mit verdünnter Tinktur oder abgekühltem Absud und tupft den Körper damit ab.	Mit Rosenwasser, Borretschsaft oder Sternmierencreme, um das Jucken des Ausschlags zu lindern.	
Anwendung als Aufguss oder Tinktur (siehe die Mengenangaben für Kinder, Seite 217).	Mit Holunderblüten, Pfefferminze, Katzenminze oder ein wenig Lian qiao.	
Anwendung als Aufguss.	Mit Kamille, Schafgarbe, Zitronenmelisse, Holunderblüten oder Wasserdost gegen Fieber und Katarrh. Zusätzlich gibt man Sonnenhutkapseln oder -tinktur tropfenweise.	
Man gibt 5–20 Tropfen Tinktur oder 1/4 Teelöffel Wurzel pro Tasse Absud alle 2 Stunden.	Mit der gleichen Menge Sonnenhut und zusätzlich 10ml Saft zur Linderung der Lymphknotenschwellung.	
Man verabreicht den Aufguss als Getränk oder tränkt mit dem abgekühlten Aufguss eine Kompresse und tupft den Körper damit ab.	Mit Ysop, Kamille, Holunderblüten oder Ringelblumen als Aufguss; gegen die Lymphknotenschwellung fügt man jeder Tasse 10ml Saft aus Kletten-Labkraut oder 10 Tropfen Kermesbeerentinktur hinzu.	Bei hoher Dosierung kann es zu Übelkeit und Erbrechen kommen.
Anwendung als Aufguss.	Als Tee mit Kamille, Holunderblüten und Salbei; den Juckreiz behandelt man wie bei Windpocken; gegen die Infektion hilft zusätzlich Sonnenhut.	
Anwendung als Aufguss oder Tinktur.	Mit Quendel, Königskerze, Alant, Andorn oder Süßholz gemischt als Aufguss/Absud, Sirup oder Tinktur zur Bekämpfung und Linderung des krampfartigen Hustens.	Hohe Dosierung kann zu Verwirrtheit und Schläfrigkeit führen.
Anwendung als Aufguss oder Sirup.	Jeder Gabe fügt man eine Prise Ingwer oder Chili hinzu oder kombiniert den Aufguss mit Katzenminze, Sonnenhutblättern und Thymian. Gegen die Infektion unterstützt man die Behandlung mit Brusteinreibungen und Sonnenhut.	
Anwendung als Aufguss, Sirup oder Tinktur.	Für Aufgüsse und Sirups mischt man mit Thymian und Andorn; die Brust des Kindes massiert man mit 5 Tropfen Ysop-, Basilikum- oder Zypressenöl in 5ml Mandelöl zur Linderung der Stauung.	Anwendung in einigen Ländern wegen der enthaltenen Pyrrolizidalkaloide beschränkt.

Schlüssel

Sprossteile

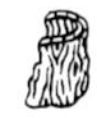

Rinde

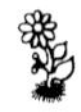

Ganzes Kraut

Blüten

Blätter

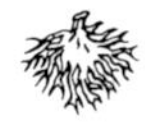

Wurzel

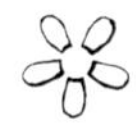

Blütenblätter

STANDARD-HEILMITTEL
Wenn nicht anders angegeben, basieren die Rezepte und Mengen auf Standarddosen, siehe »Herstellen von Heilmitteln auf Pflanzenbasis«, Seiten 152–157.

AYURVEDISCHE STÄRKUNGSMITTEL

Im Ayurveda können tonisierende Kräuter nahrhaft sein, um den Körper zu stärken, oder aphrodisisch, um die Fortpflanzungsorgane und inneren Energien zu beleben, oder verjüngend und vitalisierend, um die Kreativität und Bewusstheit zu erhöhen. Die nahrhaften Kräuter (Bruhana karma) schmecken meist süß, unterstützen Kapha und vermindern Vata und Pitta. Aphrodisische Kräuter (Vajikarana) sollen die Energie und Vitalität eines Hengstes simulieren, weil diese Tiere in Indien berühmt für ihre aktive Sexualität sind. Die Stärkung der sexuellen Energien wirkt sich auch positiv auf alles Gewebe (Dhatus) im Körper aus und unterstützt nicht nur die Entstehung neuen Lebens, sondern erneuert auch das bereits bestehende Leben. Die verjüngenden Heilmittel (Rasayana karma) spielen im Ayurveda eine herausragende Rolle und sind mit den taoistischen Tonika zur Förderung eines langen Lebens zu vergleichen. Sie wirken dem Altern und körperlichen Verfall entgegen und fördern die geistige Klarheit und das spirituelle Bewusstsein, die so wichtig in der indischen »Wissenschaft vom Leben« sind. Es gibt auch einige Kräuter, die alle drei Eigenschaften in sich vereinen.

Rasayana karma

Rasayana bedeutet: Substanzen, die in die lebenswichtige Essenz (rasa) eingehen (ayana). Diese Heilkräuter durchdringen und erneuern die geistigen Energien und erhöhen das Wohlbefinden. Sie heißen auch Tonika der Langlebigkeit. In Indien versteht man unter Unsterblichkeit die fortlaufende Existenz innerhalb eines universellen Ganzen, nicht das Überleben des Einzelnen. Rasayana-Tonika erneuern Körper, Geist und Seele und wirken gegen das Altern und körperlichen Verfall. Viele schmecken süß, sind aber auch scharfe, würzige Mittel, die besonders für Kapha-Beschwerden geeignet sind. Im Ayurveda schreibt man ihnen einen hohen Gehalt an Soma zu, dem magischen Nektar, der den gesamten Organismus erneuert.

Weitere Rasayana-Tonika, die an anderer Stelle im Buch behandelt sind

Aloe vera	Seite 34	Indische Narde	Seite 94
Amalaki	Seite 223	Koreanischer Ginseng	Seite 98
Ashwagandha	Seite 138	Knoblauch	Seite 33
Bala	Seite 223	Langer Pfeffer	Seite 102
Bibhitaki	Seite 126	Myrre	Seite 54
Chinesischer Knöterich	Seite 225	Sabal	Seite 227
Dang gui	Seite 38	Salomonssiegel	Seite 223
Di huang	Seite 225	Sesam	Seite 223
Echter Alant	Seite 77	Shatavari	Seite 42
Haferstroh	Seite 43	Trichterwinde	Seite 223
Haritaki	Seite 126	Vamsha rochana	Seite 100
Indische Myrre	Seite 140	Yamswurzel	Seite 57

Gotu kola

Centella asiatica

Der Sanskrit-Name von Gotu kola lautet »Brahmi«, weil es das Wissen über Brahman, die höchste Wirklichkeit, vermehrt. Es ist eines der wichtigsten Rasayana-Tonika im Ayurveda und hilft, Gehirn und Nervensystem zu vitalisieren, Altern und Senilität zu bekämpfen und das Gedächtnis zu stärken. Es ist ein Pitta-Tonikum, vertreibt überschüssiges Kapha und Vata, ist beruhigend (sattvig) und ein bedeutendes Hilfsmittel für spirituelle Erneuerung.

Verwendete Teile: Sprossteile.

Wirkung: Verjüngungstonikum, kühlend bei Fieber, immunstimulierend, reinigend, verdauungsförderndes Bittermittel, abführend, beruhigend.

Anwendung: Pro Gabe bis zu 1g Pulver oder als Aufguss aus 1/2 Teelöffel auf 1 Tasse; bei Ekzem und Hautverletzungen kann eine Paste aus dem Pulver aufgetragen werden.

Mischungen: Mit Basilikum zur Abkühlung bei Fieber und Lebensmittelvergiftung; mit Rosmarin oder Ziest als Tee bei geistiger Arbeit; mit Ashwagandha, Süßholz und Sandelholz bei geistiger Schwäche und Reizbarkeit.

WARNUNG

- Nicht bei Epilepsie und in der Schwangerschaft anwenden.

Safran

Crocus sativus

Traditionell wurde er in Indien zur Verbesserung des Bluts, als Anregungsmittel und Aphrodisiakum eingesetzt. Safran ist ein hervorragendes Stärkungsmittel und unterstützt laut Ayurveda die Hingabe und das Mitgefühl. Besonders wertvoll für die weiblichen Fortpflanzungsorgane und auch zur Verminderung von zu viel Pitta. Sein Sanskrit-Name ist Nagakeshara. Safran wird oft durch die wesentlich preiswertere Färberdistel (*Carthamus tinctorius*) ersetzt, die jedoch nicht so wirksam ist. Er verstärkt die Wirkung anderer Heilkräuter und wird deshalb vielen Mischungen zugesetzt.

Verwendete Teile: Narben der Blüten.

Wirkung: Verjüngendes und aphrodisierendes Tonikum; fördert die Menstruation; entblähend, Krampf lösend, anregend.

Anwendung: In der Küche oder als Absud eine kleine Prise in Milch köcheln lassen; Safran ist zwar teuer, aber auch ergiebig.

Mischungen: Zur Stärkung der weiblichen Fortpflanzungsorgane mit Shatavari oder Dang gui, besonders während der Wechseljahre.

Bhringaraj

Eclipta prostata

Im Ayurveda wie auch in der chinesischen Medizin ist Bhringaraj oder Han lian cao ein wichtiges Nierentonikum. Sein indischer Name bedeutet »Herrscher des Haares«, denn man glaubt in Indien, wie auch in China, dass gesundes Kopfhaar auf gesunde Nieren schließen lässt. Man setzt es ein, um dem Altern entgegenzuwirken, Knochen, Zähne, Sehkraft, Gehör und Gedächtnis zu verjüngen, den Geist zu beruhigen und erholsamen Schlaf zu fördern. Außerdem wirkt es verjüngend auf Menschen, bei denen Pitta dominiert, und es tonisiert wirkungsvoll die Leber.

Verwendete Teile: Sprossteile.

Wirkung: Adstringierend, antibakteriell; ein Yin-Tonikum, das die Nieren und Leber nährt und Blutungen stillt; man wendet es bei starken Blutungen während der Periode und nach der Geburt sowie bei Nierenschwäche an.

Anwendung: Als Aufguss oder täglich bis zu 10ml Tinktur.

Mischungen: Zur allgemeinen Stärkung mit Gotu kola; Bhringarajöl wird in Indien als Haartonikum gegen Ergrauen und Haarausfall angeboten.

Vajikarana

Die aphrodisischen Tonika wirken speziell auf das Gewebe der Fortpflanzungsorgane, fördern die sexuelle Vitalität und stärken oder regenerieren die inneren Organe. Obwohl diese Heilkräuter mitunter zur Steigerung der Lust eingesetzt werden, sind sie vor allem wichtig zur Stärkung der Gewebe-Energie, und sie nähren die Fortpflanzungsorgane, besonders bei Unfruchtbarkeit. Sie wirken auch auf die Kreativität, die mit der Fortpflanzung im Zusammenhang steht, und stärken den Organismus. Vajikaranas unterteilt man in Stärkungsmittel, die das Gewebe verbessern, und Anregungsmittel, die die Funktionsfähigkeit erhöhen.

Weitere Vajikarana-Tonika, die an anderer Stelle im Buch behandelt sind

Asafoetida	Seite 228	Knoblauch	Seite 33
Ashwagandha	Seite 138	Koreanischer Ginseng	Seite 98
Bockshornklee	Seite 129	Langer Pfeffer	Seite 102
Chinesischer Knöterich	Seite 225	Lotossamen	Seite 95
Damiana	Seite 227	Rose	Seite 110 f.
Dang gui	Seite 38	Safran	Seite 222
Di huang	Seite 225	Shatavari	Seite 42
Gewürznelke	Seite 228	Trichterwinde	Seite 223
Hibiskus	Seite 226	Yamswurzel	Seite 57

Trichterwinde
Ipomoea digitata

Trichterwinde (*Vidari-kanda*) ist eng verwandt mit der Süßkartoffel (*I. batatas*). Sie ist ein vielseitiges Tonikum, das manchmal auch Indischer Ginseng genannt wird. Verwandte Arten setzt man in Indien bei einer Reihe von Beschwerden und Erkrankungen ein, vom Schlangenbiss bis zur Lepra.

Verwendete Teile: Wurzel, Blätter

Wirkung: Nahrhaftes, verjüngendes und aphrodisierendes Stärkungsmittel; regt den Milchfluss und die hormonelle Aktivität an.

Anwendung: Bei Geschwächtheit und Schwäche der Fortpflanzungsorgane nimmt man täglich 5 g Pulver als Absud in Milch mit Ghee und Honig als Stärkungsmittel.

Gokshura
Tribulus terrestris

Gokshura ist ein herausragendes Heilmittel für Harnwegsprobleme, Nierensteine, Blasenentzündung und Infektionen eingeschlossen. Es stärkt die Nierenfunktion und ist ein wirksames Stärkungsmittel für die Fortpflanzungsorgane. Als »sattviges« Tonikum beruhigt es das Nervensystem.

Verwendete Teile: Früchte

Wirkung: Verjüngendes und aphrodisisches Stärkungsmittel; Harn treibend, Schmerz stillend, treibt Harnsteine aus.

Anwendung: Pro Gabe 100–250 mg Pulver als Absud in Milch, um seine aphrodisische Wirkung zu erhöhen; es ist auch in verordneten Medikamenten gegen Haarausfall enthalten.

Mischungen: Zur Verjüngung mit Ashwagandha; mit getrocknetem Ingwer zur Schmerzstillung bei Nervenschmerzen.

Salomonssiegel
Polygonatum odoratum

Wild wächst Salomonssiegel selten. Die Pflanzen aus Kulturen sind meist eine Kreuzung aus *P. odoratum* und *P. multiflorum*. In Indien ist Meda oder Mahameda ein wichtiger Bestandteil von Ashtavarga (siehe Seite 140 f.) und ein vielseitiges Stärkungsmittel.

Verwendete Teile: Wurzelstock

Wirkung: Nahrhaftes, verjüngendes und aphrodisierendes Stärkungsmittel; wirkt lindernd auf die Schleimhäute, Auswurf fördernd, Blut stillend.

Anwendung: Als Absud in Milch oder bis zu 3 g Pulver täglich mit warmer Milch und Ghee.

Mischungen: Salomonssiegel ist eines der 8 Liliengewächse, aus denen das Fruchtbarkeitstonikum Ashtavarga besteht. Man kann Ashtavarga in der Stillzeit oder bei chronischer Auszehrung verwenden.

Bruhana karma

Diese Tonika sind meist schwer, ölig oder schleimig. Sie stärken die Muskeln, helfen, Gewebe neu zu bilden, vermehren die Körperflüssigkeiten und vertreiben Schwäche. Oft wirken sie lindernd auf gereizte oder entzündete Schleimhäute, und sie sind beruhigende Heilmittel. Sie können schwer verdaulich sein, deshalb setzt man ihnen manchmal wärmende, entblähende Mittel wie Zimt und Galgant zu. Im Ayurveda verstärkt man ihr Wirkung, indem man sie in Milch einnimmt.

Weitere Bruhana-karma-Tonika, die an anderer Stelle im Buch behandelt sind

Dang gui	Seite 38	Rotulme	Seite 229
Di huang	Seite 225	Sabal	Seite 227
Eibisch	Seite 36	Salomonssiegel	Seite 223
Koreanischer Ginseng	Seite 98	Shatavari	Seite 42
		Süßholz	Seite 70
Leinsamen	Seite 84	Trichterwinde	Seite 223
Lotossamen	Seite 95	Yamswurzel	Seite 57

Amalaki
Emblica officinalis

Amalaki ist sowohl ein nährendes Heilmittel wie ein Rasayana bei Pitta-Beschwerden. Es regt den Appetit an, und seine Früchte enthalten sehr viel Vitamin C, bis zu 3 g pro Frucht. Amalaki ist die Basis für Chyavan prash, ein indisches Kräutergelee zur allgemeinen Stärkung.

Verwendete Teile: Früchte.

Wirkung: Nahrhaftes, verjüngendes und aphrodisierendes Stärkungsmittel; abführend, adstringierend, Blut stillend.

Anwendung: Als Absud oder 250 mg bis 1 g Pulver pro Gabe.

Mischungen: Mit Kräutern wie Gokshura, Ashwagandha, Shatavari und Zimt im Chyavan prash.

WARNUNG

- Nicht bei Ruhr oder Durchfall anwenden.

Sesam
Sesamum indicum

Sesamsamen (Tila) enthalten viel Kalzium, helfen, das Gewebe zu stärken und wirken als verjüngendes Tonikum bei Vata-Beschwerden. Die Samen gelten als »sattvig« und werden zur Erneuerung spiritueller Energie eingesetzt. Sie sind besonders bei Yogia beliebt.

Verwendete Teile: Samen.

Wirkung: Nahrhaftes und verjüngendes Stärkungsmittel; beruhigt die Schleimhäute, abführend, Antioxidans, gegen Blutarmut.

Anwendung: Bis zu 2 g Pulver pro Gabe oder als Absud der Samen; Sesamöl äußerlich mit Limonenwasser bei Verbrennungen und wunden Stellen oder mit wenig Kampfer zur Massage bei Migräne und Schwindel.

Mischungen: Man kann täglich Konfekt aus Sesam, Shatavari, Ingwer und Rohrzucker essen.

Bala
Sida cordifolia

Bala (Sida) ist eine Art wilde Malve, der Sanskrit-Name bedeutet »Kraft verleihend«. Es ist ein gutes Herztonikum und sowohl nahrhaft als auch verjüngend und aphrodisierend. Man setzt es vor allem bei Vata-Störungen ein, oft in Sesamöl.

Verwendete Teile: Wurzel.

Wirkung: Nahrhaftes, verjüngendes und aphrodisierendes Stärkungsmittel, wirkt lindernd auf die Schleimhäute, Harn treibend, Schmerz stillend, Wundkraut, anregend.

Anwendung: Als Absud in Milch mit Zucker oder bis zu 1 g Pulver pro Gabe. Mit Sesamöl bei Nervenschmerzen und Muskelkrämpfen.

Mischungen: Bei Fieber mit Ingwer oder Schwarzem Pfeffer, als Lungentonikum nach einer Grippe oder bei chronischen Atemwegsbeschwerden mit Basilikum, Königskerze, Asafoetida und Zimt.

CHINESISCHE STÄRKUNGSMITTEL

Bereits im frühen Taoismus wurden tonisierende Kräuter verwendet, und man glaubte, der beste Weg zu Wohlstand, Langlebigkeit und Unsterblichkeit wäre es, die Tugend zu stärken. Tugend bedeutete, in Natürlichkeit und Harmonie mit allem zu leben. Die Kräutertonika waren Bestandteil dieser »Entwicklung des Weges«, indem sie physisches und spirituelles Wachstum verbanden und das Bestreben, dem Pfad der Tugend zu folgen, stärkten. Viele dieser Kräuter heißen »Tonika der Langlebigkeit«, treffender wäre aber »Tugend-Tonika«.

Yin stärkende Tonika

Sie sind angezeigt bei Yin-Mangel, der sich am ehesten in Lunge, Magen, Leber und Nieren bemerkbar macht. Diese Mittel fördern den Fluss der Körpersäfte, befeuchten das Gewebe und wirken leicht abführend. Man nimmt sie zur Befreiung von Schleim, denn sie verdünnen ihn und machen ihn weniger klebrig. Die derzeitige Forschung zeigt, dass viele weit verbreitete Yin-Tonika gewöhnlich den Blutdruck und den Cholesterinspiegel senken.

Weitere Yin-Tonika, die an anderer Stelle im Buch behandelt sind

Bai shao yao	Seite 97	Huang qin	Seite 118
Bhringaraj	Seite 222	Salomonssiegel	Seite 223
Chen pi	Seite 53	San qi	Seite 98
Da zao	Seite 225	Sang shen	Seite 92
Du zhong	Seite 224	Sheng di huang	Seite 225
Fu ling	Seite 145	Tian men dong	Seite 42

Windglocke (Dang shen)

Codonopsis pilosula

Traditionell wird Dang shen von stillenden Müttern verwendet, es ist aber auch eine preiswerte Alternative zu Koreanischem Ginseng. Die Windglocke wird eingesetzt, um dem Organismus die Umstellung auf neue Großwetterlagen zu erleichtern.

Verwendete Teile: Wurzel.

Wirkung: Auswurf fördernd und Schleimhaut beruhigend auf Lunge und Milz; mildere und stärkere Yin-Wirkung als Ginseng; nährt das Magen-Yin.

Anwendung: Als Absud, Tinktur oder Weintonikum.

Mischungen: Mit Fu ling, Bai zhu und Süßholzwurzel.

Knotenständelkraut (Shi hu)

Dendrobium officinale

Shi hu, oder Suk gok, nach seinem koreanischen Namen, wurde bereits von Shen Nong eingesetzt. Es wirkt vor allem auf das Yin des Magens, der Lungen und der Nieren. Neue Studien zeigen, dass es die Körpertemperatur senkt und leicht Schmerz stillend ist.

Verwendete Teile: Stiele.

Wirkung: Stärkt Nieren, Lungen und Magen; erhöht die Menge der Körperflüssigkeiten; erhöht angeblich die sexuelle Spannkraft.

Anwendung: Als Tinktur oder Absud aus 60g Kraut auf 750ml Wasser.

Mischungen: Mit Süßholz als Tonikum; mit Shen di huang und Xuan shen bei leichtem Fieber und Hitze-Problemen.

Wu wei zi

Schisandra chinensis

Man sagt, das Kraut vereine alle 5 Geschmacksqualitäten in sich, der Name bedeutet: Samen der fünf Geschmäcker. Lange Zeit galt es als Aphrodisiakum.

Verwendete Teile: Früchte.

Wirkung: Adstringierend, beruhigend und aphrodisierend; wirksames Nieren- und Hauttonikum; wirksam bei Schlaflosigkeit und Ängsten; hilft bei allergischen Hautreaktionen.

Anwendung: Als Aufguss oder Tinktur; oder dreimal täglich 200–250mg Pulver in Kapseln.

Mischungen: Oft mit Dan shen und Mai men dong; bei Lungenschwäche mit getrocknetem Ingwer.

Yang stärkende Tonika

Man setzt sie vor allem bei Beschwerden im Zusammenhang mit Yang-Mangel ein, die meistens Nieren, Milz und Herz betreffen. Viele der chinesischen Mittel wie Seepferdchen und Gecko sind für uns weniger akzeptabel, es gibt jedoch auch wirksame Heilkräuter für Yang-Mangel.

Weitere Yang-Tonika, die an anderer Stelle im Buch behandelt sind

Bockshornklee	Seite 129	Walnuss	Seite 79
Ingwer	Seite 139	Wu wei zi	Seite 224
Puppen-Kernkeule	Seite 145	Zimt	Seite 52

Malayische Teefrucht (Bu gu zhi)

Psoralea corylifolia

Das Kraut wirkt auf das Nieren- und Milz-Yang. Die Forschung hat zudem nachgewiesen, dass es ein wirkungsvolles äußerliches Heilmittel bei Haarausfall, Psoriasis und Vitiligo ist.

Verwendete Teile: Früchte.

Wirkung: Stärkt das Nieren-Yang; Harn treibend, adstringierend, antibakteriell, stillt Blutungen des Uterus.

Anwendung: Als Absud.

Mischungen: Mit Wu zhu yu, Wu wei zi, Muskat und Ingwer bei morgendlichem Durchfall im Fall von Nierenschwäche.

WARNUNG

- Kann die Lichtempfindlichkeit der Haut erhöhen.

Du zhong

Eucommia ulmoides

Im Westen seit 1880 verzeichnet. Es wirkt gegen erhöhten Blutdruck.

Verwendete Teile: Rinde.

Wirkung: Harn treibend, Blutdruck und Cholesterinspiegel senkend, beruhigend, den Uterus entspannend, tonisiert Leber- und Nierenenergie, stärkt Knochen und Muskeln.

Anwendung: Als Absud, Tinktur oder täglich bis zu 500mg Pulver in Kapseln.

Mischungen: Mit Bu gu zhi bei fehlendem Nieren-Yang, mit Gui zhi bei Problemen auf Grund von Feuchtigkeit und Kälte.

WARNUNG

- Nicht bei Yin-Mangel anwenden.

Bischofsmütze (Yin yang huo)

Epimedium grandiflorum

»Lüsternes Geißkraut« lautet die Übersetzung des chinesischen Namens, und die Forschung bestätigt, dass es die Spermienproduktion und das sexuelle Verlangen anregt. Es wirkt besonders auf Niere und Leber und reguliert die Menstruation.

Verwendete Teile: Sprossteile.

Wirkung: Aphrodisisch, antibiotisch, senkt den Blutdruck, in niederen Dosen Harn treibend, stärkt die Nieren und das Yang; vertreibt Wind, Kälte und Feuchtigkeit; reguliert das Leber-Yang.

Anwendung: Anwendung als Aufguss oder Tinktur.

Mischungen: Mit Wu wei zi und Gou qi zi bei schwachem Nieren-Yang.

Tonika für Blut und Körpersäfte

Die chinesische Medizin assoziiert Blut und Körpersäfte mit Yin-Energie und stärkt sie durch Kräuter mit Yin-Eigenschaften. Blutarmut kann natürlich mit Anämie zusammenhängen, wenngleich die chinesische Medizin auch Disharmonie der Leber, Herzschwäche und psychische Gründe anführt. In der östlichen Medizin verwenden Frauen diese Tonika zur Regulierung der Menstruation und zur Stärkung nach einer Geburt.

Weitere Blut-Tonika, die an anderer Stelle im Buch behandelt sind

Amalaki	Seite 223	Mai men dong	Seite 229
Bai shao yao	Seite 97	Nu shen zi	Seite 229
Brennnessel	Seite 131	San qi	Seite 98
Chuan xiong	Seite 83	Sang shen	Seite 92
Dang gui	Seite 38	Shatavari	Seite 42
Glänzender Lackporling (Ling zhi)	Seite 145	Sonnenhut	Seite 58

Chinesischer Bocksdorn (Gou qi zi)

Lycium chinense

Die chinesische Medizin setzt die Wurzelrinde und die Früchte ein. Shen Nong reiht die Wurzelrinde noch unter den höchsten Heilmitteln gegen »böses Qi« ein, aber die Früchte sind heute verbreiteter.

Verwendete Teile: Beeren.

Wirkung: Gut für das Nieren-Yin; nährt das Blut; kühlend, Blut stillend; senkt den Blutzuckerspiegel.

Anwendung: Als Absud oder Tinktur; man isst die getrockneten Beeren wie Johannisbeeren oder verwendet sie in der Küche und als Weintonika.

Mischungen: Mit Ju hua bei hohem Blutdruck zusammen mit Leberstörungen; mit Chinesischem Knöterich, Shu di huang und Chen pi bei Nierenschwäche wegen Überlastung oder im Alter; mit Wu wei zi bei allgemeiner Schwäche.

Braunwurz (Di huang)

Rehmannia glutinosa

Die Zubereitung des Krauts heißt Shu di huang und ist das Haupt-Blut-Tonikum. Man erhält sie durch Anbraten der Wurzelscheiben in Wein. Das rohe Kraut (Sheng di huang) ist kühler und wird auch manchmal gekocht; dann heißt es Gan di huang. Beide wirken auf das Yin und die Körpersäfte und befreien von Hitze.

Verwendete Teile: Wurzel, roh oder gekocht.

Wirkung: Beruhigt die Schleimhäute, leicht abführend, Blut stillend, nährt das Nieren-Ying; Sheng di huang ist ein nährendes, kühlendes Yin-Mittel, Shu di huang wirkt stärker auf das Blut.

Anwendung: Dreimal täglich bis zu 10 ml Tinktur oder bis zu 15 g pro Gabe als Absud.

Mischungen: Bei Wechseljahresbeschwerden Shu di huang mit Zhu yu, Shan yao, Mu dan pi und Chinesischem Bocksdorn (Gou qi zi); bei Yin-Mangel Sheng di huang mit Qing hao und Mu dan pi.

Chinesischer Knöterich (He shou wu)

Polygonum multiflorum

Das Kraut, auch bekannt als Fo ti, ist ein wichtiges Blut-Tonikum, das außerdem die Nieren- und Leberenergie stärkt. Die Wurzel ist der am meisten verwendete Teil, aber auch den Stamm (Ye jiao teng) nimmt man als Herz- und Lebertonikum zur Beruhigung der Nerven und Verbesserung der Durchblutung. Besonders hilfreich ist es in den Wechseljahren.

Verwendete Teile: Wurzel.

Wirkung: Antibakteriell, Herztonikum, hormonelle Wirkung, hebt den Blutzuckerspiegel, abführend, Leber anregend, senkt den Cholesterinspiegel, füllt die Nieren- und Leberenergie auf, nährt das Blut, befreit von »Feuer-Giften« und äußerem Wind.

Anwendung: Als Absud, Tinktur oder Weintonika.

Mischungen: Mit Ginseng und Dang gui bei chronischer Schwäche; mit Xuan shen und Lian qiao zur Linderung von Abszessen und Schwellungen auf Grund von »Feuer-Giften«.

Qi-Tonika

In China definiert man Krankheit oft als Energiemangel und behandelt sie mit Qi-Tonika. Im Westen wird Qi als innere Energie des Körpers begriffen, von der es viele Arten gibt. Es ist eine Mischung aus den Energien der verspeisten Nahrung und der eingeatmeten Luft sowie einem ererbten Faktor. Aus der unterschiedlichen Vermischung ergeben sich die vielen Qualitäten des Qi, die im Körper zirkulieren.

Weitere Qi-Tonika, die an anderer Stelle im Buch behandelt sind

Alant	Seite 77	Glänzender Lackporling (Ling zhi)	Seite 145
Chinesische Jujube (Da zao)	Seite 225	Koreanischer Ginseng	Seite 98
Chinesischer Knöterich (He shou wu)	Seite 225	Puppen-Kernkeule	Seite 145
		Rosmarin	Seite 112
Dang shen	Seite 224	Shan yao	Seite 57
Fu ling	Seite 145	Süßholz	Seite 70

Chinesische Jujube (Da zao)

Ziziphus jujuba

Die Früchte sind in der chinesischen Medizin eines der bedeutendsten Mittel zur Harmonisierung. Wie Süßholz werden sie oft Rezepturen hinzugefügt, um die unterschiedlichen und teilweise komplementären Wirkungen der verschiedenen Zutaten zu integrieren und harmonisieren. Man kennt die Jujuben auch unter dem Namen Hong zao, »rote Datteln«.

Verwendete Teile: Früchte.

Wirkung: Energietonikum für Milz und Magen; nährt das Blut; nahrhaft, beruhigend, beruhigt den Geist; mildert die Wirkung giftiger Kräuter.

Anwendung: Pro Gabe 3–10 Datteln als Absud, oder man isst sie frisch.

Mischungen: Nach Bedarf mit Ginseng oder Dang gui.

Tragant (Huang qi)

Astralagus membranaceus

Tragant ist ein wichtiges Qi-Tonikum, besonders für jüngere Menschen, wogegen Ginseng eher bei über 40-Jährigen eingesetzt wird. Er ist Bestandteil von Shen Nongs Liste der »höchsten« Heilmittel. Neueste Studien bestätigen seine Bedeutung als Immunstimulans.

Verwendete Teile: Wurzel.

Wirkung: Krampf lösend, Harn treibend, antibakteriell; regt den Gallenfluss an; senkt den Blutzuckerspiegel und den Blutdruck; Nerven anregend; immunstimulierend, Tonikum für Qi und Blut; stabilisierend bei Energiemangel; beschleunigt die Wundheilung; reguliert den Wasserhaushalt.

Anwendung: Als Absud oder Tinktur.

Mischungen: Mit Ginseng bei Erschöpfung und allgemeiner Schwäche; mit Bai zhu bei Magenschwäche; mit Dang gui bei Blutarmut auf Grund längerer Blutung; mit Fu ling und Zimtzweigen bei Ödemen der Beine und Arme.

Bai zhu

Atractylodis macrocephalae

Bai zhu ist eines der Haupt-Qi-Tonika für Erkrankungen durch Milz- und Magenenergiemangel. Das Kraut wird in China seit der Tang Dynastie (ca. 650) eingesetzt und ist ein Bestandteil des »Vier-edle-Zutaten«-Absuds (Si jun zi tang), einer wichtigen energetisierenden Kräutermischung aus Ginseng, Fu ling und Süßholz.

Verwendete Teile: Wurzelstock

Wirkung: Energietonikum für Milz und Magen; Harn treibend, entblähend; hilft, das Qi zu regulieren und die unteren Gliedmaßen zu stärken.

Anwendung: Als Absud oder Tinktur.

Mischungen: Bei Magenschwäche kann man mit Ban xia und Chen pi kombinieren, bei Lungenproblemen mit Zimt und Fu ling.

TONIKA DER WESTLICHEN HEILKUNDE

Obwohl die westliche Kräuterheilkunde weniger mit tonisierenden Mitteln arbeitet, gelten doch in der europäischen Tradition viele Pflanzen als wirkungsvolle Energiepflanzen und Heilmittel für den Geist. Viel dieses traditionellen Wissens findet sich nur noch in der Volkskunde, doch die den Kräutern zugeschriebene Magie ist in überlieferten schamanistischen Ritualen noch erkennbar. In allen Kulturen wurden zahlreiche psychowirksame Pflanzen eingesetzt, um das Bewusstsein zu erhöhen und Gemütslagen zu beeinflussen. In Nordamerika rauchten Medizinmänner Tabak oder nahmen Peyote (*Lophophora williamsii*), bevor sie nach der geistigen Ursache einer Krankheit suchten. Die »Hexen« im Europa des Mittelalters bevorzugten die psychische Wirkung von Bilsenkraut, Stechapfel oder Alraune, siberische Schamanen nahmen den Fliegenpilz (*Amanita muscaria*). Medizinmänner in Südamerika verwenden auch heute noch Extrakte des Rebengewächses *Banisteriopsis caapi*, auch Yage oder Ayahuasca genannt, um für Geistreisen und Heilungen in einen tranceähnlichen Zustand zu gelangen. Andere Kräuter haben weniger drastische Wirkungen, aber alte Kräuterbücher sind voll mit Anspielungen, zum Beispiel sollen Rosmarin und Zitronenmelisse »das Herz froh und heiter machen« oder »die Melancholie hinwegnehmen«.

Tonika für Geist und Psyche

Man kennt diese »beruhigenden« Kräuter zwar kaum als »geistige« oder »psychische« Heilmittel, doch viele verfügen über derartige Eigenschaften. Ziest wirkt auf die Leber und kann Frustration und Zorn lindern, Borretsch kann zu einer optimistischeren Weltsicht verhelfen und uns klar machen, dass es in unserer Macht steht, nötige Veränderungen vorzunehmen. In den dreißiger Jahren stieß Dr. Edward Bach auf die Bach-Blütentropfen, die auf Gefühlsmuster wirken. Ebenso können die australischen und die amerikanischen Busch-Essenzen eine Veränderung der Gemütslage hervorrufen.

Weitere Tonika für Geist und Psyche, die an anderer Stelle im Buch behandelt sind

Basilikum	Seite 96	Jasmin	Seite 78
Beifuß	Seite 41	Rose	Seite 110 f.
Borretsch	Seite 45	Safran	Seite 222
Eisenkraut	Seite 135	Salbei	Seite 115
Glänzender Lackporling		Sandelholz	Seite 141
(Ling zhi)	Seite 145	Indische Narde	Seite 94
Gotu kola	Seite 222	Echter Ziest	Seite 121
Helmkraut	Seite 118	Zitronenmelisse	Seite 90

Hibiskus

Hibiscus sabdariffa

Auf der Basis von Hibiskusblüten stellt man Karkade her, einen gekühlten Tee, der in Ägypten traditionell zur Stärkung getrunken wird, aber auch im Westen ein beliebter Bestandteil vieler moderner Kräutertee-Mischungen ist. In Indien eine heilige Pflanze des Ganesh, des Gotts der Weisheit, der Hindernisse beseitigt und hilft, Ziele zu verwirklichen. Es ist ein gutes Kraut, um die Entschlusskraft zu fördern.

Verwendete Teile: Blüten.

Wirkung: Blut stillend (auch starke Periodenblutung); lindert Menstruationskrämpfe und Schmerzen bei Harnwegsinfektionen; regt den Uterus an, fördert die Menstruation, beruhigt Schleimhäute; Krampf lösend, kühlend bei Fieber.

Anwendung: Als Aufguss oder Tinktur; für Karkade mazeriert man die Blüten in kaltem Wasser, bringt alles zum Kochen, gießt gleich ab und süßt und kühlt dann; ist auch als Teebeutel erhältlich.

Mischungen: Mit Rosenblütenblättern, um die Entschlusskraft und Entscheidungsfreudigkeit zu fördern; mit Himbeerblättern bei Menstruationsbeschwerden.

☛ WARNUNG ☚

- Nicht in der Schwangerschaft anwenden.

Bergbohnenkraut

Satureja montana

Bohnenkraut gilt eigentlich als Küchenkraut und ist eine ideale Würze für Suppen und Eintöpfe. Wie viele Küchenkräuter, ist es ein wirkungsvolles Mittel für die Verdauung. Mit Basilikum hat es die stimmungsaufhellende und den Geist anregende Wirkung gemeinsam. Es kann Melancholie und Depression vertreiben und die Konzentration verbessern.

Verwendete Teile: Sprossteile.

Wirkung: Schweiß treibend, entblähend, anregend, menstruationsfördernd, Krampf lösend, adstringierend, antibakteriell, regt die Hirnanhangdrüse an.

Anwendung: Als Aufguss oder Tinktur; das ätherische Öl wird in manchen Teilen Europas innerlich angewendet, äußerlich kann es jedoch die Haut reizen.

Mischungen: Mit Basilikum als Aufguss zur geistigen Erfrischung; das Öl gibt man in Aromalampen.

☛ WARNUNG ☚

- Bohnenkraut sollte nicht während der Schwangerschaft angewendet werden.

Küchenschelle

Pulsatilla vulgaris

Küchenschelle gilt in der modernen Kräuterheilkunde als beruhigendes und Schmerz stillendes Mittel für die Fortpflanzungsorgane. Als wichtiges Beruhigungsmittel wird sie von Patienten verwendet, die die Abhängigkeit von Benzodiazepin-Tranquilizern verringern wollen. Sie wirkt lindernd und stärkend auf die Emotionen und wurde mit Erfolg gegen Zwangsphänomene bei Geisteskrankheiten und Schizophrenie eingesetzt. Das homöopathische Mittel Pulsatilla wählt man oft bei zu großer Abhängigkeit und Unentschlossenheit.

Verwendete Teile: Sprossteile der getrockneten Pflanze.

Wirkung: Nerven entspannend (besonders bei Frauen), leicht beruhigend, antibakteriell, leicht Schmerz stillend, Krampf lösend.

Anwendung: Dreimal täglich 10–50 Tropfen einer 1:10-Tinktur; pro Gabe 250 mg Pulver in Kapseln; als homöopathische Aufbereitungen.

Mischungen: Bei Schlaflosigkeit und Hyperaktivität mit Passionsblume; bei Menstruationsstörungen mit Traubensilberkerze und Beifuß; bei Aufregung mit Ziest und Helmkraut.

☛ WARNUNG ☚

- Das frische Kraut ist reizend und sollte nicht verwendet werden.

Nerventonika

Im Westen hält man Nervosität und Stress für die Ursache aller möglicher Leiden, und viele Kräuter heißen Nervenmittel, Beruhigungsmittel oder Antidepressivum. Früher nahm man Kräuter, um »die Stimmung zu heben« oder »das Herz zu erfreuen«, doch darunter wurde immer mehr ein Ungleichgewicht der Humore verstanden (siehe Seite 10), statt ein Zeichen nervlicher oder psychischer Schwäche.

Weitere Nerventonika, die an anderer Stelle im Buch behandelt sind

Baldrian	Seite 133	Helmkraut	Seite 118
Damiana	Seite 227	Johanniskraut	Seite 75
Eisenkraut	Seite 135	Kolanuss	Seite 227
Gotu kola	Seite 222	Traubensilberkerze	Seite 51
Hafer	Seite 43	Ziest	Seite 121

Kardamom

Elettaria cardamomum

Kardamom regt die Verdauung an und hilft bei Magenverstimmung und leichten Bauchschmerzen. Er ist auch ein Energietonikum, regt das Nervensystem an und hilft bei Übelkeit und verschleimtem Husten. Traditionell heißt es, er rege Herz und Psyche an und »bringe Freude«.

Verwendete Teile: Samen, ätherisches Öl.

Wirkung: Entblähend, anregend; beruhigt den Verdauungstrakt; Appetit anregend, Auswurf fördernd, Schweiß treibend, Krampf lösend.

Anwendung: Als Aufguss oder Tinktur aus den zerstoßenen Samen; 2–5 Tropfen ätherisches Öl in 5 ml Trägeröl zur Massage; zum Badewasser hinzufügen oder 1 Tropfen auf 1 Zuckerwürfel einnehmen.

Mischungen: Bei Massagen mit Rosmarin oder Thymian; als Aufguss mit Gotu kola bei Schwäche und mangelnder Verdauungskraft; bei nervösen Verdauungsstörungen mit Fenchel und Zitronenmelisse.

Damiana

Turnera diffusa var. aphrodisiaca

Damiana ist ein beliebtes anregendes und aphrodisisches Mittel gegen Erschöpfung und zur Förderung des Energieflusses. Das Kraut wächst in Mittel- und Südamerika und wirkt tonisierend auf das Nervensystem. Es unterstützt die Genesung und hilft als stärkendes und Appetit anregendes Mittel bei allgemeiner Schwäche. Auch bei Menstruationsstörungen, Libidoverlust, Impotenz und Prostatabeschwerden.

Verwendete Teile: Blätter.

Wirkung: Aphrodisierend, antidepressiv, Harn treibend, Nerven anregend, die Fortpflanzungsorgane anregend; Verdauungstonikum.

Anwendung: Als Aufguss oder Tinktur oder täglich bis zu 1 g als Kapseln oder Tabletten.

Mischungen: Bei sexuellen Problemen bei Männern mit Kolanuss und Sabal; bei Depressionen mit Hafer und Eisenkraut; bei Menstruationsproblemen mit Himbeerblättern und Johanniskraut.

Bergminze

Calamintha nepeta

Man findet das »Kalaminthkraut« heute meist als Zierpflanze im Garten, selten als Heilkraut angepflanzt, zum Teil deshalb, weil es wie auch die Poleiminze (*Mentha pulegium*) Pulegon, einen den Uterus stark stimulierenden Wirkstoff enthält. Früher nahm man die Bergminze als Heilmittel gegen ein »gramvolles Gemüt«.

Verwendete Teile: Ganze Pflanze, Samen.

Wirkung: Nerventonikum, anregend, Schweiß treibend, entblähend, Uterus anregend.

Anwendung: Als Aufguss; als Absud der Samen.

Mischungen: Bei Schlaflosigkeit mit Johanniskraut; bei Depression und nervöser Anspannung mit Zitronenmelisse; bei Verdauungsproblemen mit Fenchelsamen.

Warnung: Nicht während der Schwangerschaft verwenden.

Energietonika

Die anregende Wirkung von Tee oder Kaffee schätzt man oft sehr, aber sie wirken nicht wie Ginseng oder Guarana. Koffeinhaltige Kräuter bieten nur eine oberflächliche Anhebung der Energie; Kräuter wie Rosmarin (siehe Seite 112) dagegen enthalten Borneol, das das ganze Nervensystem anregt, um die Ermüdung zu überwinden.

Weitere Energietonika, die an anderer Stelle im Buch behandelt sind

Alant	Seite 77	Kardamom	Seite 227
Amerikanischer Ginseng	Seite 98	Rosmarin	Seite 112
Damiana	Seite 227	Salbei	Seite 115
Guarana	Seite 146	Thymian	Seite 127

Taigawurzel

Eleutherococcus senticosus

Seit 2000 Jahren verwenden die Chinesen *Eleutherococcus*-Arten. Im Westen wurde das Kraut in den fünfziger Jahren populär, und sowjetische Sportler nahmen es zur Leistungssteigerung. Es heißt auch Siberischer Ginseng, hilft dem Körper bei der Stressbewältigung und verbessert die Geisteskraft und die Konzentration. Taigawurzel wirkt nicht so stark wie Koreanischer Ginseng und kann für Frauen geeigneter sein.

Verwendete Teile: Wurzel.

Wirkung: Unterstützt die Stressbewältigung; antiviral, aphrodisisch, immunstimulierend, Kreislauf anregend; reguliert den Blutdruck, senkt den Blutzuckerspiegel; tonisierendes Anregungsmittel für die Stresshormone.

Anwendung: Dreimal täglich 10 Tropfen Tinktur oder täglich bis zu 1 g als Kapseln oder Tabletten; Taigawurzel wirkt am besten, wenn sie vor stressigen Situationen genommen wird.

Mischungen: Als alleiniges Heilmittel oder mit Sabal oder Hafer.

Kolanuss

Cola nitida

Kola enthält bis zu 2,5 % Koffein und Spuren von Theobromin, es ist also anregender als Kaffee, der nur etwa 0,3 % Koffein enthält. Typisch für koffeinhaltige Mittel ist, dass sie die Energie nur kurzfristig, aber nicht grundlegend auf längere Zeit anheben. Ursprünglich war zusammen mit Kokainblättern in Coca-Cola enthalten. Anfang des 20. Jahrhunderts verabreichte man Soldaten im Krieg regelmäßig Kola, um ihnen zusätzliche Energie zu verleihen.

Verwendete Teile: Samen.

Wirkung: Harn treibend, anregend, antidepressiv, adstringierend, tonisierend, Nerven anregend.

Anwendung: Bis zu 3 g Pulver in Kapseln pro Gabe; oder als Absud aus bis zu 1/2 Teelöffel pro Tasse.

Mischungen: Mit Damiana und Sabal bei sexuellen Störungen, mit Helmkraut bei Depressionen und Nervenschwäche.

Sabal

Serenoa serrulata

Die Beeren kommen aus dem Südosten der USA und waren bei den Indianern als Stärkungsmittel bei Schwäche verbreitet. Die neueste Forschung weist darauf hin, dass Sabal die Umwandlung des männlichen Hormons Testosteron in Dihydrotestosteron verhindert, das man für eine Ursache gutartiger Prostatavergrößerungen hält, und dass es dessen Abbau verstärkt und dadurch Prostatabeschwerden vorbeugt bzw. lindert.

Verwendete Teile: Früchte.

Wirkung: Desinfiziert die Harnwege; wirkt gegen gutartige Prostatavergrößerung; nahrhaftes Tonikum; Harn treibend, beruhigend, Krampf lösend, anregend.

Anwendung: Zweimal täglich 150 mg als Tabletten; 1/2 Teelöffel pro Tasse als Absud.

Mischungen: Als Stärkungsmittel für ältere Männer mit Damiana und Kola; mit Taigawurzel als allgemeines Energietonikum; mit Schachtelhalm und Weißer Taubnessel bei Prostataentzündung.

ANDERE HEILPFLANZEN

Hier werden alle die Heilpflanzen vorgestellt, die in den Anwendungen und Mischungen genannt sind, aber nicht im Abschnitt »Heilpflanzen von A–Z« vorgestellt wurden.

Ackerfrauenmantel: *Aphanes arvensis*
Verwendete Teile: Sprossteile.
Wirkung: Lindernd, Harn treibend.

Amerikanischer Faulbaum: *Rhamnus purshiana*
Verwendete Teile: Rinde.
Wirkung: Verdauungstonikum; abführend.

Anis: *Pimpinella anisum*
Verwendete Teile: Ätherisches Öl, Samen.
Wirkung: Schleim lösend, entblähend, antiseptisch, Krampf lösend.

Arnika: *Arnica montana*
Verwendete Teile: Blüten.
Wirkung: Wundheilend; stimuliert das Immunsystem.
Warnung: Nicht auf offene Haut auftragen; innerlich nur das homöopathische Arnika anwenden.

Artischocke: *Cynara scolymus*
Verwendete Teile: Sprossteile.
Wirkung: Stärkend für die Leber; fördert den Gallenfluss.

Asafoetida: *Ferula asafoetida*
Verwendete Teile: Gummiharz oder Wurzel.
Wirkung: Auswurf fördernd, entblähend, Krampf lösend, Nerven anregend, antientzündlich, gerinnungshemmend.
Warnung: Nicht bei Kindern anwenden.

Augentrost: *Euphrasia officinalis*
Verwendete Teile: Sprossteile.
Wirkung: Antiseptisch, antikatarrhalisch, entzündungshemmend.

Ban xia: *Pinellia ternata*
Verwendete Teile: Knolle.
Wirkung: Hustenmittel; Schleim lösend; beugt Erbrechen vor; antikatarrhalisch.

Bärentraube: *Arctostaphylos uva-ursi*
Verwendete Teile: Blätter.
Wirkung: Antiseptisch für die Harnwege; adstringierend.
Warnung: Hohe Dosen können Übelkeit auslösen.

Bärlauch: *Allium ursinum*
Verwendete Teile: Sprossteile, Zwiebeln.
Wirkung: Senkt den Blutzuckerspiegel und das Serumcholesterin; mikrobizid.

Benediktendistel: *Cnicus benedictus*
Verwendete Teile: Sprossteile.
Wirkung: Appetit anregend, antiseptisch, Schleim lösend, wundheilend.

Benzoebaum: *Styrax benzoin*
Verwendete Teile: Ätherisches Öl, Harz.
Wirkung: Schleim lösend, adstringierend, entkrampfend.

Besenginster: *Cytisus scoparius*
Verwendete Teile: Blühende Triebspitzen.
Wirkung: Harn treibend, abführend; steigert den Blutdruck; stimuliert den Uterus.
Warnung: Bei Schwangerschaft oder Bluthochdruck meiden; Langzeitanwendung kann zu Leberschäden führen.

Bittere Schleifenblume: *Iberis amara*
Verwendete Teile: Sprossteile.
Wirkung: Krampf lösend, entspannend; stärkt die Verdauungswege; entblähend; traditionell bei Gicht und Rheuma.

Blutwurz: *Potentilla erecta*
Verwendete Teile: Wurzel.
Wirkung: Adstringierend – vor allem für die Darmwand.

Boldo: *Peumus boldo*
Verwendete Teile: Blätter.
Wirkung: Stimuliert die Leber; Harn treibend.

Buchweizen: *Fagopyrum esculentum*
Verwendete Teile: Blätter.
Wirkung: Senkt den Blutdruck; entspannt die Blutgefäße; wundheilend.

Bukkustrauch: *Barosma betulina*
Verwendete Teile: Blätter.
Wirkung: Harn treibend, stärkend; antiseptisch für die Harnwege; Schweiß treibend.

Buntfarbige Schwertlilie: *Iris versicolor*
Verwendete Teile: Wurzelstock.
Wirkung: Entzündungshemmend, Harn treibend, stimulierend, reinigend.

Calumba: *Jateorhiza palmata*
Verwendete Teile: Wurzel.
Wirkung: Bitter, entblähend; senkt den Blutdruck.

Carrageen: *Chondrus crispus*
Verwendete Teile: Thalli.
Wirkung: Lindernd, Schleim lösend; beugt Erbrechen vor; nährstoffreich.

Chai hu: *Bupleurum chinense*
Verwendete Teile: Wurzel.
Wirkung: Energietonikum; stimuliert die Leber; kühlend, antibakteriell, entzündungshemmend, analgetisch, fördert den Gallenfluss; senkt den Cholesterinspiegel im Blut.

Chuan xiong: *Ligusticum wallichii*
Verwendete Teile: Wurzelstock.
Wirkung: Stimuliert den Kreislauf; senkt den Blutdruck; beruhigend.

Dill: *Anethum graevolus*
Verwendete Teile: Samen.
Wirkung: Entblähend.

Du huo: *Angelica pubescens*
Verwendete Teile: Wurzel.
Wirkung: Analgetisch, entzündungshemmend, antirheumatisch.

Eberraute: *Artemisia abrotanum*
Verwendete Teile: Sprossteile.
Wirkung: Treibt Würmer aus; antiseptisch, Appetit anregend, stimuliert den Uterus.
Warnung: Bei Schwangerschaft meiden.

Echte Zypresse: *Cupressus sempervirens*
Verwendete Teile: Ätherisches Öl
Wirkung: Antiseptisch, Krampf lösend, Harn treibend, beruhigend.

Echter Gamander: *Teucrium chamaedrys*
Verwendete Teile: Sprossteile.
Wirkung: Antikatarrhalisch, mikrobizid, verdauungsfördernd, entzündungshemmend.
Warnung: Jüngste Forschungen belegen, dass Langzeitanwendung zu Leberschäden führen kann; die angegebene Dosis nicht überschreiten.

Falsche Einhornwurzel: *Chamaelirium luteum*
Verwendete Teile: Wurzelstock.
Wirkung: Harn treibend; führt zu Erbrechen; Uterustonikum.

Färberdistel: *Carthamus tinctorius*
Verwendete Teile: Blüten.
Wirkung: Abführend, Harn treibend, entzündungshemmend.

Fieberklee: *Menyanthes trifoliata*
Verwendete Teile: Blätter.
Wirkung: Antirheumatisch, bitter, stärkend.

Frauenwurzel: *Caulophyllum thalictroides*
Verwendete Teile: Wurzelstock.
Wirkung: Stärkend, Krampf lösend, entzündungshemmend; stimuliert den Uterus; Harn treibend, antirheumatisch.
Warnung: Zu Beginn der Schwangerschaft meiden.

Gagel: *Myrica pensylvanica*
Verwendete Teile: Rinde.
Wirkung: Stimulierend, adstringierend, Schweiß treibend.
Warnung: Bei sehr »heißen« Zuständen meiden.

Gartenraute: *Ruta graveolens*
Verwendete Teile: Blätter.
Wirkung: Krampf lösend; Hustenmittel; fördert den Menstruationsfluss; senkt den Blutdruck; stärkt den Kreislauf.
Warnung: Bei Schwangerschaft meiden.

Gefleckter Storchschnabel: *Geranium maculatum*
Verwendete Teile: Blätter, Wurzel.
Wirkung: Adstringierend, stillt äußere Blutungen; stärkend.

Geißraute: *Galega officinalis*
Verwendete Teile: Sprossteile.
Wirkung: Senkt den Blutzuckerspiegel; stimuliert die Insulinproduktion; fördert den Milchfluss.

Gelber Jasmin: *Gelsemium sempervirens*
Verwendete Teile: Wurzel.
Wirkung: Analgetisch, Blutdruck senkend, beruhigend; lindert Neuralgien.
Warnung: Die angegebene Dosis nicht überschreiten; Überdosis kann Übelkeit und Doppelbilder auslösen.

Gelbholz: *Zanthoxylum americanum*
Verwendete Teile: Rinde.
Wirkung: Entblähend; regt den Kreislauf an; Schweiß treibend, stärkend.

Gemeine Rosskastanie: *Aesculus hippocastanum*
Verwendete Teile: Rinde, Samen.
Wirkung: Adstringierend, entzündungshemmend.
Warnung: Die Samenhüllen können giftig sein; deshalb schälen, wenn große Mengen hergestellt werden.

Gewürznelke: *Syzygium aromaticum*
Verwendete Teile: Ätherisches Öl, Blütenknospen.
Wirkung: Antiseptisch, Schmerz stillend, Krampf lösend, entblähend, stimulierend; beugt Erbrechen vor.

Giftlattich: *Lactuca virosa*
Verwendete Teile: Blätter.
Wirkung: Hypnotisch, beruhigend; senkt den Blutzuckerspiegel.
Warnung: Kann zu Benommenheit führen; nicht Auto fahren, keine Maschinen bedienen; übermäßige Dosen können zu Schlaflosigkeit und verstärktem Sexualtrieb führen.

Goldmohn:
Eschscholtzia californica
Verwendete Teile: Sprossteile.
Wirkung: Analgetisch, hypnotisch, beruhigend.

Goldrute: *Solidago virgaurea*
Verwendete Teile: Sprossteile.
Wirkung: Antikatarrhalisch, entzündungshemmend, heilend; antiseptisch für die Harnwege; beruhigend; senkt den Blutdruck; Schweiß treibend.

Grindelie: *Grindelia camporum*
Verwendete Teile: Sprossteile.
Wirkung: Schleim lösend, entkrampfend; vermindert den Herzschlag.
Warnung: Bei niedrigem Blutdruck meiden; hohe Dosen können die Nieren reizen.

Guajak (Lignum vitae):
Guajacum officinale
Verwendete Teile: Kernholz.
Wirkung: Entzündungshemmend, antirheumatisch, Kreislauf anregend.

Gundermann:
Glechoma hederacea
Verwendete Teile: Blätter.
Wirkung: Adstringierend, antikatarrhalisch.

He shou wu:
Polygonum multiflorum
Verwendete Teile: Knolle.
Wirkung: Stärkend, Krampf lösend, antibakteriell, abführend.

Hortensie:
Hydrangea arborescens
Verwendete Teile: Wurzel(stock).
Wirkung: Harn treibend, stimuliert die Niere; abführend.

Huai jiao: *Sophora japonica*
Verwendete Teile: Frucht.
Wirkung: Abführend, Blut stillend.
Warnung: Bei Schwangerschaft meiden.

Huai niu xi:
Achyranthes bidentata
Verwendete Teile: Wurzel.
Wirkung: Regt den Kreislauf an; analgetisch; stärkt die Leber.

Huang lian: *Coptis chinensis*
Verwendete Teile: Wurzel.
Wirkung: Antibakteriell, analgetisch, entzündungshemmend; fördert den Gallenfluss; beruhigend.

Huo ma ren: *Cannabis sativa*
Verwendete Teile: Samen.
Wirkung: Anregendes Abführmittel.

Immergrünkraut: *Vinca major*
Verwendete Teile: Sprossteile.
Wirkung: Adstringierend, beruhigend.

Indianertabak: *Lobelia inflata*
Verwendete Teile: Sprossteile.
Wirkung: Entspannend, Krampf lösend; verursacht Erbrechen; Schleim lösend, Schweiß treibend, antiasthmatisch.

Jie geng (Ballonblume):
Platycodon grandiflorus
Verwendete Teile: Wurzel.
Wirkung: Antibakteriell, Pilz tötend, Schleim lösend; senkt den Blutzuckerspiegel.

Katzenminze: *Nepeta cataria*
Verwendete Teile: Sprossteile.
Wirkung: Krampf lösend, entblähend; Verdauungsstimulans, Schweiß treibend, kühlend.

Kleines Habichtskraut:
Hieracium pilosella
Verwendete Teile: Sprossteile.
Wirkung: Antikatarrhalisch, Krampf lösend, Harn treibend, Schleim lösend, wundheilend.

Kornblume: *Centaurea cyanus*
Verwendete Teile: Blüten.
Wirkung: Entzündungshemmend, stimulierend, stärkend.

Krauser Ampfer:
Rumex crispus
Verwendete Teile: Wurzel.
Wirkung: Reinigend; fördert den Gallenfluss; stark abführend.

Lebensbaum: *Thuja occidentalis*
Verwendete Teile: Blattspitzen.
Wirkung: Adstringierend, mikrobizid; treibt Würmer aus; entzündungshemmend; stimuliert die Muskeln.
Warnung: Bei Schwangerschaft meiden.

Lian qiao: *Forsythia suspensa*
Verwendete Teile: Frucht.
Wirkung: Antibakteriell, entzündungshemmend, kühlend.
Warnung: Bei Durchfall oder Yin-Mangel meiden.

Liebstöckel:
Levisticum officinale
Verwendete Teile: Wurzel, Samen.
Wirkung: Entblähend, Schweiß treibend; wärmendes Verdauungstonikum; Schleim lösend, antikatarrhalisch, Harn treibend.

Linde: *Tilia europaea*
Verwendete Teile: Blüten.
Wirkung: Beruhigendes Nervenmittel; Schweiß treibend, entspannt die Blutgefäße und heilt ihre Wände.

Mai men dong:
Ophiopogon japonicus
Verwendete Teile: Knolle.
Wirkung: Fördert die Sekretion der Körpersäfte; stärkend, beruhigend; Hustenmittel; senkt den Blutzuckerspiegel; antibakteriell.

Maiglöckchen:
Convallaria majalis
Verwendete Teile: Sprossteile, Blätter.
Wirkung: Herztonikum, Harn treibend, abführend; verursacht Erbrechen.

Mais: *Zea mays*
Verwendete Teile: Staubgefäße (Maisgriffel).
Wirkung: Lindernd, Harn treibend; vor allem heilend für die Schleimhäute der Harnwege; stärkend.

Mariendistel:
Carduus marianus
Verwendete Teile: Sprossteile, Samen.
Wirkung: Stärkt und stimuliert die Leber; fördert den Milchfluss; lindernd; wirkt Depressionen entgegen.

Mauer-Glaskraut:
Parietaria judaica
Verwendete Teile: Sprossteile.
Wirkung: Lindernd, Harn treibend; beruhigt die Schleimhäute der Harnwege.

Mistel: *Viscum album*
Verwendete Teile: Junge, belaubte Zweige.
Wirkung: Blutdruck senkend; verlangsamt den Herzschlag; wirkt der Tumorbildung entgegen.
Warnung: Die giftigen Beeren nicht verwenden; bei Schwangerschaft meiden.

Mönchspfeffer:
Vitex agnus-castus
Verwendete Teile: Beeren.
Wirkung: Stimuliert die Hypophyse und die Hormonproduktion.
Warnung: Hohe Dosen können zu Kribbeln auf der Haut führen (Formikatio).

Nachtkerze: *Oenothera biennis*
Verwendete Teile: Samenöl.
Wirkung: Wichtige Quelle von γ-Linolensäure, die für den Prostaglandin-Stoffwechsel wichtig ist.

Nu zhen zi: *Ligustrum lucidum*
Verwendete Teile: Beeren.
Wirkung: Stärkend; stimuliert das Immunsystem; Harn treibend.

Passionsblume:
Passiflora incarnata
Verwendete Teile: Blätter.
Wirkung: Beruhigend, Schmerz stillend, hypnotisch, Krampf lösend.
Warnung: Bei Schwangerschaft hohe Dosen meiden.

Piscidiarinde: *Piscidia erythrina*
Verwendete Teile: Wurzelrinde.
Wirkung: Schmerz stillend, beruhigend.
Warnung: Die angegebene Dosis nicht überschreiten.

Quassiaholz: *Picrasma excelsa*
Verwendete Teile: Holz.
Wirkung: Treibt Würmer aus; bitter.

Quecke: *Elymus repens*
Verwendete Teile: Wurzelstock.
Wirkung: Reinigendes Diuretikum, heilend und lindernd.

Rebhuhnbeere:
Mitchella repens
Verwendete Teile: Sprossteile.
Wirkung: Adstringierend, Harn treibend, stärkend; stimuliert den Uterus.

Rotulme: *Ulmus rubra*
Verwendete Teile: Rinde.
Wirkung: Lindernd, nährstoffreich, adstringierend.

Ruprechtskraut:
Geranium robertianum
Verwendete Teile: Blätter.
Wirkung: Adstringierend; stillt äußere Blutungen.

Salbeigamander:
Teucrium scorodonia
Verwendete Teile: Sprossteile.
Wirkung: Adstringierend, antirheumatisch, entblähend, wundheilend, Schweiß treibend; fördert den Gallenfluss.

Sandbirke: *Betula verrucosa*
Verwendete Teile: Rinde, Blätter, Saft.
Wirkung: Adstringierend, antirheumatisch.

Sauerdorn: *Berberis vulgaris*
Verwendete Teile: Rinde, Beeren, Wurzel.
Wirkung: Kühlend, antiseptisch, entzündungshemmend, fördert den Gallenfluss.
Warnung: Bei Schwangerschaft meiden.

Scharbockskraut:
Ranunculus ficaria
Verwendete Teile: Wurzel, Blätter.
Wirkung: Adstringierend; Anwendung bei Hämorrhoiden.
Warnung: Keine innerliche Anwendung.

Schöllkraut: *Chelidonium majus*
Verwendete Teile: Sprossteile.
Wirkung: Entzündungshemmend; stimuliert die Leber; Harn treibend, reinigend.
Warnung: Bei Schwangerschaft meiden.

Schwarznessel: *Ballota nigra*
Verwendete Teile: Sprossteile.
Wirkung: Beugt Erbrechen vor, stimulierend, Krampf lösend.

Seifenrinde: *Quillaja saponaria*
Verwendete Teile: Innere Rindenteile.
Wirkung: Reinigend, Schleim lösend, entzündungshemmend.
Warnung: Nicht innerlich anwenden.

Shan zhu yu: *Cornus officinalis*
Verwendete Teile: Frucht.
Wirkung: Stärkend, Harn treibend, Blutdruck senkend, mikrobizid.

Steinklee: *Melilotus officinalis*
Verwendete Teile: Blühende Sprossteile.
Wirkung: Krampf lösend, gerinnungshemmend, lindernd, Harn treibend.
Warnung: Nicht zusammen mit Blutverdünnungsmitteln oder bei Blutgerinnungsproblemen verwenden.

Sternwurzel: *Aletris farinosa*
Verwendete Teile: Wurzelstock.
Wirkung: Regt die Verdauung an; stärkend.

Stieleiche: *Quercus robur*
Verwendete Teile: Rinde.
Wirkung: Stark adstringierend.

Sumach: *Rhus aromatica*
Verwendete Teile: Wurzelrinde.
Wirkung: Adstringierend, Harn treibend, stärkend; hilft bei Diabetes.

Sumpfruhrkraut: *Gnaphalium uliginosum*
Verwendete Teile: Sprossteile.
Wirkung: Antikatarrhalisch, entzündungshemmend, adstringierend; stärkt die Schleimhäute.

Sumpfziest: *Stachys palustris*
Verwendete Teile: Sprossteile.
Wirkung: Krampf lösend, antiseptisch, wundheilend.

Tausendgüldenkraut: *Centaurium erythraea*
Verwendete Teile: Sprossteile.
Wirkung: Bitter; Leberstimulans.

Teufelskralle: *Harpagophytum procumbens*
Verwendete Teile: Knolle.
Wirkung: Entzündungshemmend, antirheumatisch, analgetisch, beruhigend, Harn treibend, Leberstimulans.

Virginische Traubenkirsche: *Prunus serotina*
Verwendete Teile: Rinde.
Wirkung: Hustenmittel; regt die Verdauung an; beruhigend.
Warnung: Bei akuter Infektion meiden; kann zu Benommenheit führen.

Virginischer Schneeflockenstrauch: *Chionanthus virginicus*
Verwendete Teile: Wurzelrinde.
Wirkung: Fördert den Gallenfluss; stimuliert die Leber; Harn treibend, stärkend.

Virginischer Wolfstrapp: *Lycopus virginicus*
Verwendete Teile: Sprossteile.
Wirkung: Beruhigend, adstringierend, tonisierend, Gefäß verengend, Husten stillend, hebt den Blutzuckerspiegel, Blut stillend.
Warnung: Bei Schwangerschaft meiden.

Wasserdost: *Eupatorium perfoliatum*
Verwendete Teile: Sprossteile.
Wirkung: Schweiß treibend; entspannt die peripheren Blutgefäße; abführend, entkrampfend, Schleim lösend; fördert den Gallenfluss.
Warnung: Hohe Dosen können Erbrechen auslösen.

Weiße Taubnessel: *Lamium album*
Verwendete Teile: Blühende Triebspitzen.
Wirkung: Adstringierend; stärkt die Fortpflanzungsorgane, Krampf lösend.

Weiße Zaunrübe: *Bryonia alba*
Verwendete Teile: Wurzel.
Wirkung: Antirheumatisch, reinigend.

Weißer Andorn: *Marrubium vulgare*
Verwendete Teile: Sprossteile.
Wirkung: Krampf lösend, stimuliert die Schleimlösung, bitter; beruhigendes Tonikum für die Schleimhäute.

Wiesenknöterich: *Polygonum bistorta*
Verwendete Teile: Wurzel.
Wirkung: Adstringierend; wirkt Durchfall und Blutungen entgegen, antikatarrhalisch.

Wilder Indigo: *Baptisia tinctoria*
Verwendete Teile: Blätter, Wurzel.
Wirkung: Antibakteriell, antiseptisch, abführend, kühlend.
Warnung: Die angegebene Dosis nicht überschreiten; hohe Dosen können zu Erbrechen führen.

Wu zhu yu: *Evodia rutaecarpa*
Verwendete Teile: Frucht.
Wirkung: Analgetisch, antibakteriell, wärmend, anregend.

Xiang fu: *Cyperus rotundus*
Verwendete Teile: Knolle.
Wirkung: Entblähend, analgetisch; wirkt Krampf lösend auf den Uterus; fördert den Qi(Energie)-Fluss.

Ze xie: *Alisma plantago*
Verwendete Teile: Wurzelstock.
Wirkung: Harn treibend, Blutdruck senkend, antibakteriell; reinigt die Leber.

Zhi zi: *Gardenia jasminoides*
Verwendete Teile: Frucht.
Wirkung: Kühlend, Blutdruck senkend, beruhigend, antibakteriell.

Zichorie: *Cichorium intybus*
Verwendete Teile: Wurzel.
Wirkung: Harn treibend, abführend, stärkend.

Zitrone: *Citrus limon*
Verwendete Teile: Ätherisches Öl, Frucht.
Wirkung: Antihistaminikum; entzündungshemmend, Harn treibend; Venentonikum.
Warnung: Vor der Anwendung das ätherische Öl gut verdünnen – es kann sonst zu Hautreizungen kommen.

Zitronenpelargonie: *Pelargonium odorantissimum*
Verwendete Teile: Ätherisches Öl.
Wirkung: Wirkt Depressionen entgegen; stärkend, analgetisch, Harn treibend, beruhigend.

BEIM NATURHEILTHERAPEUTEN

Viele Menschen verwenden regelmäßig Heilpflanzen als ungefährliche und wirksame Hausmittel zur Behandlung leichter Beschwerden. Bei hartnäckigen oder ernsten Leiden sollte man jedoch einen ausgebildeten Experten konsultieren. Oft ist die Wahl eines sympathischen, vertrauenswürdigen Spezialisten für die Therapie ebenso wichtig wie die Verordnung der richtigen Heilpflanzen. Am leichtesten findet man den geeigneten Therapeuten auf Empfehlung gleichgesinnter Freunde. Anderenfalls kann man beim örtlichen Gesundheitsamt nachfragen oder im Branchen-Telefonverzeichnis nachschlagen. Ein Naturheiltherapeut kennt sich bei vielerlei Leiden aus: bei Schmerzen, Bluthochdruck, Harnwegsbeschwerden, Verdauungsproblemen, Menstruationsbeschwerden, Asthma oder Bronchitis, Haut- und Nervenleiden. Auch bei chronischen Beschwerden, z.B. rheumatischer Arthritis oder Emphysem, erweist sich die Pflanzenheilkunde oft als hilfreich.

Wer sind Heilpraktiker oder Naturheiltherapeuten?

Die Praktiken und Vorschriften sind von Land zu Land sehr verschieden. In China wird traditionelle Kräutermedizin in Spezialkrankenhäusern als Alternative zur westlichen Heilkunde angeboten. In Japan sind Kräuterheilmittel Teil des gewöhnlichen Gesundheitssystems.

In Deutschland gibt es keine speziell vorgeschriebene Ausbildung zum Heilpraktiker. Wer den Beruf eines Heilpraktikers ausüben will, muss beim Amtsarzt eine Prüfung ablegen.
Ärzte, die mit Naturheilmethoden arbeiten und die Bezeichnung »Naturheilverfahren« führen, müssen eine vorgeschriebene Ausbildung absolvieren. In der medizinischen Ausbildung der osteuropäischen Staaten bildet das Studium der Kräuterheilmittel einen wichtigen Teil des Lehrplans.

Was macht ein Heilpraktiker oder Naturheiltherapeut?

Naturheiltherapeuten beschäftigen sich mit der Krankengeschichte des Patienten, untersuchen die gegenwärtigen Beschwerden, informieren sich über erbliche Vorbelastungen, Allergien, Ernährungsgewohnheiten, Lebensstil, Belastungen und Sorgen.

Wenn der Patient bereits herkömmliche Medikamente einnimmt, muss der Therapeut das wissen; er würde wichtige Medikamente sicherlich nicht absetzen, aber eine Unvereinbarkeit mit Pflanzenheilmitteln muss in Betracht gezogen werden. Viele Patienten wenden sich Heilpflanzen zu, weil sie die Einnahme pharmazeutischer Medikamente – aus welchen Gründen auch immer – verringern wollen. Dann muss ein angemessenes Programm für deren Ersatz ausgearbeitet werden (dies sollte möglichst mit Unterstützung und Beratung durch den Hausarzt des Patienten geschehen).

Die erste Beratung dauert in den meisten Fällen mindestens eine Stunde, die nachfolgenden Sitzungen nehmen etwa 20 Minuten in Anspruch. Die behandelnden Therapeuten wollen ihre Patienten meistens bald nach der ersten Beratung wiedersehen, um festzustellen, ob die Therapie Erfolg hat. Danach werden drei Monate lang alle vier bis sechs Wochen regelmäßige Termine vereinbart, bei chronischen Fällen öfter. Der Heilungsprozess ist jedoch nicht nur von den Arzneien, sondern auch von der Mitarbeit des Patienten abhängig. Der Patient übernimmt die Verantwortung für seine Gesundheit und wirkt aktiv in der Therapie mit.

LITERATURHINWEISE

Im Dorling Kindersley Verlag sind erschienen:

Dr. Andrew Chevallier
Kompakt & Visuell: Heilpflanzen

Dr. Andrew Chevallier
Das große Lexikon der Heilpflanzen

Josephine Fairley
Natürliche Schönheitspflege

Lisa Hark/Darwin Deen
Gesunde Ernährung

Lisa Hark/Darwin Deen
Neue Vollkornküche. Die besten Rezepte für eine gesunde Ernährung

Dr. Andrew Lockie
Das große Lexikon der Homöopathie. Wirkstoffe und Heilmethoden

Dr. Michael Peters
Hausbuch Gesundheit

Prof. David Peters (Hrsg.)
Ratgeber neue Medizin

Michael van Straten/Barbara Griggs
Gesünder essen. Die 100 besten Nahrungsmittel

Laurel Vucovic
1001 natürliche Hausmittel

GLOSSAR

Abführmittel: Fördert die Darmbewegung.

Adstringierend: Löst Proteine von der Oberfläche der Zellen oder Schleimhäute, wodurch ein Schutzfilm entsteht; hat bindende und kontrahierende Wirkung.

Alkaloid: Hochaktiver Pflanzenbestandteil, der Stickstoffatome meist in einem ringförmigen Molekül enthält.

Alleiniges Heilmittel: Kraut, das allein und nicht in Mischungen mit anderen Pflanzen eingesetzt wird.

Analgetisch: Schmerz lindernd.

Antibiotika: Zerstören oder hemmen das Wachstum von Mikroorganismen.

Antihydrotikum: Begrenzt die Herstellung von Flüssigkeiten auf Wasserbasis, einschließlich Schweiß.

Ätherisches Öl: Im Handel erhältliches flüchtiges Öl, das den Pflanzen durch Dampfdestillation entzogen wird; enthält eine Mischung aus aktiven Bestandteilen; stark aromatisch.

Ayurveda: Traditionelles System der indischen Medizin; wörtliche Bedeutung: »Wissenschaft des Lebens«.

Bitterstoff: Fördert die Produktion der Verdauungssäfte und regt den Appetit an.

Blut: Neben der bekannten Definition bezeichnet der Begriff »Blut« einen der vier Humores Galens; wird mit dem Element Luft in Verbindung gebracht und gilt als heiß und feucht.

Blutstagnation: Beschreibt in der traditionellen chinesischen Medizin eine Verlangsamung der Blutzirkulation oder eine Verstopfung der Blutgefäße aus irgend einem Grund. Behindert wohl den normalen Fluss des Qi im Körper.

Chakra: Zentrum oder Punkt der spirituellen Kraft und Energie im Körper.

Cholagogum: Stimuliert den Gallenfluss von der Gallenblase und den Gallengängen in den Zwölffingerdarm.

Choleretikum: Fördert die Gallensekretion der Leber.

Cholerisch: Galenisches Temperament, das sich auf die gelbe Galle bezieht.

Cumarin: Aktiver Pflanzeninhaltsstoff, der meist nach frisch gemähtem Heu riecht und die Blutgerinnung fördert.

Diuretikum: Fördert den Urinfluss.

Eklektik: System einer Kräutermedizin, die im 19. Jahrhundert in den Vereinigten Staaten entwickelt wurde.

Entblähend: Hilft bei Blähungen, Verdauungskolik und Darmverstimmung.

Fiebermittel: Wirkt Fieber senkend.

Galen: Entwickelte ein traditionelles System der westlichen Medizin, das auf der altgriechischen Theorie der vier Humores beruht.

Gelbe Galle: Galenischer Humor, der mit dem Element Feuer assoziiert wird und als heiß und trocken gilt; Pitta.

Gerbsäure (Tannin): Aktiver Pflanzeninhaltsstoff, der sich mit Proteinen verbindet; ursprünglich aus Pflanzen gewonnen, die man zum Gerben von Leder verwendete; adstringierend.

Glykosid: Aktiver Pflanzeninhaltsstoff, der eine oder mehrere Zuckergruppen enthält.

Haut rötendes Mittel: Stimuliert den Blutfluss in die Haut; verursacht lokale Rötung.

»Heißer« Zustand: Begriff der traditionellen chinesischen Medizin, der Fieber, gesteigerten Stoffwechsel, Durst nach kalten Getränken, erhöhte Hitzeempfindlichkeit, Reizbarkeit, brennende Schmerzen, zähen Katarr oder Yin-Mangel einschließt.

Humor: Theoretischer Körpersaft, wichtig in der galenischen und ayurvedischen Medizin.

Hustenmittel: Hemmt den Hustenreflex und trägt so zur Linderung des Hustens bei.

Immunstimulans: Fördert und steigert die Kräfte des Immunsystems (d.h. die Abwehrkräfte) des Körpers.

Jing: Die »Lebensessenz« der traditionellen chinesischen Medizin, die für die kreativen und reproduktiven Energien verantwortlich ist und in den Nieren gelagert wird.

»Kalter Zustand«: Begriff der traditionellen chinesischen Medizin, der Erkältungen, schlechte Durchblutung, Durst nach heißen Getränken, Kältegefühl, Müdigkeit, scharfe Schmerzen, häufigen Harndrang oder Yang-Mangel einschließt.

Kanal: siehe Meridian.

Kapha: Ayurvedischer Humor, verbunden mit Feuchtigkeit und Schleim.

Kardioaktiv: Beeinflusst die Herzfunktion.

Kolik: Krampfartige Schmerzen in der Muskulatur von Hohlorganen, z.B. im Darm, in der Gallenblase oder in den Harnwegen.

Krampf lösend: Verringert Muskelkrämpfe und Verspannungen.

Kreislaufstimulans: Fördert den Blutfluss.

Lindernd: Beruhigt und glättet geschädigte oder entzündete Oberflächen, z.B. die Magenschleimhäute.

Lokal: Örtliche Verabreichung eines Arzneimittels, z.B. auf Haut oder Auge; das Kraut zeigt seinen Erfolg in der örtlichen Behandlung.

Melancholisch: Galenisches Temperament, das mit schwarzer Galle in Verbindung steht.

Meridian: In der chinesischen Medizin eine Verbindung, die mit einer imaginären Linie (oder einem Kanal) vergleichbar ist und Punkte auf der Körperoberfläche mit inneren Organen, in denen Qi fließt, verknüpft. Die traditionelle chinesische Medizin definiert 14 Hauptkanäle und acht Zusatzkanäle. Die Oberflächenpunkte werden in der Akupunktur genutzt.

Mikrobizid: Zerstört Mikroorganismen.

Narkotikum: Verursacht Benommenheit und Betäubung.

Nebennierenrinde: Rindenschicht der Nebenniere, in der die lebenswichtigen Kortikoide gebildet werden.

Nervenmittel: Beeinflusst das Nervensystem; kann stimulierend, beruhigend oder entspannend wirken.

Neuralgie: Schmerz entlang einem Nerv.

Periphere Durchblutung: Blutversorgung von Gliedmaßen, Haut und Muskeln (einschließlich Herzmuskel).

Pflanzenschleim: Komplexe Zuckermoleküle, die weich und schlüpfrig sind und Schleimhäute und entzündete Gewebe schützen.

Phlegma: Als Schleim in der modernen westlichen Medizin vergleichbar dem Schnupfen oder Auswurf. Galenischer Humor, verbunden mit dem Element Wasser, gilt als kalt und feucht; Kapha; wird in der traditionellen chinesischen Medizin auf Milzinsuffizienz zurückgeführt.

Phlegmatisch: Galenischer Zustand, der mit dem Phlegma assoziiert wird.

Physiomedikalismus: System der Kräutermedizin, das im 19. Jahrhundert in den Vereinigten Staaten entwickelt wurde.

Pitta: Ayurvedischer Humor, der mit Feuer oder Galle verbunden wird.

Prostaglandine: Natürliche, hormonähnliche Substanzen, die Blutdruck senkend wirken, die glatte Muskulatur erregen und die Fettspaltung hemmen. Als Botenstoff verursachen sie z.B. Uteruskontraktionen.

Qi (Ch'i): Die Lebensenergie des Körpers in der chinesischen Medizin.

Sanguinisch: Galenischer Zustand, verbunden mit dem Blut.

Saponine: Aktive Pflanzeninhaltsstoffe, ähnlich der Seife, die im Wasser schäumen; können den Darm reizen; Schleim lösend; einige ähneln Steroidhormonen.

Schleim lösendes Mittel: Fördert die Lösung und Ausscheidung von Schleim aus den Atemwegen.

Schwarze Galle: Eine der vier galenischen Humores; wird mit dem Element Erde in Verbindung gebracht und gilt als kalt und trocken.

Signaturenlehre: Theorie, dass das äußere Erscheinungsbild einer Pflanze auf die innewohnenden medizinischen Eigenschaften hinweist.

Sprossteile: Die oberirdisch wachsenden Pflanzenteile: der Spross selber (Stängel), die Blätter, Blüten und Früchte. Zur genauen Bestimmung dienen die entsprechenden Abbildungen in diesem Buch.

Steroide: Eine Gruppe organischer Verbindungen mit der charakteristischen mehrringigen Molekularstruktur. Zu den natürlichen Steroiden gehören die Sexualhormone und Adrenalin.

Systemisch: Betrifft den ganzen Körper.

Terpene: Komplexe aktive Pflanzeninhaltsstoffe mit einer Kohlenstoffringstruktur; meist stark aromatisch; Bestandteil ätherischer Öle.

Tonikum: Stärkendes, nährstoffreiches Mittel, das dem ganzen Körper zuträglich ist.

Vata: In der ayurvedischen Medizin der Humor, der mit Wind oder Luft verbunden wird.

Venöser Rückfluss: Blutstrom von den Extremitäten durch die Venen zurück zum Herzen.

Wei qi: In der chinesischen Medizin Begriff für Abwehrkräfte; vergleichbar mit dem Immunsystem.

Yang: Erscheinungsform, die mit männlicher Energie in Verbindung gebracht wird; trocken, heiß, aufsteigend, äußerlich.

Yin: Erscheinungsform, die mit weiblicher Energie in Verbindung gebracht wird; feucht, kalt, absteigend, innerlich.

REGISTER

Windpocken 220 f.

NÜTZLICHE ADRESSEN UND WEBLINKS

Komitee Forschung Naturmedizin e.V.
Marienplatz 3
80331 München
Tel.: 089/22 80 25 00
www.phytotherapie-komitee.de

Die Deutschen Heilpraktiker-verbände (DDH)
Maarweg 10
53123 Bonn
Tel.: 0228/61 10 49
www.ddh-online.de

Allgemeiner Deutscher Heilpraktikerverband e.V.
Spreewaldstraße 10
03185 Peitz
Tel.: 035601/301 38
www.adhv.de

Bund Deutscher Heilpraktiker (BDH) e.V.
Südstr. 11
48231 Warendorf
Tel.: 02581/615 50
www.bdh-online.de

Deutsche Gesellschaft für Ayurveda e.V.
Wildbadstraße 201
56841 Traben-Trarbach
Tel.: 06541/58 17
www. ayurveda.de

Österreichische Gesellschaft für Ayurvedische Medizin
Piaristengasse 1
A-1080 Wien
Tel.: 01/513 43 52
www.ayurveda.at

Arbeitsgemeinschaft für Klassische Akupunktur und Traditionelle Chinesische Medizin e.V.
Drakestraße 40
12205 Berlin
Tel.: 030/84 30 96 50
www.agtcm.de

SMS Internationale Gesellschaft für Chinesische Medizin
Franz-Joseph-Straße 38
80801 München
Tel.: 089/33 56 74
www.tcm.edu

Medizinische Gesellschaft für Chinesische Gesundheitspflege in Österreich
Weimarer Straße 41
A-1180 Wien
Tel.: 01/470 71 73
www.medchin.at

TCM Privatuniversität Li Shi Zhen
Halirschgasse 16
A-1170 Wien
Tel.: 01/641 67 38
www.tcm-university.edu

Schweizerische Berufsorganisation für Traditionelle Chinesische Medizin
Kähstrasse 8
CH-9113 Degersheim
Tel.: 071/372 01 11
www.sbo-tcm.ch

Zentralverband der Ärzte für Naturheilverfahren und Regulationsmedizin e.V.
Promenadenplatz 1
72250 Freudenstadt
Tel.: 07441/91 85 80
www.zaen.de

Akademie für Ganzheitsmedizin
Otto Wagner Spital
Sanatoriumstraße 2
A-1140 Wien
Tel.: 01/688 75 07
www.gamed.or.at

NVS Naturärzte-Vereinigung der Schweiz
Postfach
CH-9101 Herisau
Tel.: 071/352 58 80
www.naturaerzte.ch

DANK

Dorling Kindersley möchte Rosie Pearson und Claire Le Bas für ihre redaktionelle Hilfe danken, ebenso Louise Abbott, Diana Craig und Carolyn Ryden; Helen Gatward für Bildrecherchen; Nicholas Jackson für DTP; Sarah Ponder und Gill Shaw für Gestaltung; Sarah Ashun für Fotoassistenz von Steve Gorton; Hilary Guy für die Gestaltung der Seiten 8–9; Diana Mitchell für das Auffinden von Pflanzen; Iris und Victor Hill, Lauren und Mark Holyoake, Colin Neville, Molly und Ken Neville und Niki Sarluis für ihre freundliche Hilfe beim Auffinden und Liefern der Pflanzen.
Die folgenden Firmen/Einzelpersonen haben ebenfalls Pflanzen und Kräuterrezepturen zur Verfügung gestellt: Andrew Wickens und Marion Brown/Iden Croft Herbs; East-West Herbs Ltd; Hollington Nurseries; Arne Herbs; Tony Carter/The Herbal Apothecary; Fiona Crumley/Chelsea Physic Garden; Christopher Hedley; Allen Coombes/The Sir Harold Hillier Gardens and Arboretum; Sally Gardens.

Illustratoren

Colette Cheng: 14, 15, 16; Tina Hill: 10, 14–15, 27; Gillie Newman: 32, 34, 37, 48, 50, 54, 57, 58, 59, 61, 62, 66, 69, 70, 74, 76, 82, 84, 90, 91, 93, 96, 98, 101, 106, 112, 118, 136; Sarah Ponder: Symbole im gesamten Buch.

Bildnachweis

Schlüssel für die Zuordnung
o = oben M = Mitte u = unten
l = links r = rechts

Alle Fotos stammen von Steve Gorton mit Ausnahme von: Bodleian Library (L.1.5.MED): 19ur; The British Library: 13or; The Mansell Collection: 11Mr, 19or, 23or; Mary Evans Picture Library: 11ur, 17or, 20ul, 20Ml, 22ul; Book of Tibetan Medicine – Lehrmaterial, herausgegeben von der traditionellen medizinischen Fakultät in Lhasa, Tibet: 13ur; Salus-Haus: 23ur; Science Photo Library: 18ul; University of Durham Oriental Museum: 12u; Wellcome Institute Library, London: 21or; Werner Forman Archive: 11or; Martin Cameron: 150–156; Martin Norris: 158–159 außer: Peter Anderson: 58Mr, 59ul.

Cover: www.dkimages.com

Ratgeber
für mündige Patienten

„Sehr empfehlenswert!“
Borromäusverein

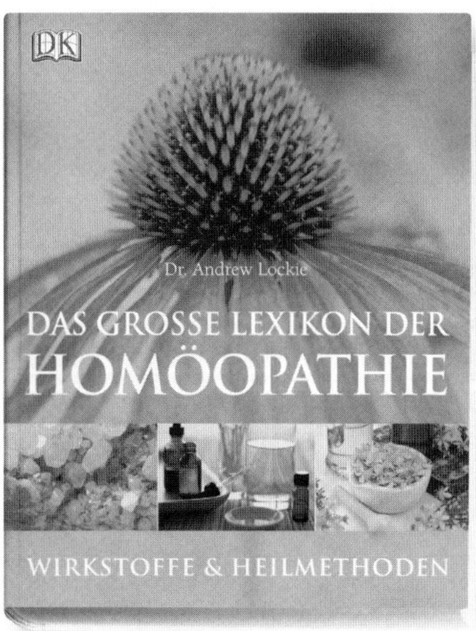

Dr. Andrew Lockie
Das große Lexikon der Homöopathie
Wirkstoffe und Heilmethoden. Eine kompakte Einführung in die Grundlagen und die Wirkungsweise der Homöopathie.
336 Seiten, über 400 Farbfotografien
978-3-8310-0998-5

„Aktuell und umfassend.“
Gesunde Medizin

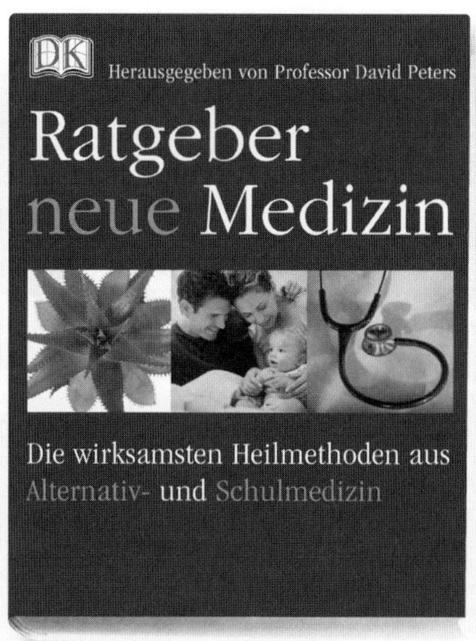

Prof. Dr. David Peters
Ratgeber Neue Medizin
Das umfassendste Buch zur integrierten Medizin! Es stellt die wirksamsten Heilmethoden aus Alternativ- und Schulmedizin vor und zeigt, wann welche Maßnahmen wirklich empfehlenswert sind.
512 Seiten, über 250 Farbfotografien und Zeichnungen
978-3-8310-0940-4

„Knapp und verständlich“
Westfälische Nachrichten

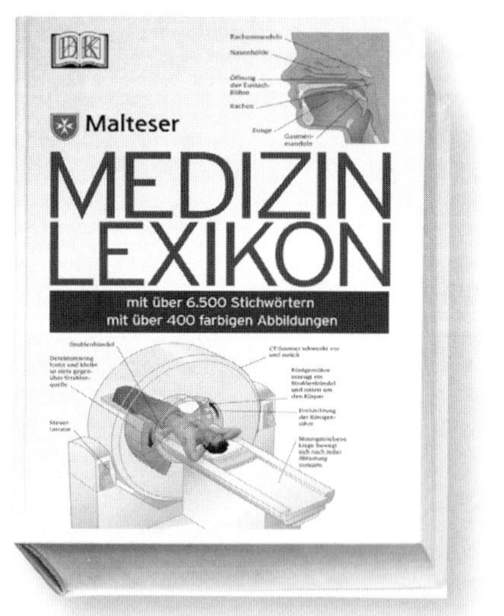

Medizin-Lexikon
Verständlich für jedermann: über 6500 medizinische Fachbegriffe von A bis Z. Hunderte von farbigen Abbildungen veranschaulichen komplizierte Sachverhalte. Geprüft von den Experten des Malteser Hilfsdienstes.
608 Seiten, über 400 farbige Abbildungen
978-3-8310-0446-1

www.dorlingkindersleyverlag.de